Springer-Lehrbuch

J. Rüdiger Siewert
Robert B. Brauer

Basiswissen Chirurgie

2., überarbeitete und aktualisierte Auflage

Mit 558 größtenteils vierfarbigen Abbildungen und 101 Tabellen

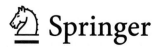 Springer

Professor Dr. med. Dr. h.c. J. Rüdiger Siewert
Leitender Ärztlicher Direktor
Vorstandsvorsitzender
Universitätsklinikum Heidelberg
Im Neuenheimer Feld 672
69120 Heidelberg

Professor Dr. med. Robert B. Brauer
Oberarzt an der Chirurgischen Klinik und Poliklinik
Lehrbeauftragter der Chirurgischen Klinik
Klinikum rechts der Isar
Technische Universität München
Ismaninger Straße 22
81675 München

ISBN-13 978-3-642-12379-5 Springer Medizin Verlag Heidelberg

Bibliografische Information der Deutschen Nationalbibliothek
Die Deutsche Nationalbibliothek verzeichnet diese Publikation in der Deutschen Nationalbibliografie;
detaillierte bibliografische Daten sind im Internet über http://dnb.d-nb.de abrufbar.

Springer Medizin Verlag
springer.de

Planung: Christine Trotta, Heidelberg
Projektmanagement: Axel Treiber, Heidelberg
Lektorat: Kerstin Barton, Heidelberg, Ingrid Fritz, Bad Füssing
Layout und Umschlaggestaltung: deblik Berlin
Satz, Reproduktion und digitale Bildbearbeitung: Fotosatz-Service Köhler GmbH – Reinhold Schöberl, Würzburg
Titelbild: Medienzentrum Universitätsklinikum Heidelberg
SPIN 12242627

Gedruckt auf säurefreiem Papier   15/2117 – 5 4 3 2 1 0

Vorwort zur 2. Auflage

Die Neufassung der Approbationsordnung für Ärzte macht eine neue strukturierte Lern- und Lehr-Didaktik erforderlich, um in möglichst kurzer Zeit ein umfangreiches Wissen abrufen und präsentieren zu können.

Der Erfolg der ersten Auflage des »Basiswissen Chirurgie« zeigt, dass dem Bedürfnis der Medizinstudierenden nach einem klar gegliederten und strukturierten Lehrbuch für das große Fachgebiet der Chirurgie entsprochen wurde. In der zweiten Auflage, die bereits 3 Jahre nach der Erstauflage erscheint, wurden alle Kapitel aktualisiert und die neue TNM-Klassifikation der UICC 2010 eingefügt. Alle Darstellungen der chirurgischen Krankheitsbilder wurden konsequent nach Definition, Epidemiologie, Symptomatik, Therapie und Prognose gegliedert. Drei besondere Neuerungen, auf die wir besonderen Wert gelegt haben, möchten wir noch hervorheben:

— In Ergänzung zum geschriebenen Text finden Sie zahlreiche Kamerasymbole für passende Online-Videos auf der Springer-Webseite, von der Knotentechnik bis zur Perfusion von transplantierten Nieren.
— 20 reale klinische Fälle wurden als Fall-Quiz über vier Stufen aufgearbeitet.
— Die Thematik und Antworten aller bisher gestellten chirurgischen Fragen des zweiten Teils der ärztlichen Prüfung von Herbst 2006 bis Frühjahr 2010 sind in diesem »Basiswissen Chirurgie« enthalten und nach Staatsexamen und Häufigkeit gekennzeichnet.

Diese Neuauflage eignet sich nicht nur als Repetitorium für den zweiten Teil der ärztlichen Prüfung, sondern auch zur Begleitung der Chirurgischen Vorlesung, dem Chirurgischen Blockpraktikum, der Famulatur oder dem Praktischen Jahr.

Wir danken allen Autoren für die zeitgerechte und zügige Überarbeitung ihrer Kapitel und dem Springer-Verlag für seine allgegenwärtige Unterstützung. Das Buch sei dem ärztlichen Nachwuchs gewidmet, ohne den unsere Chirurgie keine Zukunft hätte.

Univ.-Prof. Dr. med. Dr. h.c. J. Rüdiger Siewert
Heidelberg im Sommer 2010

Prof. Dr. med. Rorbert B. Brauer
München im Sommer 2010

Basiswissen Chirurgie

Geschlossene Fraktur

Definition. Die Haut über dem Knochenbruch ist intakt geblieben.

Einteilung. Nach Tscherne und Oestern in
- **G0:** geringer Weichteilschaden – einfache Bruchform
- **G1:** oberflächliche Schürfung – einfache bis mittelschwere Bruchform
- **G2:** tiefe kontaminierte Schürfung, lokalisierte Haut- oder Muskelkontusion – alle Bruchformen
- **G3:** ausgedehnte Hautkontusion, Hautquetschung oder Zerstörung der Muskulatur, subkutanes Décollement (sog. Deglovement), Kompartmentsyndrom in Kombination mit allen Bruchformen

Offene Frakturen

Definition. Die Haut über der Fraktur ist eröffnet.

Einteilung. Nach Gustilo und Anderson in

Grad I: Hautwunde <1 cm, Durchspießung von innen zum Unfallzeitpunkt, geringe Muskelkontusion, einfache Frakturform

Grad II: Wunde >1 cm; ausgedehnter Weichteilschaden mit Lappenbildung und Décollement, schwere Muskelkontusion

Grad III: ausgedehnter Weichteilschaden mit Zerstörung von Haut, Muskulatur und neurovaskulären Strukturen, schwere Gewebequetschung
- **IIIa:** ausgedehnte Weichteilwunden mit noch adäquater Bedeckung des Knochens
- **IIIb:** schwerer Weichteilschaden mit freiliegendem Knochengewebe und Deperiostierung
- **IIIc:** alle oben genannten Frakturformen mit einer rekonstruktionspflichtigen Gefäß- und Nervenverletzung

❶ **Cave**
Beim Polytraumatisierten muss besonders kritisch nach einem Kompartmentsyndrom »gefahndet« und dieses im Zweifel gespalten werden.

Schweregrad

Für den Schweregrad einer Fraktur sind vier Faktoren entscheidend:
- Verlust der Stabilität
- Vaskularität der Knochenfragmente
- Knorpelschaden
- Verletzungen des Kapsel-Band-Apparates

Diagnostik

- Anamnese: z.B. Unfallhergang
- Inspektion: z.B. Fehlstellung und Schwellung
- Palpation: z.B. Druckschmerz, Muskelspannung, falsche Beweglichkeit, Krepitieren

- Prüfung: Durchblutung (distale Pulse), Motorik (Finger und Zehen aktiv bewegen lassen), Sensibilität (spitz/stumpf)
- Röntgenuntersuchung: in 2 Ebenen, a.-p. und seitlich, ggf. Spezialaufnahmen
- CT: Becken- und Azetabulumfraktur, Wirbelfrakturen

Anhand von Röntgenbildern kann die Dislokation des distalen Fragmentes beschrieben werden:
- Dislocatio ad latus: Seitverschiebung
- Dislocatio cum contractione: Verkürzung
- Dislocatio cum distractione: Verlängerung
- Dislocatio ad axim: Achsenknickung
- Dislocatio ad peripheriam: Verdrehung

Frakturzeichen
- **Unsichere Frakturzeichen:** Spontan- und Bewegungsschmerz, Funktionsverlust, Schwellung
- **Sichere Frakturzeichen:** Fehlstellung (◻ Abb. 8.9), falsche Beweglichkeit, Krepitieren

Frakturheilung

Knochengewebe besitzt die Fähigkeit zur narbenlosen Ausheilung. Ziel der Frakturbehandlung ist die frühzeitige Wiederherstellung eines belastbaren Knochens mit anatomischen Achsenverhältnissen. Voraussetzung für eine rasche und ungestörte Knochenheilung sind Reposition, Ruhigstellung und eine adäquate Blutversorgung.

Im Wachstumsalter verläuft die Frakturheilung schneller und es besteht noch die Fähigkeit, Achsenfehlstellungen und Verkürzungen zu korrigieren. Kindliche Frakturen werden daher häufiger konservativ behandelt.

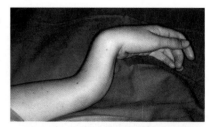

◻ **Abb. 8.11.** Massive Fehlstellung bei kindlicher Unterarmfraktur. Sicheres Frakturzeichen (aus Meffert u. Wamsler 2003)

Navigation
Kapitel und Seitenzahlen
für die schnelle Orientierung

Indirekte Frakturheilung

Bei der konservativen Knochenbruchbehandlung und bei der Stabilisierung mittels Marknagelosteosynthese und Fixateur externe heilt die Fraktur durch die Ausbildung eines radiologisch sichtbaren Fixationskallus:

Entzündungsphase. (0–4 Wochen). Ausbildung des Frakturhämatoms mit lokaler Infiltration von Granulozyten, Mastzellen und Monozyten

Granulationsphase. (Weicher Kallus, 3–8 Wochen). Aufbau eines Granulationsgewebes. Diese Phase der Kallusbildung verläuft von peripher (Bruchenden) nach zentral. Abbau von nekrotischem Knochengewebe durch Osteoklasten und Knochenneubildung durch Osteoblasten.

Phase der Kallushärtung. (6 Wochen–4 Monate). Zunehmende Mineralisation des Geflechtknochens. Diese Phase dauert 3–4 Monate, der Knochen erreicht hier seine physiologische Steifigkeit.

Remodelingphase. (3–24 Monate). Der Geflechtknochen wird in lamellären Knochen umgewandelt (Havers- und Volkmann-Kanalsystem und Ausbildung eines durchgehenden Markraumes).

Direkte Frakturheilung

Nur bei unter Kompression stehenden Frakturenden nach Plattenosteosynthesen oder Fissuren direkte Frakturheilung ohne Ausbildung von Geflechtknochen. Radiologisch ist die Konsolidierung durch verwaschene Bruchenden ohne Zeichen einer sekundären Kallusbildung zu erkennen.

Kallusdistraktion

Indikation. Sonderform der Knochenbruchbehandlung zur Wiederherstellung langstreckiger Knochendefekte, Korrektur von Achsfehlstellungen und zur Verlängerung von Extremitäten

Therapie. Metaphysäre Durchtrennung des Knochens und Stabilisierung mit externem Fixationssystem. Die »Fraktur« wird unter stabilen mechanischen Bedingungen kontinuierlich mit einer Geschwindigkeit von 0,5–1 mm/Tag distrahiert. Es resultiert eine intramembranöse knorpelfreie Ossifikation der Distraktionszone.

8.2.2 Behandlungsprinzipien bei Frakturen

> Nehmen die Schmerzen bei Längszug an der betroffenen Extremität im Rahmen des Repositionsmanövers zu und bleibt die Fehlstellung federnd fixiert, ist von weiteren Repositionsmanövern abzusehen, da als Repositionshindernis interponierte Fragmente vorliegen können.

Indikationsstellung

Ob eine konservative oder eine operative Knochenbruchbehandlung indiziert ist, hängt von folgenden Faktoren ab (◘ Tab. 8.1):

◘ Tab. 8.1. Vergleich der konservativen Therapie mit der Osteosynthese

	Vorteile	Nachteile
Konservative Therapie	Kein Operations- und Narkoserisiko Geringes Infektionsrisiko, speziell bei geschlossenem Bruch Keine Narbenbildung Keine Implantatentfernung bzw. 2. Operation	Lange Bettlägerigkeit bei Extension (3–4 Wochen bei Unterschenkel, 6–8 Wochen bei Oberschenkelschaftbrüchen) Inaktivitätsschäden am gesamten Bewegungsapparat »Frakturkrankheit« (fleckige Osteoporose, Ödem und Schmerzen, Gelenksteife) Ungenügende Reposition und Retentionsmöglichkeit beim Gelenkbruch Gefahr von Achsenfehler und Verkürzung bei Schaftfrakturen »Dauerrenten« (oft Folge der Frakturkrankheit) Thrombosen, Lungenembolien
Osteosynthese	Rekonstruktion der Knochenachsen und der Anatomie der Gelenke Bewegungsstabile Fixation Sofortige Bewegungstherapie und Muskelstärkung und damit beste Prophylaxe der Frakturkrankheit Kurze Bettlägerigkeit (0–7 Tage) Bessere Pflege beim Mehrfachverletzten	Infektionsgefahr Allgemeines Operations- bzw. Narkoserisiko Narbe Evtl. Metallentfernung

Inhaltliche Struktur
Klare Gliederung
durch alle Kapitel

Filme zum Thema auf
lehrbuch-medizin.de

Wichtig
Zentrale Informationen
auf einen Blick

Verweise auf Tabellen,
Abbildungen und
Kapitel zur Quervernetzung der Information

Tabelle
Kurze Übersicht der
wichtigsten Fakten

Sagen Sie uns die Meinung!

Liebe Leserin und lieber Leser,

Sie wollen gute Lehrbücher lesen,
wir wollen gute Lehrbücher machen:
dabei können Sie uns helfen!

Lob und Kritik, Verbesserungsvorschläge und neue Ideen
können Sie auf unserem Feedback-Fragebogen unter
www.lehrbuch-medizin.de gleich online loswerden.

Als Dankeschön verlosen wir jedes Jahr Buchgutscheine
für unsere Lehrbücher im Gesamtwert von 500 Euro.

Wir sind gespannt auf Ihre Antworten!

Ihr Lektorat Lehrbuch Medizin

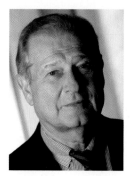

Prof. Dr. med. Dr. h. c. Jörg Rüdiger Siewert

Seit 03.2010	Kommissarischer Leitender Ärztlicher Direktor und Vorstandsvorsitzender des Universitätsklinikums Freiburg
Seit 2009	Honorary Professor der international Society of Surgery Adilade Australien (ISS), Society of International Chirurgie (SIC)
Seit 2007	Leitender Ärztlicher Direktor und Vorstandsvorsitzender des Universitätsklinikums Heidelberg
Seit 2003	Vorstandsvorsitzender d. Verbandes d. Universitätsklinika Deutschlands (VUD)
Seit 2001	im Vorstand des Verbandes der Universitätsklinika Deutschlands (VUD)
2003–2005	Präsident der International Society of Surgery (ISS)
2001–2002	Präsident der Deutschen Gesellschaft für Chirurgie
1998–1999	Gründungspräsident der Deutschen Gesellschaft für Viszeralchirurgie
1997–1999	Präsident der International Gastric Cancer Association (IGCA)
Seit 1993	Mitglied der Deutschen Akademie der Naturforscher Leopoldina
1989–1992	Präsident der International Society for Diseases of the Esophagus (ISDE)
1987–2002	Leitender Ärztlicher Direktor des Klinikums rechts der Isar der Technischen Universität München
1982–2007	Ärztl. Direktor der Chirurgischen Klinik und Poliklinik, Klinikum rechts der Isar der Technischen Universität München
1981	Ruf auf die Lehrstühle für Chirurgie an der Technischen Universität München und der Universität des Saarlandes
1977	außerplanmäßige Professur und geschäftsführender Oberarzt der Klinik für Allgemeinchirurgie der Universität Göttingen
1972	Habilitation
1972	Facharzt für Chirurgie
1967–1972	Facharztausbildung am Städtischen Rudolf-Virchow-Krankenhaus Berlin und der Universität Göttingen
1965	Promotion zum Dr. med. an der Georg-August-Universität Göttingen
1959–1964	Studium der Humanmedizin an den Universitäten in Berlin und Basel

Gastprofessuren:
University of Illinois/USA,
Memorial Sloan Kettering Institute/USA,
Harvard Medical School Boston/USA,
Johns Hopkins Hospital Baltimore/USA,
University of Hong Kong Medical Center.
Diverse Ehrungen und Auszeichnungen, u. a. mit dem Verdienstkreuz der Bundesrepublik Deutschland.

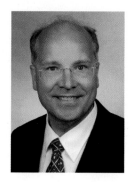

Prof. Dr. med. Robert B. Brauer

2010	Lehrbeauftragter der medizinischen Fakultät der Technischen Universität München
2008	Schwerpunktanerkennung Viszeralchirurgie
2007	Preis für gute Lehre 2006 des Staatsministers für Wissenschaft, Forschung und Kunst verliehen durch Staatsminister Dr. Thomas Goppel
2007	Fellow des American College of Surgeons (FACS)
2007	Außerplanmäßiger Professor an der Chirurgischen Klinik der Technischen Universität München
2004	Schwerpunktanerkennung Unfallchirurgie
2003	Oberarzt
2003	Schwerpunktanerkennung Gefäßchirurgie
2001	Ernennung zum Privatdozenten für Chirurgie
2000	Habilitation für das Fach Chirurgie an der Chirurgischen Klinik, Klinikum rechts der Isar der Technischen Universität München mit der Arbeit: »Die Rolle des Komplementfaktors C6 in Transplantation und Sepsis«
1994–2000	Facharztausbildung für Chirurgie unter Prof. Dr J.R. Siewert
1994	Mitglied der Deutschen Gesellschaft für Chirurgie
1993–1994	Post Doc (DFG-Stipendium) am Institut für Pathologie an der Johns Hopkins Medical School, Baltimore, USA
1992–1993	Post Doc (DFG-Stipendium) am Institut für Pathologie an der Duke-University, Durham NC USA
1991	Promotion zum Dr. med. an der Chirurgischen Klinik, Klinikum rechts der Isar der Technischen Universität München mit der Arbeit: »Funktionelle Charakterisierung von alloreaktiven Zellen im Allotransplantat der Ratte«
1990–1992	Beginn der Facharztausbildung unter Prof. Dr. J.R. Siewert an der Chirurgischen Klinik, Klinikums rechts der Isar der Technischen Universität München
1983–1990	Studium der Humanmedizin an den Universitäten in Regensburg und Technischen Universität München

Inhaltsverzeichnis

Mitarbeiterverzeichnis

Prof. Dr. med. Holger Bartels
Chirurgische Intensivmedizin
Klinikum rechts der Isar der TU München
Ismaninger Str. 22
81675 München

Prof. Dr. med. Detlef K. Bartsch
Visceral-, Thorax- und Gefäßchirurgie
Klinikum der Philipps-Universität
Marburg
Baldingerstr.
35033 Marburg

Prof. (em.) Dr. med.
Dr. h.c. Horst-Dieter Becker
Chirurgie mit Schwerpunkt Medizin-
technik
Universität Tübingen
Waldhörnlestr. 22
72072 Tübingen

Prof. (em.) Dr. med. Heinz Becker
Klinik für Allgemeinchirurgie
Zentrum Chirurgie der Georg-August-
Universität
Robert-Koch-Str. 40
37075 Göttingen

Prof. (em.) Dr. med. Edgar Biemer
Abt. f. Plastische Chirurgie
Klinikum rechts der Isar der TU München
Ismaninger Str. 22
81675 München

Prof. Dr. med. Robert B. Brauer
Chirurgische Klinik
Klinikum rechts der Isar der TU München
Ismaninger Str. 22
81675 München

Prof. Dr. med. Rudolf Bumm
Chirurgische Klinik
Klinikum Weilheim
Johann-Baur-Str. 4
82362 Weilheim

Dr. med. Alexandra Busemann
Chirurgische Klinik u. Poliklinik
Ernst-Moritz-Arndt-Universität
Friedrich-Löffler-Str. 23b
17475 Greifswald

Dr. med. Christoph Busemann
Klinik für Innere Medizin
Hämatologie/Onkologie
Sauerbruchstr.
17475 Greifswald

Prof. Dr. med. Stephan Coerper
Chirurgische Klinik
Krankenhaus Martha-Maria
Stadenstr. 58
90491 Nürnberg

B. Detter
Leitende Oberschwester
Klinikum rechts der Isar der TU München
Ismaninger Str. 22
81675 München

Prof. Dr. med. Hans-Henning Eckstein
Abteilung für Gefäßchirurgie
Klinikum rechts der Isar der TU München
Ismaninger Str. 22
81675 München

Prof. Dr. med. Hubertus Feußner
Chirurgische Klinik
Klinikum rechts der Isar der TU München
Ismaninger Str. 22
81675 München

Dr. med. Lorenz Frey
Klinik für Anaesthesiologie
Klinikum Großhadern der LMU
Marchioninistr. 15
81377 München

Prof. Dr. med. Jonas Göhl
Chirurgische Klinik u. Poliklinik
Universität Erlangen-Nürnberg
Krankenhausstr. 12
91054 Erlangen

Prof. Dr. med. O. Gratzl
Aeschenvorstadt 57A
CH-4051 Basel

Dr. med. Marc O. Guenin
Chirurgische Klinik
St. Clara Spital
Kleinriehenstr. 30
CH-4016 Basel

Prof. Dr. med. Norbert P. Haas
Klinik f. Unfall-und Wiederherstellungs-
chirurgie
Charité Universitätsmedizin Berlin
Augustenburger Platz 1
13353 Berlin

Prof. (em.) Dr. med.
Dr. med. habil. Sylvia Haas
Inst. f. Exp. Chirurgie und
Onkologische Therapieforschung
Klinikum rechts der Isar der TU München
Ismaninger Str. 22
81675 München

Prof. Dr. med. Felix Harder
International Surgical Society
Netzibodenstr. 34
CH-4133 Pratteln

Prof. Dr. med. Claus-Dieter Heidecke
Chirurgische Klinik u. Poliklinik
Ernst-Moritz-Arndt-Universität
Friedrich-Löffler-Str. 23b
17475 Greifswald

Prof. Dr. med. Christoph Höhnke
Plastische Chirurgie
Klinikum Memmingen
Bismarckstr. 23
87700 Memmingen

Prof. Dr. med. Werner Hohenberger
Chirurgische Klinik u. Poliklinik
Universität Erlangen-Nürnberg
Krankenhausstr. 12
91054 Erlangen

Dr. med. Alice Catherine Hölscher
Klinik und Poliklinik f. Chirurgie
der Universität Köln
Kerpenerstr. 62
50937 Köln

Prof. Dr. med. Arnulf H. Hölscher
Klinik u. Poliklinik f. Chirurgie
der Universität zu Köln
Kerpener Str. 62
50937 Köln

Prof. (em.) Dr. Dr. Dr. h.c.
Hans-Henning Horch
Klinik u. Poliklinik für MKG-Chirurgie
Klinikum rechts der Isar der TU München
Ismaninger Str. 22
81675 München

Prof. Dr. med. Ines Kappstein
Abt. für Krankenhaushygiene
Kreisklinik Traunstein-Trostberg
Cuno-Niggl-Str. 3
83278 Traunstein

Dr. med. Elias Karakas
Zentrum Operative Medizin
Klinikum Lahnberge der Universität
Baldingerstr.
35033 Marburg

Prof. Dr. med. Mark Kaufmann
Departement Anästhesie
Universitätsspital Basel
Spitalstr. 21
CH-4031 Basel

Prof. Dr. phil. Michael Koller
Zentrum für Klinische Studien
Klinikum der Universität Regensburg
Franz-Josef-Strauß-Allee 11
93042 Regensburg

Prof. Dr. med. Bernd Kremer
Klinik f. Allgemeine u. Thoraxchirurgie
Universität zu Kiel
Arnold-Heller-Str. 7
24105 Kiel

Prof. Dr. med.
Dr. med. Christian F. Krieglstein
Chirurgische Klinik, St. Elisabeth
Krankenhaus Köln-Hohenlind
Akademisches Lehrkrankenhaus
der Universität zu Köln
Werthmannstr. 1
50935 Köln

Prof. Dr. med. Rüdiger Lange
Deutsches Herzzentrum
Technische Universität München
Lazarettstr. 36
80636 München

Prof. Dr. Dr. Leo Lehr
Chirurgische Klinik u. Poliklinik
Klinikum rechts der Isar der TU München
Ismaninger Str. 22
81675 München

Priv.-Doz. Dr. med. Ingo Leister
Chirurgische Abteilung
Krankenhaus Waldfriede
Argentinische Allee 40
14163 Berlin

Prof. Dr. med. Wilfried Lorenz
Institut für Theoretische Chirurgie
Klinikum Lahnberge der Universität
Baldingerstr.
35033 Marburg

Prof. Dr. med. Adrian Merlo
Klinik Sonnenhof
Buchserstr. 26
CH-3006 Bern

Prof. Dr. Dr. h.c. mult.
Konrad Meßmer
(em.) Institut für Chirurgische Forschung
Klinikum Großhadern der LMU
Marchioninistr. 15
81377 München

Prof. Dr. med. Thomas Miethke
Medizinische Mikrobiologie,
Immunologie und Hygiene
TU München
Trogerstr. 9
81675 München

Prof. Dr. med. Peter Neuhaus
Klinik f. Allg.- Thorax-u.
Transplantationschirurgie
Charité Universitätsmedizin Berlin
Augustenburger Platz 1
13353 Berlin

Prof. Dr. med. Daniel Oertli
Allgemeinchirurgie
Universitätsspital Basel
Spitalstr. 21
CH-4031 Basel

Priv.-Doz. Dr. med. Robert Pfitzmann
Klinik f. Allgemeine, Visceral- u.
Gefäßchirurgie
Heliosklinikum
Emil von Behring
Walterhöferstr. 11
14165 Berlin

Prof. Dr. med. Michael J. Raschke
Klinik und Poliklinik für Unfall- und
Handchirurgie
Universitätsklinikum Münster
Waldeyerstr. 1
48149 Münster

Prof. Dr. med. Jürgen Roder
Allgemeine, Viszeral-, Thorax-
und Gefäßchirurgie
Kreisklinik Altötting
Vinzent-von-Paul-Str. 10
84503 Altötting

Prof. Dr. med.
Hans-Dietrich Röher
(em.) Klinik für Allgemein u.
Unfallchirurgie
Universität Düsseldorf
Moorenstraße 5
40225 Düsseldorf

Prof. Dr. med. Matthias J. Rothmund
Zentrum Operative Medizin
Universitätsklinik Marburg-Gießen
Baldingerstr.
35033 Marburg

Prof. Dr. med. Hans K. Schackert

Chirurgische Forschung
Universitätklinikum Carl Gustav Carus
Fetscherstr. 74
01307 Dresden

Prof. Dr. med. Daniel Scheidegger

Departement Anästhesie
Universitätsspital Basel
Spitalstr. 21
CH-4031Basel

**Priv. Doz. Dr. med.
Klaus-Martin Schulte**

King's College Hospital
Denmark Hill
SE5 9RS London
UK

Dr. med. Andreas Schmid

Allg., Viszeral- und Gefäßchirurgie
DRK-Krankenhaus Mölln-Ratzeburg
Röpersberg 2
23909 Ratzeburg

Prof. (em.) Dr. med. Paul Schweizer

Kinderchirurgie
Jasminweg 22
72076 Tübingen

Dr. med. Andreas Sendler

Isarklinik München
Sonnenstr. 24
80331 München

Prof. Dr. med. Norbert Senninger

Klinik u. Poliklinik für Allg. Chirurgie
Universität Münster
Waldeyerstr. 1
48148 Münster

**Prof. Dr. med. Dr. h.c.
J. Rüdiger Siewert**

Leitender Ärztlicher Direktor
Vorstandsvorsitzender
Universitätsklinikum Heidelberg
Im Neuenheimer Feld 672
69120 Heidelberg

Prof. Dr. med. Hubert J. Stein

Klinik für Allgemein-, Viszeral-
und Thoraxchirurgie
Klinikum Nürnberg-Nord
Prof. Ernst-Nathan-Str. 1
90419 Nürnberg

Prof. Dr. med. Ulrich Stöckle

Klinik für Unfallchirurgie und Orthopädie
Klinikum rechts der Isar der TU München
Ismaninger Str. 22
81675 München

Prof. (em.) Dr. med. Bernd Stübinger

Chirurgische Poliklinik
Klinikum rechts der Isar der TU München
Ismaninger Str. 22
81675 München

**Prof. Dr. med.
Ludger Sunder-Plassmann**

Chirurgische Klinik
Klinikum Bogenhausen
Englschalkingerstr. 77
81925 München

Prof. Dr. med. Albert Urwyler

Departement Anästhesie
Universitätsspital Basel
Spitalstr. 21
CH-4031 Basel

Prof. Dr. med. Markus von Flüe

Leiter der Chirurgischen Klinik
St. Claraspital Basel
Kleinriehenstr. 30
CH-4016 Basel

Prof. Dr. med. Hermann Wagner

Institut für Medizinische Mikrobiologie
Klinikum rechts der Isar der TU München
Trogerstr. 9
81675 München

Prof. Dr. med. Christian F. Wittekind

Institut für Pathologie
Universität Leipzig
Liebigstr. 26
04103 Leipzig

Dr. med. A. Zimmermann

Abteilung für Gefäßchirurgie
Klinikum rechts der Isar der TU München
Ismaninger Str. 22
81675 München

1 Allgemeine Chirurgie

1

1.1   Prinzipien chirurgischer Diagnostik

A. H. Hölscher, J. R. Siewert

> Die sechs klassischen Leitsymptome des Patienten erfordern eine sequenzielle Diagnostik.

1.1.1   Akutes Abdomen (akuter Abdominalschmerz)

Definition und Diagnostik ► Kap. 7.11.

1.1.2   Erbrechen

Definition. Retrograder Transport von Magen- bzw. Dünndarminhalt durch Speiseröhre und Mund nach außen, begleitet durch Würgen und Übelkeit (Nausea)
Symptomatik. Der Zeitpunkt des Erbrechens in Relation zur Nahrungsaufnahme und das Aussehen bzw. der Geruch des Erbrochenen können Hinweise auf die Lokalisation des Passagehindernisses geben.
Diagnostik. Anamnese (◘ Abb. 1.1; Tab. 1.1). **Körperliche Untersuchung:** auskultatorisches Plätscherzeichen (Flüssigkeitsansammlung im Magen z. B. bei Magenatonie), vermehrte Magenperistaltik (Magenausgangsstenose), Stenoseperistaltik (mechanischer Ileus)

Bildgebende Diagnostik: Abdomenübersichtsaufnahme (bei V.a. intestinale Stenose), Ösophagogastroduodenoskopie (bei V.a. Magenausgangsstenose), Gastrografinpassage (bei unklarem Rö-Bild oder postoperativem Ileus), CT Abdomen

◘ **Tab. 1.1.** Erbrechen bei gastrointestinaler Passagebehinderung abhängig von der Lokalisation des Hindernisses

Zeitpunkt des Erbrechens	Passagehindernis	Aussehen und Geruch des Erbrochenen
Bei Nahrungsaufnahme	Ösophaguskarzinom, peptische Stenose, Achalasie	Unverdaute Nahrung, neutral
Während bzw. rasch nach den Mahlzeiten	Ulcus ad pylorum, Differenzialdiagnose Psychoneurose	Angedaute Nahrung, sauer
Bis ca. 1 h postprandial	Syndrome der zuführenden und abführenden Schlinge	Angedaute Nahrung, gallig
Intervalle bis ca. 12 h	Postvagotomiestase, Magenszirrhus, stenosierendes Magenkarzinom, A.-mesenterica-superior-Syndrom	Angedaute Nahrung, gallig-faul
Intervalle >12 h	Magenausgangsstenose, diabetische Gastroparese, Dünndarmileus	Alte Nahrungsreste, faulig-fäkulent

◘ **Abb. 1.1.** Anamnestische Fragen beim Erbrechen

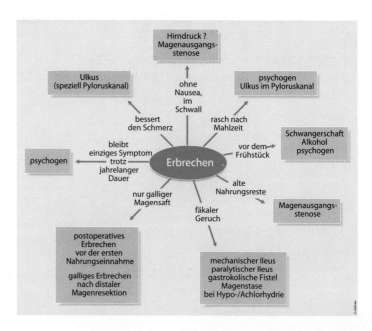

1.1.3 Dysphagie

Definition. Oberbegriff für alle schmerzhaften und schmerzlosen Schluckstörungen

Symptomatik.
- Beschwerden > 1 Jahr (V.a. Achalasie), Beschwerden wenige Wochen (V.a. Karzinom)
- Beschwerden nehmen beim Essen zu (Divertikel/Achalasie), Schwierigkeiten für feste Nahrung, aber keine bei flüssiger Nahrung (V.a. Karzinom), Schwierigkeiten für flüssige und feste Nahrung (z.B. Achalasie)
- Gewichtsverlust (V.a. malignen Prozess)
- Begleitbeschwerden: retrosternale Schmerzen (z.B. Ösophagospasmus), Sodbrennen (Endobrachyösophagus, peptische Stenose)

Diagnostik. Gastrografinschluck, Ösophagogastroduodenoskopie mit Biopsie, Manometrie bei Funktionsstörungen der Speiseröhre

> Eine Dysphagie ist immer ein ernstzunehmendes Symptom, das rasch abgeklärt werden muss.

1.1.4 Gastrointestinale Blutung

Leitsymptom Hämatemesis

Definition. Erbrechen von rotem Blut. Blutungsquelle proximal des duodenojejunalen Übergangs. Kaffeesatzartiges Erbrechen entsteht beim Kontakt des Blutes mit Magensäure. **F10**

Ätiologie. Häufig: Ulcera duodeni gefolgt von Ösophagus- bzw. **Fundusvarizen**, Ulcera ventriculi.

▫ **Tab. 1.2.** Klassifikation der Aktivität der gastroduodenalen Ulkusblutung nach Forrest	
Ia	Aktive Blutung, arteriell
Ib	Aktive Blutung, venös
IIa	Keine aktive Blutung, aber sichtbarer Gefäßstumpf
IIb	Keine aktive Blutung, aber Blutkoagel oder Hämatinbelag
III	Keine aktive Blutung, kein Zeichen stattgehabter Blutung, aber potenzielle Blutungsquelle, z.B. Ulkus

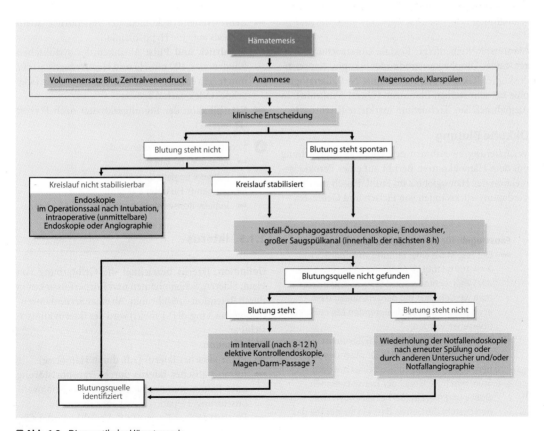

▫ **Abb. 1.2.** Diagnostik der Hämatemesis

1

Selten: Refluxösophagitis, Anastomosenulkus nach Magenresektion, verschlucktes Blut nach Nasenbluten, Magenkarzinome, Polypen und Phlebektasien, nichtsteroidale Antirheumatika, Voroperationen, Vorerkrankungen, Hierarchie der Diagnostik der Hämatemesis (◘ Abb. 1.2).

Diagnostik. Notfallösophagogastroduodenoskopie zur Lokalisation der Blutungsquelle und Blutstillungsmaßnahmen durch Clips, Gummiringe, Unterspritzen und Argon-Beamer

Leitsymptome Meläna

F10

Definition. Schwarzfärbung des peranal abgesetzten Blutes. Entsteht durch bakterielle Umwandlung des Blutes im Kolon

Ätiologie.
- **Massive peranale Blutungen:** oberer Gastrointestinaltrakt 5-mal so häufig betroffen wie unterer (z.B. Varizen bei Leberzirrhose), Angiodysplasien, solitäre Kolonulzera, ischämische Kolitis und Kolondivertikel, Kolonkarzinom, Colitis ulcerosa
- **Subakute peranale Blutungen:** Analerkrankungen, Polypen, Karzinome, Gefäßdysplasien, Meckel-Divertikel, Tumoren, Folgen therapeutischer Maßnahmen

Diagnostik. Reihenfolge: Rektale Untersuchung, Magensonde, Ösophagogastroduodenoskopie, Kapselendoskopie, Rektoskopie, Koloskopie, Notfallangiographie bei sehr starken Blutungen (über 1,5 ml/min). In Ausnahmefällen: Technetium markierte Erythrozyten

Okkulte Blutung

Verifizierung im Rahmen der Vorsorgeuntersuchung mit dem Hämokkulttest. Beruht auf einer Peroxidasereaktion des Hämoglobins im Stuhl. Falsch positiv bei Verdauungsrückständen von Fleisch und Gemüse.

Faustregeln für den Hämokkulttest
- Der Test ist bei einer Blutung von über 1,5–2 ml/100 g Stuhl im Allgemeinen bei etwa 4/5 der Untersuchten positiv. Es muss angenommen werden, dass mit dem Hämokkulttest etwa 1/5 der potenziell blutenden Läsionen übersehen werden.
- Die Ausbeute bei Läsionen im Zökum ist wahrscheinlich besser als bei tiefer sitzenden Läsionen, da sich das Blut umso besser mit dem Stuhl mischt, je länger der Transit zwischen Quelle und Anus ist. Bei tief sitzenden Läsionen besteht die Gefahr, dass ein kleiner Teil des ▼

Stuhls viel Blut und der größte Teil des Stuhls fast kein Blut enthält.
- Bei okkulten Blutungen im oberen Magen-Darm-Trakt ist der Hämokkulttest meist negativ, da die peroxidasepositiven Bestandteile des Blutes im Dünndarm zerstört werden.
- Bei 2/3 der Patienten mit positivem Hämokkulttest verläuft die weitere Abklärung negativ, sodass hier offenbar (letztlich nur durch die Langzeitbeobachtung dieser Patienten beweisbar) ein falsch positiver Test vorliegt. Ein Drittel richtig positiver Testresultate ist jedoch ein Ergebnis, das den Aufwand lohnend erscheinen lässt. Diese Ansicht hat sich auch in einer Kosten-Nutzen-Analyse bestätigen lassen.

Blutungsintensität

- **Hb-Wert:** erlaubt nur ungefähre Abschätzung des aktuellen Blutungsausmaßes
- **Konservenverbrauch:** relevantester Wert zur Abschätzung der Intensität einer Blutung, um über einen bestimmten Zeitraum den Kreislauf stabil zu halten
- **Zentralvenendruck:** niedriger Venendruck ist ein Hinweis auf eine Hypovolämie
- **Blutdruck und Puls:** Absinken des systolischen Blutdrucks < 100 mmHg und Herzfrequenz > 100/min zeigen einen Volumenverlust von 30 % an (sog. Schockindex nach Allgöwer)
- Klassifikation der Blutungsaktivität nach Forrest (◘ Tab. 1.2)

Negative Prognosefaktoren sind:
- Alter über 60 Jahre
- Schwere Begleiterkrankungen
- Ausgangs-Hb unter 6–7 g/dl
- Initialer Konservenverbrauch von > 6 Einheiten

1.1.5 Ikterus

Definition. Ikterus bezeichnet die Gelbfärbung von Haut, Skleren, Schleimhäuten und Körperflüssigkeiten durch Retention von Bilirubin. Ab einer Serumkonzentration von 3 mg/dl (51 mol/l) wird der Ikterus klinisch sichtbar.

Klassifikation.
- Prähepatischer Ikterus (z.B. durch Hämolyse)
- Intrahepatischer Ikterus durch Transportstörung oder Exkretionsstörungen (z.B. durch Konjugationsstörung, Hepatitis oder Leberzirrhose)
- Posthepatischer Ikterus (z.B. Verschluss oder Obstruktion der Gallenwege)

Ätiologie. Gallensteine, chronische Lebererkrankung, Alkoholgenuss, Medikamenteneinnahme

Symptomatik.

- Juckreiz durch Ablagerung von Gallensäuren in der Haut
- Dunkelfärbung des Urins (Konjugiertes oder direktes Bilirubin ist wasserlöslich und wird mit dem Urin ausgeschieden.)
- Sklerenikterus, Entfärbung des Stuhls (grau bis hellgrau)
- Appetitlosigkeit, Übelkeit, Schwäche
- Oberbauchschmerzen mit Schüttelfrost Hinweis auf Cholangitis, Leberabszess oder Virushepatitis

❶ **Cave**
Ein schmerzloser Ikterus beruht nur in 60 % der Fälle auf einem malignen Prozess.

Diagnostik.

◼ Tab. 1.3. Diagnostische Abklärung des Ikterus

Klinische Untersuchung	Sklerenfärbung und Hautfärbung Bierbrauner Urin, Entfärbung des Stuhls Vergrößerte druckdolente Leber (Hepatitis) Courvoisier-Zeichen (mechanischer Verschluss der Gallenwege)
Labordiagnostik	Bilirubin (direkt/indirekt), GOT/GPT, AP, γGT, Blutbild, Quick
Sonographie	Nachweis bzw. Ausschluss einer Gallenwegsdilatation, von Leberparenchymveränderungen, Tumoren und Steinen
CT	Ergänzend zur Sonographie
ERCP	Invasive endoskopisch-retrograde Cholangiopankreatikographie liefert diagnostische Information über Gallenwege, Duodenum, Papilla Vateri (invasiv, aber mit Interventionsmöglichkeit durch Biopsie, Stent).
MRCP	Magnetresonanz-Cholangiographie zur Darstellung von Gallengangssteinen, biliären Stenosen (nicht invasiv, aber ohne Interventionsmöglichkeit)
Laparoskopie	Bei länger bestehender Cholestase ergänzend mit Leberbiopsie

1.1.6 Raumforderungen im Abdomen

Definition. Jede tastbare oder sichtbare Resistenz bzw. Vorwölbung im Abdominalbereich, die der Peritonealhöhle zugeordnet werden kann.

Ätiologie. Bösartige oder gutartige Neubildungen, entzündliche Prozesse oder reparative Vorgänge nach Entzündungen

Pathologie. Solide, zystisch, schmerzhaft, verschieblich, nicht verschieblich

Symptomatik. Schnelles oder langsames Wachstum, Schmerzen, Atemverschieblichkeit, Konsistenz, Hautveränderungen

Diagnostik. Labor (Tumormarker (CEA, CA-19-9, α-Fetoprotein), BSG-Erhöhung), Sonographie, CT, Endoskopie, Angiographie, MRCP

1.2 Indikationen und Kontraindikationen des operativen Eingriffs

J. R. Siewert, R. Bumm

1.2.1 Rechtliche Aspekte

❯ Jeder chirurgische Eingriff erfüllt den formalen Tatbestand der Körperverletzung. Er darf deshalb nur mit ausdrücklicher Einwilligung des Patienten ausgeführt werden.

Aufklärungsgespräch

Aufgrund des Aufklärungsgespräches (mindestens 24 h vor dem Eingriff) soll der Patient in der Lage sein, sich für oder gegen einen Eingriff zu entscheiden. Eine ausführliche, schriftliche Dokumentation ist unbedingt erforderlich.

Inhalt des Aufklärungsgespräches

- Art des chirurgischen Eingriffes
- Prognose der Erkrankung
- Erfolgsaussichten des Eingriffs
- Allgemeine Operationsrisiken (Infektionsrisiko, Thromboserisiko, Emboliegefahr, Gefäß- und Nervenverletzung)
- Eingriffsspezifische bzw. typische Risiken (Anlage künstlicher Darmausgang bei Ileus-OP, Stimmbandlähmung bei Schilddrüsenoperation etc.)
- Behandlungsalternativen
- Notwendige Erweiterung des Eingriffes

Stufenaufklärung. Zeitliche Staffelung von schriftlicher und mündlicher Aufklärung durch den Arzt

Erweiterung des Eingriffs. Trotz exzellenter präoperativer Diagnostik kann es sich intraoperativ herausstellen, dass eine Änderung oder Erweiterung des geplanten Eingriffs erforderlich ist. Darüber muss der Patient präoperativ aufgeklärt werden und einwilligen.

Simultaneingriffe. Wenn sich durch die Verbindung zweier oder mehrerer Eingriffe kein höheres medizinisches Risiko ergibt und der Patient darüber aufgeklärt ist, sind Simultaneingriffe erlaubt.

❶ Cave
- Ohne oder gegen den Willen eines Patienten darf der Arzt auch eine dringende, vital indizierte Behandlung nicht durchführen.
- Die Intensität der Aufklärungspflicht reduziert sich beim vital indizierten Notfalleingriff.

Einwilligung
- Patient ab dem 18. Lebensjahr
- Eltern oder Erziehungsberechtigte bei nicht volljährigen Patienten
- Gesetzlicher Vormund bei entmündigten Patienten
- Bei bewusstlosen Patienten gilt die mutmaßliche Einwilligung

1.2.2 Fachliche Grundlagen

Indikationsstellung
Die Indikationsstellung ist die wichtigste ärztliche Entscheidung in der Chirurgie. Sie entscheidet in hohem Maße über den Erfolg der Therapiemaßnahme.

Therapiewahl
Die Wahl des Therapieverfahrens ist die zweitwichtigste Entscheidung. Sie erfolgt anhand
- der Kenntnis bewährter Behandlungsverfahren
- der Vor- und Nachteile konservativer versus operativer Verfahren
- von Ergebnissen endoskopischer und operativer Verfahren
- persönlicher Erfahrung

Typ und Stadium der Erkrankung
Gutartige Erkrankungen. Für viele gutartige Krankheitsbilder stehen **therapeutische Leitlinien** der Fachgesellschaften zur Verfügung. Im Krankenhaus muss dann eine Individualdiagnose bzw. der Typ der Erkrankung festgelegt werden, die für die weitere Verfahrenswahl prägend ist.

Bösartige Erkrankungen. Bei Malignomen ist ein präoperatives Staging zur Erfassung der Prognosefaktoren (TNM-Klassifikation) erforderlich, um zwischen Eingriffen mit palliativer Intention (Verbesserung der Lebensqualität) und Eingriffen mit kurativer Intention (Verbesserung der Prognose) unterscheiden zu können.

Belastbarkeit des Patienten
Abklärung durch:
- Risiko-Score (ASA, Appache II)
- Präoperative Analyse der wichtigsten Organfunktionen
- Karnofsky-Index
- Compliance

Das Alter eines Patienten allein gilt in der Regel nicht als isolierter Risikofaktor.

> In jedem Fall muss sich der Umfang der präoperativen Risikoanalyse am Schweregrad des geplanten Eingriffs orientieren.

Dringlichkeit des operativen Eingriffs
Absolute Dringlichkeit. Der Eingriff **muss** unverzüglich durchgeführt werden, anderenfalls ist mit dem Tod des Patienten zu rechnen. Man unterscheidet zwischen Eingriffen mit **hoher Dringlichkeit** (z.B. konservativ nicht zu stoppende Blutung) = Notfalloperation und Eingriffen mit **relativer Dringlichkeit** (z.B. Dickdarmileus).

Relative Dringlichkeit. Der operative Eingriff **kann** durchgeführt werden, weil er für den Patienten einen quantifizierbaren Vorteil bringt. Er führt potenziell zur Heilung des Patienten (z.B. Cholezystektomie bei Cholezystolithiasis), zur deutlichen Prognoseverbesserung (z.B. gut resektables Magenkarzinom) und zur deutlichen Verbesserung der Lebensqualität (z.B. operative Beseitigung einer Magenausgangsstenose).

Gegebenheiten vor Ort
- Die entsprechende Klinik verfügt über die adäquate Ausstattung für den geplanten Eingriff.
- Der Chirurg verfügt über eine ausreichend große Erfahrung für den Eingriff.

Für alle operativen Eingriffe ist in Deutschland der sog. Facharztstandard Voraussetzung, d.h. ein Facharzt für Chirurgie muss die Operation durchführen oder sie als Assistent überwachen.

Second Opinion (Zweitmeinung)
Als »Second-opinion-Instanz« eignet sich ein im betreffenden Krankheitsbild erfahrenes, unabhängiges Zentrum. Voraussetzung ist eine abgeschlossene Erstmeinung des behandelnden Arztes.

Kontraindikationen
- Schwere Zweiterkrankung (z.B. frischer Herzinfarkt)
- Die Erkrankung selbst (z.B. fortgeschrittene metastasierte Tumorerkrankung)
- Operateur (z.B. mangelnde Erfahrung)

❯ ▬ Inoperabilität: extrem hohes Operationsrisiko, das aus der klinischen Risikoanalyse eines Patienten resultiert
▬ Irresektabilität: Ein Tumor ist aus onkologischen Gesichtspunkten technisch nicht R0 (ohne Residualtumor) resezierbar.

Spontanverlauf einer Erkrankung

Der natürliche Verlauf einer Erkrankung erfolgt ohne therapeutische Beeinflussung. Die Kenntnis des Spontanverlaufs einer Erkrankung ist von großer Bedeutung für die Entscheidung zu einem chirurgischen Eingriff.

Multimodale Therapie

Bei multimodalen Therapieprinzipien werden neben der chirurgischen Resektion v.a. die Chemotherapie und die Strahlentherapie eingesetzt.
▬ **Neoadjuvante Therapie:** präoperativer Einsatz einer Chemotherapie oder Strahlentherapie zur Tumorreduktion, um nach der Vorbehandlung chirurgisch doch noch eine komplette Tumorentfernung (sog. R0-Resektion) zu erreichen
▬ **Adjuvante Therapie:** postoperative Therapie nach kompletter Tumorentfernung (sog. R0-Resektion) zur Prophylaxe der systemischen Metastasierung
▬ **Additive Therapie:** postoperativer Einsatz von Strahlen- oder Chemotherapie nach inkompletter Tumorentfernung (sog. R1- oder R2-Resektion)
▬ **Intraoperative Zusatztherapie:** Strahlentherapie zur Verbesserung der lokalen Radikalität oder intraperitoneale Chemotherapie
▬ **Palliative Therapie:** Chirurgische Therapie zur Wiederherstellung der Darmpassage (gastroenteralen Anastomose, Ileostoma), um größtmögliche Lebensqualität anzubieten. Häufig in Kombination mit einer Chemo- oder Strahlentherapie.
▬ **Perioperative Therapie:** Geplante Abfolge von neoadjuvanter und adjuvanter Thrapie bei lokal fortgeschrittenen und metastasierter Tumorerkrankung (z. B. Magic Magenkarzinom Studie).

1.3 Grundprinzipien der Operationstechnik

J. R. Siewert, H. Feußner, B. Detter

1.3.1 Grundbegriffe

◘ Tabelle 1.4, S. 10.

1.3.2 Instrumentarium

❯ Die souveräne Beherrschung des chirurgischen Instrumentariums ist die Voraussetzung für jede langfristig erfolgreiche chirurgische Tätigkeit.

Hauptfunktionen der Instrumente
▬ Präparation
▬ Exposition
▬ Blutstillung
▬ Rekonstruktion

Instrumente für die Präparation

Skalpell. Klassisches Dissektionsinstrument der Chirurgie. Aus Sicherheitsgründen werden Einwegskalpelle verwendet. Es stehen mehrere verschiedene Klingenformen zur Verfügung. No. 10 = Kleines Hautskalpell für kleine Exzisionen, No. 11 = Stichskalpell für Inzisionen von Drainagen oder Trokare, No. 22 = normales Hautskalpell für große Hautinzisionen z.B. Laparotomie.

Schere. Das vielseitigste Dissektionsinstrument zur gezielten Gewebedurchtrennung, Erfassung der Gewebequalität, zum Auseinanderspreizen des zu durchtrennenden Gewebes und zur selektiven Durchtrennung feiner Strukturen. Man unterscheidet Präparierscheren (z.B. Metzenbaumschere), Gefäßscheren, Mikro-Federscheren, Rippenscheren, Fadenscheren (z.B. Lexerschere) und Verbandscheren (Lippe der unteren Branche vermeidet Hautverletzungen).

Diathermieapplikatoren. Dissektion mit dem »elektrischen Messer« durch Schneidstrom bei gleichzeitiger Koagulation von kleinen Gefäßen mit Blutstillung.

Ultraschalldissektor. Blutsparende und gezielte Operationstechnik für besondere Einsatzzwecke z.B. Dissektion von parenchymatösem Gewebe. Frequenzen im Bereich von 20 MHz zerschlagen Weichgewebe (z.B. Parenchymzellen oder Fett), während Blutgefäße und Gallengänge intakt bleiben.

1

⊡ Tab. 1.4. Grundbegriffe der allgemeinen Chirurgie

Begriff	Definition
Amputation	Spontanes, traumatisches oder operatives Abtrennen eines endständigen Körper- oder Organabschnitts
Anastomose	Angeborene oder erworbene Verbindung zweier Hohlorganlumina
Anus praeter	Künstlicher Darmausgang (z.B. Colostoma oder Ileostoma)
Bride	Strangförmige intraabdominelle Verwachsung als Folge eines operativen Eingriffes
Bypass	Künstlicher, vorübergehend oder auf Dauer angelegter Umgehungsweg
Dissektion	Zerteilung von Gewebe zur Freilegung von Organstrukturen, meist entlang eines vorgegebenen anatomischen Operationspfades
Ektomie	Vollständiges Herausschneiden eines Organs
Endoskopische Operation	Eingriffe innerhalb von Hohlorganen mittels eines durch physiologische Körperöffnungen eingeführten Endoskopes
Enterostomie	Anlage einer Darmausleitung oder Fistel zur Bauchwand zur künstlichen Ernährung oder Ableitung von Darminhalt
Enterotomie	Temporäre operative Eröffnung des Gastrointestinaltraktes
Enukleation	Ausschälen eines abgekapselten Fremdkörpers oder Tumors
Exhairese	Herausziehen einer anatomischen Struktur (z.B. Nerv oder Vene)
Exploration	Tastende bzw. visuelle »Erkundung« der Bauchhöhle bei einer Laparotomie
Exstirpation	Entfernung eines umschriebenen Gebildes oder eines ganzen Organs
Exzision	Entfernung eines Gewebe- oder Organteils mit einem scharfen Instrument
Gefäß-desobliteration	Entfernung von meist atheromatösen Plaques inkl. der Intima aus ganz oder teilweise verschlossenen Blutgefäßen
Gewebeersatz	Ersatz körpereigenen Gewebes durch artifizielle Ersatzstoffe
Implantation	Einbringen eines Implantates in den Körper (z.B. Gelenkprothese)
Injektion	Rasches Einbringen einer Flüssigkeit in den Körper
Inzision	Chirurgisches Einschneiden in das Gewebe
Minimal-invasive Operationsverfahren	Beim minimal-invasiven Zugang werden im Gegensatz zur offenen Chirurgie nur kleine Stichinzisionen für den operativen Zugang verwendet.
Neoadjuvante Therapie	Vor einer Tumorresektion durchgeführte onkologische Behandlung (z.B. Chemotherapie, Strahlentherapie) zur Verkleinerung des Tumors vor einer geplanten Resektion
Osteosynthese	Vereinigung reponierter Knochenfragmente durch Verschraubung, Nagelung, Plattenanlagerung
Punktion	Einführen einer Kanüle in einen präformierten (Gelenk, Pleura, Bauchhöhle, Liquor, Blutgefäß etc.) oder pathologischen Hohlraum (z.B. Abszess) zur diagnostischen Analyse des Inhaltes
Palliative Therapie	Onkologische Behandlung, die vor allem der Verbesserung der Lebensqualität, aber nicht notwendigerweise der Lebensverlängerung zum Ziel hat (Anlage einer Gastroenteralen Anastomose, Biliodigestive Anastomose, Tumordebulking)
Rekonstruktion	Wiederherstellung
Reposition	»Zurückführen« eines pathologisch verlagerten Organanteils in seine ursprüngliche anatomische Lage (z.B. luxiertes Schultergelenk, konservative Knochenbruchheilung oder Darmstrukturen im Bruchsack einer Leistenhernie)
Resektion	Operative partielle oder komplette Entfernung eines Organs
En-bloc-Resektion	Entfernung eines Organs mit umgebendem Gewebe, insbesondere der Lymphabflusswege in einem Stück
Sklerosierung	Verhärtung, aber auch Erzeugung einer Sklerosierung durch Injektion sklerosierender Substanzen
Transplantation	Verpflanzung lebender Zellen von Gewebe oder von Organen als Autotransplantation (Verpflanzung körpereigenen Gewebes), Allotransplantation (Verpflanzung von Gewebe zwischen den Spezies der gleichen Art), Xenotransplantation (Verpflanzung von Gewebe einer anderen Spezies)
Trepanation	Operative Eröffnung einer Mark- oder der Schädelhöhle oder des pneumatisierten Warzenfortsatzes oder einer Nasennebenhöhle
Tumor-debulking	Entfernung von Tumormassen ohne geplante R0-Resektion, meist zur Erhöhung der Lebensqualität

Laser. Gewebedurchtrennung durch gebündelte elektromagnetische Wellen. Man unterscheidet zwischen Gas-, Festkörper- und Flüssigkeitslaser. Die Energieabgabe erfolgt entweder gepulst oder kontinuierlich. Der Schneideffekt entsteht durch die Verdampfung des vom Laserstrahl getroffenen Gewebes.

Stumpfe Gewebedurchtrennung. Stieltupfer, Präparationsklemmen, Ligaturklemmen

Instrumente für Exposition und Halten

Pinzetten. Chirurgische Pinzette zum Greifen von Haut- und Subkutangewebe, atraumatische (»anatomische«) Pinzetten zum Greifen von Darm, Muskelgewebe

Wundhaken. Ein- bzw. Mehrzinkenhaken (»scharfe Haken«), flächige Wundhaken (z.B. Roux-Haken, Leber-Haken, Fritsche-Haken), selbsthaltende Wundhaken durch Zug (z.B. Stuhler-Haken) oder durch Spreizen (z.B. Retraktoren)

Organ- und Gewebefasszangen. Für jede Gewebeart gibt es spezielle Fasszangen, z.B. Gefäßklemmen, Darmklemmen, Magenfassklemmen

Blutstillung

- Ligatur
- Umstechung
- Gefäßclips (Titan)
- Thermokauterisierung: Monopolare Koagulation direkt mit der Spitze des Handstückes
- Infrarotkoagulator: Gewebekoagulation durch Andruck der Infrarotlichtsonde
- Schutzgaskoagulation: Die ionisierten Argon-Gaspartikel des Argonbeamers führen bei Gewebekontakt zur Bildung einer festen Nekrose

Rekonstruktion

- Anastomosierung von Hand durch Wundnähte
- Anastomosierung durch zirkuläre Klammernahtgeräte (Gewebe wird zirkulär geklammert, z.B. bei Darmanastomosierung)
- Durchtrennung durch lineare (gerade) Klammernahtgeräte (Gewebe wird linear geklammert und ggf. auch mit einem integrierten Messer durchtrennt)

Instrumente für die laparoskopische Chirurgie

- Kamerasystem mit Lichtquelle und Monitor
- Pumpe zur CO_2-Insufflation für die Erzeugung des Pneumoperitoneums
- Saug-Spül-Pumpe für die intraoperative Spülung des Operationsgebietes
- Trokar mit Ventilsystem ermöglicht die Applikation der Instrumente
- Veress-Kanüle für die Anlage des Pneumoperitoneums
- Laparoskopische Fasszangen, Scheren und PE-Zangen (ca. 50 cm lang)
- Kamera mit Stablinsenoptiken

Nahtmaterialien

Resorbierbar. Synthetische Polymere, wie Polidioxanon (z.B. zur Darm-, Muskel-, Fasziennaht), werden durch Hydrolyse in ca. 180 Tagen vollständig abgebaut (z.B. Vicryl, Dexon)

Nicht resorbierbar. Polyester (z.B. Hautnaht), Stahl (z.B. Adaptation des Sternums), Seide (z.B. Fixierung eines Portsystems auf der Faszie des M. pectoralis)

Geflochtenes Nahtmaterial. Bessere Handhabung und Knüpfeigenschaften, festerer Knotensitz. Dochtwirkung und höhere Gewebereibung beim Durchziehen

Monofiles Nahtmaterial. Verwendung bevorzugt zur Haut-, Gefäß- und Sehnennaht. Keine Dochtwirkung, allerdings schwierigere Handhabung. Geringe Gewebereibung beim Durchziehen

Fadenstärke. Einteilung nach USP (United States Pharmakopoe) nicht metrisch (10/0 = sehr feiner Faden für Mikrochirurgie; 2/0 = grobe Ligatur)

Nadeln

Rundkörpernadeln oder schneidende Nadeln. Verwendung von vorgefertigten Nadel-Faden-Kombinationen, wo der Nadelkörper ohne Kalibersprung in den Faden übergeht. Abziehnadeln werden nach der Naht durch einen kleinen Ruck von der Nadel abgezogen. Nadelhalter (Hegar-Nadelhalter, Matthieu-Nadelhalter).

1.3.3 Operationstechnik

Lagerung

Die Lagerung erfolgt in der Regel nach erfolgter Anästhesie, aber vor Desinfektion und steriler Abdeckung und wird so durchgeführt, dass ein optimaler Zugang zum Operationsfeld besteht.

Ziele der Lagerung

- Bequemes Herantreten und Stehen von Operateur und Assistenten
- Keine Lagerungsschäden am Patienten (Dekubitus, Nervenläsionen) trotz langer Operationszeit

1

- Vermeidung einer Hypothermie
- Freier Zugang des Anästhesisten zum Nasen-Rachen-Raum und zu einem Arm (Blutdruckmessung, Pulskontrolle, Zugang zum Venensystem etc.)

Typische Lagerungen

- Rückenlagerung, ggf. mit Überstreckung des Abdominalbereiches für Baucheingriffe
- Seitenlagerung, ggf. mit Überstreckung des Thorax für laterale Thorakotomien
- Steinschnittlage mit angewinkelten und gespreizten Beinen für proktologische oder abdominelle Eingriffe mit Zugang zum Rektum
- Bauchlagerungen, z.B. Heidelberger Lage, bei welcher der Patient auf dem Bauch liegt und die Analregion unter Abbeugung der Hüftgelenke angehoben ist (für proktologische Eingriffe)
- Extensionstisch (z.B. bei pertrochantären Frakturen)
- Besondere Lagerungen bei laparoskopischer Chirurgie: Der Monitor steht auf der Seite des pathologischen Befundes, während der Operateur und sein erster Assistent meistens auf der kontralateralen Seite stehen.

❶ Cave
Der Operateur ist immer persönlich für die richtige Lagerung seines Patienten verantwortlich und muss bereits bei der Operationsanmeldung klare Anweisungen formulieren.

Sicherstellen der Asepsis

- Haarentfernung erst am Operationstag
- Desinfektion der Haut im Operationsfeld (Alkohol-Jod-Präparat)
- Desinfektion der Schleimhäute (alkoholfreie Präparate)
- Desinfektion bei Schilddrüseneingriffen (Jodfreie Alkoholpräparate)
- Abdecken der Umgebung des desinfizierten Hautbereiches, des Patienten und der Gerätetische mit sterilen Tüchern
- Tragen einer Kopfbedeckung und eines Mundschutzes für jede Person, die sich im Operationsbereich aufhält
- Das Operationsteam desinfiziert Hände und Unterarme
- Anziehen von sterilen Operationshandschuhen

Schnittführung

- Hautschnitte erfolgen entlang der so genannten Hautspaltlinien

- Die Durchtrennung von Muskeln erfolgt unter Schonung der Nerven und Gefäße
- Faszien werden in der Hauptfaserrichtung durchtrennt

Zugänge

❯ — Aufwändige Zugänge stellen eine Belastung für den Patienten dar.
— Ein Großteil der Hospitalisierungsdauer dient ausschließlich der Abheilung der Wunden!

Bauchzugänge

Medianer Längsschnitt. Erfolgt in der Linea alba mit Linksumschneidung des Nabels, um eine akzidentelle Verletzung einer noch verbliebenen Umbilicalvene zu vermeiden. Eröffnung bei Notfalleingriffen und Zugang für die meisten abdominellen Eingriffe mit guter Übersicht über die gesamte Bauchhöhle und guten Erweiterungsmöglichkeiten vom Xiphoid zur Symphyse. Cave: Erhöhte Häufigkeit von Narbenhernien durch Zugwirkung.

Quere Bauchschnitte. Schräge bzw. quere Inzisionen sind sicher, mit vermindertem postoperativem Schmerz verbunden und kosmetisch günstiger. Sie erfolgen bei Operationen am rechten Hemikolon. Eine T-förmige Erweiterung ermöglicht eine bessere Übersicht, ist aber mit einer erhöhten Rate an Narbenhernien verbunden. Für Operationen am Oberbauch kann die Schnittführung etwas bogenförmig nach kranial erfolgen.

Kostoumbilikalschnitt rechts. Schont die Innervation sowohl der seitlichen Muskulatur als auch des M. rectus und ist kosmetisch günstig, weil er entlang der Hautspaltlinien verläuft. Beste Indikation ist die Gallenwegschirurgie.

Inguinalschnitt. Schnittführung verläuft schräg zwischen Spina iliaca anterior superior und Symphyse (z.B. Leistenhernienoperation)

Laparoskopische Zugänge. Anlage eines Pneumoperitoneums durch eine periumbilikale Inzision durch Einführen der Verresnadel oder Minilaparotomie. Einführen der Trokare unter Sicht durch 5–10 mm lange Inzisionen abhängig von der Operation. Bei Anlage des Pneumoperitoneums können hämodynamische Veränderungen auftreten.

❯ Die anatomischen Voraussetzungen für die Laparotomie sind die paarig angelegte Bauchmuskulatur, die netzartige Blutversorgung der Bauchwand und die segmentale Innervation der Muskulatur über Interkostalnerven (Th5–Th12).

Thoraxzugänge

Thorakotomie. Die laterale Thorakotomie ist der Standardzugang zum Thorax für Eingriffe an Lunge und Ösophagus. Der Zugang zum Thorax erfolgt an der Oberkante der 5. oder 6. Rippe unter Schonung der Interkostalgefäße und -nerven. Der Hautschnitt erfolgt unterhalb der Mamille und der Skapulaspitze.

Mediane Längssternotomie. Standardzugang zum vorderen Mediastinum und zum Herzen. Das Sternum wird mit der oszillierenden Säge in ganzer Länge median gespalten.

Kragenschnitt nach Kocher. Hautschnitt 1–2 Querfinger oberhalb der Schlüsselbeine als Zugang zur Schilddrüse und in das vordere Mediastinum.

Chirurgie der Mamma. Schnittführung nach Pattey (quer ovale, spindelförmige Umschneidung der Mamma) oder Periareolärschnitte (parallel zum Mamillenhof verlaufende quere, bogenförmige Schnitte).

Blutstillung

Die chirurgische Blutstillung kann primäres Operationsziel (epidurales Hämatom, Ösophagusvarizen, Milzruptur etc.) oder technische Notwendigkeit (Durchtrennung blutversorgter Gewebe) zum Erreichen eines bestimmten Operationszieles sein.

- **Kompression:** Erstmaßnahme wird am Ort der Blutung selbst oder im Gefäßverlauf proximal und distal der Blutungsquelle durchgeführt.
- **Verschluss mittels Naht:** An großen Gefäßen wird die Blutungsquelle durch autologes Gewebe (z.B. Venenwand) oder künstliche Prothesen überbrückt.
- **Ligatur:** Gefäße, die für die Organdurchblutung entbehrlich oder nach Beendigung des Eingriffes nicht mehr notwendig sind, werden mit einem Faden abgebunden.
- **Durchstechungsligatur:** Befürchtet man ein Abrutschen des Fadens bei kurzem Gefäßstumpf oder großem Gefäßquerschnitt, kann der Faden im Ge-

webe oder im Gefäß durch eine Naht verankert werden.
- **Elektrokoagulation:** Durch gezielte Anwendung können kleine Gefäße verschlossen werden.
- **Clips (Titan oder Kunststoff):** Verschluss eines blutenden Gefäßes. Relativ teuer und können bei Manipulation dislozieren.
- **Hämostyptika:** Zellulose- oder Kollagenvliese für großflächige, diffuse Blutungen an parenchymatösen Organen
- **Kompression mit Tamponade:** Blutung aus Abszessinzisionen (z.B. mit Iodoformgaze) Sengstaken-Sonde bei Ösophagusvarizen (36–48 h), Packing mit Bauchtüchern bei Leberruptur (36–48 h)
- **Esmarch-Blutleere:** Nach Hochlagerung der Extremität wird mit einer Gummibinde von peripher nach zentral gewickelt.
- **Blutsperre:** Druckmanschette > 250 mmHg, zur Vermeidung der Reperfusion der Extremität. Maximale Ischämiezeit von 45–60 Minuten
- **Pringle-Manöver:** Abklemmen des Lig. hepatoduodenale (A. hepatica, V. portae, D. choledochus) mittels Tourniquet (max. 30 Minuten)

Nahttechnik

- Exakte und spannungsfreie Adaptation
- Gleichmäßiger Fadenabstand
- Erhalten der Gewebedurchblutung
- Atraumatisches Arbeiten
- Vermeiden von Hohlraumbildung
- Genügend weitgreifende Nähte
- Wiederherstellung des Unterhautfettgewebes

Einzelknopfnähte

Geringe Beeinträchtigung der Blutversorgung des Gewebes. Zum Hautverschluss stehen die Einzelknopfnaht, die Donati-Naht und Allgöwer-Naht oder die fortlaufende Naht mit nicht resorbierbarem Nahtmaterial zur Verfügung. Es ist auf gleichmäßigen Fadenabstand und genügend weitgreifende Nähte zu achten. Bei kleineren Eingriffen bietet sich auch eine subder-

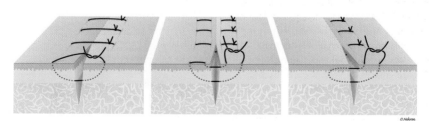

a   **b**   **c**

Abb. 1.3a–c. Hautnähte. **a** Einzelknopfnaht, **b** Donati-Naht, **c** Allgöwer-Naht

1

male Naht in Einzelknopftechnik oder als fortlaufende Naht mit resorbierbarem Nahtmaterial an. In diesem Fall entfällt der sonst übliche Fadenzug zwischen dem 10. und 14. Tag. (◘ Abb 1.3 a-c)

Fortlaufende Naht

Schneller durchführbar bei langer Wundstrecke, allerdings Beeinträchtigung der Durchblutung. Falls der Knoten sich löst, kann die gesamte Wunde aufgehen.

Nahtfehler und Gefahren
- Mangelnde Wundfestigkeit durch technische Fehler:
  - zu großer Fadenabstand
  - zu wenig gefasstes Gewebe in Relation zur mechanischen Beanspruchung
  - unregelmäßige Stichfolge
- Zu enge Stichfolgen können zum Durchreißen des Gewebes führen (»Briefmarkenphänomen«)
- Zu dünnes Nahtmaterial schneidet bei Belastung (z.B. Husten oder Erbrechen bei Nähten der Bauchwand) leichter durch das Gewebe
- Schlechte Knotentechnik ist besonders bei Fäden mit glatter Oberfläche (monofile Fäden) oder mit Neigung zum Quellen (Gore) gefährlich
- Zu hohe Spannung des Fadens führt zur ischämischen Schädigung der Basalschicht der Epidermis mit Ausbildung von Fadennarben
- Erhöhte Narbenbildung bei Keloidneigung und Infektion der Stichkanäle
- Einrollen der Hautränder kann durch Rückstichnähte nach Donati oder Allgöwer vermieden werden

Wundheilung
- Hautfäden können nach 7–8 Tagen entfernt werden
- Ausreichende Festigkeit für alltägliche Belastungen (z.B. Duschen, Gymnastik) hat die Hautnaht nach 12–14 Tagen
- Die Bildung, Ausrichtung und Vernetzung der Kollagenfasern in Faszien und Bändern hat nach 6 Wochen 80 % der endgültigen Narbenfestigkeit erreicht.

Prinzipien der Nahttechnik am Gastrointestinaltrakt

Seromuskuläre extramuköse einschichtige Stoß-auf-Stoß-Naht. Standardnaht für Anastomosen im Gastrointestinaltrakt. Die Darmwand muss von außen zugängig sein, die Mukosa wird nicht gefasst. Spannungsfreie Naht. Bei geringer Übersicht können die Fäden vorgelegt und anschließend geknotet werden (sog. Klöppeltechnik, ◘ Abb. 1.4, ◘ Abb. 1.5).

Rückstichnaht. Allschichtige Naht verbunden mit einem tangentialen Rückstich von Mukosa und Sub-

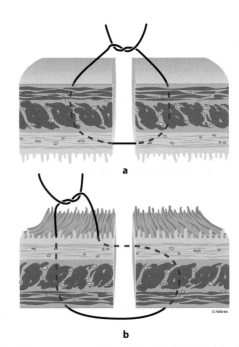

◘ Abb. 1.4. a Seromuskuläre Naht auf Stoß, **b** Rückstichnaht (»Hinterwandnaht«)

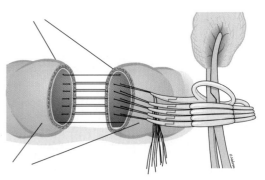

◘ Abb. 1.5. »Klöppeltechnik«

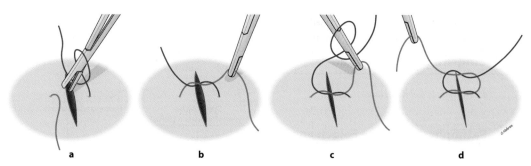

⬛ Abb. 1.6a–d. Bei Werfen des Fadens im wechselndem Drehsinn um die Spitze des Instruments entstehen beim Instrumenten-knoten von selbst gegenläufige Knoten

mukosa zur exakten Schleimhautadaptation der Hinterwand. Spannungsfreie Naht. Hinterwandnaht. Doppelreihige Naht, erste Nahtreihe mit Adaptation der Serosa an Serosa mit monofilen 5-0 PDS-Faden in fortlaufender Nahttechnikt. Zweite Schicht fortlaufende allschichtige Naht. Vorderwandnähte werden in umgekehrter Reihenfolge angelegt (⬛ Abb 1.4b).

Knotentechnik

Knoten können mit der Hand oder mit dem Nadelhalter geknotet werden (⬛ Abb 1.6 a-d).

- **Einfacher Knoten:** gegenseitige Umschlingung der beiden zu vereinigenden Fäden. Dieser Knoten alleine ist nicht ausreichend sitzfest, sodass er durch zwei gegenläufige einfache Knoten ergänzt wird.
- **Doppelter sog. chirurgischer Knoten:** beinhaltet eine doppelte Umschlingung der beiden Fadenenden. Dadurch wird eine etwa doppelt so ausgeprägte Reibung zwischen beiden Fäden erreicht. Er wird durch einen weiteren einfachen Knoten abgesichert.
- **Sog. Schifferknoten:** stellt einen doppelten, einfachen, gegenläufig geschlungenen Knoten dar und ist somit die Weiterentwicklung des einfachen Knotens.

Drainagen

Aufgaben. Ableiten von Blut und Sekret aus natürlichen oder pathologischen Hohlräumen (Pleura, Peritoneum, Gallenwege, Abszesse).

Subkutanbereich. Anwendung in der Schilddrüsenchirurgie, großen Weichteilchirurgie, Extremitätenchirurgie als Redondrainagen aus festem Kunststoff mit vielen Absauglöchern oder als geschlossene Sogdrainage mit negativem Sog zur Verkleinerung von Hohlräumen, Zysten, zum Absaugen von Hämatomen (Infekt-

gefahr bei Ausbildung von Seromen und Hämatomen). Entfernung ohne Sog in der Regel nach 2–3 Tagen.

Abdomen. Zur Ableitung von Sekret und Blut werden Robinsondrainagen aus weichem Silikon als geschlossenes System zur Ablaufdrainage verwendet (Robinson Drainage). Alternativ findet die sog. Easyflow-Drainage als Ablaufdrainage in einem auf die Haut geklebten Beutel Verwendung. Dadurch Erkennen von Nachblutungen (wenige Stunden nach der OP) und Anastomoseninsuffizienzen (6.–8. Tag).

Gallenwege. T-Drainage aus Gummi (regt Granulationsgewebe an und ist weich) zur Ableitung von Gallesekret aus dem Ductus choledochus. Wird je nach Verwendung nach 2–6 Wochen entfernt.

Pleurahöhle. Bülau-Drainage (geschlossene Sog-Drainage mit Wasserschloss) zur Aufrechterhaltung eines negativen Druckes in der Pleurahöhle. Anwendung nach Thorakotomien oder Drainage eines Pleuraergusses, Empyems oder Pneumothorax.

Magensonde. Transnasale Magensonde aus Silikon als offenes System mit Ablauf oder Sog zur Entlastung des Magens nach intraperitonealen Eingriffen, Magenatonie oder Ileus.

Blasendrainage. Suprapubische Blasendrainage wird intraoperativ nach ausreichender Füllung der Harnblase gelegt (höhere Akzeptanz postoperativ). Blasenkatheter werden präoperativ bei längeren Eingriffen gelegt.

1

1.4 Pathophysiologische Folgen, Vorbehandlung und Nachbehandlung bei operativen Eingriffen und Traumen

H. Bartels, L. Lehr, S. Haas

1.4.1 Pathophysiologische Folgen von Trauma und operativen Eingriffen

H. Bartels

> Als Stressantwort werden alle endokrinen, metabolischen und immunologischen Reaktionen des Organismus auf Trauma und operativen Eingriff verstanden.

- Reaktion auf Trauma und operativen Eingriff mit ganz spezifischen endokrinen, metabolischen und immunologischen Reaktionsmustern (Stressantwort) (◘ Abb. 1.7)
- Bei massivem Insult keine Rückkehr zur Homöostase, sondern endogene Regulationsprozesse mit lebensbedrohlicher Rückwirkung auf den Gesamtorganismus: systemische Hyperinflammation (SIRS) und Postaggressionssyndrom
- Sympathoadrenale und hypothalamohypophysäre Reaktionen verändern Hormonspiegel und Stoffwechsel (Katabolie aller im Körper vorhandenen Substratdepots, v.a. Mobilisierung der körpereigenen Energie- und Proteinreserven mit dem Verlust körpereigenem Eiweiß = negative Stickstoffbilanz)
- Therapiemaßnahmen müssen neben der initialen effizienten Schockbehandlung spezifische Infusions- und Ernährungsregime berücksichtigen

1.4.2 Voruntersuchungen und Vorbehandlung bei operativen Eingriffen

Präoperative Risikoabschätzung

> Risikoabschätzung ist die Bewertung patientenbezogener Risikofaktoren in Korrelation zum geplanten chirurgischen Eingriff.

Risikofaktoren sind Gesundheitsstörungen oder Erkrankungen, die den Patienten bei chirurgischen Eingriffen gefährden. Daher sind die Ziele:
- Patientenselektion: Eingriff noch mit vertretbarem Risiko durchführbar?

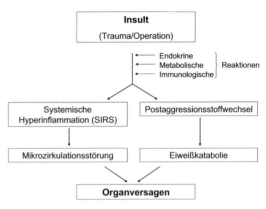

◘ **Abb. 1.7.** Pathophysiologische Folgen nach chirurgischem Trauma

- Therapieplanung: Vorbehandlung bei funktionellen Störungen
- Einfluss auf die Verfahrenswahl: limitierte Chirurgie, Sicherheitschirurgie beim Hochrisikopatienten
- Problemorientiertes postoperatives Management: z.B. Nachbeatmung, Antikoagulation
- Senkung der perioperativen Mortalität

Notwendige Voraussetzung für eine objektive Risikoabschätzung sind die Erfassung von Vorerkrankungen, relevanten Organfunktionseinschränkungen mit möglichem Einfluss auf den postoperativen Verlauf und die Bewertung dieser Funktionen in Korrelation zum geplanten Eingriff.

Erfassen von Risikofaktoren
- Klinischer Eindruck des Operateurs (subjektiv)
- Konsiliarärztliche Stellungnahme von Spezialisten (z.B. Kardiologe)
- ASA-Klassifikation (American Society of Anaesthesiology ◘ Tab. 1.5)
- Operationsbezogenes Risiko

◘ **Tab. 1.5.** Risikoklassifikation nach ASA

Klasse	Zustand des Patienten
I	Normaler, gesunder Patient
II	Patient mit leichter Allgemeinerkrankung
III	Patient mit schwerer Allgemeinerkrankung und Leistungsminderung
IV	Patient mit inaktivierender Allgemeinerkrankung, die eine ständige Lebensbedrohung darstellt
V	Moribunder Patient, von dem nicht erwartet wird, dass er die nächsten 24 h überlebt

Operationsbezogenes Risiko

Hohes Risiko (perioperative Mortalität > 5 %)

- Notfalloperationen, v.a. im höheren Lebensalter
- Eingriffe an der Aorta oder den großen Gefäßen
- Ausgedehnte und lang dauernde Operationen mit großen Flüssigkeitsverschiebungen, hoher Blutverlust, systemische Entzündungsreaktion
- Große Eingriffe am oberen und unteren Gastrointestinaltrakt

Limitierte Chirurgie

Für Hochrisikopatienten mit entsprechenden Begleiterkrankungen Wahl eines kleineren Eingriffes bei spezieller Indikationsstellung zur Senkung der postoperativen Mortalität, z.B. Jejunuminterposition im distalen Ösophagus anstelle einer radikalen Ösophagektomie.

Sicherheitschirurgie

- Spezielle Operationsverfahren bei bekannter Gefährdung von Patienten nach Radio-/Chemotherapie durch Reduktion der körpereigenen Infektabwehr mit hoher Mortalität (schlechter postoperativer Verlauf)
- Anlage eines protektiven Ileostomas zum Schutz einer Anastomose
- Splitting der Resektionsphase von der Rekonstruktionsphase (2-zeitiges Vorgehen) durch eine mehrwöchige Erholungspause (z. B. Ösophaguschirurgie)

Patientenbezogenes Risiko

Zunehmend ältere Patienten mit immer größeren und stärker belastenden Eingriffen sowie der vermehrte Einsatz aggressiver onkologischer Konzepte machen heute eine sorgfältige präoperative Planung im Umgang mit Begleiterkrankungen und umfangreicher Dauermedikation erforderlich.

Pulmonale Funktion

Chirurgische Eingriffe und Allgemeinanästhesie führen zu charakteristischen Störungen der respiratorischen Funktion. Ursachen dafür sind Veränderungen von Atemantrieb, Lungenmechanik, Ventilations-Perfusionsverhältnis, pulmonalem Gasaustausch.

Oberbauch und Zweihöhleneingriffe führen zu einer drastischen Reduktion der Vitalkapazität von bis zu 70 % und normalisieren sich erst nach 10–12 Tagen. Das Risiko besteht auch bei gesunden Patienten und ist deutlich erhöht bei Patienten mit pulmonalen Vorerkrankungen. Folge der Veränderungen können Hypoxämie, Sekretretention und Pneumonie sein.

> Folgende Ergebnisse der präoperativen Risikoabklärung sind Indikationen für eine schrittweise quantitative Evaluation der Lungenfunktion (◻ Tab. 1.6):
> - **Anamnese:** Nikotinabusus, Asthma, chronische Bronchitis
> - **Körperliche Untersuchung:** Adipositas, Kyphoskoliose, Muskelerkrankungen
> - **Klinische Lungenuntersuchung:** positiver Auskultationsbefund und Belastungsdyspnoe

Kardiovaskuläre Funktion

Die kardiale Komplikation ist die schwerste Belastung des postoperativen Verlaufs. Eine erhöhte Gefahr besteht bei Patienten mit eingeschränkter kardialer und koronarer Leistungsreserve (instabile Koronarsysteme, dekompensierte Herzinsuffizienz, signifikante Rhythmusstörungen, schwere Herzklappenfehler). Folgende operationsbedingte Faktoren erhöhen das Risiko weiter:

- **Kältezittern:** Erhöhung des Sauerstoffverbrauchs
- **Restwirkung von Anästhetika:** negativ-inotrope Wirkung
- **Hypoxämie, Blutdruckabfall:** Faktoren, die eine kardiale Komplikation auslösen können.
- **Stress:** Angst, Schmerz

Daher erfordert ein erfolgreiches perioperatives Management des kardialen Risikopatienten schon im Vorfeld eine sorgfältige Kommunikation zwischen Chirurg, Anästhesisten und Kardiologen hinsichtlich eingriffspezifischer Besonderheiten, Dringlichkeit des geplanten Eingriffes und Notwendigkeit einer spezifischen Vorbehandlung.

> Folgende Ergebnisse der präoperativen Risikoabklärung sind Indikationen für eine schrittweise quantitative Evaluation der kardialen Funktion (◻ Tab. 1.6):
> - Angina pectoris, Herzinsuffizienz, Klappenfehler
> - Z.n. Myokardinfarkt, Diabetes mellitus
> - Eingeschränkte Leistungsfähigkeit (z.B. zwei Stockwerke Treppensteigen oder zügiges Gehen in der Ebene nicht möglich)
> - Synkopen, Karotisstenose

Leberfunktion

Störungen der Leberfunktion erhöhen Morbidität und Mortalität deutlich durch:

- eine erhöhte Prädisposition für septische Komplikationen durch die Immunsuppression und verminderte Infektabwehr

1

- Rhythmusstörungen und toxische Kardiomyopathie
- Zirrhose-bezogene Störungen wie Aszites und Enzephalopathie
- erhöhte Blutungsneigung bei eingeschränkter Thrombozyten- und Gerinnungsfunktionen

Häufigste Ursache der Leberschädigung ist ein chronischer Alkoholismus. Alkoholabusus beeinflusst den postoperativen Verlauf auch durch Entzugssymptomatik. Die eingeschränkte Kooperation (Abhusten) begünstigt postoperative Pneumonien.

❶ Cave

Die Leberzirrhose entspricht dem Endstadium einer hepatischen Funktionsstörung und gilt heute als Kontraindikation für große elektive Chirurgie. Daher müssen bei der präoperativen Risikoabklärung nicht nur Ausmaß bzw. Kompensationsgrad einer bereits bekannten Zirrhose beurteilt werden, sondern auch Patienten identifiziert werden, bei denen trotz nur mäßiger Funktionseinschränkung eine Zirrhose vorliegt.

Nierenfunktion

Eine eingeschränkte Nierenfunktion beeinflusst den postoperativen Verlauf nur geringfügig. Ein isoliertes akutes Nierenversagen (ANV) tritt postoperativ selten auf. Trotzdem sollten präoperativ prärenale Störungen ausgeschlossen werden (z.B. Hypovolämie, Blutung).

Beim **dialysepflichtigen Patienten** müssen bei der Planung des elektiven Eingriffs die Dialyseintervalle berücksichtigt werden, um eine Überwässerung des Patienten am Operationstag oder postoperative Blutungen auf dem Boden einer dialyseinduzierten Koagulopathie zu verhindern.

Allgemeine präoperative Diagnostik

- Anamnese: Medikamenteneinnahme, Unverträglichkeiten, Allergien und Konsumgewohnheiten, z.B. Nikotin, Alkohol, Drogen
- Körperliche Untersuchung
- EKG, Thoraxröntgenaufnahme
- Blutbild (Hb, Hk, Leuko-, Thrombozyten)
- Gerinnung (Quick, PTT, Fibrinogen)
- Serumelektrolyte (Natrium, Kalium)
- Bilirubin, GPT, alkalische Phosphatase
- Blutzucker
- Serumharnstoff, Serumkreatinin

Erweiterte präoperative Diagnostik

Ergeben sich aus Anamnese, Untersuchungsbefunden und Basisdiagnostik Hinweise auf eine spezifische Or-

◻ Tab. 1.6. Erweiterte Diagnostik

Bereich	Untersuchungen
Lungen-funktion	Lungenfunktionstests, z.B. Blutgasanalyse, Spirometrie, Volumina, Diffusion, Atemmuskelkraft
Kardiale Funktion	Langzeit-EKG, Spiro-Ergometrie, Echokardiographie, Herzszintigraphie, Koronarangiographie
Hepatische Funktion	Bestimmung der Leistungsreserve der Leber durch Child-Pugh-Klassifikation, Leberstanzbiopsie oder durch Aminopyrinatemtest (Zytochrom-P-450-Funktion)
Allgemein-zustand	Karnofsky-Index, Alkohol-Screening-Methoden, Karbohydrat-Deficient-Transferase (CDT)

ganerkrankung, wird nach Rücksprache mit den Spezialisten der entsprechenden Fachgebiete eine erweiterte Diagnostik erforderlich (◻ Tab. 1.6).

Risikomanagement

Risikomanagement beinhaltet die Beeinflussung präexistenter Erkrankungen in ihrem Schweregrad durch Vorbehandlung:

Vorbehandlung bei pulmonalen Störungen

- Restriktive Ventilationsstörungen (Lungenfibrose). Funktionelle Verbesserung nicht möglich. Durch gezielte Atemgymnastik aber Verbesserung der Kooperation des Patienten, Stärkung der Muskelfunktion und Senkung einer emotionell bedingten Dyspnoe
- Obstruktive Ventilationsstörungen (z.B. Asthma). Verbesserung innerhalb von 1–2 Wochen durch antiobstruktive und mukolytische Medikation

Vorbehandlung bei kardiovaskulären Störungen

- Revaskularisation bei KHK, instabiler Angina pectoris (PTCA, koronare Stents, Bypasschirurgie)
- Elektrische oder pharmakologische Kardioversion bei supraventrikulären Arrhythmien
- Schrittmacherimplantation bei hochgradigen AV-Blockierungen und symptomatischen Arrhythmien
- Sanierung von hochgradigen/symptomatischen Karotisstenosen (Zeitintervall zwischen Karotischirurgie und dem geplanten Eingriff beträgt nur wenige Tage)
- Sanierung von Mitral- und Aortenklappenvitien vor geplanter Elektivoperation (Endokarditisprophylaxe bzw. systemische Antikoagulation)

- Bei Herzinsuffizienz und Rhythmusstörungen Fortsetzung der spezifischen Medikation bis zum Operationstermin (Betablocker als »Koronarprophylaxe«)

> Bei allen Patienten mit koronarer Ischämie ist grundsätzlich eine präoperative koronare Revaskularisation in Erwägung zu ziehen. Die Zeitverzögerung für den geplanten Elektiveingriff beträgt dadurch bis zu sechs Wochen. Außerdem müssen postoperativ spezielle Probleme durch die konventionelle Antikoagulation bzw. Thrombozytenaggregationshemmung in Kauf genommen werden.

1.4.3 Postoperative Therapie

> Der Flüssigkeitsverlust durch Traumata und nach großen chirurgischen Eingriffen muss initial durch eine aggressive Schocktherapie aufgefangen werden:
> - Rasche Wiederherstellung einer ausreichenden nutritiven Perfusion aller Organsysteme
> - Korrektur von Verlusten an Wasser und Elektrolyten und Sicherstellung des Basisbedarfs
> - Bereitstellung notwendiger Bau- und Nährstoffe
> - Berücksichtigung des Energiebedarfs im Postaggressionsstoffwechsel

Infusionstherapie

Ein Volumendefizit führt zur vermehrten ACTH-Ausschüttung. Aldosteron führt zu einer Natriumverschiebung in den Intrazellulärraum und Wasserverlust im Extrazellulärraum.

Bei normalem Ernährungszustand des Patienten und einer erwarteten Nahrungskarenz bis zu 7 Tagen ist die in Tabelle 1.7 wiedergegebene Infusionstherapie mit Elektrolytlösungen ausreichend. Nach großen viszeralchirurgischen Eingriffen werden darüber hinaus parenterale und enterale Ernährungsregimes erforderlich.

◻ Tab. 1.7. Dosierungsrichtlinien für postoperative Infusionstherapie und parenteraler Ernährung (70 kg schwerer Patient)

Infusionsbestandteil	Dosis
Wasser	30–40 ml/kgKG/Tag
Natrium	2–3 mval/kgKG/Tag
Kalium	1–1,5 mval/kgKG/Tag
Kalorien	25–30 kcal/kgKG/Tag
Glukose	2 g/kgKG/Tag
Aminosäuren	1,5 g/kgKG/Tag
Fette	1–2 g/kgKG/Tag

◻ Tab. 1.8. Parenterale Ernährung

Indikation	Bereits präoperativ reduzierter Ernährungszustand Nahrungskarenz > 7 Tage Postoperative Komplikationen (z.B. Ileus/Peritonitis)
Planung	Basisbedarf an Wasser Spezielle Kohlenhydrat-, Fett- und Eiweißzufuhr Energiebedarf im Postaggressionsstoffwechsel
Glukose	Infusionskohlenhydrat der Wahl zur Sicherstellung der Versorgung glukoseabhängiger Zellen und Einsparung von Aminosäuren bzw. Körperprotein Mindestbedarf liegt bei **100–150 g/d** Bei höherer Zufuhr erhöhte Fettneubildung in der Leber
Aminosäuren	Aminosäurezufuhr kann die Eiweißneosynthese steigern Maximaler Effekt bei **1,5 g/kgKG/Tag** Aminosäurelösungen
Fettsäuren	Decken 30–60 % des täglichen Energiebedarfes ab. Empfohlene Dosierung für Erwachsene: **1–2 g/kgKG/Tag**.
Vitamine, Spurenelemente	Erst ab der 2. postoperativen Woche erforderlich

Parenterale Ernährung

Aufgabe der postoperativen Ernährungstherapie ist es, den Organismus bei gesteigertem Energiebedarf mit ausreichenden Bau- und Nährstoffen zu versorgen.

Der Kalorienbedarf nach Trauma und großer Operation liegt bei 25–35 kcal/kgKG und entspricht damit für einen 70 kg schweren Patienten etwa 1750–2450 kcal/d und damit dem 1- bis 2fachen des Ruheumsatzes (◻ Tab. 1.8).

> Fettsäuren sind neben Glukose die wichtigsten Energielieferanten. 1 g Fett liefert 9,1 kcal.

Durchführung
- Schrittweiser Aufbau der Ernährung
- In den ersten 2 Tagen hypokalorische Ernährung
- Infusion hochkalorischer Ernährungslösungen nur über zentralvenöse Zugänge (ZVK)
- Verwendung von Infusionspumpen
- Engmaschige Kontrolle von Laborparametern (Elektrolyte, Glukose, Harnstoff, Triglyzeride)

1

Nebenwirkungen

- Eiweißverlust (kann nicht ausgeglichen werden)
- Überernährung kann zur Ausbildung einer Fettleber führen
- Katheter-assoziierte Komplikationen (z.B. Thrombose, Infektion, Septikämie)
- Morphologische und funktionelle Atrophie der Darmschleimhaut
- Gefahr der intestinalen Translokation

Enterale Ernährung

Die enterale Ernährung erhält die Integrität und Funktionsfähigkeit der Intestinalmukosa.

Vorteile:

- Sie ist physiologisch und preisgünstiger als die parenterale Ernährung
- Der Eiweißverlust kann über 10 Tage nahezu halbiert werden
- Geringeres Risiko der Zugangswege (Ernährungssonde, PEG etc.)
- Aufbau der enteralen Ernährung erfolgt schrittweise (Adaptationsphase)
- Nach 3–4 Tagen kann die tägliche Zufuhr auf das angestrebte Gesamtvolumen von 2000 ml gesteigert werden
- 2000 kcal entsprechend 2000 ml Volumenbelastung

Durchführung

- **Magen- bzw. Duodenalsonde:** wird transanal »blind« eingeführt oder endoskopisch platziert. Voraussetzung ist eine ungestörte gastrointestinale Funktion.
- **Perkutane endoskopische Gastrostomie (PEG):** wird gastroskopisch oder operativ durch eine Punktion des Magens implantiert und ist für die Langzeiternährung (> 2 Wochen) geeignet
- **Katheter-Jejunostomie:** wird intraoperativ als Ernährungsfistel in das Jejunum eingenäht, hoher Patientenkomfort

Schmerztherapie

Die Schmerztherapie ist heute wesentlicher Bestandteil jeder postoperativen Behandlung.

Schmerzerleben des Patienten

Das Schmerzerleben ist individuell stark unterschiedlich und ist abhängig von der Operationsdauer, der intraoperativen Lagerung und dem chirurgischen Zugang sowie von psychischen Faktoren, wie Erwartungshaltung, Motivation und Emotionslage.

Schmerzen bedeuten Stress mit Erhöhung der kardiovaskulären, respiratorischen und metabolischen Belastung. Sie behindern postoperativ das tiefe Durchatmen und Abhusten ebenso wie die frühzeitige Mobilisation und Rehabilitation des Patienten.

Nicht medikamentöse Maßnahmen.

- Schonende Lagerung des operierten Patienten unter Entlastung der Operationswunde
- Erhöhung des Oberkörpers um 30° bei leichter Beugestellung in den Hüft- und Kniegelenken nach viszeralchirurgischen Eingriffen
- Planung von Mobilisationsmaßnahmen
- Vermeiden abrupter Bewegungen
- Physikalische Schmerztherapie durch Kälte- oder Wärmeanwendung
- Möglichst frühzeitiges Entfernen von Sonden und Drainagen

Medikamentöse Maßnahmen

- Starke Opioide: Morphin, Pethidin (Dolantin®), Piritramid (Dipidolor®) und Fentanyl
- Schwache Opioide: Kodein, Tilidin/Naloxon (Valoron N®) und Tramadol (Tramal®)
- Nichtopioidanalgetika: Metamizol (Novalgin®), Paracetamol, Ibuprofen und Diclofenac
- Patientenkontrollierte Analgesie (PCA): Mittels eines Knopfdrucks appliziert sich der Patient selbst eine vorgegebene Dosis des Schmerzmittels (z.B. Piritramid)
- Thorakale Periduralanästhesie (tPDA) bei viszeralchirurgischen Eingriffen

Postoperative Atemtherapie (◘ Tab. 1.9)

Einer der führenden Morbiditätsfaktoren nach viszeralchirurgischen Eingriffen ist die pulmonale Komplikation. Der Patient ist aufgrund einer schmerzbedingten Schonatmung nicht mehr in der Lage, ausreichend tief einzuatmen und effektiv abzuhusten. Dies führt zur Minderbelüftung und zur Ausbildung von Atelektasen sowie zu Sekretretention, Infektion und Pneumonie.

Postoperative Mobilisation

Frühmobilisation, da die Immobilisationsphase so kurz wie möglich gehalten werden muss. Ziele der Frühmobilisation sind:

- Kreislauftraining
- Vermeidung von hypostatischer Pneumonie, Dekubitalulzera
- Entscheidende Maßnahme zur Thromboembolieprophylaxe
- Verhindern einer Muskelatrophie

◨ Tab. 1.9. Methoden der postoperativen Atemtherapie

Anwendungsbereich	Therapiemethode
Intubierter Patient	Lagerungsbehandlung Kompression in Exspiration Vibrax-Massage Intrapulmonale Perkussion
Extubierter Patient	Frühmobilisation Apparative Maßnahmen zur Atemvertiefung (z.B. CPAP, IPPB, Coach)
Inhalationstherapie	NaCl (Befeuchtung) Sultanol (Bronchodilatation)
Hustentechniken	Spezielle Lagerung Manuelle Unterstützung »Flutter«

1.4.4 Postoperativer Verlauf und seine Störungen

Zur Absicherung des postoperativen Verlaufs sind in gleichem Maße unverzichtbar:
- Überwachung der Vitalfunktionen
- Überwachung des Operationssitus

Überwachung der Vitalfunktionen

Postoperativ ist die Atemmechanik im Sinne einer **restriktiven Ventilationsstörung** verändert, da die Beweglichkeit von Thorax und Zwerchfell lagerungs- und schmerzbedingt eingeschränkt ist. Häufigste Ursachen für eine **Herz-Kreislauf-Instabilität** sind:
- Restwirkung von Anästhetika (negativ inotrope Wirkung)
- Tachykardie (Hypovolämie, Rhythmusstörung)
- Schmerz, Agitation, Kältezittern (erhöhter Sauerstoffverbrauch)
- Imbalanzen im Säure-Basen- und Wasser-Elektrolyt-Haushalt

> **Regelüberwachung nach großen viszeralen Eingriffen**
> - Vitalfunktionen
> - Klinische Untersuchung (Abdomen, Thorax, Compliance)
> - Thoraxröntgen
> - Sekret aus Drainagen
> - Laborwerte (z.B. Blutbild, Gerinnung, Elektrolyte, Bilirubin, Harnstoff, Kreatinin, Transaminasen)

Überwachung des Operationstraktes:

❶ Cave
Die eigentliche chirurgische Aufgabe ist die Überwachung des Operationssitus.

- Nachblutung, Wundinfektion, Abwehrspannung, Schmerzlokalisation, Distension des Abdomens, Paralyse, Peristaltik, Atemfrequenz, Atemmechanik, Hautemphysem
- Hydratationszustand, Venenfüllung
- Bewusstseinslage, Kooperationsfähigkeit und Belastbarkeit
- Menge und Zusammensetzung von Drainagesekreten

Überwachung des Operationssitus:
- Inspektion, Palpation, Auskultation
- Laborchemische Analysen
- Untersuchung von Qualität und Quantität von Drainagensekret
- Sonographie
- Thoraxröntgenaufnahme
- Spezielle Untersuchungen (z.B. Angiographie, Endoskopie, Bronchoskopie)

Postoperative Komplikationen

Nach viszeralchirurgischen Eingriffen gibt der intraoperative Situs die besten Hinweise auf die mögliche postoperative Komplikation. Der erfahrene Chirurg weiß das und informiert die Überwachungsstation darüber.

Ziel jeder Überwachungsmaßnahme ist es, die Komplikation frühzeitig zu erkennen, bevor sekundäre Organversagen auf die bereits eingetretene Katastrophe hinweist. Das bedeutet, dass schon beim ersten Verdacht eine zielgerichtete Diagnostik eingeleitet werden muss.

> **Hinweise auf postoperative Komplikationen**
> - Störung der Vitalfunktionen (z.B. kardiopulmonal, hepatogen, renal)
> - Änderung der Compliance (z.B. Verwirrtheit, geringe Belastbarkeit)
> - Fieber, Veränderungen in Wundsekreten und Drainageflüssigkeit, Darmparalyse
> - Laborchemische Veränderungen (z.B. Leukozytose, Thrombozytopenie, Laktatanstieg)

Diagnostik

Voraussetzung für eine zielgerechte Diagnostik ist die Kenntnis, welche Komplikationen häufig und welche selten sind (*Inzidenz* der Komplikation) und wann mit welcher Komplikation zu rechnen ist (*Prävalenz* der Komplikation).

1

— Allgemeine Komplikationen sind Störungen der Vitalfunktionen bei regelrechtem Operationssitus
— Operationsbedingte Komplikationen werden definiert als Störungen im Bereich des Operationssitus und benachbarter Areale (eigentliche chirurgische Komplikation)

> **Gezielte Diagnostik bei postoperativen Komplikationen**
> — Drainagesekret (Intestinalinhalt?)
> — Sonographie (Flüssigkeitsnachweis?)
> — Endoskopie (Durchblutung? Fistel?)
> — Anastomosenkontrolle mit Gastrografin
> — Computertomographie (Flüssigkeitsnachweis?)
> — Spezielle Diagnostik (z.B. Angiographie)
> — Diagnostische Laparotomie

> In 60 % der Fälle kann mit bettseitiger chirurgischer Diagnostik die Art der vorliegenden Komplikation gesichert werden. In 40 % der Fälle sind dazu externe Untersuchungen erforderlich.

Therapie der postoperativen Komplikationen

Die therapeutischen Konsequenzen sind meist »selbst evident«, wenn die Diagnose gesichert ist. Das Spektrum der Therapieoptionen hat sich grundsätzlich durch Fortschritte der interventionellen Radiologie und Endoskopie erweitert. Neben der chirurgischen Reintervention zur Herdsanierung (z.B. Neuanlage der Anastomose, Ileostoma) sind heute abhängig von der Lokalisation der Störung verfügbar:
— Computertomographie mit perkutanen Abszessdrainagen oder Zieldrainagen, Anastomoseninsuffizienzdrainagen
— Galleableitung nach außen (PTCD)
— Endoskopische Fibrinklebung, Anastomosen-Clip-Verschluss, Stentplatzierung
— Interventionelle Blutstillung bei septischen Arrosionsblutungen (z.B. Stent, Coiling)

Primäres Behandlungsziel aller Therapiemaßnahmen ist die rasche und suffiziente Drainage aller Verhalte nach außen sowie die Verhinderung einer weiteren Kontamination, z.B. durch Ableitung von Gastrointestinalinhalt aus dem Bereich einer insuffizienten Anastomose. Sekundäres Behandlungsziel ist die Wiederherstellung der Kontinuität des Gastrointestinaltraktes.

1.4.5 Bluttransfusion

L. Lehr

🛑 **Cave**
Unkenntnis oder mangelnde Sorgfalt bei den vorgeschriebenen Untersuchungen bzw. Sicherungsmaßnahmen und dadurch evtl. hervorgerufene Transfusionszwischenfälle können zum Tod des Empfängers mit berufsbedrohenden juristischen Konsequenzen für die beteiligten Ärzte führen.

Das AB0-(ABH-)Blutgruppensystem

Die Isoagglutinine (Antikörper) Anti-A und Anti-B (blutgruppenkonträr) verursachen bei nicht kompatibler Transfusion einen hämolytischen Transfusionszwischenfall. Daher muss immer AB0-kompatibel transfundiert werden (◘ Tab. 1.10). Bei Blutkonservenmangel darf blutgruppenungleich, aber -verträglich transfundiert werden. Vor jeder Bluttransfusion muss der Arzt die Blutgruppe des Empfängers bestätigen (Bedside-Test mit getrockneten Antiseren). Aufklärung und Einwilligung des jeweiligen Patienten (Empfänger) bezüglich der Transfusion sowie Datum und Uhrzeit der Anwendung des Blutproduktes sind zu dokumentieren.

`F07`

🛑 **Cave**
Die Transfusion einer AB0-inkompatiblen Konserve infolge Unterlassung des Bedside-Testes ist ein **Kunstfehler** des transfundierenden Arztes.

`F07`

Das Rhesusblutgruppensystem

Von transfusionsmedizinischer Relevanz sind die Antigene C, Cw, c, D, E, e.

Der Rhesusfaktor D ist ein so starkes Antigen, dass nach Transfusionen D-positiven Blutes an D-negative Empfänger in 80 % der Fälle mit einer Anti-D-Bildung zu rechnen ist. Während D-positive Menschen immer auch D-negativ transfundiert werden können, dürfen deshalb D-negative Menschen nur D-negativ transfundiert werden. Insbesondere bei Frauen im gebärfähigen Alter sind Ausnahmen davon *nur bei Lebensgefahr zulässig*.

◘ **Tab. 1.10.** AB0-Blutgruppenkompatible Transfusion

Blutgruppe Patient	Kompatibles Erythrozyten-konzentrat	Kompatibles gefrorenes Frischplasma
A	A, 0	A, AB
B	B, 0	B, AB
AB	AB, A, B, 0	AB
0	0	0, A, B, AB

❶ Cave

Niemals darf gegen einen vorhandenen Rhesusantikörper »antransfundiert« werden, da dies stets hämolytische Transfusionsreaktionen zur Folge hat.

Kreuzprobe

Es dürfen nur verträgliche, d.h. antigenidentische bzw. -kompatible Erythrozyten transfundiert werden. Um diese zu identifizieren, d.h. die passenden Konserven zu finden, ist wegen der Vielzahl der möglichen Erythrozytenmerkmale und deren Antikörper (derzeit sind über 650 publiziert) die dafür entscheidende und vor jeder Transfusion ausnahmslos durchzuführende Untersuchung die sog. Kreuzprobe.

Die Kreuzprobe darf nicht mit dem Bedside-Test verwechselt werden, der nur eine Bestätigung der AB0-Blutgruppe beim Empfänger darstellt. Die Kreuzprobe ist eine serologische Verträglichkeitsprüfung. Unverzichtbar ist v.a. der **Majortest**, bei dem das Serum des Empfängers mit Konservenblutkörperchen versetzt wird. Antikörper sind im Empfängerserum immer im Überschuss vorhanden und können deshalb im schlimmsten Fall alle übertragenen Konservenerythrozyten hämolysieren.

Notfalltransfusion

Im absoluten Notfall können bei der Erstversorgung **rhesusnegative EK der Blutgruppe 0 und FFP der Blutgruppe AB** ohne Kenntnis der Blutgruppe des Spenders transfundiert werden. Parallel dazu erfolgt sofort die klassische Blutgruppenbestimmung nach den Standardrichtlinien.

Erythrozytenkonzentrat (EK)

Sie werden bei Bedarf von Sauerstoffträgern verabreicht. Es besteht keine exakte, allgemein gültige untere Grenze der Erythrozytenzahl.

- Leukozytendepletion ist Standard (Verarmung von > 99 %)
- Lagerung bei +2 bis +8°C in speziellen Blutkühlschränken
- Verwendbarkeitsdauer von bis zu 49 Tagen durch Verwendung von Stabilisatoren
- Erwärmte EK müssen innerhalb von 6 h transfundiert werden

Thrombozytenkonzentrat (TK)

Gabe bei Blutungen im Rahmen einer Thrombopenie (< 20.000/µl).

> Thrombozytenkonzentrate sollten AB0- und Rh-(D-)kompatibel zugeordnet werden.

- TK von 4–6 blutgruppengleichen Spendern werden zusammengeführt (= gepoolt)
- Von Einzelspendern mittels Apherese (maschinelle Zellseparatoren) hergestellt oder durch Zentrifugieren angereicherte Thrombozyten
- Leukozytendepletion ist Standard (Verarmung von über 99 %)
- Alloantikörper gegen HLA-Merkmale sind die Ursache von Immunthrombozytopenien, die große therapeutische Probleme machen können.
- Transfusion so frisch wie möglich
- Lagerung unter ständigem, sanftem Durchmischen mit speziellen Geräten (Rotation, Schaukeln) bei Raumtemperatur (+22°C) mit Funktionserhaltung über max. 4 Tage
- Kein Mischen mit anderen Transfusionen oder Infusionen
- Rasche Transfusion (< 30 min)

> Anstieg der Thrombozytenzahl um 20.000–30.000/µl durch eine therapeutische Einheit

Refraktärzustand

Eine wichtige Ursache für das wiederholte Ausbleiben eines adäquaten Thrombozytenanstiegs ist die Bildung von Alloantikörpern gegen HLA-Merkmale bei Vortransfusionen übertragener Leukozyten. Die heute als Standard eingeführte Leukozytendepletion aller Blutkonserven sollte die klinische Relevanz dieses Problems deutlich reduzieren. Andere immunologische Gründe können plättchenspezifische Antikörper oder die Nichtbeachtung der ABO-Kompatibiliät sein.

Gefrorenes Frischplasma (FFP)

- Durchfrieren innerhalb von 1 h auf –30 Grad (zum Erhalt der Faktor-VIII-Aktivität)
- Auftauen im Wasserbad bei +30 °C und Kontrolle auf Dichtigkeit
- Transfusion entsprechend der **Spenderblutgruppe** (ABO-kompatibel) aufgrund der Isoagglutinine
- Kreuzprobe ist nicht erforderlich
- 4 Monate Quarantänefrist zum Ausschluss einer HIV-Infektion beim Spender bzw. Virusinaktivierung

Indikationen

- Komplexe Hämostasestörungen
- Verlust- und/oder Verdünnungskoagulopathie
- Disseminierte intravasale Gerinnung
- Blutungen bei schwerem Leberparenchymschaden

> Keine Verwendung als Volumenersatz

1

> **Bestrahlung von Blut- und Blutbestandteilkonserven**
> Bei immungeschwächten oder immunsupprimierten Patienten können transfundierte, vermehrungsfähige, immunkompetente Zellen proliferieren und als Graft-versus-host-disease (GvHD) eine schwere, mitunter tödliche Komplikation auslösen.
>
> Als Prophylaxe werden grundsätzlich alle Blutpräparate für solche Patienten (z.B. nach massiver Chemotherapie und Ganzkörperbestrahlung bei Knochenmarkstransplantation oder bei der Verwendung von Verwandtenblut zur Austauschtransfusion bei Neugeborenen) bestrahlt, wodurch die T-Lymphozyten proliferationsunfähig werden.

Substitution bei Blutverlust

> **Blutstillung**
> Voraussetzungen sind eine ausreichende Menge bzw. Aktivität aller plasmatischen Gerinnungsfaktoren sowie eine ausreichende Funktion und ausreichende Anzahl an Thrombozyten im zirkulierenden Blut. Daher Absetzen von Thrombozytenaggregationshemmern (ASS oder Clopidogrel) möglichst mehr als 7 Tage vor dem Eingriff. Für Operationen und Biopsien sollte die Thrombozytenzahl > 50.000/µl liegen, bei risikobehafteten Operationen (Auge, Gehirn) > 80.000/µl.
>
> Ausgleich einer Verdünnungs- bzw. Verbrauchskoagulopathie durch Frischplasma. Maßnahmen, um den Auslösemechanismus der Verbrauchskoagulopathie zu unterbrechen, Vermeidung einer Unterkühlung des Patienten.

> Die Indikation für die wichtigsten Blutkomponenten – Flüssigkeitsvolumen, Erythrozyten, Gerinnungsaktivität, Eiweiß und Thrombozyten – ist stets getrennt zu stellen.

Intravasales Volumen. Muss zu 100 % ersetzt werden. Verwandt werden kristalloide Lösungen (z.B. Ringer-Laktat). Ersatz bis zu 20 % Verlust (1–1,5 l) des Blutvolumens.

Erythrozytenzahl. Der unterste noch tolerable Hämoglobinwert ist nicht exakt anzugeben. Er liegt bei jungen Personen bei 6–7 g/dl, bei älteren bei 8–9 g/dl. Ein Abfall des Hämoglobinwerts auf 4,5–5 g/dl gilt allgemein als kritisch. Nach Gabe eines EK ist mit einem Hämoglobinanstieg von rund 1 g/dl zu rechnen.

Albumin. Kontroverse Anwendungsempfehlungen. Keine Indikation bis zu einem Wert von 30 g/l (kolloidosmotischer Druck > 18 mmHg; entspricht einem Blutverlust um ca. 50 %).

> **Massentransfusion**
> ▬ Gabe von mehr als dem 1,5fachen des Blutvolumens, d.h. etwa 9 l = 30 EK innerhalb von 24 h
> ▬ Erythrozytenkonzentrate und gefrorenes Frischplasma sollen körperwarm transfundiert werden, v.a. bei großen Volumina, bei ausgekühlten oder in langen Operationen auskühlungsgefährdeten Patienten
> ▬ Verwendung von Durchlauferwärmern mit Wasserbad in der Transfusionslinie
> ▬ Gefahr der Zitratintoxikation mit Hypokalzämie und Hypomagnesiämie
> ▬ Gefahr von Tachyarrhythmien
> ▬ Notfalltransfusion ohne Blutgruppenbestimmung: Blut der Blutgruppe 0 rhesusnegativ und gefrorenes Frischplasma (FFP) der Blutgruppe AB rhesus-negativ

H08

Transfusionsreaktionen
Hämolytischer Transfusionszwischenfall

Wird durch gegen Erythrozytenantigene gerichtete, bei Körpertemperatur wirksame Antikörper ausgelöst. Das Ausmaß der Hämolyse hängt von der Art des Antikörpers und seinem Titer ab sowie davon, ob der Zwischenfall rasch erkannt wurde. Bei weniger als 50 ml transfundiertem, inkompatiblem Blut ist die Prognose gut.

Als Untersuchungsmaterial für eine Labordiagnostik unklarer oder verzögerter klinischer Bilder müssen Konservenbeutel und Transfusionsbesteck mit ihren Blutresten nach jeder Transfusion 24 h lang gekühlt aufbewahrt werden.

Die **akute hämolytische Sofortreaktion** tritt während oder kurz nach der Transfusion von Erythrozyten auf. Daher muss für eine Früherkennung die Einleitung der Transfusion jeder einzelnen Konserve ärztlich überwacht werden. Erste klinische Zeichen der akuten hämolytischen Sofortreaktion sind:
▬ Fieber
▬ Schüttelfrost
▬ Unwohlsein
▬ Brustschmerzen
▬ Atemnot
▬ Rotfärbung des Urins

Bei derartigen Symptomen muss die laufende Transfusion sofort beendet werden. Die katastrophalen nächsten Stufen sind Schock, Nierenversagen und Verbrauchskoagulopathie.

Vorgehen beim Transfusionszwischenfall
- Sofortiges Unterbrechen der Transfusion
- Offenhalten des venösen Zugangs
- Verlegung auf eine Intensivstation: Volumentherapie, Ausgleich des Säure-Basen-Haushaltes, Hämodialyse und eventuell Intubation und Beatmung
- **Ursachenabklärung:** Das antikoagulierte Blut auf freies Hämoglobin untersuchen, Rest der transfundierten Konserve und das Transfusionsbesteck ins Labor schicken. Wiederholung der AB0-Bestimmung an der Blutprobe und den Resten der Konserve

Prävention. Häufigste Ursache ist menschliches Versagen (Verwechslungen, Patienten, Blutproben oder Konserven), daher:
- Einhaltung aller Identitätskontrollen
- Bedside-Test auch im äußersten Notfall ausnahmslos durchführen
- Für Kreuzproben weiterer Transfusionen muss alle 3 Tage frisches Empfängerserum abgenommen werden

Febrile, nicht hämolytische Transfusionsreaktion

Imponiert klinisch nach 30 min bis 2 h als plötzliches Kältegefühl mit oder ohne Schüttelfrost, dem ein Anstieg der Körpertemperatur um $> 1°C$ folgt. Das Fieber geht spontan zurück und die Prognose ist gut. Hauptursache sind während der Herstellung und Lagerung freigesetzte Zellinhaltstoffe (z. B. Zytokine) und HLA-Alloantikörper im Empfänger gegen korrespondierende HLA-Antigene transfundierter Leukozyten und Thrombozyten. Manche dieser Reaktionen sind durch Eiweißunverträglichkeiten zwischen Spender und Empfänger bedingt, eine der wenigen letzten Indikationen für gewaschene Erythrozytenkonzentrate.

Posttransfusionspurpura

Betrifft vorzugsweise Frauen im 6. und 7. Lebensjahrzehnt, meist mit Schwangerschaften und/oder Transfusionen in der Anamnese. Das Geschehen setzt in der Regel erst 5–10 Tage nach Transfusion einer plättchenhaltigen Konserve ein. Kennzeichen sind ein rasanter Thrombozytensturz und oft lebensbedrohliche hämorrhagische Diathesen. Ursache sind entweder gegen spezifische Thrombozytenantigene gerichtete Alloantikörper oder HLA-Antikörper.

Allergische Transfusionsreaktionen

Sie werden durch Antikörper gegen lösliche Bestandteile des Blutplasmas verursacht. Sie können als anaphy-

laktischer Schock, urtikarielle Reaktion oder einfach als febrile, nicht hämolytische Transfusionsreaktion auftreten.

Immer ist die Transfusion sofort zu unterbrechen, entsprechend dem Schweregrad sind Antihistaminika, Kortison und ggf. Schocktherapie indiziert. Die Prognose ist gut, die serologische Abklärung meist unergiebig, zur Prävention sind gewaschene EK sinnvoll.

Übertragung von Infektionskrankheiten
Zytomegalievirus (CMV)

Die Durchseuchung unserer Bevölkerung und damit auch der Blutspender mit dem Zytomegalievirus (CMV) liegt bei über 50 %. Bei immunkompetenten Empfängern verläuft die Infektion meistens harmlos. Bei einer immunologischen Beeinträchtigung können Transfusionen Ursache einer manifesten Erkrankung werden.

Mit Einführung der allgemeinen Leukozytendepletion liegt das Risiko aber nur mehr bei weniger als 1%.

Hapatitisviren

Gewissenhafte Spenderselektion, effizientes serologisches Screening und empfindliche Nukleinsäureamplifikationstechniken (NAT) zum Virus-Genom- Nachweis haben das Infektionsrisiko auf 1:1-10 Mio. sinken lassen.

Humanes Immundefizienzvirus (HIV)

HIV war der Auslöser für eine tief greifende, gesetzliche Reorganisation des Transfusionswesens mit zahlreichen methodischen und präventiven Innovationen. Ein wichtiger Ansatzpunkt war der konsequente Ausschluss von risikobelasteten Spendern und die Quarantänelagerung beim GFP. Dazu verbesserten sich die labordiagnostischen Möglichkeiten Schritt für Schritt, sodass die Übertragungsgefahr heute nur mehr 1:10 Mio. beträgt.

TRALI (Transfusionsassoziierte akute Lungeninsuffizienz)

Zwar nicht häufig (1:65:000 für GFP, 1:2 Mio. für EK), doch oft lebensbedrohend (Letalität 20%). Im typischen Fall kommt es noch während oder bis 6 Stunden nach der Transfusion zu Dyspnoe infolge eines nicht kardiogenen Lungenödems. Hauptursache sind leukozytäre Antikörper im Spenderplasma. Die geschädigten Leukozyten bleiben in der Lungenstrombahn hängen und setzen Substanzen frei, die zur Permeabilitätsstörung des Kapillarendothels führen.

Am häufigsten wurde ein TRALI nach der Transfusion von Plasma beobachtet, das aus Blutspenden von Multipara hergestellt wurde; möglicherweise entstehen die auslösenden Antikörper als mütterliche Reaktion

1

auf fetale Leukozytenantigene (HLA und HNA). Es wird deshalb empfohlen, Frauen mit Geburten in der Anamnese von der Plasmaspende auszuschließen.

Bakterien

❷ Der durch Verkeimung von Konserven mit Bakterien ausgelöste **Endotoxinschock** stellt eine der schwersten Komplikationen dar, die Letalität beträgt auch heute noch 60–90 %. Am meisten gefährdet für bakterielles Wachstum sind TK, weil diese nicht gekühlt werden können.

Pseudomonas aeruginosa und **Escherichia coli** gelangen, z.B. durch unsteriles Arbeiten bei der Blutabnahme, in die Konserve. Daher dürfen:

- Konserven, die bereits zur Transfusion angestochen sind, nicht stundenlang in Stationsvorbereitungsräumen und schon gar nicht in Wasserbädern, den wichtigsten Pseudomonasquellen, herumliegen
- beschädigte Blutbeutel auf keinen Fall verwendet werden

Infektion mit CJK (Variante der Creutzfeld-Jakob-Krankheit)

Zwar fehlt weiterhin der sichere Beweis einer Übertragung dieser Prioneninfektion durch Bluttransfusionen, doch verdichten sich die Verdachtsmomente.

Da es keine für die Routine taugliche Labordiagnostik gibt, bleibt der Ausschluss von Risikospendern, z.B. aus Großbritannien, bis auf weiteres die beste logische Vorsorgemöglichkeit.

Der Leukozytendepletion könnte ebenfalls ein risikomindernder Effekt zukommen.

Transfusion von Eigenblut

Aufklärung

❷ Es besteht die gesetzliche Pflicht, in allen Fällen, in denen mit einer Wahrscheinlichkeit von über 10 % mit einer Bluttransfusion zu rechnen ist, den Patienten über dieses Verfahren als Alternativmöglichkeit aufzuklären.

Bei erwarteten größeren Blutverlusten ist der Patient natürlich auch auf die mögliche Notwendigkeit zur zusätzlichen Transfusion von Fremdblut hinzuweisen.

Unverändert relevant bleiben auch beim Eigenblut alle Risiken, die aus Fehlern bei der Zuordnung (Verwechslung), aus Herstellung und Handhabung (v.a. Verkeimung) resultieren. Außerdem ist durch die Eigenblutabnahme selbst eine Gefährdung des Patienten möglich, der ja nicht wie ein Fremdblutspender gesund sein muss bzw. kann.

Verfahren

In der Technik gibt es mehrere Möglichkeiten:

- Bei der (isovolämischen) **Hämodilution** werden nach Narkoseeinleitung und unter gleichzeitiger Gabe von künstlichen Kolloiden 2–3 Vollblutkonserven entnommen. Diese verbleiben bei Raumtemperatur und werden in der anschließenden Operation bei Bedarf unmittelbar, in umgekehrter Reihenfolge der Abnahme, retransfundiert.
- **Intraoperative Autotransfusion** durch ein sog. »**Cell-Saver**«. Ausgetretenes Blut wird intraoperativ abgesaugt, anschließend gereinigt und wieder retransfundiert. Anerkannte Einsatzgebiete sind orthopädische und herzchirurgische Eingriffe sowie Leber- und Milzruptur bei Unfallpatienten (keine Anwendung bei septischen Patienten oder bei Patienten mit Malignomen).
- **Deposit von Eigenblutkonserven.** Natürlich nur bei planbaren Eingriffen einsetzbar. Außer ihrer Nichtverfügbarkeit in Notfällen bestehen auch medizinische Kontraindikationen, z.B. Anämie unter 11 g Hb/dl, instabile Angina pectoris, Infektionen mit der Möglichkeit einer hämatogenen Streuung u.Ä.

1.4.6 Thromboembolien und ihre Prophylaxe

S. Haas

Pathophysiologie der venösen Thromboembolie

Bei der Verletzung eines Blutgefäßes (traumatisch oder entzündlich bedingt) entfällt die Schutzfunktion des Endothels und es kommt zum Überwiegen der thrombotischen Komponente des Gerinnungssystems.

Virchow-Trias
- Verletzungen der Gefäßwand
- Verlangsamung der Blutströmung
- Veränderte Zusammensetzung des Blutes

Risikofaktoren der venösen Thromboembolie

In der Chirurgie wird die Entwicklung von Thrombosen durch Aktivierung der Gerinnung, Veränderungen der Gefäßwand und Verlangsamung der venösen Blutströmung durch Immobilisierung des Patienten begünstigt. Außerdem tragen dispositionelle Risikofaktoren des Patienten zum allgemeinen Thromboserisiko bei.

Dispositionelle Risikofaktoren

- Thrombophilie
  - Venöse Thromboembolie in der Anamnese
  - Angeborene oder erworbene thrombophile Hämostasedefekte, z.B. Faktor-V-Leiden-Mutation, Prothrombinmutation, Mangel an Protein C, S und Antithrombin, Antiphospholipidsyndrom
- Malignome
- Schwangerschaft und Postpartalperiode
- Höheres Alter (> 50 Jahre; Risikozunahme mit dem Alter)
- Therapie mit oder ohne Blockade von Sexualhormonen (einschließlich Kontrazeptiva und Hormonersatztherapien)
- Chronisch-venöse Insuffizienz
- Schwere systemisch wirksame Infektion
- Starkes Übergewicht (Body-Mass-Index > 30)
- Herzinsuffizienz NYHA III oder IV
- Nephrotisches Syndrom

Anhaltspunkte für einen hereditären oder erworbenen Hämostasedefekt sind:
- Frühere Thrombosen ohne erkennbaren Auslöser
- Frühere Thrombosen mit untypischer Lokalisation (Mesenterialvenenthrombose, Sinusvenenthrombose, Kavathrombose, Lebervenenthrombose)
- Jüngere Patienten mit Thromboembolien
- Positive Familienanamnese bezüglich Thromboembolien
- Auftreten einer Thrombose trotz Antikoagulation
- Patientinnen mit rezidivierenden Aborten

Expositionelle Risikofaktoren

- Art und Umfang des operativen Eingriffs bzw. der Verletzung
- Intra- und perioperative Umstände, wie Lagerung, Immobilisierung und evtl. Art der Anästhesie
- Einfluss der Immobilisierung
- Gefäßverletzungen mit Endothelläsionen durch das Trauma

> Reduzierung des Thromboembolierisikos:
>   - Kleinere chirurgische Eingriffe
>   - Kurze Operationsdauer
>   - Gefäß- und gewebeschonende Operationstechnik
>   - Kurze Immobilisationsdauer

Thrombose

Definition. Eine intravasale Gerinnselbildung mit partieller oder vollständiger Verlegung der Blutstrombahn wird als Thrombose bezeichnet.

Symptomatik. Schmerzen, Krämpfe, Missempfindungen, Schmerzsymptomatik beim Gehen verstärkt, Schwellung und evtl. Rötung der betroffenen Extremität, Erhöhung der Körpertemperatur.

> Tiefe Venenthrombosen und Lungenembolien geringeren Ausmaßes können klinisch inapparent sein und werden oft durch postoperative Beschwerden maskiert.

Phlegmasia coerulea dolens

Fulminante Thrombosierung des gesamten Venensystems einschließlich der Kollateralen des betroffenen Beins:
- Akute Blockade des venösen Abflusses
- Massives und äußerst schmerzhaftes Anschwellen der Extremität mit livider Verfärbung
- Prall gespannte Haut mit Ablösungen
- Ausgeprägte Zyanose

Oberflächliche Venenthrombose

Oberflächliche Venenthrombosen sind im epifaszialen Venensystem lokalisiert und treten nach i.v.-Injektionen in die Armvenen sowie bei Varikose in den oberflächlichen Beinvenen (V. saphena magna bzw. parva) auf. Sie werden auch als Thrombophlebitiden bezeichnet, sind ungefährlich und werden mittels Kompression und Antiphlogistika behandelt.

Tiefe Venenthrombose (TVT)

Thrombosen des tiefen Venensystems treten v.a. im Bein-Becken-Bereich auf, können jedoch auch im Viszeralbereich auftreten (Pfortader, Mesenterialvene). Sie können Lungenembolien auslösen und sind therapiebedürftig.

Differenzialdiagnosen: Lymphödem, posttraumatische Schwellungen, Muskelfaserrisse, rupturierte Bakerzyste und arterielle Verschlüsse.

Thromboembolie

Der Sammelbegriff Thromboembolie verdeutlicht den Zusammenhang zwischen der Gefährdung des Patienten sowohl durch Thrombosen als auch durch diese möglicherweise induzierten Lungenembolien.

> Eine venöse Thromboembolie muss bei Vorliegen eines entsprechenden Verdachts schnell und sicher ausgeschlossen bzw. bestätigt werden, da die Erfolgsaussichten bei frühzeitiger Behandlung besser sind sowie falsch-positive Ergebnisse zu einer unnötigen und den Patienten potenziell gefährdenden Therapie führen können.

1

Lungenembolie

Ein vom primären Ort der Entstehung als sog. Embolus abgelöster Teil eines venösen Blutgerinnsels kann in den Lungenarterien zur kompletten Verlegung der Hauptstämme oder zur Verlegung nur kleinerer Äste der A. pulmonalis führen.

Symptome. Hinweise auf eine Lungenembolie sind plötzliche Dyspnoe, thorakale Beklemmung, Pulsbeschleunigung, atemabhängiger thorakaler Schmerz, Begleitpleuritis, akute Fieberzacke und Hämoptoe. Nur bei massiven Lungenembolien tritt ein starker Blutdruckabfall zur Synkope oder zum kardiogenen Schock auf.

> **Klinische Stadien der Lungenembolie**
> - Stadium I äußert sich durch plötzliches, kurzfristiges Auftreten von Atemnot, Angstgefühl und Schwindel
> - Im Stadium II treten zusätzlich starke Beschleunigung der Atmung und des Pulses sowie häufig Schwitzen und Synkopen auf
> - Im Stadium III sind die Symptome des Stadiums II stärker ausgeprägt, neben Zyanose (sichtbare Zeichen der mangelnden Sauerstoffversorgung des Blutes) und Rasselgeräuschen über dem betroffenen Lungenabschnitt
> - Im Stadium IV befindet sich der Patient in einem kritischen Schockzustand

Diagnostik. Kompressions- und Duplexsonographie, Phlebographie, Spiral-Computertomographie, Lungenszintigraphie, transthorakale Echokardiographie. Die Bestimmung der D-Dimere ist bei chirurgischen Patienten wegen unspezifisch positiver Befunde nicht sinnvoll. Rö-Thorax zur Abklärung von Differenzialdiagnosen (Lungenödem, Pneumothorax, Pneumonie).

Postthrombotisches Syndrom

Unter diesem Begriff werden die langfristigen, möglichen Folgen einer tiefen Venenthrombose (TVT) zusammengefasst; 20–80 % der Patienten entwickeln ein postthrombotisches Syndrom mit Insuffizienz der Venenklappen, Ulcus cruris, Induration der Haut, Bildung von Ekzemen und chronischen Schmerzen.

Prophylaxe der venösen Thromboembolie

❯ Die Indikationsstellung einer Thromboembolieprophylaxe erfolgt unter Berücksichtigung expositioneller und dispositioneller Risikofaktoren.

Die Prophylaxe kann mit physikalischen und medikamentösen Verfahren erfolgen. Allgemein sollte eine unnötige oder zu lange Immobilisierung vermieden werden und möglichst eine Frühmobilisation durch Krankengymnastik (Bewegungsübungen) mit begleitender Kreislauftherapie erfolgen.

Physikalische Maßnahmen

Erscheinen als synergistische Maßnahmen zusätzlich zu einer medikamentösen Prophylaxe auch für den Hochrisikobereich als sinnvoll:
- Frühzeitige Mobilisierung des Patienten
- Tragen von Kompressionsstrümpfen oder -bandagen zur Verbesserung des venösen Rückstroms. Anwickeln mit von distal nach proximal abfallendem Andruck
- Intermittierende Kompression des plantaren venösen Plexus, der Waden oder der gesamten unteren Extremität
- Apparative oder manuelle Betätigung der sog. Sprunggelenkpumpe und der Wadenmuskulatur

❶ **Cave**
Bei Kontraindikationen, wie arterieller Verschlusskrankheit, dürfen medizinische Kompressionsstrümpfe nicht angewandt werden.

Medikamentöse Maßnahmen

Unfraktioniertes Heparin (UFH)

Die sog. **Low-dose-Heparinprophylaxe** in Form von 2- bis 3-mal täglichen Verabreichungen bis zu einer Tagesdosis von 15.000 IE subkutan gilt als etabliertes Verfahren bei Patienten mit einem mittleren Thromboserisiko. Dosissteigerung bei Hochrisikopatienten unter aPTT-Kontrolle möglich.

Niedermolekulare Heparine (NMH)

Werden zunehmend anstelle von UFH eingesetzt. Sie besitzen eine höhere Bioverfügbarkeit, eine längere Halbwertszeit und verursachen weniger Nebenwirkungen. Die Dosisempfehlungen hängen vom jeweiligen Präparat und seiner antithrombotischen Wirksamkeit ab.

❯ **Unerwünschte Arzneimittelwirkungen bei der Heparinanwendung.** Intra- und postoperative Blutungen, HIT Typ I (mäßiger, reversibler Abfall der Thrombozytenzahl), HIT Typ II (immunologisch vermittelt und führt zu massiven venösen und/oder arteriellen lebensbedrohlichen Thromboembolien).

Heparininduzierte Thrombopenie (HIT) Typ II

- Ausgedehnte Thrombosierungen und Embolien
- Abfall der Thrombozytenzahl auf Werte unter 50 % des präoperativen Ausgangswerts oder auf < 80.000/µl
- Abfall zwischen dem 5. und 14. Tag nach der ersten Gabe von Heparin, kann auch unmittelbar nach erneuter Exposition auftreten
- Nachweis durch Bestimmung von spezifischen Antikörperreaktionen

❶ **Cave**
Heparin grundsätzlich schon bei Verdacht auf eine HIT Typ II sofort absetzen und Antikoagulation mit einem alternativen Antikoagulans, z.B. Hirudin oder Danaparoid-Natrium, fortführen.

Pentasaccharid (Fondaparinux)
Synthetisch hergestelltes Pentasaccharid, das antithrombinvermittelt Faktor Xa hemmt. 100%ige Bioverfügbarkeit nach subkutaner Gabe, bindet mit hoher Affinität an Antithrombin, wird nicht metabolisiert und zeigt keine Kreuzreaktivität mit HIT-Typ-II-Antikörpern. Kontraindikation bei Niereninsuffizienz. Zugelassen zur Prophylaxe bei orthopädischen und unfallchirurgischen Hochrisikopatienten.

 Thrombozytenfunktionshemmer sind zur medikamentösen Thromboembolieprophylaxe unzureichend wirksam.

Orale Antikoagulanzien
Wegen des verzögerten Wirkbeginns und erhöhter Blutungskomplikationen hat sich diese Prophylaxe in der perioperativen Phase nicht durchgesetzt. Sie kann aber postoperativ zur Langzeitprophylaxe in Erwägung gezogen werden. Bei der medikamentösen Einstellung ist eine INR (International Normalized Ratio) von 2,0–3,0 anzustreben. Regelmäßige INR-Kontrollen sind erforderlich.

Thrombininhibitoren
Hirudin. Spezifischer, direkter Thrombininhibitor. Aufgrund der fehlenden Kreuzreaktion mit Antikörpern (HIT Typ II) erfolgt die Anwendung zur Thromboembolieprophylaxe und -therapie bei Patienten mit HIT Typ II.

Ximelagatran. Zur oralen Applikation. Zulassung zur Thromboembolieprophylaxe bei Patienten mit elektivem Hüft- oder Kniegelenkersatz.

Durchführung der Thromboseprophylaxetherapie
Physikalische und medikamentöse Formen der Prophylaxe ergänzen sich im Sinne einer synergistischen Beeinflussung der multifaktoriellen Thrombogenese. Nachfolgend sind die wichtigsten Punkte gemäß der aktualisierten Fassung der Leitlinien zur chirurgischen Thromboembolieprophylaxe kurz zusammengefasst.

Stationäre und ambulante Thromboembolieprophylaxe in Chirurgie und perioperativer Medizin

- Die Indikation einer Prophylaxe erfolgt nach individueller Risikoabschätzung.
- Bei niedrigem Risiko wird die derzeitig verfügbare Datenlage für eine generelle Forderung einer Medikamentengabe als nicht ausreichend angesehen; physikalische und frühmobilisierende Maßnahmen können als ausreichend erachtet werden. Bei diesen Patienten ist eine sorgsame Nutzen-Risiko-Abwägung besonders wichtig.
- Bei mittlerem und insbesondere hohem Thromboserisiko ist neben den physikalischen und frühmobilisierenden Maßnahmen auch eine medikamentöse Prophylaxe indiziert.
- Die Patienten müssen über die Thromboseprophylaxe aufgeklärt werden.

Allgemein- und Viszeralchirurgie. Antithrombotische Wirksamkeit einmal täglicher Gaben von niedermolekularem Heparin oder mehrfach täglicher Gabe von UFH. Identische antithrombotische Therapie bei minimal-invasiven Operationen.

Gefäßchirurgie. Wegen eines besseren Nutzen-Risiko-Profils vorzugsweise niedermolekulares Heparin statt UFH.

Elektiver Hüftgelenksersatz. Pauschalierte Gabe von niedermolekularen Heparinen. Auch Fondaparinux und der orale Thrombininhibitor Ximelagatran sind zugelassen.

Elektiver Kniegelenksersatz. Niedermolekulare Heparine, Fondaparinux und Ximelagatran.

Hüftfrakturen. Die Anwendung von niedermolekularem Heparin ist die am besten abgesicherte Prophylaxeform. Fondaparinux wurde inzwischen zugelassen.

1

▶ **Dauer der Thromboseprophylaxe**
Thromboembolien treten im Durchschnitt 27 Tage
nach erfolgter Hüftendoprothesenimplantation und
36 Tage nach chirurgischer Therapie von Hüftfrakturen auf. Prophylaxe für 4–5 Wochen wird empfohlen
nach einer Hüftendoprothesenimplantation.

Ambulante Chirurgie. Festlegung nach Erfahrung des
Chirurgen. Empfehlung zur Thromboembolieprophylaxe für die Dauer der Entlastung oder geringen Teilbelastung. Bei Ruhigstellung der unteren Extremität in
einem immobilisierenden Verband gilt dies für die gesamte Dauer der Immobilisierung.

Therapie der venösen Thromboembolie

Antikoagulanzien. Initiale Gabe eines Bolus von
5000–10.000 IE unfraktioniertem Heparin mit anschließender intravenöser Infusion von 20 IE/kgKG/
h. Das Erreichen der therapeutischen Wirksamkeit
wird durch die Verlängerung der aPTT (Zielwert 1,5-
bis 2,5fache Verlängerung in Relation zum Ausgangs-
wert) kontrolliert. Niedermolekulare Heparine werden ohne vorherige Bolusgabe in therapeutischen
Dosierungen subkutan verabreicht, wobei präparate-
spezifische Unterschiede zu beachten sind (1- oder
2-mal tägliche Gaben mit oder ohne körpergewichts-
adjustierter Dosierung). Zur Prävention von Rezi-
divereignissen wird eine Langzeitantikoagulation mit
oralen Vitamin-K-Antagonisten, die überlappend mit
Heparin bzw. niedermolekularem Heparin eingeleitet
wird, durchgeführt.

Thrombolyse. Kommt im Einzelfall infrage, insbeson-
dere bei jungen Patienten mit frischer, ausgedehnter
Mehretagenthrombose. Eine hämodynamisch instabile
Lungenembolie im Stadium IV ist auf jeden Fall eine
Indikation zur Thrombolyse.

Thrombektomie. Unstrittige Indikation ist das Vorliegen einer Phlegmasie, wogegen der Stellenwert dieser
Methode bei anderen Formen der Thrombose nicht
ausreichend gesichert ist.

Kavafilter. Die Implantation ist nur bei absoluter Kontraindikation gegen Antikoagulanzien gegeben oder
wenn trotz korrekt durchgeführter Antikoagulation rezidivierende Lungenembolien auftreten (Leitlinie der
Deutschen Gesellschaft für Angiologie 2002).

Bettruhe. Kann bei Verdacht auf eine frische, proximale Beinvenenthrombose indiziert sein. Diese Ansicht
wird jedoch in neueren Studien infrage gestellt und von
vielen Angiologen mittlerweile als obsolet bezeichnet.

1.5 Wunde, Wundheilung und Wundbehandlung

H. D. Becker, S. Coerper

1.5.1 Grundlagen der Wundheilung

Anatomie und Topographie der Haut

Die Integrität der Haut stellt einen entscheidenden
Schutz des Organismus nach außen dar. Es werden 3
Schichten unterschieden (◘ Abb. 1.8):
- **Epidermis.** Mehrschichtiges Plattenepithel mit
  hoher Zellproliferationsrate. Von unten nach oben
  aus Stratum basale, Stratum spinosum und luci-
  dum sowie Stratum corneum. Die Zellen proliferieren am stärksten in den basalen Abschnitten
  und migrieren an die Oberfläche, wo ein kontinuierlicher Zelluntergang stattfindet (»Abschilferung
  der Haut«).
- **Dermis (Korion).** Schicht mit Gefäßen, Nerven
  und taktilen Organen, die zahlreiche kollagene und
  elastische Fasern enthält und der Haut die Elastizität verleiht.
- **Subkutangewebe.** Aus zahlreichen Fettzellen. Dient
  als Energiespeicher und zur Thermoisolation.

Wunde

Durchtrennung oder Schädigung der Haut. Man unterscheidet mechanische, thermische, radiogene und chemische Wunden. Diese werden anhand von Ätiologie
und Morphologie weiter eingeteilt.

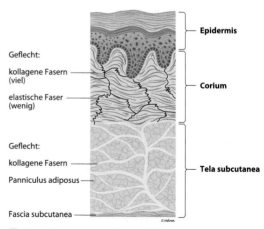

◘ **Abb. 1.8.** Aufbau von Haut und Unterhaut. Zusammenhang der Bindegewebsstrukturen, Längsschnitt parallel zu
Spannungslinien

Tab. 1.11. Einteilung von Wunden in Schweregrade hinsichtlich der Tiefenausdehnung. Diese Wundgradeinteilung ist unabhängig von der ursächlichen Wundentstehung				
Grad	1	2	3	4
Tiefenausdehnung	Oberflächliche Wunde, Beteiligung der Epidermis	Tiefe Wunde mit Beteiligung des Subkutangewebes	Vollständige Durchtrennung der Haut mit freiliegender Muskelfaszie	Komplizierte Wunde mit Beteiligung von Gefäßen, Nerven, Muskeln, Sehnen, Knochen oder inneren Organen

- Nach dem Verletzungshergang in: Schnittwunden, Stichwunden, Bisswunden, Schusswunden, Verbrennungswunden, Säuren-/Laugenverätzung, Erfrierung
- Nach morphologischen Aspekten in: Platzwunden, Risswunden, Schürfwunden, Quetschwunden, Defektwunden, Ablederungswunden

Die Schwere einer Hautverletzung wird durch den Grad der Verletzung und die Tiefenausdehnung beschrieben (■ Tab. 1.11).

Physiologie der Wundheilung

Die physiologische Wundheilung verläuft in der Regel unkompliziert und schnell. Es kommt jedoch nie zur vollständigen Regeneration aller Hautschichten, sondern immer zur Ausbildung einer Narbe.
- **Wundheilung per p.p. (per primam intentionem):** primäre Wundheilung bei primärer Hautnaht. Werden die Wundränder adaptiert, verkleben diese und bilden eine minimale Narbe.
- **Wundheilung per p.s. (per secundam intentionem):** sekundäre Wundheilung bei Gewebedefekt oder Defektwunden. Ausbildung einer breiten Narbe.

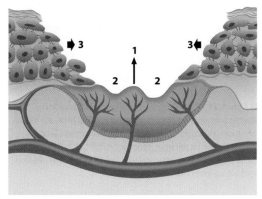

■ **Abb. 1.9.** Der Wundverschluss erfolgt über 3 Mechanismen: Bildung von Granulationsgewebe (**1**), Verkleinerung durch Wundkontraktion (**2**) und Epithelialisierung (**3**)

Die Wundheilung ist durch 3 makroskopisch sichtbare Vorgänge charakterisiert: die Ausbildung von Granulationsgewebe, die Epithelialisierung und die kontinuierliche Wundkontraktion (■ Abb. 1.9).
- **Granulation:** Im Wundgrund neu gebildetes, festes, hellrotes Gewebe mit hoher Gefäßdichte, das bei Berührung blutet, füllt die Wunde zunehmend aus und ebnet den Weg für die spätere Epithelialisierung. Gesundes Granulationsgewebe bildet eine wichtige Barriere gegen die Keiminvasion.
- **Epithelialisierung:** Keratinozyten teilen sich am Wundrand und migrieren in die Wunde. Die Epithelialisierung geht meist vom Wundrand aus.
- **Wundkontraktion:** Große Bedeutung bei Defektwunden, funktioniert nur bei nicht infizierten Wunden. Die zentripetale Wundkontraktion führt je nach Lokalisation der Wunde zu einem Wundverschluss um 50–90 % (■ Abb. 1.10).
- **Wachstumsfaktoren:** Sind Proteine, die gebunden am Rezeptor der Effektorzelle deren Zellteilung, Zellmodifikation, Chemotaxis oder die Synthese weiterer Wachstumsfaktoren stimulieren. Sie sind entscheidend für die Regulation der Wundheilung (z.B. EGF, TGF-α, TGF-β, PDGF).

Phasen der Wundheilung

Der physiologische Vorgang der kutanen Wundheilung wird in 4 Phasen eingeteilt, die sich zeitlich überschneiden:
- **Exsudation:** (erste Stunden): Bildung des Thrombus mit Hämostase und erster Matrix für den Aufbau neuen Gewebes. Die Thrombozyten (α-Granula) geben die ersten Wachstumsfaktoren ab (■ Tab. 1.12), die durch Chemotaxis und Stimulation der Zellproliferation die ersten Schritte der Wundheilung steuern (■ Abb. 1.11).
- **Resorption:** (1.–10. Tag): Einwandern der Entzündungszellen (Granulozyten, Makrophagen): Abbau der Zelltrümmer, Sekretion weiterer Mediatoren der Wundheilung, Schwellung und Rötung
- **Proliferation** (3.–24. Tag): Einsprossen der Gefäße in die Wunde und Entstehen des Granulationsgewebes. Gleichzeitig Kollagensynthese der Wund-

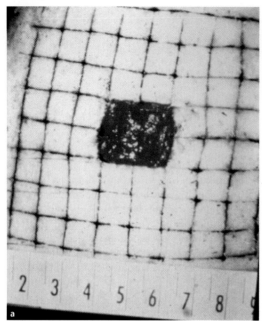
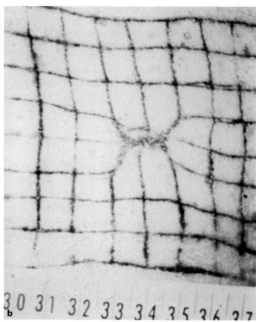

▣ **Abb. 1.10.** Anhand des Schachbrettmusters, aufgezeichnet auf diese Schweinehaut (**a**), kann das Phänomen der Wund- kontraktion 14 Tage später (**b**) beobachtet werden. (Mit freundlicher Genehmigung von Prof. Hunt, San Francisco, USA)

▣ **Tab. 1.12.** Für die kutane Wundheilung wichtigsten Wachstumsfaktoren und ihre Funktion

Wachstumsfaktor	Wirkung
PDGF (»platelet derived growth factor«; isoforme PDGF-AA, -AB, BB)	Wirkt chemotaktisch und proliferativ auf Fibroblasten
TGF-β (»transforming growth factor β«)	Wirkt stark chemotaktisch auf die meisten Entzündungszellen, stimuliert die Bildung der extrazellulären Matrix
TGF-α (»transforming growth factor α«)	Stimuliert die Zellimigration und somit die Epithelialisierung
EGF (»epidermal growth factor«)	Stimuliert die Zellimigration und somit die Epithelialisierung
IGF(»insuline-like growth factor«)-1 und IGF-2	Stimuliert Angiogenese und Proliferation der meisten Entzündungs-, Endothel- und Epithelzellen
FGF (»fibroblast growth factor«)	Stimuliert die Angiogenese sowie die Fibroblasten- und Keratinozytenproliferation
VEGF (»vascular endothelial growth factor«)	Stimuliert die Angiogenese, reguliert die Gefäßpermeabilität

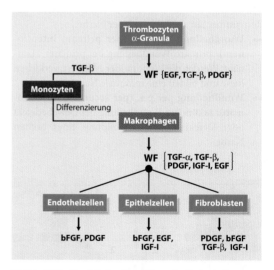

▣ **Abb. 1.11.** Vereinfachte Darstellung der Kaskade der Wachstumsfaktoren. Die Sekretion von TGF-β führt zur Modulation der Monozyten. Die aktivierten Monozyten, jetzt als Makrophagen bezeichnet, sezernieren zahlreiche Wachstumsfaktoren, die an den unterschiedlichen Effektorzellen die Freisetzung weiterer Faktoren stimulieren

fibroblasten und Stabilisierung der Wunde. Proliferation der Keratinozyten vom Wundrand her und Migration über das Granulationsgewebe.

- **Reparation:** (24. Tag bis 1 Jahr): Differenzierung der Fibroblasten in Myofibroblasten und Prozess der Wundkontraktion mit rascher Wundverkleinerung, Narbenbildung

> Die physiologische unkomplizierte Wundheilung dauert in der Regel 2–3 Wochen.

1.5.2 Akute Wundbehandlung

Zur Wundheilung ist eine möglichst schnelle Wundversorgung erforderlich, um eine Keiminvasion mit möglicher Wundinfektion zu verhindern.

> Verletzungen, die nicht älter als 8 h sind, können primär durch Naht verschlossen werden.
> Bei jeder Hautverletzung muss der **Tetanusschutz** abgeklärt und im Zweifel eine **Tetanusimpfung** durchgeführt werden. Bei fehlendem Impfschutz wird eine Tetanus-Simultanimpfung vorgenommen, d.h. es erfolgt gleichzeitig eine passive (250 IE Immunglobulin s.c. oder i.m.) und aktive Impfung (Tetanustoxoid), wobei die Injektionen jeweils an einer anderen Körperstelle erfolgen müssen (z.B. beidseitig gluteal).

Chirurgische Wundversorgung

Primäre Wundnaht sauberer Wunden

- Exploration der Wunde und Prüfung auf Fremdkörper
- Erfassung vom Ausmaß der Verletzung sowie von eventuellen Verletzungen von Gefäßen, Nerven und Sehnen
- Lokale Anästhesie immer erst nach Überprüfung von Sehnen- und Nervenverletzungen
- Nach Desinfektion kann eine saubere Wunde primär durch eine tief greifende Naht mit nicht resorbierbaren, monofilen Fäden versorgt werden.

Traumatisierte Wunden

Traumatisierte Wundränder werden exzidiert (◻ Abb. 1.12). Bei makroskopisch sauber erscheinender Wunde kann eine Adaptationsnaht mit einem monofilen, nicht resorbierbaren Faden erfolgen

Offene Behandlung verschmutzter Wunden

Im Zweifel muss auf die primäre Naht verzichtet werF10 den und eine offene Wundbehandlung erfolgen. Bisswunden oder Wunden durch stark verschmutzte Ge

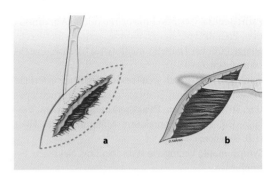

◻ **Abb. 1.12.** Exzision des traumatisierten Wundrandes mit oder ohne potenzielle Kontamination der Wunde (**a**) und Mobilisation klaffender Wundränder (**b**) zur Verminderung der Zugspannung

genstände (Fleischermesser) dürfen nicht primär verschlossen werden (Infektionsgefahr). Im Gesicht sollte auf eine Exzision verzichtet und zumindest eine Wundadaptation erreicht werden (bessere Durchblutung für die Wundheilung und Infektabwehr).

Vorgehen. Sorgfältige Reinigung der Wunde (Debridement) durch Spülung mit physiologischer Kochsalzlösung. Mit 0,9 % NaCl getränkte sterile Kompresse wird in die Wunde mit Fettgaze gegen Austrocknen gelegt. Ruhigstellung der Extremitäten mit Schiene etc. F10 Tägliche Verbandskontrolle. Alternativ Vakuumverband (Schaumstoffauflage, Vakuum und konstanter Sog). Zeitversetzter sekundärer Wundverschluss ggf. mit Spalthautdeckung.

Therapie spezieller akuter Wunden

Tier- oder Menschenbisse sollten nie primär verschlossen werden. Lediglich im Gesicht dürfen einzelne adaptierende Nähte vorgenommen werden. Nach Abklärung des Tetanusschutzes sollte hier immer auch an die Tollwut gedacht werden. Wenn das Tier bekannt ist, reicht die Beobachtung des Tieres. Sollten sich in den nächsten Tagen Auffälligkeiten aufzeigen und klinisch Tollwutverdacht bestehen, muss der Gebissene geimpft werden. Ist das Tier nicht bekannt, wird eine Impfung (Rabivak®) empfohlen.

1.5.3 Chronische Wunden

Definition. Eine Wunde, die nach 4 Wochen konsequenter lokaler und ursachenbezogener Behandlung makroskopisch keine Heilungstendenz aufweist, gilt als chronische Wunde.

1

Pathogenese. Gestörte Mikrozirkulation, Wundinfektion, Fremdkörper in der Wunde, gestörte Stoffwechsellage (z.B. bei Diabetes mellitus), schlechter Ernährungszustand

Ätiologie. Chronisch venöse Insuffizienz, arterielle Verschlusskrankheit, Diabetes mellitus, Polyneuropathie, Strahlenschaden, Druckbelastung, Traumen, Vaskulitiden, Immunsuppression, Malignome der Haut (z.B. Basaliom)

Symptomatik. Verzögerte Wundheilung, Nekrosen, Fibrinbeläge

Therapie. Verbessertes Wundmilieu durch eine chirurgische Wundsäuberung und feuchte Wundbehandlung. Gleichzeitig konsequente Behandlung der Grunderkrankung

1.5.4 Diabetisches Fußulkus

Patienten mit Diabetes mellitus entwickeln häufig Fußulzera (■ Abb. 1.13), wobei die Wahrscheinlichkeit, ein Ulkus zu entwickeln, mit der Dauer der Erkrankung ansteigt. Die Folge dieser Ulzera sind progrediente Infektionen. Die Amputationsrate dieser Patienten liegt um das 15fache höher als in der Normalbevölkerung.

Neuropathischer Typ (ca. 60 %). Die Polyneuropathie führt zur Lähmung der kleinen Fußmuskeln mit Instabilität im Fußskelett mit konsekutivem Tiefertreten der metatarsalen Köpfchen. Dadurch kommt es zur punk-

tuellen Druckbelastung am plantaren Vorfuß mit vermehrter Hornhautbildung (Hyperkeratose). Nach Ausbildung von Rhagaden bilden sich progrediente, schmerzlose Ulzera (■ Abb. 1.14).

Ischämischer Typ (20–40 %). Typische diabetische Makroangiopathie der Unterschenkelarterien. Mönckeberg-Sklerose mit Proliferation im Mediabereich und

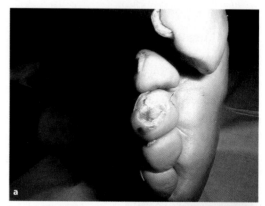

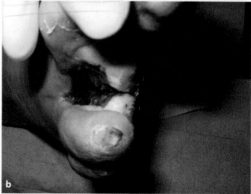

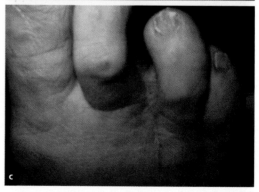

■ **Abb. 1.14.** **a** Diabetes mellitus, Druckulkus 3. Zehe mit Hyperkeratose und Osteomyelitis der Grund- und Endphalanx. **b** 2 Wochen nach interphalangealer Resektion. **c** Zustand nach Resektion (3. Zehe und Köpfchen Metatarsale 3)

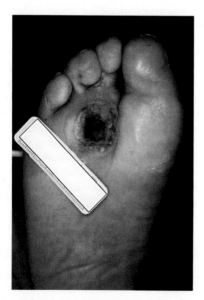

■ **Abb. 1.13.** Das typische Bild eines »Mal perforant du pied« beim Diabetiker

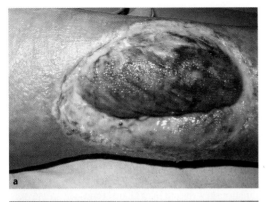
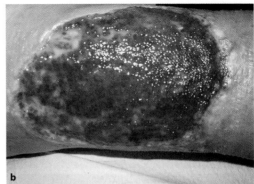
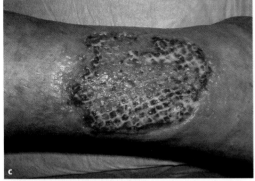

Abb. 1.15. Venöses Ulkus. **a** Anamnesedauer: 6,5 Jahre. **b** 3 Wochen nach Débridement und lokaler Wundbehandlung. **c** 4 Wochen nach Débridement, 4 Tage nach Spalthaut- transplantat. **d** Abgeheiltes venöses Ulkus, 3 Monate nach Behandlungsbeginn

Mediaverdickung zur vollständigen Okklusion. Daher kann die Dopplerdruckmessung beim Diabetiker nicht angewandt werden.

Mischtyp (20–40 %). Kombination aus Polyneuropathie und Ischämie. Die fehlende Sensibilität bei gleichzeitig verminderter Perfusion führt zu Ulzerationen. Diese verlaufen bedingt durch die Minderdurchblutung progredient und werden vom Patienten nicht bemerkt.

> Tastbare Fußpulse schließen eine relevante periphere arterielle Verschlusskrankheit aus, sodass hier meist ein neuropathischer Fuß vorliegt.

Therapie beim diabetischen Fuß

Neuropathischer Typ
- Chirurgisches Wunddébridement aller Nekrosen
- Feuchte Wundbehandlung mit einfachen Kochsalzverbänden mit zweimal täglichem Wechsel
- Druckentlastung der betroffenen Fußregion durch Entlastungsschuhe

Ischämischer Typ
- Primäre Revaskularisation im Vordergrund durch Bypass oder PTA bzw. Stent
- Hier gilt die **IRA Regel:** Zuerst erfolgt die **I**nfektkontrolle, dann die **R**evaskularisation und anschließend die lokalchirurgische Sanierung oder die **A**mputation
- Erst nach der Revaskularisation erfolgt die lokalchirurgische Sanierung

1.5.5 Ulcus cruris venosum

Definition. Unterschenkelgeschwür aufgrund einer venösen Zirkulationsstörung
Ätiologie. Chronisch venöse Insuffizienz führt zu einem »Versacken« des venösen Blutes. **Primär chronische Insuffizienz:** Insuffizienz entweder der großen oberflächigen Leitvenen (V. saphena magna oder parva) oder der Vv. perforantes. **Sekundär chronisch venöse Insuffizienz oder postthrombotisches Syndrom:** Schaden des tiefen Venensystems, z.B. als Folge

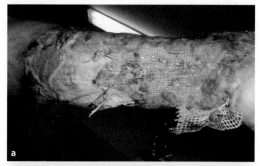

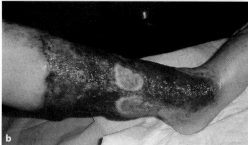

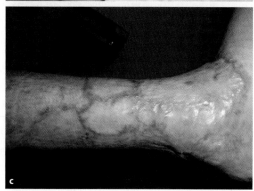

□ **Abb. 1.16.** Venöse Insuffizienz. **a** Sog. Gamaschenulkus venöser Genese mit massiver Infektion. Befund seit 3 Jahren in ärztlicher Behandlung. **b** 4 Wochen nach Débridement und lokaler feuchter Wundbehandlung. **c** Abgeheiltes Gamaschenulkus 3 Monate nach Behandlungsbeginn

einer seit Jahren zurückliegenden tiefen Venenthrombose

Therapie. Kompressionstherapie: elastischer Kompressionsverband nach Fischer mit elastischen Kurzzugbinden. Hierbei werden 2 Binden gegenläufig dem Unterschenkel angewickelt, wobei die Ferse und die Zehengrundgelenke eingeschlossen werden.

Chirurgische Wundsäuberung: Entfernung der fibrösen Wundränder und aller Nekrosen unter Analgesie vor Behandlungsbeginn. Bei Faszienverdickung (Fasziodermatosklerose) sollte die Resektion der im Ulkusgrund liegenden Faszie erfolgen.

Feuchte Wundbehandlung: engmaschige Verbandwechsel mit feuchten, in physiologischer Kochsalzlösung getränkten Kompressen. Eine Alternative ist der semiokklusive hydrokolloidale Wundverband (z.B. Varihesive®). Durch die Sekretaufnahme bildet sich ein ständig feuchtes Gel auf der Wunde, das sie kontinuierlich feucht hält. Dadurch verspüren die Patienten häufig deutlich weniger Schmerzen.

Hauttransplantation: gute Alternative in der Behandlung großflächiger venöser Ulzera. Zur Mesh-Graft-Transplantation wird Spalthaut entnommen und dann im Verhältnis 1:3 gemischt. Voraussetzung: gutes Granulationsgewebe auf dem Ulkusgrund

Venenchirurgische Sanierung: Stripping der V. saphena, insuffiziente Vv. perforantes etc., kann häufig die Ursache der Ulzeration beseitigen

---

Unterschiedliche Verbandkategorien
- Polyurethanfolien
- Polymerschäume
- Hydrogelverbände
- Hydrogelmasse
- Hydrokolloidale Verbände
- Alginatverbände
- Kollagenverbände
- Absorbente Verbände

❯ Neue Therapiemöglichkeiten zur Behandlung chronischer Wunden sind die lokale Stimulation mit Wachstumsfaktoren und Tissue Engineering. Beide Verfahren befinden sich in klinischer Erprobung.

1.6 Chirurgische Infektionslehre

T. Miethke, H. Wagner

1.6.1 Allgemeine Infektionslehre

Unter Infektionen versteht man das Eindringen von Mikroorganismen durch innere oder äußere Oberflächen des menschlichen Körpers und krankhafte (= klinisch manifeste) lokalisierte oder generalisierte Reaktionen desselben.

Klassifikation der Erreger

Exogene Erreger. Typische Erreger von Infektionskrankheiten kommen stets von außen (= exogene Infektion).

Endogene Erreger. Bei einer Schädigung der natürlichen Resistenz- und Immunitätslage des Makroorganismus (z.B. durch Trauma, Operation, Karzinom) können Mikroorganismen aus der normalerweise harmlosen Oropharyngeal-, Intestinal- oder Genitalflora invasiv werden und Infektionen auslösen (= endogene Infektion).

Obligat pathogene Erreger. Mikroorganismen, die nicht zur physiologischen Flora gehören und relativ unabhängig von der Abwehrleistung des Wirts eine Infektion auslösen, z.B. Salmonella typhi und Typhus.

Fakultativ pathogene Erreger. Diese Erreger gehören in der Regel zur physiologischen Kolonisationsflora. Die Erreger werden erst pathogen, wenn infektionsbegünstigende Faktoren des Wirtsorganismus vorliegen, z.B. bei einer Anastomoseninsuffizienz.

Opportunistische Erreger. Meist exogene Erreger. Zur Erkrankung kommt es nur bei lokaler/systemischer Abwehrschwäche (z.B. Pseudomonas aeruginosa).

Ausbreitung der Erreger im Körper

Lokalinfektion. Der Erreger bleibt zunächst auf die Eintrittspforte und deren Umgebung beschränkt (Staphylokokkenabszess, Erysipel).

Allgemeininfektion oder systemische Infektion. Erreger gelangen in Lymphbahnen und Lymphknoten, welche die Region der Eintrittspforte drainieren. Nach der Vermehrung im lymphatischen Gewebe (während der Inkubationszeit) treten die Erreger in die Blutbahn über (»Generalisation«) und gelangen anschließend in Organe (»Organmanifestation«), z.B. bei Tuberkulose und Syphilis.

Sepsis. Der Einbruch der Erreger in die Blutbahn verläuft in seiner klinisch schwersten Form als **Sepsis** (Septikämie).

Resistenz und Immunität

Immunität. Abwehrleistung des Organismus mit antigenspezifischer Reaktion von T- und B-Zellen, die in vielen Fällen zum dauerhaften Schutz vor der ursprünglichen Infektion führt. Der Aufbau der spezifischen, adaptiven Immunität wird durch das angeborene Immunsystem entscheidend beeinflusst.

Natürliche Resistenz. Sie besteht aus dem angeborenen Immunsystem mit seinen phagozytierenden Zellen, wie Makrophagen und Granulozyten und den für die Antigenpräsentation besonders wichtigen dendritischen Zellen, sowie zahlreichen weiteren Komponenten, wie Komplementsystem, Defensinen, Lysozym, Epithelbarrieren, Selbstreinigungsmechanismen und der Infektionsverhütung durch die bestehende Normalflora.

Spezifische Immunantwort. Schließt sich der Reaktion des angeborenen Immunsystems an. Expansion von antigenspezifischen T- und B-Zellen und deren Differenzierung in Effektorzellen, wie zytokinesezernierenden CD4+-T-Helferzellen, zytolytischen CD8+-T-Zellen und antikörpersezernierenden B-Zellen.

 Das Zusammenspiel von angeborener Resistenz und adaptiver Immunität ist entscheidend für eine effektive Abwehr von Infektionen.

Morphologisch unspezifische und spezifische Infektionen

Erreger in geringer Anzahl und Virulenz werden durch polymorphkernige Granulozyten (PMN) abgetötet, ohne dass es zur Erkrankung kommt. Bei zahlreichen Erregern hoher Virulenz bilden sich trotz Anlockung (Chemotaxis) zahlreicher PMN Eiterherde (Abszess, Phlegmone oder Empyem) aus Erregern, PMN und Detritus.

Infektionsbahnende Faktoren
- Ausmaß der traumabedingten Nekrose
- Fremdkörper
- Inokulierte Bakterienzahl
- Funktionsbeeinträchtigung der körpereigenen Abwehr
- Hämostase
- Hypoxie

Klinikbezogene mikrobiologische Grundlagen

Einige Infektionskrankheiten werden primär chirurgisch behandelt (z.B. Appendizitis, Abszesse). Andere Infektionen treten als Komplikationen im Bereich von Operationswunden auf und führen zu chirurgisch relevanten Infektionen (Osteitis/Osteomyelitis, Peritonitis durch Anastomoseninsuffizienz). Außerdem bedrohen nosokomiale, operationsferne Infektionen den Erfolg chirurgischer Heilmaßnahmen (z.B. Pneumonie).

Nosokomiale Infektionen. Entstehen während oder anlässlich eines Krankenhausaufenthaltes. Ein Zusammenhang mit dem primär chirurgisch behandlungsbedürftigen Leiden kann bestehen oder fehlen (z.B. Katheterinfektion, Pneumonie). Die drei wichtigsten Erreger nosokomialer Infektionen sind *Staphylococcus aureus* (grampositiv) und die beiden aus der Darmflora stammenden gramnegativen Stäbchen *Escherichia coli* (aerob) und *Bacteroides fragilis* (anaerob). Der Erregernachweis erfolgt durch Kulturen mit Resistenztestung oder durch PCR-Verfahren mit kulturunabhängigem Erregernachweis (z.B. Mykobakterien).

Meldepflichtige Infektionen. Für bestimmte Infektionskrankheiten gilt eine Anzeigepflicht in der Regel gegenüber dem Gesundheitsamt. Beispiele sind Tuberkulose, Syphilis, Milzbrand, Diphtherie, Tollwut und Virushepatitis. Sie wird durch das Gesetz zur Verhütung und Bekämpfung von Infektionskrankheiten beim Menschen, das Infektionsschutzgesetz (IFSG), geregelt.

1.6.2 Endogene Infektionen durch Enterobakteriazeen und Anaerobier

Definition. Endogene, eitrige Infektionen entstehen durch fakultativ pathogene, obligat oder fakultativ anaerobe Bakterien. Putride Infektionen werden durch obligat anaerobe Bakterien verursacht. In beiden Fällen liegen häufig Mischinfektionen vor (◨ Tab. 1.13).

◨ Tab. 1.13. Aerobe/anaerobe Mischinfektion

Art der Infektion	Häufigste Erregergruppe	Leitkeim
Cholangitis	Enterobacteriaceae/ obligate Anaerobier	E. coli/ B. fragilis
Akute Cholezystitis	Enterobacteriaceae	E. coli
Infizierte Pankreaspseudozysten	Enterobacteriaceae	E. coli
Gangränös perforierte Appendizitis	Obligate Anaerobier	B. wadsworthia
Peritonitis	Enterobacteriaceae/ obligate Anaerobier	E. coli/ B. fragilis
Sepsis	Enterobacteriaceae/ selten obligate Anaerobier	E. coli
Hirnabszess	Obligate Anaerobier	B. fragilis/ Peptostreptococcus.
Zystitis	Enterobacteriaceae	E. coli

- Fakultativ anaerobe Erreger: *Enterobacteriaceae* (*Escherichia coli*, Klebsiella, Enterobacter usw.)
- Obligat anaerobe Erreger: *Bacteroides fragilis, Bacteroides melaninogenicus, Fusobacterium nucleatum* und *Peptostreptococcus*

Symptomatik. Abszess, faulig stinkendes, dünnflüssiges Wundsekret, z.T. mit Gasbildung, flächenhafter, nekrotisierender Gewebezerfall und fehlende leukozytäre Abgrenzung zum gesunden Gewebe. Zusätzlich Allgemeinreaktion aus Fieber mit Schüttelfrost, Gewichtsverlust und Sepsis

Differenzialdiagnose. Bei Extremitätenbefall und Prozessen am Körperstamm Abgrenzung gegen Gasbrand (akute Myositis, z.B. durch *Clostridium perfringens*).

Diagnostik. Klinisch durch typische Infektionslokalisationen, wie Peritonitis, perityphlitischer Abszess, Lungen- und Hirnabszess. Oft fötider Eiter vorhanden. Erregernachweis einer aeroben/anaeroben Mischinfektion durch Anlage einer Kultur aus geeignetem (= signifikantem) Untersuchungsmaterial.

Therapie. Die chirurgische Sanierung von eitrigen oder putriden Infektionen ist Voraussetzung für eine erfolgreiche Therapie.

Operative Therapie: unverzügliche operative Sanierung, Inzision des Abszesses, Drainage und Spülung von Abszesshöhlen, Entfernung von Nekrosen, perkutane Punktion und Einlage einer Drainage (CT-gezielt oder unter sonographischer Kontrolle)

Antibakterielle Chemotherapie: bei progredientem Verlauf, wenn eine chirurgische Therapie unmöglich ist oder zur Unterstützung einer chirurgischen Therapie sowie bei allen lebensbedrohlichen Verlaufsformen wie Sepsis, Meningitis, Endokarditis, anaeroben Lungeninfektionen und Peritonitis. Als *kalkulierte Antibiotikatherapie* nach Diagnose des Infektes zu Beginn der Erkrankung ohne vorliegende Resistenztestung (z.B. breit wirksames Piperacillin mit Sulbactam, ◨ Tab. 1.14) oder als *gezielte Antibiotikatherapie* sofort nach Erhalt der Resistenztestung, um weitere Resistenzen zu vermeiden.

1.6.3 Gasbrand

Gasbrand bzw. Gasödem gehören zu den »klassischen« clostridialen Toxininfektionen. Neben **Clostridium perfringens** sind als Erreger dieser Erkrankungen – wenn auch seltener – *Clostridium novyi, Clostridium septicum* und *Clostridium histolyticum* von Bedeutung.

F09

◻ Tab. 1.14. Kalkulierte Antibiotikatherapie bei eitrigen oder putriden Infektionen

Antibiotika	Empfindliche Erreger
Piperacillin/ Sulbactam oder Tazobactam	Nahezu alle Enterobacteriaceae, Enterococcus faecalis, alle Anaerobier
Imipenem	Alle Enterobacteriaceae (inklusive Extended-Spektum-β-Laktamase Bildner), Entercoccus faecalis, alle Anaerobier, Cave: rasche Resistenzentwicklung bei Pseudomonas aeruginosa
Cephalosporine 3. Generation	Nahezu alle Enterobacteriaceae, keine Enterokokken, Anaerobier (außer B. fragilis)
Metronidazol	Nahezu alle Anaerobier (inkl. B. fragilis), nicht wirksam bei Enterobacteriaceae, keine Enterokokken
Penicillin G	Peptostreptococcus, Prevotella, Fusobacterium, Bacteroides (außer B. fragilis), keine Enterobacteriaceae, keine Enterokokken

> Der Nachweis dieser Clostridien ist keineswegs gleichbedeutend mit der klinischen Diagnose Gasbrand, da z.B. *Clostridium perfringens* in der Darmflora vorkommt und eine Kontamination von Haut, oberflächlichen Wundschichten usw. häufig ist. Nur ein Clostridiennachweis bei gleichzeitiger Myositis/Myonekrose entspricht dem Befund Gasbrand.

Pathogenese. Die Erreger kommen ubiquitär vor. Zur Wundinfektion kommt es unter anaeroben Bedingungen, v.a. bei stark gequetschtem und nekrotischem Gewebe ohne adäquate Blutversorgung oder mit Fremdkörpern in der Wunde. Es kommt zur Zellulitis im primär nekrotischen Muskelgewebe mit Ausbreitung der Infektion in gesundes, nicht vorgeschädigtes Muskelgewebe. Durch Toxinämie und Clostridiämie treten Fieber und Schocksymptomatik auf.

Symptomatik. Heftiger Wundschmerz verbunden mit lokaler Schwellung und Blässe mehrere Stunden und Tage nach einem Trauma mit Rotfärbung der gespannten umgebenden Haut, Blasen, Knistern der Haut, serosanguinösem (fleischwasserfarben) Wundexsudat mit charakteristischem Geruch und häufig Krepitationen bei der Palpation. Schwerer Krankheitsverlauf mit Tachykardie, Schock und Multiorganversagen (ohne Behandlung). Bei foudroyantem Verlauf kann der Gasbrand bereits innerhalb von 5 h zum Tode führen.

Diagnostik. Im Röntgenbild sieht man eine Muskelfiederung. Blutkulturen (anaerobe) oder Probeexzision von frisch entnommener Muskulatur des Krankheitsprozesses. Schneller Transport ins Labor (für Anaero-

F09

bier geeignete Transportmedien). Mikroskopischer Erregernachweis von reichlich clostridialen Zellen im gramgefärbten Muskelquetschpräparat.

Differenzialdiagnose. Aerobe/anaerobe Mischinfektion ohne Myositis oder Myonekrose (sog. Gasphlegmone). Ätiologisch beteiligt sind gasbildende aerobe und/oder anaerobe Bakterien (z.B. *Klebsiella*, *Peptostreptococcus. Bacteroides*). Auch *Clostridium perfringens* kann an dieser polybakteriellen Infektion beteiligt sein. Die Prognose der Gasphlegmone ist bei wirksamer chirurgischer und antibiotischer Behandlung im Gegensatz zum Gasbrand meist gut.

Therapie. Der Erfolg hängt vom frühen Beginn der chirurgischen Therapie ab, mit Entfernung des gesamten nekrotischen Gewebes, **Fasziotomie zur Dekompression, offen lassen der Wunden**, lokaler Spülung mit H_2O_2 (desinfizierend und O_2-Entwicklung in der Wunde). Ggf. auch frühzeitige Amputation. Ergänzend **◀F09** kann eine hyperbare Sauerstofftherapie bzw. Oxygenation unterstützend zur Operation herangezogen werden. Außerdem antibakterielle Chemotherapie mit Penicillin-G 20 Mio. IE/Tag. Der Einsatz der hyperbaren Sauerstofftherapie ist umstritten.

Prophylaxe. Schwierig bei ubiquitärem Vorkommen (Darm, Erdboden). Obligate Asepsis und Antisepsis und frühzeitige chirurgische Wundbehandlung mit dem Ziel, den Clostridien kein »Milieu« zur Vermehrung und Toxinbildung zu bieten.

1.6.4 Tetanus

F07

Erreger ist *Clostridium tetani*, ein anaerobes grampositives Stäbchenbakterium mit der Fähigkeit zur Bildung von Toxinen (z.B. Tetanospasmin), das im ZNS Muskelkrämpfe bewirkt. Der Keim kommt im Darm von Mensch und Tier sowie im Erdboden vor. Die Sporen sind extrem widerstandsfähig (Überlebenszeit bei feuchter Hitze von 100°C bis zu 2 h) und können in alle Wunden gelangen.

Pathogenesen. Die Keime vermehren sich in Nekrosebezirken oder im Rahmen von Mischinfektionen mit aeroben, sauerstoffzehrenden, anaerobioseerzeugenden Bakterien und bilden das Toxin Tetanospasmin. Dieses gelangt durch axonalen Transport oder auf dem Blutweg in das ZNS (graue Substanz), wo es die Freisetzung von inhibitorischen Transmittersubstanzen blockiert. Es kommt zur unkontrollierten Entladung von motorischen Neuronen (Krämpfe).

Symptomatik. Die Inkubationszeit beträgt wenige Tage bis Wochen. Erstsymptom sind Spasmen der Kau- und Gesichtsmuskulatur. Der Tod tritt infolge Asphyxie durch Lähmung der Schlund- und Atemmuskulatur ein.

Diagnostik. Klinische Diagnose oder Tetanospasminnachweis aus dem Wundexzidat durch Tierversuch. Die Erregeranzucht ist schwierig.

Chirurgische Therapie. Die großzügige Wundexzision schafft aerobe Verhältnisse und stoppt die weitere Vermehrung des Erregers sowie die Toxinbildung. Begleitend lokale Desinfektionsmaßnahmen.

Medikamentöse Therapie. Systemische Applikation von Penicillin G, ggf. Erweiterung bei Mischinfektion. Symptomatische Behandlung der Krämpfe durch Muskelrelaxanzien sowie künstliche Langzeitbeatmung, Bekämpfung einer bakteriellen Infektion der tiefen Atemwege (Beatmungspneumonie) durch Antibiotika. Humanes Antitoxin bindet im Blut zirkulierendes und in der Wunde vorhandenes Tetanospasmin. Aktive Immunisierung des Kranken mit Tetanustoxoid zum Aufbau einer Immunität.

> ❶ **Cave**
> Letalität trotz intensivmedizinischer Behandlung bei noch 10–30 %.

Prophylaxe. Chirurgische Wundbehandlung auch bei Bagatellverletzungen, da ubiquitäres Vorkommen von *Clostridium tetani.* Aktive Immunisierung durch antitoxische, d.h. toxinneutralisierende Wirkung der vom Organismus rechtzeitig bereitgestellten Antikörper (Tetanustoxoid). Die aktive Immunisierung kann auch während der Schwangerschaft durchgeführt werden. Im Verletzungsfall ggf. Simultanimpfung, d.h. gleichzeitige Applikation von humanem Tetanus-Immunglobulin (Antikörper zum »Sofortschutz«) und – an anderer Körperstelle – von Tetanustoxoid. Falls bei einem Patienten mit einer offenen Verletzung kein Impfstatus abgeklärt werden kann (z.B. Polytrauma), erfolgt eine simultane aktive und passive Immunisierung.

1.6.5   Tuberkulose

Infektion mit *Mycobacterium tuberculosis* (Westeuropa), *Mycobacterium africanum* (Westafrika) oder *Mycobacterium bovis* (Entwicklungsländer). Mykobakterien haben einen hohen Lipid- und Wachsgehalt und können in Makrophagen überleben. Außerdem besteht eine enorme Resistenz gegen Umwelteinflüsse sowie gegen Laugen und Säuren

Epidemiologie. Rückgang nach dem II. Weltkrieg in den Industrieländern durch Verbesserung der Lebensumstände und durch Entwicklung antituberkulotisch wirksamer Chemotherapeutika. Neuanstieg von Tuberkulosefällen durch Anstieg der HIV-infizierten Patienten mit Exarzerbation alter tuberkulöser Herde durch Reduktion der T-Zell-Immunität der HIV-Infizierten.

Symptomatik. Durch den meist aerogenen Infektionsweg ist am häufigsten die Lunge betroffen. Die Herde in der Lunge sowie in beteiligten Lymphknoten heilen durch Einschluss persistierender Erreger in Granulomen (Tuberkulomen), die verkalken können, ab. Bei schlechter Immunitätslage kann es zur lymphogenen/hämatogenen Streuung (Miliartuberkulose) kommen. Bei hämatogener Aussaat ist ein Befall aller Organe möglich (Meningitis tuberculosa; Skeletttuberkulose, Urogenitaltuberkulose, Tuberkulose peripherer Lymphknoten u.a.).

Diagnostik. Screening mittels Tuberkulin-Hauttest, IFNgamma-Release-Assays und Thoraxröntgen. Mikroskopischer Erregernachweis aus Sputum, Bronchiallavage und Nüchternmagensaft auf »säurefeste Stäbchen« (Ziehl-Neelsen-Färbung). Erregeranzucht (Goldstandard), PCR.

Therapie. Antimykobakterielle Chemotherapeutika mit langer Behandlungsdauer (mindestens ein halbes Jahr). Zur Verhinderung der Selektion resistenter Mutanten sowie zur Minimierung von Rezidiven ist eine Kombinationstherapie unerlässlich, daher Dreier-/Viererkombination der Antituberkulotika Rifampicin, Isoniazid, Ethambutol, Pyrazinamid und Streptomycin.

1.6.6   Syphilis

Chronische Infektionskrankheit durch das Bakterium *Treponema pallidum.*

Symptomatik. Chirurgische Manifestation im Tertiärstadium in Form einer Mesaortitis luica (Aortenaneurysma insbesondere der Aorta ascendens, Aortenklappeninsuffizienz), der Ausbildung von Granulomen (Gumma) mit Organzerstörungen, Knochenbefall mit Deformitäten und Spontanfrakturen, Gelenkaffektionen mit Ergüssen und Schwellungen, Hautgeschwüren durch Aufbrechen von Granulomen.

Diagnostik. Serologischer Nachweis von Antikörpern gegen *Treponema pallidum* durch den Suchtest TPPA (*Treponema-pallidum*-Partikelagglutinationstest) und den FTA-Abs-Test (»fluorescent treponemal antibody absorption test«).

Therapie. Bei aktiver Syphilis Gabe von Penicillin G. Bei Penizillinallergie werden Cephalosporine, Tetrazykline und Erythromycin verwendet.

1.6.7   Lokale Infektionen

Bakterielle Infektionen mit Eiterbildung können lokalisiert als Phlegmone oder Empyem verlaufen. Das jeweilige Erscheinungsbild hängt vom Erreger, dem befallenen Organ sowie der Abwehrleistung des Organismus ab.

Symptomatik bei bakteriellen Infektionen
- Klassische Entzündungszeichen: Rubor, Tumor, Calor, Dolor, Functio laesa
- Allgemeinreaktionen: Fieber, Tachykardie, Leukozytose u.a.

Therapie
- ubi pus, ibi evacua → Inzision, Eiterdrainage
- Zusätzliche Antibiose bei tiefen, ausgedehnten Prozessen

Ausbreitung der Infektion
- Zunächst Lymphangitis (rote Streifen in der Haut)
- Dann regionäre Lymphadenitis (geschwollene, schmerzhafte Lymphknoten)
- Bei weiterer lymphogener Fortleitung gelangen die Erreger in die Blutbahn

---

Abszess

Eitrige Gewebeeinschmelzung, die von den umgebenden Organstrukturen durch eine Membran abgegrenzt ist, typischer Erreger ist *Staphylococcus aureus* (durch membranbildendes Exotoxin). Entstehung unter Beteiligung der lokalen Bakterienflora (Schweißdrüsenabszess, periproktitischer Abszess) oder durch exogen eingedrungene Krankheitserreger (Leberabszess, Abszess bei Anastomoseninsuffizienz).

Phlegmone

Nicht abgegrenzte, sich diffus ausbreitende eitrige Entzündung. Erreger meist β-hämolysierende Streptokokken mit gewebedestruierendem Exotoxin. Dramatischer Verlauf (z.B. bei Hohlhandphlegmone).

Empyem

Eiteransammlung in natürlichen präformierten Körperhöhlen, meist als Mischinfektionen (Aerobier/Anaerobier). Die Erreger gelangen auf dem Blut- und Lymphweg, kanalikulär oder auch direkt vor Ort, z.B. als Pleura-, Gallenblasen- oder Gelenkempyem.

Follikulitis, Furunkel, Karbunkel

Follikulitis. Infektion nur der Haarstrukturen

Furunkel. Ausbreitung in das angrenzende Gewebe der Haut um den Haarbalg herum im Sinne eines wenige Millimeter durchmessenden Abszesses

Karbunkel. Durch Konfluieren mehrerer benachbarter Furunkel entsteht v.a. am Nacken, Rücken und Gesäß eine mehrere Zentimeter große Hautnekrose

Pathogenese. Alterationen der Haut mit Sekretstau in den Ausführungsgängen der Talgdrüsen bei Abwehrschwäche (v.a. bei Diabetes mellitus) begünstigen die Entstehung von eitrigen Entzündungen des Haarbalges und der Talgdrüsen. Der verantwortliche Erreger ist fast immer *Staphylococcus aureus*.

Therapie. Lokal desinfizierende Maßnahmen, Ruhigstellung und Abszessspaltung. Antibiotika kommen lediglich bei Komplikationen zum Einsatz. Gesichtsfurunkel werden aufgrund der Gefahr der Erregerverschleppung ins ZNS konservativ therapiert, (z.B. Gabe von Cefazolin, Flucloxacillin), Bettruhe, Sprech- und Kauverbot, Flüssignahrung.

Panaritium, Paronychie

Panaritium. Eitrige Infektion der Beugeseiten von Finger und Zehen sowie des Nagelbettes

Paronychie (Umlauf). Eiterprozess am Nagelwall

Pathogenese. Erreger sind *Staphylococcus aureus* oder seltener β-hämolysierende Streptokokken.

Symptomatik. Pochende Schmerzen, Rötung und Schwellung. Im Weichgewebe ist die Tendenz zur Ausbreitung groß, sodass phlegmonöse Entzündungen entstehen. Bei Einbruch in Lymph- und Blutgefäße ist eine Sepsis möglich.

Therapie. Sofortige Inzision und Eiterableitung. Zusätzliche antibiotische Behandlung erfolgt bei tiefen Panaritien und bei Komplikationen.

Erysipel, nekrotisierende Fasziitis und Myositis
H06

Pathogenese. *Streptococcus pyogenes* (β-hämolysierende Streptokokken der Serogruppe A) dringt über Epitheldefekte in die Haut ein und breitet sich mithilfe seiner gewebezerstörenden Exoenzyme (z.B. Hyaluronidase, Desoxyribonuklease) phlegmonös in der Subkutis aus.

Symptomatik. Schmerzhafte, gezackte, scharf begrenzte Hautrötung an den Prädilektionsstellen mit rascher Ausbreitung und Allgemeinsymptomen (hohem Fieber). Bei foudroyantem Krankheitsverlauf erhebliche Nekrosen H06 (nekrotisierende Fasziitis, nekrotisierende Myositis), massive Toxinämie (Toxic-shock-Syndrom) mit tödlichem Multiorganversagen durch starken Gewebezerfall

Therapie. Antibiotisch mit hoch dosierter Penicillin-G-Gabe. Ruhigstellung und Bettruhe. Chirurgische Spaltung der Faszie als auch Abtragung aller Nekrosen erforderlich (bei Fasziitis bzw. Myositis)

Erysipeloid

Bei *Erysipelothrix rhusiopathiae*, dem Erreger des Erysipeloids des Menschen, handelt es sich um ein kurzes, schlankes, grampositives Stäbchenbakterium, das in erster Linie Erkrankungen bei Schweinen (Rotlauf), seltener bei anderen Tieren verursacht. Beim Umgang mit infizierten Tieren/Fleisch (Landwirte, Metzger, Fischer u.a.) können die Erreger über kleine Läsionen in die Haut eindringen.

Symptomatik. Eitrige, schmerzhafte, blau-rote, begrenzte Entzündung und Arthritis, rasche Abheilung innerhalb von 2 Wochen

Diagnostik. Klinik und (Berufs-)Anamnese

Therapie. Penicillin G in hoher Dosierung, Ruhigstellung

Endogene (akute hämatogene) Osteomyelitis

 Entzündung v.a. von Femur, Tibia und Humerus durch *Staphylococcus aureus* oder β-hämolysierende Streptokokken mit Manifestation hauptsächlich im Kindes- und Jugendalter.

> ❶ **Cave**
> nicht verwechseln mit der posttraumatischen Osteitis = exogene Osteomyelitis

Pathogenese. Durch Furunkel, Tonsillitis, Wundinfektion und andere bakterielle Erkrankungen gelangen die Erreger in die Metaphysen der langen Röhrenknochen und infizieren die Markhöhle (Markphlegmone). Die Infektion kann bis zum Periost oder Gelenk (Empyem) reichen. Nekrotische Knochenabschnitte werden durch Demarkierung zum Knochensequester. Bei abgeschwächtem Krankheitsverlauf entsteht nur eine abgekapselte Eiterung in der Meta-/Epiphysenregion (Brodie-Abszess). Im Verlauf häufige Defektheilungen und Übergang in eine chronische Osteomyelitis mit Fistelbildung.

Symptomatik. Sepsissymptome, Knochen- und Gelenkschmerzen

Diagnostik. Röntgen (Entkalkungen, Sequester erst nach 2–3 Wochen), Knochenszintigraphie, Erregerisolierung durch Abszesspunktion, Blutkulturen, Gewebeproben

Therapie. Hoch dosierte Gabe gut in den Knochen penetrierender Antibiotika über mindestens 6 Wochen, Ruhigstellung der Extremität, ggf. chirurgische Maßnahmen (Abszesspunktion, Sequesterentfernung)

Exogene Osteomyelitis/Osteitis

 Mischinfektionen unter Beteiligung von anaeroben Bakterien.

Pathogenese. Entsteht posttraumatisch, fortgeleitet (z.B. Zahnwurzeleiterung) oder postoperativ

Symptomatik. Chronischer Erkrankungsverlauf mit progredienter Knochendestruktion und septischer Streuung. Jederzeit Übergang in hochakuten, lebensgefährlichen Verlauf möglich

Diagnostik. Anamnese, Lokalbefund, Erregernachweis

Differenzialdiagnosen. Tuberkulose, maligner Prozess

Therapie. Lokale Sanierung mit Sequesterentfernung, Ruhigstellung der Extremität, lokale und systemische Antibiose. Bei Infekt nach Osteosynthese erfolgt ein radikales Débridement, Schaffung vitaler Verhältnisse, Implantatentfernung, ggf. Anlage eines Fixateur externe und zunächst kalkulierte und später zielgerichtete Antibiotikatherapie.

Milzbrand

Vorwiegend bei Tieren (Rinder, Schafe, Schweine u.a.) auftretende Erkrankung durch *Bacillus anthracis*, ein grampositives, zentral sporenbildendes, unbewegliches Stäbchenbakterium. Die Bakterien sind durch eine Kapsel vor der Phagozytose geschützt und bilden den Anthrax-Toxin-Komplex.

Symptomatik. Hautmilzbrand (häufig): Sporen dringen durch die Haut ein. Nach 1–3 Tagen entwickeln sich Bläschen mit schwarzem Inhalt (Pustula maligna) und später eine schwarze Hautnekrose (Milzbrandkarbunkel). Abheilung möglich

Lungenmilzbrand durch Einatmen der Sporen (hohe Letalität)

Darmmilzbrand durch Aufnahme der Sporen mit der Nahrung (hohe Letalität)

Diagnostik. Anamnese (u.a. berufliche Exposition), Pustula maligna. Bei Hautmilzbrand Erregernachweis aus Bläscheninhalt/Exsudat, bei Lungenmilzbrand Erregernachweis aus Sputum, bei Darmmilzbrand aus dem Stuhl oder Blutkulturen

Therapie. Gabe von Penicillin G, bei Penizillinallergie u.a. Ciprofloxacin oder Doxycyclin. Ruhigstellung der betroffenen Extremität bei Hautmilzbrand. Chirurgische Maßnahmen sind wegen der möglichen Entwicklung einer Sepsis kontraindiziert.

Wunddiphtherie

Erreger ist das toxinogene *Corynebacterium diphtheriae*.

Symptomatik. Durch Resorption von Diphtherietoxin Parese motorischer Nerven sowie toxische Myokarditis. Es liegen schmerzhafte, tief nekrotisierende Wunden mit blau-violetter Verfärbung und Pseudomembranen ohne Heilungstendenz vor.

Diagnostik. Nekrotisierende Wunden ohne Heilung, Erregernachweis aus der Wunde, Nachweis des Toxinbildungsvermögens der isolierten Corynebakterien. Reiseanamnese (Tropen, GUS-Staaten, Asien etc.)

Therapie. Gabe von antitoxischem Serum, offene Wundbehandlung, Versuch der antibiotischen Erregerelimination (Penicillin G, Erythromycin)

Eitrige Meningitis

Bakterielle Entzündung der harten oder weichen Hirnhaut oder der Rückenmarkhäute, meist kombiniert (Meningitis cerebrospinalis). Chirurgisch bedeutsam sind

- aus einem Gesichtsfurunkel entstehende Meningitis
- posttraumatische Meningitis (offene Schädel-Hirn-Verletzungen)
- postoperative Meningitis (HNO-, Schädel- und Gehirnoperationen – auch als Infektion über eine liegende Liquordrainage)
- Meningitis bei Osteomyelitis des Schädels
- hämatogen entstandene Meningitis (z.B. bei Wundinfektionen oder bei Beatmungspneumonien)

Diagnostik. Klinische Symptomatik (u.a. Fieber, Nackensteifigkeit, Bewusstseinstrübung), Liquorbefund (Trübung, Zellzahl, Bakteriennachweis, Glukose, Laktat, Eiweiß), Erregernachweis aus dem »Ausgangsherd« bzw. aus Blutkulturen

Therapie. Rasche Beseitigung der Meningitisursache, systemische Gabe von liquorgängigen Antibiotika, Intensivtherapie

Wundinfektion nach Tierbiss- und Kratzverletzungen

Erreger sind *Pasteurella*, *Staphylococcus aureus* und Anaerobier.

Symptomatik. Im Bereich der Verletzung entwickelt sich nach wenigen Stunden eine akute Entzündung mit serös-blutiger oder eitriger Sekretion. Die regionären Lymphknoten sind entzündlich vergrößert.

Diagnostik. Anamnese (Tierhalter und -händler, Landwirte, Schlachthauspersonal), Abstrich aus der Wunde

Therapie. Penicillin G bei alleiniger Infektion mit Pasteurellen, Ampicillin/Sulbactam bei Mischinfektionen. Sofortige Desinfektion der Wunde, chirurgische und offene Wundbehandlung

1.6.8 Sepsis

Bakteriämie (Fungämie)

In den Blutkreislauf gelangte Bakterien (Pilze), die bei guter Abwehrlage des Organismus und bei geringer Zahl und Virulenz der Erreger symptomlos eliminiert werden.

Sepsis

Akutes, mit hoher Letalität einhergehendes Krankheitsbild, das durch in den Blutkreislauf gelangte Mikroorganismen und klassischen Entzündungszeichen evtl. deren metastatischer Absiedlung bzw. deren Bestandteile und Toxine hervorgerufen wird.

H06

Ätiologie. Häufigster gramnegativer Sepsiserreger ist *Escherichia coli (z.B. Kathetersepsis)*, häufigster grampositiver Sepsiserreger ist *Staphylococcus aureus* und häufigster Pilz als Sepsiserreger *Candida albicans*.

Symptomatik. Hohes Fieber, Leukozytose, Thrombopenie, Kreislaufversagen (septischer Schock). Unbehandelt versterben die Patienten im Multiorganversagen.

Diagnostik. Entnahme von aeroben/anaeroben Blutkulturen in der Phase des Fieberanstieges zum Erregernachweis. Suche nach einem Sepsisherd, z.B. mittels CT, MRT

Therapie. Antibiotische Therapie der Sepsis sofort nach Probennahme. Verwendung von primär bakteriziden Substanzen (in Kombination), die gegen ein breites Erregerspektrum wirksam sind. Die chirurgische Behandlung/Beseitigung des Sepsisherdes ist von größter Wichtigkeit. Beim septischen Schock erfolgt eine Volumensubstitution, Katecholamingabe, Sauerstoffgabe (ggf Intubation), Eskalation der antimikrobiellen Therapie. **H06**

1.6.9 Virusinfektionen (Tollwut, Hepatitis, Aids)

Tollwut

Der Erreger der Tollwut (Rabies, Lyssa, Hydrophobie) ist das zu den Rhabdoviren gehörige Tollwutvirus.

Pathogenese. Das Virus wird durch den Biss infizierter, das Virus im Speichel ausscheidender Tiere (Hunde, Katzen, Füchse u.a.) übertragen. Nach kurzer Vermehrungsphase in den Zellen der Wunde gelangen die Viren von peripheren Nerven in das ZNS, wo es zur Ausbildung einer Enzephalitis kommt.

Symptomatik. Inkubationszeit Wochen bis Monate, abhängig von der Entfernung der Wunde zum ZNS. Uncharakteristische Erstsymptome sind ein lokales Jucken, Brennen im Bereich der Bisswunde und Fieber. Typisch sind Spasmen im Pharynx-Larynx-Bereich, generalisierte Krämpfe, Hyperventilation, Unruhe, Halluzinationen, Paresen, Aphasie. Innerhalb weniger Tage kommt es zur Bewusstseinstrübung, zum Koma und zum Tod (oft durch Atemstillstand).

Diagnostik. Anamnese. Erreger- und Antikörpernachweis sind diagnostisch nur bedingt verwertbar. (Ein negativer Erregernachweis schließt die Tollwut nicht aus!) Antikörper werden erst sehr spät im Krankheitsverlauf gebildet.

Prophylaxe. Ausgiebige Spülung der Wunde mit Wasser und Reinigung mit Seife/Detergens (Inaktivierung des lipidhaltigen Virus), anschließend wird wie üblich desinfiziert. Infiltration von Wunde und Umgebung mit homologem Rabies-Immunglobulin, ggf. exzidieren und nicht verschließen. Intramuskuläre passive

1

sowie postexpositionelle aktive Immunisierung. Stark gefährdete Personen (Jäger, Waldarbeiter, Tierärzte u. a.) werden präexpositionell aktiv immunisiert. Schon bei V.a. eine Tollwutinfektion müssen die entsprechenden Maßnahmen ergriffen werden.

Virushepatitiden

Pathogenese. Der Erreger gelangt über die Schleimhäute und kleinste Hautläsionen in den Organismus, bereits geringste Mengen Blut (z.B. Blutreste an Kanülen) reichen aus.

Symptomatik. Infektionen mit dem Hepatitis-A- und Hepatitis-E-Virus, die fäkal-oral übertragen werden, heilen meist folgenlos aus. Infektionen mit dem Hepatitis-B-, Hepatitis-D (Delta)- und Hepatitis-C-Virus, die parenteral übertragen werden, verlaufen zwar überwiegend gutartig, können jedoch auch letal verlaufen und bei chronischem Verlauf zur Entwicklung einer Leberzirrhose oder eines hepatozellulären Karzinoms führen.

Diagnostik. Hepatitis B: Durch die Spiegel von HBs-Antigen, anti-HBs, HBe-Antigen, anti-HBe kann die chronische von der akuten Verlaufsform unterschieden werden (Erregernachweis via PCR).

Hepatitis C: Bestimmung von Anti-HCV, PCR-Verfahren

Prophylaxe. Schutz gegen Hepatitis B und D durch aktive Immunisierung und nach Virusaufnahme in den Organismus durch passive Immunisierung. Gegen Hepatitis C gibt es derzeit keine Immunprophylaxe.

Aids

Bis heute unheilbare, stets tödlich endende Erkrankung durch eine erworbene T-Zell-Immunschwäche bei Infektion mit HI-Viren. Aufgrund der Prognose und der fehlenden Immunprophylaxe hat diese Infektionskrankheit für Patienten und für die im medizinischen Bereich Tätigen eine besondere Bedeutung.

Pathogenese. Übertragbarkeit durch Blut und Blutprodukte, Genitalsekrete

Symptomatik. Die Erkrankung verläuft zunächst inapparent oder mononukleoseähnlich. Es folgt eine Latenzzeit von wenigen Jahren mit klinisch gesunden Patienten, der sich eine Periode der Lymphadenopathie und allgemeiner Symptome anschließt. Das Vollbild von Aids ist durch Infektionen mit opportunistischen Erregern, wie *Pneumocystis jiroveci*, Toxoplasmen, Mykobakterien, gekennzeichnet.

Diagnostik. ELISA-Test zum Nachweis von Antikörpern gegen das HI-Virus, Western-Blot-Test bei positivem ELISA-Test. Die Diagnose »HIV-Infektion« wird erst gestellt, wenn beide Tests mit 2. Serumprobe positiv sind. Direkter Virusnachweis auch durch PCR.

 — Umsichtiges – nicht hysterisches – Verhalten beim Umgang mit HIV-positiven Patienten
— Nach Stichverletzung sofortige Reaktion mit umgehender Abklärung des Infektionsrisikos

1.6.10 Parasitäre Erkrankungen

Echinokokkose

Bei der Infektion des Menschen unterscheidet man die zystische Echinokokkose durch *Echinococcus granulosus* (»Hundebandwurm«) von der alveolären Echinokokkose durch *Echinococcus multilocularis* (»Fuchsbandwurm«).

□ Tab. 1.15. Vorgehen bei Stichverletzungen

Verdacht auf	Maßnahmen	
HIV	Sofort nach Verletzung umgehende Abklärung des Infektionsrisikos	Durchblutung durch Druck auf das umliegende Gewebe fördern (≥1 min) Intensive antiseptische Reinigung der Wunde HIV-Status des Patienten ermitteln Ggf. systemische, medikamentöse Postexpositionsprophylaxe des Stichverletzten (z.B. empfohlen bei perkutaner Verletzung mit Injektions- oder Hohlraumnadel) Serologischer Antikörpernachweis beim Stichverletzten[1]
HBV/HCV	Sofort nach Verletzung umgehende Abklärung des Infektionsrisikos	Wie bei möglicher HIV-Exposition HBV/HCV-Status des Patienten ermitteln, HBV-Impfstatus des Stichverletzten ermitteln Sofortige aktive/passive Immunisierung gegen HBV bei nicht vorhandenem oder unklarem Impfschutz des Stichverletzten
	Serologische Bestimmung	Anti-HBs bei geimpften Stichverletzten, aber unklaren Angaben zum Impferfolg Anti-HBc bei fehlender Impfung des Stichverletzten[1] Bestimmung von Anti-HCV[1] sowie der Transaminasen[2] Bei HCV-positiven Patienten HCV-PCR beim Stichverletzten 2 Wochen nach Verletzung zur Einleitung einer möglichen Frühtherapie

[1] Sofort und nach 6 Wochen, 3, 6, 12 Monaten; [2] Alle 2 Wochen für 3 Monate.

Pathogenese. Nach oraler Aufnahme der Eier (kontaminierte Lebensmittel, Kontakt mit infizierten Tieren) dringen die Larven im Darm durch die Schleimhaut in Blutgefäße ein.

Echinococcus granulosus entwickelt in der Leber, z.T. auch in der Lunge bis zu kindskopfgroße, flüssigkeitsgefüllte Blasen (Hydatiden) mit bindegewebiger Kapsel. Die Ruptur von Hydatiden kann zum allergischen Schock und/oder zur metastatischen Absiedlung (sekundäre Hydatidose) führen.

Echinococcus multilocularis befällt primär fast ausschließlich die Leber und wächst infiltrativ-destruierend mit Ausbildung multipler kleiner Bläschen und schleichender progredienter Zerstörung der Leber. Der Einbruch in die Blutgefäße führt zur Metastasierung in alle Organe.

Symptomatik. *Echinococcus granulosus:* Oberbauchschmerzen oder Ikterus durch lokale Verdrängung *Echinococcus multilocularis:* Oberbauchschmerzen, Ikterus und zunehmende Leberinsuffizienz. Unbehandelt endet diese Erkrankung nach mehreren Jahren fast immer tödlich.

Diagnostik. Klinischer Befund, bildgebende Verfahren (Sonographie, Computertomographie), Antikörpernachweis im Patientenserum

Therapie. **Zystische Echinokokkose:** Exstirpation der Hydatide(n) in toto ohne Ruptur der Blase

Alveoläre Echinokokkose: radikale Leberteilresektion im Gesunden kombiniert mit einer Chemotherapie (Mebendazol oder Albendazol). Die alleinige Chemotherapie mit Mebendazol oder Albendazol führt in seltenen Fällen zum Absterben des Parasitengewebes, meist wird jedoch lediglich eine Wachstumshemmung erreicht. Lebertransplantation bei ausgedehnter Leberzerstörung.

Amöbiasis

Erreger der menschlichen Amöbiasis ist das Protozoon *Entamoeba histolytica.*

Pathogenese. Die Amöben penetrieren nach oraler Aufnahme in die Blutgefäße der Darmwand und gelangen mit dem Blutstrom in die Leber.

Symptomatik. Schwere Kolitis mit tiefen Darmwandgeschwüren (Komplikation: Peritonitis) und blutigschleimiger Diarrhö (»Amöbenruhr«), Oberbauchschmerzen und Lebervergrößerung. Ausbildung von Abszessen in benachbarten Organen (z.B. Lunge) oder in Blutgefäßen. Bei schwerem Verlauf kann die Amöbiasis zum Tode führen.

Diagnostik. Anamnese bei Tropenrückkehrern. Mikroskopischer/immunologischer Erregernachweis aus Stuhlproben. Leberabszesse und andere extraintestinale Manifestationen werden durch Antikörpernachweis im Patientenserum verifiziert. Abszesslokalisation mit-

tels bildgebender Verfahren (Sonographie, Computertomographie u.a.).

Therapie. Chemotherapie mit Nitroimidazolen (z.B. Metronidazol). Chirurgisch bei großen Leberabszessen und bei Komplikationen (z.B. Perforation, Ruptur).

Askariasis

Die Askariasis, der Befall mit dem zu den Nematoden gehörenden Parasiten *Ascaris lumbricoides* (Spulwurm), ist weltweit verbreitet, in den Tropen eine der häufigsten Helminthiasen.

Pathogenese. Aus den oral aufgenommenen Eiern schlüpfen im Duodenum Larven, die über Darmwand, Blut, Leber, Trachea wieder in den Verdauungstrakt gelangen.

Symptomatik. Abdominalschmerzen, Durchfall und Erbrechen, ggf. mit Askaridenileus. Bei Einwandern in die Gallenwege Verschlussikterus, bei Perforation der Dünndarmwand kann eine Peritonitis entstehen

Diagnostik. Mikroskopischer Nachweis der Eier im Stuhl, bei Komplikationen jeweils geeignete Methoden (z.B. Röntgen).

Therapie. Antihelminthische Chemotherapie unter Verwendung von Albendazol, alternativ Mebendazol. Chirurgisch bei abdominellen Komplikationen wie Askaridenileus, Verschlussikterus, Pankreatitis oder Perforation.

1.7 Prävention postoperativer Wundinfektionen

I. Kappstein

 Cave
Wundinfektionen sind immer möglich – auch bei einwandfreier Hygiene.

1.7.1 Erregerreservoire

Postoperative Wundinfektion
Symptomatik. Wundinfektionszeichen sind Rötung, Schwellung, Überwärmung Schmerzen, Wundheilungsstörung, Sekretion und/oder sog. »Spannungsblasen«
Pathogenese. Perioperative bakterielle Kontamination abhängig von einem Missverhältnis der natürlichen lokalen und systemischen Abwehrfunktion und der Pathogenität des Erregers. Begünstigend wirken Fremdkörper (z.B. Hüft- oder Kniegelenksprothesen), sodass eine geringe Keimzahl ausreicht.
▼

Diagnostik. Körpertemperatur, Entzündungsparameter (C-reaktives Protein, Leukozytenzahl, Differenzialblutbild), mikrobiologische Untersuchung, bildgebende Verfahren

Endogene perioperative Erregerreservoire (häufig)

❶ Cave

Wichtigstes Erregerreservoir ist die körpereigene Flora des Patienten.

- Die Hautflora des Patienten kann auch bei sorgfältiger präoperativer Desinfektion des Operationsfeldes nicht eleminiert werden
- Bei Darmoperationen besteht eine Infektionsgefahr durch die Mischflora im Darm aus gramnegativen Enterobakteriazeen, Enterokokken und gramnegativen Anaerobiern
- Intraoperativ ist eine hämatogene oder lymphogene Streuung in die Wunde mit intra- oder postoperativ günstigen Bedingungen für Absiedlung und Wachstum möglich
- Die Nase gilt als Hauptreservoir des Menschen für *S. aureus*, von wo die restliche Körperhaut besiedelt wird
- Ausschwemmung aus dem Nasopharynxraum in die Blutbahn bei der In- und Extubation hypothetisch

Exogene perioperative Erregerreservoire

Die Luft im Operationssaal ist wahrscheinlich ohne Bedeutung (außer bei streng aseptischen Eingriffen mit Implantation großer Fremdkörper). Möglich ist eine aerogene Übertragung durch Personen, die unbemerkt und trotz Beachtung der Regeln der Asepsis potenziell pathogene Keime streuen.

Hautflora des Personals. Die Haut des Personals in der Operationsabteilung stellt durch die ständige Abgabe von abgeschilferten Epithelien bei Bewegung und Aktivität ein potenzielles Erregerreservoir dar. Da die Haut mikrobiell besiedelt ist, werden häufig mit den Epithelien auch Mikroorganismen in die Luft freigesetzt.

Nasopharyngealflora des Personals. Die chirurgische Maske (Mund-Nasen-Schutz) reduziert die Abgabe potenziell kontaminierter Tröpfchen aus dem Nasen-Rachen-Raum. Das Ausmaß der Freisetzung von Nasopharyngealflora des Operationsteams hängt davon ab, wie viel während der Operation gesprochen wird. Kontamination durch Sedimentation von Tröpfchen aus

dem Nasen-Rachen-Raum des Operationsteams in den Operationssitus.

Hände des Personals. Häufiger Kontaminationsweg, daher hat die präoperative Händedesinfektion das Ziel, die transiente Flora zu eliminieren und die residente Flora weitgehend zu reduzieren. Die sterilen OP-Handschuhe leisten einen zusätzlichen Beitrag zur Senkung des Kontaminationsrisikos der Wunde.

Haare des Personals. Das Haar wird durch die Kopfhaut kontaminiert, spielt aber bei der Streuung von Mikroorganismen in die Luft des OP-Saales wahrscheinlich keine Rolle.

Flächen und Gegenstände. Flächen in größerer Distanz (z.B. Wände, Fußboden, Geräte) spielen keine Rolle, von Bedeutung sind alle Gegenstände, die nicht regelrecht sterilisiert wurden (selten).

1.7.2 Kontaminationsklassen operativer Eingriffe

Seit Jahrzehnten werden je nach Art des Eingriffs verschiedene Kontaminationsklassen operativer Eingriffe unterschieden, die lange Zeit zur Stratifizierung der Patienten in Gruppen mit unterschiedlichem postoperativem Wundinfektionsrisiko verwendet wurden (◘ Tab. 1.16).

Erregerspektrum
- *Staphylococcus aureus* (häufig)
- *Staphylococcus epididermis*
- *Escherichia coli*
- Enterokken
- *Bacteroides fragilis*-Gruppe
- *Candida albicans*

1.7.3 Risikofaktoren für operative Eingriffe

Endogene Risikofaktoren

- Höheres Lebensalter: reduzierte Abwehrfunktionen
- Extremes Übergewicht: Infektionen im Bereich der Inzision durch reduzierte Durchblutung, größeres Wundgebiet, größere operationstechnische Probleme durch das adipöse Gewebe
- Begleitkrankheiten: mehrere schwere Krankheiten
- Nasale Besiedlung mit *S. aureus*

■ Tab. 1.16. Kontaminationsklassen operativer Eingriffe

Sauberer (= aseptischer) Eingriff	Keine physiologische mikrobielle Besiedlung und keine Entzündung oder Infektion im Operations-gebiet, weder Respirations- noch Gastrointestinal- oder Urogenitaltrakt eröffnet
	Primärer Wundverschluss und, falls erforderlich, geschlossene Drainagen
	Keine Kontamination des Operationsgebietes durch ortsständige Flora oder Infektion (z.B. Schild-drüsen-, Herz-, Gelenkoperation)
Sauber-kontaminierter (= bedingt asepti-scher) Eingriff	Operationsgebiet mit physiologischer mikrobieller Besiedlung, z.B. Eröffnung des Respirations-, Gastrointestinal- oder Urogenitaltraktes unter kontrollierten Bedingungen ohne ungewöhnliche Kontamination
	Kontamination des Operationsgebietes mit wenig virulenter Flora in mäßiger Keimzahl (z.B. Oropharynx-, Gallenwegs-, vaginale Operation)
Kontaminierter Eingriff	Größerer Bruch in der aseptischen Technik oder deutlicher Austritt von Darminhalt oder Vorliegen einer akuten, aber nichteitrigen Entzündung im Operationsgebiet oder frische Verletzungswunde
	Erhebliche Kontamination des Operationsgebietes durch endogene Standortflora oder exogene Erreger (z.B. Dickdarmoperation, Operation bei frischer Unfallwunde), Eingriffe mit Eröffnung des Urogenitaltraktes bei kolonisiertem Urin oder mit Eröffnung der Gallenwege bei kolonisierten Gallenflüssigkeiten
Schmutziger oder infi-zierter (= septischer) Eingriff	Eitrige Infektion im Operationsgebiet, Perforation im Gastrointestinaltrakt oder ältere Verletzungs-wunde mit devitalisiertem Gewebe
	Massive Kontamination des Operationsgebietes durch endogene Standortflora oder exogene Erre-ger (z.B. Operation nach Darmperforation, bei eitriger Cholezystitis, operative Versorgung einer äl-teren Verletzungswunde)

— Infektion entfernt vom OP-Gebiet an einer anderen Körperstelle
— Kontaminationsklasse des Eingriffs
— Hypothermie während des Eingriffs

Exogene Risikofaktoren

— Dauer des präoperativen Aufenthaltes: je länger, umso schwerer die Erkrankungen und umso grö-ßer die Möglichkeit der Besiedlung mit potenziell pathogenen, auch (multi-)resistenten Erregern
— Präoperative Haarentfernung durch konventionelle Rasur am Abend vor der Operation
— Spezielle Operationstechniken, z.B. erhöhtes Ster-numinfektionsrisiko bei koronarer Bypassopera-tion unter Verwendung der A. mammaria interna, möglicherweise wegen daraus resultierender schlechterer Sternumdurchblutung
— Dauer der Operation: Je länger die Operation, umso höher das Expositionsrisiko für die Wunde und umso größer die Möglichkeit der Gewebetrau-matisierung wegen längerer Manipulationen am Gewebe
— Allogene Bluttransfusionen, wenn die Leukozyten nicht weitgehend durch Filtration eliminiert sind

1.7.4 (Multi-)resistente Erreger

In den vergangenen Jahrzehnten hat die Häufigkeit (multi-)resistenter Erreger, insbesondere **M**ethicillin-(= **O**xacillin-)**r**esistenter *S.-aureus*-Stämme (**MRSA, ORSA Vancomycin-resistente Enterokokken und Acinobacterbaumanii**), weltweit stark zugenommen. **H07** Neben dem Selektionsdruck durch (Breitspektrum-) Antibiotika wird dafür als wichtigster Faktor eine man-gelhafte hygienische Qualität bei der Patientenversor-gung angesehen.

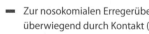

❯ — Zur nosokomialen Erregerübertragung kommt es überwiegend durch Kontakt (v.a. über die konta-minierten Hände des Personals und über konta-minierte Gegenstände bzw. Instrumente im wei-teren Sinne). **H07**
— Auf eine gute Basishygiene muss im Umgang mit jedem Patienten zu jeder Zeit Wert gelegt werden.
— Wichtig ist auch ein psychologischer Effekt: Der Verzicht auf strikte Isolierungsmaßnahmen im Umgang mit Patienten, bei denen MRSA nachge-wiesen wurde, führt zur Entängstigung der Pa-tienten, deren Angehöriger sowie des Personals.

1

Maßnahmen zur MRSA-Prävention
- Jeder Patient gilt als potenziell besiedelt
- Häufiges Durchführen der Basishygiene wie Händedesinfektion, da Erregerübertragung bereits durch diese einfachen Hygienemaßnahmen vermeidbar ist
- Die meisten Patienten können zusammen mit anderen Patienten in Mehrbettzimmern untergebracht werden. Eine räumliche Distanzierung des Patienten im Einzelzimmer ist nur dann sinnvoll und gerechtfertigt, wenn es aufgrund der klinischen Symptomatik (z.B. ausgedehnte chronische Hautkrankheit mit MRSA-Besiedelung) wahrscheinlich ist, dass der Patient sein Umfeld erheblich kontaminiert. Dieser Grundsatz hat jedoch unabhängig von der Antibiotikaempfindlichkeit bei allen Erregern Gültigkeit.
- Händedesinfektion, Einmalhandschuhe, Schutzkittel, ggf. Mund-Nasen-Schutz
- Betreten des Krankenzimmers in normaler Arbeitskleidung möglich
- Beim Verrichten von Tätigkeiten am Patienten (Verbandwechsel, Absaugen) werden Schutzkleidung und Handschuhe angelegt
- Dekolonisierung bei nasaler Besiedelung durch Mupirocin-Nasensalbe

1.7.5 Präventionsmaßnahmen beim Personal

Das Personal muss je nach Aufgabengebiet verschiedene, teils organisatorische, teils konkrete Hygienemaßnahmen beachten.

Bereichskleidung
- Vor Betreten der Operationsabteilung in der Umkleide Kasak, Hose, Haube und Bereichsschuhe anziehen (verdeckt darunter getragene saubere private Kleidung, z.B. T-Shirt mit kurzen Ärmeln, möglich)
- Nach Kontamination wechseln
- Vor Verlassen der Abteilung auszuziehen (soll sehr sauber sein, weil sie unmittelbar unter dem sterilen OP-Kittel getragen wird, und soll deshalb nicht außerhalb der Operationsabteilung getragen werden)
- Bereichsschuhe aus praktischen Erwägungen (nicht aus Gründen der Infektionsprävention) erforderlich, weil sie häufig während der Eingriffe kontaminiert werden und maschinell gewaschen werden können

Schmuck und Armbanduhren

Schmuck an Händen und Unterarmen sind nicht mit den hygienischen Anforderungen im OP zu vereinbaren (beeinträchtigt ebenso wie Nagellack und künstliche Fingernägel die Händedesinfektion und muss vor dem Operieren ohnehin abgelegt werden). Halsketten, Ohrringe und auch Nasenringe (sowie sonstiges Bodypiercing) sind aus hygienischer Sicht irrelevant und deshalb – ebenso wie Brillen – auch im OP möglich.

Händedesinfektion
- Vor Betreten des OP-Flurs, d.h. noch im Umkleideraum, durchführen
- Als wichtigste Regel der Basishygiene auch bei der (prä- und postoperativen) Patientenversorgung in der OP-Abteilung von großer Bedeutung
- Muss vom gesamten Personal (also auch der Anästhesie oder der Kardiotechnik) berücksichtigt werden

Kopfschutz
- Soll das Haar vollständig bedecken (für Vollbartträger zusammenhängender Kopfbartschutz)
- Soll verhindern, dass Haare in das Operationsfeld gelangen
- Kein Einfluss auf die Luftkeimzahl im OP-Saal
- Außerhalb der OP-Säle ohne konkreten hygienischen Nutzen (trägt aber dazu bei, dass das Personal immer ordentlich aussieht)

Mund-Nasen-Schutz (Maske)
- Nur im Operationssaal während der Operation bei allen anwesenden Personen sinnvoll, auf dem Flur und in den Nebenräumen nicht erforderlich (hygienische Bedeutung von Masken in aller Regel bei weitem überschätzt)
- Masken für das Operationsteam sinnvoll, um den Operationssitus so gut wie möglich zu schützen (außerdem bieten sie Schutz vor verspritzendem Blut)
- Muss dicht am Gesicht anliegen und Mund und Nase vollständig bedecken
- Masken müssen während der Operation nicht routinemäßig, z.B. alle 2 h, gewechselt werden, denn das Risiko einer Kontamination des steril gekleideten OP-Personals und/oder des offenen OP-Situs beim Maskenwechsel ist größer als der postulierte Nutzen frischer Masken
- Zwischen 2 Eingriffen entweder anbehalten oder ablegen und entsorgen; nicht herunterhängen lassen, da die Innenseite durch die Nasen-Rachen-Flora kontaminiert ist; nach längerem, aber nicht notwendigerweise nach jedem kurzen Eingriff wechseln

- Für das Reinigungspersonal, das zwischen den Eingriffen den Operationssaal säubert, nicht erforderlich

Sterile Operationskleidung

- OP-Team erhält sterile Kittel und Handschuhe nach der chirurgischen Händedesinfektion
- Bei Kittelwechsel während der Operation erst den Kittel, dann die Handschuhe ausziehen, um Kontamination der Hände zu vermeiden (nach kurzer Händedesinfektion neuen Kittel und Handschuhe anziehen lassen)

Sterile Handschuhe

- Bei starker Beanspruchung der Handschuhe (z.B. erhöhte Perforationsgefahr in der Traumatologie) grundsätzlich mit doppelten Handschuhen operieren
- Tragen von doppelten Handschuhen reduziert das Risiko einer Kontamination mit bzw. Inokulation von Blut
- Wechsel der Handschuhe nach Perforation und nach septischem Teil einer Operation erforderlich (dazwischen kurze Händedesinfektion)

Verhalten während der Operation

- Türen des Operationssaales während der Operation möglichst immer geschlossen lassen, weil sonst die RLT-Anlage ihre Funktion nicht erfüllen kann
- Während der Operation Anzahl der im OP-Saal anwesenden Personen soweit wie möglich reduzieren und unnötigen Personaldurchgang vermeiden

Ablegen der OP-Kleidung

- Nach dem Eingriff Kittel, Handschuhe und Maske im OP-Saal in die jeweiligen Entsorgungsbehälter ablegen
- Schuhe bei sichtbarer Kontamination ebenfalls im OP-Saal ausziehen

1.7.6 Chirurgische Händedesinfektion

Mit der chirurgischen (oder präoperativen) Händedesinfektion soll die Elimination der transienten und eine weitgehende Reduktion der residenten Hautflora erreicht werden. Sie wird von allen steril gekleideten Personen des unmittelbaren Operationsteams vor Betreten des Operationssaales durchgeführt.

Erster operativer Eingriff
Verwendung von alkoholischen Einreibepräparaten

- 1 min Waschen der Hände und Unterarme bis zum Ellenbogen mit Flüssigseife (vor dem ersten Eingriff des Tages, danach nur noch bei Verschmutzung der Hände oder bei Überschuss an Hautpflegemittel)
- Wenn überhaupt, dann nur die Fingernägel und Nagelfalze, nicht die Haut mit der Nagelbürste reinigen
- Haut mit einem sauberen Einmal- oder Baumwolltuch gründlich abtrocknen
- Danach das Händedesinfektionsmittel mindestens 1,5 min in ausreichender Menge in die Haut einreiben, so dass die Haut gut benetzt ist:
- 1 min Hände und Unterarme bis unterhalb der Ellenbogen
- 1 min Hände und unteres Drittel der Unterarme (Handschuhbereich)
- 1 min nur noch Hände und Handgelenke
- Desinfektionsmittel einreiben, bis die Haut trocken ist

Verwendung antiseptischer Seifen (z.B. Polyvidon-Iodseife)

- 1 min Waschen der Hände und Unterarme bis zum Ellenbogen (Nagelbürste siehe oben)
- Danach weitere 3–4 min Waschen mit antiseptischer Seife (Schema siehe oben)
- Zum Schluss die Seife unter fließendem Wasser abspülen
- Mit sauberem Baumwolltuch gründlich abtrocknen

Aufeinanderfolgende Eingriffe

Händewaschen. In der Regel nicht erforderlich (nur bei Verschmutzung bzw. deutlichen Resten von Hautpflegemitteln)

Händedesinfektion. Liegt die letzte Händedesinfektion <60 min zurück, ist eine Händedesinfektion von 1 min Dauer vor dem nächsten Eingriff ausreichend (OP-Handschuhe nicht anlassen, da ohne Effekt auf die Hautkeimzahl). Liegt die letzte Händedesinfektion >60 min zurück, erneut 3 min desinfizieren.

1.7.7 Präventionsmaßnahmen beim Patienten

Im Rahmen der Operationsvorbereitung werden noch auf der Station (in der Regel am Tag vor der Operation) sowie unmittelbar präoperativ in der OP-Abteilung verschiedene Vorkehrungen getroffen, mit denen die hygienischen Voraussetzungen für die Operation erfüllt werden sollen.

1

Präoperative Vorbereitung des Patienten auf der Station

Körperpflege. Am Vortag baden oder duschen, dabei auf gründliche Reinigung bestimmter Körperregionen wie Nägel oder Bauchnabel achten sowie ggf. Nagellack entfernen. Die Verwendung antimikrobieller Seife hat keinen Einfluss auf die Häufigkeit postoperativer Infektionen, sodass für die Körperwaschung am Tag vor dem Eingriff normale Seife verwendet werden kann.

Bettzeug. Bett nur frisch beziehen, wenn die Bettwäsche nicht mehr sauber ist. Gilt auch für sog. »septische« Patienten und Patienten mit MRSA

Verbände. Evtl. vorhandene Verbände erneuern, wenn sie nicht mehr frisch sind

Haarentfernung. Haare lassen sich ebenso gut desinfizieren wie die Haut, deshalb möglichst keine Haarentfernung durchführen. Wenn konventionelle Rasur, dann unmittelbar präoperativ, da minimale, d.h. nicht notwendigerweise sichtbare, Hautläsionen unvermeidbar sind. Am besten Haarschneidemaschine mit auswechselbaren 1x-Scherköpfen verwenden, dann auch Haarentfernung am Vortag möglich, da dabei kurze Stoppeln stehen bleiben und keine Hautläsionen entstehen. Auswechselbare Scherköpfe erforderlich, nach jedem Patienten reinigen und anschließend desinfizieren, am besten durch Einlegen für 10 min z.B. in 70%igen Alkohol. Auch Anwendung von Haarentfernungscreme am Vortag möglich (evtl. zuvor Allergietestung durchführen).

Transport in die Operationsabteilung. Patient in der Regel nur mit frischem Operationshemd ohne Unterwäsche bekleidet (saubere persönliche Unterwäsche möglich). Nach Umlagerung vom Bett auf den OP-Tisch über mechanische Hebevorrichtung die Auflagefläche ringsum wischdesinfizieren (z.B. mit alkoholischem Flächendesinfektionsmittel in Spendereimern mit getränkten Vliestüchern).

Maßnahmen beim Patienten in der Operationsabteilung

In der Regel (aus Tradition) Haarschutz und bei Regionalanästhesie meist auch Maske (beides aber aus Gründen des Infektionsschutzes nicht erforderlich).

Hautdesinfektion. Meist durch Operateur nach der chirurgischen Händedesinfektion, aber vor Anziehen des Operationskittels und der Handschuhe. Wenn erforderlich (z.B. bei Notfalloperation), die Haut über dem Operationsgebiet zuvor abwaschen (z.B. mit Polyvidon-Iodseife). Großflächige Desinfektion des Operationsfeldes mit einem geeigneten Hautdesinfektionsmittel, z.B. Polyvidon-Iod-Alkohol-Lösung, in Analogie zur chirurgischen Händedesinfektion während z.B. 1,5–2 min (keine Untersuchungen zur Dauer der Hautdesinfektion vorhanden) dabei das Desinfektionsmittel mit reichlich getränkten Tupfern auf der Haut verreiben und Tupfer mehrfach wechseln.

Abdecken des Patienten. Sterile Tuchabdeckung durchgeführt von 2 Personen, die schon den sterilen Kittel und die sterilen Handschuhe angezogen haben (die Handschuhe müssen anschließend nicht notwendigerweise gewechselt werden), Mehrweg- oder Einwegtücher möglich.

❶ **Cave**

Die Maßnahmen bei Operationen von Patienten mit eitrigen Infektionen (sog. »septische« Eingriffe) sowie von Patienten mit meldepflichtigen übertragbaren Krankheiten gemäß §§ 6, 7 Infektionsschutzgesetz (z.B. Salmonellose, Tuberkulose) oder von Patienten mit Kolonisierung bzw. Infektion durch multiresistente Erreger (z.B. MRSA) unterscheiden sich davon nicht. Insbesondere ist weder die Durchführung solcher Eingriffe am Ende des OP-Tages zwingend noch müssen postoperativ spezielle Desinfektionsmaßnahmen vorgenommen werden. Die während des Eingriffs verwandten Materialien und Gegenstände werden, wie nach jedem Eingriff üblich, entweder entsorgt oder für den Transport zur Aufbereitung bereitgestellt

1.7.8 Maßnahmen bei blutassoziierten Virusinfektionen

Schutz des Personals vor infizierten Patienten

Auch Patienten, von denen man (noch) nicht weiß, dass eine mit Blut und Körperflüssigkeiten übertragbare Infektion (Hepatitis-B/C- oder HIV-Infektion) vorliegt, können infektiös sein. Daher müssen bei allen Patienten die gleichen Vorsichtsmaßnahmen beachtet werden:

- Das Tragen von doppelten Handschuhen reduziert das Risiko einer Kontamination mit bzw. Inokulation von Blut
- Im Falle eines Nadelstichs wird durch das Abstreifen des Blutes am Handschuhmaterial die inokulierte Blutmenge vermindert
- Schnitt- und Stichverletzungen müssen durch umsichtiges und konzentriertes Arbeiten im Umgang mit scharfen und spitzen Gegenständen vermieden werden

- Anstelle des manuellen Fassens und Führens der Nadel muss eine Operationstechnik mit vermehrtem instrumentellen Arbeiten angewandt werden
- Wenn mit Verspritzen von Blut in die Umgebung zu rechnen ist, müssen Schutzbrillen getragen werden, um Bindehautkontakt zu vermeiden

Schutz der Patienten vor infizierten Operateuren

Übertragungen von HBV oder HCV von infizierten Operateuren auf Patienten wurden wiederholt publiziert. Sie entstehen durch:
- Kontakt des Blutes vom Operateur mit Blut bzw. Gewebe der Patienten
- unbemerkte und nicht blutende Hautschäden des Operateurs
- nicht sichtbare Beschädigungen der OP-Handschuhe

Entscheidender Risikofaktor ist eine sehr hohe Viruskonzentration des Operateurs.

Infiziertes Personal muss v.a. bei sog. übertragungsträchtigen Eingriffen besondere Vorsichtsmaßnahmen beachten. Übertragungsträchtige Eingriffe sind:
- Operationen in beengtem Operationsfeld
- Operationen mit unterbrochener Sichtkontrolle
- lang dauernde Operationen (mit dadurch bedingten Handschuhschäden)
- Sternotomieverschluss (und vergleichbare Situationen mit starker Beanspruchung der Hände beim Knüpfen)

> **Maßnahmen zur Vermeidung einer Übertragung**
> - In manchen Fällen sind (vorübergehende) Einschränkungen des Tätigkeitsspektrums erforderlich
> - Operateure müssen regelmäßig (z.B. einmal jährlich) die diagnostischen Marker untersuchen lassen, um eine Serokonversion möglichst früh zu entdecken und nicht unbemerkt zu einem vermeidbaren Risiko für die Patienten zu werden
> - Bei Viruskonzentrationen < 10^9 Gäq/ml ist das Übertragungsrisiko gering
> - Eine HBV-Infektion ist durch die aktive Impfung vermeidbar und somit für jeden Operateur Pflicht

1.7.9 Perioperative Antibiotikaprophylaxe

Ziel der perioperativen Antibiotikaprophylaxe ist die Keimzahlreduktion und die Wachstumshemmung potenziell pathogener Bakterien im Operationsgebiet, um das Risiko einer Infektion im Operationsgebiet zu reduzieren. Jede Antibiotikagabe hat Auswirkungen auf die Normalflora und kann zur Entwicklung bzw. Selektion resistenter Erreger führen. Außerdem erhöht ein unangemessener Gebrauch von Antibiotika zur perioperativen Antibiotikaprophylaxe (zu lang und/oder zu breit) die Antibiotikakosten beträchtlich. Daher sollte die perioperative Antibiotikaprophylaxe *möglichst kurz und »schmal«* erfolgen.

Verwendet werden Basisantibiotika mit Wirksamkeit gegen *S. aureus* und normale Enterobakteriazeen (z.B. *E. coli*) sowie ggf. gegen Anaerobier. Dabei wird möglichst nur eine einzige Dosis verabreicht. Die perioperative Antibiotikagabe muss unmittelbar vor der Operation erfolgen, nach dem Operationsende erfolgt keine erneute Antibiotikagabe. Lediglich bei langen Operationen mit erhöhtem Blutverlust ist eine erneute Gabe der perioperativen Antibiotikaprophylaxe erforderlich.

Auswahl der Antibiotika: Standardprophylaxe

Erforderlich ist die Wirksamkeit gegen *S. aureus* und (normale) Enterobakteriazeen, wie z.B. *E. coli*:
- Basiscephalosporine oder Aminopenicillin-β-Laktamaseinhibitor für Herz- und Gefäßchirurgie, Thoraxchirurgie, Orthopädie, Unfallchirurgie und Neurochirurgie
- Metronidazol, β-Laktamaseinhibitor oder Clindamycin (Anaerobier) für Allgemeinchirurgie, Gynäkologie/Geburtshilfe, Urologie, Hals-Nasen-Ohren-Chirurgie und Zahn-Mund-Kiefer-Chirurgie
- Clindamycin (in Kombination mit einem Aminoglykosid bei β-Laktamallergie
- Vancomycin nur, wenn MRSA-Infektionen häufig sind

1.7.10 Dekontamination

Reinigung, Desinfektion und Sterilisation sind verschiedene Methoden der Dekontamination. Die Wahl der Dekontaminationsmethode hängt davon ab, welches potenzielle Risiko für den Patienten von einem Gegenstand ausgeht (◘ Tab. 1.17). Unabhängig von der Methode muss für eine vollständige Trocknung gesorgt werden.

Tab. 1.17. Risikokategorien für Gegenstände

Kategorie	Beispiele	Art des Patientenkontakts	Infektionsrisiko	Dekontaminationsverfahren
Nicht kritische Gegenstände	Blutdruckmanschette, Stethoskop, Bettgestell, Möbel, Waschbecken, Wände, Fußboden	Mit intakter Haut, aber nicht mit Schleimhäuten	Nicht vorhanden oder zu vernachlässigen	Reinigung
Semikritische Gegenstände	Beatmungs-, Narkosezubehör, Endoskope	Mit Schleimhäuten oder nicht intakter Haut	Infektionsrisiko bei Kontamination mit potenziell pathogenem Mikroorganismus	Reinigung und Desinfektion
Kritische Gegenstände	Kanülen, chirurgische Instrumente, intravasale Katheter, Blasenkatheter, Implantate	Kontakt mit dem Blutgefäßsystem und/oder sterilem Gewebe	Hohes Infektionsrisiko bei Kontamination mit Mikroorganismen aller Art	Reinigung und Sterilisation

Reinigung. Die Beseitigung sichtbarer Verunreinigungen (z.B. Schmutz, Staub, organisches Material). Dabei wird gleichzeitig ein großer Anteil an Mikroorganismen beseitigt.

Desinfektion. Die weitgehende oder vollständige Eliminierung potenziell pathogener Mikroorganismen (außer bakterieller Sporen).

Sterilisation. Die vollständige Elimination aller mikrobiellen Zustandsformen (inkl. bakterieller Sporen), also sowohl der potenziell pathogenen Mikroorganismen als auch apathogener Keime (Dampfsterilisation bzw. Autoklavieren ist die sicherste Methode).

1.7.11 Antiseptische Wundbehandlung

Primär heilende Wunden müssen nicht in regelmäßigen Abständen mit einem Antiseptikum behandelt werden. Man entfernt also ca. 48 h postoperativ den noch im Operationssaal gelegten Verband, säubert die Wunde ggf. und kann anschließend noch einmal ein Antiseptikum auf die Wunde geben. Die Wunden können offen bleiben oder mit einem Pflasterstreifen bedeckt werden. Allerdings muss die Wunde weiterhin beobachtet werden (z.B. sekundäre Dehiszenzen).

Sind Drainagen vorhanden, ist eine regelmäßige antiseptische Behandlung an deren Austrittsstelle sinnvoll, bis die Hautdefekte nach ihrer Entfernung wieder verschlossen sind. Nahtmaterial und Hautklammern werden mit sterilen Instrumenten nach gründlicher Desinfektion der Naht entfernt.

Verbandwechsel

Nach Möglichkeit soll beim Verbandwechsel **zu zweit** gearbeitet werden, weil dadurch das aseptische Arbeiten erleichtert wird. Unabhängig davon, ob die Wunden infiziert sind oder nicht, soll der Verbandswagen zum Patienten mitgenommen werden, denn man hat im Zimmer des Patienten praktisch nie eine geeignete Ablagefläche zur Verfügung, auf der man z.B. ein Tablett mit den notwendigen Materialien abstellen kann (wenn das Verbandsmaterial in diesen Fällen nicht ohnehin in die Kitteltaschen gesteckt und dann letztlich auf dem Patientenbett abgelegt wird). Diese Improvisation wird auf die Patienten eher unprofessionell wirken. Ein solches Vorgehen ist darüber hinaus mit den Erfordernissen eines unter aseptischen Kautelen durchzuführenden Verbandwechsels nicht zu vereinbaren.

Vorgehen

- Bei großen Wundflächen und daher Risiko der Kontamination der Arbeitskleidung Arztkittel vorher ablegen und z.B. Einmalschürze umbinden
- Händedesinfektion durchführen und Einmal-Handschuhe anziehen
- Verband bis auf die wundabdeckenden Kompressen entfernen und vorsichtig in einen gut erreichbaren Abfalleimer entsorgen
- Danach die wundabdeckende Kompresse mit steriler Pinzette abnehmen und ebenfalls ohne Kontamination der Umgebung sofort entsorgen
- Handschuhe ausziehen und Händedesinfektion durchführen, anschließend mit No-Touch-Technik weiterarbeiten, d.h. kein Kontakt der Wunde mit den Händen, sondern nur mit sterilen Instrumenten
- Reinigung der Wunde wie im individuellen Fall erforderlich (z.B. Kompressen mit Kochsalzlösung tränken und die Umgebung der Wunde sauber wischen)
- Antiseptikum auf die Wundfläche auftragen und trocknen lassen
- Frische Wundauflagen auflegen und geeignet fixieren

- Arbeitsfläche des Verbandswagens z.B. mit alkoholischem Flächendesinfektionsmittel desinfizierend reinigen
- Abschließend nochmals Händedesinfektion und Dokumentation des Zustands der Wunde im Krankenblatt

Wundspülungen

Jede Flüssigkeit zum Spülen von Wunden muss steril sein. Leitungswasser ist nicht keimfrei und kann sog. Wasserbakterien, z.B. *Pseudomonas* spp., enthalten. Beim Duschen infizierter Wunden mit Leitungswasser kann es also zu einer sekundären Kontamination der Wunde kommen, wenngleich der damit erzielte mechanische Spüleffekt positiv ist, weil Sekretreste und nekrotisches Gewebe auf schonende Art gründlich entfernt werden.

1.8　Schock und Traumareaktion

K. Meßmer, L. Frey

Definition allgemein. Plötzlich von außen einwirkende Kräfte auf den Organismus führen zum Versagen der körpereigenen Kompensationskräfte.

Definition medizinisch. Bezeichnung einer akuten oder nur kurzfristig kompensierbaren Störung des Gleichgewichts zwischen Sauerstoffangebot und Sauerstoffbedarf der lebenswichtigen Organe. Schockindex. Quotient aus Pulsfrequenz und systolischem Druck (RR). Der Normalwert liegt zwischen 0,4 und 0,7. Ein Schock wird durch einen Quotienten >1 diagnostiziert (Tachykardie und Hypotension); Beispiel: Puls 140/min, Blutdruck 80/50: Schockindex 140/80 = 1,75.

1.8.1　Traumatischer Schock

Hauptursache ist eine Hypovolämie infolge größerer Blutverluste (hämorrhagisch-traumatischer Schock).

Symptomatik

Die vier wichtigsten klinischen Aspekte des traumatischen Schocks sind laut Fischer (1870):

- Haut und Peripherie kühl, schwitzend, Blässe und Zyanose der Akren und Lippen (zentrale Blässe mit Akrozyanose)
- Subjektive Zeichen von Übelkeit, Schwäche und Durst (Schwindel, Schwäche)
- Kaum messbarer Blutdruck und »fliegender Puls« (Hypotonie, Tachykardie)
- Spärliche bis versiegende Urinausscheidung (Oligo-, Anurie)

Typen der Traumareaktion

Typ 1. Heftige Allgemeinreaktion mit Blässe, Ohnmacht und Schweißausbruch. Rasche Erholung innerhalb von Minuten bis Stunden.

Typ 2. Heftige Allgemeinreaktion mit Blässe, Schweißausbruch, extremer Schwäche bei erhaltenem Bewusstsein, Durstgefühl, meist bei sog. Mehrfachverletzungen (mehrere schwere Extremitätenverletzungen oder Extremitätenverletzungen in Kombination mit Verletzungen von Körperhöhlen), Erholung erst im Verlauf einer längeren Krankheitsperiode mit Anämie.

Typ 3. Allgemeinreaktion wie oben, scheinbar rasche Erholung über einige Stunden, gefolgt von Ausfall der Organfunktionen und Tod nach einigen Tagen oder Wochen infolge Multiorganversagens (siehe Typ 5).

Typ 4. Wie Typ 3, relativ rasche, scheinbare Erholung über Stunden, 20–48 h später jedoch zunehmende Dyspnoe, Verwirrtheitszustand und Exitus meist bei deutlich feststellbarer Zyanose.

Typ 5. Der Mehrfachverletzte (meist Körperhöhlenverletzung in Kombination mit Frakturen langer Röhrenknochen und/oder des Beckens) kommt mit dem klinischen Bild wie Typ 3, erholt sich, entwickelt aber im Verlauf von 4–8 Tagen Fieber, ein schweres Krankheitsbild mit Dyspnoe infolge zunehmenden Lungenversagens, zeigt meist Nierenversagen und schließlich Ikterus. Es ist das Bild des multiplen Organversagens (MOF, »multiple organ failure«) und stellt im Grund eine Kombination von Typ 3 und 4 mit protrahiertem septischem Verlauf dar.

Primäre und sekundäre Traumareaktion

Dieses komplexe und multifaktorielle Geschehen setzt ein, wenn das Schockgeschehen über die »**goldene Zeit**« der ersten **1–2 h** nach dem Trauma andauert.

Sympathoadrenerge Reaktion. Kardiorespiratorischer Stimulation mit entsprechender Pulsbeschleunigung, initiale Zunahme des Herzminutenvolumens sowie – sobald auch eine Hypovolämie vorliegt – die Zentralisation des Kreislaufes.

Neuroendokrine Reaktion. Durch den Traumareiz werden verschiedene Hormone ausgeschüttet (Katecholamine, antidiuretisches Hormon, Aldosteron, ACTH, Kortison, Vasopressin und Endorphine). Daneben werden beim Gewebetrauma verschiedene Mediatoren und Zytokine freigesetzt, wie Interleukin 1 und Tumor-Nekrose-Faktor α (TNF-α). Die freigesetzten

1

Mediatoren schädigen die Endothelzellen (endotheliale Dysfunktion) und machen die Gefäßwand der Mikrogefäße vermehrt für die Makromoleküle des Plasmas durchlässig.

Änderung der Mikrozirkulation. Konstriktion der prä- und postkapillaren Gefäßsegmente. Die präkapillaren Widerstandsgefäße verlieren ihren Tonus vor den postkapillaren Venolen. Dadurch vermindert sich der Ausstrom aus dem Kapillargebiet und der Rückfluss des Blutes nimmt infolge Stase ab. Gesamtresultat ist ein verminderter venöser Rückfluss.

Hyperkoagulabilität. Durch den veränderten Blutfluss mit disseminierter intravaskulärer Koagulation (DIC) und Verbrauch der Gerinnungsfaktoren. Durch die gesteigerte Fibrinolyse kann eine hämorrhagische Diathese verstärkt werden. Die Blutviskosität hängt stark von der Strömungsgeschwindigkeit ab und steigt bei signifikant verlangsamter Strömung aufgrund der Erythrozytenrouleaubildung an.

Translokation von Bakterien und Endotoxin aus dem geschädigten Darm. Endotoxin ist in der Lage, alle Mediatoren zu aktivieren, die von den Zellen produziert werden. Eine Minderperfusion kann zur Schädigung der Darmmukosa führen. Folgen sind die Beeinträchtigung der Mukosabarriere mit Übertritt von Bakterien oder Bakterientoxinen aus dem Darmlumen in die Blut- oder Lymphbahn. Diese sog. Translokation führt vornehmlich in der Leber zur Aktivierung von Makrophagen und Freisetzung von Mediatoren, die wesentlich zum *Circulus vitiosus* im späten Schockstadium beitragen.

Immobilisierung des Patienten in unphysiologischer Rückenlage. Spätfolge im unmittelbaren Zusammenhang mit dem postoperativen Vorgehen. Sie löst ein pathogenetisches Geschehen mit vermehrtem intrapulmonalem Rechts-links-Shunt aus, v.a. wenn diese erzwungene Rückenlage mit einem wesentlichen Gewebetrauma im Zusammenhang steht.

Auswirkungen des Blutvolumenverlustes

Zum Blutvolumenmangel kommt es durch Blutverluste nach außen, in das Körperinnere (präformierte Höhlen, wie Thorax, Abdomen), in das Gewebe (z.B. bei geschlossenen Frakturen) sowie in traumatisiertes Gebiet (z.B bei großflächigen Verbrennungen).

Bei einem Blutvolumenmangel von 20–30% beginnt die sog. Kreislaufzentralisation, d.h. die Umverteilung des verbleibenden Blutflusses auf die überlebenswichtigen Organe Herz- und Zentralnervensystem.

Als Maßnahmen zur Gegenregulation kommt es zur Drosselung der Durchblutung der Haut und der Muskulatur, der Durchblutung der Abdominalorgane im Gebiet der A. coeliaca, der Aa. mesentericae sup. und inf. sowie der Nieren. Bei längerer Dauer der Zentralisation kommt es zu ischämischen Schädigungen der betroffenen Organe.

Nieren

Im Rahmen des Schocks sehr starke Drosselung der Nierendurchblutung. Die Nieren haben schon unter Ruhebedingungen einen hohen Sauerstoffverbrauch und reagieren deshalb empfindlich. Die kritische Zeitgrenze der arteriellen Drosselung der Nierendurchblutung wird mit 1–2 h angegeben. Bei länger dauerndem Volumenmangel und persistierender Vasokonstriktion bzw. Hypoxie kommt es zum akuten posttraumatischen Nierenversagen.

Leber

Die Leber reagiert auf die relative Anoxie noch empfindlicher als die Nieren und die komplexen aeroben Stoffwechselvorgänge werden unter Anhäufung von Laktat (Milchsäure) beeinträchtigt. Die Leber muss auf den weniger ATP-produzierenden anaeroben Stoffwechsel mit Leberfunktionsstörungen (Bilirubinanstieg, Abfall der Gerinnungsfaktoren) ausweichen. Klinisch führt dies nach dem Schockzustand zum »postaggressiven« Ikterus. Außerdem wird im Schock die Entgiftung endogener und exogener Substanzen behindert. Die Aktivierung und Freisetzung von proinflammatorischen Zytokinen aus den Zellen des retikuloendothelialen Systems kann die Entzündungsreaktion weiter unterhalten.

Lunge

Die Hypovolämie erhöht das Ventilations-Perfusions-Verhältnis durch Thrombineinschwemmung, Thrombozytenaggregation und proinflammatorische Zytokine von 0,8 auf 2. (Hypoxämie-)bedingt entsteht durch eine Zunahme des Shunt-Volumens in der Lunge eine frühe respiratorische Insuffizienz. Die Hypokapnie entsteht durch Hyperventilation und Hypoperfusion.

Daher muss bei jedem Polytraumatisierten jederzeit die Oxygenierung sichergestellt sein (Überwachung durch transkutane Pulsoxymetrie und direkte Blutgasbestimmung) und der Patienten so lange als respiratorisch insuffizient betrachtet werden, bis durch wiederholte Blutgasanalysen das Gegenteil bewiesen ist.

Der Circulus vitiosus wird durch frühe Atelektase- und Hypoxieprophylaxe verhindert, außerdem wirkt der mittels CPAP (»continuous positive airway pressure«) bei Spontanbeatmung und bei Beatmung mittels PEEP (»positive end-exspiratory pressure«) angehobene endexspiratorische Druck der Atelektasetendenz entgegen.

Herz

Die Herzleistung ist aufgrund der verminderten kardialen Vorlast verringert. Aufgrund des traumatischen Schocks mit Blutvolumenverlust erfolgt eine extreme Katecholaminausschüttung, welche die myokardiale Kontraktilität erhöht. Es kommt zur akuten Mehrbelastung des rechten Herzens – insbesondere beim älteren Menschen mit einem bereits vorgeschädigten Herz. Die Therapie zielt in erster Linie auf eine Verbesserung der kardialen Vorlast.

Blut

Blutverdünnung bzw. Dilutionsanämie. Der Blutverlust wird durch Vergrößerung des Plasmavolumens aus dem extrazellulären und sekundär auch dem intrazellulären Raum akut kompensiert. Außerdem werden Wasserreserven im Darm und Interstitium mobilisiert, sodass es insgesamt zur Blutverdünnung (Dilutionsanämie) kommt.

Die Sauerstoffversorgung der Gewebe ist auch bei niedrigen Hämatokritwerten gewährleistet, da das Sauerstoffangebot an das Gewebe vom Sauerstoffgehalt im Blut (Hb-Wert und Oxygenierung: pO_2) sowie vom Sauerstofftransport zum Gewebe (Sauerstoffgehalt × Herzzeitvolumen) abhängt. Allerdings führen Hypovolämie und nachfolgende Zentralisation in weiten Gefäßgebieten zu einer kritischen Verlangsamung der Mikrozirkulation.

❗ Cave

- Für eine normale kardiovaskuläre Förderleistung und damit für die Sauerstoffversorgung der Gewebe ist die Normovolämie wichtiger als die absolute aktuelle Erythrozytenzahl!
- Die Kombination von Anämie und Hypovolämie ist vital gefährdend. Das bedeutet in der Praxis, dass Verluste intravasalen Volumens sofort und vollständig ausgeglichen werden müssen.

Rheologische Veränderungen. Das Blut als nicht homogene Flüssigkeit hängt in seiner Suspensionsstabilität außer vom Hämatokrit stark von der Flussgeschwindigkeit ab. Mit abnehmender Fließgeschwindigkeit des Blutes nimmt die Viskosität zu. Zunehmende Viskosität bedeutet aber wachsender Strömungswiderstand. Bei gewissen Schockarten können disproportionierte Blutvolumenverluste auftreten (z.B. bei Ileus, schweren Infektionen und Verbrennungen), indem Plasma und

Makromoleküle den intravasalen Raum verlassen. Es kommt zur Verstärkung der Hypovolämie und zur Bluteindickung (Hämokonzentration).

❗ Cave

Die Dauer des Volumenmangels ist von wesentlicher Bedeutung für die Entstehung irreversibler Schädigungen der parenchymatösen Organe, insbesondere von Niere und Leber.

Neurale Schockmechanismen

Hypovolämischer und traumatischer Schock bewirken eine starke Katecholaminausschüttung. Die körpereigenen Vasokonstriktoren Adrenalin (α und β), Noradrenalin (α und β) und Vasopressin bewirken eine Zentralisation des Blutkreislaufs. Es kommt zur irreversiblen Schädigung von inneren Organen nach einer kritischen Zeit von 1–2 h ausgesprochener Hypovolämie sowie zu weiteren Schäden durch Bakterientoxine und Zytokine.

Vasovagale Traumareaktion

Die psychisch oder orthostatisch ausgelöste Kreislaufdepression kann zum Ohnmachtsanfall führen. Es kommt zur Weitstellung der Muskel- und Abdominalgefäße ohne Steigerung des Herzminutenvolumens und dadurch zu einer relativen Oligämie des Gehirns mit dem Resultat eines Kollaps. Der Puls ist bei niedrigem Blutdruck aufgrund einer starken peripheren und kardial negativ-inotropen Vaguswirkung langsam. Die Patienten erholen sich in horizontaler Körperlage sehr rasch.

Hypertone Traumareaktion

Ein erhöhter Blutdruck tritt nach Verletzungen – auch Mehrfachverletzungen – auf. Dazu müssen < 30 % des Blutvolumens verloren sein und der Patient gleichzeitig starke Schmerzen haben. Folge ist die Verzögerung einer adäquaten Volumentherapie.

 Cave

Bei Traumapatienten kommt es nach Verabreichung von Analgetika oder bei Einleitung einer Narkose ohne gleichzeitige Volumentherapie nicht selten zur Hypotension, weil die schmerzbedingte sympathikoadrenerge Stimulation dann entfällt.

Ermittlung des Bedarfsvolumens

Das Bedarfsvolumen wird durch messbare Kreislaufgrößen, wie Puls, Blutdruck, zentralvenösen Druck (ZVD) und »wedge pressure« (pulmonal-kapillärer Verschlussdruck, bestimmbar mittels Swan-Ganz-Katheter) bestimmt.

1

> **Normwerte Blutvolumen]**
> — Blutvolumen beim Mann entspricht 7 ± 0,5 % des Körpergewichtes
> — Blutvolumen bei der Frau entspricht 6,5 ± 0,5 % des Körpergewichtes
> — Blutvolumen bei Kindern unter 10 Jahren etwa 8–9 % des Körpergewichtes

> **Bewertung des ZVD (in Rückenlage unter Spontanatmung)**
> — **Norm:** 4–8 cmH$_2$O
> — **Absolute** oder **relative Hypovolämie:** 2–4 cmH$_2$O bedeuten mittel- (< 20 %) bis höhergradigen (20–40 %) Volumenmangel
> — **Hypervolämie:** > 12–15 cmH$_2$O deuten auf eine zunehmende Hypervolämie, > 15 cmH$_2$O auf eine gefährliche Hypervolämie (Überladung!) bzw. Rechtsherzversagen

Blutdruck und Puls unter zunehmendem Blutvolumenverlust

Die klassischen Größen Blutdruck und Pulsfrequenz ergeben auch heute noch wertvolle Informationen – insbesondere beim Frischtraumatisierten oder beim akuten Blutverlust; wichtig sind v.a. die Veränderung dieser Größen im zeitlichen Verlauf. Fallender Blutdruck bei steigendem Puls ist ein recht eindeutiger Hinweis auf absoluten oder relativen Blutvolumenmangel! Die Pulsfrequenz reagiert schneller und empfindlicher auf fortschreitende Blutverluste als der Blutdruck (Orientierungsgröße).

H07 Der **Schockindex** nach Allgöwer wird aus dem Quotienten Puls/systolischer Blutdruck gebildet:
— 0,5 = normal
— 1 = Blutverlust bis 30 %
— 1,5 = ausgesprochenes Schockbild mit Pulsfrequenz von 120 und einem Blutdruck von 80 mmHg (massiver Blutverlust mit Lebensgefahr)

Veränderung des ZVD als Maß für das sog. Niederdrucksystem

Das arterielle Stromgebiet enthält 20 % des Blutvolumens (Druck leicht peripher messbar), das venöse Stromgebiet 80 % des Blutvolumens (Druck nur über ZVD messbar).

Der zentrale Venendruck (ZVD) gibt Hinweise auf den venösen Rückfluss, die zirkulierende Blutmenge, die kardiale Vorlast sowie auf eine gefährliche Volumenüberladung oder eine Rechtsherzinsuffizienz. Er muss im Verlauf mehrfach bestimmt werden.

Fehlermöglichkeit sind falsch hohe Werten bei Thoraxtrauma (z.B. Hämatothorax oder Pneumothorax) oder bei erhöhtem intraabdominellen Druck (z.B. intraabdomineller Blutung, Pressen, starken Schmerzen).

❶ Cave

Der ZVD ist nur für den Druck im rechten Vorhof repräsentativ und zeigt ein drohendes Linksherzversagen nicht ohne weiteres an.

Swan-Ganz-Katheter

Bei kritischen Kreislaufzuständen hat sich deshalb die Verwendung eines **Swan-Ganz-Katheters** bewährt, mit dem sowohl der Druck in der A. pulmonalis, aber auch der »pulmonary wedge pressure" bestimmt werden kann. Der Swan-Ganz-Katheter erlaubt somit die direkte Bestimmung des Druckes in der A. pulmonalis und ebenso die indirekte Bestimmung des Druckes im linken Vorhof, da der Druck in der kapillaren pulmonalen Endstrombahn den Druck im linken Vorhof widerspiegelt. Er lässt deshalb einerseits das Angebot an das rechte Herz (den venösen Rückfluss) und andererseits über die Bestimmung des sog. »cardiac output« (Herzzeitvolumen, mittels Kälteverdünnungsmethode) die Förderleistung des linken Herzens beurteilen und stellt damit einen wertvollen Parameter zur Überwachung der intravenösen Volumentherapie bei Patienten mit Herzerkrankungen dar. Als zusätzliche Größe zu den Kreislaufparametern kann auch die stündliche Urinausscheidung über den Volumenstatus Aufschluss geben.

1.8.2 Septischer Schock und Schocktoxine

Pathogenese

Komplexes Zusammenspiel mikrobieller Faktoren mit den Antwortreaktionen des Organismus. Endotoxine (Wandbestandteile von Bakterien) bewirken die Freisetzung von Zytokinen aus polymorphkernigen Granulozyten, Thrombozyten und Makrophagen, die chemisch Lipopolysacchariden entsprechen. Die Balance zwischen den pro- und inflammatorischen Zytokinen bestimmt das klinische Erscheinungsbild der Sepsis. Bei einer Dysregulation zugunsten einer exzessiven Freisetzung proinflammatorischer Zytokine resultiert ein SIRS mit Organdysfunktionen.

Klinische Einteilung

SIRS (»systemic inflammatory response syndrome«). Steht für eine klinisch-laborchemische Konstellation, welche die Antwortreaktion des Organismus auf einen infektiösen Stimulus beschreibt. Wenn mindestens 2 der folgenden 5 Bedingungen erfüllt sind, liegt ein SIRS vor.

- Körpertemperatur > 38°C oder <36 °C
- Herzfrequenz > 90/min
- Atemfrequenz > 20/min
- Leukozytenzahl > 12.000/l oder < 4000/l
- Stabkernige Neutrophile > 10 %

Sepsis. Der Entzündungsherd ist bekannt.

Schwere Sepsis. Es sind bereits Dysfunktionen von Organsystemen (Lunge, Niere, Leber, Gerinnung) aufgetreten.

Septischer Schock. Arterielle Hypotonie (systolischer Blutdruck <90 mmHg) oder Blutdruck kann nur mithilfe von Vasopressoren gehalten werden und eine Hypovolämie ist als Ursache für die Hypotonie ausgeschlossen. Hohes Herzzeitvolumen bei einem niedrigen peripheren Widerstand (hyperdynames Kreislaufversagen), warme, gut durchblutete Extremitäten, O_2-Verwertungsstörung auf zellulärer Ebene.

Organmanifestation

Vom septischen Geschehen sind alle Organsysteme betroffen. Häufig lässt sich jedoch eine unterschiedliche zeitliche Abfolge der klinischen Dysfunktionen der Organsysteme erkennen.

Lunge

Pathophysiologie. Alveoläre und interstitielle Flüssigkeitsansammlung mit Steigerung des pulmonal-arteriellen Druckes. Ausbildung eines intrapulmonalen Rechts-Links Shunts mit Hypoxämie.
Klinik. Mittelgradige respiratorische Insuffizienz mit Hypoxämie, Hypokapnie, ARDS (»acute respiratory distress syndrome«) mit morphologischem Umbau des Lungengewebes.
Therapie. Durch Beatmung mit PEEP und andere supportive intensivmedizinische Maßnahmen (Kreislauftherapie, Flüssigkeitsbilanzierung) muss die Gasaustauschfunktion der Lunge aufrechterhalten werden.

> ❶ **Cave**
>
> Tritt im Rahmen einer Sepsis ein ARDS auf, so wird das Lungenversagen häufig prognosebestimmend. Die Letalität wird bei dieser Konstellation mit bis zu 60 % angegeben.

Niere

Das akute Nierenversagen (ANV) ist eine ernste Bedrohung des Patienten im septischen Schock. Ursächlich spielen Minderperfusion, zytotoxische Effekte von Mediatoren und gesteigerte Apoptose eine Rolle. Oft ist der temporäre Einsatz von Nierenersatzsystemen (Hämofiltration, Dialysebehandlung) erforderlich.

Leber und Gastrointestinaltrakt

Frühzeitige Beeinträchtigung der Leberfunktion, aber erst später Anstieg der Leberenzyme im Serum. Die erhöhte Laktatkonzentration kann durch eine gesteigerte Laktatproduktion in peripheren Organen oder durch eine verminderte Laktatverstoffwechslung in der Leber verursacht sein. Die Barrierefunktion der Darmmukosa wird in der Sepsis beeinträchtigt und der Übertritt von Bakterien- und Bakterienbestandteilen in den Portalkreislauf kann zur Freisetzung proinflammatorischer Mediatoren durch die Leber führen.

Herz

Beeinträchtigung der myokardialen Funktion (diastolische Herzaktion) in der Sepsis durch zirkulierende Substanzen. Beobachtet wurden Ödembildung, Desensibilisierung von β-Rezeptoren und Störung der Kalziumhomöostase. Beim Übergang eines hyperdynamen septischen Schocks (hohes HZV, niedriger peripherer Widerstand) in einen hypodynamen septischen Schock (niedriges HZV) wird die Herzleistung der limitierende Faktor im Multiorganversagen.

1.8.3 Anaphylaktische und anaphylaktoide Schockreaktionen

Pathogenese. Anaphylaktischer Schock: Immunogene (Protein, Insektengift, Fremdserum) oder Haptene (Arzneimittel wie Penicillin, Analgetika, Chinidin, Röntgenkontrastmittel) reagieren mit spezifischen oder kreuzreagierenden Antikörpern. Dabei werden hochaktive Mediatorsubstanzen (Histamin, Serotonin, Bradykinin sowie die Leukotriene LTC-4, LTD-4 und LTE-4) aus Granulozyten und Mastzellen freigesetzt.
Anaphylaktoide Reaktion: Substanzen führen direkt zur Freisetzung biogener Amine und anderer vasoaktiver Mediatoren.
Symptomatik. Das Syndrom tritt binnen Minuten auf. Rasche Progredienz mit generalisiertem Pruritus, meist Erythem und urtikariellen Plaques. »Rote« Konjunktiven, oft Asthmaanfälle, Schüttelfrost, Angstgefühl, gelegentlich Erbrechen und Diarrhö. Extrem hohe Pulsfrequenz, Absinken des Blutdrucks und Verlust des Bewusstseins sind Anzeichen lebensbedrohlicher Pro-

gredienz. Dieses akute Bild ist meist mit adäquater Therapie rasch reversibel.

❶ Cave

Bei anaphylaktischem Schock kann unmittelbare Lebensgefahr bestehen.

Sofortmaßnahmen beim anaphylaktischem Schock

Wegen der akuten Lebensgefahr ist **rasches Handeln** erforderlich:
- Kopf-Oberkörper-Tieflage
- Schaffung venöser Zugänge
- Volumensubstitution i.v. (Elektrolytlösung, Kolloidlösung)
- Adrenalin i.v.

Die handelsübliche Epinephrinlösung wird durch Aufziehen von 1 ml der handelsüblichen Lösung auf 10 ml verdünnt, davon werden unter Puls- und Blutdruckkontrolle 1–3 ml langsam intravenös injiziert.

1.8.4 Der »schlechte Zustand«: Differenzialdiagnose der Schockzustände

Differenzialdiagnosen der kalten, hypotonen Tachykardie (Schock)

- Herzinfarkt
- Basale Pneumonie mit Oberbauchperitonismus
- Akuter enteraler Infekt mit Flüssigkeitsverlust über den Darm
- Infekt mit wesentlichem Toxinanfall
- Akuter grippaler Infekt
- Vergiftungen

❶ Cave

Jeder Zustand mit manifester Kreislaufzentralisation erfordert eine kardiorespiratorische Reanimation und eine gut überwachte Flüssigkeitszufuhr. Die Sofortbehandlung muss daher von jedem verantwortlichen Notarzt beherrscht werden.

Differenzialdiagnose des Schocks

Blut. Blutverlust oder Verlust von Blutflüssigkeit (Bestimmung des Hämatokrits und evtl. des Serumnatriums!)

Lunge. Hier ist in erster Linie die akute respiratorische Insuffizienz mithilfe der Blutgase und des Thoraxröntgenbildes abzuklären. Bronchopneumonie, Ergüsse, Spannungspneumothorax und Embolie sind systematisch nachzuweisen bzw. auszuschließen.

Herz. Beim Traumatisierten ist in erster Linie an die Herzkontusion und akute Rechtsherzüberlastung zu denken, beim unklaren Notfall an den Infarkt, gelegentlich auch an die Tamponade durch Erguss (beim Traumatisierten durch Blut).

Schwerer Infekt. Mediastinitis (Schock nach Spontanperforation des unteren Ösophagus), Peritonitis, ausgedehnte phlegmonöse Entzündungen an Rumpf und Extremitäten.

Fettemboliesyndrom. Heute durch systematische prophylaktische Überdruckbeatmung praktisch vermeidbar (▶ Kap. 1.8.5).

Anaphylaktischer und anaphylaktoider Zwischenfall. Tritt innerhalb weniger Minuten nach Verabreichung bestimmter Diagnostika oder Pharmaka oder etwas später nach Genuss entsprechender unverträglicher Speisen auf.

Akutes Nebennierenversagen. Bei Patienten unter chronischer Glukokortikoidmedikation kann eine relative Nebenniereninsuffizienz vorliegen. Bei antikoagulierten Patienten und bei Hypertonikern sowie bei Vorliegen einer Tuberkulose ist auch an die akute Nebennierenapoplexie zu denken.

1.8.5 Fettemboliesyndrom

Ätiologie. Fettembolie nach Trauma: nach Frakturen, großen Weichteilverletzungen und Kontusionen sowie ausgedehnten Verbrennungen. Tritt auch nach Marknagelosteosynthese großer Frakturen auf.
Fettembolie ohne Trauma: nach Herzmassage, Anwendung der Herz-Lungen-Maschine über längere Zeit, schwerer Pankreatitis, akuter Verbrauchskoagulopathie, schweren Infektionen und Vergiftungen, Eklampsie.
Pathogenese. Das Fettembolisat wird in der Regel nicht direkt aus dem Knochenmarkdepot eingeschwemmt. Bei dem im intravasalen Raum partikulär ausgeschwemmten Fett handelt es sich um entemulgierte Blutfette. Die Störung des normalen kolloidalen Verteilungszustandes der Blutfette wird durch die beim Schock obligaten Veränderungen der Hämodynamik, der Blutrheologie, der Gerinnungsfaktoren sowie Hypoxie verursacht. Die Störung der Mikrozirkulation, anhaltende Azidose, Entgleisung der Gerinnung und des Stoffwechsels begünstigen die Entstehung der Fettembolie.
Symptomatik. Die primäre Fettembolie betrifft als Zielorgan die Lunge, die sekundäre Fettembolie als Zielorgan Herz und Gehirn.

Symptome der pulmonalen (primären) Fettembolie

- Tritt innerhalb weniger Stunden nach dem Trauma auf
- Dyspnoe, Kurzatmigkeit, Unruhe, Koma, Delirium
- Husten, evtl. blutig-schaumiger Auswurf
- Zeichen der Rechtsherzbelastung (auf dem Röntgenbild zeigt sich meistens eine ungleichmäßige diffuse Verschattung), aber nicht obligatorisch (!)
- Anstieg des Pulmonalarteriendruckes bzw. des zentralen Venendruckes
- Deutliche Hypoxämie in der Blutgasanalyse
- Führt unbehandelt oft (nach 10–20 h) zum Exitus

Symptome der sekundären Fettembolie

- Tritt meist nach einem längerem Intervall auf (24 h)
- Petechiale Blutungen im Bereich von Thorax und Konjunktiven
- Auftreten von Zerebralsymptomen (Verwirrtheit, Psychose, Bewusstlosigkeit, Apoplexiebild) sowie von Oligurie und Anurie
- Zeichen einer Rechtsherzbelastung im EKG

Therapie. Adäquate Schockbehandlung (Volumentherapie, Verbesserung der Mikrozirkulation), Behandlung der respiratorischen Insuffizienz, Beseitigung von Hypoxie und Azidose, sorgfältige Kontrolle der Herzfunktion

❶ Cave
Eine kausale Therapie der Fettembolie ist nicht möglich. Von größter Bedeutung sind daher die prophylaktischen Maßnahmen. Der entscheidende Schritt zur Prophylaxe einer Fettembolie nach Mehrfachverletzung besteht in der adäquaten Schocktherapie (intravenöse Volumensubstitution, Sicherung der Sauerstoffversorgung).

1.8.6 Schockprophylaxe und -behandlung

Die drei wichtigen Elemente der Schockprophylaxe sind:
- Volumenersatz
- Atemhilfe und Beatmung
- Pharmakologische Kreislaufbehandlung

❶ Cave
Die Behandlung muss ohne Zeitverlust erfolgen!

Volumentherapie

 Die rasche Wiederherstellung eines ausreichenden zirkulären Blutvolumens ist das oberste Ziel der Volumentherapie, dabei werden Kristalloide und künstliche Kolloide in Kombination (Verhältnis 2:1) intravenös infundiert (❏ Tab. 1.18).

❏ Tab. 1.18. Volumenersatzlösungen

Lösung	Beispiele	Verteilungsverhalten	Bemerkungen
Kristalloide Lösungen	Vollelektrolytlösungen oder 0,9%ige NaCl-Lösung	Verteilen sich rasch im gesamten Extrazellulärraum. Der intravasal verbleibende, volumenwirksame Anteil beträgt nur etwa ein Drittel des infundierten Volumens	
Kolloidale Lösungen	Hydroxyäthylstärke, Dextrane, Gelatine	Verbleiben zunächst im Intravasalraum (falls keine Permeabilitätsstörung vorliegt) Gelatine hat nur eine kurze intravasale Verweildauer (Halbwertszeit: 1,5 h), Hydroxyäthylstärke 130.000/0,4 und auch Dextran 60.000 garantieren einen volumenwirksamen Effekt von 4–6 h	Kolloide sollten zur Volumentherapie bei Hypovolämie immer in Kombination mit kristalloiden Lösungen infundiert werden, dabei hat sich das Verhältnis Kristalloide zu Kolloide 2:1 bewährt
Albuminlösungen			Prinzipiell für eine Volumentherapie geeignet, sollten jedoch für die primäre Volumen- und Schocktherapie nicht eingesetzt werden
Blutkomponenten	Erythrozytenkonzentrat		Unabhängig vom akuten Volumenbedarf Transfusion von Erythrozyten bei jungen Patienten erst bei einem Hämoglobin < 7,0 g/dl (Normovolämie vorausgesetzt)
	Fresh Frozen Plasma (FFP), Thrombozytenkonzentrat		Ein Volumenbedarf alleine ist keine Indikation zur Transfusion von FFP Transfusion von FFP bei nachgewiesenem oder hochwahrscheinlichem Mangel an Gerinnungsfaktoren und Erfolglosigkeit der chirurgischen Blutstillung

1

Atemunterstützung

Neben einem ausreichenden Herzzeitvolumen ist die optimale Aufsättigung des Blutes mit Sauerstoff in der Lunge entscheidend für den Transport von Sauerstoff zum Gewebe.

- ▬ Endotracheale Intubation zum Freihalten der Atemwege bei ungenügender Sauerstoffsättigung
- ▬ Sauerstoffinsufflation zur Anreichung der Atemluft mit Sauerstoff
- ▬ Rekrutierung: Wiedereröffnung nicht ventilierter Aveolen
- ▬ CPAP: Anwendung von kontinuierlichem positivem Atemwegsdruck
- ▬ PEEP: Beatmung mit positivem endexspiratorischem Druck
- ▬ Überwachung der Gasaustauschfunktion der Lunge durch Pulsoxymeter und Blutgasanalysen

Die Sicherung der Ventilation und eine ausreichende Aufsättigung des Blutes mit Sauerstoff sind entscheidende Voraussetzungen für eine erfolgreiche Schocktherapie. Der Schockierte und insbesondere der Polytraumatisierte ist so lange als ateminsuffizient anzusehen, bis die wiederholte Blutgasanalyse das Gegenteil bewiesen hat.

Pharmakologische Beeinflussung des Kreislaufs

Der Einsatz von Katecholaminen in der Schocktherapie zielt entweder auf eine Verbesserung der Pumpleistung des Herzens (z.B. beim kardiogenen Schock) oder eine Verbesserung des Perfusionsdrucks.

Mit der Verabreichung eines Katecholamins, das vorwiegend β-adrenerge Rezeptoren stimuliert, kann die Pumpleistung des Herzens gefördert werden. Durch Stimulation der α-adrenergen Rezeptoren (z.B. Noradrenalin) wird der periphere Widerstand erhöht, der Perfusionsdruck steigt an. Beim Einsatz von Katecholaminen im Schock ist zu bedenken, dass die endogene sympathoadrenerge Stimulation bei diesen Patienten bereits eine massive Ausschüttung von Katecholaminen bewirkt hat (◘ Tab. 1.19).

1.9 Anästhesie

M. Kaufmann, A. Urwyler, D. Scheidegger

1.9.1 Präoperative Maßnahmen

Die präoperativen Maßnahmen erfolgen in Zusammenarbeit von Chirurgen und Anästhesisten. Dabei müssen folgende Punkte beachtet werden:

- ▬ Ambulante oder stationäre Behandlung
- ▬ Art der Operation
- ▬ Dringlichkeit der Operation
- ▬ Gesundheitszustand des Patienten
- ▬ Möglichkeiten der Optimierung des Gesundheitszustandes des Patienten
- ▬ Postoperative Maßnahmen

◘ **Tab. 1.19.** Katecholamine zur Schockbekämpfung

Katecholamin	Stimulierte Rezeptoren	Indikation	Bemerkungen
Noradrenalin	α (+++) und β (+)	Hypovolämischer und septischer Schock	Gewährleistet einen ausreichenden Perfusionsdruck für die Durchblutung der vitalen Organe (Herz, Gehirn) Begleitende Volumentherapie erforderlich
Adrenalin	α (+) und β (+++)	Anaphylaktischer Schock und kardiopulmonale Reanimation	
Dopamin	In niedriger Dosierung (<4 μg/min/kgKG) dopaminenerge Rezeptoren	Verbesserung der Durchblutung von Nieren und Splanchnikusgebiet	
	Bei hoher Dosierung (>12 μg/min/kgKG) α-Rezeptoren		Wirkung mit der von Noradrenalin vergleichbar.
Dobutamin	Vorwiegend $β_2$ und $β_1$	Verbesserung der Pumpleistung des Herzens	Bei Hypovolämie kann wegen der vasodilatierenden Wirkung ($β_2$) auch ein Blutdruckabfall auftreten. Löst bei Normovolämie meist keine Tachykardie aus

Die Patienten sollen für die Operation in verschiedener Hinsicht optimal vorbereitet werden. Gezielt ist nach relevanten Krankheiten zu suchen, um den Gesundheitszustand präoperativ zu optimieren.

Außerdem gehört die umfassende Information des Patienten über den geplanten Eingriff, die vorgesehene Anästhesietechnik und die postoperative Nachbetreuung zu den präoperativen Maßnahmen.

Beurteilung des Allgemeinzustandes

Eine Reduktion des Allgemeinzustandes oder eine vorbestehende Erkrankung stellt ein zusätzliches Operationsrisiko dar. Von besonderer Wichtigkeit für den perioperativen Verlauf sind vorbestehende kardiovaskuläre oder pulmonale Erkrankungen. Bei Hinweisen auf Organpathologien oder systemische Erkrankungen müssen gezielte Laboranalysen oder bestimmte Zusatzuntersuchungen veranlasst werden.

> Bei klinisch gesunden Patienten sind keine Screening-Tests erforderlich.

Zur Abschätzung des Überwachungsaufwandes während und nach der Operation hat sich die Klassifikation nach der American Society of Anesthesiologists (ASA) in 6 Klassen weltweit etabliert:

Klassifikation nach der American Society of Anesthesiologists (ASA)
- I = gesund
- II = leichte Systemerkrankung
- III = schwere Systemerkrankung
- IV = schwere Systemerkrankung, die das Leben dauernd bedroht
- V = Patient, der erwartungsgemäß mit oder ohne Operation die nächsten 24 h nicht überleben wird
- VI = ein als hirntot deklarierter Patient für die Organspende

Patienten mit einer ASA-Klasse III oder höher müssen präoperativ gezielt abgeklärt werden.

Anamnese

- Herz/Kreislauf: Belastungsfähigkeit, Herzoperationen, Herzklappenerkrankungen, Myokardinfarkt, Angina pectoris und Hypertonie, Synkopen
- Lunge: Dyspnoe, Orthopnoe, Husten, Asthma, Nikotinabusus
- Leber: Status nach Hepatitis
- Blutgerinnung: starke Blutung nach dem Zähneputzen, unstillbare Blutungen nach Schnittverletzungen, Hämatome nach Bagatelltraumen

- Niere: Niereninsuffizienz, Status nach Nephrektomie
- Neurologie: ischämische Ereignisse, neurologische Erkrankungen, sensible und/oder motorische Ausfälle, Muskelkrankheiten, Synkopen
- Stoffwechsel: Diabetes mellitus, Hypo- oder Hyperthyreose
- Gastroösophagealer Reflux
- Allergien
- Medikamente: aktuelle Therapie
- Anästhesiezwischenfälle aufgrund früherer Anästhesien beim Patienten und in der Familie (Intubationsprobleme, Porphyrie, maligne Hyperthermie, Todesfälle)
- Sonstiges: frühere Blutübertragungen, Zahnprothese/lockere Zähne

Körperlicher Status

Der Status ergänzt die anamnestischen Erhebungen durch objektivierbare Befunde. Die folgenden Befunde sollen dabei erhoben werden:

- Herz/Kreislauf: Puls, Blutdruck, hepatojugulärer Reflux, Auskultation und Palpation
- Lunge/Luftwege: Auskultation, Perkussion, anatomische Besonderheiten der oberen Luftwege
- Orientierender Neurostatus
- Lokalstatus für Regionalanästhesie

Laboruntersuchungen

Screening-Tests

In der Regel werden bei vorliegender Indikation Hämoglobin (Hb), Hämatokrit (Hk), Leukozyten, Thrombozyten, Prothrombin, Natrium, Kalium, Blutzucker, Kreatinin und/oder Harnstoff als Laborparameter bestimmt.

Gezielte Untersuchungen

Blutgerinnung. Gibt der Patient auffällige Blutungen beim Zähneputzen, eine verlängerte Blutungszeit nach Schnittwunden oder die Bildung von Suffusionen und Hämatomen nach Bagatelltraumen an, muss nach einer Blutgerinnungsstörung gesucht werden. Bestimmung der Thrombozytenzahl und des Prothrombins.

> Will man den Einfluss von nicht steroidalen Antiphlogistika auf die Blutgerinnung ausschließen, so müssen diese Medikamente 10 Tage vor dem elektiven Eingriff abgesetzt werden. Ist der Patient antikoaguliert, ist das Sistieren der Antikoagulation unter Laborkontrolle bei den meisten elektiven Eingriffen indiziert. Eine vorübergehende Gerinnungshemmung durch (evtl. niedermolekulares) Heparin kann notwendig sein.

1

Kardiologische Abklärung

Hängt bei Patienten mit Verdacht auf KHK überwiegend von der Dringlichkeit des Eingriffes, dem Vorliegen klinischer Prädiktoren, der funktionellen Kapazität/Belastungsfähigkeit und der Art des chirurgischen Eingriffes (Hochrisikoeingriff?) ab. Außer vor großen Eingriffen dürfen die kardiale Risikostratifizierung, definitive Abklärung und Therapieanpassung bei Patienten mit erhaltener Belastungsfähigkeit auch erst postoperativ erfolgen, z.B. bei einem abnormalen EKG, einem normokarden Vorhofflimmern, einer milden Angina pectoris oder einer suboptimal eingestellten Hypertonie. Patienten nach perkutaner koronarer Intervention und Stenting sollten sich während den folgenden 2 Monate (länger bei beschichteten Stents) keinen elektiven Eingriffen unterziehen.

Bei instabiler Angina pectoris oder schlechter funktioneller Kapazität sollten weiterführende Abklärungen wie Belastungselektrokardiogramm, Echokardiographie, Dipyridamolszintigraphie und evtl. eine Koronarangiographie durchgeführt werden.

1.9.2 Präoperative Verordnungen

Nüchternheit

Bei einer Allgemeinanästhesie verlieren die Patienten ihre Schutzreflexe, sodass bei vollem Magen die Gefahr einer Regurgitation und Aspiration besteht. Die Nüchternzeit beträgt 6 h für feste Nahrung und 3 h für klare Flüssigkeit!

Medikamente

Herz- und Kreislaufmedikamente. β-Blocker, Kalziumantagonisten, ACE-Hemmer und Nitrate werden in der Regel perioperativ weiter gegeben.

Sedation. Weil ein operativer Eingriff für den Patienten immer mit zusätzlichem Stress verbunden ist, wird meistens präoperativ ein anxiolytisches Medikament verordnet. Bewährt haben sich Benzodiazepine, wie Midazolam (7,5 mg oral für gesunde Erwachsene).

NSAID. Die Einnahme von nicht steroidalen, entzündungshemmenden Medikamenten stellt keine Kontraindikation zur Durchführung einer rückenmarksnahen Anästhesie dar.

Clopidogrel. Wegen der erhöhten Blutungsgefahr soll unter Therapie mit Clopidogrel auf rückenmarksnahe Anästhesien verzichtet werden. (7–10 d Pause vor dem Eingriff)

Antikoagulation. Bei einer Therapie mit Kumarinderivaten wird die Antikoagulation durch Absetzten des Medikamentes über mehrere Tage oder durch Gabe von Vitamin K über mehrere Stunden, aufgehoben. Bei Notfalleingriffen kann die Kumarinwirkung durch die Applikation von Vitamin-K-abhängigen Gerinnungsfaktoren innerhalb von Minuten aufgehoben werden. Die Antikoagulation mit Heparin hat die Vorteile, dass mit Protamin ein sofort wirksames Antidot vorhanden ist und dass die Gerinnung bereits 3–4 h nach Absetzen des Heparins wieder im Normbereich liegt.

Perioperative Thromboseprophylaxe. Ist bei zahlreichen Eingriffen indiziert. Damit dem Patienten am Operationstag gefahrlos eine Regionalanästhesie appliziert werden kann, empfiehlt sich die Einmal-Thromboseprophylaxe mit niedermolekularem Heparin jeweils am Vorabend.

1.9.3 Anästhesieverfahren

Stand-by-Anästhesie

Bestimmte Eingriffe werden in Lokalanästhesie, jedoch in Anwesenheit eines Anästhesisten (Stand-by) durchgeführt. Diese Maßnahme kann sinnvoll sein, wenn der Allgemeinzustand des Patienten schlecht ist und eine kontinuierliche Überwachung erforderlich ist. Für jedes Stand-by gelten die gleichen Vorbereitungsregeln wie für eine Allgemein- oder Regionalanästhesie (Nüchternzeit einhalten).

Regionalanästhesie
Lokal- oder Leitungsanästhesie durch den Operateur

Wirkungsweise. Das Lokalanästhetikum wird zunächst an den Rezeptor in der Nervenmembran gebunden. Dadurch werden die Natriumkanäle verschlossen und der Einstrom für Natriumionen herabgesetzt. Durch den Verlust der Membrandurchlässigkeit für Natrium kann keine Zellmembrandepolarisation mehr erfolgen. Es setzt eine Nervenblockade ein. Die Wahl des Lokalanästhetikums hängt vom Operationsort, von der Dauer der Operation, der Art der Regionalanästhesie, der Patientengröße und vom Zustand des Patienten ab (◻ Tab. 1.20).
Unerwünschte Reaktionen. Neben den seltenen allergischen Reaktionen können toxische Reaktionen durch eine versehentliche intravasale Injektion, schnelle Resorption oder durch Überdosierung verursacht werden. Sie sind gekennzeichnet durch Reaktionen des zentralen Nervensystems (Taubheitsgefühl perioral, metallischer Geschmack auf der Zunge, Benommenheit, Schwindel, Sehstörungen, Ohrensausen, tonisch/klo-

Tab. 1.20. Maximaldosen der am häufigsten verwandten Lokalanästhetika		
Lokalanästhetikum	Maximaldosierung	
	ohne Adrenalinzusatz	mit Adrenalinzusatz
Lidocain	4 mg/kgKG	7 mg/kgKG
Mepivacain	4 mg/kgKG	7 mg/kgKG
Bupivacain	2 mg/kgKG	3 mg/kgKG
Prilocain	8 mg/kgKG	8 mg/kgKG

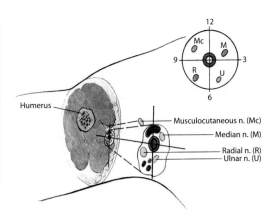

Abb. 1.17. Anatomie Plexusblockade

Musculocutaneous n. (Mc)
Median n. (M)
Radial n. (R)
Ulnar n. (U)
Humerus

nische Krämpfe, Atemstillstand) und des Herz-Kreislauf-Systems (Blutdruckabfall, Rhythmusstörungen). ZNS-Reaktionen treten vor den lebensbedrohlichen kardialen Wirkungen auf und sind deshalb als Warnzeichen einer Intoxikation zu werten.

> **Maßnahmen zur Vermeidung toxischer Reaktionen**
> - Bei der Injektion unbedingt eine intravenöse oder intraarterielle Applikation vermeiden, da sonst innerhalb von Sekunden toxische Blutspiegel erreicht werden. Deshalb vor jeder Injektion eine Aspiration auf Blut durchführen.
> - Bei Injektion des Lokalanästhetikums in blutreiches Gewebe können durch schnelle Resorption hohe Blutspiegel erreicht werden. Durch die Zugabe von Vasokonstriktoren, wie Adrenalin in einer Konzentration von 1:200.000, kann die Resorption vermindert sowie die Dauer der Nervenblockade verlängert werden. Dabei ist zu beachten, dass für die Lokalanästhesie im Versorgungsgebiet einer Endarterie, z.B. am Finger, wegen der Gefahr einer Gewebenekrose auf den Zusatz eines Vasokonstriktors verzichtet werden muss.
> - Einhaltung der Maximaldosierung (**Tab. 1.20)

Blockade des Plexus brachialis

Indikation. Die Plexusblockade bietet sich als Methode der Wahl bei Operationen und Manipulationen der Schulter, des Armes und der Hand an.
Technik. Der Plexus brachialis wird klassischerweise mit drei verschiedenen Zugängen blockiert:
- Interskalenärer Zugang am Hals für Schultereingriffe

- Supra- oder Infraklavikulärblock für Eingriffe am Arm
- Axilläre Plexusblockade für Eingriffe am Vorderarm oder auch der Hand

Die Technik des axillären Zugangs wird auch oft von Chirurgen selbst eingesetzt. Dabei muss beachtet werden, dass die notwendigen Mengen an Lokalanästhetikum so hoch sind, dass bei einer versehentlichen intravasalen Injektion toxische Reaktionen auftreten (**Tab. 1.20).

Bei Plexusanästhesien soll das Lokalanästhetikum langsam verabreicht werden, d.h. nicht > 10 ml/min. Außerdem soll wiederholt aspiriert werden, um eine versehentliche Platzierung der Nadel im Gefäßsystem zu erkennen, weil sich im Bereich des Plexus axillaris reichlich Gefäße befinden.

> **Vorgehen bei toxischer Reaktion**
> - Sauerstoffgabe
> - Bei Krampfanfall: Benzodiazepine durch bestehenden venösen Zugang i/v
> - Kardiopulmonale Reanimation, falls insuffiziente Atmungs-/Kreislaufsituation

Spinalanästhesie, Periduralanästhesie

Periduralanästhesie. Blockade von Spinalwurzeln durch Injektion eines Lokalanästhetikums in den Periduralraum. Erreicht wird die Blockade von 1–2 spinalen Dermatomen pro ml Lokalanästhetikum. In der Regel langsamer Wirkbeginn bei mittellanger bis langer Wirkdauer.

Spinalanästhesie. Blockade des Rückenmarks durch Injektion eines Lokalanästhetikums in den Suba-

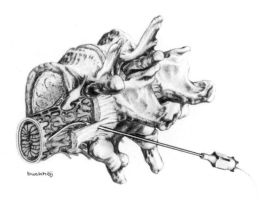

◘ Abb. 1.18. Anatomie Epiduralanästhesie

rachnoidalraum (◘ Abb. 1.18). Meist schnelle Wirkung und kurze Wirkdauer. Ausgeprägte Muskelrelaxierung.

Bei beiden Anästhesieformen müssen Blutdruck, Herzfrequenz, EKG und Anästhesieausdehnung kontinuierlich überprüft werden. Da jedoch nur relativ geringe Mengen an Lokalanästhetika benötigt werden, können systemische Reaktionen auf die Lokalanästhetika vernachlässigt werden.

❶ Cave
Neurologische Ausfälle nach rückenmarksnahen Anästhesien (schwere Rückenschmerzen, Blasen-Darm-Funktionsstörungen, progressive Sensibilitätsstörungen oder zunehmende motorische Schwäche) müssen zum Ausschluss eines raumfordernden Hämatoms frühzeitig (< 6 h) radiologisch abgeklärt werden!

Allgemeinanästhesie
- Für Mono- oder Kombinationsanästhesien sind zahlreiche Medikamente verfügbar. Die Wahl der Medikamente erfolgt abhängig vom Gesundheitszustand des Patienten und der Art der Operation.
- Intubationsanästhesie bei Bedarf einer Muskelrelaxation. In geeigneten Situationen kann die Ventilation auch über eine konventionelle Maske oder durch die Verwendung einer Larynxmaske sichergestellt werden.
- Die Überwachung des Patienten wird entsprechend seinem Gesundheitszustand und der geplanten Operation festgelegt.

Kombinierte Anästhesietechniken
In bestimmten Fällen ergeben sich günstige Synergieeffekte durch die Kombination einer Regional- mit einer Allgemeinanästhesie. Für Oberbaucheingriffe kann z.B. eine thorakal eingelegte Periduralanästhesie bereits intraoperativ für die Analgesie eingesetzt werden. Diese Regionalanästhesie kann postoperativ fortgesetzt und der Patient so analgetisch therapiert werden.

Ambulante Anästhesie
Zahlreiche Operationen können ambulant durchgeführt werden.

Voraussetzung für ambulante Eingriffe
- Absprache zwischen Anästhesist und Chirurg
- Kooperativer Patient, ASA-Klasse < III
- Patient nüchtern, postoperative Betreuung gewährleistet
- Eingriffsdauer < 90 min
- Operativer Eingriff mit wenig Blutverlust/Flüssigkeitsverschiebungen
- Keine postoperativen Komplikationen zu erwarten
- Nur moderate postoperative Schmerzen zu erwarten

Entlassungskriterien
- Stabile kardiopulmonale Situation seit mehr als einer halben Stunde
- Zeitlich, örtlich und psychisch orientiert
- Keine Blutung im Operationsgebiet
- Keine neuen oder unklaren Beschwerden
- Keine oder nur minimale Übelkeit seit mehr als einer halben Stunde
- Extremitätenchirurgie: normale Durchblutung und Sensomotorik
- Spontandiurese erfolgt
- Mobilisiert seit mindestens 10 min
- Schmerz erträglich und mit oralen Analgetika behandelbar
- Begleitperson für Transport nach Hause vorhanden (Patient darf nicht selbst fahren!)
- Patient mündlich und schriftlich über weiteres Verhalten informiert, Notfallnummer bekannt

Typische Komplikationen nach ambulanten Eingriffen
Die häufigsten Komplikationen nach ambulanten Eingriffen sind:
- Persistierende Übelkeit und Erbrechen
- Starke Schmerzen
- Luftwegsprobleme
- Blutungen im OP-Gebiet
- Miktionsprobleme
- Verstärkte Sedation

1.9.4 Monitoring

Die besten verfügbaren Instrumente zur Patientenüberwachung sind unsere fünf Sinne (◘ Tab. 1.21).

Regionalanästhesie

Bei Infiltrationsanästhesien und Nervenblockaden mit kleinem Volumen (Faustregel < 25 % der Maximaldosierung) ist beim gesunden Patienten (ASA-Klassen I und II) keine spezielle Patientenüberwachung indiziert.

Werden große Mengen Lokalanästhetika infiltriert, wie bei einer axillären Plexusblockade, ist ein Monitoring aus EKG, Pulsoxymetrie und nicht invasiver Blutdruckmessung angezeigt. Bei polymorbiden Risikopatienten ist eine Überwachung durch den Anästhesisten zu erwägen (Stand-by).

Allgemeinanästhesie

Zur Überwachung der Beatmung dient in jedem Fall die klinische Beurteilung (Thoraxexkursionen, Auskultation). Daneben sind folgende Verfahren indiziert:

- Überwachung von Beatmungsdruck (Diskonnektionsalarm) und endexspiratorisches CO_2 (Kapnographie) bei intubierten Patienten
- Kreislaufüberwachung zuverlässig durch regelmäßige Pulspalpation und kontinuierliche Überwachung mittels Pulsoxymeter möglich. Der Kreislauf wird mittels EKG monitorisiert. Herzfrequenz und Blutdruck sollen mindestens als 5 Minuten gemessen werden
- Körpertemperatur messen, falls Änderungen möglich oder zu erwarten sind
- In- und exspiratorische Anästhesiegasmessung gewährleistet eine kontinuierliche Überwachung der Applikation der volatilen Anästhetika
- Monitoring des BIS-Index (Bispectral Index, mittels EEG ermittelter rechnerischer Wert) zur Überwachung der Anästhesietiefe

> **Minimale Anästhesie-Sicherheits-Standards**
> - Dauerpräsenz einer qualifizierten Anästhesieperson
> - Klinische Überwachung und Pulsoxymetrie bei jedem Patienten
> - Blutdruck-, EKG- und Temperatur-Monitoring
> - Kapnographie, Oxymetrie und Beatmungsdruckmessung bei jedem intubierten Patienten

Wichtige Anästhesie-Monitoring-Verfahren

Neben dem EKG-Monitor (◘ Abb. 1.19) und der automatischen Blutdruckmessung stehen zur Verfügung:

◘ Tab. 1.21. Beurteilung des Patientenzustandes	
Atmet der Patient?	**Hat der Patient einen Kreislauf?**
Atembewegungen (paradox?, obstruktiv?)	Patient ansprechbar (Hirnperfusion?)
Atemfrequenz (norm >12/min)	Palpabler Puls, normale Herzfrequenz (50–100/min)
Auskultationsbefund (gleichseitig?)	Peripherie warm (Vasokonstriktion?)
Zyanose (p_aO_2 wahrscheinlich <80–90 mmHg)	Diurese (Cardiac output)

◘ **Abb. 1.19.** Monitoring

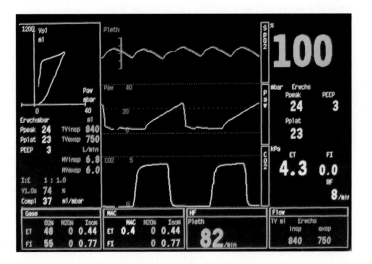

1

Pulsoxymetrie. Die Geräte berechnen die arterielle O_2-Sättigung, indem sie die Variationen der Absorption von rotem (misst reduziertes Hämoglobin) und infrarotem Licht (misst Oxyhämoglobin) messen, die durch die Pulsationen des arteriellen Blutes entstehen. Dabei entspricht eine Sättigung von 90 % bei normaler Sauerstoffdissoziationskurve ungefähr einem pO_2 von 60 mmHg (8 kPa) im arteriellen Blut.

Kapnographie (CO_2-Monitoring). Die kontinuierliche Messung der CO_2-Konzentration in der Exspirationsluft von beatmeten Patienten erlaubt zwei wichtige Aussagen. Erstens erfolgt durch Nachweis von CO_2 in der Exspirationsluft eine Lagekontrolle des Endotrachealtubus (tracheal vs. ösophageal), da nur in der Lunge dauerhaft CO_2 abgeatmet werden kann. Zweitens korreliert die CO_2-Konzentration am Ende der Exspirationsphase mit dem arteriellen CO_2 und kann damit zur Steuerung der Beatmung eingesetzt werden.

 Cave
Hypermetabole Zustände wie die **maligne Hyperthermie (MH)** können frühzeitig dank des steten Anstiegs der endexspiratorischen CO_2-Konzentration erkannt werden.

Anästhesiegasmessung. Kontinuierliche Messung der in- und exspiratorischen Gaskonzentration.

EKG. Früherkennung von Rhythmusstörungen, einer relativ häufigen Komplikation bei Allgemeinanästhesien, sowie von myokardialen Ischämien. Die Kombination der Ableitungen II und V_5 hat eine hohe Sensitivität für ischämische Ereignisse.

Automatische, nicht invasive Blutdruckmessung. Die Einführung von mikroprozessorgesteuerten Oszillotonometriegeräten hat die manuelle Messung des Blutdrucks zum Anästhesiemonitoring praktisch verdrängt.

Temperatur. Die intraoperative Temperaturmessung ist wichtig, da sie zur frühzeitigen Erfassung einer Hypothermie beitragen, die durch klimatisierte, »tiefgekühlte« Operationssäle, Flüssigkeitsverluste und exponiert-ungeschützte Patienten begünstigt wird. Bei Temperaturabfall erfolgt eine Erwärmung mit Wärmedecken.

Diurese. Kontrolle der Nierenfunktion und Überwachung der Kreislauffunktion. Eine Diurese >0,5 ml/kgKG/h ist eine Hinweis auf ein ausreichendes Herzminutenvolumen.

Neuromuskuläre Funktion. Elektrische Stimulation der peripheren motorischen Nerven (typischerweise N. ulnaris) zur Überprüfung der Relaxation des Patienten.

> **Spezifisches Monitoring**
> - Arterielle Blutgasanalyse
> - Invasive arterielle Blutdruckmessung (meist A. radialis)
> - Zentraler Venendruck (ZVD)
> - Pulmonaliskatheter (pulmonalarterieller Druck, Wedge-Druck, Herzminutenvolumen)
> - Transösophageale Echokardiographie (TEE durch den Anästhesisten)
> - Transkranielle Dopplersonographie (zerebrale Blutflussmessung in der A. cerebri media)
> - Bulbus-jugularis-Sauerstoffsättigung
> - Somatosensorische, evozierte Potenziale (Eingriffe an der Wirbelsäule)

1.9.5 Postoperative Schmerztherapie

Unter Schmerz versteht man eine »unangenehme sensorische und emotionale Erfahrung, assoziiert mit aktuellem oder potenziellem Gewebeschaden, oder geäußert in dieser Art.«

Folgen des postoperativen Schmerzes

Kardiovaskulär. Der erhöhte Sympathikotonus führt zu Tachykardie, Blutdruckerhöhung und insgesamt einer erhöhten Herzarbeit. Dies birgt bei vorbestehender KHK das Risiko einer kardialen Ischämie. Dazu trägt auch die veränderte Gerinnungssituation mit Gefahr von Thrombosen und erhöhter Plättchenaggregation bei.

Pulmonal. Eingriffe im oberen Abdominalbereich oder im Thorax führen zur Abnahme von Vitalkapazität (VC), Zugvolumen, Residualvolumen und funktioneller Residualkapazität (FRC). Die diaphragmale Funktion ist beeinträchtigt. Es resultiert eine reduzierte pulmonale Compliance mit erschwerter Tiefatmung, der Gefahr von Atelektasen, Sekretretention bedingt durch einen schlechteren Hustenstoß. Ein postoperativer Ileus verschlechtert die respiratorische Situation weiter.

Gastrointestinal. Ileus, Übelkeit und Erbrechen sind häufige postoperative Erscheinungen.

Endokrin. Der postoperative Schmerz führt zu einem Anstieg im Sympathikotonus, einer hypothalamischen Stimulation, einem erhöhten Spiegel von vielen Hormonen (Katecholaminen, Kortisol, ACTH, ADH, GH, Glukagon, Aldosteron, Renin, Angiotensin) und einem

◼ Abb. 1.20. Angriffspunkte von Opiaten, Lokalanästhetika und nicht steroidalen Antiphlogistika (NSAID). Abhängig vom Bedarf des Patienten können einzeln oder kombiniert verschiedene Techniken und Medikamente zur Schmerztherapie eingesetzt werden.

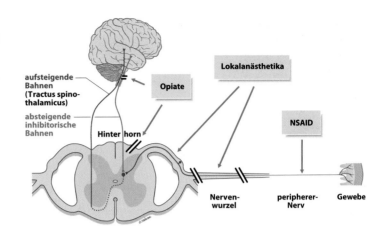

gleichzeitigen Abfall von anabolen Hormonkonzentrationen (z.B. Insulin). Dies führt u.a. zur Salz- und Wasserretention, der Blutzucker, die Ketonkörper und der Laktatspiegel steigen und es kann ein kataboler Zustand entstehen.

Psychisch. Der postoperative Schmerz ist nicht selten ein wesentlicher Grund für die geäußerte oder versteckte Angst der Patienten in Zusammenhang mit einem operativen Eingriff. Diese Belastungssituation kann die Beziehung zwischen dem Betreuerteam und dem Patienten wesentlich beeinträchtigen.

❶ Cave
Der postoperative Schmerz ist häufig unterbehandelt!

Nichtopioidanalgetika (◼ Tab. 1.22)

Wirkmechanismus. Nicht steroidale Antiphlogistika (NSAID) wirken hauptsächlich peripher durch eine Hemmung der Prostaglandinsynthese (◼ Abb. 1.20).

Indikation. NSAID wirken v.a. bei entzündlichen Schmerzen, können jedoch auch bei weniger starken postoperativen Schmerzen oder in Kombination mit Opiatanalgetika eingesetzt werden.

Nebenwirkungen. Vorteilhaft verglichen mit Opiatanalgesie ist das Fehlen von typischen Opiatnebenwirkungen wie Atemdepression, Toleranz und Sedation. Eine mögliche Komplikation ist eine vermehrte postoperative Blutungsneigung (Hemmung der Thrombozytenaggregation) oder die Beeinträchtigung einer vorbestehenden eingeschränkten Nierenfunktion.

◼ Tab. 1.22. Nicht steroidale Antiphlogistika (NSAID): pharmakologische Werte bei Erwachsenen

	Salizylate	Paracetamol	Benzothiazin	Propionsäure	Mefenaminsäure	Ketorolac
Handelsname	Aspirin, Aspégic	Panadol	Felden	Brufen	Ponstan	Tora-Dol
Dosierung per os (mg)	325–1000	325–1000	20	200–800	500	10
Dosierintervall (h)	4–6	4–6	12–24	8–12	6–8	8 (<65 Jahre) 12 (>65 Jahre)
Dosierung i.v. (mg)	500					10–30
Max. Wirkeffekt (h)	2	0,5–1	2–4	1–2	2	0,5–0,75
Wirkdauer (h)	4–6	4–6	24	4–6	4–5	4–5
Therapeutischer Effekt						
Analgetisch	+++	+++	+++	+++	++	++
Entzündungshemmend	+++	–	+++	+++	++	++

1

☐ Tab. 1.22 (Fortsetzung)

	Salizylate	Paracetamol	Benzothiazin	Propionsäure	Mefenamin-säure	Ketorolac
Antiphlogis-tisch	+++	+++	+	+++	+	+
Nebenwirkungen						
Magen-Darm: Verdauung	+++	–	++	++	+++	+++
Magen-Darm: Blutung	+++	–	+	+	++	++
Blutbildung	Plättchen	–	Plättchen	Plättchen	Hämolytische Anämie	Hämolytische Anämie
Niere	+		+	+	++	++
Leber	++	+++	+	+	+	+
Allergie	+++	–	+	+	+	+
ZNS	Tinnitus	–	Schlaflosigkeit	Kopfschmerz Schwindel Sehstörung	Kopfschmerz Schwindel	Kopfschmerz Benommen-heit

Systemische Opiatanalgetika (☐ Tab. 1.23)

Wirkmechanismus. Opiate führen durch einen agonis-tischen Effekt an den Opiatrezeptoren im Zentralner-vensystem zur Analgesie (☐ Abb. 1.20).

Pharmakodynamik. Opiate werden peroral, subkutan, intramuskulär oder intravenös verabreicht. Leider sind die üblichen Standardverordnungen für den individu-ellen Patienten oft ungenügend, da der Opiatbedarf aufgrund einer hohen interindividuellen Variabilität für eine bestimmte klinische Situation sehr unter-schiedlich sein kann. Zusätzlich ist nach s.c.- oder i.m.-Verabreichung der Opiatspiegel von Patient zu Pa-tient sehr variabel und diese Applikationsform wird vom Patienten nicht speziell geschätzt. Orale Opiatga-ben sind eine Alternative, bedingen aber einen funkti-onierenden Gastrointestinaltrakt. Bei intravenöser Gabe erreichen Opiate voraussagbare Plasmakonzent-rationen und erlauben eine Titration entsprechend den Bedürfnissen des Patienten.

Patientenkontrollierte Analgesie (PCA)

Ihre Entwicklung und erfolgreiche klinische Erprobung hat die intravenöse Behandlung mit Opiaten, deren Ein-satz aufgrund der Gefahr schwerer Nebenwirkungen bei unsachgemäßer Gabe auf den Anästhesiebereich und Intensivstationen beschränkt war, auch Patienten außerhalb spezialisierter Überwachungsbereiche zu-gänglich gemacht.

Verfahren. Der Patient löst mithilfe einer speziellen, mikroprozessorkontrollierten Spritzenpumpe per Knopfdruck die intravenöse Verabreichung einer vor-bestimmten Dosis eines Opiatanalgetikums aus. Da-durch passt er die Dosierung dem subjektiv empfunde-nen Leidensdruck an.

Indikation. Starke, andauernde postoperative Schmer-zen

Substanzwahl. Für die PCA eignen sich verschiedene Opiate, wie Morphin oder Pethidin.

Vorgehen.

- Initiale Aufsättigung mittels einer »Loading-Dose« durch den behandelnden Arzt vor Einsatz der PCA-Pumpe, da der unmittelbare postoperative Schmerz stark von der Anästhesietechnik abhängt
- Klinische Überwachung des Patienten, sodass eine Atemdepression – die schwerwiegendste, bei kor-rektem Einsatz der Methode jedoch unwahrschein-liche Komplikation – rechtzeitig erkannt und be-handelt werden kann
- Relativ häufig Nausea, Sedation, Urinretention und Pruritus, daher bei gefährdeten Patienten prophy-laktische, simultane Gabe eines Antiemetikums (z.B. 5-HT-Antagonist) sinnvoll
- Nach 2–3 Tagen postoperativ ist in der Regel der Übergang zu einer konventionellen Form der Schmerztherapie möglich

Tab. 1.23. Opiate: Pharmakologische Werte bei Erwachsenen[a]

	Morphin	Methadon	Pethidin[b]	Fentanyl	Nalbuphin
Analgetische Potenz	1	1	0,1	125	1
Dosis in mg/kgKG i.v.	0,05	0,05	0,5	0,001	0,2
Dosis in mg s.c., i.m.	0,15/kgKG	0,1/kgKG	25–150		
Repetitionsdosis nach	3–5 h	3–5 h	3–5 h	30–60 min	5 h
Wirkbeginn bei i.v. Gabe	sofort	sofort	sofort	sofort	sofort
Maximaler Wirkeffekt bei i.v.-Gabe	max. nach 30 min	max. nach 10–30 min	max. nach 90 min	max. nach 3 min	max. nach 3 min
Wirkdauer	3–5 h	3–5 h	3–5 h	30–60 min	5 h
Eliminationshalbwertszeit	3 h	15–40 h!	4 h	3,5 h	3 h
Metabolisierung	Leber + Niere	Leber	Leber	Leber	Leber
Ausscheidung	Galle, Niere	Galle, Niere	Galle, Niere	Galle, Niere	Galle, Niere
Nebenwirkungen					
Atemzentrum	Nach 15 min maximale Dämpfung				
Sedation	Dosisabhängig				
Nausea/Erbrechen	++	++	++	++	+
Thoraxrigidität				++	
Miosis	++	++		++	
Bradykardie				++	
Kardiovaskuläre Kompensation	Bei allen gedämpft				
Magen-Darm-Trakt	Motilität bei allen gedämpft				
Tonus der Gallenwege	++	++	(+)	++	++
Tonus der Bronchialmuskulatur	++	++	+	++	++
Histaminfreisetzung	++		+		
Interaktionen					
	Mit allen sedativ wirkenden Medikamenten verstärkte Wirkung				
Antagonisierung					
	Naloxon (Narcan) bei allen Opioiden wirksam außer Temgesic Wirkdauer max. 60 min				

[a] Nalbuphin, Fortalgesic, Temgesic sind partielle Agonistenantagonisten und sollen nicht mit reinen Opiatrezeptoragonisten kombiniert werden
[b] Indikation bei Niereninsuffizienz, leichter atropinartiger und lokalanästhetischer Effekt

Spezielle Analgesietechniken des Anästhesisten

Kontinuierliche Epiduralanalgesie mit Lokalanästhetika, epidurale oder subarachnoidale Opiatverabreichung, periphere Nervenblockaden. Die zusätzliche Gabe von parenteralen Opiaten bei rückenmarksnaher Opiatapplikation ist verboten!

1.9.6 Häufige postoperative Komplikationen

Kardiale Komplikationen treten in den ersten **48 h nach einer Operation** auf, da es in dieser Zeit zu metabolischem Stress und einer sympathischen Hyperaktivität kommt. Daher sollten kardiale Risikopatienten postoperativ während dieser 48 h intensiv überwacht werden. Durch den Kostendruck und den Mangel an Intensivbetten ist dies aber heute nicht möglich.

Alle kardialen Risikopatienten sollten heute perioperativ mit β-Blockern behandelt werden, sofern keine absolute Kontraindikation besteht. Groß angelegte, kontrollierte Studien konnten zeigen, dass dadurch die kardiale Komplikationsrate gesenkt werden kann.

Häufige postoperative Komplikationen

— Kardiale Komplikationen: in den ersten 48 h metabolischer Stress, sympathische Hyperaktivität, Myokardinfarkt (bei hohem Risiko in 3–5 % der Fälle)
— Pulmonale Komplikationen: Lungenembolien, Lungenatelektase, Pneumonie (Prophylaxe durch frühe Mobilisation und Atemtherapie)

❶ Cave
Meistens entstehen die Komplikationen durch menschliches Versagen. Daher Erhöhung der Sicherheit durch »CIRS« (Critical-incident-Reportingsysteme) und Lernen aus Fehlern!

1.10   Evidenzbasierte Chirurgie und Methoden der klinischen Forschung

M. Koller, M. Rothmund, W. Lorenz

1.10.1   Klinische Studien als Grundlage der evidenzbasierten Medizin

Prinzipien klinischer Studien
Wissenschaftliche Prinzipien

Die Beobachtungseinheit von klinischen Studien sind Patienten und das Ziel dieser Studien ist es letztlich, zur Lösung von Gesundheitsproblemen beizutragen. Daher sind an klinische Studien höchste wissenschaftliche und ethische Prinzipien anzulegen. Die Resultate klinischer Studien bilden die Grundlage der evidenzbasierten Medizin. Deshalb muss der Chirurg einen soliden Überblick über die wissenschaftlichen Grundlagen und die verschiedenen Formen klinischer Studien haben. Nur so lassen sich Studienresultate richtig einordnen und in Entscheidungen umsetzen.

Kausalität

Klinische Studien versuchen Ursache-Wirkungs-Zusammenhänge aufzuzeigen, z.B. indem gezeigt werden soll, dass eine bestimmte Noxe eine bestimmte Krebsart auslöst oder ein bestimmtes Operationsverfahren zur Heilung einer bestimmten Erkrankung führt.

Am besten gelingt dies der randomisierten Studie, dann folgt die Kohortenstudie. Problematischer sind hingegen Querschnittsstudien und Einzelfallanalysen. Aber auch sie können, wenn sie gut geplant und maßvoll interpretiert werden, wichtige Erkenntnisse liefern, die in Folgestudien abgesichert werden können.

Outcome (Ziele des Heilens)

Im Kontext klinischer Studien versteht man unter Outcome bezeichnet das Ergebnis, der Therapie. Outcome kann durch verschiedene Zielgrößen oder Endpunkte quantifiziert werden. Zu den gebräuchlichsten konventionellen Endpunkten in der Chirurgie gehören die Komplikationsrate, die 5-Jahres-Überlebensrate, verschiedene Laborparameter (z.B. CEA) sowie die Befunde bildgebender Verfahren. Solche Endpunkte werden als *objektiv* bezeichnet, da sie eine Entsprechung in der physikalischen Realität haben und meist auch direkt beobachtbar sind.

In neuerer Zeit gewinnen *subjektive* Zielgrößen an Bedeutung, d.h. der Patient wird nach seiner persönlichen Sichtweise gefragt (z.B. Lebensqualität, Schmerzmittelverbrauch, Erreichen der körperlichen Leistungsfähigkeit).

Klinische Studien in der Chirurgie: Klassifikation und praktische Beispiele
Randomisierte, kontrollierte, klinische Studie

Die randomisierte, kontrollierte, klinische Studie ist der methodische Goldstandard der klinischen Forschung. Sie weist folgende Definitionselemente auf:
— Prospektiv: für die Zukunft geplante Untersuchung
— Klinisch: am kranken Menschen erfolgend
— Mit Testgruppe(n) und Kontroll- bzw. Vergleichsgruppe(n)
— Durchführung des Vergleichs ohne zusätzliches Risiko für den einzelnen Patienten

❯ Randomisierung bedeutet die zufällige Zuteilung der Studienpatienten zu Test- oder Vergleichsgruppe(n). Weder der behandelnde Arzt noch der Patient haben Einfluss auf diese Zuteilung. Die Zuteilung wird durch Zufallszahlentabellen festgelegt. Dabei hat jeder Patient die gleiche Wahrscheinlichkeit, der Test- oder Vergleichsgruppe zugeordnet zu werden.

> **Ethisches Prinzip der Randomisierung (Loszuteilung)**
> Erste Voraussetzung für die Zuweisung von Patienten zu einer kontrollierten klinischen Studie ist die **therapeutische Vertretbarkeit.**
> ▼

Zweite Voraussetzung für die Patientenzuteilung zu einer kontrollierten klinischen Studie ist die in der Versuchssituation anzunehmende Unsicherheit darüber, welche Therapie besser für den einzelnen Patienten ist, die **vergleichbare Ungewissheit.** Ihr Nachweis für die betreffende Fragestellung gelingt durch eine Veröffentlichung vor Beginn der Studie oder wenigstens durch ein eigenes Kapitel über theoretische und ethische Grundlagen der Studie in der Veröffentlichung der Studienergebnisse. Das Prinzip der vergleichbaren Ungewissheit ist nicht nur ein statistisches Problem (Annahme der Nullhypothese), sondern eine zusätzliche Wertung des maximal erwarteten Nutzens für den Patienten.

Ein Beispiel ist das schwere Polytrauma. Gerade hier wird die Frage des Gesamtnutzens für die Patienten, nicht nur die eines einzigen Parameters, für die statistische Analyse von größter Bedeutung sein.

Kohortenstudie

Das wesentliche Kriterium der Kohortenstudie ist der Faktor Zeit, d.h. eine Gruppe von Patienten wird über einen längeren Zeitraum hinweg mit einer anderen Gruppe von Patienten verglichen.

Prospektive Querschnittsstudien

Querschnittsstudien zeichnen sich dadurch aus, dass Testgruppe(n) und Vergleichsgruppe(n) nur zu einem einzigen Zeitpunkt miteinander verglichen werden. Somit gibt es keine Vorher-nachher-Messungen und der Faktor Zeit als kontrollierbare kausale Größe fällt weg. Ferner wird die Zuteilung zu Test- und Kontrollgruppe nicht nach einem Zufallskriterium (Randomisierung) getroffen, sondern wird anderweitig festgelegt (z.B. durch die Art der Grunderkrankung). Es handelt sich also um eine reine **Beobachtungsstudie.**

Nachteil dieser Studienform ist, dass sie für sich alleine gestellt keine eindeutigen kausalen Aussagen zulässt. Vorteil ist, dass sie (im Vergleich zu randomisierten Studien oder Kohortenstudien) leichter durchführbar ist. Deshalb ist sie auch in der klinisch-wissenschaftlichen Praxis die mit Abstand häufigste Studienform.

Metaanalyse

Metaanalysen bedienen sich der berichteten Daten von Einzelstudien und aggregieren diese zu einem statistischen Gesamtwert, der eine Aussage darüber erlaubt, ob Therapieform A in der Zusammenschau aller Studien einer Therapieform B überlegen ist. Metaanalysen gewinnen heute immer mehr an Bedeutung. Methodische Probleme von Metaanalysen sind:

- Publikationsbias: negative Studienresultate (d.h. kein »statistisch signifikantes« Studienergebnis) haben eine geringere Chance, publiziert zu werden (sog. »file drawer problem«)
- Sprachbias: Studien, die nicht in Englisch publiziert wurden, werden nicht berücksichtigt
- Unterschiedliche Qualität der zu vergleichenden Studien
- Vergleichbarkeit der zu integrierenden »outcomes«
- Gewichtung der einzelnen Studien

> Metaanalysen sind **das zentrale methodische Instrument** der evidenzbasierten Medizin.

1.10.2 Chirurgische Entscheidung und evidenzbasierte Medizin

Das Prinzip der evidenzbasierten Medizin

Das Prinzip der evidenzbasierten Medizin beruht auf der Integration der besten in der Literatur verfügbaren Evidenz, der Erfahrung des Klinikers und der Berücksichtigung der Patientenpräferenzen zur Lösung eines klinischen Einzelfalls.

Im Gegensatz zur Intuition, auf die sich nur Experten des jeweiligen Faches verlassen sollten, ist evidenzbasierte Medizin erlernbar. Entsprechende Kurse werden angeboten (www.ebm-netzwerk.de). Der interessierte Kliniker darf allerdings keine einfachen Kochbuchrezepte erwarten, sondern wird in eine systematische Herangehensweise eingeführt, die folgende Teilaufgaben umfasst:

- Stellen der richtigen klinischen Fragen
- Richtige Suche nach der besten externen Evidenz (Datenbanken, Handbibliothek, Lehrbücher, Expertenwissen)
- Kritische Reflexion der verfügbaren Evidenz
- Übertragung der Erkenntnisse in die Praxis
- Therapeutische Entscheidung
- Evaluation des Behandlungserfolgs

Stufen der Evidenz

Das Oxford-Schema erkennt die höchste Beweiskraft einem systematischen Review (auch Metaanalyse genannt) von prospektiven, randomisierten, kontrollierten, klinischen Studie zu. Da nicht alle klinischen Fragen durch randomisierte Studien zu beantworten sind, muss man häufig auf Studienformen mit niedrigerem Evidenzgrad ausweichen.

Das Oxford-Schema unterscheidet zwischen **5 Stufen der Evidenz** und **4 Empfehlungsstärken**

1

◘ Tab. 1.24. Stärke der Evidenz und Empfehlungsgrad einer Leitlinie. (Nach Centre of Evidence Based Medicine, Oxford 1999)

Empfeh-lungs-grad	Stärke der Evidenz	
A	1-a	Evidenz durch systematisches Review randomisierter, kontrollierter Studien (RCT)
	1-b	Evidenz durch eine gut geplante randomisierte, kontrollierte Studie
	1-c	Alles-oder-nichts-Prinzip
B	2-a	Evidenz durch systematisches Review gut geplanter Kohortenstudien
	2-b	Evidenz durch eine gut geplante Kohortenstudie, einschließlich RCT mit mäßigem Follow-up
	2-c	Evidenz durch Outcome-Research-Studien
	3-a	Evidenz durch systematisches Review von Fall-Kontroll-Studien
	3-b	Evidenz durch eine Fall-Kontroll-Studie
C	4	Evidenz durch Fallserien, einschließlich schlechter Kohorten- und Fall-Kontroll-Studien
D	5	Evidenz durch Meinungen ohne explizite kritische Bewertung, physiologische Modelle, Vergleiche oder Grundsätze

(◘ Tab. 1.24). Bemerkenswert ist, dass die Expertenmeinung, die durch klare Fakten nicht belegbar ist, den geringsten Evidenzgrad aufweist.

Leitlinien

Der Gedanke der evidenzbasierten Medizin wird in ärztliche Leitlinien umgesetzt, die von Fachgesellschaften, Ärztekammern und politischen Institutionen in den verschiedenen Ländern propagiert und herausgegeben werden. Wichtig ist es, den Begriff der »Leitlinie« von zwei verwandten Begriffen, der »Richtlinie« und der »Empfehlung«, abzugrenzen.

Leitlinien. Systematisch entwickelte Darstellungen, die Ärzte und Patienten bei der Entscheidung über angemessene Maßnahmen der Krankenversorgung (Prävention, Diagnostik, Therapie und Nachsorge) unter

spezifischen medizinischen Umständen unterstützen sollen. Sie haben einen mittleren Grad der Verbindlichkeit, da sie die Spielregeln für den therapeutischen Standardfall festlegen.

Richtlinien. Schreiben (auch juristisch) zwingend vor, was in einem bestimmten Fall getan werden muss. Eine Unterlassung dieser Anordnung (z.B. keine Kontrolle vor Bluttransfusion) kann strafrechtliche Konsequenzen nach sich ziehen.

Empfehlungen. Haben keine bindende Wirkung. Sie machen Aussagen darüber, was in einem bestimmten Fall getan werden kann und spiegeln meist die Interessen von Vertretern einer bestimmten Richtung wider.

> Leitlinien schreiben einen Behandlungskorridor fest, der für den Standardfall Gültigkeit besitzt. Der Arzt kann im Einzelfall davon abweichen, allerdings muss er seine Entscheidung begründen können.

1.11   Klassifikationen von Tumoren

C. Wittekind

1.11.1   Klinische Einteilung von Tumoren

Gut- und bösartige Tumoren

Nach ihrem biologischen Verhalten kann zwischen gutartigen (benignen) und bösartigen (malignen) Tumoren unterschieden werden.

Pathogenese. Ein Tumor ist eine »abnorme Gewebezunahme« oder Neubildung, die durch ein autonomes oder relativ autonomes Wachstum entsteht, das persistiert, wenn der initiierende Stimulus wegfällt. Bösartige Tumoren entstehen durch eine neoplastische Transformation, zu der praktisch jede Zelle des Körpers in der Lage ist. Bei der Transformation sind eine Reihe von Mutationen beteiligt: Durch die Anhäufung von genetischen Veränderungen gelingt es den Zellen, der normalen Wachstumsregulation zu entkommen (z.B. invasives Wachstum, Metastasierung).

> Das entscheidende Kriterium der Malignität ist die Fähigkeit zur Metastasierung!

Differenzialdiagnostik. Für die Unterscheidung zwischen benigne und maligne gibt es klinische Hinweise (◘ Tab. 1.25). In der großen Mehrzahl der Fälle ist Malig-

◻ Tab. 1.25. Klinische Charakteristika benigner und maligner Tumoren

	Benigne Tumoren	Maligne Tumoren
Makroskopische Begrenzung	Scharf	Unscharf
Kapsel	Meist vorhanden	Fehlend
Wachstum	Expansiv	Infiltrativ-destruierend
Verschieblichkeit	Vorhanden	Fehlend
Wachstumsge-schwindigkeit	Meist langsam	Oft rasch
Metastasierung	Nein	Ja

nität – abgesehen vom Nachweis von Metastasen – nur durch die mikroskopische Untersuchung des Tumorgewebes (Histopathologie) zu diagnostizieren. Neben den Methoden der konventionellen Histologie und Zytologie müssen bei einem kleinen Teil der Fälle auch immunhistologische, zellbiologische und molekularbiologische Untersuchungsverfahren herangezogen werden.

Semimaligne Tumoren

Eine seltene Gruppe von Tumoren, verhält sich am Ort ihrer Entstehung wie bösartige Tumoren mit invasivem und lokal destruierendem Wachstum (z.B. Basalzellkarzinome der Haut).

Tumoren fraglicher Dignität

In sehr seltenen Fällen gelingt es mit der histologischen Untersuchung nicht, einen Tumor als benigne oder maligne zu klassifizieren (z.B. Riesenzelltumor des Knochens).

1.11.2 Ausbreitung maligner Tumoren

❯ Die Kenntnis der Ausbreitungswege maligner Tumoren ist Voraussetzung für die Planung der Therapie, insbesondere chirurgischer Eingriffe.

Lokale Ausbreitung
- Kontinuierlich
- Diskontinuierlich – Satelliten
- Lymphgefäßinvasion (L-Klassifikation)
  - L0: keine Lymphgefäßinvasion
  - L1: Lymphgefäßinvasion
▼

- Veneninvasion (V-Klassifikation)
  - V0: keine Veneninvasion
  - V1: mikroskopische Veneninvasion
  - V2: makroskopische Veneninvasion
- Invasion von Perineuralscheiden
  - Pn0: keine Perineuralscheideninvasion
  - Pn1: Perineuralscheideninvasion

Metastasierung
- Lymphogen
- Hämatogen
- Durch Implantation
  - Intrakavitär (Brusthöhle, Bauchhöhle)
  - Intraluminal (Gastrointestinaltrakt, ableitende Harnwege)
  - Iatrogene Implantation (örtliche Tumorzelldissemination während der Operation durch Einriss im oder Schnitt durch Tumor)

Invasion von Lymphgefäßen, Venen und Perineuralräumen

In einem Tumor bilden sich aufgrund der zunehmenden genomischen Instabilität Gruppen von Zellen, die durch Kohäsionsverlust, zunehmende Zellmotilität und erhöhte Produktion von Proteasen sowie Plaminogenaktivatoren die Fähigkeit erwerben, Gewebe zu zerstören und in Lymph- und Blutgefäße sowie Perineuralräume einzudringen. Damit ist eine Voraussetzung für die Metastasierung gegeben.

Der histologische Nachweis von Lymphgefäß-, Venen- oder Perineuralrauminvasion in der Umgebung des Primärtumors weist auf ein aggressives Verhalten des Tumors hin und gibt gewisse prognostische Hinweise, ist aber nicht mit tatsächlicher Metastasierung gleichzusetzen. Gleiches gilt für den Nachweis isolierter Tumorzellen in afferenten Lymphbahnen oder Lymphsinus eines Lymphknotens oder in Knochenmarksbiopsien.

Freie Tumorzellen in den Sinus der Lymphknoten (sog. Tumorzellemboli) dürfen nicht als Mikrometastasen bezeichnet werden. Die Diagnose erfordert den Nachweis von Tumorzellen nicht nur in den Sinus, sondern auch im angrenzenden lymphatischen Gewebe mit einer Stromareaktion. Mikrometastasen sind maximal 2 mm groß.

❯ Von einer **Metastasierung** wird erst gesprochen, wenn ein Arrest der Tumorzellen im Kapillarbett, Adhärenz, Extravasation und Tumorzellproliferation mit Neovaskularisierung nachweisbar sind.

1

Lymphogene Metastasierung

Die lymphogene Metastasierung erfolgt regelhaft entsprechend den anatomischen Gegebenheiten des Lymphabflusses: Zuerst werden die dem Primärtumor nächstgelegen Lymphknoten befallen und erst danach die folgenden, weiter entfernten Lymphknoten. Lymphknotensprünge (»skipping of nodes«), d.h. Metastasen in weiter entfernt liegenden Lymphknoten bei freien tumornahen Lymphknoten, treten nur in etwa 1–3 % der Fälle mit Lymphknotenmetastasen auf.

Für die Planung des chirurgischen Eingriffs ist die Wahrscheinlichkeit bereits aufgetretener Lymphknotenmetastasen von Bedeutung. Es muss damit gerechnet werden, dass bei etwa 20–30 % aller Patienten regionäre Lymphknotenmetastasen < 3–5 mm sind. Die Diagnose solch kleiner Metastasen ist mit bildgebenden Verfahren nur mit einer beschränkten Trefferquote möglich. Wichtige Hinweise auf die Wahrscheinlichkeit bereits vorhandener Lymphknotenmetastasen ergeben sich aus den Befunden am Primärtumor.

Die Häufigkeit **regionärer Lymphknotenmetastasen** hängt ab von:
- **Histomorphologie:**
  - Häufig bei Lymphgefäßinvasion
  - Häufig bei Karzinomen hohen Malignitätsgrades
  - Selten bei Sarkomen
- **Lokaler Ausbreitung des Primärtumors:** Mit zunehmender Infiltrationstiefe, Tumorgröße bzw. Tumormasse steigt die Wahrscheinlichkeit einer lymphogenen Metastasierung

Von Lymphknotenmetastasen können Tumorzellen über lymphovenöse Verbindungen oder über den Ductus thoracicus in die Blutbahn gelangen und Ausgangspunkt für eine hämatogene Metastasierung werden.

Hämatogene Metastasierung
Zeitpunkt und Häufigkeit

Hängen in erster Linie vom Tumortyp ab.

Tumoren mit früher hämatogener Metastasierung. Kleinzellige Lungenkarzinome, Mammakarzinome, Nierenkarzinome, Prostatakarzinome, Osteosarkome, anderen Sarkomen hohen Malignitätsgrades.

Tumoren mit später hämatogener Metastasierung. Diese Tumoren metastasieren erst dann hämatogen, wenn der Primärtumor lokal relativ weit fortgeschritten ist und regionäre Lymphknotenmetastasen gesetzt hat: z.B. gastrointestinale Karzinome oder solche des Kopf- und Halsbereiches. Bei diesen Tumoren erfolgt die hämatogene Ausbreitung in der Regel »kaskadenartig« mit zunächst nur solitären oder einigen wenigen Metastasen in einem Organ.

> ⊘ Die kaskadenartige hämatogene Metastasierung mit zunächst mono- oder oligotoper Metastasierung in Leber und Lunge ermöglicht bei rechtzeitiger Diagnose die komplette chirurgische Beseitigung von hämatogenen Metastasen und damit noch für etwa 30 % der betroffenen Patienten eine definitive Heilung.

Lokalisation

Wird in erster Linie von anatomischen Gegebenheiten bestimmt, d.h. von der Lokalisation des Primärtumors und seinem venösen Abfluss. Man unterscheidet vier Haupttypen der hämatogenen Metastasierung (◻ Abb. 1.21), wobei die erste Metastasenmanifestation in unterschiedlichen Organen erfolgt.

Die klinische Diagnostik von Fernmetastasen muss sich nach den Typen der hämatogenen Metastasierung

◻ **Abb. 1.21.** Typen der hämatogenen Metastasierung

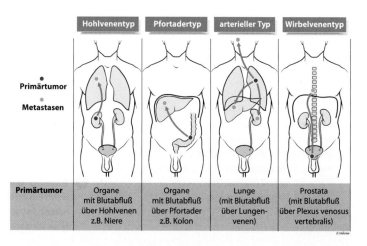

Primärtumor	Hohlvenentyp	Pfortadertyp	arterieller Typ	Wirbelvenentyp
	Organe mit Blutabfluß über Hohlvenen z.B. Niere	Organe mit Blutabfluß über Pfortader z.B. Kolon	Lunge (mit Blutabfluß über Lungenvenen)	Prostata (mit Blutabfluß über Plexus venosus vertebralis)

richten, d.h. es muss berücksichtigt werden, wo in erster Linie mit Fernmetastasen zu rechnen ist.

Metastasen durch Implantation

Metastasen können durch Implantation auf 3 Wegen entstehen:

Intrakavitäre Metastasierung. Nach Durchbruch des Primärtumors durch die Serosa können sich Tumorzellen in der Pleura- oder Peritonealhöhle ausbreiten und zu Metastasen an der Pleura, am Peritoneum oder z.B. am Ovar führen.

Intraluminale Metastasierung. In der Lichtung von Hohlorganen können sich abgestoßene Tumorzellen an anderen Stellen des Organs einnisten und Metastasen bilden (selten). Meistens handelt es sich um eine multizentrische Entstehung neuer Tumoren.

Iatrogene Implantation. Bei Operationen, bei denen durch Tumorgewebe geschnitten wird oder bei denen ein Einriss im Tumorbereich erfolgt, werden *im Operationsgebiet* örtlich Tumorzellen verstreut. Sie können zum Ausgangspunkt von Implantationsmetastasen werden, von denen einige klinisch als lokoregionäres Rezidiv imponieren (Implantationsmetastasen in Operationswunden bei laparoskopischer Chirurgie oder im Biopsiekanal in der Subkutis).

1.11.3 Präkanzerosen

Man unterscheidet nach den Vorschlägen der WHO zwischen präkanzerösen Bedingungen und präkanzerösen Läsionen:

Präkanzeröse Bedingung

Klinisch oder anamnestisch definierter Zustand, bei dem mit erhöhter Häufigkeit mit dem Auftreten von präkanzerösen Läsionen und malignen Tumoren zu rechnen ist.

Beispiele: familiäres Auftreten von Krebserkrankungen (kolorektales Karzinom, Mamma-, Ovar- oder Magenkarzinom), angeborene oder erworbene Immunmangelsyndrome, länger bestehende chronische Entzündungen (z.B. Colitis ulcerosa für kolorektale Karzinome) oder berufliche Exposition mit chemischen Karzinogenen (z.B. bei Lungenkarzinomen, Mesotheliom der Pleura, Karzinomen der ableitenden Harnwege).

Präkanzeröse Läsion

Histopathologisch definierte Gewebeveränderung, in der maligne Tumoren sich häufiger entwickeln als in dem entsprechenden Normalgewebe. Die typische präkanzeröse Läsion ist die intraepitheliale Neoplasie (früher: Dysplasie).

Intraepitheliale Neoplasie

Eine intraepitheliale Neoplasie ist eine neoplastische Epithelproliferation ohne invasives Wachstum, gekennzeichnet durch zelluläre Atypien, gestörte Differenzierung der Zellen und Abweichung in der Gewebsarchitektur. Intraepitheliale Neoplasien werden in niedriggradige und hochgradige unterteilt, letztere schließen auch das sog. Carcinoma in situ ein.

Carcinoma in situ

Hierbei finden sich zytologisch alle Kriterien der Malignität, aber die atypischen Zellen sind auf das Epithel beschränkt und haben die Basalmembran nicht durchbrochen. Infiltrieren atypische Tumorzellen durch die Basalmembran in das angrenzende Stroma (z.B. kutanes Bindegewebe oder Schleimhautstroma des Gastrointestinaltraktes), liegt im Allgemeinen ein bereits metastasierungsfähiger Tumor vor. Ausnahme ist das Kolorektum, bei dem mit einer Metastasierung erst nach Infiltration in die Submukosa zu rechnen ist. Von einem »invasiven kolorektalen Karzinom« wird daher erst bei Invasion der Submukosa gesprochen. Die Invasion des Schleimhautstromas wird in dieser Lokalisation in Europa der intraepithelialen Neoplasie (Dysplasie) zugeordnet, kann aber auch als Carcinoma in situ bezeichnet werden.

1.11.4 Krebsfrüherkennung (Krebsvorsorge)

Ziele

- Präkanzeröse Läsionen zu erkennen und zu entfernen und damit die Entstehung von invasiv wachsenden Tumoren zu verhindern
- Krebserkrankungen in einem möglichst frühen Stadium (als sog. *Frühkrebse*) zu diagnostizieren, da für die betroffenen Patienten in diesen Fällen die besten Ergebnisse zu erwarten sind und Heilungen vielfach auch durch weniger ausgedehnte operative Eingriffe erreicht werden können
- Läsionen bei Personen mit präkanzerösen Bedingungen frühzeitig durch Screening Untersuchungen zu erkennen

Krebsfrüherkennungsuntersuchungen

- Mammakarzinom: Inspektion und Palpation (auch Selbstuntersuchung), Mammographie
- Karzinom des Gebärmutterhalses: Kolposkopie, Abstrichzytologie

1

- Kolorektales Karzinom: Stuhluntersuchung auf okkultes Blut, rektal-digitale Untersuchung, flexible Koloskopie
- Prostatakarzinom: rektale Palpation, PSA (prostataspezifisches Antigen) im Serum

1.11.5 Diagnostik

Klinische Symptomatik

Nur selten weisen die Beschwerden des Patienten eindeutig auf einen bestimmten Tumor hin. Oft sind lokale oder systemische Tumorkomplikationen erste Zeichen für einen malignen Prozess.

Lokale Tumorkomplikationen

- Obstruktion von Hohlorganen, z.B. Luftwege, Gastrointestinaltrakt, Gallengänge, Harnwege
- Exulzeration und Infektion
- Blutung, z.B. Lunge, Harnwege, Gastrointestinaltrakt
- Perforation in seröse Höhlen, z.B. Magen, Kolon
- Fistelbildung, z.B. ösophagotracheal, gastrokolisch, rektovesikal, rektovaginal
- Infiltration von Nerven (Schmerz), z.B. Armplexus, präsakraler Plexus
- Einflussstauung (bei Tumoren im oberen Mediastinum)
- Hirndruck (bei primären Tumoren der Schädelhöhle oder bei Hirnmetastasen)
- Parenchymausfall durch Metastasen, z.B. Leber, Gehirn
- Spontanfraktur (bei primären Knochentumoren oder Metastasen)

Systemische Tumorkomplikationen

- Hämatologische Symptome: Anämien verschiedener Genese, hämorrhagische Diathesen verschiedener Genese
- Hormonproduktion bei hormonaktiven Tumoren endokriner Organe
- Paraneoplastische Syndrome (Auswirkungen, die nicht lokal durch den Tumor oder dessen Metastasen bedingt sind)
  - Endokrinopathien: z.B. bei kleinzelligem Lungenkarzinom, Pankreas- und Nierenkarzinom
  - Neuro-, Myo- und Dermatopathien (z.T. kombiniert wie Dermatomyositis)
  - Pulmonale Osteoarthropathie, z.B. Trommelschlägelfinger bei Lungenkarzinom
  - Vaskulopathien, z.B. Thrombophlebitis migrans bei Pankreaskarzinom
  - Kardiopathien, z.B. marantische abakterielle Endokarditis

Mikroskopische Tumordiagnostik

Jeder maligne Tumor sollte prätherapeutisch mikroskopisch gesichert werden:
- Histologische Untersuchung für die erforderliche detaillierte Klassifikation des Tumors nach histologischem Typ und Differenzierungsgrad
- Zytologische Untersuchung: zur Verifikation von Metastasen oft ausreichend

Biopsiemethode

Die Aussagekraft von Biopsien ist vom Umfang der Biopsie (gewonnene Gewebemenge) abhängig. Sie ist am größten bei der Exzisionsbiopsie, geringer bei der Inzisionsbiopsie, am geringsten bei der Feinnadelbiopsie. Tumorverdächtige Lymphknoten sollen, wenn immer möglich, vollständig entfernt werden.
- Feinnadelbiopsie
  - zur zytologischen Untersuchung (Aspirationszytologie)
  - zur histologischen Untersuchung
- Stanz-(Grobnadel-)biopsie
- Inzisionsbiopsie (Zangenbiopsie, chirurgische Inzisionsbiopsie)
- Exzisionsbiopsie (Probeexstirpation, totale Biopsie, Lymphknotenexzision)

Zugangswege

- Perkutan
  - blind
  - unter Einsatz bildgebender Verfahren (CT, Sonographie, Angiographie)
- Endoluminal-endoskopisch (z.B. Broncho-, Gastro-, Kolo-, Rekto-, Zystoskopie)
- Thorakoskopie
- Laparoskopie

Prätherapeutisches Staging

Zur Planung des therapeutischen Vorgehens bei malignen Tumoren ist eine prätherapeutische Abschätzung der anatomischen Tumorausbreitung (Staging) erforderlich. Dies schließt auch die Beurteilung der Möglichkeit einer kompletten Tumorentfernung (R0-Resektion) mit ein.
- **Lokale Ausbreitung des Primärtumors:** relativ verlässlich durch moderne bildgebende Verfahren beurteilbar
- **Fernmetastasen:** Diagnostik mit bildgebenden Verfahren, wie Sonographie, CT, MRT und PET, sowie mit zunehmendem Erfolg auch mittels Thorako- und Laparoskopie
- **Regionäre Lymphknotenmetastasen:** bislang keine zufrieden stellende diagnostische Option verfügbar

◘ Abb. 1.22. Grundelemente der heutigen Tumorklassifikation

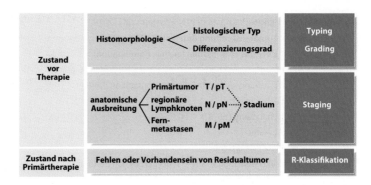

1.11.6 Klassifikationen von Tumoren

◘ Abbildung 1.22 zeigt die heutigen Grundelemente der Tumorklassifikationen, wie sie international durch WHO (World Health Organisation) und UICC (Union International Contre Cancer) festgelegt sind. Diese Klassifikationen haben mehrere Aufgaben:

- Sie schaffen Grundlagen für die Planung und Durchführung der Therapie, v.a. in Hinblick auf eine differenzierende histologie- und stadiengerechte Therapie.
- Sie liefern wichtige Daten für die Abschätzung der individuellen Prognose.
- Sie schaffen Voraussetzungen für eine aussagekräftige Beurteilung von Behandlungsergebnissen.
- Sie ermöglichen den Vergleich diagnostischer und therapeutischer Leistungen unterschiedlicher Behandlungszentren.

Histologische Klassifikation (Typing)

Eine erste Großunterteilung der Tumoren erfolgt nach dem Ausgangsgewebe (◘ Tab. 1.26). Die weitere Typisierung der Karzinome und Sarkome berücksichtigt die Ähnlichkeit mit dem Normalgewebe.

Grading

Traditionell werden 4 histologische Differenzierungsgrade unterschieden

- G1 Gut differenziert   Low Grade
- G2 Mäßig differenziert   Low Grade
- G3 Schlecht differenziert High Grade
- G4 Undifferenziert   High Grade

Staging/TNM-System

Nach internationalen Vereinbarungen erfolgt die Beschreibung der anatomischen Tumorausbreitung heute allgemein nach dem TNM-System. Für maligne Lymphome und Leukämien sind dabei spezielle Regeln vorgesehen.

TNM. Klinische Klassifikation (◘ Tab. 1.27); beruht auf prätherapeutisch erhobenen klinischen Befunden wie allgemeiner klinischer Untersuchung, bildgebenden Verfahren, Endoskopie, Biopsie und chirurgischer Exploration. Sie ist wesentlich für die primäre Therapieauswahl und für Vergleiche mit bzw. von nicht chirurgisch behandelten Patienten.

◘ Tab. 1.26. Histologische Tumortypen/Typing maligner Tumoren

Ausgangs-gewebe	Tumor-gruppen	Tumortypen (Beispiele)
Epithel	Karzinom	Adenokarzinom Plattenepithelkarzinom Übergangszellkarzinom Duktales Karzinom Lobuläres Karzinom
Mesen-chymale Gewebe	Sarkome	Osteosarkom Chondrosarkom Leiomyosarkom Rhabdomyosarkom Fibrosarkom
Lymphati-sches Gewebe	Malignes Lymphom	Hodgkin-Lymphom Non-Hodgkin-Lymphome
Blutbilden-des Gewebe	Leukämien	Akute lymphatische Leukämie Chronische myeloische Leukämie
Keimdrüsen	Germinale Tumoren (Keimzell-tumoren)	Seminom/Dysgerminom Embryonales Karzinom Chorionkarzinom Teratom
Embryonales Gewebe	Embryonale Tumoren	Nephroblastom Neuroblastom

1

▣ Tab. 1.27. Einheitliche Prinzipien des TNM-Systems UICC 2010

Beschreibung der Tumorausbreitung durch das TNM-System		
	Präfix vor das TNM-System (auch in Kombination)	
p	Pathologisch gesichert	
u	Untersuchung klinisch (z.B. Endosonographie, CT, MR etc.)	
c	Clinical= klinisch	
y	Vorbehandlung (z.B. RTx, CTx)	
r	Rezidivtumor	
m	Multiple Primärtumoren	
a	Tumorklassifikation wurde erst bei der Sektion bestimmt	
T	**Primärtumorgröße**	
TX	Primärtumor kann nicht bestimmt werden	
Tis	Carcinoma in situ	
T0	Kein Nachweis eines Tumors	
T1	Abhängig von der Größe, Ausdehnung, bzw. Infiltration der entsprechenden Tumorentität	
T2		
T3		
T4		
N	**Lymphknotenbefall**	
N0	Lymphknoteninfiltration nicht vorhanden bei ausreichender Anzahl von resezierten Lymphknoten	
N1-N3	Zunehmender Anteil von tumorbefallenden Lymphknoten	
Nx	Lymphknotenbefall nicht bestimmbar oder nicht ausreichend viele Lymphknoten reseziert	
M1	**Metastasen**	
M (HEP)	Lebermetastasen	
M(OSS)	Knochenmetastasen	
M(PUL)	Lungemetastasen	
M(PER)	Peritonealmetastasen	
M(LYM)	Lymphknotenmetastase außerhalb des direkten Lymphabflusses	
M(BRA)	Hirnmetastasen	
M(SKI)	Hautmetastasen	
Mx	Metastasen nicht bestimmbar	
G	**Grading**	
G1	Gut differenziert	Low Grade
G2	Mäßig differenziert	Low Grade
G3	Schlecht differenziert	High Grade
G4	Undifferenziert	High Grade
L	**Lymphgefäßinvasion**	
LX	Lymphgefäßinvasion kann nicht bestimmt werden	
L0	Keine Lymphgefäßinvasion	
L1	Lymphgefäßinvasion	
V	**Veneninvasion**	
VX	Veneninvasion kann nicht bestimmt werden	
V0	Keine Veneninvasion	
V1	Mikroskopische Veneninvasion	
V2	Makroskopische Veneninvasion	
Pn	**Perineuralscheideninvasion**	
Pn	Perineuralscheideninvasion kann nicht bestimmt werden	
Pn0	Keine Perineuralscheideninvasion	
Pn1	Perineuralscheideninvasion	

◘ Tab. 1.28. Beispiel für die Erfordernisse der pTNM-Klassifikation anhand des kolorektalen Karzinoms

pT	Histologische Untersuchung des durch limitierte oder radikale Resektion entfernten Primärtumors ohne makroskopisch erkennbaren Tumor an den zirkumferenziellen (lateralen), oralen und aboralen Resektionsrändern
	oder histologische Untersuchung des durch endoskopische Polypektomie oder lokale Exzision entfernten Primärtumors mit histologisch tumorfreien Resektionsrändern
	oder mikroskopische Bestätigung einer Perforation der viszeralen Serosa[a]
	oder mikroskopische Bestätigung der Infiltration benachbarter Organe oder Strukturen
pN0	Regionäre Lymphadenektomie und histologische Untersuchung üblicherweise von 12 oder mehr Lymphknoten
pN1	Histologische Bestätigung von Metastasen in nicht mehr als 3 regionären Lymphknoten
pN2	Histologische Bestätigung von Metastasen in mehr als 3 regionären Lymphknoten
pM1	Mikroskopischer (histologischer oder zytologischer) Nachweis von Fernmetastasen

[a] Die mikroskopische Bestätigung einer Perforation des viszeralen Peritoneums durch Tumorgewebe kann durch Untersuchung von Biopsien oder durch Abstrichzytologie von der Serosa über dem Tumor erfolgen.

pTNM. Pathologische Klassifikation (◘ Tab. 1.28); berücksichtigt zusätzlich Befunde, die beim chirurgischen Eingriff und durch die pathologische Untersuchung gewonnen wurden. Sie ist verlässlicher als die klinische und liefert die zuverlässigen Daten für die Beurteilung der Prognose und für die Analyse chirurgischer Therapieresultate. Die pTNM-Klassifikation ist auch für die Indikation zur postoperativen Radio- und/oder Chemotherapie maßgebend.

TNM zur Beschreibung des Krankheitsverlaufes. Im weiteren Verlauf können im Rahmen der Nachsorge die zu erhebenden Befunde immer wieder durch eine TNM-Formel charakterisiert werden. Ein Rezidivtumor wird dabei durch das Präfix »r« gekennzeichnet.

Stadiengruppierung

Die Klassifikation durch das TNM/pTNM-System erlaubt eine präzise Beschreibung und Dokumentation der anatomischen Tumorausbreitung. Für die einzelnen Organe ergibt sich dabei allerdings eine relativ große Zahl von TNM-Kategorien. Wenn keine großen Patientenzahlen vorliegen, ist es für die Analyse des Krankengutes notwendig, diese umfangreiche Zahl von Kategorien in eine kleinere Zahl von »Stadien« zusammenzufassen. Dabei soll gewährleistet sein, dass jedes Stadium in Bezug auf die Prognose mehr oder weniger homogen ist und dass sich die verschiedenen Stadien entsprechend unterscheiden. Beispiele zeigt ◘ Abb. 1.23. Im Allgemeinen wird zwischen den Stadien I–IV unterschieden. Für In-situ-Karzinome wird die Bezeichnung Stadium 0 angewandt.

Magenkarzinom

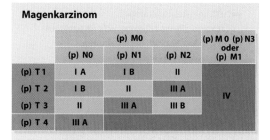

Kolorektales Karzinom

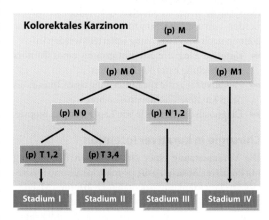

◘ Abb. 1.23. Beispiele für Stadiengruppierungen (UICC 2002)

❯ Bei jedem Patienten mit einem malignen Tumor ist grundsätzlich zunächst die klinische Klassifikation vorzunehmen, und zwar auch dann, wenn später eine pathologische Klassifikation möglich ist.

Residualtumor(R)-Klassifikation

Bei der großen Mehrzahl der Tumoren ist eine nennenswerte Chance auf Heilung oder längeres Überleben nur gegeben, wenn nach Abschluss der Erstbehandlung kein Hinweis auf zurückbleibenden Residualtumor besteht (Erreichung einer R0-Situation). R0 entspricht einer kurativen Tumorentfernung oder in Fällen, bei denen nur eine Chemotherapie angewendet wurde, einer kompletten Remission.
- Nach internistischer oder Strahlentherapie erfolgt die R-Klassifikation in der Regel durch klinische Untersuchungsmethoden einschließlich Biopsie.
- Nach chirurgischer Therapie ist die R-Klassifikation das Ergebnis einer Zusammenschau von klinischen Befunden und des Befundes der pathohistologischen Untersuchung des Tumorresektates.

R-Klassifikation (Residualtumorklassifikation) UICC
- RX: Vorhandensein von Residualtumor kann nicht beurteilt werden
- R0: kein Residualtumor
  (exakter: Residualtumor nicht feststellbar)
- R1: mikroskopisch Residualtumor
- R2: makroskopisch Residualtumor

1.11.7 Ziele der operativen Tumorbehandlung

Bei etwa 80 % aller Patienten mit malignem Tumor werden chirurgische Eingriffe vorgenommen. Diese können nach der Zielsetzung unterteilt werden in:
- Kurative Eingriffe zur Entfernung eines Tumors mit Erzielung einer R0-Resektion
- Palliative Eingriffe zur Entfernung eines Tumors als nicht kurative Therapiemaßnahme
- Diagnostische Eingriffe wie Laparoskopie, Biopsie

Chirurgie in kurativer Intention

Die Voraussetzung einer chirurgischen Behandlung mit kurativer Absicht ist die primäre lokale und lokoregionäre Beschränkung des malignen Tumors. Maligne Tumoren sind nicht von vornherein »Allgemeinerkrankungen«, sondern zunächst mehr oder minder lange Zeit auf das Ursprungsorgan (lokal) und die regionären Lymphknoten (lokoregionär) beschränkt!

Lokalisierte und lokoregionär beschränkte maligne Tumoren wie auch jene mit mono- oder oligotoper Fernmetastasierung sind Domäne der Chirurgie mit dem Ziel, die nachgewiesenen Tumoren vollständig

(kurative Intention) zu entfernen. Weder mit einer Strahlentherapie noch durch eine Chemotherapie können örtliche Tumormanifestationen mit der gleichen Sicherheit definitiv beseitigt werden wie durch eine der jeweiligen Tumorausbreitung angepasste Chirurgie.

Bei Strahlen- und Chemotherapie besteht immer die Gefahr, dass trotz klinisch kompletter Remission mehr oder weniger umfängliche – nur histologisch nachweisbare – vitale Tumorformationen zurückbleiben und Ausgangspunkt klinischer Rückfälle werden. Es gibt bis heute keine sicheren Kriterien, mit der jene Fälle bestimmt werden könnten, bei denen die Möglichkeit einer kompletten Tumordestruktion durch Radio- oder Chemotherapie mit Sicherheit vorauszusagen wäre.

 Für den lokal begrenzten Tumor ist die operative Entfernung nach wie vor die onkologisch sicherste Methode.

Chirurgische Methoden

Abhängig vom Tumorstaging erfolgt ein differenzierter histologie- und stadiengerechter chirurgischer Eingriff (Chirurgie nach Maß). Beispiel Rektumkarzinom: Die Therapieoptionen erstrecken sich von der ambulanten endoskopischen Polypektomie bis zur erweiterten multiviszeralen radikalen Resektion.

Verzicht auf systematische regionäre Lymphadenektomie. Die sichersten Hinweise auf bereits bestehende regionäre Lymphknoten ergeben sich aus der sorgfältigen histologischen Untersuchung des Primärtumors. So liegt bei kolorektalen Adenokarzinomen und muzinösen Adenokarzinomen der Malignitätsgrade 1 und 2 mit Infiltration nur der Submukosa und bei fehlendem histologischem Nachweis von Lymphgefäßinvasion die Wahrscheinlichkeit bereits vorhandener regionärer Lymphknotenmetastasen bei nur 3 %. Immer wenn in solchen Fällen das Operationsrisiko einer radikalen Resektion für den Patienten höher erscheint, sollte man daher das eingeschränkte Verfahren mit sehr geringem Operationsrisiko bevorzugen.

Eingeschränkte Operationen mit knappen Sicherheitsabständen. Solche Operationen in kurativer Absicht sind berechtigt, wenn der Tumor auch histologisch relativ scharf gegen die Umgebung begrenzt ist, in seinem Umfeld nicht mit nur histologisch erkennbaren Ausläufern oder Satelliten zu rechnen ist und wenn in der Umgebung präkanzeröse Läsionen und zusätzliche multifokale Herde fehlen.

Erweiterte Operationen. Wird wegen des Verdachts auf Infiltration eines Nachbarorgans erwogen, da dann eine

En-bloc-Mitentfernung des Nachbarorgans (sog. multiviszerale Resektion) erforderlich ist.

Verfahrensregeln der kurativen Tumorchirurgie

Bei chirurgischen Eingriffen in kurativer Intention sind allgemeine Grundsätze und Verfahrensregeln einzuhalten. Bei strikter Beachtung dieser Grundsätze der onkologischen Chirurgie kann das Risiko lokoregionärer Rezidive erheblich verringert werden:

I Operationsplanung
- Histologisches Typing und Grading an Biopsien
- Präoperatives klinisches Staging

II Intraoperatives Staging
- Fernmetastasen?
- Adhärenz zu Nachbarorganen?
- Ausdehnung im Ursprungsorgan?

III Tumorresektion
- Adäquate Sicherheitsabstände:
  - *Primärtumor*: Beseitigung nur histologisch erkennbarer Tumorausläufer und Satelliten, Beachtung der Grenzen in allen 3 Dimensionen, bei Weichteil- und Knochensarkomen Muskelgruppen- bzw. Kompartmentresektionen
  - *Lymphabflussgebiet*: Ausdehnung entsprechend vermutlichem Lymphknotenbefall, nahe Resektionslinien tumorfreie Lymphknoten!
- Verhinderung einer örtlichen Tumorzelldissemination:
  - *En-bloc-Entfernung* von Primärtumor und Lymphabflussgebiet, ggf. auch von Nachbarorganen (keine Eröffnung von Lymphspalten)
  - *»No-touch-Technik«*: Ligatur von Venen und Arterien und Abbinden von Hohlorganen vor Tumormobilisation
  - Mitentfernung des Biopsieareals (wo möglich)
  - **Cave:** Einschnitt oder Einriss im Tumor unbedingt vermeiden!
  - *Spülung* des Operationsgebietes (physiologische NaCl-Lösung, tumorizide Flüssigkeiten)
  - *Instrumenten- und Handschuhwechsel* nach Kontakt mit Tumor

Lokoregionäre Rezidive/Qualität der Chirurgie

Das lokoregionäre Rezidiv nach R0-Resektion ist nicht – wie immer noch manchmal behauptet – ein schicksalsbedingtes Ereignis. Lokoregionäre Rezidive sind Folge zurückgebliebener Tumorzellen im Operationsgebiet und damit Indikator der Qualität des chirurgischen Ersteingriffs. Oberstes Ziel chirurgischer Tumoroperationen in kurativer Intention ist die Vermeidung späterer lokoregionärer Rezidive. Damit wird zugleich auch das Überleben entscheidend verbessert.

Nicht kurative (palliative) Chirurgie

Indikationen zur nicht kurativen Chirurgie ergeben sich in erster Linie bei Tumorkomplikationen, wie Stenosen, massiven Blutungen, Verjauchungen, pathologischen Frakturen (bei Knochenmetastasen), in Einzelfällen auch zur Schmerzbehandlung.

- Nicht kurative Tumorresektion: in erster Linie bei Stenosen im Kolon, selten bei verjauchenden Nekrosen von Lungen- oder Rektumkarzinom
- Nicht resezierende Verfahren:
  - Tumordestruktion durch Laser, Kryotherapie, Elektrokoagulation, z.B. Stenosen im Rektum oder Ösophagus
  - Prothesen/Tuben (meist endoskopisch eingelegt), z.B. Ösophagus, Gallengänge
  - Tracheotomie, z.B. bei Trachealstenose durch Schilddrüsenkarzinom
  - Umgehungsanastomosen, z.B. biliodigestive Anastomosen bei Pankreas- oder Gallengangskarzinomen, gastrojejunale Anastomose bei Zökumkarzinom
  - Stabilisierende Operation (Verbundosteosynthesen, Markraumnagelung, Wirbelsäulenfusion) oder Alloarthroplastiken bei Knochenmetastasen (pathologische Fraktur!)
  - Schmerztherapie: Nervenblockaden des zervikalen Grenzstranges oder des Ganglion coeliacum, Chordotomie, stereotaktische Hirnoperation
  - Chirurgische hormonale Beeinflussung, z.B. Orchiektomie bei Prostatakarzinom

Für nicht kurativ behandelbare Patienten kommen chirurgische Maßnahmen nur infrage, wenn:
- die Risiken postoperativer Letalität und Morbidität in einem angemessenen Verhältnis zu einer zu erwartenden Verbesserung der Lebensqualität und/oder Verlängerung der Überlebenszeit stehen
- wenn interventionelle Methoden unter Berücksichtigung funktioneller Aspekte und der Lebensqualität keine Alternative bieten.

Ob nicht kurative Tumorresektionen die Überlebenszeit verlängern können, ist umstritten. Während früher vielfach der Nutzen einer »chirurgischen Tumorreduktion« angenommen wurde, ist man heute diesbezüglich sehr skeptisch und bevorzugt multimodale Konzepte mit primärer Chemo- bzw. Radiochemotherapie und sekundärem Versuch einer R0-Resektion.

1

Chirurgische Eingriffe zur Diagnostik und zum Staging

Bei chirurgischen Probeexzisionen muss der Zugang so gewählt werden, dass er ein evtl. anschließendes operatives Vorgehen nicht stört bzw. die Entfernung des Biopsieareals ermöglicht und somit die Gefahr von Implantationsmetastasen wesentlich verringert.

Bei malignen Lymphomen oder bei Prostatakarzinomen werden fallweise sog. Staging-Laparoskopien oder Laparotomien zur Therapieplanung durchgeführt.

1.11.8 Multimodale Primärtherapie maligner Tumoren

Das Konzept, die chirurgische Therapie mit anderen Therapiemodalitäten im Sinne einer kombinierten Therapie (multimodale Therapie) zu ergänzen, beruht im Wesentlichen auf den in ◘ Tabelle 1.29 dargestellten Überlegungen.

1.11.9 Prognose

Für die Bewertung der Prognose nach Therapie eines malignen Tumors stehen verschiedene Parameter zur Verfügung (◘ Tab. 1.30). Die Langzeitprognose ist je nach Tumorlokalisation unterschiedlich. So liegen die Heilungschancen bei malignen Hauttumoren (Basalzellkarzinome und Plattenepithelkarzinome), differenzierten Schilddrüsenkarzinomen und Hodenkarzinomen zwischen 80 und 90 %, für Karzinome von Magen, Ösophagus, Pankreas und Lunge bei < 20 %.

Innerhalb der einzelnen Organtumoren wird die Prognose in erster Linie durch die anatomische Ausbreitung des Tumors vor und nach Primärtherapie,

also durch pTNM (Stadium) und R (Residualtumor) bestimmt.

Die isolierte Betrachtung eines möglichen Prognosefaktors gibt daher keine Information darüber, ob der betreffende Faktor die Prognose tatsächlich unab-

◘ Tab. 1.30. Onkologischer Terminologie für die Formen der Chemotherapie bzw. Radiochemotherapie:

neoadjuvante Therapie:	Präoperative Therapie zur Reduktion der Tumormasse vor einem geplanten operativen Eingriff in kurativer Intention.
adjuvante Therapie:	Onkologische Behandlung nach chirurgischer Resektion, ohne Nachweis makroskopischer und mikroskopischer Tumorreste.
additive Therapie:	Onkologische Behandlung nach einer erfolgten Tumorresektion bei mikroskopischen oder makroskopisch verbliebenen Tumorrest, um die Chancen für ein Langzeitüberleben zu verbessern.
palliative Therapie:	Onkologische Behandlung, die nicht die Heilung in kurativer Absicht zum Ziel hat, sondern den Verlauf der Erkrankung zu verzögern und damit auch die verbleibende Lebensspanne eines Patienten zu verlängern bei erhaltener Lebensqualität.

◘ Tab. 1.31. Prognosefaktoren bei malignen Tumoren

R-Klassifikation/ pTNM-Klassifikation	Stadium
Weitere mögliche Prognosefaktoren	
Tumorabhängig	Histologischer Typ Differenzierungsgrad Lymphgefäß-, Venen-, Perineuralrauminvasion Peritumoröse Entzündung Proliferationsverhalten Ploidie Hormonrezeptoren Tumorassoziierte Antigene Differenzierungsantigene Molekularpathologische Befunde
Patientenabhängig	Alter Geschlecht Dauer der Symptome Leistungszustand (ECOG-Skala, Karnofsky-Index) Komorbidität Immunstatus
Umgebungsabhängig (therapieabhängig)	Qualität der Therapie einschl. »Prognosefaktor Chirurg«

◘ Tab. 1.29. Gründe für eine multimodale Primärtherapie

Lokoregionäre postoperative Strahlentherapie	Im Operationsgebiet zurückgelassene Tumorreste/ bei der Operation örtlich disseminierte Tumorzellen
Peri-/postoperative Chemotherapie und/oder Immuntherapie	Klinisch nicht manifeste, disseminierte Tumorzellen und Tumorzellverbände (isolierte Tumorzellen) oder Mikrofernmetastasen
Initiale (präoperative oder neoadjuvante) Radio- und/ oder Chemotherapie, gefolgt von chirurgischer Tumorentfernung	Partielle (komplette?) Regression des Primärtumors (und der regionären Lymphknoten) für eine erhöhte Chance einer R0-Resektion

H08

hängig beeinflusst. Nur durch spezielle biometrische Methoden, sog. multivariate Analyseverfahren, ist es möglich, unabhängig wirksame Prognosefaktoren zu identifizieren.

1.11.10 Tumornachsorge

Moderne Tumortherapie schließt nach der Primärtherapie eine umfassende Patientenbetreuung ein.

Bei Nachuntersuchungen nach kurativer Behandlung muss die Früherkennung von lokoregionären Rezidiven und Fernmetastasen, die noch erfolgreich behandelbar sind, im Vordergrund stehen. Dies ist z.B. bei lokoregionären Rezidiven oder Lebermetastasen nach kolorektalem Karzinom oder bei Fernmetastasen von Hodentumoren oder Osteosarkomen der Fall.

Nicht kurativ behandelte Patienten können durch ein standardisiertes Nachsorgeprogramm nicht sinnvoll betreut werden. Hier ist ein individuelles Vorgehen angezeigt, wobei insbesondere auch die psychosoziale Betreuung sowie supportive Therapie und Schmerzbekämpfung von Bedeutung sind.

Allgemeine Patientenbetreuung im weiteren Verlauf

- Medizinische Rehabilitation: Behandlung therapiebedürftiger Nebenwirkungen und Folgeerkrankungen (z.B. Stomapflege, Prothesenbetreuung, Therapie von Verdauungs- und Stoffwechselstörungen, z.B. nach Gastrektomie oder Pankreasresektion, Hautpflege nach Strahlentherapie, Bekämpfung der Inappetenz, Schmerzbekämpfung)
- Psychosoziale Nachsorge: psychische Betreuung und soziale Rehabilitation (beruflich, wirtschaftlich)

Spezielle Nachsorge nach kurativer Operation

- Frühdiagnose von lokoregionären Rezidiven und Fernmetastasen
- Früherkennung von metachronen Karzinomen im erkrankten Organ

Krebsprävention im Umfeld

Beratung und Untersuchung von Angehörigen, sofern bei ihnen erhöhtes Krebsrisiko zu erwarten ist, z.B. bei Angehörigen von Personen mit kolorektalem Karzinom auf dem Boden einer familiären adenomatösen Polypose oder bei hereditärem Nicht-Polypose-Kolonkarzinom (HNPCC, Lynch-Syndrom).

Einleitung arbeitsmedizinischer Untersuchungen bei Diagnose einer möglicherweise beruflich bedingten Krebserkrankung.

> Im Vordergrund der Nachsorge muss immer die klinische Untersuchung stehen.

Qualitätssicherung der Krebstherapie

Regelmäßige Verlaufskontrollen (Erfassung von Tumorrückfällen) sind Voraussetzung für die Beurteilung des langfristigen Therapieergebnisses und geben entscheidende Auskunft über die Qualität der Therapie.

1.12 Molekularbiologie in der Chirurgie

H. K. Schackert

1.12.1 Techniken der molekularen Biologie

Polymerase-Kettenreaktion (PCR). Die Technik erlaubt die spezifische exponentielle Amplifikation eines bis zu mehrere tausend Basen langen DNA-Abschnittes (»Template«), der durch 2 Primer markiert wird. Die PCR-Primer sind künstlich synthetisierte DNA-Fragmente, meist zwischen 15 und 25 Basen lang und weisen die komplementäre Basensequenz der beiden Enden der Zielsequenz auf.

DNA-Sequenzierung nach Sanger. Das Grundprinzip der Technik ist dem der PCR ähnlich. Im Gegensatz zur PCR wird jedoch nach Trennung des DNA-Doppelstranges nur ein Primer angelagert und verlängert (Strangverlängerung). Der zufällige Abbruch der Strangverlängerung durch den Einbau von Didesoxynukleotiden erlaubt die Analyse der Basenfolge.

Rekombinante DNA-Technologie. DNA-Fragmente werden neu zusammengestellt und können gezielt in Zellen eingeschleust werden. Sie enthalten Anweisungen für Transkription und Translation, sodass die rekombinierten Gensequenzen in den Zielzellen exprimiert werden. Die rekombinante DNA-Technologie ist z.B. die Basis für die Produktion menschlichen Insulins oder Erythropoetins in nicht menschlichen Zellen oder auch für die Gentherapie benigner und maligner Erkrankungen unverzichtbar.

1.12.2 Molekulare Grundlagen der Entstehung maligner Tumoren

Die »Mutationstheorie der Geschwulstentstehung – der Übergang von Körperzellen in Geschwulstzellen durch

Genänderung« wurde bereits 1928 publiziert. Die molekulargenetische Bestätigung erfolgte erst Ende des 20. Jahrhunderts.

Gatekeeper-Pathway

Das APC-Tumorsuppressorgen scheint bei vielen kolorektalen Adenomen das Gatekeeper-Gen zu sein, dessen Ausschaltung mit der Adenomentstehung assoziiert ist. Gatekeeper-Gene sind wichtige Regulatoren des Zellzyklus. Mutationen im APC-Gen werden daher nicht selten bereits in kleinen kolorektalen Adenomen beobachtet und scheinen im Zusammenhang mit dem Verlust des Wildtyp-Allels ein auslösendes molekulares Ereignis für die Polypentwicklung darzustellen. Vererbte Mutationen des APC-Gens sind die Ursache für die familiäre adenomatöse Polyposis (FAP), die mit sehr hoher Wahrscheinlichkeit in einem Karzinom resultiert.

Auf die APC-Geninaktivierung folgt sowohl bei sporadischen als auch hereditären Adenomen eine Kaskade von somatischen Mutationsereignissen in Genen, die für die Tumorprogression relevant sind. Die jeweilige Inaktivierung eines Tumorsuppressorgens scheint der betroffenen Zelle einen Wachstumsvorteil gegenüber anderen Zellen zu vermitteln mit der Konsequenz, dass sie klonal expandiert.

Caretaker-Pathway

Im Gegensatz zu Gatekeeper-Genen, die wichtige Regulatoren des Zellzyklus sind, können Caretaker-Gene zur Tumorentstehung nur indirekt beitragen. Zu den Caretaker-Genen zählen die Mismatch-Repair-Gene, die in ihrer mutierten Form zum nicht polyposisassoziierten kolorektalen Karzinom (HNPCC) oder Lynch-Syndrom prädisponieren. Mismatch-Repair-Proteine korrigieren Fehler, die bei der Verdopplung der DNA entstehen. Der Funktionsverlust eines Caretaker-Gens, vererbt oder spontan, gefolgt vom Funktionsverlust des Wildtyp-Allels, führt zur Mismatch-Repair-Defizienz. Daraus resultiert eine hohe Mutationsrate in betroffenen Zellen. Zufällige Mutationen in Gatekeeper-Genen oder anderen tumorrelevanten Zielgenen führen zur Tumorinitiation und nachfolgenden schnellen Tumorprogression.

1.12.3   Gezielte Vorsorge und präventive chirurgische Therapie

Gezielte Vorsorge

5–10 % aller Krebserkrankungen weisen eine genetische Prädisposition auf. Die Mutationsträger werden in ein Krebsfrüherkennungs- und Vorsorgeprogramm aufgenommen. Verwandte ohne familienspezifische Keimbahnmutation können aus dem speziellen Vorsorgeprogramm entlassen werden.

Präventive Therapie

- Präventive Thyreoidektomie bei multipler endokriner Neoplasie Typ 2 (aufgrund molekularer Diagnose)
- Proktokolektomie bei der familiären adenomatösen Polyposis zur Prävention des kolorektalen Karzinoms (aufgrund des Phänotyps)

1.12.4   Gentherapie maligner Tumoren

- Das p53-Tumorsuppressorgen wird während der Progression zahlreicher Tumoren ausgeschaltet. Der Transfer des p53-Wildtyp-Gens in Tumorzellen kann die Zellzyklusregulation wiederherstellen und Apoptose auslösen.
- Überexpression von immunstimulierenden Molekülen, wie IL-2, IL-4 oder GM-CSF, nach Transfer des kodierenden Gens in Tumorzellen wird im Rahmen der Immuntherapie zu therapeutischen Zwecken eingesetzt.
- Die Suizidgentherapie verwendet bakterielle und virale Gene, die meist mithilfe von Viren in die Tumorzellen eingeschleust werden. Die Gene kodieren für Proteine, die ein intravenös verabreichtes, wenig toxisches Substrat im Tumor in ein hochtoxisches Chemotherapeutikum überführen.

> Sämtliche Gentherapieansätze sind im Stadium der klinischen Erprobung.

1.13   Chirurgische Begutachtung und Rehabilitation

B. Stübinger

1.13.1   Rechtliche Grundlagen

Durch die Erstellung eines Gutachtens wird der beauftragte Arzt als chirurgischer Sachverständiger tätig. Das Gutachten unterstützt eine Behörde oder ein Gericht bei der Aufgabe, eine bindende Aussage darüber zu treffen, was als medizinische Wahrheit anzusehen ist. Der chirurgische Sachverständige ist ein unvoreingenommener Ratgeber, trifft jedoch durch Beantwortung des Gutachtens keine rechtswirksame Entscheidung. Das Berufsgeheimnis des Arztes wird nicht verletzt, da auch Versicherungsträger zur Geheimhaltung verpflichtet sind.

Jeder approbierte Arzt kann zur Erstellung eines Gutachtens verpflichtet werden. Allerdings kann die Erstellung des Gutachtens bei fachlicher Überforderung oder Zeitmangel aufgrund umfangreicher ärztlicher Tätigkeit abgelehnt werden. Umstritten ist die Weitergabe an Oberärzte und Assistenzärzte. Der beauftragte Chefarzt trägt mit seiner Unterschrift die volle Verantwortung für den gesamten Inhalt.

Der begutachtende Arzt hat ein Anrecht auf Bezahlung des Gutachtens.

1.13.2 Grundzüge der Unfallbegutachtung

Die gesetzliche Unfallversicherung hat die Aufgabe, den versicherten Personen für die Folgen von Arbeitsunfällen Schadensersatz zu leisten. Bei einem Arbeitsunfall übernimmt die gesetzliche Unfallversicherung die vollständigen Kosten der Behandlung und Rehabilitation des Arbeitnehmers.

Definitionen

Arbeitsunfall. Liegt nach den gesetzlichen Bestimmungen vor, wenn der Versicherte den Unfall bei einer betrieblichen Tätigkeit erleidet, oder bei einem Unfall, der in mittelbarem Zusammenhang mit der versicherten Tätigkeit steht.

Arbeitsunfähigkeit. Besteht, wenn der Versicherte aufgrund seiner Verletzungen oder Erkrankungen nicht in der Lage ist, seine bisherige, unmittelbar vor dem Unfall ausgeübte Tätigkeit wieder in vollem Umfang aufzunehmen.

Berufsunfähigkeit. Besteht, wenn die Erwerbsfähigkeit in dem erlernten Beruf wegen eines Unfalls oder einer Krankheit auf weniger als die Hälfte eines körperlich und geistig gesunden Versicherten mit vergleichbarer Ausbildung vermindert ist.

Erwerbsunfähigkeit. Liegt vor, wenn ein Versicherter aufgrund seiner Schädigung auf absehbare Zeit nicht in der Lage ist, eine Erwerbstätigkeit in gewisser Regelmäßigkeit auszuüben.

Schema zur Gutachtenerstellung

Ein freies, oft wissenschaftlich begründetes Gutachten sollte zweckmäßig nach einem gewissen **Schema** erstellt sein.

Kurze Vorgeschichte. Daten über Unfallart, Zeitpunkt und Hergang, momentane Klagen des zu begutachtenden Patienten wegen seiner jetzigen Erkrankung oder seines Unfalls.

Untersuchungsbefunde. Bereits vorliegende, früher festgestellte Schäden. Bei Extremitäten- oder Gelenkschäden auch Maße und Winkel der gesunden Seite zum Vergleich anzuführen. Röntgen etc., labortechnische Befunde.

Gutachterliche chirurgische Beurteilung der Unfallfolgen. Zunächst exakte Diagnosestellung unter Ausschluss früherer oder unfallfremder Schäden und Erkrankungen. Falls es notwendig erscheint, folgt eine Wertung unter Einbeziehung entsprechender wissenschaftlicher Arbeiten.

Zusammenfassung. Hier werden alle gutachterlich gestellten Fragen einzeln und klar beantwortet. Abschließend wird die vorliegende Beeinträchtigung oder der verbleibende Schaden festgelegt, der in einem *ursächlichen Zusammenhang* zwischen dem Ereignis und der körperlichen Veränderung, z.B. Amputation (◘ Abb. 1.24) stehen muss, um einen Wahrscheinlichkeitswert zu besitzen.

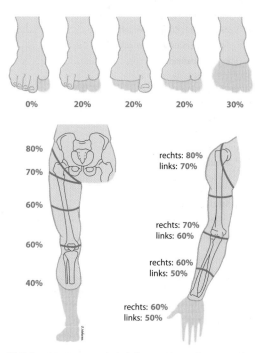

◘ **Abb. 1.24.** Prozentuale Anhaltswerte bei Verletzungen der oberen und unteren Extremität

NAME:

geb: Untersuchungstag:

Aktenzeichen: Standbein: rechts / links

Hüftgelenke:

Streckung/Beugung
(Abb.1a u. 1b) ....

Abspreizen/Anführen
(Abb.2) ....

Drehung ausw./einw.
(Hüftgel. 90° gebeugt) (Abb.3) ....

Drehung ausw./einw.
(Hüftgel. gestreckt) (Abb.4) ....

Kniegelenke:

Streckung/Beugung
(Abb.5) ....

Obere Sprunggelenke:

Heben/Senken des Fußes
(Abb.6) ....

Untere Sprunggelenke:

Ges.-Beweglichk. (Fußaußenr.
heb./senk.) (Abb.7a/7b) ....
(in Bruchteilen der normalen Beweglichkeit)

Zehengelenke:
(in Bruchteilen der normalen Beweglichkeit)

Umfangmaße in cm:

20 cm ob. inn. Knie-Gelenkspalt ...

10 cm ob. inn. Knie-Gelenkspalt....

Kniescheibenmitte ....

15 cm unterh. inn. Gelenkspalt .....

Unterschenkel, kleinster Umfang..

Knöchel ....

Rist über Kahnbein ....

Vorfußballen ....

Beinlänge in cm:

Vord. ob. Darmbeinstachel -
Außenknöchelsp. ....

Stumpflänge in cm:

Sitzbein – Stumpfende ....

Inn. Knie-Gelenkspalt – Stumpfende

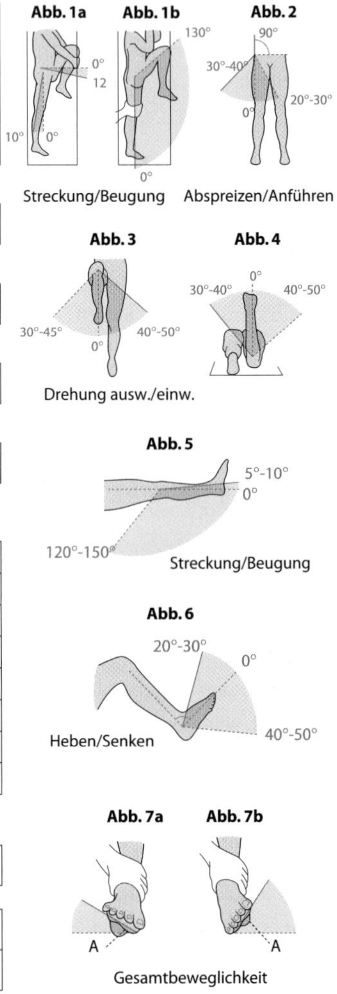

Abb. 1a   Abb. 1b   Abb. 2

Streckung/Beugung   Abspreizen/Anführen

Abb. 3   Abb. 4

Drehung ausw./einw.

Abb. 5

Streckung/Beugung

Abb. 6

Heben/Senken

Abb. 7a   Abb. 7b

Gesamtbeweglichkeit

F08

H08

◨ **Abb. 1.25.** Messblatt für untere Gliedmaßen

NAME:

geb: Untersuchungstag:

Aktenzeichen: Rechtshänder/Linkshänder:

Schultergelenke:

Arm seitw./körperw.
(Abb.1) ....

Arm rückw./vorw.
(Abb.2) ....

Arm ausw./einw.drehen (Oberarm
anliegend) (Abb.3) ....

Arm ausw./einw. (Oberarm 90°
seitw. abgeh.) (Abb.4) ....

Ellenbogengelenke:

Streck./Beugg. (Abb.5) ....

Unterarmdrehung:

ausw./einw. (Abb.6) ....

Handgelenke:

handrückenw./hohlhandw.
(Abb.7) ....

ellenw./speichenw.
(Abb.8) ....

Umfangmaße in cm:
(hängender Arm)

15 cm ob. äußerem Oberarm-
Knorren ....

Ellenbogengelenk ....

10 cm unt. äußerem Oberarm-
Knorren ....

Handgelenk ....

Mittelhand (ohne Daumen) ....

Armlänge in cm:

Schulterhöhe – Speichenende .....

Stumpflängen in cm:

Schulterhöhe – Stumpfende ....

Äuß. Oberarmknorren – Stumpfende ....

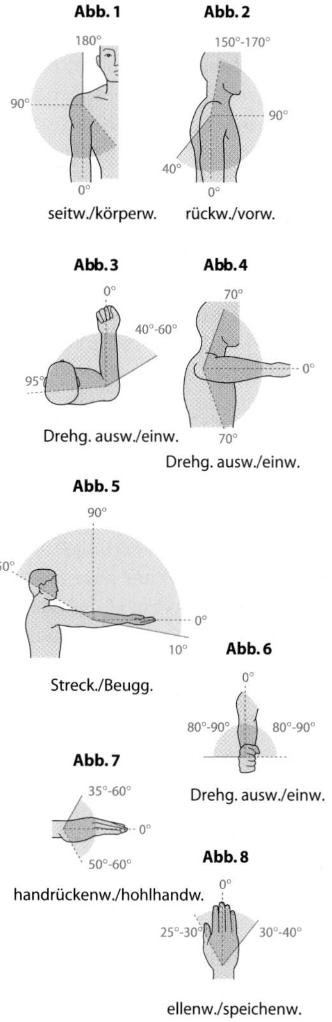

Abb. 1   Abb. 2
180°   150°-170°
90°   90°
40°
0°   0°
seitw./körperw.   rückw./vorw.

Abb. 3   Abb. 4
0°   70°
40°-60°
95°   0°
Drehg. ausw./einw.   70°
Drehg. ausw./einw.

Abb. 5
90°
150°
10°   Abb. 6
0°
Streck./Beugg.
80°-90°   80°-90°
Abb. 7
35°-60°   Drehg. ausw./einw.
0°
50°-60°   Abb. 8
handrückenw./hohlhandw.   0°
25°-30°   30°-40°

ellenw./speichenw.

■ **Abb. 1.26.** Messblatt für obere Gliedmaßen

1

Abschließend soll das Gutachten eine Stellungnahme enthalten, ob **Rehabilitationsmaßnahmen** angezeigt sind und wann eine **Nachbegutachtung** sinnvoll ist oder ob es sich um einen endgültigen Zustand des begutachteten Patienten handelt.

Neutral-0-Methode

Eine nützliche Hilfe sind die allgemein erhältlichen Messblätter nach der Neutral-0-Methode, bei der alle Gelenkbewegungen von einer einheitlich definierten 0-Stellung ausgehen (◘ Abb. 1.25 und ◘ Abb. 1.26).

> Die **Neutral-0-Stellung** entspricht der Gelenkstellung, die ein gesunder Mensch im aufrechten Stand mit hängenden Armen und nach vorne gehaltenen Daumen bei paralleler Fußstellung einnimmt.

Feststellung eines Anspruchs auf Berentung

Voraussetzung für die Gewährung einer Rente ist die gutachterliche Feststellung des Vorliegens einer rechtserheblichen Minderung der Erwerbsfähigkeit. Dazu wird von der individuellen Erwerbsfähigkeit des Verletzten vor dem Unfall ausgegangen, die der vollen Erwerbsfähigkeit gleichgesetzt wird.

Vorläufige Rente

Wird zunächst für 2 Jahre gewährt. Sie kann beim Vorliegen grundsätzlicher Änderungen in diesem Zeitraum jederzeit neu festgesetzt und angepasst werden. Mit Ablauf des 2. Jahres nach dem Unfall oder der Festsetzung wird die vorläufige Rente zur Dauerrente, falls zwischenzeitlich kein Einspruch erfolgte.

Gesamtvergütung

Liegt die Dauerrente < 30 %, so kann der Versicherte auf Antrag mit einer der Rente entsprechenden Gesamtvergütung abgefunden werden. Dazu muss jedoch sichergestellt sein, dass ein endgültiger Zustand eingetreten ist, der keine wesentlichen Änderungen für den Zeitraum nach der Abfindung erwarten lässt.

> Für die Beurteilung gibt es Rententabellen zur Orientierung, die in der Regel sinnvolle Arbeitshilfen darstellen. Die wichtigsten Rentenecksätze sind 20 %, weil daran die Zahlbarkeit der Rente überhaupt gebunden ist, und 50 %, da von hier an Schwerbeschädigteneigenschaft geltend gemacht werden kann.

2 Neurochirurgie

A. Merlo, O. Gratzl

2.1 Neurochirurgische Untersuchung

2.1.1 Klinische Diagnostik und Notfalluntersuchung

Durch einen kurzen, aber dennoch systematischen Untersuchungsablauf ist es dem Arzt möglich, beim neurochirurgischen Notfall rasch die klinische Situation zu klären und die Art der Zusatzuntersuchung festzulegen. Es handelt sich dabei häufig um die Beurteilung von Schädel-Hirn-Verletzungen.

Allgemeine körperliche Untersuchung

Ebenso wie bei anderen Notfällen gilt die primäre Aufmerksamkeit den Vitalfunktionen, wie Atmung und Kreislauf:
- Freiheit der Atemwege sicherstellen
- Intubation bei Bewusstlosigkeit (GCS-Score ≤ 8)
- Kreislauf: Karotispulse, Herzfrequenz, Blutdruck, Stillung schockverursachender Blutungen
- Ausschluss anderer Komaformen: Diabetes, Alkohol, Intoxikation

Neurologische Beurteilung

Bewusstseinslage

Die Beurteilung der Bewusstseins- und Reaktionslage ergibt sich aus dem Gespräch mit dem Patienten und der Beobachtung der Reaktion auf Schmerzreize. Die Beurteilung und Verlaufsbeobachtung der Bewusstseinslage erfolgt mit der Glasgow-Coma-Scale (◻ Tab. 2.1). **Der Coma-Score erreicht ein Maximum von 15 und ein Minimum von 3 Punkten.** Das Koma ist definiert bei gezielter Schmerzabwehr, unartikulierten Lauten und geschlossenen Augen. Es errechnet sich ein Score von ≤ 8. Die Pupillensymptomatik oder Pupillenmotorik geht nicht in den Glasgow-Coma-Score ein.

Pupillenbeurteilung

In regelmäßigen Intervallen werden Pupillenweite und -reaktion auf Licht notiert. Eine weite, lichtstarre Pupille kann durch eine Optikusläsion bedingt sein (dann reagiert sie konsensuell bei Belichtung des anderen Auges). Häufiger wird eine weite, lichtstarre Pupille beim Patienten nach Schädel-Hirn-Trauma durch eine Okulomotoriusläsion verursacht. Sie entsteht durch Einklemmung des N. oculomotorius am Tentoriumschlitz infolge der intrakraniellen Drucksteigerung und nur selten durch direkte Traumatisierung des Nervs bei Schädelbasisfrakturen. Eine gestörte Pupillomotorik wird nicht erfasst.

◻ **Tab. 2.1.** Glasgow-Coma-Scale (GCS)

System	Befund	Glasgow-Coma-Score:
Augen	Spontan offen	4 Punkte
	Auf Anruf offen	3 Punkte
	Auf Schmerz offen	2 Punkte
	Geschlossen	1 Punkt
Bewusstsein	Orientiert	5 Punkte
	Desorientiert	4 Punkte
	Wortsalat	3 Punkte
	Unartikulierte Laute	2 Punkte
	Nicht ansprechbar	1 Punkt
Motorik	Führt Befehle aus	6 Punkte
	Gezielte Schmerzabwehr	5 Punkte
	Ungezielte Schmerzabwehr	4 Punkte
	Beugt auf Schmerz	3 Punkte
	Streckt auf Schmerz	2 Punkte
	Keine Reaktion	1 Punkt
Definition »Koma«		≤ 8 Punkte

Motorik

Zentrale Lähmung. Entsteht durch eine Läsion der motorischen Rinde oder deren Efferenz bis zur Vorderhornzelle im Rückenmark. Betroffen ist stets eine ganze Körperregion. Das typische Beispiel ist die Halbseitenlähmung (Hemiparese). Bilateral-symmetrische motorische Ausfälle sind fast immer spinal bedingt.

Periphere Lähmung. Wird durch eine Schädigung des letzten motorischen Neurons zwischen Medulla und Endplatte im Muskel hervorgerufen. Bei peripheren Lähmungen sind einzelne Muskeln oder Muskelgruppen betroffen. Die Lähmungen sind immer schlaff und häufig mit einer Sensibilitätsstörung im gleichen Bezirk kombiniert.

Meningeale Reizsymptome

Meningeale Reizsymptome findet man bei einer Meningitis (bakteriell, viral) oder nach einer Subarachnoidalblutung (in der Traumatologie nach Contusio cerebri oder nach Aneurysmablutung).

Meningismus. Reflektorische Abwehrspannung der Nackenmuskulatur auf einen durch Ventralflexion des Kopfes ausgelösten Schmerz. Bei der Nackensteifigkeit ist nur die Ventralflexion des Kopfes behindert, bei

Halswirbelverletzungen hingegen auch die Bewegung nach der Seite sowie die Rotation.

Kernig-Zeichen. Abwehrspannung beim Strecken eines gebeugten Kniegelenks.

Brudzinski-Zeichen. Reflektorisches Flektieren der Kniegelenke bei Ventralflexion des Kopfes.

Eine Lumbalpunktion kann wegen der Erzeugung eines Druckgradienten in der Richtung einer bereits beginnenden axialen Massenverschiebung bei intrakranieller Drucksteigerung höchst gefährlich sein und zur zerebralen oder zerebellären Einklemmung führen. Sie ist daher nie die erste Untersuchung. Daher muss vorher durch Zusatzuntersuchungen wie Augenspiegel ohne Mydriatikum und cerebrales Computertomogramm (CCT) eine intrakranielle Drucksteigerung oder Massenverschiebung oder ein raumfordernder Prozess der hinteren Schädelgrube ausgeschlossen werden. Bei differenzialdiagnostischem Meningitisverdacht und schlechtem Zustandsbild sollte die probatorische antibiotische Therapie vor dem Schädel-CT (DD: Hirnabszess) und vor der Lumbalpunktion begonnen werden.

2.1.2 Spezielle neurochirurgische Untersuchungen

Ventrikelpunktion

Diagnostisch

- Zur chemischen und zytologischen Liquoruntersuchung (bei bestehender Kontraindikation einer Lumbalpunktion)
- Zur Messung des intrakraniellen ventrikulären Druckes
- Zur Ventrikuloskopie

Therapeutisch

- Zur kontinuierlicher Liquorableitung
- Zur Ventrikeldrainage
- Zur adjuvanten intrathekalen Behandlung durch Chemotherapeutika

Intrakranielle Druckmessung

> Der intrakranielle Druck (»intracranial pressure«, ICP) beträgt normalerweise beim liegenden Patienten und Normoventilation 10–15 mmHg.

Druckerhöhungen findet man bei einer Vielzahl neurologischer und neurochirurgischer Krankheitsbilder. Von besonderer Bedeutung ist das kontinuierliche Monitoring des intrakraniellen Druckes bei der Überwachung des schweren gedeckten Schädel-Hirn-Traumas.

Die intrakranielle Druckmessung erfolgt durch Bestimmung des intraventrikulären Druckes nach Ventrikelpunktion sowie die epidurale oder subdurale Messung mit einem Sensor.

Beziehung zwischen intrakranieller Raumforderung und intrakraniellem Druck, Massenverschiebung

Mit zunehmendem Volumen der intrakraniellen Raumforderung (z.B. Hämatom) steigt der ICP vorerst nur wenig an, da Liquor und Blutvolumen aus dem Schädelinnern verdrängt werden. Sind diese Platzreserven erschöpft, steigt der ICP rasch exponentiell an. Mit zunehmender Drucksteigerung tritt eine Schädigung des Hirngewebes am Ort und eine Massenverschiebung auf.

Bei Großhirnprozessen ergibt sich unbehandelt das folgende Szenario (◘ Abb. 2.1):

- Zunächst Verlagerung der betroffenen Hemisphäre unter der Falx hindurch zur Gegenseite
- Herniation des medialen Temporallappens zwischen Tentorium und Hirnstamm mit Druckwirkung auf diesen, Bewusstseinstrübung und Kompression des N. oculomotorius

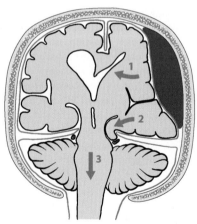

◘ Abb. 2.1. Raumfordernde Wirkung eines epiduralen Hämatoms auf die Hirnstrukturen (schematisierter Längsschnitt auf Höhe von Tentoriumschlitz und Foramen occipitale magnum). *1* lokale Wirkung auf die ipsilaterale Großhirnhemisphäre mit druckbedingter Ischämie, Verschiebung des Seitenventrikels unter die Falx cerebri zur Gegenseite. *2* Herniation des medialen Temporallappens zwischen Tentoriumrand und Mittelhirn mit Druck- und Ischämiewirkung auf dasselbe sowie auf den gleichseitigen N. oculomotorius. *3* Tiefertreten des ganzen Stammhirns durch supratentoriell stark erhöhten, intrakraniellem Druck, Funktionsstörung und Schädigung von Mittelhirn; später Einklemmung des tieferen Stammhirns im Foramen occipitale magnum

- Anschließend axialer Druckgradient zum Hinterhauptloch
- Tentorielle Herniation mit Tiefertreten des gesamten Hirnstamms, Bewusstseinsverlust und Dezerebrationszeichen (Streckbewegungen an Armen und Beinen, spontan oder auf Schmerz)
- Schließlich Einpressen der Kleinhirntonsillen in das Foramen occipitale magnum und Kompression der Medulla oblongata

> Die Folgen der Herniation sind Atemlähmung und Kreislaufzusammenbruch.

Beziehung zwischen zerebraler Perfusion und Hirndruck

Ischämische zerebrale Schädigung bei zunehmendem intrakraniellem Druck, da die Hirndurchblutung (»cerebral perfusion pressure«, CPP) mit zunehmendem ICP abnimmt. Die gleiche Wirkung hat entsprechend ein tiefer systemischer arterieller Blutdruck (mittlerer arterieller Blutdruck, MAP).

> Es gilt der Zusammenhang: CPP = MAP – ICP

2.1.3 Neurochirurgische Hilfsuntersuchungen

Bildgebende Verfahren

> Besondere Bedeutung haben die **frontobasalen Frakturen** und jene Frakturen, die die **A. meningea media** kreuzen und so den Verdacht auf die Entwicklung eines **epiduralen Hämatoms** verstärken können.

- **Röntgenaufnahmen in verschiedenen Projektionen (konventionell)** zur Diagnose knöcherner Veränderungen von Schädel und Wirbelsäule. Heute ersetzt an den meisten Zentren die Spiral-CT mit 3-D-Rekonstruktion konventionelle Aufnahmen, die nur noch ausnahmsweise erforderlich sind.
- **Computerisierte axiale Tomographie (CAT, CT, Spiral-CT)** als nicht invasives Verfahren ist Methode der Wahl bei Trauma und intrakraniellen Hämatomen, 3-D-Rekonstruktion des Circulus Willisi zum Aneurysmanachweis nach i.v. Kontrastmittelgabe
- **Kernspintomographie** (MRT) liefert Bilder mit der deutlichsten Gewebeauflösung und zeigt daher morphologische Veränderungen am besten an, sie ist aber insbesondere für die Artdiagnose nur eine ergänzende Methode
- **Zerebrale Angiographie (DSA)** zur invasiven Abklärung von Gefäßveränderungen, der Darstellung von Aneurysmen (**3-D-Rekonstruktion**) und arte-

riovenösen Missbildungen, aber auch für gefäßstenotische Prozesse
- **CT- und MR-Angiographie** zur nicht invasiven Abklärung von Gefäßveränderungen
- **Myelographie und Myelo-CT** zur Abklärung von Befunden im spinalen Bereich. Dabei wird Kontrastmittel über eine Lumbalpunktion in den Subarachnoidalraum injiziert und in seiner Ausbreitung vor dem Röntgenschirm beobachtet. Die Myelo-CT ist sehr sensitiv für knöcherne Pathologien (ergänzende Methode zum MRI).
- **Ultraschall-Echoenzephalographie** zur Beurteilung der Ventrikelweite nach Hydrozephalusoperation bei Kindern
- **Dopplersonographie:** nicht invasive Diagnostik der Karotiden, der Vertebralarterien und transkraniell auch der intrakraniellen Gefäße

Elektrophysiologische Diagnostik

- **Elektroenzephalogramm (EEG):** Ableitung und Aufzeichnung spontaner bioelektrischer Aktivitäten
- **Elektromyogramm (EMG):** Bestimmung der Funktionsströme der Muskeln
- **Elektroneurogramm:** Bestimmung der Leitungsgeschwindigkeit von Nerven
- **Ableitung evozierter Potenziale:** Durch Setzen von akustischen, visuellen und sensiblen Reizen lassen sich beim wachen und narkotisierten Patienten in Narkose bei intakter Leitung die Potenziale am Hirn ableiten und zum Monitoring für Eingriffe verwenden

Nuklearmedizinische Diagnostik

- **Isotopenzisternographie:** zur Diagnostik des Hydrocephalus male resorptivus
- **Regionale zerebrale Blutflussbestimmung (rCBF):** durch Xenon-133-Clearance
- **Positronen-Emissionstomographie (PET):** zur Bestimmung von lokalen Stoffwechselveränderungen (z.B. in der Epilepsie- und Tumordiagnostik)

2.2   Behandlung des Hirnödems

Definition. Ein Hirnödem ist die vermehrte Ansammlung von Wasser in den intra- und/oder extrazellulären Räumen des Gehirns.

Ätiologie. Das Hirnödem entsteht in der Regel durch den Zusammenbruch der Bluthirnschranke. Dies geschieht häufig durch Noxen wie Leberversagen, Sepsis, Röntgenbestrahlung. Hirntumoren entwickeln ein eigenes Kapillarsystem ohne endotheliale Bluthirnschranke, also mit lokaler Schrankenstörung. Erhalten ist die Bluthirnschranke hingegen beim zytotoxischen Hirnödem mit Schädigung des Zellmetabolismus (Hypothermie, Ischämie) und beim osmotischen Hirnödem (Urämie).

Therapie. Operative Entfernung des raumfordernden Prozesses, Reduktion des zerebralen Blutvolumens durch Hyperventilation und Sedativa (Barbiturate etc.), Entfernung extrazellulärer Flüssigkeit durch Osmotherapie.

Die Glukokortikoidtherapie (Dexamethason) ist heute Standard in der Behandlung des perifokalen Ödems von Hirntumoren und Hirnabszessen und wird immer nach Diagnosestellung im präoperativen Verlauf eingesetzt. Bei Verdacht auf ein primäres ZNS-Lymphom sollten Steroide erst nach der Biopsie eingesetzt werden, sofern dies der klinische Zustand erlaubt. Wegen der im klinischen Verlauf nicht bewiesenen Wirkung und Komplikationen bei der länger dauernden Behandlung werden Glukokortikoide nicht mehr bei der Behandlung der posttraumatischen intrakraniellen Drucksteigerung eingesetzt. Morphologische Verlaufskontrolle durch CCT.

2.3 Schädel-Hirn-Trauma

Von einem Schädel-Hirn-Trauma spricht man bei Patienten, die nach einer Gewalteinwirkung auf den Kopf einen klinisch feststellbaren oder computertomographisch nachweisbaren Schaden oder eine Funktionsstörung des Gehirns sowie der Hirnnerven und auch Verletzungen von Haut und Knochenschädel aufweisen. Das schwere Schädel-Hirn-Trauma ist akut lebensgefährdend. Man unterscheidet:

- **Primäre Hirnschädigung:** direkt durch den Unfall entstandene Hirnschädigung. Sie ist definitionsgemäß irreversibel und therapeutisch nicht angehbar
- **Sekundäre Hirnschädigung:** nach dem Trauma entstandene Hirnschädigung

Das moderne Prinzip der Behandlung des Schädel-Hirn-Traumas besteht im Vermeiden von sekundären Hirnschäden.

Ätiologie der sekundären Hirnschädigung
- Hypoxie
- Hyperkapnie
- Hypotonie
- Ungenügend kontrollierte epileptische Anfälle
- Meningitis
- Verzögerte Entleerung eines intrakraniellen Hämatoms
- Erhöhter intrakranieller Druck

2.3.1 Beurteilung des Verletzten

Bewusstseinslage. Bewusstsein bedeutet die Fähigkeit, sich selbst und die Umgebung wahrzunehmen, d.h. zur Selbstkontrolle. Man unterscheidet folgende Zustände:
- Wach, orientiert
- Somnolent: schläfrig, aber gut weckbar
- Soporös: nicht mehr weckbar, nur noch stärkere Reize lösen eine Reaktion aus
- Koma: Bewusstlosigkeit, auch stärkere äußere Reize lösen keine Reaktion mehr aus. Es bestehen keine psychischen, geistigen Vorgänge mehr

Glasgow-Coma-Scale (GCS). Es wird die bestmögliche Antwort des Patienten auf einen Stimm- oder Schmerzreiz, charakterisiert durch Öffnen der Augen, Beantworten und motorische Aktivität, aufgezeichnet und mit einer Zahl bewertet (◻ Tab. 2.1).

> Der wache, kooperative Patient erzielt 15 Punkte, mit 8 Punkten ist die Grenze zum Koma erreicht. Die tiefste zu erreichende Punktzahl beträgt 3.

2.3.2 Kopfschwartenverletzung

Bei den Kopfschwartenverletzungen werden Quetsch-, Platz- und Risswunden unterschieden. Da sich hinter jeder scheinbar harmlosen Kopfschwartenwunde eine penetrierende Schädel-Hirn-Verletzung verbergen kann, muss jede Kopfschwartenverletzung sorgfältig inspiziert werden. Blindes Sondieren sollte wegen der Gefahr von zusätzlichen Verletzungen und einer evtl. Keimverschleppung in den intrakraniellen Raum nicht durchgeführt werden. Bei ausgedehnten Verletzungen sollte eine CT-Untersuchung durchgeführt werden.

2.3.3 Schädelfrakturen

Eine auf den Schädel wirkende mechanische Gewalt kann Frakturen erzeugen. Diese können linienförmig verlaufen (Fissur, Spalt-, Berstungsbruch) oder Splitter umgrenzen (Stück-, Trümmerbruch). Im Kindesalter können die Suturen traumatisch gesprengt und ebenso wie manche Frakturlinien durch die eingeklemmte Dura an der knöchernen Ausheilung gehindert werden (»wachsende Frakturen«).

 Cave
Eine besondere Gefahr geht von Knochenstücken aus, die ins Schädelinnere gelangt sind (Impressionsbruch, Loch- oder Schussfraktur).

Frakturen des Schädeldaches

Biegungsbrüche. Entstehen durch unmittelbare örtliche, oftmals umschriebene Gewalteinwirkung (z.B. Sturz auf das Hinterhaupt).

Berstungsfrakturen. Entstehen durch Kompression des gesamten Schädels. Wenn nicht operationsbedürftige Mitverletzungen innerhalb des Kopfes vorliegen, bedürfen Schädelfrakturen keiner operativen Behandlung.

Impressionsfrakturen. Führen zu Druckschädigung des Gehirns und müssen, wenn die Impression mehr als die Kalottendicke beträgt, baldmöglichst operativ angehoben oder ausgesägt werden. Bei offenen Impressionsfrakturen ist eine operative Versorgung wegen der Gefahr der Infektion noch dringlicher.

Frakturen der Schädelbasis

Entstehen in Bezirken mit geringerer Bruchfestigkeit. Viele Frakturen verlaufen durch die natürlichen Öffnungen der Schädelbasis, durch die Nerven und Gefäße ziehen. So können Frakturen zu deren Verletzung führen.
Symptomatik. Monokel- oder Brillenhämatom. Blut- oder Liquoraustritt aus Nase, Mund oder Ohren
Diagnostik. Knochenfenster im CCT. Eine intrakranielle Luftansammlung (Pneumatozephalus) lässt sich im CT, bei größerer Ansammlung auch im Röntgenbild, nachweisen und ist ein sicheres Zeichen der Schädelbasisfraktur.

2.3.4 Offene Schädel-Hirn-Verletzungen

Gehirnverletzungen, bei denen unter einer Kopfschwartenverletzung bzw. Weichteilverletzung auch Knochen und Dura verletzt sind.

Frontobasale Schädelverletzungen

Vorwiegend nach Gewalteinwirkung auf Stirn- und Gesichtsschädel. Durch Verletzung der basalen Dura und Fraktur der vorderen Schädelgrube entsteht eine Verbindung zwischen Nasennebenhöhlen und Subarachnoidalraum mit Ausbildung einer **Liquorfistel**, d.h. mit Ausfluss von Liquor cerebrospinalis aus der Nase (**Rhinoliquorrhö**). Der Spontanverschluss ist selten, daher besteht die Gefahr einer aszendierenden Infektion ins Schädelinnere unter Ausbildung einer eitrigen Meningitis. Deshalb muss die Liquorfistel operativ rasch verschlossen werden.

Laterobasale Schädelverletzung. Bei einer Felsenbeinfraktur kann es zur Otoliquorrhö kommen (häufiger Spontanverschluss).

Pathophysiologie. Die Dura mater haftet dem Schädelknochen an Kalotte und Schädelbasis mehr oder weniger fest an. Sie bildet einen wichtigen Schutz gegen eine Infektion des Gehirns und der Liquorräume. Bei Verletzung der Dura kann es sowohl zum Austritt von Liquor, Blut und Hirngewebe aus der Schädelwunde kommen, als auch zum Eindringen von pathogenen Keimen in den intrakraniellen Raum.
Diagnostik. In der Frühphase bildet die noch blutige, aus der Nase abträufelnde Flüssigkeit auf einen Tupfer oder eine Kompresse bei Liquorbeimengung einen hellen Hof um eine zentral-blutige Stelle. Sofern wirklich eine Liquorfistel besteht, ist in der Flüssigkeit β_2-Transferrin nachweisbar. Zur Abklärung sind Röntgenuntersuchungen, CT, evtl. eine computertomographische Zisternographie oder szintigraphische Untersuchungen erforderlich.

 Cave
> Beim geringsten Verdacht auf eine Rhinoliquorrhö muss alles unternommen werden, um eine Fistel nachzuweisen oder auszuschließen. Negative Untersuchungsergebnisse schließen das Vorliegen einer nasalen Liquorfistel nicht sicher aus.

Therapie. Operative Entfernung von Fremdkörpern und Gewebetrümmern aus dem Schädelinneren, Blutstillung, Hebung oder Entfernung von Knochenimprimaten und möglichst dichter Verschluss der Dura und der Wunde.
Spätkomplikationen. Schädelosteomyelitis, Meningitis, Enzephalitis, Hirnabszess, subdurales Empyem, epileptogene Narbe, Hydrocephalus male resorptivus und Karotis-Kavernosus-Fistel.

2.3.5 Gedeckte Hirnverletzungen

Klassische Einteilung
Commotio cerebri (Gehirnerschütterung)

Definition. Traumatisch bedingte, reversible, funktionelle Störung des Gehirns ohne morphologische Veränderungen.
Symptomatik. Kurzzeitige Bewusstlosigkeit, Erinnerungslücke nach (anterograde Amnesie) und vor (retrograde Amnesie) dem Unfall, Brechreiz oder Erbrechen sowie Kopfschmerzen

Contusio cerebri (Hirnquetschung)

Definition. Es liegen immer morphologische Schädigungen des Gehirns vor. Diese können durch Prellungsherde (entweder am Ort der Gewalteinwirkung oder als Contre-coup-Herd) oder durch eine tiefer reichende Gewebezerreißung und Rhexisblutung verursacht werden.

2

Symptomatik. Je nach Lokalisation am Gehirn entstehen unterschiedliche klinische Bilder. So z.B. eine Lähmung auf der Gegenseite der Schädigung der Präzentralwindung. Diese Ausfälle werden »Herdsymptome« genannt. Häufigste Lokalisationen der Rindenprellungsherde sind Stirnpol, Schläfenlappenpol und Okzipitalpol. Sonderform ist die Hirnstammkontusion mit tiefer Bewusstlosigkeit sowie Beuge- und Streckkrämpfen auf einen Schmerzreiz.

Compressio cerebri

Definition. Druckschädigung des Gehirns. Beim geschlossenen Schädel-Hirn-Trauma ist das Hirnödem am häufigsten, an zweiter Stelle stehen sich entwickelnde Blutungen, wie epidurales, subdurales und intrazerebrales Hämatom.

Symptomatik. Zeichen einer intrakraniellen Drucksteigerung sind: zunehmende motorische Unruhe, Verschlechterung der Bewusstseinslage, Anstieg des systolischen Blutdruckes, Veränderung des Atmungsmusters (langsame, unregelmäßige Atmung = Cheyne-Stokes-Atmung), weite, nicht reagierende Pupillen, Bradykardie

Einteilung des Schädel-Hirn Traumas (SHT) (nach Tönnis und Loew)

Schädel-Hirn-Trauma 1. Grades (SHT I)

Definition. Kurze funktionelle Störung des Gehirns (von < 5 min).

Symptomatik. Erbrechen und Kopfschmerzen. Erinnerungslücke für die Zeit vor und nach dem Unfall. Innerhalb von 5 Tagen komplette Rückbildung aller Erscheinungen.

Therapie. Bettruhe mit Überwachung für 1–2 Tage wegen möglicher Komplikationen (z.B. epidurales Hämatom), leichte Analgetika und Antiemetika (keine Salizylate), Arbeitsunfähigkeit für 1–2 Wochen.

Schädel-Hirn-Trauma 2. Grades (SHT II)

Definition. Bewusstseinsverlust bis 30 min mit einer Rückbildungsphase wesentlich mehr als 5 Tagen (bis zu 30 Tage).

Symptomatik. Schädigungszeichen wie Zirkulationsstörungen, Störung der Atmung. Herdzeichen wie leichte Paresen und Pyramidenbahnzeichen oder Reflexdifferenzen sind möglich. Diese Verletzungen können völlig zurückgehen oder abhängig von Intensität und Lokalisation zu bleibenden Schäden führen.

Therapie. Längere Bettruhe ggf. mit medikamentöser Ruhigstellung und Hochlagerung des Kopfes um 30–45° (zur Förderung des venösen Abflusses). Überwachung der neurologischen Befunde und der Vitalfunktionen. Oft Gabe von Analgetika und Antiemetika sowie Antiepileptika zur Epilepsieprophylaxe.

Schädel-Hirn-Trauma 3. Grades (SHT III)

Definition. Bewusstlosigkeit > 30 min über Tage oder Wochen.

Symptomatik. Im Vordergrund stehen motorische Unruhe und neurologische Herdsymptome mit Atem- und Kreislaufstörungen, Temperaturregulationsstörungen (Schweißausbrüche, Fieber), Dysregulation des Hormonsystems, Verschiebung des Wasser- und Elektrolythaushaltes bei substanziellen Schädigungen in den tieferen Strukturen.

Therapie. Die Behandlung besteht in Hochlagerung des Kopfes, Intubation, Ruhigstellung, sorgfältiger Flüssigkeitsbilanzierung, Kontrolle der Elektrolyte und der Temperatur, ausreichender kalorischer, parenteraler Ernährung (Therapie des erhöhten intrakraniellen Druckes und des Hirnödems).

 Cave
Bei schweren traumatischen Hirnschädigungen muss immer mit der Entwicklung eines lebensbedrohenden Hirnödems gerechnet werden (▶ Kap. 2.2).

2.3.6 Traumatische raumfordernde Hämatome

Infolge einer Schädel-Hirn-Verletzung können innerhalb des Kopfes Blutungen entstehen, die durch Erhöhung des intrakraniellen Druckes lebensbedrohende Komplikationen verursachen. Da sie im Gegensatz zum Hirnödem einer operativen Therapie zugänglich sind, ist ihre rasche Diagnose und Operation von entscheidender Bedeutung für die Prognose.

Freies Intervall (typisch beim Epiduralhämatom). Nach einem Unfall ist der Verletzte kurz bewusstlos und wacht später wieder auf; Stunden danach trübt sein Bewusstsein wieder ein, es wird also vorübergehend ein Intervall von Bewusstseinsklarheit durchlaufen. Die erneute Bewusstseinstrübung ist Folge einer Mittelhirneinklemmung durch erhöhten intrakraniellen Druck bei sich ausbreitender Blutung.

Schwierig wird die Beurteilung nach einem schweren Schädel-Hirn-Trauma, wenn Schlaf und Alkoholintoxikation von der Bewusstseinstrübung abzugrenzen sind.

Verletzte sollten zur Überwachung in den ersten 12 h stündlich geweckt werden. Nur eine genaue und fortlaufende Beobachtung (GCS) des Patienten vermag eine Verschlechterung zu erfassen.

▼

> **Weitere wichtige Symptome.** Gleichseitiges Auftreten einer Pupillenerweiterung (Mydriasis) aufgrund einer Einklemmung des N. oculomotorius und eine kontralaterale Parese mit Pyramidenbahnzeichen.

! **Cave**
   Je akuter diese Hämatome verlaufen, umso dringlicher ist die Operation, um eine massive intrakranielle Drucksteigerung und eine lebensbedrohliche Mittelhirneinklemmung zu verhindern.

Epidurales Hämatom

Definition. Blutung zwischen der Dura mater und dem Schädelknochen (Tabula interna)
Ätiologie. Häufig durch Zerreißung der A. meningea media, wenn eine Frakturlinie den Verlauf der Arterie oder einer ihrer Äste kreuzt. Da es sich meistens um eine arterielle Blutung handelt, vergrößert sich das Hämatom innerhalb von Stunden. Es kommen auch venöse Hämatome vor, wenn der große Blutleiter einreißt. Für die Auslösung einer epiduralen Blutung ist keineswegs ein schweres Schädel-Hirn-Trauma nötig. Meistens treten diese Hämatome temporal auf.
Symptomatik. Epidurale Hämatome zeigen oft den typischen Verlauf aus freiem Intervall, Bewusstseinstrübung, homonymer Mydriasis und kontralateraler Parese.
Therapie. Notfallmäßige osteoplastische oder osteoklastische Kraniotomie mit Entlastung und Blutstillung
Prognose. Umso besser, je schneller operiert wird. Eine folgenlose Ausheilung ist möglich, sofern keine weitere schwere Gehirnschädigung oder eine schwere Mittelhirnschädigung bei verschleppter Diagnose vorliegen.

Subdurales Hämatom

Definition. Blutung mit großflächiger Ausbreitung zwischen Dura mater und den weichen Hirnhäuten (Arachnoidea)
Ätiologie. Blutung aus einer abgerissenen Brückenvene oder im Bereich größerer Kontusionsherde, wo sie durch Sickerblutung zustande kommen.
Einteilung. Abhängig von der Zeit zwischen dem Unfallereignis und Ausbildung des subduralen Hämatoms unterscheidet man **akute**, **subakute** und **chronische** subdurale Hämatome.

Akutes subdurales Hämatom

Definition. Subdurale Blutung innerhalb von 3 Tagen nach einem Trauma
Therapie. Osteoplastische oder osteoklastische Kraniotomie

Prognose. Trotz schnellem operativem Eingreifen ist die Prognose wenig günstig. Eine folgenlose Ausheilung ist wegen der meist schweren Hirnkontusion praktisch nicht möglich.

Subakutes subdurales Hämatom

Definition. Subdurale Blutung innerhalb der ersten 3 Wochen nach einem Trauma
Symptomatik. Uncharakteristisch und besteht in einer langsam progredienten intrakraniellen Drucksteigerung und in neurologischen Herdsymptomen
Therapie. Osteoplastische oder osteoklastische Kraniotomie
Prognose. Bezüglich der Rückbildung von neurologischen Ausfällen besteht beim subakuten subduralen Hämatom eine etwas bessere Aussicht als beim akuten subduralen Hämatom.

Chronisches Subduralhämatom

Definition. Subdurale Blutung zwischen **3 Wochen und Monaten meist nach einem Bagatelltrauma**
Ätiologie. Hämorrhagische Ergüsse nehmen langsam an Volumen zu. Die osmotisch-hypertonische Flüssigkeit saugt durch den erhöhten onkotischen Druck Gewebsflüssigkeit und Liquor an. Das Hämatom breitet sich meist mit einer Schichtdicke von einigen Zentimetern flächenförmig über eine ganze Großhirnkonvexität aus.
Symptomatik. Zu Beginn v.a. zunehmende Kopfschmerzen, Müdigkeit und Konzentrationsstörungen. In dieser Phase wird oft die Diagnose einer Depression oder Demenz gestellt. Später kommt eine Somnolenz als Zeichen des erhöhten intrakraniellen Druckes und eine latente oder manifeste Hemiparese dazu. Häufige Differenzialdiagnose ist ein Hirntumor. Betroffen sind oft ältere Leute und Alkoholiker.
Diagnostik. Im CT hypodense Raumforderung über der Großhirnhemisphäre
Therapie. Bohrlochtrepanation, auch notfallmäßig in Lokalanästhesie. Wird auch von alten Patienten toleriert
Prognose. Die Prognose bei Operation eines chronischen Subduralhämatoms ist günstig.

 — Die klinischen Zeichen eines chronischen Subduralhämatoms sind anfänglich sehr uncharakteristisch.
— Die Diagnose des chronischen subduralen Hämatoms wird oft verpasst, da nicht daran gedacht wird.
— Das chronische Subduralhämatom ist eine wichtige Differenzialdiagnose beim älteren antikoagulierten Patienten mit Wesensänderung.

H08 **Intrazerebrale Hämatome**

Definition. Blutungen innerhalb des Gehirns. Sie entstehen durch Gefäßruptur infolge der auf das Gehirn einwirkenden Gewalt und entwickeln sich innerhalb von Stunden oder Tagen.

Pathogenese. Zerstörung von Hirngewebe und damit meist bleibende neurologische Ausfälle

Symptomatik. Traumatische intrazerebrale Hämatome führen oft schnell zum Kompressionssyndrom und erfordern ein rasches therapeutisches Handeln.

Diagnostik. Im CCT zeichnen sich intra- und extrazerebrale Hämatome und Knochenimprimate infolge ihrer Dichteunterschiede deutlich ab.

Therapie. Osteoplastische Kraniotomie (Ausschneiden und Wiedereinsetzen des Knochendeckels), gelegentlich auch osteoklastische Kraniotomie (Weglassen des Knochendeckels). Die entstandene Knochenlücke kann später mit dem Eigenknochen oder mit alloplastischem Material (Palacos) wieder gedeckt werden.

2.3.7   Komplikationen des Schädel-Hirn-Traumas

Klinische Syndrome

Mittelhirnsyndrom

Pathogenese. Mittelhirneinklemmung durch zunehmende supratentorielle Raumforderung durch eine Blutung oder Progredienz des Hirnödems (akutes Mittelhirnsyndrom durch Hirneinklemmung im Tentoriumschlitz)

Symptomatik. Ungezielte Massenbewegungen, bis hin zu Streckkrämpfen, besonders an den unteren Extremitäten, sowie zu Beugekontrakturen der oberen Extremitäten. Beim Vollbild liegt eine tiefe Bewusstlosigkeit vor. Im weiteren Verlauf kommt es zu allgemeiner Tonussteigerung, Dysregulation von Kreislauf und Atmung und zu vegetativen Entgleisungen. Daneben besteht eine Dissoziation von Augenbewegung und Pupillenreaktion (im schwersten Fall Mittel- bis Weitstellung, Erlöschung des Lichtreflexes).

Bulbärhirnsyndrom

Pathogenese. Einklemmung der Medulla oblongata, da die Kleinhirntonsillen ins Foramen occipitale magnum gepresst werden

Symptomatik. Tiefe Bewusstlosigkeit, fehlende Streckkrämpfe, fehlende Reaktion auf Schmerzreize, maximal weite, nicht auf Licht reagierende Pupillen, zusammengebrochene vegetative Regulation. Es kommt zum Atemstillstand und zum Zusammenbruch der Kreislaufregulation.

Prognose. Meistens tödlicher Verlauf, selten kurzzeitige Manifestation mit Teilerholung.

Durchgangssyndrom

Definition. Beim Erwachen können nach einer länger dauernden Bewusstlosigkeit verschiedene Stadien der Verwirrtheit im Sinne einer akuten Psychose durchlaufen werden.

Therapie. Die Behandlung erfolgt rein symptomatisch, da das Krankheitsbild spontan reversibel verläuft.

Apallisches Syndrom (Wachkoma)

Definition. Funktioneller Ausfall der gesamten Großhirnfunktion, während die Funktion von Zwischenhirn, Hirnstamm und Rückenmark erhalten bleibt. Das Bewusstsein ist auf einer primitiven Stufe erhalten (Coma vigile, vegetatives Stadium, dezerebriertes Stadium). Das persistierende vegetative Stadium wird als apallisches Syndrom bezeichnet.

Ätiologie. Schweres SHT, Hypoxie, Schlaganfall, Meningitis, Enzephalitis

Symptomatik. Erhaltene Vigilanz (Wachheit), keine Bewusstseinsinhalte, keine Bewusstseinsbreite, Verlust aller höheren psychischen Funktionen wie Erkennen, Selbstreflexion und Kritikvermögen. Es handelt sich um ein gedankenleeres, besinnungsloses Wachsein. Hirnstammfunktionen wie Schlaf-Wach-Rhythmus, Atmung und Herz-Kreislauf-Funktion sind erhalten. Dazu kommen Saug-, Greif-, Schnauzreflexe.

Diagnostik. Bei Verschlechterung der Bewusstseinslage sind folgende diagnostische Maßnahmen sofort wichtig: neurologische Kontrollen, CT, evtl. EEG, evtl. Karotisangiographie.

Spätkomplikationen. Chronisches Subduralhämatom, Epilepsie (Früh- und Spätepilepsie), Kopfschmerzen, Paresen, posttraumatischer Hydrozephalus, psychische Wesensveränderungen mit Konzentrationsschwäche, Gereiztheit mit fehlender affektiver Kontrolle, Antriebsschwäche, soziale Unangepasstheit und Unstetigkeit

Prognose. Etwa 1–2 % aller komatösen Patienten nach Schädelhirntrauma verbleiben im apallischen Zustand.

Subdurales Hygrom

Definition. Traumatisch bedingte, raumfordernde Liquoransammlungen außerhalb des Subarachnoidalraumes, die ähnlich raumfordernd wirken können.

Pathogenese. Einrisse der Arachnoidea, durch die der Liquor cerebrospinalis in den Subduralraum fließen kann. Durch eine Art Ventilmechanismus wird ein Rückstrom des Liquors verhindert und es sammelt sich immer mehr Liquor subdural an, der raumfordernd wirken kann.

Symptomatik. Diagnostik und Therapie. Wie subdurale Hämatome

Posttraumatische Epilepsie

- **Frühepilepsie:** alle Krampfanfälle ≤ 1 Monat nach dem Trauma
- **Spätepilepsie:** vorwiegend generalisierte Krampfanfälle etwa ein halbes Jahr nach der Verletzung

Je schwerer das erlittene Hirntrauma war, desto eher ist mit dem Auftreten einer posttraumatischen Epilepsie zu rechnen.
Diagnostik. Epileptische Anfälle in der Frühphase sind auf das Vorliegen einer subduralen oder intrazerebralen Nachblutung verdächtig und erfordern CT-Diagnostik.
Therapie. Symptomatisch mit Antikonvulsiva

Posttraumatischer Hydrozephalus

Definition. Posttraumatische, dauerhafte Ausweitung der Liquorräume (Wasserkopf).
Ätiologie. Verlegung der Liquorwege durch Blutung und Hirnödem oder Entstehung durch eine Liquorresorptionsstörung
Symptomatik. Koordinationsstörungen und Inkontinenz beim Hydrocephalus male resorptivus oder Kopfschmerzen, Übelkeit, Erbrechen, Bewusstseinsstörungen, Stauungspapillen als Zeichen des erhöhten intrakraniellen Druckes beim Hydrocephalus occlusus
Diagnose. CCT
Therapie. Liquorableitende Operation

2.3.8 Hirnnervenverletzungen

Durch ihren Verlauf an und durch die **Schädelbasis** sind die Hirnnerven bei Schädel-Hirn-Verletzungen sehr leicht verletzbar. Für die einzelnen Hirnnerven gelten folgende Besonderheiten:

- **N. olfactorius:** am häufigsten betroffen. Nach jedem leichten Schädel-Hirn-Trauma muss das Riechvermögen geprüft werden
- **N. opticus:** (1 % aller SHT) bei sekundärer Verschlechterung des Sehvermögens ist die Indikation zur Freilegung des Sehnervs bei CT-Nachweis einer Kompression gegeben
- **N. abducens:** Schädelbasisverletzungen
- **N. trochlearis:** Schädelbasisverletzungen
- **N. oculomotorius:** bei einseitiger Pupillenerweiterung Ausschluss einer intrakraniellen Blutung und damit eines sekundären Kompressionseffekts erforderlich
- **N. trigeminus:** typische Sensibilitätsstörungen im Gesicht

- **N. ophthalmicus:** sensible Versorgung der Hornhaut des Auges
- **N. facialis:** Schädigung ist auch bei Bewusstlosen erkennbar
- **N. statoacusticus:** bei posttraumatischen Ausfällen des Hör- und Gleichgewichtsorgans ist zwischen einer Schädigung des Labyrinths, des Mittelohrs und einer direkten Verletzung des Nervs zu unterscheiden
- **N. glossopharyngeus, N. vagus, N. accessorius, N. hypoglossus:** Verletzungen werden klinisch sehr selten beobachtet, weil sie durch meist tödliche Frakturen der hinteren Schädelgrube bedingt sind

2.4 Rückenmarksverletzungen H06

Ätiologie. In mehr als 50 % durch Verkehrsunfälle, selten Stich- und Schussverletzungen
Pathogenese. Durch Hyperflexion, Extension, Rotation und/oder Abscherung kann ein Wirbelkörperbruch oder eine Verformung der Wirbelsäule herbeigeführt werden, sodass das Rückenmark gequetscht, komprimiert oder sogar durchtrennt wird.
Symptomatik. **Partielle (inkomplette) oder komplette Querschnittslähmung mit sensiblem Niveau.** Jede akute traumatische Querschnittslähmung ist anfangs schlaff und stets mit einer Blasen- und Mastdarmlähmung verbunden. Je nach der Lokalisation der Läsion entstehen bestimmte klinische Bilder.

Zervikale Querschnittslähmung: Tetraparese oder Tetraplegie. Wegen der im oberen Halsmark gelegenen lebenswichtigen Zentren werden Läsionen oberhalb des 4. Halswirbels kaum überlebt. Eine häufige traumatische Schädigung des Halsmarks ist in Höhe des Segmentes C7 lokalisiert.

Thorakale Läsionen oder solche im thorakolumbalen Übergang: Paraparese oder Paraplegie
Diagnostik. Klinisch neurologische Untersuchung (einschließlich häufiger Kontrollen). Konventionelle Röntgenaufnahmen in 2 Ebenen, Spiral-CT mit sagittaler Rekonstrukion. Ergänzung durch MRT und Myelogramm
Therapie. Bei initial kompletter traumatischer Querschnittslähmung ohne sakrale Aussparung (perianale Anästhesie und Analgesie) ist die Querschnittslähmung irreversibel und keine neurochirurgische Operation indiziert.

Bei sekundärer Querschnittslähmung wird nach entsprechender Diagnostik das betroffene Rückenmarksegment entlastet. Ursache der sekundären Kompression kann ein disloziertes Knochenfragment, ein Bandscheibenvorfall, ein Hämatom im Wirbelkanal

2

oder eine extrem starke ödematöse Anschwellung des Rückenmarks sein.

Eine operative Stabilisation des betroffenen Wirbelsäulenabschnittes ist bei der kompletten und inkompletten Querschnittslähmung aus pflegerischen Gründen indiziert. In den ersten Tagen einer inkompletten Querschnittslähmung ist eine hyperosmolare Lösung eine therapeutische Option. Hochdosissteroidtherapie beim akuten Querschnittssyndrom wird teilweise noch durchgeführt, ist aber wegen den erheblichen Nebenwirkungen bei Mehrfachverletzten zunehmend umstritten.

> Lässt sich trotz einer initial scheinbar kompletten Querschnittsläsion eine eindeutige sakrale Aussparung feststellen, so besteht eine eher günstige Prognose.

Komplikationen und Nachbehandlung
- **Traumatisches Ödem:** kann bei hochsitzender Läsion des Halsmarks zur Medulla oblongata aufsteigen und über Atem- und Kreislaufstillstand den Tod verursachen
- **Dekubitalgeschwüre:** Therapie durch Umlagern, Dekubitalmatratzen, Wasserkissen, Drehbett
- **Kontrollverlust der Blasenentleerung:** Therapie:regelmäßiges Katheterisieren mit Einmalkathetern, Blasentraining
- **Kontrakturen:** Therapie mit krankengymnastischen Übungen
- **Venenthrombosen und Lungenembolien:** Therapie durch frühzeitige Antikoagulation
- **Häufige Todesursachen:** Urosepsis, Dekubitalsepsis, Lungenembolie, paralytischer Ileus.

2.5   Hirntumoren

2.5.1   Intrakranielle Drucksteigerung

Definition. Raumfordernde, intrakranielle Prozesse (Hirntumoren, Hirnabszesse, Hämatome) führen zur intrakraniellen Drucksteigerung.

Symptomatik. Abhängig vom Grad und der Geschwindigkeit der Druckzunahme kommt es zu epileptischen Anfällen und progredienten neurologischen Ausfällen (Herdsymptome, am häufigsten Hemiparesen). Unspezifische Zeichen der intrakraniellen Drucksteigerung sind Kopfschmerzen (besonders morgens), Übelkeit, Erbrechen (ohne Nahrungszusammenhang), Stauungspapillen, Abduzenslähmung durch Liquorzirkulationsstörung. Auf eine langsamere Zunahme des intrakrani-

ellen Druckes weist eine Wesensänderung des Patienten hin (Abstumpfung der Persönlichkeit, Interleselosigkeit, Störung der Orientierung, des Gedächtnisses und der Kritikfähigkeit).

Diagnostik. MRT als Primäruntersuchung, CCT vor allem bei Blutungsverdacht, MR- oder CT-Angiographie, selten digitale Subtraktionsangiographie erforderlich, stereotaktische Herdbiopsie.

Therapie. Zunächst symptomatische Behandlung (Kortikosteroide), Antiepileptika.

2.5.2   Gliome

Definition. Sammelbezeichnung für echte, von der Glia (interstitielles Zellgewebe des Nervensystems) ausgehende Gehirntumoren (seltener im Rückenmark oder von den Hirnnerven ausgehend).   **F08**

Einteilung
- Fibrilläre Astrozytome sind die größte Gruppe der Gliome (80 %). Ihre Einteilung erfolgt nach einem Gradingsystem (◘ Tab. 2.2).
- Oligodendrogliome kommen in der grauen und weißen Substanz v.a. in den zerebralen Hemisphären und dort besonders in den Frontallappen vor.
- Ependymome liegen ventrikelnah, kommen jedoch im gesamten Nervensystem einschließlich Filum terminale vor.

Symptomatik der supratentoriellen Gliome. Allgemeinsymptome, die nicht zur Tumorlokalisation beitragen, und lokalisationsspezifische Zeichen in Form fokaler Krampfanfälle oder neurologischer Herdsymptome. Anamnestisch geben die Patienten mit unterschiedlicher Häufigkeit Kopfschmerzen (70 %), epilep-

◘ **Tab. 2.2.** Einteilung und Besonderheiten der Astrozytome

Grad	Typ	Besonderheit
I	Benignes Astrozytom	Vorwiegend in der zerebralen Hemisphäre lokalisiert
II	Malignes fibrilläres Astrozytom	
III	Anaplastisches Astrozytom	Vom umgebenden Hirngewebe besser abgegrenzt und steht auch histologisch als pleomorpher Tumor zwischen Astrozytom und Glioblastom
IV	Glioblastoma multiforme	Undifferenzierter Tumor mit Zonen hämorrhagischer Nekrose, der meist tief in den zerebralen Hemisphären sitzt

H09

tische Anfälle (50 %), Hemiparesen (50–60 %), Hirnnervenausfälle (50–60 %), Sprachstörungen (20 %) und eine Hemianopsie (20 %) an.

Diagnostik. MRT als Primärdiagnostik, CCT bei Blutungsverdacht. Im Allgemeinen sind scharf abgegrenzte Prozesse ohne Kontrastmittel-Enhancement von niedrigerem Malignitätsgrad (häufig WHO II). Unter den Gliomen sind Tumoren mit inhomogener Dichte und deutlichem Kontrastmittel-Enhancement eher maligne.

Therapie. Entfernung des supratentoriellen Glioms ohne Verschlechterung des neurologischen Zustandes durch maximale Resektion des Tumors bei minimaler Störung des umgebenden Hirngewebes. Ziel der Operation ist die Gewinnung von Gewebeproben, zusätzlich Entlastung des Hirngewebes und Entfernung der Tumormasse für eine gute Ausgangslage der adjuvanten Therapie. Die Länge der Überlebenszeit des Patienten korreliert direkt mit dem Ausmaß der Tumorresektion.

Prognose. Operative Mortalität < 3 %. Ohne Bestrahlung beträgt die mittlere Lebenserwartung für operierte Glioblastompatienten nur 4 Monate, mit adjuvanter Radiotherapie wird sie auf 9 Monate verlängert und verbessert die 3-Jahres-Überlebensrate von 3 auf 11 %. Bei Patienten mit Astrozytomen Grad II beträgt die 5-Jahres-Überlebensrate etwa 50 %. Bei Oligodendrogliomen Grad II beträgt das mittlere Überleben 10 Jahre. Eine zusätzliche Chemotherapie erhöht das mittlere Überleben um 4–8 Wochen. Ebenso scheint eine Subgruppe von Glioblastompatienten etwas länger zu überleben.

2.5.3 Metastatische Hirntumoren

Epidemiologie. Etwa 25 % der Krebspatienten entwickeln zerebrale Metastasen.

Ätiologie. Die häufigsten ins Gehirn metastasierenden malignen Tumoren sind das Melanom (50 %), das Bronchialkarzinom (45 %), das Mammakarzinom (21 %), das Hypernephrom und das Prostatakarzinom.

Pathogenese. Die Metastasierung erfolgt auf dem Blutwege über direkte Zugänge zum arteriellen Kreislauf des Kopfes.

Symptomatik. Die neurologischen Symptome des metastatischen Hirntumors unterscheiden sich nicht von denen anderer Hirntumoren.

Therapie. Die Behandlung der metastatischen Hirntumoren umfasst heute den Einsatz von Kortikosteroiden, die Kraniotomie und Tumorentfernung, die Radiotherapie und die Chemotherapie in verschiedenen Kombinationen. Operation bei solitärer Hirnmetastase (ca. 25 % der Patienten), bei den übrigen Patienten erfolgt eine Palliation mit einer Kombination der zur Verfügung stehenden Mittel.

Prognose. 75 % der Patienten mit kombinierter Therapie und solitären Hirnmetastasen überleben 1 Jahr, bei den Patienten mit ausgedehnter Metastasierung, v.a. in der Lunge, sind es nur 10 %.

2.5.4 Primäre Hirnlymphome

Definition. Primäre Hirnlymphome sind bösartige Neoplasmen, die initial im ZNS lokalisiert sind.

Diagnostik. Das CT zeigt im Frühstadium eine Zone verminderter Dichte und erinnert an eine ischämische Zone. Diese Zone lässt sich im Zentrum mit Kontrastmittel anreichern. Ausschluss eines systemischen Lymphoms unbedingt erforderlich

Ätiologie. Das Hirnlymphom hat eine hohe Inzidenz unter immunsupprimierten Patienten (Zustand nach Nierentransplantation) und primären Immundefizienzsyndromen

Therapie. Tumorbiopsie zur Diagnosesicherung und Chemotherapie, ggf. auch Radiotherapie

2.5.5 Meningeome

Definition. Meningeome sind Tumoren, die von Zellen der Arachnoidea ausgehen. Sie entstehen häufig im Alter zwischen 20 und 60 Jahren, Frauen sind mehr betroffen. Nahezu 20 % der primären Hirntumoren sind Meningeome.

Pathogenese. Abhängig von der Histogenese unterscheidet man meningotheliale, transitionale, fibroblastische und angioblastische Typen. Diese Tumoren sind gut abgegrenzt, häufig rund bis oval, aber auch plaqueförmig vorwachsend. Meistens haben sie eine enge Verbindung mit der Dura und durchwachsen umgebendes Gewebe. Sie sind aber gut gegenüber dem Gehirn abgegrenzt.

Einteilung. Konvexitätsmeningeom (Inzidenz 25 %), Keilbeinflügelmeningeom (Inzidenz 15 %), Kleinhirnbrückenwinkelmeningeom (Inzidenz 13 %) und parasagittales Meningeom (Inzidenz 10 %).

Symptomatik. Meningeome gehen mit den Symptomen eines intrakraniellen, raumfordernden Prozesses einher. Eine intrakranielle Drucksteigerung tritt wegen des langsamen Wachstums erst sehr spät auf. `F07`

Diagnostik. Konventionelles Röntgen aufgrund von Spiculae und Sklerose der Tabula interna. CCT, MRT (leicht erhöhte Dichte), zerebrale Angiographie bei gut vaskulär versorgten Meningeomen. `H06`

Therapie. Die komplette operative Entfernung ist der bedeutendste prognostische Faktor einschließlich der Entfernung der beteiligten Dura und des invasiv veränderten Knochens. Ggf. zusätzlich adjuvante Radiotherapie bei inkomplett entfernten Tumoren.

2

Prognose. Meningeome sind gutartige Tumoren, selten gibt es maligne Formen, die auch in andere Organe (Lunge, Leber) metastasieren können. Häufige Rezidivierung durch Infiltration in Dura und umgebendes Gewebe (außer Gehirn).

2.6   Intrakranielle Tumoren besonderer Lokalisation

2.6.1   Pinealistumoren

Definition. Intrakranielle Tumoren der Pinealisregion (Inzidenz 1 % aller Hirntumoren). Diese Tumoren entstehen entweder aus den Pinealiszellen selbst oder aus dem Gewebe in und um die Pinealis. Man unterscheidet Germinome (am häufigsten), Teratome, Pineoblastome, Pineozytome, Gliome und Pinealiszysten.

Symptomatik. Die Tumoren können zu einer Einengung des Aquäduktes und konsekutivem Verschlusshydrozephalus mit intrakranieller Drucksteigerung führen. Dadurch Hydrozephalussymptomatik und Augenbewegungsstörungen.

Diagnostik. CT oder MRT, zusätzlich zytologische Prüfung des Liquors. Der Nachweis von α-Fetoprotein und HCG (»human chorionic gonadotropine«) kann die Diagnose des Germinoms erleichtern, da 45 % der Germinome und embryonalen Karzinome diese Tumormarker produzieren.

Therapie. Mikrochirurgische Eingriff oder Behandlung des Hydrozephalus durch eine ventrikuloperitoneale Ableitung und die Radiotherapie

2.6.2   Kleinhirnbrückenwinkeltumoren

Definition. Tumoren im Winkel zwischen Kleinhirn und Brücke, nahe dem Felsenbein (Nn. facialis und statoacusticus), meist als Akustikusneurinom, seltener als Meningeom, Epidermoid sowie metastatischer Hirntumor oder Glomus-jugulare-Tumor.

Symptomatik. Spezifisch. Akustikusneurinom mit charakteristischer Symptomatik aus einseitiger Hörstörung über Monate bis Jahre oft begleitet von Tinnitus und Schwindel. Bei Befall des N. facialis Störung der Mimik. Kleinhirnbrückenwinkelmeningeom mit inkonstanter Hörstörung, häufiger Störungen des VII. und V. Hirnnervs.

Diagnostik. Feinschicht-CT des Felsenbeins (Erweiterung des inneren Gehörganges), MRT, MR-Zisternographie.

Komplikationen. Fazialislähmung, Trigeminusneuropathie, Liquorfistel, Hydrozephalus.

2.6.3   Tumoren der hinteren Schädelgrube (exklusive Brückenwinkeltumoren)

Die hintere Schädelgrube ist ein sehr enger Raum zwischen Tentorium und Foramen occipitale magnum, der wichtige zentralnervöse Strukturen enthält: Kleinhirn, Hirnstamm, Hirnnerven und die engen Liquorwege zwischen Aquädukt, 4. Ventrikel und Foramen Magendii. Bei Druckerhöhung in diesem Raum bestehen äußerst geringe Kompensationsmöglichkeiten, sodass sehr früh Störungen des Liquorabflusses, ein konsekutiver Verschlusshydrozephalus sowie Druck auf die zentrale Steuerung von Bewusstsein, Atmung und Kreislauf auftritt.

Tumoren der hinteren Schädelgrube
- Metastatische Kleinhirntumoren
- Zerebelläre Astrozytome
- Medulloblastome
- Ependymome
- Hirnstammgliome
- Hämangioblastome
- Plexuspapillome
- Glomus-jugulare-Tumoren

Zerebelläre Astrozytome

Definition. Gutartige, typische Tumoren im Kindesalter (20 % der kindlichen Hirntumoren). Treten selten im 1. Lebensjahr auf und haben die Spitze ihrer Häufigkeit zwischen dem 5. und 10. Lebensjahr.

Symptomatik. Zeichen der intrakraniellen Drucksteigerung, Kopfschmerzen und morgendliches Erbrechen. Doppelbilder, Bewusstseinsstörung, Nackensteifigkeit und auch Bradykardie. Bei 80 % dieser kindlichen Patienten findet man eine Stauungspapille, im späteren Verlauf eine Optikusatrophie.

Diagnostik. Konventionelle Röntgenaufnahmen zeigt das Auseinanderweichen der Schädelnähte. CCT, MRT

Therapie. Vorbereitung der Totalexstirpation des Tumors durch initiale Kortikoidbehandlung des Hirnödems und Liquorableitung bei massivem Hydrozephalus

Prognose. Generell gut, in der Regel wird die rezidivfreie Heilung erreicht.

Medulloblastome

Definition. Maligner Tumor in der Region des 4. Ventrikels in der Mittellinie nahe dem Velum medullare posterius. 20 % der Hirntumoren bis zum Alter von 20 Jahren. Knaben sind doppelt so häufig wie Mädchen betroffen.

Pathologie. Histologisch handelt es sich um einen sehr zellreichen Tumor mit hohem Mitoseindex.

Symptomatik. Bereits frühzeitig Zeichen der intrakraniellen Drucksteigerung, da der Tumor die Liquorwege blockiert. Initial Kopfschmerzen, Erbrechen und Abgeschlagenheit, im späteren Verlauf Ataxie, Nystagmus und Hirnnervenausfälle. Von den Erstsymptomen bis zur Diagnosestellung vergehen etwa 6 Wochen.

Diagnostik. CT bzw. MRT zeigen hyperdense oder isodense, teilweise im 4. Ventrikel gelegene Tumoren, Verschlusshydrozephalus.

Therapie. Initiale Therapie mit Kortison und ventrikuloperitonealer Ableitung bei intrakranieller Drucksteigerung durch Hydrozephalus. Operative Tumorentfernung und adjuvante Kombinationstherapie (Radio- und Chemotherapie).

Prognose. Die 5-Jahres-Überlebensrate beträgt deutlich über 50 %.

Ependymome

Definition. Vom Ependymom ausgehende Tumoren mit infiltrativem Wachstum an den Grenzflächen zum Hirnparenchym. Etwa die Hälfte der Ependymome tritt bei Kindern auf, davon die Mehrzahl als infratentorielle Ependymome.

Symptomatik. Intrakranielle Drucksteigerung, Ataxie und Stauungspapille

Diagnostik. CT und MRT

Therapie. Tumorentfernung durch subokzipitale Kraniotomie. Die Rezidivrate wird durch die adjuvante Radiotherapie eingeschränkt. Nicht bestrahlte Ependymome rezidivieren immer.

Prognose. Die mittlere Lebenserwartung nach Operation und Bestrahlung beträgt < 3 Jahre.

F10 Hirnstammgliome

Definition. Hirnstammgliome treten zwischen dem Dienzephalon und zervikalem Rückenmark auf (Mittelhirn, Pons und Medulla oblongata).

Epidemiologie. Machen bis zu 20 % aller intrakraniellen Tumoren im Kindesalter aus.

Symptomatik. Gangstörung, Augenbewegungsstörungen, im späteren Verlauf Schluck- und Sprachstörungen, Hirnnervenausfälle (beidseitige Fazialislähmung in 25 %)

Diagnostik. CT bzw. MRT oder Zisternographie, bei spontanen Blutungen wird die Angiographie zum Ausschluss einer Gefäßmissbildung erforderlich

Therapie. Die operative Behandlung der Hirnstammgliome ist umstritten. Diagnosesicherung durch offene Biopsie oder stereotaktisch. Eindämmung der Symptome und Erhöhung der Lebenserwartung durch RTx.

Prognose. 5-Jahres-Überlebensrate 40 %

Hämangioblastome

Definition. Gutartige Tumoren von Gehirn und Rückenmark, hauptsächlich in der hinteren Schädelgrube.

Epidemiologie. Etwa 2 % aller intrakraniellen Tumoren und 10 % aller Tumoren der hinteren Schädelgrube sind Hämangioblastome. Häufigkeitsgipfel im Alter von etwa 30 Jahren.

> Sofern mehr als ein Hämangioblastom gefunden wird, darf die Diagnose einer von-Hippel-Lindau-Erkrankung gestellt werden.

Symptomatik. Intrakranielle Drucksteigerung und Kleinhirnsymptome. Sehr tief sitzende Tumoren können Nackenschmerzen und Nackensteifigkeit verursachen.

Diagnostik. CCT zum Blutungsnachweis, MRT, Vertebralisangiographie. Einziger zentralnervöser Tumor, bei dem eine Polyzythämie gefunden wird (unregulierte Sekretion von Erythropoetin im Tumorgewebe)

Therapie. Möglichst vollständige operative Resektion. Bei multizentrischem Auftreten in 3–10 % Rezidive

Plexuspapillome

Definition. Gutartige Geschwülste, die vom ventrikulären Plexus chorioideus ausgehen und äußerst langsam wachsen.

Symptomatik. Plexuspapillome bleiben lange Zeit asymptomatisch und produzieren fast immer einen Hydrozephalus. Dies ist die einzige Situation, bei der ein Hydrocephalus hypersecretorius bekannt ist. Plexuspapillome müssen in die Differenzialdiagnose der ventrikulären Groß- und Kleinhirntumoren einbezogen werden.

Therapie. Heilung durch totale Entfernung des Plexuspapilloms

Glomus-jugulare-Tumoren

Definition. Zu den Chemodektomen gehören die Tumoren des Glomus caroticum und des Glomus jugulare.

Symptomatik. Pulsierender Tinnitus mit zunehmender Hörstörung. Bei einer weiteren Ausbreitung können die kaudalen Hirnnerven, der N. glossopharyngeus, der N. vagus und der N. accessorius, auch der N. hypoglossus betroffen sein und ausfallen.

Diagnostik. CCT und Angiographie

Therapie. Präoperative Teilembolisation, operative Resektion, ggf. Radiotherapie

2.6.4 Hypophysentumoren

Anatomie (◘ Abb. 2.2)

Die Hypophyse besteht aus einem Vorder- und Hinterlappen. Es bestehen engste Lagebeziehungen zum Chi- H06

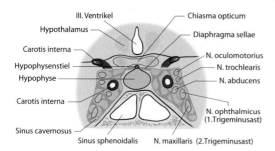

□ **Abb. 2.2.** Frontalschnitt durch Chiasma, Hypophyse und Sinus cavernosus

asma opticum, dem 3. Ventrikel, dem Sinus cavernosus, der A. carotis interna und den Augenmuskelnerven (N. oculomotorius, N. abducens und N. trochlearis) sowie zum ersten Ast des N. trigeminus.

Endokrine Grundlagen

Der Hypohysenvorderlappen oder die Adenohypophyse bildet acht bekannte Hormone, nämlich Wachstumshormon (»growth hormone«, GH), Prolaktin, follikelstimulierendes Hormon (FSH), luteinisierendes Hormon (LH), thyreoideastimulierendes Hormon (TSH), adrenokortikotropes Hormon (ACTH), melanozytenstimulierendes Hormon (MSH) und das lipotrope Hormon (LPH), sowie Endorphine. Die hypothalamische Kontrolle der Adenohypophyse erfolgt über Releasing-Hormone (z.B. Gonadotropin-releasing-Hormon, Thyreotropin-releasing-Hormon, Kortikotropin-releasing-Hormon, Somatostatin).

Der Hypophysenhinterlappen oder die Neurohypophyse produziert selber keine Hormone. Oxytozin und Vasopressin werden in den hypothalamischen, supraoptischen und paraventrikulären Kernen freigesetzt und über die Neurohypophyse lediglich weitergegeben.

Klassifikation

Nach Größe und Ausdehnung der Hypophysenadenome unterscheidet man:

- Intraselläre Mikroadenome: Durchmesser < 1 cm
- Intraselläre Makroadenome: Ausdehnung > 1 cm
- Adenom mit suprasellärer Ausdehnung
- Adenom mit parasellärer Ausdehnung
- Invasives Adenom

Nach der endokrinen Funktion der Hypophysenadenome unterscheidet man hormonell inaktive und aktive Adenome. Die endokrin aktiven Tumoren gehen mit einem Exzess der wichtigsten hypophysären Hormone einher. Etwa 20 % der Hypophysenadenome sind klinisch und biochemisch hormonell inaktiv.

Hypophysenadenome weisen unterschiedliche endokrine Funktionen auf:

- Hormonell inaktive Adenome
- Adenome mit Wachstumshormonexzess (Akromegalie)
- Adenome mit Prolaktinexzess (Prolaktinome, Amenorrhö-Galaktorrhö-Syndrom)
- Adenome mit ACTH-Exzess (Morbus Cushing)
- Adenome mit TSH-Exzess
- Adenome mit FSH-LH-Exzess
- Plurihormonale Adenome

H06

Diagnostik

Endokrinologische Diagnostik. In der Praxis und für die Bestimmung der Substitutionsbehandlung ist die Austestung der Nebennieren- und Schilddrüsenachse besonders wichtig, da hier bei Insuffizienz lebensbedrohliche Zustände auftreten können.

Ophthalmologische Diagnostik. Bei suprasellärer Ausdehnung der Hypophysenadenome werden zuerst die zentralen kreuzenden Fasern im Chiasma erfasst. Solche bitemporalen Gesichtsfeldausfälle treten nicht als isolierte periphere Defekte auf, sondern erfassen initial das zentrale Gesichtsfeld. Beim Chiasmasyndrom findet sich im weiteren Verlauf immer eine Störung des Visus, ein Alarmzeichen. Eine rasche Entlastung des Chiasmas ist geboten.

Radiologische Diagnostik. Röntgenübersichtsaufnahmen (Vergrößerung und Ausweitung der Sella), CCT, MRT und MR-Angiographie

Symptomatik verschiedener Hypophysentumoren

Prolaktinome. Hypophysenadenom, das autonom Prolaktin sezerniert. Bei Frauen sind die häufigsten klinischen Zeichen Amenorrhö und Galaktorrhö. Bei Männern kommt es zu gestörter Libido, Potenzstörung und Oligospermie. Prolaktinome können ein Chiasmasyndrom, bei parasellärer Ausdehnung auch Störungen der Okulomotorik oder einen Verschlusshydrozephalus bewirken. Endokrine Diagnostik (Nüchtern-Prolaktinspiegel > 150 ng/ml), Sella-MRT.

F08

Cushing-Syndrom. Erkrankung durch Hypersekretion von ACTH aus einem Hypophysenadenom. Dadurch kommt es zur bilateralen Nebennierenrindenhyperplasie. Drei Viertel der Patienten sind Frauen. Die klassischen Zeichen des Morbus Cushing sind Mondgesicht, Stammfettsucht, Büffelnacken, Hypertonie und Striae. Häufig weisen die Patienten Depressionen, Menstruationsstörungen, Impotenz, Osteoporose und Glukoseintoleranz auf. Endokrine Diagnostik, MRT. The-

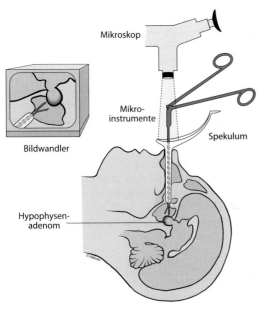

Mikroskop

Mikro-
instrumente

Spekulum

Bildwandler

Hypophysen-
adenom

◘ Abb. 2.3. Transsphenoidale mikrochirurgische Hypophy-
senoperation

rapie durch Adrenalektomie. Unbehandelt beträgt die
5-Jahres-Überlebensrate < 50 %.

Akromegalie. Tritt bei einem Hormonexzess des Hu-
man-growth-Hormons (HGH) auf. Wenn die Über-
produktion in der Kindheit vor Epiphysenschluss auftritt, kommt es zum Gigantismus. Beim Erwachsenen
Hypertonie, schwere Arteriosklerose, Diabetes mellitus
und Viszeromegalie. Beim Akromegalen groteske Veränderungen der Finger und Zehen, die Gesichtszüge
werden grob und Nase, Lippen und Kinn nehmen an
H06
Größe zu, Auseinanderweichen der Zähne, Änderung
der Stimmlage. Es kommt zur Makroglossie mit Behinderung der Atmung. Die Knochendichte nimmt zu und
auch die Gelenke hypertrophieren, sodass häufig auch
im späteren Verlauf ein Karpaltunnelsyndrom auftritt.
Die Lebenserwartung ist durch die Hypertonie und den
Diabetes mellitus beeinträchtigt. In 20 % besteht eine
zusätzliche Hyperprolaktinämie.

Endokrin inaktive Adenome. Verdrängungs- und De-
fektsymptome. Solange das Tumorwachstum auf die
Sella beschränkt ist, treten hormonelle Ausfallerschei-
nungen auf: bei Frauen eine sekundäre Amenorrhö,
beim Mann ein Potenzverlust; bei beiden Geschlechtern
ist die Libido reduziert. Wenn das Adenom über das
Diaphragma sellae hinauswächst, tritt ein Chiasmasyndrom auf. Häufig wird die Diagnose erst nach Auftreten
von Visusstörungen und Gesichtsfeldausfällen gestellt.

Therapie
Operativ

— Transsphenoidaler Zugang (◘ Abb. 2.3): mikroskopisch gesteuerter und/oder endoskopischer Zugang
zur Sella turcica durch die Keilbeinhöhle, Resek-
tionskontrolle durch intraoperatives MRI (noch
keine Routine)
— Transkranieller subfrontaler Zugang: selten, vor
allem bei großen suprasellären Anteilen, die sich
transsphenoidal nicht mobilisieren lassen.

Konservativ

Dopaminagonisten. (z.B. Bromocriptin) In der Operationsvorbereitung zur Tumorverkleinerung und zur
adjuvanten Therapie. Unterstützen die inhibitorische
dopaminerge Kontrolle der Prolaktinausschüttung (vor
allem bei Mikroprolaktinomen). Dadurch sinkt der Se- F08
rumprolaktinspiegel, die Tumorgröße ist rückläufig, die
Galaktorrhö verschwindet. Der Tumor reexpandiert
beim Absetzen von Bromocriptin.

Radiotherapie. Anwendung bei supra- und parasellär
ausgedehnten Hypophysenadenomen sowie bei invasiv
wachsenden Tumoren. Kombination mit Bromocriptin.

**Peri- und postoperative endokrinologische Behand-
lung der Patienten mit Hypophysenadenomen.** Glukokortikoide: hoch dosierte Gabe unabhängig von präoperativen Ausfällen
Schilddrüsenhormon: perioperative Substitution von
geringerer Bedeutung bei einer Halbwertszeit von
7 Tagen

Endokrinologische Komplikationen

Diabetes insipidus. Inzidenz nach Hypophysenopera-
tion 10–30 %. Meist tritt eine Spontanremission innerhalb von 10 Tagen auf. In der Regel verschwinden Polyurie und Polydipsie innerhalb von 2–3 Tagen, und eine
weitere Therapie ist nicht erforderlich. Der Diabetes
insipidus muss prompt behandelt werden, um Störungen der Elektrolyt- und Wasserbalance zu vermeiden.

Syndrom der inappropriaten ADH-Sekretion (SIADH).
Gekennzeichnet durch eine Hyponatriämie, eine niedrige Serumosmolarität und hohe Urinosmolarität.
Dieses Syndrom ist vorübergehend und kann unabhängig oder in Zwischenphasen des Diabetes insipidus
auftreten.

Prognose

Günstig.
— Bei der Akromegalie tritt in 97 % eine Besserung
ein, in 50–60 % ist eine Heilung zu erreichen.

- Beim Cushing-Adenom liegt der günstige Effekt auf die ACTH-Produktion bei 65 %.
- Bei Prolaktinomen wird in 75 % durch die Operation ein normaler Prolaktinspiegel erreicht.

Differenzialdiagnosen der Hypophysentumoren

In der Sellaregion treten neben Hypophysentumoren auch Kraniopharyngeome, suprasselläre Germinome, Chordome und Meningeome auf. Daneben sind intrasselläre Aneurysmen (Auschluss durch MR-Angiographie), ein Empty-sella-Syndrom und eine hypophysäre Apoplexie möglich.

F07 **H07** **F08** **Kraniopharyngeom.** Gutartiger Tumor epithelialen Ursprungs (Ableitung von der Rathke-Tasche) in der Sellaregion aus festen und zystischen Anteilen ohne eigene Hormonproduktion, Rezidivneigung. 3 % aller intrakraniellen Tumoren, kommt besonders bei Kindern und Jugendlichen vor. Kann durch die Lage zu Hirnanteilen die geistige und körperliche Entwicklung hemmen, Sehstörungen, Kopfschmerzen und Leistungsverschlechterung bewirken. Durch mechanische Kompression der Hypophyse kann eine partielle oder sogar totale Hypophyseninsuffizienz mit großen Wasserausscheidungen verursacht werden (Diabetes insipidus).

F10 **Empty-sella-Syndrom. Definition.** Liquor gefüllte Sella tarcica als Folge einer Fehlanlage des Diaphragma sellae. Nachweis von nur liquordichten Werten im Sellaraum durch CT sowie MRT. Ausbreitung einer sprasellären Zisterne in den Sellaraum mit Störung der hypophysären Funktion oder Zustand nach zystischer Veränderung eines Hypophysenadenoms mit Zeichen des endokrin inaktiven Adenoms; häufig werden intermittierende Kopfschmerzen angegeben. Bei Liquorfistel Liquordrainage, ventrikuloperitoneale oder lumboperitoneale Ableitung.

Hypophysäre Apoplexie. Definition. Schweres Krankheitsbild mit Einblutung in den intra-/suprasellären Tumor. Plötzliche Kopfschmerzen mit Zeichen der hypophysären Insuffizienz, dazu Chiasmasyndrom mit Störung des Visus und Gesichtsfeldes. Diagnostik mittels CCT. Notfallsituation. Rasche operative Entlastung erforderlich.

2.6.5 Tumoren des 3. Ventrikels

Definition. Astrozytome, Ependymome und Tumoren im vorderen Anteil des 3. Ventrikels, die aus dem suprasellären Raum einwachsen, wie Optikusgliome, supra-

selläre Meningeome, Kraniopharyngeome, Kolloidzysten des Foramen Monroi.
Symptomatik. Durch Obstruktion des Foramen Monroi Zunahme des intrakraniellen Druckes. Intermittierender Verschluss im Foramen Monroi durch Zysten führt zu Attacken von Bewusstseinsstörungen, evtl. sogar tödlich verlaufende Einklemmungssymptomatik durch einen akuten Verschlusshydrozephalus.
Diagnostik. CT oder MRT
Therapie. Der vordere Anteil des 3. Ventrikels und damit die Kolloidzyste wird durch eine frontale Kraniotomie erreicht. Einzelne dieser Zysten werden heute mit einem kleineren Eingriff durch Ventrikuloskopie dargestellt und entfernt oder mit Laser koaguliert.

2.6.6 Orbitatumoren

Definition. Die häufigsten Orbitatumoren sind Metastasen, Optikusscheidenmeningeome, kavernöse Hämangiome, Neurofibrome, Dermoidzysten, Optikusgliome und Lymphome.
Symptomatik. Einseitige Protrusio bulbi
Diagnostik. Hochauflösende CT und MRT
Differenzialdiagnose. Pseudotumor orbitae, eine nicht infektiös-entzündliche Reaktion in mehreren Orbitageweben
Therapie. Operation entweder als laterale Orbitotomie oder transkranielle Orbitotomie. Je nach Prozess Kombination von operativem Vorgehen und Radiotherapie

2.6.7 Schädeldachtumoren

Definition. Jeder Tumor, der im Skelettsystem sonst vorkommt, kann auch im Schädeldach entstehen, wie Osteome, Chondrome, Chondrosarkome, diploische Meningeome, Fibrome und Fibrosarkome, Hämangiome, aneurysmatische Knochenzysten, Plasmozytome, Non-Hodgkin-Lymphome, Lipome, Dermoidzysten, eosinophile Granulome, Chordome und fibröse Dysplasien.
Diagnostik. Schädelübersichtsaufnahme, konventionelle Tomogramme, Feinschicht-CT. Durch die Angiographie kann die Tumorvaskularisation dargestellt werden und evtl. zur Tumorembolisation und damit zur Reduktion des Blutverlustes bei der Operation genutzt werden.
Therapie. Schädeldachtumoren werden beim operativen Vorgehen im Gesunden ausgesägt. Je nach Artdiagnose ist bei malignen Prozessen die zusätzliche Radiotherapie angezeigt; bei Sarkomen, insbesondere beim Osteosarkom, auch die Chemotherapie.

2.7 Spinale Tumoren

Bei den primären Geschwülsten im Spinalkanal unterscheidet man zwischen extra- und intramedullären Tumoren (■ Abb. 2.4a–d).

Einteilung
Primäre spinale Tumoren

- Neurinome und Neurofibrome, die teils innerhalb, teils außerhalb des Spinalkanales liegen können (Sanduhrneurinom). Multipel bei der Recklinghausen-Krankheit
- Intramedulläre Tumoren sind histologisch ebenfalls meist gutartig (Ependymome, Astrozytome, seltener Hämangioblastome)
- Meningeome kommen v.a. im thorakalen Bereich und bei älteren Frauen vor. Sie sind scharf abgegrenzt und verdrängen das Rückenmark, ohne es zu infiltrieren. Durch das verdrängende Wachstum können sie das Rückenmark komprimieren und entsprechend der Lokalisation zu sensiblen und motorischen Ausfällen führen (Gangstörung, Blasen-Mastdarmstörung, Paresen).

Sekundäre spinale Tumoren

Altersgipfel bei 40–65 Jahren, Männer sind häufiger betroffen als Frauen (60:40). Spinale Metastasen treten häufig beim Lungenkarzinom, Mammakarzinom, beim Lymphom, beim Prostatakarzinom und beim Myelom auf. Die Metastasierung erfolgt über die paravertebralen venösen Plexus mit direktem Einwachsen in den angrenzenden Knochen. Metastasen komprimieren das Rückenmark meist sekundär, wenn sie sich epidural ausbreiten oder wenn osteolytische Herde zu Spontanfrakturen führen. Durch die beiden pathogenetischen Mechanismen kann die Querschnittslähmung nach einem schmerzhaften Vorstadium plötzlich auftreten, wobei entweder die spinale Blutversorgung unterbrochen oder eine Achsenknickung den Kanal plötzlich eingeengt haben kann.

Differenzialdiagnosen. Chordome und Chondrosarkome. Spinale epidurale und subdurale Spontanhämatome sind selten, treten aber bei thrombozytopenischen Patienten oder unter Antikoagulation auf. Selten sind auch infektiöse, raumfordernde, spinale Prozesse (metastatischer epiduraler Abszess, tuberkulöse Spondylitis). Speziell im Zervikalbereich kann eine Diskushernie oder ein enger Spinalkanal zu einer Myelopathie und tumorähnlichen Symptomen führen.

Symptomatik. Lokale Schmerzen im betroffenen Wirbelsäulenabschnitt, später radikuläre Ausstrahlung mit Verstärkung bei intraspinaler Druckerhöhung durch Husten, Niesen oder Pressen. Häufig sind Parästhesien, Berührungs- und Schmerzsensibilität und Koordinationsstörungen. Bei zunehmender Kompression schwindet die grobe Kraft. Der Kraftverlust wird klassifiziert nach einem Graduierungssystem (■ Tab. 2.3). Im weiteren Verlauf treten pathologische Reflexe (z.B. Babinski-Reflex), Spastizität, Funktionsstörung von Blase und Mastdarm auf.

Diagnostik. Anamnese, neurologische Untersuchung, MRT, Myelogramm. Konventionelle Röntgenaufnahmen der Wirbelsäule.

Therapie. Möglichst frühzeitige Operation (Laminektomie = Freilegung des Rückenmarkes; Spondylodese

■ Tab. 2.3. Grading der Muskelkraft	
Grad	**Muskelkraft**
0	Keine willkürliche Muskelkontraktion
1	Spürbare Muskelkontraktion, keine Extremitätenbewegung
2	Aktive Bewegung, aber nur unter Ausschaltung der Schwerkraft
3	Aktive Bewegung gegen die Schwerkraft, aber nicht gegen Widerstand
4	Aktive Bewegung gegen Widerstand
5	Normale Kraft

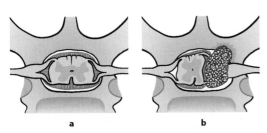
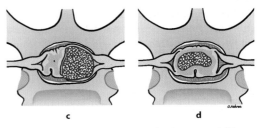

■ **Abb. 2.4.** Lokalisation spinaler Tumoren. **a** Normale Verhältnisse, **b** extradurale Tumoren, vom Knochen ausgehend (z.B. Metastase), **c** intradurale, extramedulläre Tumoren (z.B. Meningeom, Neurinom), **d** intradurale, intramedulläre Tumoren (z.B. Astrozytom)

2

bei Destruktion der Wirbelsäule). Bei extraduralen metastatischen Tumoren kann eine sinnvolle palliative operative Dekompression mit der adjuvanten Radiotherapie kombiniert werden.

Prognose. Bei 50 % der Patienten kann eine anhaltende Besserung der Querschnittssymptomatik und Pflegeunabhängigkeit erreicht werden.

2.8 Chirurgisch relevante Infektionskrankheiten des ZNS

2.8.1 Meningitiden

Ätiologie. Meningitiden nach Operationen, bei Liquorfisteln und bei liegendem Fremdkörper, bei ventrikuloatrialer oder ventrikuloperitonealer Ableitung (Shunt-Infektionen)

Pathogenese. Häufige Erreger: *Staphylococcus aureus*, *Escherichia coli*, Klebsiellen, Pseudomonas, Proteus. Streptokokken (Liquorfistel). *Staphyloccocus epidermidis* (Shunt-Infektion)

Diagnostik. Liquorpunktion Liquorzellzahl auf > 500/mm^3, Abnahme des Glukosespiegels, erhöhte Laktatspiegel im Liquor, Bakteriennachweis

Therapie. Adäquate antibiotische Behandlung

Komplikation. Trotz adäquater Therapie kann es zu einer rezidivierenden Meningitis kommen. Diese kann durch eine Liquorfistel, eine Osteomyelitis, eine Mastoiditis, einen kommunizierenden Dermalsinus, einen Fremdkörper (ventrikuloperitonealer Shunt), ein Empyem oder einen Abszess unterhalten sein.

2.8.2 Hirnabszess

Definition. Lokaler eitriger Prozess im Hirnparenchym

Ätiologie. Hirnabszesse entstehen posttraumatisch nach offener Schädel-Hirn-Verletzung, fortgeleitet aus den paranasalen Sinus, dem Mittelohr oder dem Mastoid oder metastatisch durch hämatogene Streuung. Hauptursachen der Streuung sind chronisch entzündliche Lungenerkrankungen (Empyem, Abszess, Bronchiektasen, Pneumonie), Osteomyelitiden, Septikämie bei Drogenabhängigen, bakterielle Endokarditis und Zahn- und Tonsillarabszesse. Herzfehler mit Rechts-links-Shunt. Bei etwa einem Drittel der Patienten bleibt der streuende Herd unbekannt.

Pathogenese. Der Abszess im Gehirn beginnt als lokale Entzündung (Zerebritis) und bildet nach etwa 14 Tagen eine Kapsel. Beim immunsupprimierten Patienten findet man Nokardien, Aspergillus, *Candida albicans* und *Toxoplasma gondii* als Ursachen des Hirnabszesses.

Symptomatik. Kontinuierlich zunehmender, schwerer Kopfschmerz, intrakranielle Drucksteigerung, fokale neurologische Zeichen, fokale epileptische Anfälle (in 50 %), Nackensteifigkeit (in 20 %), plötzliche Verschlechterung durch Ausbildung eines Hirnödems, Ruptur des Abszesses in das Ventrikelsystem, intrakranielle Massenverschiebung mit Herniation

Diagnostik. CT bzw. MRT

Therapie. Entfernung des Abszesses durch Operation oder Punktion. Antibiose. Begleitende Gabe von Kortikosteroiden zur Reduktion des Ödems.

Nachsorge. Behandlung der Ursache der bakteriellen Streuung

Prognose. Etwa 30 % der Patienten behalten Lähmungen. Die Inzidenz der postoperativen Anfälle liegt bei 40 %. Bei 10 % der Patienten rezidiviert der Hirnabszess, selten einmal als Spätabszess.

2.8.3 Kranialer epiduraler Abszess und subdurales Empyem

Definition. Der epidurale Abszess liegt zwischen Schädelkalotte und Dura. Er begleitet häufig die Osteomyelitis des Schädeldaches. Das subdurale Empyem befindet sich zwischen Dura und Arachnoidea.

Ätiologie. Posttraumatisch, nach Kraniotomie und fortgeleitet aus den paranasalen Sinus oder dem Mastoid. Bei Kindern entsteht das subdurale Empyem auch nach einer Meningitis. Die häufigsten Keime sind *Staphylococcus aureus*, *Haemophilus influenzae* und *Streptococcus pneumoniae*.

Symptomatik. Epidurales Empyem: lokale entzündliche Zeichen, erhöhte Körpertemperatur, geringgradige Nackensteifigkeit

Subdurales Empyem: reduzierter Allgemeinzustand, Fieber, starke Kopfschmerzen und Meningismus

Diagnostik. CCT, in Ausnahmefällen Lumbalpunktion

Therapie. Operative Entleerung des Eiters und Drainage über 24–48 h, bei gekammerten Prozessen Kraniektomie

Prognose. Epidurales Empyem: bei adäquater Behandlung günstige Prognose

Subdurales Empyem: Mortalität bei 30 %, häufig bleibende neurologische Ausfälle oder anhaltende epileptische Anfälle

2.8.4 Spinaler epiduraler Abszess

Ätiologie. Hämatogene Streuung mit ähnlicher Ursache wie beim Hirnabszess. Spinale epidurale Abszesse treten auch als postoperative Komplikationen nach spinaler Chirurgie auf und werden nach Lumbalpunktion beobachtet. Nach epiduraler Schmerztherapie durch lokale Injektionen kann ebenfalls ein Epiduralabszess auftreten. Die häufigsten Keime sind der *Staphylococcus aureus*, Streptokokken, *Escherichia coli*, Pseudomonas.

Symptomatik. Heftigste Initialschmerzen über der Wirbelsäule. Reduzierter Allgemeinzustand und systemische Infektionszeichen. Ausbildung von neurologischen Ausfällen mit motorischen und sensiblen Störungen bis hin zur kompletten Para- oder Tetraplegie (akuter Verlauf über Stunden).

Diagnostik. MRT des gesamten Achsenskeletts

Therapie. Chirurgische Freilegung und adäquate Drainage, Antibiose

2.9 Hydrozephalus

Definition. Ungleichgewicht zwischen Bildung und Resorption des Liquor cerebrospinalis. Initial ändert sich der intrakranielle Druck, da die anderen Kompartimente innerhalb des knöchernen Schädels nur wenig zusätzliche Reserveräume bieten (kompressible Kapillaren und Venen sowie Liquorkammern und Zisternen). Im späteren Verlauf kann es durch Minderung der Hirnsubstanz, Erweiterung der ventrikulären, ependymalen Resorptionsfläche und beim Kind durch Kopfwachstum wieder zum Druckausgleich kommen (◘ Abb. 2.5).

Einteilung

- **Behinderung der Liquorzirkulation** (Hydrocephalus occlusus, non communicans): Blockade intraventrikulär (z.B. Tumor) oder von außen (z.B. Aquäduktstenose bei Pinealistumor)
- **Perizerebrale Zirkulationsstörung** (Hydrocephalus communicans): arachnoidale Verklebungen (nach Meningitis oder Subarachnoidalblutung, kongenitale Fehlbildungen wie Spina bifida, Meningomyelozele)
- **Liquorüberproduktion:** durch Plexuspapillom (gutartiger Tumor)

2.9.1 Hydrozephalus im Säuglingsalter

Pathogenese. Schädeldecke weicht dem Innendruck, sodass der Schädelumfang zunimmt. Der Ventrikeldruck drängt nicht nur den Schädel auseinander, sondern komprimiert auch den Hirnmantel. Bei Fortschreiten entsteht eine Disproportion zwischen Hirn- und Gesichtsschädel. Unbehandelt bleibt die Entwicklung des Säuglings zurück. Die Skalpvenen sind vermehrt gefüllt, es entsteht eine Verbreiterung der Nähte und eine Schwäche beim Blick aufwärts (Sonnenuntergangsphänomen).

Symptomatik. Zunahme des Kopfumfangs biparietal besonders ausgeprägt. Die Fontanelle ist weit und gespannt. Als Zeichen der intrakraniellen Druck-

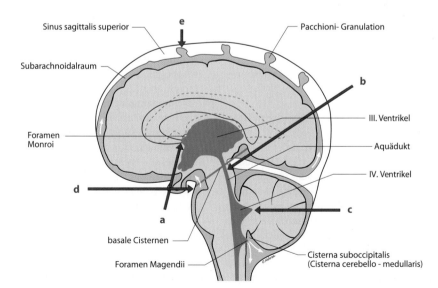

◘ Abb. 2.5. Sagittalschnitt Medianlinie halbschematisch. Pfeile mit entsprechenden Nummern bezeichnen Angriffspunkte bei Liquorzirkulationsstörungen. a) Foramen-Monroi- Blockade, z.B. Kolloidzyste, b) Aquäduktstenose mit triventrikulärem Verschlusshydrozephalus (z.B. Pinealistumor), c) Verschluss des IV. Ventrikels (z.B. Medulloblastom), d) basale Zisternen (nach Meningitis, Sarkoidose), e) Liquorresorptionsquerschnitt reduziert (nach Subarchnoidalblutung, nach Meningitis)

steigerung kommt es häufig zu epileptischen Anfällen.

Diagnostik. Schädelröntgenaufnahmen zeigen beim Kind verbreiterte Nähte, CT oder MRT

Differenzialdiagnosen. Subdurale Hämatome, Ergüsse

Prognose. Günstig bei frühzeitiger Ableitung der Ergüsse und Beseitigung der intrakraniellen Drucksteigerung, 75 % der Patienten zeigen dann eine normale Entwicklung.

2.9.2 Akuter Hydrozephalus im Erwachsenenalter

Ätiologie. Durch plötzliche Obstruktion der Liquorwege Ventrikelerweiterung und intrakranielle Drucksteigerung.

Akute Symptomatik. Relativ unspezifisch. Kopfschmerzen und Erbrechen. Episoden mit intermittierender Erblindung als Zeichen der beginnenden transtentoriellen Herniation. Zunehmende Drucksteigerung führt zur Bewusstseinstrübung.

Chronische Symptomatik. Zusätzlich bestehen eine Stauungspapille oder beginnende Optikusatrophie und Störungen der Merkfähigkeit. Einseitige oder beidseitige Abduzenslähmungen und spastisch-ataktische Gangstörung weisen auf intrakranielle Drucksteigerung hin.

2.9.3 Normaldruckhydrozephalus

Symptomatik. Trias aus Demenz, Gangstörung, Inkontinenz, Gedächtnisstörung (häufiges Fallen älterer Patienten)

Diagnostik. Im chronischen Verlauf zeigt sich eine Entkalkung des Dorsum sellae (sekundäre Sella). CT oder MRT, Ergänzung Isotopenzisternographie

Therapie. Shunt-Operationen zwischen dem Liquorsystem und einem extrakraniellen Raum (■ Abb. 2.6). Von den vielen Möglichkeiten haben sich die Ableitung von den Hirnventrikeln in den rechten Herzvorhof (ventrikuloatrial) oder heutzutage vorzugsweise in die Bauchhöhle (ventrikuloperitoneal) über ein Einwegventilsystem aus Silikonmaterial bewährt.

Prognose. Günstig für die Behandlung der intrakraniellen Drucksteigerung. Das Fremdmaterial ist aber anfällig für Verstopfungen und Infektionen, sodass im Laufe einer langjährigen Behandlung Teile ausgewechselt werden müssen.

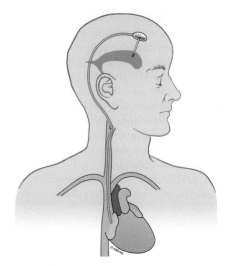

■ **Abb. 2.6.** Ventrikuloatriale Liquorableitung über ein Pudenz-Ventil

2.10 Spaltmissbildungen

2.10.1 Spinale Dysraphie

Entwicklungsstörungen des zentralen Nervensystems führen häufig zu mangelhafter Schließung des Neuralrohres.

Einteilung.
- **Spina bifida occulta:** mangelnder Schluss eines Processus spinosus im thorakalen oder lumbalen Bereich in einer Höhe
- **Meningozele:** offenes Neuralrohr, wobei ein zystisches Gebilde vorliegt, das lediglich Meningen und Liquor, aber kein Nervengewebe enthält
- **Myelomeningozele:** Zyste, die rudimentäre Dura, Leptomeningen, dabei aber neben reaktivem gliösem Gewebe auch Rückenmarkgewebe und Wurzelfasern in Beziehung zum zystischen Sack erkennen lässt (häufigster Defekt). Störungen, die mit Myelomeningozelen verknüpft sind: Hydrozephalus (in 80 %), neurogene Hüft- und Fußdeformitäten, kongenitale Skoliosen, Blasensphinkterstörung (in 100 %).

Therapie. Operative Behandlung der Läsion zur Vermeidung einer Meningitis, die Hydrozephalusableitung erfolgt zu einem späteren Zeitpunkt.

Prognose. Schwierige Behandlung. Über 5 Jahre wird eine Überlebensrate von 80 % erreicht.

2.10.2 Enzephalozelen

Definition. Spaltmissbildungen mit Mittellinienherniation von Meningen und Gehirn durch das Schädeldach. Der Defekt ist in der Regel mit Haut bedeckt. Die Häufigkeit beträgt 1 auf 1000 Geburten. Basale Enzephalozelen zeigen sich z.B. im Bereich des Sphenoids und Epipharynx. Nasofrontale Enzephalozelen findet man in Höhe der Glabella. Enzephalozelen im Bereich der Konvexität sind am häufigsten.
Diagnostik. CT und MRT
Therapie. Operativ mit adäquater Versorgung der Dura als Infektionsbarriere.
Prognose. Ungünstig, wenn sich in der Enzephalozele neben Leptomeningen auch Hirngewebe befindet.

2.10.3 Arnold-Chiari-Missbildung

Definition. Kaudalverlagerung von Kleinhirngewebe in den oberen Spinalkanal. Häufig ist diese Fehlbildung mit Myelomeningozelen, Aquäduktstenosen und Syringomyelie kombiniert.
Symptomatik. Hydrozephalus oder Myelomeningozele, Typ-II-Apnoe-Attacken, spastisch-ataktische Gangstörungen (Kindes- und Adoleszentenalter). Hustenabhängiger okzipitaler Kopfschmerz mit Ausstrahlung in die oberen Extremitäten (Erwachsenenalter).
Therapie. Operative Behandlung durch Entlastung des Hydrozephalus durch eine Shunt-Operation und/oder kraniozervikale Dekompressionsoperation (subokzipitale Kraniektomie, Atlasbogenresektion, Duraerweiterungsplastik).

2.10.4 Syringomyelie

Definition. Flüssigkeitsgefüllte Räume im Rückenmark.
- Die kommunizierende Syringomyelie steht durch den Obex mit dem kaudalen Anteil des IV. Ventrikels in Verbindung.
- Die nicht kommunizierende Syringomyelie findet man posttraumatisch bei zystenbildenden intramedullären Tumoren und in Begleitung einer spinalen Arachnoiditis.

Symptomatik. Dissoziierte Empfindungsstörung, Schwäche der Arme und Hände aufgrund einer Störung des periphermotorischen Neurons (häufig im 3. und 4. Lebensjahrzehnt). Es kann zu einer schrittweisen Verschlechterung über Jahre oder Jahrzehnte kommen.
Therapie. Laminektomie und Drainage der Syrinx in den subarachnoidalen oder peritonealen Raum. Die

Indikationsstellung und Terminierung eines operativen Eingriffes bei der Syringomyelie ist schwierig.

2.11 Kraniosynostosen

Definition. Prämature Nahtsynostosen am Schädel mit ihren Folgen (Mikrozephalie, Rückstand der geistigen Entwicklung und Erblindung).
Ätiologie. Die Kraniosynostose führt zur Abnahme des intrakraniellen Volumens, zu einer intrakraniellen Druckzunahme, zum Druck auf das Gehirn und zu einer kompensatorischen Deformität des Schädels.
Symptomatik. Wird die intrakranielle Drucksteigerung nicht behandelt, so ergeben sich im Spätverlauf Kopfschmerzen, Erbrechen, Anfälle und eine Beeinträchtigung des Sehvermögens bis zur Blindheit. Im Frühverlauf ist die kosmetische Störung evident.
Diagnostik. Neuroradiologische Untersuchung mit Studium der Schädelentwicklung, CCT
Therapie. Beseitigung der Abnormalität und Vorbeugen der intrakraniellen Drucksteigerung. Zeitpunkt des Eingriffes zwischen 4.–6. Lebenswoche und 3.–4. Lebensmonat, da sich das Gehirn bei so früher Korrektur noch normal ausdehnen und entwickeln kann.

2.12 Intrakranielle Aneurysmen

Definition. Das typische Aneurysma der Hirnbasisgefäße ist ein sackförmiges Aneurysma. 60 % der Aneurysmen, die symptomatisch werden, haben einen Durchmesser von 3–10 mm.
Epidemiologie. Vorkommen von zerebralen Aneurysmen bei < 2 % der Bevölkerung. 60 % der Aneursymablutungen treten im 5. und 6. Lebensjahrzehnt auf (60 %), Todesursache bei 0,5 % der Einwohner. Die Inzidenz der Subarachnoidalblutung beträgt 6–10 Blutungen/100.000 Einwohner pro Jahr.
Ätiologie. Selten bakteriell-embolisch, sog. mykotische Aneurysmen, oder traumatisch (< 10 %). Ehlers-Danlos-Syndrom, familiäre Häufigkeit insbesondere bei Patienten mit Coarctatio aortae und bei Patienten mit polyzystischer Nierenerkrankung, hämodynamische Effekte durch ungleichen pulsatilen Druck. Neben genetischen Faktoren spielen Hypertonie und Nikotinabusus eine wichtige Rolle in der Ätiopathogenese.
Einteilung. Bei größeren Aneurysmen (> 1 cm Durchmesser) spricht man von Megaaneurysmen (»globular aneurysm«), bei Aneurysmen > 2,5 cm Durchmesser von Riesenaneurysmen (»giant aneurysm«).
Lokalisation. Aneurysma des Ramus communicans anterior (30 %), Aneurysma der A. carotis interna (25 %),

2

Aneurysmen der A. cerebri media an der Bifurkation **F08** (13 %).

Symptomatik. Oft keine deutlichen Warnzeichen, aber gelegentlich sog. »sentinel headache«, rezidivierende mäßiggradige Kopfschmerzattacken bei Mikroeinblutungen. Selten kommt es zu Doppelbildern als Prodromalsymptom durch pulsatilen Druck eines nicht rupturierten sog. paralytischen Aneurysma (z.B. Okulomotoriusparese bei Aneurysma der A.communicans posterior). Folgen der subarachnoidalen Blutung (▶ Kap. 2.13), der intrazerebralen Blutung (raumfordernd mit Verlagerung von Hirnstrukturen) und der intraventrikulären Blutung (intrakranielle Drucksteigerung und Verschlechterung des Zustandes des Pati-**F08** enten, Verschlusshydrozephalus, Hirnödem).

Diagnostik. CCT, CT Angiographie, zerebrale Angiographie (transfemorale Kathetertechnik). Die gesamte Diagnostik sollte unter Intensivüberwachung erfolgen.

F08 **Spätfolgen. Rezidivblutung:** am häufigsten schon innerhalb der 1. Woche nach der Blutung; Mortalität von nahezu 50 %, weitere Spätfolgen sind epileptische Anfälle im Verlauf.

Chronischer Hydrozephalus: Folge der Blockierung der Liquorwege oder der Resorptionswege **F08** **Hirninfarkt**: Folge des Druckes der raumfordernden Blutung, des Vasospasmus oder sekundärer ischämischer Schäden.

Spasmus der Hirngefäße: Nach Aneurysmablutungen. Infolge des Vasospasmus kommt es verzögert zu neurologischen Ausfällen, die nach Anhebung des Blutdruckes in der Regel reversibel sind, in schweren Fällen aber zu ischämischen Infarkten führen. Dieser Vasospasmus betrifft die intraduralen Gefäße rund um den Circulus Willisi (ab dem 3. bis zum 14. postoperativen Tag nach Blutung). Klinisch äußert sich dieser Vasospasmus verzögert durch zunehmende Kopfschmerzen, Desorientiertheit, Verschlechterung des neurologischen Status.

Operative Therapie. Frühe Ausschaltung des Aneurysmas aus dem Kreislauf mittels Clipping (Aufsetzen einer Gefäßklammer auf den Hals des Aneurysmas), Trapping (Drosseln der arteriellen Zufuhr in der Nähe des Aneurysmas mit nachfolgender Förderung der arteriellen **H09** Thrombosierung), Wrapping (Einwickeln eines Aneu-**F08** rysmas zur Wandverstärkung mit Faszie, Kunststoffe) oder **Coiling** (Auffüllung des Aneurysmas mit Metallspiralen über selektive Katheterisierung der Hirngefäße), bei komplexen Aneurysmen auch Stenting (dehnbarer feiner Metallzylinder zur Umleitung des Blutstroms. Am meisten werden Clipping und Coiling eingesetzt.

Nachsorge. Neurorehabilitative Behandlung, bei fokalischämischen Defiziten auch kognitives Training, Ergotherapie und Logopädie

Prognose. Postoperative Mortalität (4–8 %). Für das gesamte Krankengut beträgt die Mortalität bzw. schwere Morbidität > 30 %, da bei schweren Blutungen für nicht wenige Aneurysmapatienten die ärztliche Hilfe zu spät kommt.

2.13 Subarachnoidalblutungen (SAB)

Definition. Blutung in den Subarachnoidalraum.
Ätiologie. Am häufigsten durch rupturiertes Aneurysma, gefolgt vom Schädel-Hirn-Trauma. Außerdem arteriovenöse Missbildung, hypertonische Blutungen **F08** bei Arteriosklerose, Blutungen bei Hirntumoren, kann auch bei körperlicher Ruhe auftreten.

Auslösende Faktoren. Anheben schwerer Lasten, **H07** emotionale Belastung, Defäkation, Koitus. Spitzen des arteriellen Blutdruckes, rasche Veränderungen des **F09** venösen oder intrakraniellen Druckes können die Blutung bei vorhandener Blutungsquelle auslösen. Ein besonderes auslösendes Moment stellt die Schwangerschaft und die Geburt dar.

Symptomatik. Eindeutige Symptomatik sind rasende Kopfschmerzen, die in Stirn oder Hinterkopf beginnen und sich vom Nacken über den ganzen Kopf ausbreiten. Manchmal kommt es schon im ersten Moment zu einer **F08** Bewusstseinsstörung, Patienten greifen sich plötzlich **H09** an den Kopf, fühlen sich elend und müssen auch erbrechen. Der Schweregrad der Blutung wird nach Hunt und Hess eingeteilt (❏ Tab. 2.4).

Grad	Symptomatik
❏ Tab. 2.4. Grading der Subarachnoidalblutung **(nach Hunt u. Hess**, mod. nach Yasargil) **F08**	
0a	Unrupturiertes Aneurysma, keine neurologischen Ausfälle
0b	Unrupturiertes Aneurysma, assoziiert mit neurologischen Ausfällen
Ia	Asymptomatisch, nach SAB
Ib	Wach und orientiert, kein Meningismus, mit fokalen neurologischen Ausfällen
IIa	Wach, mit Kopfschmerzen und Meningismus
IIb	Wach, mit Kopfschmerzen und Meningismus, mit fokalen neurologischen Ausfällen
IIIa	Lethargisch, desorientiert
IIIb	Lethargisch, desorientiert, mit fokalen neurologischen Ausfällen
IV	Reagiert auf Schmerzreiz, nicht auf Ansprechen, Pupillenreaktion positiv
V	Komatös, ohne Pupillenreaktion

Häufige Symptome der Subarachnoidalblutung
- Meningismus (66 %)
- Bewusstseinstrübung (50 %)
- Übelkeit und Erbrechen
- Kopfschmerzen (≤ 50 %)
- Motorische Lähmungen
- Schluckstörungen
- Intraokuläre Blutungen
- Anisokorie
- Papillenödem
- Hemianopsie

Perioperatives Management. Patienten nach Subarachnoidalblutung befinden sich in einem lebensbedrohlichen Zustand und sind unter intensivmedizinischen Bedingungen zu betreuen (Kreislauf, transkranielle Dopplersonographie, Messung der Hirnperfusion). Komplikationen nach SAB. Hydrozephalus, Herzrhythmusstörungen, epileptische Anfälle, Rezidivblutung.
Therapie. ▶ Kap. 2.12

2.14 Arteriovenöse Missbildungen

Definition. Arteriovenöse Missbildungen (AVM) des Gehirns sind kongenitale Prozesse, die in der 4.–8. Embryonalwoche entstehen.
Ätiologie. Sie entstehen durch ein Persistieren der direkten arteriovenösen Verbindungen in einem bestimmten Gebiet, ohne dass ein Kapillarbett dazwischengeschaltet ist.

Sie kommen bei Männern und Frauen gleich häufig vor (40. Lebensjahr) und können im gesamten Zentralnervensystem auftreten, wobei jedoch etwa 80 % der Veränderungen supratentoriell vorkommen. Dabei ist als hauptversorgende Arterie (»Feeder«) meistens die A. cerebri media betroffen. Durch den hohen Blutfluss kommt es zur passiven Dilatation mit Atrophie des Gehirns und Ausbildung von sackförmigen Aneurysmen.
Symptomatik. Zerebraler Krampfanfall bei großen AVM. Blutungen bei kleinen AVM
Diagnostik. CCT, MRT, selektive zerebrale Angiographie
Therapie. Differenzierte Indikationsstellung nach Symptomatik, Alter des Patienten und genauer Evaluation des Feeder- und Drainagesystems. Zur Wahl stehen die mikrochirurgische Resektion des gesamten Gefäß-Nidus, die artifizielle Embolisation durch selektive Katheterisierung der Feeder-Arterien, stereotaktisch gezielte radiotherapeutische Verfahren (Radiosurgery) sowie

ein konservatives Vorgehen unter medikamentöser Anfallstherapie.
Prognose. Die Erstblutung verläuft in der Regel benigner als bei den sackförmigen Aneurysmen, die Mortalität liegt hier etwa bei 10 %. Auch das Risiko der Rezidivblutung ist mit ca. 4 % pro Jahr kleiner.

Andere Angiome

Kapilläre Teleangiektasien. Bestehen aus Kapillaren mit dazwischen liegendem Hirngewebe. Klinisch stumm. Selten kommt es zur intrazerebralen Blutung aus solch einer Missbildung. Diagnostik: Werden radiologisch nicht erkannt und erst bei der Autopsie identifiziert.

Venöse Angiome. Bestehen aus zahlreichen, radial angeordneten Venen und sitzen tief in der weißen Substanz. Klinisch stumm. Sehr selten verursacht ein venöses Angiom Anfälle oder eine Blutung. Zufallsbefund bei CCT oder MRT.

Kavernöse Hämangiome (Kavernome). Bestehen aus kugeligen Gebilden, die vaskuläre Räume enthalten, in denen nur eine sehr geringe Zirkulation stattfindet. Blutbestandteile sedimentieren, Teile thrombosieren, kalzifizieren. Meist klinisch stumm. Zufallsbefund im CCT oder MRT. Um Kavernome herum findet sich ein gelblicher Hämosiderinsaum als Hinweis auf rezidivierende kleine Blutungen, der sich im MRT charakteristisch abbildet. Zerebrale Krampfanfälle und zunehmende neurologische Ausfälle rechtfertigen die operative Herausnahme des Kavernoms.

2.15 Arteriovenöse Fisteln

2.15.1 Durale arteriovenöse Fisteln

Definition. Durale arteriovenöse Fisteln sind multiple Verbindungen zwischen erweiterten Duraarterien und den Wänden der duralen Sinus. Einteilung nach Cognard, bei höhergradigen Fisteln mit intrazerebralen Venenkonvoluten besteht Rupturgefahr; niedriggradige Fisteln sind ungefährlich, aber lästig (Tinnitus).
Symptomatik. Kopfschmerzen und ein subjektives, manchmal auch objektiv auskultierbares pulssynchrones Geräusch. Es kann zu subarachnoidalen, subduralen oder sehr selten zu intrazerebralen Blutungen kommen.
Therapie. Spontanverschluss kleinerer Fisteln. Interventioneller Verschluss zahlreicher Feeder durch Embolisation. Bei Nichterfolg chirurgische Ligatur der arteriellen Feeder und Isolation des beteiligten Sinus.

2

2.15.2 Carotis-Sinus-cavernosus-Fisteln

Definition. Fistelbildung zwischen der A. carotis interna und dem Sinus cavernosus

Ätiologie. Die traumatische Fistel kann direkt durch eine perforierende Verletzung zustande kommen oder durch ein sehr schweres gedecktes Schädelhirntrauma. Spontane Fisteln können durch das Platzen intrakavernöser Aneurysmen oder perikavernöser duraler arteriovenöser Fisteln entstehen.

Symptomatik. Pulsierender, progredienter Exophthalmus. Subjektiv, oft auch auskultierbar, findet sich ein pulssynchrones Geräusch. Das Auge ist gerötet und durch die massive Stauung u.U. immobilisiert. Im weiteren Verlauf treten Sehstörungen auf. Aufgrund der vorgeschalteten Fistel kann die Hirnperfusion leiden und ein Hirntrauma sekundär verstärkt werden.

Therapie. Endovaskulär durch artifizielle Embolisation. Der operative direkte Zugang zum Sinus cavernosus mit Herbeiführung eines venösen Verschlusses kommt nur bei speziellen Indikationen in Frage.

2.16 Spontane intrazerebrale Hämatome

Definition. Blutungen in das Gehirn ohne vorausgehendes Trauma. Sie treten bei älteren Hypertonikern und bei antikoagulierten Patienten auf. Bei jüngeren Patienten sind möglicherweise arteriovenöse Missbildungen die Ursache.

H07

Symptomatik. Bewusstseinstrübung und abrupt auftretende neurologische Ausfälle. Das Krankheitsbild ist meist apoplektiform. Letalität > 50 %. Etwa 10 % der Schlaganfälle sind durch spontane Hämatome bedingt.

Diagnostik. CCT, frische Blutungen zeigen sich eindeutig als hyperdense Zonen, in Ergänzung Angiographie

Therapie. Beim Verschlusshydrozephalus aufgrund einer Blutung erfolgt eine ventrikuloperitoneale Ableitung. Zerebelläre Hämatome sollten frühzeitig operativ angegangen werden.

Prognose. Hohe Morbidität und Mortalität (etwa 50 %). Trotz optimaler Neurorehabilitation kehrt nur eine geringe Anzahl von Patienten wieder in ihre normale Umwelt bzw. in ihren Beruf zurück.

2.17 Verschlusskrankheiten der Hirngefäße (zerebrovaskulärer Insult)

Definitionen. Transiente ischämische Attacken (TIA). Weniger als 24 h dauernde Ereignisse mit herdneurologischen Ausfällen. Es kann sich um Hemiparesen, Aphasien oder Amaurosis fugax bei Durchblutungsstörung der A. carotis interna handeln. Vertebrobasiläre TIA machen sich durch motorische Defekte bis zur Tetraplegie, Visusverluste, homonyme Hemianopsien, Ataxie, Vertigo, Diplopie, Dysphagie und Kombinationen dieser Symptome bemerkbar.

RIND (reversible ischämische neurologische Defizite). Länger als 24 h anhaltende fokale neurologische Ausfälle mit Rückbildungstendenz innerhalb von 3 Wochen.

Progressiver Schlaganfall. Progressive, fokal-ischämische Symptome über einige Stunden. Dies stellt die prognostisch ungünstige Verlaufsform dar.

Kompletter Schlaganfall (»completed stroke«, CS). Zerebrovaskulärer Insult mit plötzlich aufgetretenem und anhaltendem neurologischem Ausfall. Die Ausprägung der Symptome ist abhängig von dem betroffenen Gefäß und seinem Versorgungsgebiet.

Pathogenese. Das Ausmaß der ischämischen Hirnschädigung hängt von der Regulationsfähigkeit des Hirnkreislaufes ab sowie von der Dauer der Ischämie, der arteriosklerotischen Grunderkrankung, dem Alter des Patienten, der Effizienz der Reperfusion und den natürlichen Kollateralkreisläufen. Diese sind für das Stromgebiet der A. carotis interna nach Karotisverschluss:

- Extra-intrakranielle Gefäßverbindungen aus der A. carotis externa, am häufigsten über die A. ophthalmica
- Eine Gefäßverbindung über den vorderen Anteil des Circulus arteriosus Willisii aus der gegenseitigen A. carotis interna über die A. communicans anterior
- Eine Gefäßverbindung über die A. communicans posterior aus dem vertebrobasilären Stromgebiet
- Leptomeningeale Anastomosen, die die Endäste der A. cerebri media aus einer vertebralisversorgten A. cerebri posterior mitversorgen können

Ätiologie. Am häufigsten verursachen arterielle Thromben oder Embolien eine komplette oder inkomplette Unterbrechung des zerebralen Blutflusses. Die Schädigung reicht von EEG-Veränderungen bis zur Ischämie. Die häufigste Ursache der intermittierenden Ischämie ist die gefäßsklerotische Veränderung der A. carotis interna.

Symptomatik. Dem enzephalomalazischen Insult gehen häufig kürzer dauernde kortikale Ausfälle voraus (siehe Definitionen).

Diagnostik. Dopplersonographie bzw. Duplexsonographie der zerebralen Gefäße und CT erlauben die Unter-

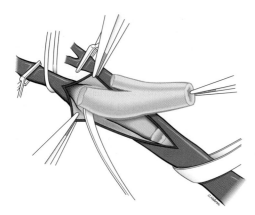

◘ Abb. 2.7. Karotisendarteriektomie am Hals. Akuter Verschluss der A. carotis interna (Pfeilspitzen)

scheidung, ob dem Schlaganfall eine intrazerebrale Blutung (»roter Infarkt«) oder ein Gefäßverschluss zugrunde liegt. Bei Vorliegen eines Gefäßverschlusses kann die Karotisangiographie den Gefäßprozess lokalisieren (◘ Abb. 2.7). Kardiale Abklärung, da ein Teil der Embolien kardialer Ursache sind.
Therapie. Die Thrombendarteriektomie der Karotisteilungsstelle ist bei hochgradigen (> 70 %) symptomatischen Stenosen sowie bei jüngeren Patienten mit einer höhergradigen asymptomatischen Stenose (> 70 %) heute etabliert.

> ❯ Die am besten dokumentierte Präventivmaßnahme gegenüber weiteren ischämischen Attacken ist heute die Dauermedikation mit Thrombozytenaggregationshemmern.

2.18 Schmerzchirurgie

Von chronischen Schmerzen spricht man bei einem Patienten, der tägliche Schmerzen für eine Periode von mehr als 6 Monaten hat. Gleichzeitig treten oft Schlafstörungen, Appetitmangel, Libidoverlust, Konzentrationsstörungen, Abgeschlagenheit und Reizbarkeit auf. Es liegt eine Schmerzkrankheit vor, die in ihrer Symptomatik der Depression ähnlich ist und multidisziplinär abgeklärt werden muss.

Methoden der Schmerzchirurgie
- **Neuroablative Maßnahmen.** Unterbrechung der Schmerzleitung und Schmerzempfindung auf verschiedenem Niveau (Rhizotomie, Chordotomie, Thalamotomie)

▼

- **Neurostimulatorische Maßnahmen.** Transkutane, spinale oder thalamische Beeinflussung der Schmerzmodulation
- **Pharmakologische Maßnahmen.** Temporär erfolgversprechende Methoden bei schweren Schmerzsyndromen sind die spinale und intraventrikuläre Anwendung von Opiaten über Katheter und Reservoire.

2.18.1 Chordotomie

Definition. Meist einseitige Durchtrennung der Schmerzbahn, des Tractus spinothalamicus im Rückenmark, und zwar entweder durch eine offene Operation oder durch eine perkutane Punktion und Elektrokoagulation dieser Fasern.

> ❯ Klassische neuroablative Methode der Schmerzchirurgie.

Indikation. Maligne metastasierende Leiden und verkürzte Lebenserwartung
Technik. Bei der perkutanen Chordotomie wird über eine laterale Punktion des Spinalkanals eine Koagulationssonde vorgeschoben. Der Tractus spinothalamicus wird unter radiologischer und neurophysiologischer Kontrolle erreicht und gezielt ausgeschaltet. Das Analgesieniveau liegt 3–5 Segmente unterhalb des Rückenmarkschnitts, daher wird sie hochthorakal (Th2/3) bei Schmerzzuständen in Beinen, Becken und Bauch durchgeführt, während Brust- und Armschmerzen die zervikale Chordotomie (C1/2) verlangen.

2.18.2 Trigeminusneuralgie

Definition. Die Trigeminusneuralgie ist ein charakteristisches Syndrom von blitzartig einschießenden Schmerzen, das häufiger Frauen befällt (2:1) und bevorzugt ältere Menschen (70 % der Patienten sind > 50 Jahre).
Ätiologie. Häufig neurovaskuläre Kompression im Bereich der Nervenaustrittszone aus dem Hirnstamm durch eine pulsierende Gefäßschlinge (A. cerebelli superior oder A. cerebelli inferior anterior), daneben ischämische oder entzündliche (bei multipler Sklerose) Veränderungen in der Pons.
Symptomatik. Blitzartig einseitig einschießende Gesichtsschmerzen im Versorgungsbereich des 2. und 3. Trigeminusasts. Die Schmerzen sind durch Berührung, Druck und Kälte auslösbar (Triggerzone) und schießen

spontan bei Sprechen und Essen ein. Die Krankheitssymptome treten häufiger im Frühjahr und Herbst auf, sind äußerst quälend und führen wegen der Heftigkeit zu Suizidabsichten.

Diagnostik. Der neurologische Status ist bei der idiopathischen Trigeminusneuralgie unauffällig.

Differenzialdiagnosen. Glossopharyngeusneuralgie, ophthalmische Schmerzen bei Glaukom, Schmerzen bei Zahnerkrankungen, Zustände nach Nervenverletzungen, vaskuläre Schmerzsyndrome wie Migräne, Schmerzen bei Riesenzellarteriitis, Sinusitis und symptomatische Schmerzen im Trigeminusbereich bei Druck auf die Trigeminuswurzel durch benigne oder maligne Tumoren oder Gefäßmissbildungen

Therapie. Analgetika haben wenig Einfluss auf die Trigeminusneuralgie. Durch eine Therapie mit Antikonvulsiva (Phenytoin, Carbamazepin) ist eine Schmerzfreiheit über längere Zeit erreichbar. Neurovaskuläre Dekompression nach Janetta häufig sehr erfolgreich (Mobilisation der Gefäßschlinge und Platzieren eines schwämmchenartigen Polsters zwischen Nerv und Gefäß). Rhizotomie (operative Ausschaltung der Trigeminuswurzel). Perkutane Thermokoagulation (Punktion im Cavum Meckeli)

2.19 Stereotaktische Hirnoperationen und funktionelle Neurochirurgie

Indikation. Therapierefraktärer Tremor bei Parkinsonpatienten und therapierefraktäre Schmerzen. Implantation von Kathetern.

Technik. Einbringen von Instrumenten zu einem definierten Ziel im intrakraniellen Raum und Durchführung diagnostischer oder therapeutischer Eingriffe an

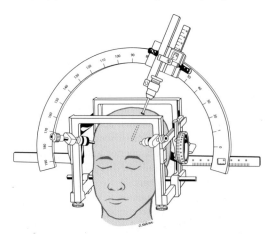

◘ Abb. 2.8. Stereotaktisches Gerät nach Leksel

diesen Zielen, indem man aus der Ferne manipuliert (◘ Abb. 2.8). Das stereotaktische Vorgehen ist heute durch die sog. CT-geführte Stereotaxie wesentlich erleichtert, welche die Daten der Läsionen direkt der computertomographischen Untersuchung entnimmt.

Die Läsionen werden heute meist per Thermokoagulation, Kryoproben oder Laserstrahlen appliziert. Zum Ausschalten kleiner Hirntumoren und arteriovenöser Missbildungen können auch Gamma-Strahlen (Radiosurgery) angewandt werden.

2.20 Wurzelkompressionssyndrome

2.20.1 Grundlagen

Im lumbalen Anteil der Wirbelsäule findet sehr viel an Flexion und Extension in den untersten Segmenten statt, was die hohe Beanspruchung und Anfälligkeit der unteren Lendenbandscheiben verständlich macht.

Bandscheiben sind widerstandsfähig gegen akute Druckbelastung. Es kommt daher selten durch ein einzelnes Trauma zu Diskusruptur und Vorfall. Häufige, starke Belastung (»Mikrotraumen«) im Laufe der natürlichen Alterung bedingen aber die Degeneration. Im aufrechten geraden Sitzen tritt eine wesentlich höhere Druckbelastung (140 %) der Bandscheibe auf als beim Stehen (100 %). Die Druckbelastung kann bei Anheben von schweren Gegenständen das 4fache des Körpergewichts erreichen.

Unter klinischer Instabilität der Wirbelsäule versteht man den Verlust der Fähigkeit, unter physiologischen Bedingungen die Beziehung zwischen den Wirbeln so aufrecht zu erhalten, dass weder eine Zerstörung noch eine Reizung des Rückenmarkes oder der Nervenwurzeln auftritt, also weder Deformität noch Schmerzen noch Ausfälle auftreten.

Akute und schubweise Prozesse der Bandscheibe sind weitgehend beschränkt auf 6 der 23 intervertebralen Bandscheiben:

- **Zervikaler Abschnitt:** die Disci zwischen C5–C6, **H07** C6–C7, C7–Th1
- **Lumbaler Abschnitt:** die Disci zwischen L3–L4, **F07** L4–L5 sowie zwischen L5 und dem Sakrum am kaudalen Ende der Wirbelsäule

Akute Bandscheibenläsionen, die zervikal oder lumbal höher liegen, kommen vor, sind jedoch selten; solche im thorakalen Abschnitt gehören zu den Raritäten.

2.20.2   Zervikale Diskushernien

Ätiologie. Reduktion des Wassergehaltes der Bandscheibe und Degeneration des Nukleusanteiles führen zur Höhenminderung der Bandscheibe. Dadurch sind die Facetten der Wirbelgelenke mehr belastet. Im Bereich der Deckplatten und der Gelenkfacetten entstehen Osteophyten, die den Spinalkanal und die Foramina intervertebralia einengen.

Pathogenese. Zur Ruptur eines zervikalen Diskus kommt es bei akuter Hyperflexion oder Rotation. Der Anulus fibrosus und evtl. auch das Ligamentum longitudinale posterius reißen. Wegen spezieller Schwachstellen geschieht die Ruptur häufig lateral zum Foramen intervertebrale hin. Entsprechend folgt eine Wurzelkompression, bei mediolateraler Ausdehnung auch die Markkompression.

Echte Bandscheibenvorfälle (»soft disc«) sind bei > 50-jährigen Patienten selten, hier kommen häufiger foraminale und medulläre Kompressionen auf osteophytärer Grundlage vor (»hard disc«).

Symptomatik. Lokale Nackenschmerzen nach heftiger Bewegung, die den Patienten zwingen, die entsprechende Wirbelsäulenpartie steif zu halten (vertebrale Symptomatik). Die Symptome der radikulären Kompression sind in ◨ Tabelle 2.5 dargestellt. Die Beschwerden werden durch Flexion des Kopfes zur erkrankten Seite verstärkt. Häufig beobachtet man inkomplette Querschnittssyndrome, die bei akutem Massenvorfall die vollständige Querschnittslähmung erreichen können. Zur Tetraparese kommen Sensibilitäts-, Blasen- und Mastdarmstörungen. Speziell dabei beobachtete Ausfallsyndrome sind das Brown-Séquard-Phänomen sowie das Central-cord-Syndrom und das Spinalis-anterior-Syndrom.

Central-cord-Syndrom: Schwäche der oberen Extremitäten bei erhaltener Kraft in den Beinen, kombiniert mit einem Verlust des Schmerz- und Temperaturempfindens in den Armen und Händen.

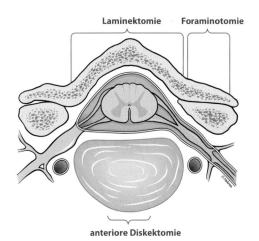

Laminektomie   Foraminotomie

anteriore Diskektomie

◨ **Abb. 2.9.** Operative Zugänge zum zervikalen Rückenmark und zu den Nervenwurzeln

Akute Kompression der A. spinalis anterior: Verlust aller motorischen und sensiblen Funktionen unterhalb des Läsionsniveaus, wobei die Funktion der Hinterstränge ausgespart ist. Während die Soft-disc zu einer akuten Symptomatik führt, äußern sich spondylotische Osteophyten in einer langsam progredienten Symptomatik.

Zervikale Myelopathie: durch degenerative Veränderungen sekundär enger zervikaler Spinalkanal. Die Symptomatik entspricht der medullären Kompression.

Diagnostik. Konventionelle Röntgenübersichtsaufnahmen, Myelographie, CT, MRT

Differenzialdiagnosen. Myelopathie: spinale Tumoren, demyelinisierende Erkrankungen und amyotrophe Lateralsklerose

Radikulopathie: Plexusläsionen und Läsionen peripherer Nerven

Therapie. Günstiger Spontanverlauf bei zervikalen Radikulopathien (Analgetika, Muskelrelaxanzien, Hals-

◨ **Tab. 2.5.** Häufigste radikuläre Symptome bei Diskushernien im Zervikalbereich

Diskushernie	Komprimierte Wurzel	Schmerzausstrahlung Parästhesien Sensible Ausfälle	Paresen	Reflexausfälle
C5/C6	C_6	Oberarm, Radialseite Vorderarm bis **Daumen**	Flexion im Ellbogen (Bizeps)	Bizepssehnenreflex
C_6/C_7	C_7	Oberarm + Unterarm (diffus), 2.–4. Finger	Extension Ellbogen (Trizeps), evtl. Fingerbeugen	Trizepssehnenreflex
C_7/Th_1	C_8	Oberarm, Ulnarseite Unterarm bis Kleinfinger	Fingerspreizen und -extendieren (kleine Handmuskeln)	–

2

kragen, Wärmeapplikation) mit oder ohne Fusion, bei jüngeren Patienten ohne Spondylarthrose auch Bandscheibenprothese möglich zur Erhaltung des Bewegungssegmentes, im Spontanverlauf oft knöcherner Durchbau trotz Prothese. Die dorsale Entlastung kann in einer Freilegung der Wurzel (Foraminotomie) oder einer Dekompression bis zur Laminektomie durchgeführt werden.

Prognose. Akute radikuläre Symptomatik oder Markentlastung (postoperative Besserungsrate von 80 %), bei zervikaler chronischer Myelopathie (postoperative Besserungsrate von 40 %)

2.20.3 Lumbale Diskushernien

> 80 % der Einwohner in unserem Zivilisationskreis erleiden mindestens eine schwere Lumbago in ihrem Leben. Diese heilt in der Regel unter Bettruhe und Analgetika ab. Ca. 35 % dieser Patienten bekommen Ischialgien.

Die Bandscheibenerkrankung verläuft schubweise mit freien Intervallen zwischen Schmerzattacken. Hat ein Prolaps eine Größe erreicht, bei der er die Nervenwurzel in ihrem Verlauf zum Foramen intervertebrale bedrängt, so treten zu den vertebralen auch radikuläre Symptome auf. Meist besteht dann eine Ischialgie, da am häufigsten die beiden untersten Bandscheiben erkranken, somit Wurzeln komprimiert werden, die den N. ischiadicus formen. Es handelt sich dabei um Schmerzen, die über das Gesäß ziehen und dort enden können oder entlang der lateralen Dorsalseite von Ober- und Unterschenkel zum Fuß ausstrahlen (◘ Tab. 2.6).

Pathogenese. Diskusprotrusionen sind die Folge chronischer Strukturänderungen der Bandscheibe. Es kommt zu Einrissen in den Anulus fibrosus. Der Nukleus gleitet durch eine Lücke des Anulus vor (Diskusprolaps). Wenn das Lig. longitudinale posterius reißt,

kann ein freier Sequester in den Spinalkanal vordringen (ausgestoßene Bandscheibe). Etwa 90 % der lumbalen Diskushernien gehen von den untersten beiden Bandscheiben aus. Meist kommt es nach einer heftigen Bewegung oder Anreißen von Lasten zur Lumbago, dem klassischen Erstsymptom. Im höheren Alter treten Bandscheibenvorfälle seltener auf, da der Expansionsdruck des Nucleus pulposus nachlässt (◘ Abb. 2.10).

Symptomatik. Lumbago (Hexenschuss). Örtliche Schmerzen im Bereich der Lendenwirbelsäule mit reaktiver paravertebraler Verspannung und Steifhaltung der Lumbalwirbelsäule, häufig mit Ausweichskoliose und Hartspannbildung der lumbalen langen Rückenstrecker. Am deutlichsten ist die Anteflexion eingeschränkt. `F08`

Lumboischialgie. Lumbosakrales Wurzelreizsyndrom mit Spontan- und Dehnungsschmerz und Sensibilitätsstörungen im Ausbreitungsgebiet des N. ischiadicus

Diagnostik. Lasègue-Prüfung. Wird das im Knie gestreckte Bein im Hüftgelenk gebeugt, so bereitet der Zug an den komprimierten Wurzeln Schmerzen, die zum N. ischiadicus ziehen. Bestimmung des Beugungswinkels, bei dem radikuläre Schmerzen ausgelöst werden und Festlegung des Winkels, bei dem schmerzbedingt die reaktive Muskelverspannung das Hüftgelenk blockiert. Außerdem CT und/oder MRT, lumbales Myelogramm mit einem wasserlöslichen Kontrastmittel, LWS-Röntgenübersichtsaufnahme in 2 Ebenen (Höhenbestimmung) `F08`

Differenzialdiagnosen. Wirbeldestruktionen durch Metastasen, epidurale Abszesse, Blutungen, Spondylolisthesis (Wirbelgleiten bei angeborener Bogenunterbrechung), Spinalstenosen

Konservative Therapie. Lumbago und beginnende radikuläre Symptomatik verlangen eine konservative Behandlung mit primärer strikter Bettruhe. Liegende Entlastungshaltung mit Kyphosierung der Lendenwirbelsäule mit Analgetika, Muskelrelaxanzien und Wär-

◘ Tab. 2.6. Häufigste radikuläre Symptome bei Diskushernien im Lumbosakralbereich

Diskushernie	Komprimierte Wurzel	Lasègue-Zeichen	Schmerzausstrahlung Parästhesien Sensible Ausfälle	Paresen	Reflexausfälle
L_3/L_4	L_4	– (oder »umgekehrt«+)	Vorderseite Oberschenkel bis unter Knie	Extension Kniegelenk	**Patellarsehnenreflex**
L_4/L_5	L_5	+	Gesäß, Laterodorsalseite Ober- und Unterschenkel, Fußrist bis Großzehe	**Dorsalflexion Fuß, insbesondere Großzehe**; Eversion Fuß, Gesäßschluss; (M. gluteus medius)	Tibialis-posterior-Reflex im Seitenvergleich
L_5/S_1	S_1	+	Gesäß, Laterodorsalseite Ober- und Unterschenkel, lateraler Fußrand bis 3.–5. Zehe	Plantarflexion, Beckenfixation	Achillessehnenreflex

`F08` (rows 1 and 2)

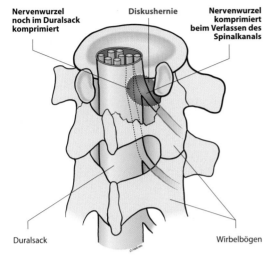

Nervenwurzel noch im Duralsack komprimiert

Diskushernie

Nervenwurzel komprimiert beim Verlassen des Spinalkanals

Duralsack

Wirbelbögen

🔲 **Abb. 2.10.** Lumbale Diskushernie, die zwei Wurzeln komprimiert

me. Bei sehr heftigen Schüben kann die Epiduralanästhesie angezeigt sein. Nach Abklingen des akuten Schubes werden die Patienten vorsichtig mobilisiert und einer aktiven Bewegungstherapie zugeführt. Prophylaxe von Bandscheibenvorfall durch Tragen und Heben von Lasten nahe am Körper.

❗ Cave

Durch radikuläre Kompression sind periphere Paresen möglich:
- Ist die Wurzel L5 betroffen, so ist die Dorsalflexion der Großzehe oder des gesamten Fußes in der Kraft reduziert
- Ist die Wurzel S1 betroffen, so ist die Plantarflexion des Fußes reduziert und der Achillessehnenreflex meist abgeschwächt oder aufgehoben (🔲 Tab. 2.6)

Kaudakompression
Notfallsituation!
Durch einen medialen lumbalen Massenvorfall wird die Cauda equina komprimiert mit Schmerzausstrahlung in beide Beine. Die Cauda equina kann jedoch innerhalb kürzester Zeit so vollständig komprimiert werden, dass die Wurzeln nicht mehr fähig sind, Schmerzen zu leiten. Im Vordergrund stehen dann beidseitige motorische (Fuß- und Gesäßparesen) und sensible (Gefühllosigkeit von Gesäß und Damm, Reithosenanästhesie) Ausfälle der untersten Lumbal- und Sakralwurzeln. Gleichzeitig sind Miktion und Defäkation gestört, und zwar in Form einer Retention.

Operative Therapie. Interlaminäre Fenestration mit Dekomprimierung der Wurzel. Ausräumen der Hernie und des Diskus mithilfe des Operationsmikroskopes. Eine alternative Behandlung für Diskusprotrusionen, die noch nicht sequestriert haben, kann in ausgewählten Fällen die endoskopische perkutane Diskektomie sein. Bei jüngeren Patienten mit noch intakten Gelenkfazetten und ausgeprägter symptomatischer Osteochondrose (chronische Lumbalgien, oft familiäre Komponente) Abklärungen für Bandscheibenprothese zur Erhaltung der Beweglichkeit des Segmentes. Bei segmentaler Instabilität, z.B. bei degenerativem Wirbelgleiten (Pseudospondylolisthesis) Indikation für Stabilisation abklären (semirigide bis rigide Spondylodese, dynamische interspinöse Stabilisation).

Komplikationen: Verletzungen prälumbaler großer Gefäße und Wurzelverletzungen mit entsprechenden neurologischen Ausfällen, Spondylodiszitis und die adhäsive Arachnoiditis

Operationsindikationen bei der lumbalen Diskushernie:
- Medialer Bandscheibenvorfall mit Kompression der Cauda equina und damit beidseitiger Lähmung der unteren Extremitäten, Reithosensensibilitätsstörungen und Urinretention (Resturinbestimmung!): **sofortige operative Freilegung**
- Wurzelkompression mit Quadrizepsparese oder Fußsenker- oder Fußheberparese: frühzeitige Operation, wenn die Zusatzuntersuchung eine große komprimierende Diskushernie nachgewiesen hat
- Fehlen eines befriedigenden Erfolges der konservativen Behandlung bei radikulärer Schmerzsymptomatik. Voraussetzung für diese Indikation ist die konsequente konservative, Behandlung durch Ruhigstellung, multimodale Analgetikatherapie, evtl. unterstützt durch eine periradikuläre CT- oder MR-gesteuerte Applikation von Anästhetika und Kortikosteroiden. Die Indikationsstellung zur Entlastung der komprimierten Nervenwurzel ist individuell zu stellen und richtet sich nach der subjektiven Schmerztoleranz. Ein zu langes Abwarten fördert die Ausbildung eines chronischen Schmerzsyndromes (cave: psychosoziale Langzeitfolgen).

Prognose. Die Prognose nach Diskushernienchirurgie ist für Lähmungen, Sensibilitätsausfälle und Miktionsstörungen umso besser, je rascher die Nervenwurzeln dekomprimiert werden. Man erreicht bei ca. 70 % der Patienten eine Befreiung von radikulären Symptomen. Rezidivhäufigkeit 5 %.

F08

2

2.20.4   Spinalstenose

Definition. Der Durchmesser des Spinalkanals ist kongenital oder sekundär aufgrund degenerativer Veränderungen reduziert.

Pathogenese. Belastungsabhängige Hypertrophie der Gelenkfacetten.

Symptomatik. Syndrom der intermittierenden neurogenen Claudicatio mit Verkürzung der Gehstrecke. Dieses Syndrom kann auch nur einseitig ausgeprägt sein, wenn lediglich ein enger Recessus lateralis besteht. Gelegentlich wird auch ein Ausfall von Reflexen (z.B. Triceps-surae-Reflex) beobachtet.

Therapie. Mikrochirurgische Dekompression der subartikulären Rezessus- und Foraminalstenosen infolge degenerativer Spondylarthrose und Flavumhypertrophie, häufig gelingt Entlastung über eine erweiterte Fenestration ohne Laminektomie. Indikationsstellung oft erschwert bei multisegmentalem Befall (klinische Symptomatik entscheidend). Operation auch im hohen Alter zumeist erfolgreich.

Prognose. Meist langsame, aber eindrucksvolle Verbesserung des klinischen Zustandsbildes, Rückfallgefahr für die Claudicatio-Symptomatik (Nachbarsegmente) 20–30%.

3 Mund-, Kiefer- und Gesichtschirurgie

H.-H. Horch

3

3.1   Traumatologie

Bei 71 % aller Verkehrsunfalltraumen ist eine Kopfverletzung vorhanden und 70 % der Verkehrstoten sterben an einem Schädel-Hirn-Trauma. Entsprechend der Verletzungsmuster werden Verletzungen der Gesichtsweichgewebe und (Gesichts-)Schädelfrakturen unterschieden.

Behandlungsziele sind die anatomisch und funktionell korrekte Wiederherstellung, die regelrechte Okklusion der Zahnreihen, die Wiederherstellung der Kaufunktion sowie ein ästhetisches Ergebnis.

3.1.1   Erstversorgung von Gesichtsverletzungen

Die Primärversorgung ist eine Notversorgung zur Sicherung der vitalen Funktionen und stellt daher eine Fortsetzung der Erste-Hilfe-Maßnahmen dar:

Sicherung der Atemwege
- Nasale endotracheale Intubation (behindert nicht die anschließende Frakturversorgung)
- Tracheotomie (falls eine nasale Intubation nicht möglich oder eine Langzeitbeatmung absehbar ist)

Kreislaufstabilisierung
► Kap. 1.8.6

Blutstillung
- Ligatur bei Blutungen aus Weichgewebegefäßen (z.B. A. facialis)
- Reposition und Ruhigstellung des Unterkiefers bei Blutungen aus der A. mandibularis bzw. A. alveolaris inferior
- Bedrohlich und schwierig zu kontrollieren sind Blutungen im Mittelgesicht (A. maxillaris und ihre Endäste, Ethmoidalgefäße)
- Bei fortbestehenden Blutungen aus Gefäßen des Zungengrundes gezieltes Aufsuchen und Unterbinden der Blutungsquelle, evtl. nach vorausgegangener Angiographie
- Vordere und hintere Nasentamponade (Bellocq-Tamponade) bei gleichzeitiger Kompression des abgerissenen Mittelgesichtes gegen die Schädelbasis (◘ Abb. 3.1)

Notversorgung der Fraktur
Indikationen
- Katastrophenbedingter Massenanfall von Schwerverletzten
- Längerer Transportweg in eine Klinik
- Gleichzeitig bestehendes schweres Schädel-Hirn-Trauma

Die Therapieentscheidung (Notversorgung, konservativ, operativ, kombiniert) hängt ab von der Lokalisation und dem Typ der Fraktur, von Begleitverletzungen, vom Zustand des Gebisses, vom Allgemeinzustand und Alter des Patienten sowie von den Behandlungsmöglichkeiten.

Ziele der Notversorgung
- Linderung der Schmerzen
- Eindämmung der Hämatom- und Ödembildung
- Verhinderung der Infektion
- Provisorische Ruhigstellung der Fragmente

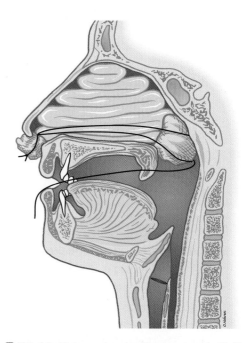

◘ **Abb. 3.1.** Hintere und vordere Nasentamponade. Die hintere Nasentamponade (Bellocq-Tamponade) besteht auf jeder Seite aus einem walnussgroßen festen Tupfer, der mit 2 kräftigen Fäden armiert ist. Das eine doppelte Fadenende wird an einem dünnen Katheter befestigt, der zuvor durch die Nase eingeführt und zum Mund herausgeleitet wird. Unter Zug am Katheter wird der Tupfer mit den Fingerspitzen oder einer geeigneten Klemme um den weichen Gaumen herum in den Epipharynx geschoben und verschließt eine Choane. Ein Einklemmen des weichen Gaumens, insbesondere der Uvula, ist zu vermeiden, Gefahr der Strangulation mit anschließender Nekrose. Zur festen Adaptation und Fixierung der Tamponade werden die beiden vorderen Fadenenden über einem Tupfer vor dem Naseneingang geknüpft. Die hinteren Fäden werden aus dem Mund herausgeführt und an der Wange fixiert; sie sind bei der Entfernung der Tamponade hilfreich. Zur Tamponade der vorderen Nase wird ein ausreichend langer, 2–4 cm breiter Salbenstreifen schichtweise in die Nase eingebracht

Maßnahmen der Notversorgung

Behelfsmäßige Ruhigstellung der Kiefer bei kritischem Allgemeinzustand

- **Stabilisation von Mittelgesicht und Oberkiefer:** transversal unter die Zahnreihen des Oberkiefers geschobener Holzspatel, der durch seitlich angelegte Binden straff gegen den Schädel fixiert wird (kraniomaxilläre Fixierung)
- **Ruhigstellung des frakturierten Unterkiefers:** Drahtligaturen nach Ernst (Abb. 3.2a,b) mit intermaxillärer Fixation
- **Sofortige Reposition und Stabilisation des Kinnfragments** durch Schienung oder Osteosynthese ist als Therapie der Wahl anzusehen. Bei Stückfrakturen des Kinns kann gelegentlich das ausgesprengte Knochenfragment nach kaudal und dorsal absin-

ken, infolgedessen verlegt die ihres Widerlagers beraubte Zunge den Oropharynx (Abb. 3.3a–c).

❗ **Cave**

- Jede Notschienung, die mit einer Behinderung der Mundöffnung einhergeht, ist am bewusstlosen Patienten kontraindiziert und beim bewusstseinsklaren Frischverletzten nur bei kontinuierlicher Überwachung zulässig.
- Großzügige Indikation zur endotrachealen Intubation (zur Verhinderung einer Aspiration)

Versorgung von Gesichtsweichteilverletzungen

- Tetanusprophylaxe
- Wundtoilette mit Blutstillung, Entfernen von Fremdkörpern. Straßenschmutz, Erde, Sand werden aus der Kutis ausgebürstet, aus der Subkutis und der Muskulatur durch sparsame Exzision entfernt
- Adaptation der Wundränder mit wenigen Situationsnähten
- Feuchte Verbände mit einem Desinfektionsmittel (Braunol, PVP-Iod)
- Hoch dosierte antibiotische Behandlung

❯ Definitive und verzögerte Versorgung
- Bei jedem Kiefer-Gesichts-Verletzten ist zu entscheiden, ob eine sofortige definitive Versorgung notwendig und durchführbar ist oder ob abgewartet werden kann (verzögerte Versorgung).
- Kieferfrakturen im Bereich der Zahnreihe sind definitionsgemäß **offene Frakturen.**
- Eine **Bruchspaltinfektion** ist weder durch die Notschienung noch durch die Gabe von Antibiotika sicher zu verhindern.
- **Versorgung von innen nach außen.** Erst nach Abschluss von Schienung und Osteosynthese darf die endgültige Weichteilversorgung durchgeführt werden.

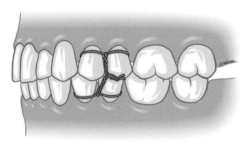

a

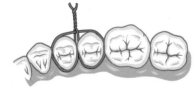

b

▢ Abb. 3.2. Ernst-Ligaturen im Unter- und Oberkiefer. **a** Ansicht von lateral, **b** Aufsicht. Achterligatur um 2 benachbarte Zähne. Die Verbindung von Ober- und Unterkiefer kann entweder durch Verdrillen der Drahtenden, durch einen zusätzlichen Draht oder durch Gummizüge erfolgen

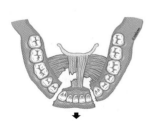

a

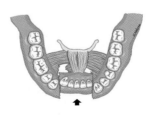

b

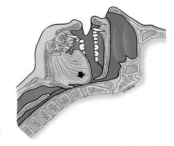

c

▢ Abb. 3.3. Aussprengung bzw. Zertrümmerung des Unterkiefermittelstücks. **a** Verlagerung des Unterkiefermittelstücks nach rostral und Abriss der Mundboden- und Zungenmuskulatur. Die ihres Widerlagers beraubte Zunge kann nach dorsal zurückfallen, **b** Aussprengung des Unterkiefermittelstücks mit Verlagerung nach dorsal, die Zunge sinkt nach dorsal ab, **c** Unterkiefertrümmerfraktur im Frontbereich und Absinken der Zunge nach dorsal. Dadurch legt sich die Zunge der Rachenhinterwand (*Pfeil*) an. **Cave:** akute Erstickungsgefahr

3.1.2 Diagnostik der Gesichtsschädelfrakturen

Körperliche Untersuchung

Der Untersuchungsgang bei Gesichtsschädelfrakturen erfolgt stets von extra- nach intraoral.

Palpation

Sichere Frakturzeichen. Pathologische Stufenbildungen, pathologische Beweglichkeit, Knochendiastasen, Abknickungen im Bereich des Gesichtsschädels

Unsichere Frakturzeichen. Druck- und Stauchungsschmerz, Sensibilitätsstörungen durch Verletzungen der in Knochenkanälen verlaufenden Nerven (Nn. infra- und supraorbitales sowie Nn. alveolares inferiores)

Gesichtsinspektion

Extraorale Hauptsymptome sind Hautverfärbungen, Weichgewebsschwellungen durch Ödem und Hämatom, Weichgewebsverletzungen sowie Deformierungen des Gesichts.

Monokelhämatom. Zeichen einer subkutanen Blutung im Bereich des Infraorbitalrandes bei stumpfen Wangen- oder Augentraumen, einer »Blow-out-Fraktur« mit oder ohne Fraktur des Infraorbitalrandes, einer Fraktur des Infraorbitalrandes, einer Jochbeinfraktur, eines einseitigen Stirnbeintraumas, einer Augenverletzung oder einer einseitigen Nasenbeinfraktur

Brillenhämatom. Bei vorderer Schädelbasisfraktur (frontobasale Fraktur), zentraler Mittelgesichtsfraktur (Le Fort II), zentrolateraler Mittelgesichtsfraktur (Le Fort III), Nasenbeinfraktur, Nasoethmoidalfraktur, Stirnhöhlenfraktur

Abflachung der Jochbeinprominenz. Jochbeinfraktur, isoliert oder kombiniert mit anderen Mittelgesichtsfrakturen

Nasenverformungen. Nasenschiefstand, Sattelnase, Breitnase, Nasenbeinfraktur

»Dish face«. Eingedrücktes Mittelgesicht bei zentraler Mittelgesichtsfraktur (Le Fort II) und/oder zentrolaterale Mittelgesichtsfraktur (Le Fort III)

Pseudohypertelorismus. Vergrößerung des Abstands der inneren Augenwinkel bei Nasoethmoidalfraktur, häufig bei zentraler oder zentrolateraler Mittelgesichtsfraktur (Le Fort II oder III), bei frontobasaler Fraktur

Enophthalmus. Bulbustiefstand bei »Blow-out-Fraktur«, Bulbustief- und -rückstand bei erweiterter Orbita infolge einer kaudolateral dislozierten Jochbeinfraktur

Exophthalmus. Protrusio bulbi infolge Haemophthalmus externus oder retrobulbärem Hämatom bei Frakturverlauf in der Orbitaspitze, meist in Kombination mit Schädelbasis- oder Mittelgesichtsfraktur. Protrusio auch bei Ansammlung von Luft im lockeren Gewebe der Augenhöhle nach Fraktur der Lamina orbitalis mit Einriss der Siebbeinzellenschleimhaut möglich

Enorale Inspektion

Enorale Hauptsymptome sind Verfärbungen, Verletzungen sowie Schwellungen der Schleimhäute.
Funktionsprüfung des Kiefergelenks (öffnen und schließen).
- Mund kann nicht geschlossen werden (Kiefersperre bei Le Fort II und III)
- Eingeschränkte Mundöffnung (Kieferklemme bei Gelenkfrakturen sowie dislozierter Jochbein-Jochbogen-Fraktur infolge von Hämatom und Zerreißung des Muskels unterhalb der Jochbeinbrücke)

Okklusionsstörung. Zahnreihenschluss spontan oder bei manueller Hilfe nicht möglich. Stufenbildung bei dislozierter Fraktur innerhalb der Zahnreihe.

Rhinoliquorrhö

Bei jeder Le-Fort-II- und -III-Fraktur suchen. Abtropfender Liquor cerebrospinalis ist nahezu beweisend für ein frontobasales Trauma mit Verletzung der Dura mater.
- Bildgebende Diagnostik durch Iotrolan-CT-Zisternographie oder MR-Zisternographie
- Laborchemische Diagnostik durch Nachweis des liquorspezifischen β-Trace Protein
- Nuklearmedizinische Diagnostik durch Verwendung radioaktiver Isotope (^{111}In-bzw. ^{99}Tc-DTPA-Liquorszintigraphie)

Geruchs- und Sensibilitätsprüfungen

Bei jeder Le Fort II und III-Fraktur überprüfen.
- Zerreißung der Riechfasern im Bereich der Lamina cribrosa mit nachfolgender Anosmie
- Sensibilitätsprüfungen der ersten beiden Äste des N. trigeminus und eine Untersuchung der Motorik der mimischen Muskulatur zum Ausschluss einer N.-facialis-Läsion

Bildgebende Verfahren

Das gesamte Repertoire der bildgebenden Verfahren zur Diagnostik von Gesichtsschädelverletzungen ist nicht in jedem Einzelfall unbedingt erforderlich. Nach Anfertigung der Standardaufnahmen wird die Indikation zur weiteren bildgebenden Diagnostik dem Spezialisten überlassen.

- Seitliche Schädelaufnahme: p.-a.-, a.-p.-Aufnahme: okzipitofrontaler, frontookzipitaler Strahlengang (Clementschitsch): Darstellung Nasenwurzel, Mandibula, Gehirn- und Gesichtsschädel
- Halbaxiale Nasennebenhöhlenaufnahme (NNH-Aufnahme p.-a., a.-p): Darstellung Oberkiefer, Orbitarand, Klärung der Frakturen im Mittelgesicht
- Orthopantomogramm (OPG): Darstellung Kiefergelenke, Ober- und Unterkiefer
- Orbita-Spezialaufnahme (okzipitofrontaler Strahlengang): Panorama-Schichtaufnahme: bei V.a. Orbitabodenfraktur oder Blow-out-Fraktur
- Axiale Schädelaufnahme: dentookzipitaler Strahlengang (sog. Henkeltopf-Aufnahme) zur Darstellung isolierter Jochbogenfrakturen
- Mediane Oberkieferaufbiss-Aufnahme: bei Sagittalfrakturen des Oberkiefers
- Craniale Computertomographie (CCT): Beurteilung von allen Gesichtsschädelverletzungen
- B-Scan-Sonographie: bei V.a. Verletzungen im Orbitabereich
- Magnetresonanztomographie (Kernspintomographie, MRT): Darstellung der äußeren Augenmuskeln sowie von Diskusverletzungen des Kiefergelenks
- Iotrolan-CT-Zisternographie oder MR-Zisternographie zum Nachweis von Liquorfisteln

3.1.3 Unterkieferfrakturen

Bei 65–70 % aller Gesichtsschädelverletzungen ist der Unterkiefer betroffen, in 50 % ist der Unterkiefer allein betroffen. In 20 % liegen begleitende Weichgewebsverletzungen vor, in 20 % eine Comotio cerebri und in 1,5 % der Fälle eine Contusio cerebri.

Typische Schwachstellen mit Verminderung der Knochenstabilität sind:
- Gelenkfortsatz
- Retinierte Zähne (Weisheitszähne)
- Lange Zahnwurzeln (Eckzahn)
- Pathologische Prozesse (Zysten)

Ätiologie. Freizeit- und Sportunfälle, Verkehrsunfälle, Roheitsdelikte (Faustschläge), Stürze, seltener Arbeitsunfälle und Schuss- bzw. Explosionsverletzungen

Klassifikation

- Frakturen im bezahnten Kiefer
- Frakturen im zahnlosen oder zahnarmen Kiefer
- Frakturen im Milch- oder Wechselgebiss

Für den **bezahnten Kiefer** hat sich folgende zusätzliche Einteilung als sinnvoll erwiesen:
- Frakturen innerhalb der Zahnreihe (Median- oder Paramedianfraktur)
- Frakturen in der Eckzahn- oder Seitenzahnregion
- Frakturen außerhalb der Zahnreihe (Kieferwinkelfrakturen)
- Frakturen des Unterkieferastes, ohne Gelenkfortsatzfrakturen (Längsbruch, Fraktur des Processus muscularis)
- Mehrfachbrüche
- Trümmer- und Defektbrüche
- Gelenkfortsatzfrakturen (einschl. Gelenkwalzenfrakturen)

Bei den **Gelenkfortsatzfrakturen** unterscheidet man nach der Lokalisation der Fraktur und der jeweiligen Dislokationsform des kleinen Fragmentes:
- Frakturen ohne Luxation des Gelenkkopfes (intrakapsuläre- und extrakapsuläre Fraktur)
- Luxationsfrakturen (Gelenkkopf verlässt unter Zerreißung der Gelenkkapsel vollständig die Gelenkpfanne)
- Bei Frakturen des Gelenkhalses und der Gelenkfortsatzbasis weicht das kleine Fragment durch Zug des M. pterygoideus lateralis häufig nach ventral und kranial ab (◘ Abb. 3.4)

3.1.4 Mittelgesichtsfrakturen

Bei 45 % der Gesichtsschädelfrakturen liegen Mittelgesichtsfrakturen vor. Die Häufigkeit hat durch die soziale Umstrukturierung zugenommen. In 20 % liegen be-

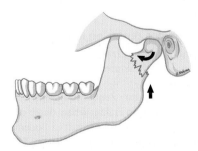

◘ **Abb. 3.4.** Fraktur der Gelenkfortsatzbasis mit Dislokation des kleinen Fragments nach kranial und Verlust der knöchernen Abstützung

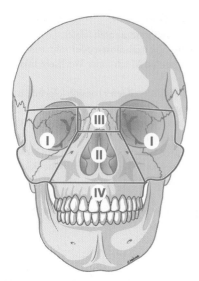

◘ Abb. 3.5. Schematische Aufteilung des Mittelgesichts zur Klassifizierung der lokalisierten Mittelgesichtsfrakturen: I zygomatikoorbitaler Komplex, II nasomaxillärer Komplex, III nasoethmoidaler Komplex, IV dentoalveolärer Komplex

gleitend Weichteilverletzungen vor, in 20 % eine Comotio cerebri und in 1,5 % eine Contusio cerebri.

Das Mittelgesicht reicht von den Zähnen des Oberkiefers bis zum oberen Augenhöhlenrand und zur Nasenwurzel. Es umfasst ein kompliziertes Hohlraumsystem bestehend aus Oberkiefer, Siebbeinen, Jochbeinen, Nasenbeinen, Tränenbeinen, Keilbeinen und Vomer (◘ Abb. 3.5).

Ätiologie. Freizeit- und Sportunfälle, Verkehrsunfälle, Roheitsdelikte, Arbeitsunfälle

Einteilung. Nach Stärke und Richtung der direkten oder indirekten Gewalteinwirkung und unter Berücksichtigung von anatomischen »Schwachlinien« entstehen die Frakturformen des Mittelgesichtes. Alle Frakturen können isoliert oder kombiniert mit anderen Frakturen des Gesichtsschädels oder des gesamten Schädels vorkommen.

Frakturen des zentralen Mittelgesichts

- Infrazygomatikale Frakturen: Alveolarfortsatzfrakturen; Sagittalfrakturen mit oder ohne Beteiligung der Zähne
- Le-Fort-I-Fraktur: Zentrale Mittelgesichtsfraktur mit horizontalem Frakturverlauf durch den Oberkiefer: Der Bruchspalt verläuft in Bodenhöhe der Nasen- und Kieferhöhle mit oder ohne Beteiligung des Septums
- Die Bruchlinie verläuft quer über das knöcherne Nasengerüst, den Processus frontalis des Oberkie-

fers, das Tränenbein und die Lamina papyracea zur Fissura orbitalis inferior. Sie schließt den Processus zygomaticus des Oberkiefers ein, um schließlich die Facies infratemporalis und den Flügelgaumenfortsatz zu durchtrennen. Beteiligt sind die Nasenhöhle mit der Lamina perpendicularis und dem Vomer, ferner die Orbita und die Kieferhöhle
- Le-Fort III-Frakturen: die Zentrolaterale Mittelgesichtsfraktur ist ein vollständiger Abriss des Mittelgesichts von der Schädelbasis
- Nasenskelettfrakturen (nasomaxillärer und nasoethmoidaler Komplex)
- Irreguläre Frakturen, Teil- und Defektfrakturen

Laterale Mittelgesichtsfrakturen

- Laterale Frakturen (zygomatikoorbitaler Komplex)
- Isolierte Jochbeinfrakturen
- Zygomatikomaxilläre Frakturen
- Isolierte Jochbogenfrakturen
- Komplexe Jochbein-Jochbogen-Frakturen
- Orbitarandfrakturen
- Orbitawandfraktur (»Blow-out-Fraktur«): Bei direkter Gewalteinwirkung auf den Bulbus bricht der hauchdünne Boden der Orbita (in Richtung Antrum) ein. Dabei sinkt der Bulbus ab und es resultieren infolge der Augachsenänderung Doppelbilder (Diplopie). Keine Stufenbildung am Infraorbitalrand
- Zygomatikomandibuläre Frakturen

Kombinierte Frakturen von zentralem und lateralem Mittelgesicht (zentrolaterale Frakturen)

Abrissfraktur des gesamten Mittelgesichtes von der Schädelbasis, Typ-Le-Fort-III-Fraktur. Die Bruchlinie verläuft durch den interorbitalen Raum, die Lamina papyracea, den Orbitaboden und die laterale Orbitalwand. Von hier erfasst sie den Processus frontalis ossis zygomatici (Sutura zygomaticofrontalis) und den Jochbogen. Der große Keilbeinflügel und der Flügelgaumenfortsatz können mitfrakturiert sein. Beteiligt sind Nasenhöhle mit oder ohne Stirnhöhle, die Siebbeinzellen, die Basis der Lamina perpendicularis und des Vomer sowie die Orbita. Schädelbasis und Kieferhöhlenwände können, müssen aber nicht frakturiert sein.

Frakturen der vorderen und lateralen Schädelbasis
Frontobasale oder frontomaxilläre Fraktur

Bei den komplexen frontobasalen Frakturen findet sich stets eine Beteiligung der vorderen Schädelbasis. Es handelt sich um Aussprengungen des gesamten Mittelgesichts mit Einbeziehung der Frontobasis. Die Frak-

turlinien verlaufen kranial-horizontal durch das Stirn-
bein, die Stirnhöhle, die Orbitadächer, den hinteren Teil
des Orbitabodens sowie durch das Keilbein. Das Mittelgesicht und die vordere Schädelbasis werden so im
Ganzen aus dem Verband der Schädelknochen heraus-
gelöst.

Laterobasale Fraktur

Die laterobasalen Frakturen kommen deutlich seltener
als die frontobasalen Verletzungen vor, es ist in erster
Linie das Schläfenbein mit der Felsenbeinpyramide betroffen. Meist liegt gleichzeitig eine Hirnkontusion vor.

3.1.5 Spezielle Frakturbehandlung

Ziele sind die Wiederherstellung von Form und Funktion, einer normalen Okklusion, einer maximalen Mundöffnung sowie die Beseitigung unmittelbarer Fraktur-
folgen, wie Diplopie und Sensibilitätsstörungen.

Konservative Therapie

Alle Behandlungsmaßnahmen, die eine Reposition und
Fixierung der Fragmente ohne operative Maßnahmen
anstreben.
- Versorgung sofort
- Reposition durch Einstellung der Okklusion und
  die Fixation durch intermaxilläre Ruhigstellung
- Fixierung durch intraorale Drahtschienen, Draht-
  bogen-Kunststoffschienen. Bei stark dislozierten
  Mittelgesichtsfrakturen muss der intraorale Schie-
  nenverband mit einem extraoralen kombiniert
  werden. Dazu verwendet man einen Metallkranz,
  der mit vier Schrauben an der Schädelkalotte befestigt wird (»HALO-Bügel«)
- Intermaxilläre Ruhigstellung für 6–8 Wochen

Operative Therapie

Bei offenen Frakturen mit ausgedehnten Weichteilwunden erfolgt das Vorgehen von innen nach außen.
Zuerst Frakturversorgung, dann klaffende Wunden
verschließen, Nasennebenhöhlen drainieren. Vorteil
der operativen Versorgung sind die exakte Reposition
und Fixation von frakturierten Knochenfragmenten
sowie die gleichzeitige Okklusionskontrolle.

Unterkieferfrakturen

- Fast alle Unterkieferfrakturen können durch Plattenosteosynthesen versorgt werden, eine funktions-
  stabile Osteosynthese mit Mini-, Mikro- oder 3D-
  Platten
- Vorteile: intraoraler Zugang, freie Mundöffnung
  und Übungsstabilität des Unterkiefers

- Ernährung mit weicher, passierter Kost per os oder
  für die Dauer der Wundheilung für 8–10 Tage über
  eine nasogastrale Dauersonde

Mittelgesichtsfrakturen

- Reposition in anatomisch regelrechter Stellung an
  die nächst höheren, nicht frakturierten Schädelteile
  durch Plattenosteosynthesen
- Fixierung mit Mini- bzw. Mikroplatten an fast jeder
  Stelle des Mittelgesichtes
- Wiederherstellung der den Kaudruck aufnehmen-
  den Stützpfeiler des Mittelgesichts (Trajektoren-
  system)
- Postoperative Frühmobilisation möglich
- Keine intermaxilläre Immobilisierung

Jochbein-Jochbogen-Frakturen

- Perkutane Reposition mit Einzinkerhaken
- Fixierung mit Mini- bzw. Mikroplattenosteosyn-
  thesen

Orbitabodenfraktur

Revision und Reposition durch einen infraorbitalen
oder transkonjunktivalen Zugang. Reposition der Frak-
turfragmente durch Rippenknorpeltransplantate bzw.
resorbierbare Implantate

F09

Beurteilung von Bulbusmotilität, Tiefstand oder
Enophthalmus. Falls bei einer Orbitafraktur ein Seh-
verlust mit Verzögerung eintritt und eine Beteiligung
des Canalis opticus diagnostisch nachweisbar ist, muss
die Dekompression des N. opticus sofort erfolgen. Eine
Amaurose kann in Extremfällen auch nach operativer
Orbitabodenrevision auftreten (Aufklärungspflicht).

Nasenbeinfraktur

Aufrichtung der Fragmente eines in die Nasenhöhle
eingeführten Elevatoriums. Abstützen der Weichteile
von außen mit Daumen und Zeigefinger, innere Abstützung durch eine Nasentamponade. Äußere Fixation
erfolgt durch einen Gipsverband. Manuelle Reposition
nur bei geringer Weichteilschwellung.

Revision der vorderen Schädelbasis (Frontobasis)

Operativer Zugang über den bikoronaren Bügelschnitt.
Osteosynthese der Fragmente durch Mini- und Mikroplatten. Bei einer **Liquorrhö** bei frontobasalen Frakturen, die länger als 36 h anhält, erfolgt eine operative
Revision des Kontusionsherdes mit Duraplastik. Wird
die Liquorfistel nicht beseitigt, besteht die Gefahr, dass
sich im späteren Verlauf, manchmal sogar noch nach
über 10 Jahren, eine Meningitis oder ein Hirnabszess
ausbilden. Ferner können Muko- und Pyozelen der
betroffenen Nasennebenhöhlen sowie Pneumatozelen

3

durch Einpressen von Luft in die Hirnsubstanz entstehen.

Entfernung von Osteosynthesematerial
- Metallentfernung wird nach 3 Monaten empfohlen
- Kosmetisch störend
- Störung von CT oder MRT durch Artefakte

3.1.6 Verletzungen der Gesichtsweichgewebe

Das besondere der Versorgung von Gesichtsverletzungen ist der enge Zusammenhang von Funktion und Ästhetik.

Obwohl Gesichtswunden in einem hohen Prozentsatz kontaminiert sind, hat hier das Prinzip der Friedrich-Wundexzision wegen der guten Durchblutung keine Gültigkeit. Im Bereich der Augenlider, der Nase oder der Lippenrotweißgrenze sind auch kleinste, nur durch schmale Brücken ernährte Haut- oder Schleimhautanteile zu erhalten, da sie für die normale Form unverzichtbar sind. Fazialisäste dorsal der Augenwinkelhöhe müssen primär vereinigt werden.

Bedeutsam bei der Versorgung von Gesichtsverletzung ist die Strukturierung des Gesichts in Gesichtsfelder oder Areale, weil Narben auffällig sind, wenn sie diese Gesichtsfelder kreuzen. Die Narben sind weitgehend unauffällig, wenn sie parallel zu den sog. **Spannungslinien** der Haut (RST-Linien, »relaxed skin tension lines«) verlaufen.

Mit Ausnahme von Bagatellverletzungen sollte die Versorgung von Gesichtsweichteilverletzungen in Allgemeinnarkose erfolgen.

3.2   Wichtige Tumoren

3.2.1 Basaliom (Basalzellkarzinom)

Definition. Maligner epithelialer Tumor der Gesichtshaut, der lokal infiltrierend und destruierend wächst, gewöhnlich jedoch nicht metastasiert (Borderline-Tumor).
Epidemiologie. Mit 65 % der häufigste maligne Tumor der Haut. Die Inzidenz beträgt in Deutschland 53 Neuerkrankungen auf 100.000 Einwohner im Jahr. In 80–90 % ist die Kopf-Hals-Region betroffen, der Altersgipfel liegt zwischen dem 60. und 70. Lebensjahr.
Ätiologie. UV-Licht, Radiotherapie, chronische Arsenexposition
Histologie. 83–96 % aller Basaliome infiltrieren nicht über die Subkutis hinaus. Man unterscheidet solide, un-

differenzierte Basaliome von differenzierten Basaliomen sowie fünf Haupttypen: noduläres ulzeratives Basaliom, pigmentiertes Basaliom, zystisches Basaliom, oberflächliches Basaliom und sklerosierendes Basaliom.
Symptomatik. Lokales Wachstum, irregulär, entlang der Faszien. Die Infiltration bleibt oft unbemerkt.
Metastasierung. Sehr selten, bisher sind nur etwa 170 Fälle eines metastasierenden Basalioms beschrieben.
Therapie. Operative Exzision mit ausreichendem Sicherheitsabstand von 5–10 mm. Histologische Sicherung der Schnittränder erforderlich. Bei älteren Patienten wird auch die Strahlentherapie, Kryo- und Lasertherapie sowie die Kürettage mit Elektrokoagulation angewandt.
Prognose. Rezidivrate von 8,7 % über 5 Jahre

3.2.2 Plattenepithelkarzinom der Mundhöhle

Definition. Derber, flacher Tumor mit granulierter papillomatöser und verhornender Oberfläche. Im Zentrum meist eine Ulzeration mit Randbildung.
Ätiologie. Übermäßiger Nikotin- (5fach erhöht) und Alkoholgenuss (10fach erhöht)
Epidemiologie. Bösartige Tumoren der Mundhöhle und des Rachens treten weltweit bei Männern mit 7,9 % an 4. Stelle nach Lunge, Magen und Kolon/Rektum, bei Frauen mit 3,9 % an 8. Stelle der zehn häufigsten Tumormanifestationen auf. Prädilektionsstellen für das Mundhöhlenkarzinom sind Unterlippe (78 %), Zunge (22 %), Mundboden (17 %), Gingiva (6 %), Gaumen (5,5 %), Tonsillen (5 %), Oberlippe (4 %), Wangenschleimhaut (2 %) und Uvula (0,5 %).
Pathologie. In der Mundhöhle treten Präkanzerosen als weißliche Läsion (Leukoplakie, Entartungsrate 3 %), rötliche Läsion (Erythroplakie/M. Bowen, Entartungsrate 40–50 %) und als Mischform (Erythroleukoplakie) auf.
Symptomatik. Schmerzen und funktionelle Beeinträchtigungen treten erst im fortgeschrittenen Stadium auf. Kleinere Tumoren werden häufig mit entzündlichen Veränderungen der Mundschleimhaut oder Zahnprothesendruckstellen verwechselt.
Metastasierung. Erfolgt primär in die regionären Lymphknoten. Es werden ipsilaterale (auf der Tumorseite) und kontralaterale (auf der gegenüberliegenden Halsseite) Metastasierungen beobachtet. Fernmetastasen treten nur selten auf. Die Tumoren der Zunge führen am häufigsten zu Fernmetastasen, bevorzugte Organe sind Lunge, gefolgt von Knochen, Leber, Niere, Herz, Schilddrüse und Haut. Zweitkarzinome treten in 3,2–5,9 % der Fälle auf, vorwiegend im Hypopharynx, Larynx, Ösophagus oder im Bronchialsystem.

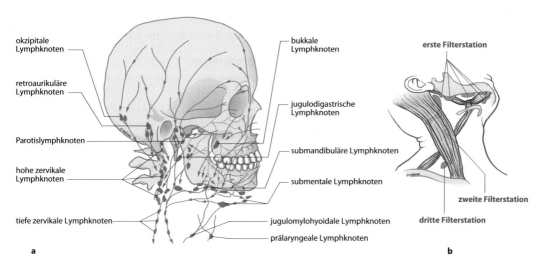

◻ Abb. 3.6. **a** Lymphknoten und Lymphbahnen der Kopf-Hals-Region, **b** Lymphknotengruppen der 1., 2. und 3. Filterstation

Diagnostik. Inspektion und Palpation des Halses. Histologische Sicherung erfolgt prae- oder intraoperationem. Meist sind die Plattenepithelkarzinome der Mundhöhle mäßig bis gut differenziert (G2). Unterschieden werden: Carcinoma in situ, hochdifferenzierte verruköse Plattenepithelkarzinome (G1), mäßig bis gut differenzierte Plattenepithelkarzinome (G2), schlecht differenzierte Plattenepithelkarzinome (G3/4) und anaplastische Karzinome.

Klassifikation (Staging). TNM-System der UICC (◻ Tab. 3.1). Entsprechend den 3 Filterstationen (Level) im Bereich der Halslymphknoten werden Lymphknoten des 1.–3. Levels unterschieden (◻ Abb. 3.6).

Therapie. **Operation** ist erste Wahl. Primärtumor und Lymphknotensystem werden in der Regel in einer Operation radikal entfernt (En-bloc-Prinzip). Die chirurgische Rekonstruktion der nach Tumorresektion betroffenen Mundhöhlenregion erfolgt bei kleinen Defekten durch primären Wundverschluss, bei größeren durch freie Transplantate, Nahlappen, myokutane Lappen oder gefäßanastomosierte Transplantate.

Neck Dissection: (radikale Halslymphknotenausräumung; nur noch carotis, Nn. phrenicus, vagus, hypoglossus, Plexus brachialis verbleibt). Eine Sentinel- (Wächter-) Lymphknotenbiopsie befindet sich bisher noch in der klinischen Studienform.

Funktionelle Neck Dissection: (M. sternocleidomastoideus, V. jugularis interna und N. accessorius bleiben erhalten).

Die **Radiotherapie** als alleinige kurative Therapie erreicht bei kleinen Plattenepithelkarzinomen (T1) gleich hohe Heilungsquoten wie die operative Behandlung. Je größer der Tumor ist(>2 cm), desto weniger effektiv ist

◻ Tab. 3.1. Klassifikation von Plattenepithelkarzinomen der Lippen und der Mundhöhle

T: Primärtumor	
TX	Primärtumor nicht zu beurteilen
T0	Kein Hinweis auf Primärtumor
Tis	Carcinoma in situ
T1	Tumordurchmesser <2 cm
T2	Tumordurchmesser 2–4 cm
T3	Tumordurchmesser >4 cm
T4	Jeder Tumor, unabhängig von der Tumorgröße, der Nachbarstrukturen wie z.B. Knochen oder Haut infiltriert
N: Regionäre Lymphknoten	
NX	Regionäre Lymphknoten nicht zu beurteilen
N0	Kein Hinweis auf regionäre Lymphknotenmetastasen
N1	Lymphknotenmetastasen in einem regionären Lymphknoten bis 3 cm Ø auf der ipsilateralen Seite (Tumorseite)
N2/N2a	Lymphknotenmetastasen in einem regionären Lymphknoten zwischen 3 und 6 cm Ø auf der ipsilateralen Seite
N2b	Lymphknotenmetastasen in mehreren regionären Lymphknoten bis 6 cm Ø auf der ipsilateralen Seite
N2c	Lymphknotenmetastasen in einem oder mehreren regionären Lymphknoten bis 6 cm Ø auf der kontralateralen Seite oder bilateral
N3	Lymphknotenmetastasen in einem oder mehreren regionären Lymphknoten über 6 cm Ø

3

◼ **Tab. 3.1.** Fortsetzung

M: Fernmetastasen	
MX	Vorliegen von Fernmetastasen kann nicht beurteilt werden
M0	Keine Fernmetastasen
M1	Fernmetastasen
pTNM: Posttherapeutische histopathologische Klassifikation	
Die pT-, pN- und pM-Kategorien entsprechen T-, N- und M-Kategorien	

◼ **Tab. 3.2.** Stadieneinteilung der Plattenepithelkarzinome der Lippen und der Mundhöhle (UICC)

Stadium 0	Tis	N0	M0
Stadium I	T1	N0	M0
Stadium II	T2	N0	M0
Stadium III	T3	N0	M0
	T1, T2, T3	N1	M0
Stadium IV	T4	N0, N1	M0
	jedes T	N2 oder N3	M0
	jedes T	jedes N	M1

die Radiotherapie. Die operative Behandlung ist dann immer vorzuziehen, wenn der Tumor gut zu erreichen ist. Eine adjuvante Chemotherapie erfolgt fast immer prae operationem (neoadjuvant), selten post operationem wegen der narbenbedingt schlechten Gewebeperfusion.
Prognose. Die Prognose von Patienten mit Karzinomen der Mundhöhle muss als schlecht eingestuft werden. 5-Jahres-Überlebensrate von etwas über 40 %.

3.2.3 Kiefersarkom

Prädilektionsort innerhalb des Gesichtsschädels ist der Unterkiefer. Man unterscheidet Osteosarkome, Fibrosarkome, Ewing-Sarkome und Non-Hodgkin-Lymphome.

Osteosarkom

Definition. Häufigste maligne Knochentumoren (3,5–7 %) mit einem Altersgipfel zwischen dem 3. und 4. Lebensjahrzehnt
Symptomatik. Unspezifisch mit Schmerzen und Schwellung, Parästhesien oder Taubheitsgefühl der Lippe durch Infiltration des N. alveolaris inferior. Im Oberkiefer Verlegung der Nasenwege mit Nasenbluten sowie Verdrängung eines Auges mit Sehstörungen
Therapie. Radikale chirurgische Entfernung sicher weit im Gesunden. Die Wirksamkeit von Chemotherapien ist noch nicht belegt.

Prognose. 5-Jahres-Überlebensrate im Kieferbereich von 35–53 %, davon Oberkiefer (25 %), Unterkiefer (41 %)

Fibrosarkom

Definition. Ein den Bau fibrösen Bindegewebes nachahmendes Sarkom
Epidemiologie. Etwa 10 % aller primären Fibrosarkome des Knochens befinden sich im Unterkiefer. Auftreten vor allem im 4. Lebensjahrzehnt.
Pathologie. Gewebe spindeliger, in Zügen miteinander verflochtener Zellen, die in unterschiedlichem Maße Kollagen bilden.
Therapie. Radikale chirurgische Entfernung. Bei hochmalignen Tumoren ist zusätzlich eine kombinierte Strahlen- und Chemotherapie indiziert.
Prognose. Die 5- und 10-Jahres-Überlebensrate liegt bei 38 %.

Ewing-Sarkom

Definition. Primärer Knochentumor mit dem höchsten Malignitätsgrad.
Epidemiologie. Nach dem Osteosarkom der zweithäufigste primär maligne Knochentumor, der bevorzugt am Ende des 2. Lebensjahrzehnts auftritt.
Pathologie. Stammzelle ist noch unbekannt. Histologisch ist das Ewing-Sarkom aus dicht liegenden, unscharf begrenzten, mittelgroßen Zellen aufgebaut, die rundliche, kaum polymorphe, bläschenförmige Kerne zeigen. Mitosen sind außerordentlich selten.
Symptomatik. Schmerzen und Schwellung. Der Tumor wächst außerordentlich schnell, er kann im Oberkiefer zur Verdrängung des Auges und zu Sehstörungen führen.
Therapie. Chirurgische Resektion. Das Ewing-Sarkom ist außerordentlich strahlenempfindlich sowie auch einer Chemotherapie zugänglich.
Prognose. Durch multimodale Therapiekonzepte werden 5-Jahres-Überlebensraten von bis zu 40 % erreicht.

Malignes Non-Hodgkin-Lymphom

Definition. Das maligne Non-Hodgkin-Lymphom (NH-Lymphom) des Knochens ersetzt den alten Namen »Retikulosarkom«, da es die gleichen histologischen und zytologischen Veränderungen und Typen aufweist wie das NH-Lymphom des lymphatischen Apparates und der anderen Organe.
Epidemiologie. Betroffen sind alle Altersklassen zwischen 10 und 80 Jahren, mit einer Spitzeninzidenz zwischen 32 und 44 Jahren.
Pathologie. Dicht liegende, mittelgroße Zellen, die entsprechend Typ und Malignitätsgrad unterschiedliche Grade von Zell- und Kernpolymorphie aufweisen. Typisch ist die reichliche Produktion von Retikulumfasern, an denen die Zellen aufgereiht sein können.

Symptomatik. Schmerzen, daneben Schwellung, Parästhesien und Zahnlockerungen

Therapie. Resektion und postoperative Radiatio. Bei Befall der regionären Lymphknoten kommt die Neck dissection infrage. Bei multifokaler Ausbreitung ist eine Kombination von Radio- und Chemotherapie indiziert.

Prognose. Das unifokale NH-Lymphom soll mit einer 5-Jahres-Überlebensrate von 44 % eine bessere Prognose als das multifokale mit 23 % haben.

3.2.4 Tumoren der Speicheldrüsen

Epidemiologie. Die Häufigkeit aller Speicheldrüsentumoren liegt bei 46 %. Im Parotisbereich bei etwa 80 %. Häufigkeitsmaximum liegt zwischen dem 4. und 6. Lebensjahrzehnt.

Ätiologie. Virusinfektionen (Zytomegalievirus, Epstein-Barr-Virus) und vorausgegangene Strahlenexposition

Einteilung. Nach der WHO (1991) unterscheidet man Adenome, Karzinome, nichtepitheliale (mesenchymale) Speicheldrüsentumoren, maligne Lymphome, sekundäre Speicheldrüsentumoren, unklassifizierte Speicheldrüsentumoren und tumorähnliche Veränderungen (Sialadenosen). Die Hauptgruppe bilden die epithelialen Speicheldrüsentumoren. Zu den übrigen Tumorformen gehören die nichtepithelialen Tumoren (z.B. Hämangiome, Lymphangiome, Lipome, Neurinome, Sarkome), sekundäre Tumoren (Tumormetastasen und maligne Lymphome.

Lokalisation. 80 % Gl. parotis, 10 % Gl. submandibularis, 1 % Gl. sublingualis, 9 % kleine Speicheldrüsen (5 % Gaumendrüsen, 1,5 % Lippendrüsen, 1 % Wangendrüsen, je 0,5 % Zungen-, Mundboden- und sonstige kleine Speicheldrüsen). Der Anteil maligner Tumoren in der Gl. parotis beträgt ca. 20 %, in der Gl. submandibularis und den kleinen Speicheldrüsen dagegen 45 %.

Diagnostik. Klinische Untersuchung und bildgebende Verfahren (Sonographie, Szintigraphie, CT, MRT). Bei Tumorverdacht erfolgt eine Probeexzision mit Gewebeuntersuchung.

TNM-Klassifikation der Speicheldrüsentumoren

- **T1:** Tumor ≤2 cm in größter Ausdehnung
- **T2:** Tumor 2–4 cm in größter Ausdehnung
- **T3:** Tumor 4–6 cm in größter Ausdehnung
- **T4:** Tumor > 6 cm in größter Ausdehnung

Sämtliche Kategorien werden unterteilt in: **a** keine lokale Ausbreitung, **b** lokale Ausbreitung. Lokale Ausbreitung = Infiltration von Haut, Weichteilen, Knochen oder Nerven.

Benigne epitheliale Speicheldrüsentumoren
Pleomorphes Adenom

Definition. Klassische Speicheldrüsengeschwulst (Mischtumor), fast 50% aller Speicheldrüsentumoren.

Symptomatik. Langsames, zunächst unbemerkt ablaufendes Wachstum. Warnsymptome wie Schmerzen, Beeinträchtigung des N. facialis oder Kaubeschwerden fehlen. Das einzige Symptom ist die äußerlich erkennbare Geschwulst. Der Tastbefund ergibt einen solitären, derben, verschieblichen, mitunter höckerigen Knoten unterschiedlicher Größe, der meist am unteren Parotispol lokalisiert ist. In etwa 8% kann in einem pleomorphen Adenom ein Karzinom entstehen (maligne Transformation).

Diagnostik. Präoperative Diagnostik zur Dignität des Tumors ist nicht erforderlich, es sei denn, der Patient zeigt Symptome, die Zweifel an der Gutartigkeit aufkommen lassen. Die Diagnose wird deshalb in der Regel durch intraoperative histologische Schnellschnittuntersuchung gestellt. Wichtigstes Symptom für die differenzialdiagnostische Abgrenzung gegenüber einem bösartigen Parotistumor ist die partielle oder totale Fazialisparese. Deshalb muss stets die Fazialisfunktion überprüft werden.

Therapie. Tumorexstirpation durch konservative totale oder laterale Parotidektomie bei Schonung des N. facialis, im Bereich der Gl. submandibularis oder Gl. sublingualis, Totalexstirpation der Speicheldrüse und großzügige Umschneidung des Tumors

 Frey-Syndrom (Aurikulotemporalissyndrom oder gustatorisches Schwitzen). Operationsfolge nach Parotidektomie (in 20–30 %) mit Schweißdrüsenabsonderungen, Hautbrennen und Hautrötungen in der Regio parotidea.

Monomorphe Adenome

Definition. Gutartige Speicheldrüsentumoren mit gleichmäßigem zellulären Aufbau. Diese Tumoren können aus Parenchymeinschlüssen in Lymphknoten entstehen. In etwa 10 % der Fälle ist eine bilaterale oder multiple Tumorbildung bekannt.

Einteilung. Histologisch unterscheidet man Zystadenolymphome (Whartin-Tumoren; 70 %), Speichelgangadenome, Basalzelladenome und sonstige Adenome (Onkozytome, Talgdrüsenadenome, hellzellige Adenome, Myoepitheliome und duktale papilläre Adenome). Sie entstehen bevorzugt bei Männern (ca. 90 %) jenseits des 5. Lebensjahrzehnts.

Symptomatik. Schmerzfreies, langsames Wachstum mit häufiger Lokalisation am unteren Parotispol

Diagnostik. Durch intraoperative histologische Schnellschnittuntersuchung

Therapie. Totale Speicheldrüsenentfernung bei Erhalt des N. facialis.

Maligne epitheliale Speicheldrüsentumoren

Einteilung. Man unterscheidet Azinuszellkarzinome, Mukoepidermoidkarzinome, adenoid-zystische Karzinome (hoch differenzierter glandulärer Typ und solider Typ), Adenokarzinome, Karzinome in pleomorphen Adenomen, Plattenepithelkarzinome sowie sonstige Karzinome (undifferenzierte Karzinome).

Symptomatik. Dramatische Volumenzunahme mit frühzeitigem Ausfall oder Schwäche des N. facialis. Neurologische Sensationen werden im Versorgungsgebiet des N. lingualis bei Befall der Gl. sublingualis und Gl. submandibularis angegeben.

Diagnostik. MRT. Histologisch am fixierten Präparat nach vollständiger Exstirpation des Tumors. Eine Probeexzision gefährdet den N. facialis und kann zu Vernarbungen führen, die die anschließende Tumoroperation behindern.

Therapie. Resektion, ggf. mit Neck dissection

Azinuszellkarzinom

Definition. Kommt überwiegend in der Gl. parotis vor, zu 2/3 sind Frauen betroffen. In 25 % treten Metastasen in den abführenden Lymphwegen auf.

Therapie. Parotidektomie mit Neck dissection. Bei Mitresektion des N. facialis Rekonstruktion mit einem Nerventransplantat (N. suralis)

Prognose. Die häufigeren hoch differenzierten Tumoren weisen eine insgesamt bessere Prognose auf als die niedrig differenzierten.

Mukoepidermoidkarzinom

Definition. Mukoepidermoidkarzinome sind häufig in den kleinen Speicheldrüsen, insbesondere am Gaumen, lokalisiert.

Epidemiologie. Sie kommen bevorzugt bei Frauen und bei jüngeren Menschen vor.

Pathologie. Man unterscheidet eine gering differenzierte und eine hochdifferenzierte Form.

Prognose. Der Grad der Differenzierung bestimmt in starkem Maße die Prognose. Sie ist bei hochdifferenzierten Tumoren (low grade type) wesentlich besser als bei gering differenzierten (high grade type).

Therapie. Bei der hohen Differenzierung kann meist der N. facialis geschont und auf eine Neck dissection verzichtet werden. Bei geringerer Differenzierung ist ein radikales operatives Vorgehen angezeigt (Resektion des N. facialis, Neck dissection).

Adenoid-zystisches Karzinom

Definition. Hochmaligner Tumor der Speicheldrüsen, der sich entlang der Nervenscheiden und des perivaskulären Gewebes ausbreitet und bevorzugt bei Frauen auftritt.

Symptomatik. Insbesondere der N. facialis und N. auricularis magnus dienen als Leitschienen für das weitere Vordringen des Tumors, sodass Fazialisparese und Schmerzen zu den Frühsymptomen auch eines kaum tastbaren adenoid-zystischen Karzinoms gehören.

Therapie. Operative Radikalität mit möglichst umfangreicher Resektion des benachbarten Gewebes, insbesondere von Nerven und Gefäßen kombiniert mit einer Neutronenbestrahlung oder perkutanen Radiatio bis zu 80 Gy. Bei Rezidiven mit Strahlensensibilität ist eine Nachbestrahlung indiziert.

Prognose. Auch nach radikalem therapeutischen Vorgehen sind Rezidive möglich. Die 5-Jahres-Überlebensraten liegen bei 70–75 %, die 10-Jahres-Überlebensraten bei unter 30 %. Neigung zu hämatogener Metastasierung, speziell in die Lunge. Bei genügend langer Beobachtungszeit führt dieser Tumor daher fast in allen Erkrankungsfällen zum Tode.

3.3 Lippen-Kiefer-Gaumen-Spalten `H07`

Definition. Angeborene Fehlbildung (kraniofaziale Dysplasie) im Sinne einer Entwicklungsanomalie auf genetischer Basis im Bereich der embryonalen Kopfanlage und der ersten beiden Viszeralbögen.

Es sind 250 Syndrome bekannt, bei denen LKG-Spalten als Begleitsymptom vorkommen. Die Häufigkeit zusätzlicher Fehlbildungen liegt bei Lippen-Kiefer-Spalten zwischen 5 und 10 %, bei Lippen-Kiefer-Gaumen-Spalten zwischen 10 und 20 % sowie bei den isolierten Gaumenspalten zwischen 20 und 40 %. Beobachtet werden überwiegend Defekte des zentralen Nervensystems, der Extremitäten, der Augen und des Herzens.

Epidemiologie. Zweithäufigste Fehlbildung 11–15 %. Spaltfrequenz von 1:450 Geburten mit rassischen Unterschieden. Verdreifachung der Häufigkeit in den letzten 100 Jahren.

Ätiologie. Uneinheitlich und weitgehend ungeklärt (Nikotin, Alkohol, chemische Noxen, Medikamente, Virusinfektion, ionisierende Strahlen). Es gilt als gesichert, dass sowohl Fruchtschäden als auch Genschäden von kausaler Bedeutung sind. Der Erbgang von LKG-Spalten ist unregelmäßig dominant oder rezessiv. Das höchste Wiederholungsrisiko einer Spaltbildung besteht bei der männlichen Nachkommenschaft spaltbehafteter Mütter (15–33 %).

Lokalisation. Lippen- und Kieferspalten liegen regelhaft seitlich, da eine entwicklungsgeschichtliche Beziehung zum lateral des Nasenseptums gelegenen Nasenboden besteht. (Der Begriff »Hasenscharte« ist falsch.)

Klassifikation. Man unterteilt in Lippen-Kiefer-Spalten ohne oder mit anschließender Gaumenspalte sowie die

◼ Tab. 3.3. Internationale Klassifikation der Lippen-Kiefer-Gaumen-Spalten (Rom 1967)

Gruppe 1	Spaltformen des vorderen (primären) embryonalen Gaumens	Lippe rechts und/oder links
		Kiefer rechts und/oder links
Gruppe 2	Spaltformen des vorderen und hinteren (primären und sekundären) embryonalen Gaumens	Lippe rechts und/oder links
		Kiefer rechts und/oder links
		Harter Gaumen rechts und/oder links
		Weicher Gaumen median
Gruppe 3	Spaltformen des hinteren (sekundären) embryonalen Gaumens	Harter Gaumen rechts und/oder links
		Weicher Gaumen median
Gruppe 4	Seltene Gesichtsspalten	Mediane Spalten mit oder ohne Hypoplasie (Aplasie) der Praemaxilla
		Schräge Gesichtsspalten (oroorbital)
		Quere Gesichtsspalten (oroaurikulär)
		Spalten der Unterlippe, der Nase oder andere seltene Spalten

sich später entwickelnden isolierten Gaumenspaltformen nach ungestörter Lippen-Kiefer-Entwicklung. Prinzipiell können die Spalten ein- und doppelseitig sowie total und partiell vorkommen. Daneben können auch submukös bzw. subkutan Spaltanteile vorliegen (»verdeckte Spalten«). Die internationale Klassifikation ergibt sich aus ◼ Tabelle 3.3.

Therapie. Die Therapiedauer beträgt viele Jahre. Ziel der Behandlung ist die vollständige anatomische und funktionelle Rehabilitation des Patienten. Lippen-Kiefer-Gaumen-Spalten und isolierte Gaumenspalten müssen sofort nach der Geburt einer frühkieferorthopädischen Therapie zugeführt werden.

- Präoperative kieferorthopädische Behandlung: Einsetzen einer Gaumenplatte, die Mund- und Nasenhöhle voneinander trennt. Das erleichtert die Nahrungsaufnahme und drängt die Zunge aus ihrer Einlagerung im Bereich der Gaumenspalte in ihre normale Position. Daneben stimuliert diese mobile Platte die gespaltenen Oberkiefersegmente zu einem normgerechten Wachstum.
- Operativer Verschluss der Lippe meist im 3.–6. Lebensmonat
- Postoperative kieferorthopädische Behandlung: Bei totalen LKG-Spalten in allen Fällen notwendig. Beginn in der Regel nach Einsetzen der 2. Dentition, also im 8. oder 9. Lebensjahr

Prognose. Günstige Aussichten auf gute funktionelle, ästhetische und psychische Ergebnisse. Die Voraussetzungen für eine gute Sprache sind schon während der ersten Lebensjahre zu schaffen. Die Prognose einer psychisch ungestörten Entwicklung ist dann günstig, wenn neben guter Sprechfunktion auch ein gutes ästhetisches Ergebnis schon vor der Einschulung des Kindes erreicht wird.

Lippenplastik

Op-Zeitpunkt 3.–6. Lebensmonat, Säugling mit mindestens 5 kg Körpergewicht. Präparation und Naht unter Intubationsnarkose mithilfe von Lupenbrille oder Operationsmikroskop (◼ Abb. 3.7).

Lippen-Kiefer-Plastik

OP-Zeitpunkt 3.–6. Lebensmonat. Verschluss der Lippe, der Kieferspalte und des vorderen Anteils des harten Gaumens. Bei doppelseitigen Totalspalten wird die Technik nach Veau verwendet (◼ Abb. 3.8).

Gaumenplastik

Ziel ist der korrekte Verschluss der pathologischen Verbindung zwischen Mundhöhle und Nasenrachenraum und Schaffung günstiger funktioneller Voraussetzungen für eine frühe und möglichst störungsfreie Sprechentwicklung. Einphasige Behandlungskonzepte finden zwischen dem 11. Lebensmonat und dem 2. Lebensjahr statt. Der häufigste Gaumenverschluss ist die Brückenlappenplastik (◼ Abb. 3.9).

- **Isolierte Velumspalten** werden im Alter von 9–10 Monaten in einer modifizierten Brückenlappentechnik mit Verlängerung der nasalen Schicht durch Z-Plastiken operiert, einschließlich der intravelaren Myoplastik
- **Submuköse Gaumenspalten** werden ebenfalls im Alter von 9–10 Monaten ausschließlich nach der Brückenlappentechnik mit intravelarer Myoplastik verschlossen. Die Indikation zur Operation besteht, wenn die Diagnose eindeutig durch den anatomischen und funktionellen Befund zu stellen ist.

3

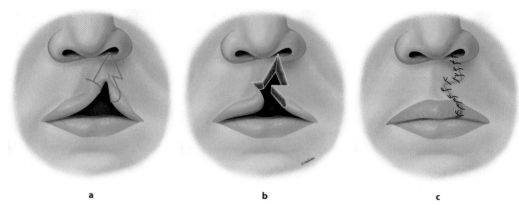

a b c

■ **Abb. 3.7.** Lippenplastik nach Tennison/Randall. **a** Aufgezeichnete Schnittführung mit dreieckigem Austauschlappen

im lateralen Lippenstumpf, **b** aufpräparierte Spalte mit erkenn-
barem Austauschprinzip, **c** schichtweiser Wundverschluss

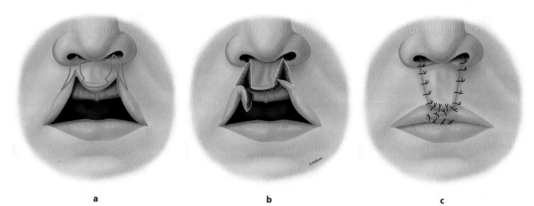

a b c

■ **Abb. 3.8.** Lippenplastik bei einer doppelseitigen Lippen-
spalte nach Veau. **a** Aufgezeichnete Schnittführung, **b** nach
Aufpräparation der beidseitigen Spaltränder Bildung von late-

ral gestielten Schleimhautläppchen, **c** nach schichtweisem
Wundverschluss bei einphasigem Vorgehen

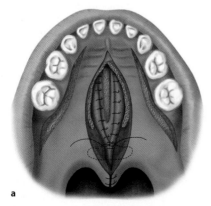 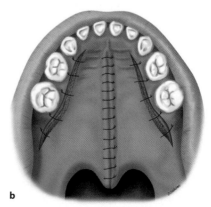

a b

■ **Abb. 3.9.** Brückenlappenplastik nach Langenbeck/Ernst/
Veau/Axhausen. **a** Die Brückenlappen sind umschnitten und
mobilisiert, die nasale Schicht ist unter Verwendung der Vo-
merschleimhaut im Bereich beider Nasengänge gebildet,

b die Brückenlappen sind nach medial verlagert und bilden
die orale Schicht. Die seitlichen Entlastungsschnitte werden
im Hamulusgebiet locker austamponiert

Kieferspaltosteoplastik

Knöcherne Überbrückung des Kieferspaltes mit autogenen Spongiosaspänen oder Spongiosa-Kompakta-Blöcken, die in der Regel vom Beckenkamm oder der Kinnregion entnommen werden.

- **Primäre Osteoplastik:** frühzeitige Knocheneinpflanzung im Gebiss der ersten Dentition
- **Sekundäre Osteoplastik:** Knocheneinpflanzung im Wechselgebissalter vor dem Eckzahndurchbruch (Alter der Patienten 8–10 Jahren); häufigste Anwendung
- **Tertiäre Osteoplastik:** Knocheneinpflanzung im permanenten Gebiss

Zahnimplantate

Am Ende der Gesamtrehabilitation des Spaltpatienten steht die definitive implantatgetragene prothetische Versorgung evtl. vorhandener Zahnlücken. Während des Wachstums können Zahnlücken durch Anbringen von Zähnen an herausnehmbaren kieferorthopädischen Apparaturen oder durch Interimsbrücken geschlossen werden.

3.3.1 Behandlung von Komplikationen

Sprechstörungen

Verbleiben trotz intensiven logopädischen Unterrichts Sprechstörungen, kann eine sprechverbessernde Operation Abhilfe schaffen. OP: Velopharyngo- oder Pharyngoplastiken spätestens bis zum 6.–7. Lebensjahr.

Nasendeformitäten

Häufig treten während des Wachstums Nasendeformitäten auf. Die erforderliche Nasenkorrektur sollte deshalb nicht vor dem 16. Lebensjahr vorgenommen werden, um Störungen am wachsenden Knorpel- und Knochenskelett der Nase zu vermeiden.

Dysgnathien

Skelettale Form- und Lageanomalien der Kiefer sollten durch Umstellungsosteotomien des Ober- bzw. des Unterkiefers nach Wachstumsabschluss und kieferorthopädischer Vorbehandlung operativ beseitigt werden.

3.4 Unspezifische pyogene Infektionen

3.4.1 Ätiologie

Meist gehen unspezifische eitrige Infektionen im Mund-, Kiefer- und Gesichtsbereich von den Zähnen oder dem Zahnhalteapparat aus (odontogene Infektionen). Häufig handelt es sich um Mischinfektionen durch die normalerweise in der Mundflora vorhandenen Aerobier und Anaerobier.

- Ausgangsorte odontogener Infektionen:
  - Retinierte, verlagerte und tote Zähne
  - Apikale Parodontitis
  - Wurzelreste
  - Zysten
  - Schleimhauttaschen bei erschwertem Durchbruch der Weisheitszähne (Dentitio difficilis)
  - Zähne im Bruchspalt
  - Extraktionswunden
- Ursachen nicht odontogen bedingter Infektionen:
  - Keimverschleppung bei Injektion mit unsteriler Kanüle
  - Infektion eines Hämatoms
  - Akute Sinusitis maxillaris
  - Lymphadenitis, infizierte Atherome und Epidermoidzysten
  - Furunkel
  - Pyodermien des Gesichts
  - Speicheldrüsenentzündungen
  - Bruchspaltostitis bei komplizierten Frakturen

3.4.2 Symptomatik

Weichteilabszess. Abkapselung der Infektion. Die Lokalisierung der odontogenen Abszesse ist durch den komplexen Aufbau des Gesichtsschädels erschwert. Akute Symptome, wie diffuse Wangenschwellung, Schläfenödem, Kieferklemme und beginnender Exophthalmus, lassen offen, von wo der Abszess ausgeht.

Phlegmone. Eitrige Zellgewebeentzündung. Infiltrierende, diffuse, flächenhafte Ausbreitung entlang Muskelfaserbündeln, Sehnen und Faszienblättern in benachbarte Logen des Mundbodens. Die heute seltene Phlegmone entwickelt sich bei ungenügender Abwehrkraft und hochvirulenten Keimen. Der Übergang einer abszedierenden in eine phlegmonöse Entzündung kann – **iatrogen** – auch durch Verschleppung von Keimen im Rahmen der Abszesseröffnung in benachbarte Spalträume und Logen entstehen.

Sepsis. Einbruch hochvirulenter Keime in die venöse Blutbahn und Fortleitung in den Sinus cavernosus bei Eiterungen in der Lippe und Wange via V. angularis oder bei retromaxillärer Eiterbildung via Plexus pterygoideus.

3.4.3 Einteilung der Abszesse nach Lokalisation

Örtlich begrenzte Abszessformen:
- Im Mundraum: subperiostaler und submuköser Abszess, vestibulärer Abszess, maxilloretroalveolärer Abszess (einschließlich Dentitio difficilis), Gaumenabszess und Sublingualabszess
- Außerhalb des Mundraums: Weichteilabszess, perimandibulärer Abszess, Wangenabszess

Fortgeleitete Abszessformen:
- Kieferhöhlenempyem
- Nasenbodenabszess
- Orbitaabszess
- Submandibularabszess
- Parapharyngealer Abszess
- Retropharyngealer Abszess
- Abszesse im Kaumuskelraum: pterygomandibulärer Abszess, infratemporaler Abszess, retromaxillärer Abszess und masseterikomandibulärer Abszess

Abszessformen im Mundraum: subperiostaler und submuköser Abszess

Abszess odonogenen Ursprungs.
Pathogenese. Durchwandert ein entzündlicher Prozess von der Wurzelspitze eines Zahns aus die Gefäßkanäle des Knochens, dann tritt das anfangs seröse, später eitrige Exsudat unter das Periost (subperiostaler Abszess). Breitet sich darauf der Eiter unter der Schleimhaut (Spatium submucosum) aus, so bildet sich ein submuköser Abszess.
Symptomatik. Extraoral diffuse druckdolente Weichteilschwellung (kollaterales Ödem) mit gespannter Haut und gelegentlicher Temperaturerhöhung, evtl. Begleitlymphadenitis. Intraoral Verstreichen, Anhebung und Vorwölbung von Vestibulum bzw. zirkumlingualer Furche. Später Fluktuation. Gelegentlich Spontanperforation mit Fistelbildung in die Mundhöhle
Therapie. Großzügige Inzision, besonders im Unterkieferbereich. Schnitt in Richtung auf den Alveolarfortsatz bis auf den Knochen und Ablösung des Periosts mit dem Raspatorium; Drainage mit gekürztem Absaugkatheter, Gummilasche oder Gazestreifen

Abszesse außerhalb des Mundraums

Perimandibulärer Abszess

Definition. Abszess im Mandibularbereich. Lokalisierter Prozess durch den Ansatz der Fascia colli und der mimischen Muskulatur (einschließlich des Platysma) sowie das Drüsenlager der Submandibularloge.
Symptomatik. Erhöhte Temperatur (38 °C), BSG erhöht, Leukozytose. Kieferklemme; zum Teil monströse

Schwellungen. Vestibulum unauffällig und nicht druckschmerzhaft
Therapie. Immer ist eine Außeninzision am tiefsten Punkt des Abszesses angezeigt, und zwar durch einen Schnitt etwa 2 Querfinger unterhalb des Unterkieferrandes (Cave: R. marginalis des N. facialis). Drainage der Halsfaszie mit Gummidrainagen. Erst nach Eröffnung des Abszesses ist die antibakterielle Therapie sinnvoll, die sich allerdings in vielen Fällen erübrigt. Am 2. postoperativen Tag fällt die Temperatur.

 Cave
> Nicht entleerter Eiter kann zur Osteomyelitis des Kieferknochens oder Ausbreitung in die benachbarten Logen führen.

Wangenabszess

Definition. Weichteilabszess, der häufig von Eckzähnen und Prämolaren des Oberkiefers ausgeht. Der Eiter entleert sich in die Fossa canina und dringt durch die Lücke zwischen den Anteilen der mimischen Muskulatur in die Wange vor.
Symptomatik. Überwiegend extraorale Symptom-Anteile: Wange stark geschwollen, diffus gerötet und druckschmerzhaft
Differenzialdiagnosen. Furunkel; nekrotischer »Pfropf« infolge Haarbalgentzündung (Sykosis) oder vorangegangener Impetigopustel (»Pickel«), Sinus-cavernosus-Thrombose über Thrombophlebitis der V. angularis (◘ Abb. 3.10)
Therapie. Abszessdrainage vom Mundhof. In ganz seltenen Fällen kommt eine Einschmelzung der Haut vor, und nur dann bietet sich die extraorale Stichinzision an. Die Gegeninzision vom Mundvorhof aus ist aber unerlässlich, ebenso die ausreichende Drainage.

 Cave
> Da die Gesichtsvenen ohne Klappen sind, besteht die Gefahr, dass durch direkte Aussaat von infektiösem Material oder durch eine Thrombophlebitis eine lebensbedrohliche Sinusphlebitis bzw. Sinusthrombose entsteht.

Fortgeleitete Abszessformen

Kieferhöhlenempyem

Definition. Odontogene Eiteransammlung in präformierten Kieferhöhlen
Pathogenese. Chronische Herde an den Wurzelspitzen von dislozierten Zahnwurzeln nach einem Extraktionsversuch können zu einer akuten Sinusitis mit Eiteransammlungen in der Kieferhöhle führen. Fremdkörper.
Symptomatik. Fieberanstieg und Kopfschmerz. Druck- und Klopfempfindlichkeit zeigen sich v.a. bei einer be-

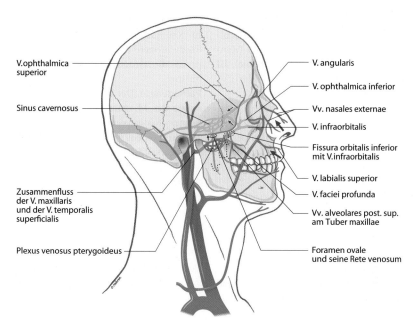

◘ Abb. 3.10. Das Venensystem des Gesichtsschädels als Aus-
breitungsweg für entzündliche Prozesse (von Hochstetter).
Fortleitung von Entzündungsprozessen im Bereich von Oberlippe, Wange, Nase sowie Oberkiefer, Tuber maxillae, Fossa
pterygopalatina via Gesichtsvene und Plexus pterygoideus
zum Sinus cavernosus

reits vorhandenen Periostitis. Die Haut über der kranken Höhle ist gespannt, gerötet und stark druckemp-
findlich. Odontogene Kieferhöhlenempyeme sind fast
immer einseitig, die rhinogenen sind häufig von einer
Pansinusitis begleitet.

Ausbreitung. Das Empyem kann in die Orbita durch-
brechen und hier einen Orbitaabszess, eine Orbi-
taphlegmone mit Verdrängung des Bulbus, Chemosis
und Lidödem hervorrufen. Nach Fortleitung in die
Stirn-, Siebbein- oder Keilbeinhöhle kann ein Durchbruch in den Hirnschädelraum erfolgen.

Therapie. Sofortige breite Eröffnung der Kieferhöhle in
Intubationsnarkose. Absaugen des Empyems. Zweimal
tägliche Spülungen mit Betaisodona®-Mund-Antisepti-
kum, hoch dosierte Antibiotikatherapie.

Nasenbodenabszess

Definition. Abszess nach knöchernem Durchbruch des
Nasenbodens bei Ostitis

Pathogenese. Eine rarefizierende Ostitis infolge eines
Granuloms an der Wurzelspitze des 2. Inzisivus bewirkt
Durchbruch des knöchernen Nasenbodens. Aus dem
Granulom kann sich auch eine Zyste bilden, die zu einer
allmählichen Vorwölbung des Nasenbodens (Gerber-
Wulst) führt. Häufig wird der Zysteninhalt sekundär
infiziert, so dass sich daraus ein Nasenbodenabszess
entwickelt.

Symptomatik. Naseneingang gerötet und schmerzhaft.
Häufig Spontaneröffnung und Fistelbildung. Bei Ger-
ber-Wulst eingeschränkte Nasendurchgängigkeit auf
der betroffenen Seite

Diagnostik. Konventionelles Röntgenbild

Therapie. Beseitigung der Ursache durch Sanierung
oder Extraktion des schuldigen Zahns bzw. Zystekto-
mie, ggf. Drainage

Orbitaabszess

Definition. Eitrige Einschmelzung der Periorbita in der
Spitzenregion (retrobulbär).

Pathogenese. Durch direkten Einbruch durch die Fissura orbitalis inferior oder indirekt über venöse Plexus
oder Venen oder von vorne durch Oberlippen- und Na-
senfurunkel via V. angularis und V. ophthalmica superior. Ausgangsorte der Keimverschleppung können
auch vereiterte Nasennebenhöhlen, infizierte Alveolen
der oberen Molaren post extractionem, eitrige Prozesse
bei erschwertem Durchbruch oberer Weisheitszähne
sein. Bei indirekter Keimverschleppung auch phlegmonöse Entzündung möglich (orbitale Zellulitis, Peri-
ophthalmitis).

Symptomatik. Ödem beider Lider, Chemosis der Konjunktiven, Exophthalmus, Bewegungseinschränkung
und Bulbusverlagerung (Einschränkung des Blick-
felds), starker Druckschmerz über dem Bulbus. Zei-

chen einer beginnenden Sinus-cavernosus-Thrombose mit Meningitis und Übergreifen auf den Sehnerv. Orbitaspitzensyndrom. Paresen der Hirnnerven II (Zentralskotom, Gesichtsfelddefekte, Optikusatrophie), III (Ptosis des Oberlids), IV und VI (Doppelbilder), V_1 (Sensibilitätsstörung im Stirnbereich).

Therapie. Frühzeitige Inzision (infra- und/oder supraorbitale Abszessöffnung oder perantrale Abszesseröffnung), um eine irreversible Schädigung der Hirnnerven zu verhindern. Fäulnisgeruch des Eiters (Mischinfektion) beruht immer auf einer odontogenen Ursache.

Submandibularabszess

Definition. Der Submandibularabszess geht meist von unteren Molaren aus. Die Ausbreitung erfolgt in das dorsokranial anschließende Spatium parapharyngicum orale und nasale.

Symptomatik. Pralle Vorwölbung im Bereich des Submandibulardreiecks ohne auffallende Rötung und Schmerzhaftigkeit; Unterkieferrand noch tastbar; Kieferklemme infolge kollateraler Mitbeteiligung des M. pterygoideus medialis; Schluckbeschwerden; erhöhte Temperatur, keine Fluktuation.

Therapie. Außeninzision mit Eröffnung der Submandibularloge und großlumige Drainage

Parapharyngealabszess

Definition. Fortgeleitete odontogene Eiterung aus dem Submandibular- und Sublingualraum. Der parapharyngeale Raum ist der Treffpunkt der Ausbreitung odontogener und tonsillogener Eiterungen.

Symptomatik. Heftiger Druckschmerz bei Palpation medial vom Kieferwinkel. Vorwölbung des vorderen Gaumenbogens; Schluckbeschwerden. Kieferklemme. Kommt es nicht zur Abgrenzung des Prozesses, entwickeln sich lebensbedrohliche Komplikationen durch Fortleitung aufsteigend zur mittleren Schädelgrube oder absteigend ins Mediastinum oder nach hinten in die Gefäßnervenscheide und in den Retropharyngealraum.

Therapie. Nach der Eröffnung des Spatium submandibulare tastet man sich am Hinterrand des M. mylohyoideus vorbei und dringt kraniodorsal in den parapharyngealen Raum vor; großlumige Drainage

Retropharyngealabszess

Sehr seltene Abszessformation im Retropharyngealbereich. Das Septum stylomastopharyngicum und die Gefäßnervenscheide schirmen das Spatium retropharyngicum ab. Therapie durch Abszessdrainage.

Abszesse im Kaumuskelraum

Im Kaumuskelraum unterscheidet man vier Abszesslokalisationen: die pterygomandibuläre, die infratemporale, die retromaxilläre sowie die masseterikomandibuläre.

Pathogenese. Der Kaumuskelraum liegt zwischen der Faszie des M. masseter und der Lamina fibrosa interpterygoidea, die sich an der lateralen Fläche des M. pterygoideus medialis von der lateralen Lamelle des Flügelfortsatzes zur Lingula mandibulae erstreckt.

Da die äußere Begrenzung des Kaumuskelraums unnachgiebig ist, führt ein entzündliches Ödem zu einer beträchtlichen Erhöhung des Gewebedrucks im Faszienraum:

- Der M. pterygoideus lateralis schwillt und verkürzt sich dadurch, sodass es zum spontanen Vorschub des Kiefers mit Verschiebung des Kinns zur Gegenseite kommt, wobei das Kiefergelenk der gesunden Seite als Drehpunkt dient.
- Die im selben Faszienraum liegenden Mm. temporalis und masseter schwellen ebenfalls an, sodass der Mund nach wenigen Tagen nicht mehr geöffnet werden kann (Kieferklemme).

Zusammen sind die Mittellinienabweichung des Kinns und die Kieferklemme Folge eines Faszienlogensyndroms und damit sichere Zeichen für einen entzündlichen Prozess im Kaumuskelraum.

Pterygomandibularabszess

Definition. Abszess des Spatium pterygomandibulare zwischen R. mandibulae und der schrägen Wand der Mm. pterygoidei

Ätiologie. Fortgeleitete Infektion aus den angrenzenden Spatien von einer Unterkieferosteomyelitis, aszendierenden Infektion ausgehend von Molaren, insbesondere Weisheitszähnen, iatrogenen Infektion eines Hämatoms nach Leitungsanästhesie

Symptomatik. Druckschmerz auf der Innenseite des Kieferwinkels, Schluckbeschwerden. Starke Kieferklemme (Mundöffnung höchstens 3–5 mm). Im Spätstadium als Zeichen einer beginnenden Fortleitung in Richtung Schädelbasis (infratemporal) mit ödematöser Schwellung an der Schläfe. Schleimhaut des vorderen Gaumenbogens ödematös geschwollen

Differenzialdiagnosen. Tonsillarabszess (keine Kieferklemme!)

Therapie. Extraorale Abszesseröffnung von submandibulär, großlumige Drainage

Infratemporaler und temporaler Abszess

Definition. Das Spatium infratemporale liegt unmittelbar unter dem Planum infratemporale der Schädelbasis und setzt sich über die Crista infratemporalis in das Planum temporale fort

Ätiologie. Als Folge eines fortgeleiteten Abszesses von kaudal aus dem Spatium pterygomandibulare, von vorn unten aus dem retromaxillären Raum oder seltener von medial aus dem Spatium parapharyngicum

Symptomatik. Schläfenödem, Lidödeme, Protrusio bulbi und Meningismus sind sichere Zeichen der Abszessbildung. Starke Kieferklemme

Therapie. Bei beginnendem Schläfenödem sofortige Eröffnung der Infratemporalregion peroral bzw. über dem Jochbogen (Cave: R. frontalis n. facialis)

Retromaxillärer Abszess

Definition. Wegen der versteckten retromaxillären Lage, des gefährlichen Zugangs und der Nähe zum Hirnschädel besonders gefährlicher Abszess.

Ätiologie. Ostitische Herde der oberen Molaren sind die häufigste Ursache der direkten Fortleitung, seltener eine Sinusitis maxillaris oder Oberkieferosteomyelitis. Metastatisch fortgeleitete Eiterung ist via parapharyngeale Lymphgefäße oder venösem Plexus pterygoideus möglich. Ausbreitung entlang des N. maxillaris.

Symptomatik. Schläfenödem oder bereits derbes Infiltrat der Schläfe; Lidödem, Verengung der Lidspalte, hohe Temperatur und schlechter Allgemeinzustand. Anzeichen einer Protrusio bulbi bedeuten stets, dass sich der Prozess in die Fossa sphenopalatina weiter ausbreitet.

Therapie. Operative Abszesseröffnung bis hin zur Fossa sphenopalatina von intraoral. Großlumige Drainagen und massive antibakterielle Therapie. Resistenzbestimmung.

Masseterikomandibulärer Abszess

Pathogenese. Eiter dringt subperiostal vom Trigonum retromolare direkt unter den Masseter. Selten entsteht ein Masseterabszess durch den Knochen hindurch aus einer apikalen Ostitis eines beherdeten 2. oder 3. Molaren. Keine Ausbreitung.

Symptomatik. Umschriebene derbe Schwellung über dem Kieferwinkel; auffallende Druckdolenz infolge starker Gewebespannung, starke Kieferklemme

Therapie. Submandibulärer Schnitt 2 Querfinger unterhalb des Kieferwinkels (Cave: R. marginalis n. facialis); längs der Halsfaszie dringt man mit stumpfer Schere bis zum Kieferrand und dann zwischen Masseter und Knochen vor, bis Eiter abfließt, großlumige Drainage.

3.5 Spezifische Infektion: zervikofaziale Aktinomykose

Definition. Aktinomykosen sind endogene, polymikrobielle Infektionen, als deren Primärerreger oder Leitkeime verschiedene fakultativ anaerobe Aktinomyzetenarten fungieren. Die wichtigste granulomatöse Erkrankung im Kieferbereich ist die Kieferaktinomykose mit lokalen und generalisierten Erscheinungen und Neigung zur Bildung multipler Fisteln.

Ätiologie. Der Erreger ist hauptsächlich der in der Mundhöhle als Saprophyt vorkommende *Actinomyces israeli* (grampositiv, anaerob), seltener andere Aktinomyzeten. Begünstigend für die Auslösung sind Zahnextraktion, kariöses Gebiss, Schleimhautverletzungen und Kieferfrakturen.

Symptomatik. Subperiostale und submuköse Abszesse, Fisteln, livide Verfärbung, narbige Hauteinziehung. Nach Abklingen der akuten Symptomatik erfolgt der Übergang in ein chronisches Stadium.

Diagnostik. Anhand der klinischen Symptomatik und des bakteriologischen Nachweises der Aktinomyzeten. Der Nachweis von Actinomyces-Drusen erfolgt durch die histologische Untersuchung des Granulationsgewebes.

Therapie. Bei Abszessen breite Inzision mit Drainage, um Retentionen zu vermeiden, die zu neuer Fistelbildung führen können. Konsequente 4 bis 6-wöchige geeignete Antibiotikatherapie (Aminopenizillin und Clavulansäure).

Prognose. Unkomplizierte Verläufe dauern etwa 3 Wochen. Die Erkrankung kann aber auch ggf. Monate oder Jahre dauern, abhängig von der Frühdiagnose.

4 Thorax, Lunge und Mediastinum

L. Sunder-Plassmann

4.1   Anatomie und Physiologie

4.1.1   Thorax

Der Thorax ähnelt funktionell einem starren Käfig mit elastischem Boden (Zwerchfell). Die Thoraxwand ist durch Rippen und Muskulatur so verstärkt, dass sie dem äußeren Luftdruck standhält bzw. nicht nach innen kollabiert, wenn bei der Einatmung im Pleuraraum ein Unterdruck erzeugt wird.

Äußere Voraussetzungen für eine funktionierende Spontanatmung und deren mögliche Störungen sind demnach eine mechanisch feste Thoraxwand (Rippenserienfraktur), ein intakter Zwerchfellmuskel (Phrenikusparese), eine stabile Trachea und Bronchialwand (Malazie, Bronchiektasen) sowie eine ausreichend dehnbare Lunge (Fibrose, Emphysem).

4.1.2   Lungen

Anatomisch bestehen rechter und linker Lungenflügel aus 3 bzw. 2 Lappen, die sich rechts in 10, links in 9 Segmente untergliedern (◘ Abb. 4.1). Das Lungensegment ist die kleinste anatomisch resezierbare Einheit mit zentraler Segmentarterie, Segmentvene und Bronchus sowie venöser Drainage über die Intersegmentvenen (◘ Abb. 4.2).

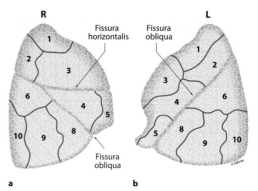

◘ **Abb. 4.1. a** Rechte Lunge in der Ansicht von lateral. *Oberlappen*: *1:* apikales Segment, *2:* posteriores Segment, *3:* anteriores Segment; *Mittellappen*: *4:* laterales Segment, *5:* mediales Segment; *Unterlappen*: *6:* apikales Segment, *8:* anterobasales Segment, *9:* laterobasales Segment, *10:* posterobasales Segment. **b** Linke Lunge in der Ansicht von lateral. *Oberlappen*: *1:* apikales Segment, *2:* posteriores Segment, *3:* anteriores Segment; *Mittellappen*: *4:* laterales Segment, *5:* mediales Segment; *Unterlappen*: *6:* apikales Segment, *8:* anterobasales Segment, *9:* laterobasales Segment, *10:* posterobasales Segment

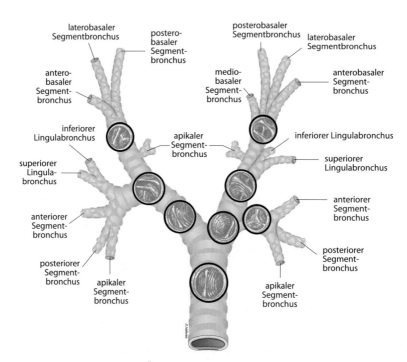

◘ **Abb. 4.2.** Der Tracheobronchialbaum mit den Öffnungen der Lappen und Segmentbronchien aus bronchoskopischer Sicht

◻ **Tab. 4.1.** Lungenfunktionswerte		
Messgröße	Beschreibung	Mittlere Werte
Vitalkapazität (VC)	Max. ventilierbares Lungenvolumen	M > 4,0 l; F > 3,0 l
Residual-volumen (RV)	Das Volumen, das nach max. Exspiration in der Lunge verbleibt	1,2 l
Totalkapazität (TC)	Summe aus VC + RV	M 6–7 l, F 5–6 l
Verhältnis RV: TC		
Funktionelle Residual-kapazität (FRC)	Luftvolumen, das am Ende der ruhigen Exspiration in der Lunge verbleibt	2,4-4,3 l
Atemstoß (FEV$_1$)	In 1 Sekunde forciertes exspiratorisches bzw. in-spiratorisches Volumen	M ~3 l, F ~2,2 l
Relative Sekunden-kapazität (FEV$_1$%/VC)	Bezug FEV1 in % auf die inspiratorische VC	54-72 %
Atemgrenzwert (AGW)	Atemminutenvolumen, das bei forcierter Atmung maximal erreicht wird	55-117 l/min
Atemwegs-widerstand	Widerstandsmessung der gesamten Atemwege	2,2-6 mbar/s x l

◻ **Tab. 4.2.** Postoperative Todesfälle in Abhängigkeit vom prognostizierten Atemstoß (FEV$_1$) (nach Loddenkemper 1983)			
	l	%	n
FEV$_1$	> 2,0	4,1	74
FEV$_1$	> 1,5–2,0	8,6	151
FEV$_1$	> 1,2–1,5	7,8	103
FEV$_1$	> 1,0–1,2	13,2	30
FEV$_1$	> 0,8–1,0	16,7	12

Die Lungenflügel sind im Pleuraraum unter leichtem Unterdruck aufgespannt. Beim Lungenkollaps verkleinert sich ein ganzer Lungenflügel dabei bis auf Faustgröße und nimmt nicht mehr am Gasaustausch teil; er wird in der Durchblutung erheblich gedrosselt (Euler-Liljestrand-Reflex). Am spontan atmenden Patienten sind daher Eingriffe an der Lunge prinzipiell nicht durchführbar.

Lungenfunktionswerte

Für die Atemmechanik entscheidend sind die in ◻ Tabelle 4.1 dargestellten Funktionswerte. Größte praktische Bedeutung haben Vitalkapazität und forcierte Einsekundenkapazität nach maximaler Einatmung (FEV$_1$). Bei jeder Operation muss geklärt sein, dass die nach dem Eingriff verbleibende Lungenrestfunktion ein lebenswertes Leben zulässt, da die Lungenfunktion auch unmittelbar nach sog. kleineren Eingriffen durch Schmerz, Narkosenachwirkung, fehlendem Hustenreflex und Sekretstau dramatisch beeinträchtigt sein kann. Die Höhe der FEV$_1$ korreliert im Grenzbereich eindeutig mit dem Operationsrisiko und der postoperativ zu erwartenden Leistungsfähigkeit des Parenchyms (◻ Tab. 4.2).

Lungendurchblutung

Die Schlüsselrolle für das postoperative Ergebnis spielt die lokale Lungendurchblutung:
- Wird ein normal mit ca. 16 % der Gesamtdurchblutung durchströmter linker Oberlappen reseziert, nimmt die postoperativ zu erwartende Lungenfunktion (FEV$_1$) grob geschätzt um diesen Betrag ab.
- Ist der entfernte Lungenlappen oder -flügel vor der Operation zerstört und weder belüftet noch durchblutet (funktionelle Autopneumonektomie, z.B. durch Tumor), ist die postoperative Funktionseinbuße entsprechend geringer (◻ Abb. 4.3).
- Besteht ein Lungenabschnitt schließlich aus eitrig infizierter starrer Tumormasse, die die Restlunge komprimiert, so kann sich durch Entfernung dieses Lungenanteils die Gesamtfunktion der Lunge dramatisch verbessern.

Demnach ist im Risikofall die Messung der lokalen Durchblutung mittels Perfusionsszintigraphie die entscheidende präoperative Messung, die eine annäherungsweise Vorhersage der postoperativen FEV$_1$ gestattet.

4.2   Thoraxchirurgische Diagnostik

4.2.1   Ziele

- Präoperative Einschätzung der Verhältnisse vor Thorakotomie
- Abschätzen des Operationsrisikos
- Vermeiden von risikoreichen Probethorakotomien
- Einschätzen der Größe einer Bulla und deren funktioneller Relevanz
- Einschätzen der segmentalen Ausdehnung von Bronchiektasen

4

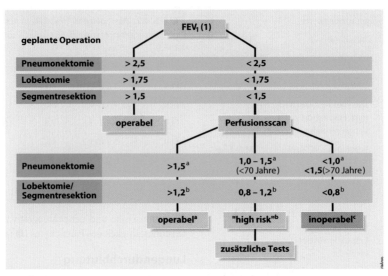

◘ Abb. 4.3. Kriterien der Operabilität bei Bronchialkarzinom nach Loddenkemper (1983), modifiziert nach dem Schema der Deutschen Gesellschaft für Pneumologie und Tuberkulose. **a** Bei Benutzung der Formel für die späte postoperative Funktion; **b** bei Benutzung der Formel für die frühe postoperative Funktion; **c** "inoperabel" bedeutet, dass bei Lobektomie/Pneumonektomie mit einer Letalität von deutlich > 10 % bei FEV_1 zwischen 0,8 und 1,0 l/s gerechnet werden muss. Im Einzelfall kann in diesem Grenzbereich eine Keil- bzw. Segmentresektion vertretbar sein

━ Einordnen von Tumoren nach dem TNM-Stadium
━ Erkennen von Infiltrationen benachbarter Organe (Thoraxwand, Zwerchfell, Perikard, Trachea, Wirbelkörper, Aorta, Ösophagus)

4.2.2 Vorgehen

❯ Die thoraxchirurgische Diagnostik ist invasiv und nicht risikofrei. Alle nicht invasiven radiologischen Methoden und natürlich die gründliche körperliche Untersuchung des Patienten sind daher stets voranzustellen.

Um überflüssige invasive Untersuchungen zu vermeiden, folgt die thoraxchirurgische Diagnostik einem klaren **Crescendo,** indem zunächst alle bildgebenden Verfahren voll ausgenutzt werden und anschließend invasive Untersuchungen nach dem Ergebnis-Konsequenz-Prinizip erfolgen.

Beispiele für therapeutisch irrelevante Untersuchungen sind beispielsweise:

━ **Punktion** eines pulmonalen Rundherdes häufig überflüssig, da beim operablen Patienten unabhängig vom Ergebnis der Punktion (maligne oder nicht) die Operation ohnehin stattfindet
━ **Mediastinoskopie** ist überflüssig, wenn schon supraklavikulär Lymphknoten palpabel sind, die in Lokalanästhesie leicht exstirpiert werden können

━ **Bronchoskopie** ist bei palpablen Halslymphknoten zunächst überflüssig
━ Eine invasive Bronchographie ist z.B. entbehrlich, wenn schon das Spiral-CT die genaue Ausdehnung der Bronchiektasen inklusive der Segmentzuordnung ergeben hat

Schema des Untersuchungsgangs

━ Anamnese und körperliche Untersuchung: bei palpablen Lymphknoten Exstirpation in Lokalanästhesie. Ergibt sich hier ein Malignom, ist eine Operation nicht indiziert, Ende der Diagnostik
━ Thoraxübersichtsaufnahme und Thorax-CT:
  ━ Ergibt sich ein Solitärherd: extrapulmonale Tumorsuche, evtl. OP
  ━ Bei multiplen Herden: Feinnadelpunktion, bei Metastasennachweis extrapulmonale Tumorsuche
━ Bei Verdacht auf Lungenprimärtumor: funktionelle, kardiopulmonale Operabilität definieren, anschließend (in dieser Reihenfolge):
  ━ Bronchoskopie mit Lavage, transbronchialer Punktion und PE
  ━ Mediastinoskopie bei Verdacht auf infiltrativen Lymphknotenprozess
  ━ Evtl. Mediastinoskopie und Pleuroskopie
  ━ (Endoskopische) Probethorakotomie

Abb. 4.4. Anordnung der Lungensegmente in axialen CT-Schnittbildern von kranial nach kaudal; die Kenntnis dieser Segmentzuordnung ist unabdingbare Voraussetzung für jede exakte CT-Diagnostik! (Mit freundlicher Genehmigung von Prof. Dr. Müller, Pathologisches Institut, Krankenanstalten Bergmannsheil, Bochum)

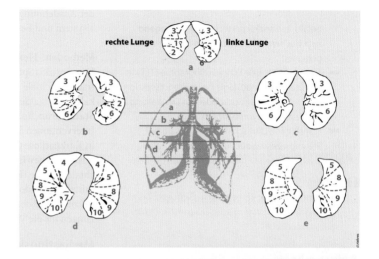

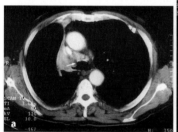 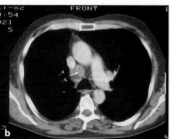 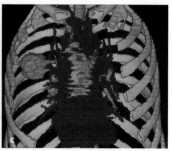

Abb. 4.5. CT bei zentralem Bronchialkarzinom. **a** Deutlich erkennbar der Tumoreinbruch in den rechten Hauptbronchus. **b** Darstellung der mediastinalen Lymphknoten mit exakter Größenbestimmung, jedoch ohne die Möglichkeit der Malignitätsbeurteilung. **c** Dreidimensionale Darstellung eines Bronchialkarzinoms aus Daten (Pixel) der Spiral-CT: *rot*: Herz und große Gefäße, *blau*: Tracheobronchialsystem, *grün*:

Tumorgewebe. **Cave:** Die gewählten Anfärbungen basieren nicht auf *histologischen* Daten, sondern auf physikalischen Dichtewerten. Was hier grün als Tumor imponiert, entspricht lediglich einer Raumforderung mit höherer Dichte als der des umgebenden Lungengewebes. (Mit freundlicher Genehmigung von Prof. Dr. Brambs, Abt. Radiologie, Universitätsklinik Ulm)

4.2.3 Diagnostische Verfahren

Thoraxübersicht
- Gute Darstellung des Lunge
- Einzelheiten im Hilus und Mediastinum sind schlecht zu differenzieren
- Als »Suchmethode« und Verlaufskontrolle bestens geeignet
- Ergänzung durch die Durchleuchtung

Thorax-CT
- Vor fast jeder Thorakotomie indiziert
- Verkürzter Untersuchungszeitraum durch Spiral-CT, spätere 3-D-Rekonstruktionen möglich
- Einzelne axiale Schnittbilder werden den anatomischen Lungensegmenten zugeordnet (Abb. 4.4)

- Exzellente Darstellung von Lymphknoten im Mediastinum, Tumoreinbrüche in zentrales Bronchialsystem (Abb. 4.5a–c)

> **Ergänzende Diagnostik**
> - Kernspintomographie (MRT) bei Infiltration von Hohlorganen mit operativer Konsequenz
> - FDG/PET (Positronenemissionstomographie) eventuell in Fusionstechnik mit CT zur Malignitätsbeurteilung pulmonaler Raumforderungen (Spezifität bei Raumforderungen > 1 cm ca. 80 %) sowie zur Beurteilung mediastinalen Lymphknoten-
> ▼

4

> befalls. In Ganzkörpertechnik hervorragend zum Nachweis/Ausschluss von Fernmetastasen geeignet.
> ▬ Transösophageale Echokardiographie (TEE) in der Thoraxtraumatologie bei Aortendissektion bzw. Aortenwandruptur oder zur Darstellung mediastinaler Lymphknoten
> ▬ Transkutane Ultraschalluntersuchung bei Pleuraprozessen zur Punktion oder Drainage

> ❶ **Cave**
> **Sputumzytologie:** Bei zentralem Tumorsitz bis zu 90 % verlässliche zytologische Diagnostik im Morgensputum möglich!

Bronchoskopie

Die Bronchoskopie ist keine Suchmethode wie die Thoraxübersicht oder -Computertomographie: Ein negativer bronchoskopischer Befund schließt einen malignen Tumors niemals aus!

Indikationen. Festlegung des TNM-Stadiums eines möglichen Malignoms, zytologische oder histologische Erfassung der Artdiagnose eines Tumors, Bestimmung

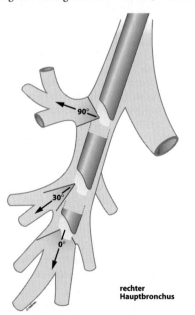

90°

30°

0°

rechter Hauptbronchus

❑ **Abb. 4.6.** Das starre Bronchoskop wird bis zur jeweiligen Lappenbronchusgrenze vorgeschoben, der Einblick in die Peripherie erfolgt mit sog. Winkeloptik. Das flexible Bronchoskop dagegen kann, je nach Ausführung, bis zur Subsegmentebene passieren. Zur Darstellung der Segmentaufzweigungen aus bronchoskopischer Sicht ❑ Abb. 4.2

der Ausdehnung des Tumors im einsehbaren Bronchialsystem und Festlegung der operativen Strategie

Methoden. Flexible Bronchoskopie zur peripheren Diagnostik (Spülzytologie, Lavage), peribronchiale/transbronchiale Biopsie unter Durchleuchtung (in Lokalanästhesie/Sedierung)
Starre Bronchoskopie: Diagnostik und endoluminale Interventionen im zentralen Tracheobronchialsystem in Kurznarkose (❑ Abb. 4.6)
Histologiegewinnung durch Spülzytologie, transbronchiale Biopsie, Probeexzision oder Stufenbiopsie (ermittelt die endobronchiale/endotracheale Tumorausdehnung und definiert die endobronchialen Voraussetzungen für die Wahl des Operationsverfahrens)

Mediastinoskopie

Indikationen. Darstellung und Biopsie mediastinaler Lymphknoten (nur vor und neben der Trachea) zur histologischen Klassifikation primärer Erkrankungen (Hodgkin-Lymphom, Non-Hodgkin-Lymphome, Morbus Boeck etc.) sowie bei sekundärem Lymphknotenbefall im Rahmen intrathorakaler oder extrathorakaler Tumoren (z.B. Bronchialkarzinom)

Komplikationen. Gefahr der Verletzung von V. cava superior, A. pulmonalis, Truncus brachiocephalicus, N. recurrens, N. vagus und Ösophagus. Entscheidend ist daher, dass die Mediastinoskopie unabhängig von der Indikationsstellung nur dort durchgeführt wird, wo auch die Komplikationen thoraxchirurgisch beherrschbar sind.

> ❱ Lymphknoten vor dem Aortenbogen und im Bereich des sog. aortopulmonalen Fensters können nur mittels Mediastinotomie untersucht werden.

Mediastinotomie

Indikationen. Abklärung retrosternaler und präaortaler Raumforderungen sowie von Raumforderungen im aortopulmonalen Fenster

Vorgehen. Kleine, von ventral ausgehende parasternale Inzision, eventuell Entfernung eines kleinen Rippensegments (ca. 2 cm) zur besseren Übersicht. Schonung der A. thoracica interna. Das Einlegen einer Thoraxdrainage ist in der Regel nicht erforderlich.

Pleuro-/Thorakoskopie

Indikation. Bullaresektion, Exstirpation solitärer Rundherde und kleinerer Mediastinaltumoren

Vorgehen. Einführen einer Videooptik (30–60°) durch eine starre Trokarhülse in den Pleuraspalt. Pleura, Lunge, Mediastinum und Perikard werden entweder im

◘ Abb. 4.7. Topographie der distalen Trachea bei der Mediastinoskopie: Der *schwarze Kreis* markiert die Position und das Blickfeld durch das Mediastinoskop auf die unmittelbar prä- und paratracheal gelegenen Lymphknoten

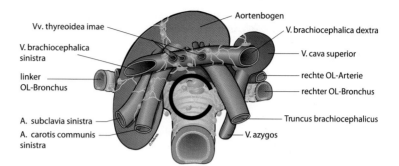

orthograden Strahlengang direkt über ein Okular (direkte Thorakoskopie) oder über eine aufgesetzte Videokamera (videoskopische Thoraxchirurgie) auf einem Bildschirm betrachtet. Videogestützte Eingriffe machen Probeexzision und Operation in einem Arbeitsgang möglich. Postoperative Einlage einer Thoraxdrainage (Blutung, Parenchymleck).

Offene Lungenbiopsie

Indikation. Lungengewebsentnahme, wenn alle anderen Methoden (transbronchiale Biopsie, Spülzytologie, transkutane Punktion) keine Diagnose erbringen.

Vorgehen. Erfolgt mittels videogestützter Thorakoskopie. Bei verschwielter Pleura über offene Minithorakotomie, in der Regel anterolateral im 5. ICR.

Thorakotomie

Indikation. Sternotomie für nahezu alle Eingriffe am offenen Herzen, bei großen, beidseitig lokalisierten Tumoren sowie im Rahmen der Metastasenchirurgie bei bilateralem Lungenbefall. Laterale Zugänge für Eingriffe an Lunge, Ösophagus und Mediastinum

Vorgehen. Für die Videothorakoskopie erfolgen die Inzisionen im 5. und 7. bzw. 8. ICR, für die anterolaterale Thorakotomie im 5. ICR zur offenen Lungenchirurgie (**◘ Abb. 4.8a**). Diese Inzision zerstört wenig Muskulatur (M. latissimus und M. pectoralis bleiben intakt, der M. serratus wird lediglich von der Rippe abgelöst). Entfernung der 5. und 6. Rippe zur besseren Übersicht. Posterolaterale Thorakotomie an der thorakalen Aorta descendens mit kompletter Durchtrennung des M. latissimus (**◘ Abb. 4.8b**).

Postoperative Komplikationen. Nachblutungen, Herztamponade, Pneumothorax, akute respiratorische Insuffizienz, Parenchym- und bronchopleurale Fisteln

Vorgehen bei Nachblutung. Kontrolle durch Thoraxröntgenübersichtsaufnahme und Drainagevolumen.

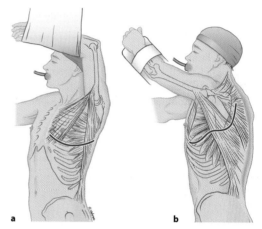

a   **b**

◘ Abb. 4.8. a Schnittführung bei anterolateraler Thorakotomie: M. pectoralis und M. latissimus dorsi werden, wenn überhaupt, nur am Rande gekerbt, lediglich der M. serratus anterior wird an seiner Rippeninsertion abgetrennt (muskelschonende, funktionell günstige Inzision, für alle Eingriffe an der Lunge ausreichend). **b** Die posterolaterale Inzision durchtrennt neben dem M. serratus den gesamten M. latissimus dorsi und Teile des M. subscapularis (funktionell ungünstige Inzision, nur für Eingriffe an Ösophagus und thorakaler Aorta erforderlich)

Kreislaufmessungen. Die Indikation zur Rethorakotomie ergibt sich aus dem Gesamtbild des Kreislaufs. Ist der Kreislauf nur durch dauerhafte Zufuhr volumenwirksamer Kolloide aufrechtzuerhalten, darf mit der Rethorakotomie nicht gewartet werden, da sich erfahrungsgemäß die für die spätere respiratorische Lungenfunktion so entscheidende negative Volumenbilanzierung bei Massivtransfusion nicht mehr kontrollieren lässt.

Thoraxdrainage (Bülaudrainage)

Kleinster, aber wichtigster thoraxchirurgischer Eingriff. **H07** Bei postoperativem oder posttraumatischem Überdruck im Thorax kommt es zum Kollaps der betroffenen Lunge mit Verdrängung des Mediastinums zur **H08** Gegenseite, zum Abknicken der oberen und unteren

Hohlvene sowie zur Ausbildung einer progredienten tachykarden Schockform. Man unterscheidet:

Postoperative Drainage

Elektiv von innen eingelegte Drainage vor Beendigung der Thorakotomie (◘ Abb. 4.9)

Notfalldrainage

Indikation. Zur Behebung eines akuten, vital bedrohlichen thorakalen Notzustandes (z.B. Pneumothorax, Spannungspneumothorax, Hämatopneumothorax etc.) z.B. nach Fehlpunktion bei Anlage eines ZVK, oder systemisch-venösen Ports oder Pleurapunktion. (◘ Abb. 4.10a)

Vorgehen. Eröffnung der Thoraxwand durch eine Hautinzision (4.-5. ICR der mittleren oder vorderen Axillarlinie) (lateraler Zugang), Präparation durch die Interkostalmuskulatur immer am Oberrand der Rippe des Interkostalraumes. Eröffnung der Pleura mit dem Zeigefinger oder der Schere und Vorschieben einer Drainage nach kranial und dorsal. Sog mit Wasserschlosssystem mit 20–25 cm Wassersäule

> ❗ **Cave**
> Eine notfallmäßige Drainage ist **am Unfallort** zu legen, wenn zu befürchten ist, dass auf dem Transport eines beatmeten Patienten ein Spannungspneumothorax durch eine bestehende Lungenverletzung mit Parenchymfistel auftreten kann.

Zieldrainage

Indikation. Bei Lokalbefund (z.B. Restempyem, gekammerter Pneu etc.) zur Drainage gekammerter Ergüsse, Entlastung von Pneuresthöhlen oder Spülung von Restempyemhöhlen (◘ Abb. 4.10b)

Vorgehen. Platzierung unter sonographischer oder computertomographischer Kontrolle

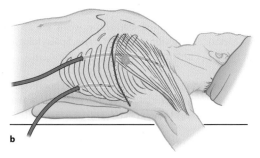

a   **b**

◘ **Abb. 4.9. a** Hautinzision für postoperative Thoraxdrainage vor Beendigung des Eingriffs unter Gegenpalpation von innen. **b** Prinzip der postoperativen Drainierung des Pleuraraumes: ventral/kranial für eventuelle Parenchymlecks, dorsal/kaudal für Blut-/Sekretableitung. Das ventrale Drain wird in der Regel am 1.–3. Tag, das dorsale am 2. –5. Tag entfernt

◘ **Abb. 4.10. a** *Notfalldrainage* zur Behebung eines vital bedrohlichen Überdrucks im Thorax: Inzision im 4. ICR, vordere Axillarlinie. Falls höchste Eile geboten, Benutzung eines Trokars erlaubt. (**Cave:** pfählende Lungenverletzung). **b** *Zieldrainage,* evtl. platziert unter Durchleuchtung, sonographischer oder CT-Kontrolle: sorgfältige digitale Kontrolle intrapleural und Positionierung des Drains ohne Trokar, evtl. mittels Kornzange

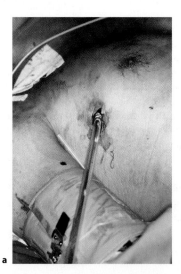

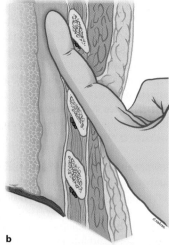

a   **b**

4.3 Thoraxtrauma

Man unterscheidet stumpfe Gewaltanwendung von penetrierend perforierenden oder pfählenden Verletzungen. Das stumpfe Begleitthoraxtrauma des Mehrfachverletzten besitzt eine Gesamtletalität von annähernd 20 %. Sicherheitsgurt und Airbag werden jedoch wirksam: In den letzten Jahren gab es deutlich weniger schwere stumpfe Thoraxtraumen bei Verkehrsunfällen.

4.3.1 Stumpfes Thoraxtrauma

Definition. Stumpfe Gewalteinwirkung mit Verletzung der knöchernen Thoraxwand und der Thoraxeingeweide

Pathogenese. Stumpfer Anprall bei Verkehrsunfall oder Sturz aus großer Höhe. Ein Teil der Verformungsenergie wird durch die Thoraxwand absorbiert, der Rest durch die Thoraxeingeweide. Bei jugendlichem Thorax trifft durch die Elastizität der Thoraxwand über eine stärkere Verformung mehr Energie auf die Thoraxeingeweide (schwere Parenchymzerreißung der Lunge bis zum Bronchusabriss und Lungenkontusion). Beim alten Menschen zerbricht dagegen das Thoraxskelett (Rippenserienfrakturen, Sternumfraktur). Rippenserienfrakturen führen zur Instabilität eines Thoraxwandsegmentes.

Symptomatik. Hypotonie, Tachykardie, Luftnot, aufgehobenes Atemgeräusch, Stauung der Halsvenen, perkutorischer Schachtelton, deutliches Hautemphysem, Abfall der Sauerstoffsättigung. Bei beatmeten Patienten Anstieg der Beatmungsdrücke.

Diagnostik. Körperliche Untersuchung mit Zeichen der Zyanose, Hautemphysem, Rippenfraktur, beidseits identischen oder einseitig aufgehobenen Atemgeräuschen, Schachtelton (Pneumothorax) oder auffällige Dämpfung (Blut). Arterielle Blutgasanalyse. Abhängig vom Zustand des Patienten röntgenologische Diagnostik

Therapie. Innere Schienung durch Beatmung mit Trachealtubus, sehr bald maximale Schmerzausschaltung, z.B. Periduralkatheter und Entwöhnung vom Respirator. Chirurgische Osteosynthese nur im extremen Ausnahmefall indiziert. Beim Pneumothorax bzw. Spannungspneumothorax ist das Legen einer notfallmäßigen Thoraxdrainage in den 4. ICR erforderlich. Überwachung von Kreislaufverhalten und Gasaustausch durch Anästhesisten und Chirurgen.

Lungeneinriss/Lungenzerreißung

Pathogenese. Häufig durch Rippenfragmente, direkten Anprall an der Thoraxwand oder plötzliche massive intrapleurale Drucksteigerung bei geschlossener Glottis. Luft- und Blutaustritt in die Pleurahöhle führt zum Hämatopneumothorax

Therapie. Immer Thoraxdrainage erforderlich, Thorakotomie mit Übernähung nur bei ausgedehnter Verletzung und massiver Blutung (Parenchymfistel mit Hämatopneumothorax)

Komplikationen. Parenchymfisteln (nach längerer Beatmung) sistieren zu 90 % spontan und in 5 % ist eine Übernähung erforderlich.

Bronchusruptur

Definition. Ausriss eines Hauptbronchus aus der Trachealbifurkation

Epidemiologie. Bei 1 % aller schweren stumpfen Thoraxtraumen

Pathogenese. Scherkräfte führen bei massiver, kurzfristiger und sagittaler Gewalteinwirkung zum Ausriss eines Hauptbronchus aus der Trachealbifurkation. Es kann ein Pneumomediastinum oder Totalkollaps des betroffenen Lungenflügels entstehen. Wird bei der Hypoxämie intubiert, entsteht ein Spannungspneumothorax.

Symptomatik. Inkomplette Bronchusruptur: mediastinales Emphysem (bei spontan atmendem Patienten funktionell unbedeutend); unter Beatmung bei ungünstiger Tubuslage Überdruckbildung mit Spannungsmediastinum möglich

Komplette Bronchusruptur mit Ruptur der mediastinalen Pleura: Totalkollaps des Lungenflügels, evtl. Spannungspneumothorax

Diagnostik. Die beweisende Bronchoskopie wird erst bei gesichertem Gasaustausch nach Intubation durchgeführt.

Therapie. Sofortige Thorakotomie und Reanastomosierung des Hauptbronchus durch End-zu-End-Naht möglichst unter Verwendung eines Doppellumentubus, der in den intakten kontralateralen Hauptbronchus platziert wird.

Zwerchfellruptur

Epidemiologie. Bei 2 % aller schweren Thoraxtraumen

Pathogenese. Hohe Druckunterschiede zwischen Thorax und Abdomen nach einem Trauma. Linksseitig können **Dünndarm-, Milz- und Magenanteile in die Pleurahöhle übertreten** und durch eine notfallmäßig zu tief eingelegte Thoraxdrainage verletzt werden.

F10

Symptomatik. Schmerzen, gelegentlich mit pektanginösem Charakter und Ausstrahlung in die Schulter, oft begleitende Milzruptur. Insgesamt jedoch keine wegweisenden Symptome

Diagnostik. Radiologisch (durch Gastrografinschluck) bzw. direkt durch eine Notfalllaparotomie

Therapie. Bei akuter Ruptur erfolgt eine Laparotomie aufgrund möglicher intraabdomineller Begleitverletzungen

4

Aortenruptur

Ätiologie. Dezelerationstrauma (Anprall am Lenkrad, Sturz vom Baugerüst etc.)

Pathogenese. Einriss der Aorta an zwei Fixierungen:
1. A. ascendens an der perikardialen Umschlagsfalte (fast immer tödlich durch Perikardtamponade)
2. A. descendens an der Insertion des Lig. Botalli (70 % letal)

Symptomatik. Tödlich in 70 % bei freier Ruptur. Bei intakter mediastinaler Pleura kann die Blutung tamponieren.

Diagnostik. Verbreitertes Mediastinum in der Thoraxübersichtsaufnahme (bei Klavikula sowie C1/C2-Fraktur) Angio-CT mit Spiraltechnik und 3D-Rekonstruktion

Therapie. Offene Operation durch Ausklemmen mit direkter Naht oder Protheseninterposition, ggf. mit Herz-Lungenmaschine. Risiko der Rückenmarkischämie (10 %) mit postoperativer Paraplegie. Endovaskuläre Therapie durch Vorschieben einer zusammengefalteten Stentprothese über einen Leistenzugang (A. femoralis com.). Spätere Transposition der A. subclavia, falls der Abgang der A. subclavia sinistra verschlossen wurde. Paraplegierate < 1 %, Langzeitergebnisse liegen noch nicht vor.

Herzkontusion

Symptomatik. Von diskreter Rhythmusstörung der Vorderwand des rechten Ventrikels bis hin zum Herzinfarkt

Diagnostik. Durch genaue Langzeit-EKG-Aufzeichnung, CK-Kontrollen und Kreislaufüberwachung muss zwischen reversibler Veränderung der Kontusion und zunehmender Ischämie bei kontusionsbedingter Koronarthrombose unterschieden werden.

Ösophagusruptur

Epidemiologie. Extrem seltene Verletzungsfolge nach einem Thoraxtrauma

Symptomatik. Mediastinitis mit hohem Fieber, Pneumomediastinum im CT und evtl. Entleerung von trübem Magensaft über die Thoraxdrainage

Diagnostik. Ösophagoskopie bzw. die röntgenologische Darstellung der Magenpassage mit wasserlöslichem Kontrastmittel

Therapie. Antibiotika und großlumige Thoraxdrainage sind der erste, Thorakotomie im 8. ICR mit Versuch der Ösophagusübernähung der zweite Schritt. Evtl. sofortige, totale Ösophagektomie mit vorübergehender, zervikaler Ausleitung und sekundärem Magenhochzug bzw. Koloninterponat im Abstand mehrerer Wochen.

4.3.2 Penetrierend/perforierendes Thoraxtrauma

Ätiologie. Kriminelles Milieu (Messer, Schussverletzungen), seltene Pfählungsverletzungen durch Verkehrsunfälle, Arbeits- und Sportverletzungen

Pathogenese. Das »pfählende Instrument« tritt im Vergleich zur Gewehrkugel langsamer in den Thorax ein. Brusteingeweide können sich innerhalb des Thorax verformen, ausweichen und elastischen Widerstand bieten, sodass die Verletzungen weniger schwer sind.

Therapie. Pfählungsverletzung: Erst unter Sicht der Thorakotomie ist eine Entfernung bei schrittweiser Blutstillung möglich.

Stichverletzung: Klassische Trias: Einstichstelle hoch parasternal, Hämatothorax und Kreislaufinstabilität beruht am häufigsten auf der Verletzung/Durchtrennung der A. mammaria interna, deren heftige Blutung zur sofortigen Thorakotomie zwingt. Bei stabilem Kreislauf, konstantem Hb-Wert und geringgradigem Hämatothorax kann eine Thoraxdrainage unter Intensivüberwachung ausreichend sein.

Schussverletzungen: Notthorakotomie mit vollständiger Revision des Schusskanals ohne zeitraubende Erstmaßnahmen am Unfallort

4.4   Lunge und Bronchialsystem

Ziele thoraxchirurgischen Eingreifens an der Lunge sind angeborene Fehlbildungen, Infektionsfolgen und Tumoren.

4.4.1 Angeborene Fehlbildungen

Angeborene Fehlbildungen der Lunge und des Bronchialsystems

- Lungenagenesie
- Lungenhypoplasie
- Lungenparenchymdefekte
- Lungendysplasie
- Lobäremphysem
- Gefäßanomalie
- Bronchialanomalie
- Lungensequester

Agenesie

Definition. Ein ganzer Lungenlappen und/oder Lungenflügel fehlt. Der betreffende Bronchus bildet lediglich einen kleinen Blindsack.

Symptomatik. Sekretretention im Bronchusblindsack mit rezidivierenden Infektionen
Diagnostik. Bronchoskopie. Ist nur ein Lappen betroffen, wird wegen geringer Beschwerden die Diagnose erst im mittleren Lebensalter gestellt.

Hypoplasie

Definition. Neben dem Bronchusblindsack sind noch einige Lungenbläschen ausgebildet.
Symptomatik. Sekretretention im Bronchusblindsack mit rezidivierende Infektionen
Diagnostik. Bronchoskopisch. Ist nur ein Lappen involviert, erfolgt die Diagnose evtl. erst nach Jahren.
Therapie. Resektion des gesamten befallenen Bezirks, z.B. bei Mediastinalverziehung

Parenchymdefekte

Definition. Eine oder mehrere Lungenzysten, die zwar am häufigsten solitär sind, aber auch diffus über das ganze Lungenparenchym verteilt sein können.
Ätiologie. Bei Parenchymdefekten liegt die Entwicklungsstörung entweder im Bereich der Alveolar- oder Bronchialwand.
Symptomatik. Infektion oder Überdruck durch einen Ventilmechanismus, der im Laufe der Jahre zur Überblähung der Zyste mit Kompression des übrigen Lungengewebes führt.
Therapie. Ausschälen der Zyste ohne umgebendes Lungengewebe. Bei multiplen Vorkommen wird ggf. ein ganzer Lungenlappen reseziert.

Dysplasie

Definition. Multiple Zysten aufgrund einer Proliferationsstörung der terminalen Bronchioli
Pathogenese. Nach der Geburt entwickeln sich multiple Zysten mit rascher Größenzunahme. Alveolen kommen im befallenen Abschnitt gar nicht zur Ausbildung.
Therapie. Entfernung des betroffenen Abschnittes am besten am Ende der Wachstumsperiode (insbesondere bei Kindern aufgrund der Gibbusbildung)

Lobäremphysem

Definition. Fehlentwicklung der Bronchiolenwand mit lokaler Emphysembildung.
Pathogenese. Zunächst normal angelegte Alveolen werden sehr bald nach der Geburt massiv überbläht und bewirken eine schwerwiegende Kompression der Restlunge.
Symptomatik. Klassisches Atemnotsyndrom des Neugeborenen
Therapie. Notfallmäßige Lobektomie

Vaskuläre Fehlbildungen: arteriovenöse Fistel

Definition. Anatomische Kurzschlussverbindungen zwischen arteriolären und venösen Gefäßabschnitten
Pathogenese. Fehlerhafte Entwicklung der Lungenkapillaren meist solitär, aber auch multipel über beide Lungen verteilt
Symptomatik. Teleangiektasien im Bereich der Mund- und Darmschleimhaut (Morbus Rendu-Osler), Zyanose, reaktive Polyzythämie und Trommelschlägelfinger, Synkopen und Schwindelgefühl bei körperlicher Belastung. Metastatische Hirnabszesse und intrapulmonale Blutungen bei Gefäßzerreißung
Diagnostik. Thorax-CT, Angiographie der A. pulmonalis bei zentralen Prozessen
Therapie. Vollständige Resektion aufgrund der Rezidivgefahr. Bei diffusem Auftreten interventionelle Coil-Embolisation über die A. pulmonalis unter Durchleuchtung

Bronchiale Anomalien

Definition. Bronchialfisteln sind anomale Verbindungen zwischen zentralen Bronchien, Trachea und Ösophagus. Bronchogene Fisteln liegen zumeist im distalen Bereich der Trachea bzw. in zentralen Bronchialabschnitten.
Symptomatik. Sekretinfektion, bei Bronchialfisteln Aspirationsgefahr
Diagnostik. Bronchoskopie
Therapie. Operation

Lungensequester

Definition. Funktionsloser Lungenanteil mit systemarterieller Gefäßversorgung (Ast der thorakalen oder abdominellen Aorta) Rokitansky-Lappen
Ätiologie. Kongenitale Fehlbildung
Symptomatik. Rezidivierendes Fieber, Pneumonie, purulentes Sputum. Im Gewebe des Sequesters bilden sich degenerative Hohlräume mit Sekretretention und Infektion, abschnittweise auch Parenchymverfestigung (Karnifizierung) des Lungengewebes
Diagnostik. Thoraxübersichtsaufnahme mit paravertebraler Spiegelbildung und scharf abgegrenzter Verschattung der basalen Segmente
Therapie. Operation mit sorgfältiger Darstellung der aufsteigenden Arterie

4.4.2 Entzündliche Erkrankungen

Pneumonie

Definition. Bakterielle oder virusinduzierte Lungenentzündung

Therapie. Keine primäre Indikation zur Lungenresektion. Gezielte Antibiotikabehandlung, medikamentöse Sekretolyse, Atemgymnastik, Bronchialtoilette. Operative Indikation zur Resektion bei pulmonalen Restzuständen (Nekrosehöhlen, karnifizierte Anteile, Abszesse) oder auch radiologisch verdächtige Narbenbezirke, insbesondere bei immunsupprimierten Patienten

Bronchiektasen

Definition. Irreversibel erweiterte Bronchialabschnitte der Segment- und Subsegmentbronchien
Ätiologie. Chronisch rezidivierende Infekte mit starkem Hustenreiz
Pathogenese. Die wiederholte intrabronchiale Drucksteigerung führt zur Zerstörung elastischer Wandelemente mit sackförmiger, zylinderförmiger oder tubulärer Ausweitung.
Symptomatik. Maulvolles Sputum, Zyanose, Uhrglasnägel, Hämoptysen, Amyloidose und reduzierte Lebenserwartung (unter Antibiotikaschutz selten)
Diagnostik. Spiral-CT mit 3-D-Rekonstruktion, ggf. Bronchoskopie
Therapie. Antibiose, Operation bei rezidivierender pulmonaler Pneumonie, Hämoptyse

Mukoviszidose

Definition. Autosomal rezessiv vererbliche Krankheit, bei der das Tracheobronchialsystem mit äußerst zähem, von den Zilien der Bronchialschleimhaut nicht transportablem Schleim gefüllt ist. Betroffen sind exokrine Drüsen des Pankreas und die Bronchialdrüsen.
Symptomatik. Chronische Infekte, bronchiektatischer Umbau mit schließlich multipel infizierten Zysten und respiratorischer Globalinsuffizienz
Therapie. Bei lappenbegrenzter Erkrankung Lobektomie. Bei Pneumothorax Zystenübernähung mit parietaler Pleurodese. Bei massiver Globalinsuffizienz ist heute im 2. Lebensjahrzehnt häufig die beidseitige Lungentransplantation erforderlich.

Mittellappensyndrom

Definition. Irreversibel durch chronischen Druck an seinem Abgang zerstörter Mittellappenbronchus mit nachfolgendem Bronchusverschluss
Symptomatik. Sekretstau, Infektion, Einschmelzung und reaktive Karnifizierung
Diagnostik. Röntgen-Thorax und Bronchoskopie
Therapie. Exstirpation des Mittellappens nach vorheriger Bronchoskopie zum Tumorausschluss

Lungenabszess

Definition. Eitrige Einschmelzung von Lungengewebe
Ätiologie. Ausbreitung bronchogen, hämatogen, als primäre Gangrän, durch sekundäre Zystenbesiedlung, Tumorzerfall. Annähernd 50 % aller Abszesse sind in Wahrheit Tumorzerfallshöhlen. Häufigste Erreger sind Staphylokokken oder E. histolytica.
Symptomatik. Fieber, Schüttelfrost, Schmerz, Hustenreiz und Leukozytose. Bei Anschluss der Abszesshöhle an einen Bronchus wird der Abszessinhalt u.U. abgehustet. Bei Perforation in die Pleurahöhlen kann sich ein septisches Krankheitsbild entwickeln.
Diagnostik. Röntgen Thoraxübersichtsaufnahme, CT-Thorax (typische Spiegelbildung)
Therapie. Bronchoskopie (Drainage und Zytologie zum Tumorausschluss), transpleurale Drainage unter CT-Kontrolle, zusätzlich antibiotische Abdeckung, Lagerungsdrainage und Gabe von Expektoranzien. Ggf. Resektion des Lungenlappens

Lungentuberkulose

Definition. Akute oder chronische produktive Lungenentzündung durch *Mycobacterium tuberculosis*.
Epidemiologie. Aktuell treten wieder schwere Verläufe bei polyresistenten Tuberkulosestämmen aus Osteuropa und Asien (Indien) auf, die trotz Chemotherapie primär gangränösen Zerfall eines ganzen Lungenlappens bewirken.
Therapie. Die medikamentöse Therapie bewirkte, dass die Chirurgie der Tuberkulose nur noch 10 % der Eingriffe ausmacht. Initial weiterhin Chemotherapie (3er/4er-Kombination). Operiert werden Spätkomplikationen: Bronchialblutung, Kavernen, Bronchiektasen, Lungendestruktionen nach Nekrose, Tuberkulome. Resektion mit vollständiger Entfernung des Infektionsherdes en bloc mit dem zerstörten, umgebenden Parenchym. Thorakostoma bei Risikopatienten. Thorakoplastik bei altem Kavernendurchbruch mit geschrumpften Lungengewebe.

 Cave

Lebensbedrohliche Hämoptysen (> 600 ml/24 h) erfordern die sofortige bronchoskopische Lokalisation, im hochakuten Fall Intubation mit Blockade und sofortige Resektion.

Pleuraempyem

Definition. Ansammlung eines infektiösen Sekrets oder Ergusses im Pleuraspalt mit konsekutiv entzündlicher Reaktion der parietalen und viszeralen Pleura
Ätiologie. Streptokokken und Staphylokokken (30 %), *Haemophilus influenzae* bei pulmonalen Infekten (Kinder), Lungenabszesse, bronchogene Infekte, Obstruktionspneumonie (z.B. Tumor), penetrierende Thoraxverletzungen, Operationsfolge (z.B. Bronchus-

stumpfinsuffizienz), nicht ausreichend drainierter Hämatothorax (Spätempyem), Mediastinitis

Pathogenese. Die viszerale Pleura schlägt sich tief zwischen die peripheren Lungenläppchen und steht direkt in Verbindung mit Lymphgefäßen und kleinen Venolen der Lunge. Auf diesem lymphogen/hämatogenen Weg ist eine Infektionsausbreitung aus der Lunge in den Pleuraraum möglich (metapneumonisches Empyem).

Symptomatik. Ablauf des Empyems in 3 Phasen: Stadium I: exsudative Phase, Stadium II: fibrinös-purulente Phase, Stadium III: Vernarbung/Verschwielung (nach 4–8 Wochen). Symptome variabel, oft Überlagerung durch die Grundkrankheit (Pneumonie, Mediastinitis, subphrenischer Abszess, akutes Abdomen), Sepsis, Schwäche und Anämie mit Gewichtsreduktion (bei chronischer Verlaufsform)

Diagnostik. Thoraxübersichtsaufnahme, Thorax-CT, Probepunktion unter sterilen Kautelen mit Antibiogramm, evtl. unter sonographischer Kontrolle, sind die entscheidenden diagnostischen Schritte. Mikrobiologisch häufig Nachweis von Mischinfektionen mit Anaerobiern.

Therapie. Minithorakotomie mit weitlumiger Drainage (28–32 Charrière), möglichst mit seitlichem Zulauf für die Spülung (über ca. 10 Tage), Zieldrainage bei Kammerbildung. Später thorakoskopische Adhäsiolyse, ggf. Thorakotomie. Im Stadium III erfolgt die offene Thorakotomie ggf. mit Teildekortikation.

4.4.3 Benigne Raumforderungen der Lunge

Einteilung

- Epitheliale Tumoren
- Mesenchymale Tumoren
- Hamartome (können wachsen, maligne entarten und ähneln Bronchialkarzinom, größtenteils aus Knorpel bestehend, 4.-6. Lebensjahrzehnt, Männer bevorzugt)
- Seltene, gutartige Lungentumore (erst nach Exstirpation histologisch sicher klassifizierbar):
  - Fibröses Histiozytom
  - Postinflammatorische Pseudotumoren
  - Sklerosierendes Hämangiom
  - Lymphom

»Pulmonaler Rundherd«

Definition. Rundliche Verschattung in der bildgebenden Diagnostik (Rö-Thorax, CT, MRT)

Epidemiologie. Häufig Zufallsdiagnose

Differenzialdiagnosen. Peripheres Bronchialkarzinom, Lungensarkom, gutartiger Tumor, Metastase, Tuberku-

lose, atypische Pneumonie, arteriovenöse Fistel. 50 % aller Rundherde (beim Raucher bis zu 80 %) sind malignen Ursprungs!

Diagnostik. Thorax-CT (Solitärherd?), Skelettszintigraphie (Knochenmetastasen?), Oberbauchsonographie (Leberfiliae?). Ggf. Abklärung von Magen-Darm-Trakt, Schilddrüse, Nieren und Genitalorgane nach möglichem Primärtumorsitz, evtl. PET

Therapie. Histologische Sicherung. Operative Entfernung eines solitären Rundherdes erfolgt möglichst thorakoskopisch. Bei großen Befunden erfolgt die Thorakotomie mit atypischer Parenchymresektion (Letalität < 0,5 %).

> **Leitsätze**
> - Gutartige Tumoren werden grundsätzlich operativ entfernt, da sie wachsen können, maligne entarten können und oft nicht vom Bronchialkarzinom unterscheidbar sind.
> - Gutartige Tumoren sind wesentlich seltener als Bronchialkarzinome, weshalb bis zum Beweis des Gegenteils bei Vorliegen eines pulmonalen Rundherdes von einem Bronchialkarzinom auszugehen ist.
> - Der solitäre Rundherd muss histologisch abgeklärt, d.h. entfernt werden. »Zuwarten« ist ein besonders schwerwiegender strategischer Fehler.
> - Jeder Patient mit Bronchialkarzinom hat nur **einmal** eine reelle Chance auf Heilung durch Operation, nämlich im **Frühstadium**.
> - Streng kontraindiziert sind alle Punktionsversuche bei Verdacht auf Mesotheliom, da hier die Implantation von Impfmetastasen im Stichkanal sicher bewiesen ist.

4.4.4 Maligne, primäre Lungentumoren

 Cave
Etwa 80 % aller thoraxchirurgischen Eingriffe gelten Tumoren der Lunge, davon ca. 70 % den Lungenkarzinomen (Raucherkrebs!).

Maligne epitheliale Primärtumoren: das Lungen-/Bronchialkarzinom

Definition. Lungenkarzinom mit Ursprung im Epithel der Bronchien

Epidemiologie. Häufigste Krebsform des Mannes in den Industrienationen seit Mitte des 20. Jahrhunderts

Ätiologie. Zigarettenraucher haben ein 50fach erhöhtes Risiko, an einem Bronchialkarzinom zu erkranken. Zigarettenrauch ist die am besten untersuchte Krebsnoxe der Welt.

Histologische Klassifikation. Unterscheidung von kleinzelligem und nicht kleinzelligm Tumor und Mischformen. Biologisches Verhalten abhängig vom Differenzierungsgrad. Die histologische Einteilung ist für die Therapie richtungweisend (◘ Tab. 4.3).

Diagnostik. Thoraxröntgenübersicht (Nachweis in 95 %), CT-Thorax (T-Stadium), sekundäre Lungenveränderungen, Größenanalyse der Lymphknoten im Mediastinum (N-Stadium), FDG/PET eventuell in Fusionstechnik mit CT zur Malignitätsbeurteilung pulmonaler Raumforderungen (Spezifität >1 cm bei ca. 80%) sowie zur Beurteilung mediastinaler Lymphknoten und Ausschluss/Nachweis von Fernmetastasen, extrapulmonale Metastasensuche mittels Sonographie (Leber), Szintigraphie (Knochen), CCT (Schädel). Bronchoskopie (endobronchiale Tumorausdehnung). Mediastinoskopie beim nicht kleinzelligen Karzinom zum Ausschluss von kontralateralem Lymphknotenbefall (N3)

Histologische Typisierung des Bronchialkarzinoms (UICC 1997)

- **Plattenepithelkarzinom:** spindelzelliges Plattenepithelkarzinom
- **Kleinzelliges Karzinom**
  - Oat-cell-Karzinom (Haferzelltyp)
  - Intermediärzelltyp
  - Kombiniertes Oat-cell-Karzinom
- Adenokarzinom
  - Azinäres Adenokarzinom
  - Papilläres Adenokarzinom
  - Bronchioloalveoläres Karzinom
  - Solides Karzinom mit Schleimbildung
- **Großzelliges Karzinom**
  - Riesenzellkarzinom
  - Klarzellkarzinom
- **Adenosquamöses Karzinom**
- Karzinoidtumor
- **Bronchusdrüsenkarzinom**
  - Adenoid-zystisches Karzinom
  - Mukoepidermoidkarzinom
  - Andere

Therapie. Einziges Therapieverfahren mit kurativer Heilungschance ist die radikale Operation. Nur ca. 15 % aller Patienten kommen nach Abschluss des präoperativen Stagings für einen kurativen Ansatz durch Operation infrage.

Palliative Indikation. Blutung. Bei zentralem Bronchialkarzinom führt eine Bronchusverlegung zur septischen Verjauchung eines ganzen Lungenflügels mit

---

◘ **Tab. 4.3.** Stadieneinteilung des nicht kleinzelligen Bronchialkarzinoms (UICC 2010). Für Prognose und Therapieentscheidung ebenso bedeutsam wie die histologische Klassifizierung ist das Stadium der Erkrankung. Die Stadieneinteilung (Staging) des Bronchialkarzinoms unterscheidet die Stadien 0–IV

Stadium	Tumorgröße	Lymphknoteninfiltration	Metastasen
okkultes Karzinom	TX	N0	M0
Stadium 0	Tis	N0	M0
Stadium IA	T1a, b	N0	M0
Stadium IB	T2a	N0	M0
Stadium IIA	T2b	N0	M0
	T1a, b	N1	M0
	T2a	N1	M0
Stadium IIB	T2b	N1	M0
	T3	N0	M0
Stadium IIIA	T1a, b, T2a, b	N2	M0
	T3	N1, N2	M0
	T4	N0, N1	M0
Stadium IIIB	T4	N2	M0
	jedes T	N3	M0
Stadium IV	jedes T	jedes N	M1

Die TNM-Stadierung für das nicht kleinzellige Bronchialkarzinom definiert 4 Tumorstadien:
- **TX** nur bei positiver Zytologie
  T1a ≤ 2 cm
  T1b > 2–3 cm
- **T1:** Tumor ≤3 cm Größe, allseits von Lunge oder intakter Pleura umgeben, der endobronchial nicht die Lappenbronchusgrenze nach proximal überschreitet
- **T2:** Tumor > 2 cm **oder** Tumor jeder Größe, der die **viszerale** Pleura infiltriert, **oder** eine Atelektase, bis zum Hilus reichend, induziert, der aber in jedem Fall endobronchial > 2 cm von der Hauptcarina entfernt ist
- **T2a** Tumor > 3 cm bis 5 cm
- **T2b** Tumor > 5 cm bis 7 cm
- **T3:** Jeder Tumor > 7 cm, der die Lungengrenze überschreitet mit direkter Infiltration der Brustwand, mediastinalem Pleura, des Perikards oder Zwerchfells, **oder** <2 cm an die Trachealbifurkation heranreicht, ohne die Carina selbst zu infiltrieren
- **T4:** Jeder Tumor, der das Mediastinum, das Herz, große Gefäße, Trachea, Ösophagus, Wirbelkörper, oder direkt die Hauptcarina infiltriert **oder** einen zytologisch positiven Pleuraerguss induziert
- **M1** Fernmetastasen
- **M1a** Separate Tumorknoten in einem kontralateralen Lungenlappen; Tumor mit pleuralen Knoten oder Pleurakarzinom
- **M1b** Fernmetastasen

Für die Beschreibung der Lymphkoteninfiltration werden 3 N-Stadien unterschieden:
- **N0:** Lymphknoteninfiltration nicht vorhanden (pN0 bedeutet dagegen, dass histologisch in mindestens 10 entnommenen Lymphknoten mikroskopisch keine Tumorinfiltration gefunden wurde)
- **N1:** Infiltration intrapulmonal, segmentaler, lobärer und hilärer Lymphknoten, mediastinale Lymphknoten frei
- **N2:** Infiltration der im Mediastinum gelegenen ipsilateralen Lymphknoten, Gegenseite frei
- **N3:** Infiltration mediastinaler Lymphknoten der Gegenseite, Infiltration supraklavikulärer Lymphknoten, ipsi- oder kontralateral

septischen Zuständen. Große Tumoren können durch Kompression zu Luftnot führen.

Funktionelle Operabilität. Postoperativ ist eine FEV_1 von ca. 1,3–1,5 l/s erforderlich. Daher präoperativ Lungenfunktionsprüfung und Perfusionszintigraphie erforderlich.

Technische Operabilität. Infiltrierte Anteile von Perikard, Zwerchfell, Brustwand und Herzvorhof lassen sich en bloc mitresezieren (erweiterte Resektion).

Operative Technik. »Stadienadaptierte Radikalität«, d.h. Entfernung des Tumors mit seinem lymphatischen Abflussgebiet (einschließlich radikale mediastinale Lymphadenektomie). Dies bedeutet für die Lunge Lobektomie, Bilobektomie, extra-/intraperikardiale Pneumonektomie, in jedem Fall mit mediastinaler Lymphadenektomie unter standardmäßiger Berücksichtigung der ipsilateralen Lymphknotenstationen vom Zwerchfell bis hoch prätracheal. Manschettenlobektomie bzw. Bilobektomie vermeiden eine Pneumonektomie durch bronchoplastische Eingriffe. Komplikationen: Nachblutung, Bronchusstumpfinsuffizienz, Pleuraempyem

Prognose. Letalität der Operation mit »kurativem Ansatz« bei 1–7 %. Die 5-Jahres-Überlebensraten sind stadiumsabhängig mit ca. 70 % im Stadium I, 30–40 % im Stadium II und ca. 5–15 % im Stadium IIIa.

Onkologische Zusatzbehandlung. Neoadjuvante und adjuvante Chemotherapieschemata werden in Zukunft alle operablen Stadien (Ausnahme: Stadium Ia) ergänzen. Die postoperative Radiotherapie beeinflusst die Lokalrezidivrate günstig. Alleinige Radiochemotherapie im fortgeschrittenen Stadium.

Kleinzelliges Bronchialkarzinom

Definition. Oat-cell-haltiges Bronchialkarzinom

Ätiologie. Verbreitung in den Industrienationen durch Zigarettenrauchen

Pathologie. Biologische Aggressivität des Kleinzellers

Diagnostik. Präoperative Diagnostik bis zur Mediastinoskopie (mediastinale Lymphknotenmetastasen ⬛ Abb. 4.11)

Therapie. Bis zum Stadium II (T2N1) werden primär inklusive Lymphadenektomie operiert und anschließend chemo-/radiotherapiert. Bei hämatogener Metastasierung erfolgt eine Chemotherapie.

Prognose. Die Ergebnisse der chirurgisch/onkologischen Kombinationsbehandlung sind mit denen der Nichtkleinzeller im Stadium I und II vergleichbar.

Typisches und atypisches Karzinoid (neuroendokriner Tumor Grad I/II)

Definition. Gehört zur Gruppe der neuroendokrinen Tumoren. Man unterscheidet das typische vom atypi-

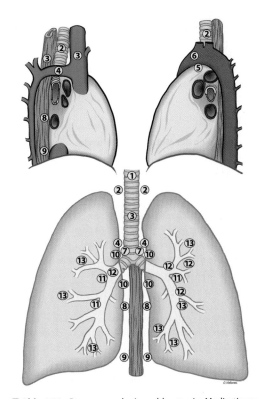

⬛ **Abb. 4.11.** Benennung der Lymphknoten im Mediastinum. Bei intraoperativer Entnahme zu Stagingzwecken kann für die betreffende Lymphknotenstation – anstelle der ausführlichen anatomischen Bezeichnung – die entsprechende Zahl verwendet werden. *Mediastinale Lymphknotenstationen:* 1 hochprätracheal, 2 hoch-paratracheal, 3 prätracheal, 4 tracheobronchial, 5 aortopulmonal, 6 präaortal, 7 Bifurkationsbereich, 8 paraösophageal, 9 ligamentär. *Pulmonale Lymphknotenstationen:* 10 Hiluslymphknoten, 11 interlobäre Lymphknoten, 12 lobäre Lymphknoten, 13 intersegmentale Lymphknoten

schen Karzinoid mit Lymphbahneinbruch und Lymphknoteninfiltration.

Epidemiologie. Präferenz für das weibliche Geschlecht 2:1 und Altersgipfel bei 30–40 Jahren. Lokalisation intrabronchial-zentral (85 %), peripher (15 %)

Diagnostik. Thorax-CT, Abdomensonographie, Skelettszintigraphie

Therapie. Gleiche onkologische Radikalitätskriterien wie beim nicht kleinzelligen Bronchialkarzinom. Bei peripherem Sitz erfolgt die anatomische Resektion mit mediastinaler Lymphadenektomie. Neigt zu heftigen Blutungen.

Prognose. 95 % 10-Jahres-Überlebensraten bei typischem Karzinoid (neuroendokriner Tumor Grad I). 70 % 2-Jahres- und 45 % 5-Jahres-Überlebensraten bei atypischem Karzinoid (entspricht in etwa derjenigen beim nicht kleinzelligen Bronchialkarzinom im Stadium II)

4.4.5 Lungenmetastasen

Bei hämatogen metastasierten Tumoren kann durch Resektion nicht nur des Primärtumors, sondern auch der Lungenmetastasen ein therapeutischer Vorteil erzielt werden.

> **Prinzipien der Metastasenchirurgie**
> - Primärtumor muss beherrscht sein – kein Rezidiv, keine R1-Resektion
> - Extrapulmonale Metastasen müssen ausgeschlossen sein
> - Patient mit niedrigem OP-Risiko (0–2 %)
> - Onkologisch-interdisziplinäre Alternativoptionen müssen ausgeschöpft sein
> - Die chirurgische Radikalität muss technisch möglich und gewährleistet sein

Indikationen. Adjuvante Metastasenchirurgie innerhalb eines Chemotherapiekonzeptes (z.B. Hodenteratom) und primäre Metastasektomie bei nicht chemotherapiesensiblen Primärtumoren (z.B. Sarkomen)
Präoperative Diagnostik. Nachweis der Lungenmetastasen im CT-Thorax. Ausschluss extrapulmonaler Metastasen mittels Sonographie, Abdomen-CT, Skelettszintigraphie. Ausschluss eines Lokalrezidivs
Vorgehen. Sparsame, atypische Resektionen mit minutiöser Durchtastung der gesamten atelektatischen Lunge, »adjuvante« Metastasenchirurgie inkl. Chemotherapiekonzept oder primäre Metastasektomie
Prognose. Prognostisch entscheidend sind die Radikalität des Eingriffs (R0-Resektion), die Anzahl der Metastasen, das metastasenfreie Intervall sowie Größe und Verteilung der Metastasen.

4.5 Mediastinum

Anatomisch ist das Mediastinum ein von der gleichnamigen Pleura nach ventral und lateral begrenzter Raum, der wie ein »Innenhof« vorn vom Sternum, dorsal von der Wirbelsäule und seitlich von den Lungen begrenzt wird.

4.5.1 Entzündliche Erkrankungen

Akute Mediastinitis

Definition. Akute, bisweilen lebensbedrohliche, eitrige Einschmelzung im Mediastinum
Pathogenese. Entzündungsausbreitung per continuitatem oder lymphogen von kranial oder iatrogen nach

Perforation von Ösophagus oder Trachea. Ausbreitung bei bakterieller Entzündung des Nasopharynx entlang der Fascia praevertebralis oder praetrachealis
Symptomatik. Mediastinalemphysem (Perforation im Tracheobronchialsystem), Pleuraerguss (Ösophagusruptur mit Verletzung der mediastinalen Pleura), septische Entzündungszeichen
Diagnostik. Rö-Thorax mit verbreitertem Mediastinum, Hautemphysem über dem Jugulum, Lufteinschlüsse im CT
Therapie. Unabhängig von der Ursache Drainage nach außen. Entscheidend ist, dass die Ursache beseitigt wird, z.B. Zahnextraktion, Kieferhöhlenspülung bzw. chirurgische Übernähung einer Ösophagusläsion. Transjugulärer Querschnitt am Hals (Drainage des vorderen Mediastinums), Thorakotomie mit Mediastinaleröffnung (Drainage des hinteren Mediastinums) z.B. bei Ösophagusperforation. Mehrtägige Spülung des Mediastinums über 2 Drainagen.

Chronische Mediastinitis

Ätiologie. Histoplasmose, Aspergillus, Cryptococcus. Morbus Hodgkin, Morbus Boeck und Autoimmunerkrankungen
Diagnostik. Ausschluss eines primär malignen Prozesses durch Gewebeentnahme
Therapie. Vollständige chirurgische Exzision nur selten möglich. Symptomatische Behandlung mit Kortikoiden und Antimykotika

4.5.2 Tumoren des Mediastinums

> **Einteilung der Mediastinaltumoren nach Lokalisation**
> - **Vorderes Mediastinum:** Schilddrüsentumoren, Thymustumoren, Weichteilsarkome, Lipome, Teratome, Dermoide
> - **Mittleres Mediastinum:** Perikardzysten, bronchogene Zysten, Teratome, Lymphome, Pleurazysten
> - **Hinteres Mediastinum:** neurogene Tumoren, Ösophagustumoren, Ösophaguswandzysten

Symptomatik. 70 % aller Raumforderungen sind Zufallsbefunde. Die Symptome treten erst spät bei Kompression, Infiltration und Verdrängung von Nachbarorganen auf: obere Einflussstauung, Stridor, Heiserkeit, Zwerchfellparese, Horner-Syndrom (◻ Tab. 4.4)
Diagnostik. Ausschluss eines malignen Lymphoms mittels Thoraxübersicht, CT und MRT (bei Infiltration

◼ **Tab. 4.4.** Kompressions-/Infiltrationssymptome bei Mediastinaltumoren	
Symptome	**Ursache**
Stridor	Tracheobronchiale Kompression/Infiltration
Sensibilitäts-/Motilitätsstörung Unterarm und Hand	Plexuskompression/Infiltration
Horner-Syndrom	Ganglion-cervicale-superius-Infiltration
Heiserkeit	N.-recurrens-Infiltration (häufiger links als rechts)
Zwerchfellhochstand	N. phrenicus-Parese
Teilparesen untere Gliedmaßen	Rückenmarkkompression bei Sanduhrtumoren
Livide Gesichtsschwellung, Armödeme	Kompression/Infiltration der V. cava superior (V.-cava-Syndrom)

von Hohlorganen). Histologische Abgrenzung bei lokalisiert retrosternalem Tumorsitz durch Mediastinotomie
Therapie. Chirurgische Tumorresektion bei Tumoren durch Sternotomie (retrosternale Tumoren) oder anterolaterale Thorakotomie im 4. bzw. 5. ICR (vorderes Mediastinum), laterodorsaler Zugang (hinteres Mediastinum). Bei Lymphomen Radio-/Chemotherapie

Thymusgeschwulste

Neben den retrosternalen Strumaanteilen sind Thymome die häufigsten retrosternalen Raumforderungen.
Pathologie. Histologisch beteiligt sind epitheloide Zellen und Lymphozyten, zumeist ohne eindeutige zelluläre Malignitätskriterien.
Therapie. Vollständige Exstirpation (bei Ausschluss von Fernmetastasen)
Stadium I (Kapsel nicht infiltriert) und **Stadium II** (Infiltration des umgebenden Fettgewebes): En-bloc-Exstirpation entweder transsternal oder häufiger linkslaterale Thorakotomie
Im **Stadium II und III** erfolgt auch eine lokale Nachbestrahlung.
Ultimatives Ziel der Thymomchirurgie ist die lokale Radikalität, die entsprechende En-bloc-Techniken von Perikard, V. cava etc. voraussetzt.

> **Stadieneinteilung der Thymome (Masaoke)**
> - I. Tumor allseits durch Kapsel begrenzt, Kapsel nicht infiltriert
> - II. Infiltration der Kapsel und des umgebenden Fettgewebes
> - III. Infiltration von Nachbarorganen (V. cava, Perikard, Aorta etc.) und/oder intrathorakale Metastasen
> - Extrathorakale Fernmetastasen

Thymus und Myasthenia gravis

Definition. Autoantikörper gegen Acetylcholinrezeptoren reduzieren die Dichte der postsynaptischen Rezeptoren, deren Proteine als Vermittler der Autoimmunreaktion gelten und in lymphoiden Thymuszellen enthalten sind.
Therapie. Indikation zur vollständigen Entfernung des Thymus
Prognose. Die besten Resultate werden bei frühzeitiger Indikationsstellung erzielt. Letalität < 0,5 %.

Thymuszysten

Kongenital angelegt, asymptomatisch, bis auf Verdrängungserscheinungen am Hals und im Mediastinum. Differenzialdiagnose ist das zystische Teratom. Therapie durch transsternale oder thorakoskopische Exstirpation

Struma retrosternalis

Definition. Retrosternale Struma, die von einem unteren Schilddrüsenpol ausgeht.
Epidemiologie. Häufiger mehr rechts als links gelegen
Therapie. Lässt sich durch eine zervikale Inzision aus nach kranial »bergen«, weil ihre Gefäßversorgung von zervikal stammt und sich auch große Gewebsknoten blind digital »hervorluxieren« lassen.

Struma endothoracica vera

Definition. Struma im Mediastinum ohne jede Beziehung zur eutopen zervikalen Schilddrüse
Epidemiologie. Häufigkeit 0,1 %, findet sich am häufigsten im oberen, vorderen und mittleren, seltener hinteren Mediastinum
Diagnostik. CT (scharf begrenzte, rundliche Raumforderung). Verkalkungen in 25 %. Iodszintigraphie zur Abklärung der Differenzialdiagnosen (z.B. Teratom)
Therapie. Chirurgische Exstirpation

4

Dystope Nebenschilddrüsen

Definition. Etwa 80 % des dystopen Nebenschilddrüsengewebes findet sich mediastinal in direkter Umgebung des Thymus.

Symptomatik. Mediastinale Adenome (bei weitem am häufigsten), Hyperplasie und Karzinome sind klinisch wie ein zervikaler Hyperparathyreoidismus auffällig: Nephrokalzinose, Pankreatitis, Skelettveränderungen der Hand im Röntgenbild etc.

Diagnostik. Kontrastmittel-CT, arterielle selektive Darstellung über die A. thyreoidea inferior oder A. thoracica interna kann das Adenom direkt zeigen

Therapie. Vollständige, chirurgische Entfernung des autonomen Gewebes, ggf. mit Sternotomie und kompletter Thymusresektion

Neurogene Tumoren

Größte Gruppe aller Mediastinaltumoren, zu 75 % im hinteren Mediastinum gelegen

---

Klassifikation der neurogenen Tumoren

- Ausgehend von den peripheren Nerven: Neurofibrome, Schwannome, maligne Nervenscheidentumoren, Neurofibromatose (auch maligne)
- Ausgehend von den autonomen Ganglien: Ganglioneurome, Neuroblastome, Ganglioneuroblastome
- Ausgehend von den Paraganglien: parasympathische Paragangliome, sympathische Paragangliome (Phäochromozytome), Granularzelltumoren

---

Tumoren der peripheren Nerven

Schwannom. Tumor geht von den Schwann-Zellen der Nervenscheide aus. Häufigster Tumor der peripheren Nerven. Geht von den Interkostalnerven, dem N. vagus oder dem Truncus sympathicus aus. Die Tumoren sitzen dem Nerv unmittelbar auf und wachsen gelegentlich durch das Zwischenwirbelloch in Richtung Spinalkanal. Meist solitär – bei malignem Auftreten auch in Kombination mit Morbus Recklinghausen. Die Tumoren wachsen oft symptomlos bis zu erheblicher Größe, bei intraspinalem Wachstum können neurologische Ausfälle auftreten. Diagnostik mittels CT, MRT. Bei neurologischem Ausfall OP-Indikation. Heilung bei kompletter Resektion aller benignen Formen, bei malignen Formen liegt die 5-Jahres-Überlebensrate bei etwa 75 %.

Neuroblastom. Typischer maligner Tumor im Kindesalter, der häufiger in der Nebenniere als im Mediastinum auftritt (15 %). Symptome durch Hormonaktivität (Katecholamine, Vanillinmandelsäure etc.). Diagnostik mittels CT, MRT. Operative Entfernung. Heilungen werden nur im Frühstadium bei ca. 50 % erzielt.

Paragangliome

Phäochromozytom. Neuroepitheliale Zellen, die dem thorakalen Grenzstrang (chromaffine Zellen) zuzuordnen sind. Die Tumoren liegen paravertebral, sind endokrin durch Adrenalin-/Noradrenalinausschüttung aktiv und können die gleiche Symptomatik wie retroperitoneale Phäochromozytome hervorrufen (hypertone Krisen, Bradykardie, Schwitzen, Kopfschmerz, Schwindel). Diagnose mittels CT. Bei der Exstirpation chromaffiner Paragangliome sind Vorsichtsmaßnahmen erforderlich (AV-Blockade, RR-Senkung).

Vagale Paragangliome. Neuroepitheliale Zellen, die dem N. vagus (nicht chromaffine suprakardiale Zellen) zuzuordnen und am häufigsten im aortopulmonalen Fenster lokalisiert sind. Schwierige Operation. Hartnäckige Lokalrezidive, falls keine Exstirpation im Gesunden.

Keimzelltumoren

Extragonadale Keimzelltumoren stammen aus pluripotenten Zellen, die während der Embryogenese mit der Thymusanlage ins Mediastinum wandern.

Reife Teratome (80 %). Dermoidzysten, wenn zystische Anteile stark überwiegen. Kapsel aus reifem Plattenepithel; innen finden sich verschiedenste Gewebeanteile (Knorpel, Haut, Knochen etc.). Häufiger Zufallsbefund, da erst spät Verdrängungssymptome. Operative Entfernung, da weiteres Wachstum, mögliche Infektion und maligne Entartung drohen. Durch komplette Exstirpation wird Heilung erzielt.

Unreife Teratome (1 %). Bei Kindern ist ein deutliches Größenwachstum ohne Infiltration der Umgebung möglich, während bei Jugendlichen gerade eine diffuse Infiltration von Nachbarorganen eine radikale Operation oft nicht mehr zulässt.

Teratokarzinome (19 %). Maligner extragonadaler Keimzelltumor, der gehäuft bei Männern zwischen dem 20. und 40. Lebensjahr auftritt. Man unterscheidet Seminome, embryonale Karzinome, Chorionkarzinome und endodermale Sinustumoren aus reifen und unreifen Teratomen. Vollständige operative Tumorentfernung.

Lymphadenopathien

Man unterscheidet primär maligne Lymphome, granulomatöse Lymphadenopathien und entzündliche Lymphadenopathien (◘ Tab. 4.5).

◘ Tab. 4.5. Lymphome im Mediastinum

Maligne Lymphome	Hodgkin-Lymphom
	Non-Hodgkin-Lymphome
	Metastasen
Granulomatöse Lymphadenopathien	Tuberkulose
	Morbus Boeck
	Silikose
	Wegener-Granulomatose
Infektiöse Erkrankungen	Mykosen
	Reaktive unspezifische Lymphadenitis
	Mononukleose
Sonstige	Lupus erythematodes
	Angiofollikuläre Hyperplasie
	Castlemans-disease

Diagnostik. CT und Gewinnung von Gewebe zur histologischen Untersuchung. Die Diagnose lässt sich niemals radiologisch, sondern immer nur histopathologisch stellen: die transtracheale Punktion der Bifurkationslymphknoten, die Biopsie unter Sicht durch Mediastinoskopie sowie die direkte Freilegung durch parasternale Mediastinotomie.

Therapie. Auch bei erheblicher Größe ist keine operative Therapie der primär malignen Lymphome sowie der granulomatösen Erkrankungen indiziert. Eine exakte Klassifizierung ist insbesondere bei den malignen Lymphomen erforderlich, die für adäquate Radiochemotherapie entscheidend sein kann.

4.6 Erkrankungen von Pleura und Brustwand

H06 ### 4.6.1 Spontanpneumothorax

Definition. »Pneumothorax« bedeutet, dass Luft in den Pleuraspalt eindringt und den dort herrschenden Unterdruck aufhebt. Daraufhin kollabiert zumindest beim nicht verwachsenen Pleuraspalt der gesamte Lungenflügel partiell oder vollständig (Lungenkollaps).

Klassifikation. Spontan oder idiopathisch (Bullae), symptomatisch (bullöses Emphysem, Lungengerüsterkrankung), traumatisch (z.B. Rippenfraktur), iatrogen (z.B. ZVK)

Symptomatik. Oft asymptomatisch, Ausnahme Spannungspneumothorax mit Tachykardie, Blutdruckabfall **H06** und Einflussstauung sowie plötzlicher Atemnot und Zyanose.

Diagnostik. Klinische Untersuchung mit abgeschwächtem Atemgeräusch und hypersonorem Klopfschall. Rö- **F07**

Thorax (Pneuspalt). Bei Kindern kann ein Zwerchfelltiefstand auf der betreffenden Seite und eine Verlagerung des Herzens auftreten. CT bei Patienten mit Bullae

Therapie. Ziel ist die rasche Wiederaufdehnung der Lunge durch Absaugen der eingedrungenen oder noch eindringenden Luft und die Verhütung eines Rezidivs durch möglichst breitflächige Verklebung des Pleuraspaltes. Einbringen einer dünnen Drainage (20 Charrière) mit Wasserschloss. Bei rupturierten Bullae entsteht in 10–20 % ein Rezidiv.

4.6.2 Pleuraerguss

Definition. Meist seröse Flüssigkeitsansammlung zwischen parietaler und viszeraler Pleura

Ätiologie. Kardiovaskulär bei Herzinsuffizienz oder Perikarditis, pulmonalvaskulär bei Lungeninfarkt, Hypalbuminämie bei nephrotischem Syndrom, Malabsorption oder Leberzirrhose, infektiös parapneumonisch oder bei Tbc

Diagnostik. Thoraxübersicht im Röntgen, B-Bild im Ultraschall und CT. Punktion mit zytologischer Untersuchung. Bei Tumorverdacht im CT erfolgt eine Biopsie durch die videogestützte Thorakoskopie.

Therapie. Abpunktion im Sitzen oder Drainageeinlage in Rückenlage. Bei chronisch rezidivierendem Erguss (z.B. Pleurakarzinose) wird die wirksamste Pleurodese **H08** durch Instillation von Talkumpuder erreicht (sog. »Poudrage«).

4.6.3 Primäre Pleuratumoren (Pleuramesotheliom)

Definition. Diffuses Neoplasma ausgehend von der pa- **H06** rietalen oder viszeralen Pleura

Ätiologie. In 50 % der Fälle Zusammenhang mit As- **H08** bestintoxikation (Fasergeometrie der Asbestfasern füh- **F08** ren zur Entstehung eines Adenkarzinoms). Latenzzeit bis zu 20 Jahre

Symptomatik. Thoraxschmerz, Erguss. Atemnot, Husten, Gewichtsabnahme; im weiteren Krankheitsverlauf Horner-Syndrom, obere Einflusstauung, Dysphagie, **H08** Stimmbandlähmung

Diagnostik. Rö-Thorax (einseitiger Erguss mit Pleuraschwiele) und CT Thorax mit knotenförmiger pleuraler Raumforderung und Verdickung. Beweisend ist **H08** eine Gewebebiopsie einer offenen Pleurabiopsie. Risiko der Ausbildung von Impfmetastasen im Stichkanal

Therapie. Im Stadium I kann eine Pleuropneumoperi- **H08** kardiodiaphragmektomie durchgeführt werden, ohne

4

◘ **Tab. 4.6.** Stadieneinteilung des malignen Mesothelioms (nach Boutchard)	
Stadium I	Tumor auf eine Thoraxhälfte beschränkt
Stadium II	Infiltration von Brustwirbelsäule, Mediastinum, mediastinalen Lymphknoten
Stadium III	Tumorinfiltration des Peritoneums oder der kontralateralen Pleura, extrathorakale Lymphknoteninfiltration
Stadium IV	Hämatogene Fernmetastasen

statistischen Nachweis der Überlebensverlängerung. (◘ Tab. 4.6).

Palliative Therapie. Palliative Chemotherapie mit Cisplatin in Kombination mit Pemetrexed. Pleurodese mit Talkum = Einbringen von Talkum in die Pleurahöhle mit konsekutiver entzündungsbedingter Pleuraspalt-Obliteration

Prognose. Nach histologischer Sicherung 7–14 Monate

4.6.4 Sekundäre Pleuratumoren

Definition. Hämatogene sowie lymphogene Metastasen extrapleuraler Primärtumoren

Ätiologie. Bronchialkarzinom, Mammakarzinom, Ovarialkarzinom, Magenkarzinom etc.

Symptomatik. Ergussbildung und Pleuraverschwielung

Differenzialdiagnosen. Diffuses malignes Pleuramesotheliom

Diagnostik. Rö-Thorax, Pleurabiopsie

Therapie. Symptomatisch, Pleuraverklebung (Pleurodese) durch Talkumpuder

4.6.5 Brustwandtumoren

Sammelbegriff für alle primären und sekundären metastatischen Geschwülste der gesamten Brustwand von Haut-/Weichteiltumoren bis zu Knorpel-/Knochengeschwülsten, Nerven-/Gefäßtumoren, bis zu den getrennt abgehandelten Pleuratumoren

Benigne Primärtumoren der Brustwand

Pathologie. Fibrome, Lipome, Leiomyome, Hämangiome, Neurofibrome, fibröse Dysplasie, Chondrome, Osteochondrome

Diagnostik. Palpation. CT bei tiefer liegenden Tumoren und zum Ausschluss von weiteren Herden

Therapie. Resektion, plastische Deckung selten erforderlich

Maligne Primärtumoren der Brustwand

Pathologie. Fibrosarkom, Chondrosarkom, histio- und fibrohistiozytäre Tumoren

Symptomatik. Maligne Tumoren sind häufiger schmerzhafter als benigne

Diagnostik. Palpation und CT-Thorax

Therapie. Resektion weit im Gesunden, insbesondere bei Rippenbefall ist eine Sicherheitszone von 10 cm erforderlich. Plastische Deckung durch Muskelverschiebelappenplastik oder alloplastische Deckung (z.B. Marlexnetz)

4.6.6 Deformation der Brustwand

Definition. Kongenitale Deformitäten der Brustwand treten entweder als Trichterbrust (Pectus excavatum) oder Kiel-/Kahnbrust (Pectus carinatum) auf.

Pathogenese. Die ursächliche Störung betrifft überwiegend das Knorpelgewebe der parasternalen Rippenansätze und den Rippenbogen und führt entweder zu einer trichterförmigen Einsenkung oder kielartigen Vorwölbung des Brustbeins.

Symptomatik. Nur in 5 % besteht eine kardiopulmonale Funktionseinschränkung bei extremer Einengung zwischen Sternumhinterwand und Wirbelsäule. Störungen der Lungenfunktion sind in der Regel nicht nachweisbar.

Therapie. Kosmetische Korrektur im Kleinkindalter. Die Operation ist beim Jugendlichen und Erwachsenen aufwändig und schwer traumatisierend. Eine »eingebildete Schwäche von Herz und Lunge« wird durch die Operation in keiner Weise verändert. Dabei sind zwei wichtige Aspekte zu berücksichtigen:

Die **Indikation** ist eine rein kosmetische, gestellt nur bei erheblicher psychischer Belastung.

Heilungsstörungen an den durchtrennten Rippenknorpeln und dem Sternum sind möglich; zurück bleiben eine ca. 20 cm lange Narbe sowie eine gewisse Resteinsenkung des Brustbeins.

5 Herzchirurgie

R. Lange

5.1 Operationsverfahren und extrakorporale Zirkulation

5.1.1 Offene und geschlossene Herzchirurgie

Durch Verwendung der Herz-Lungen-Maschine, mit der die extrakorporale Zirkulation (EKZ) durchgeführt wird, ist es möglich, das Herz und die Lunge aus dem Kreislauf auszuschalten.

- **Operationen am offenem Herzen:** Herzhöhlen oder herznahe große Gefäße werden eröffnet (intrakardiale Korrekturen, Klappenersatz etc.)
- **Operationen am geschlossenen Herzen:** Eingriffe an Koronararterien, Perikard und intrathorakalen Gefäßen

Nicht alle Eingriffe in der Herzchirurgie müssen mit der Herz-Lungen-Maschine durchgeführt werden (◘ Tab. 5.1.).

◘ Tab. 5.1. Herz-Lungen-Maschine (HLM)

OP ohne HLM	OP mit HLM	Eingriffe mit oder ohne HLM
Persistierender Ductus	Eingriffe am »offenen« Herzen	»Minimal-invasive« Koronarrevaskularisation
Aortenisthmusstenose	Eingriffe an der thorakalen Aorta	Herzverletzungen
Perikardresektion	Koronarrevaskularisation Herztransplantation	Palliative Eingriffe

5.1.2 Extrakorporale Zirkulation

Die extrakorporale Zirkulation ersetzt vorübergehend die Pumpfunktion des Herzens und die Gasaustauschfunktion der Lunge (◘ Abb. 5.1).

- **Partieller kardiopulmonaler Bypass:** Venöses Blut fließt noch partiell in das Herz und wird über die Aorta ausgeworfen.
- **Totaler kardiopulmonaler Bypass:** Das gesamte venöse Blut wird in die Herz-Lungen-Maschine drainiert und die Aorta ascendens abgeklemmt.

Technik

Über drainierende Kanülen im rechten Vorhof, in den beiden Hohlvenen oder der V. femoralis fließt das venöse Blut gemäß der Schwerkraft über ein Reservoir. Das Blut wird durch den Gasaustauscher gepumpt, CO_2 aus dem Blut entfernt und O_2 zugesetzt. Das sauerstoffreiche Blut wird dann in die Aorta bzw. die A. femoralis zurückbefördert. Bei normaler Körpertemperatur beträgt der notwendige Flussindex 2,5–3,0 l/min/m².

Monitoring

Kontrolliert werden während der extrakorporalen Zirkulation Blutfluss, systemarterieller und -venöser Druck, Körpertemperatur, Urinausscheidung, Blutgase, Elektrolyte, Blutzucker, Hämatokrit und Gerinnungsparameter.

Auswirkungen

Der mechanische Transport durch Rollerpumpen und nicht endothelialen Oberflächen (Kunststoff) führt zu mehreren Veränderungen im Organismus:

◘ Abb. 5.1. Extrakorporaler Kreislauf: Das venöse Blut fließt von den Hohlvenen in ein Reservoir. Von hier wird es mit einer Roller- oder Zentrifugalpumpe durch den Oxygenator, den Wärmetauscher und einen Filter zurück in die Aorta befördert

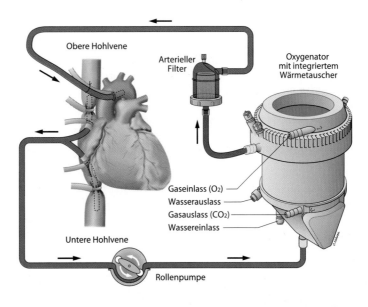

- Pathophysiologische Reaktion des Organismus:
  - Hämolyse der Erythrozyten
  - Kumulation von Fibrinpartikeln und Luftblasen
  - Thrombozytopenie
  - Aktivierung humoraler Systeme (Blutgerinnung, Renin-Angiotensin-System, Fibrinolyse, Komplementsystem etc.)
- Klinische Reaktion des Organismus
  - Temperaturanstieg
  - Leukozytose
  - Gesteigerte Kapillarpermeabilität
  - Sekundäre Organfunktionsstörungen (Lunge, Niere, Gehirn, Darm)

Alle Effekte hängen von der Dauer der extrakorporalen Zirkulation ab. Besonders stark reagieren Säuglinge, Kleinkinder und ältere Menschen.

5.1.3 Myokardprotektion

Summe der Maßnahmen, die den Herzmuskel vor einer dauerhaften Schädigung während der extrakorporalen Zirkulation bewahren.

Technik

- Perfusion der Koronararterien nach dem Abklemmen der Aorta mit einer 4–10 °C kalten, kaliumreichen Lösung (Kardioplegie)
- Absenken der Myokardtemperatur auf 10–14 °C durch eine systemische Hypothermie und durch äußere Kühlung mit Eiswasser
- Reduktion der Stoffwechselprozesse zur Erhöhung der Ischämietoleranz (max. 2 h)

Reperfusionsphase

- Koronarperfusion mit Blut führt zu einer sofortigen Wiedererwärmung des Myokards und zur Normalisierung der intra- und extrazellulären Kaliumkonzentration.
- Reparationsvorgänge im Myokard während der Reperfusionsphase
- Schrittweise Entwöhnung von der extrakorporalen Zirkulation

5.1.4 Assistierte Zirkulation

Mechanische Unterstützungssysteme zur temporären Aufrechterhaltung der Herz-Kreislauf-Funktion

Indikation

Potenziell reversibles Myokardversagen nach akutem kardiogenen Schock (Myokardinfarkt), postoperatives Versagen (Low-output-Syndrom) nach Operation am Herzen

Prinzip

Bridging to recovery. Die mechanische Unterstützung verringert die Herzarbeit und stellt den Kreislauf sicher, bis sich die Myokardfunktion erholt hat.

Bridging to transplant. Längerfristiger Einsatz einer mechanischen Kreislaufunterstützung bei irreversiblem Myokardversagen überbrückt die Zeit zur Transplantation.

Verfahren

Intraaortale Gegenpulsation (IABP). Bei ausreichender Restfunktion des Herzens anwendbar. Ein aufblasbarer

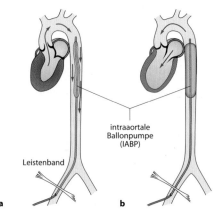

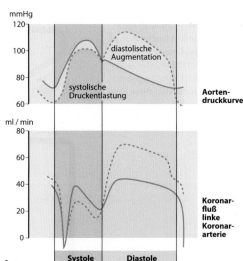

□ **Abb. 5.2a–c.** Prinzip der intraaortalen Gegenpulsation (IABP)

Ballon in der thorakalen Aorta descendens erhöht die Koronardurchblutung durch eine diastolische Druckerhöhung und die Verminderung der Herzarbeit durch Reduktion der Nachlast. Die Entwöhnung erfolgt nach einigen Tagen (◘ Abb. 5.2a–c).

Pumpenunterstützung. Auch bei völligem Erliegen der Herzfunktion einsetzbar. Das Blut wird aus dem Vorhof oder dem Ventrikel in die Pumpe geleitet und von dort in die Aorta (Linksherzbypass) bzw. in die Pulmonalarterie (Rechtsherzbypass) zurückbefördert. Dadurch wird die Herzkammer kaum noch mit Blut gefüllt, die Vorlast sinkt und das Myokard wird vollständig entlastet.

Membranpumpen. Arbeiten mit Kompression der Membran durch Druckluft. Aufgrund der Größe werden sie außerhalb des Körpers getragen.

Druckplattenpumpen. Erzeugen den Druck durch elektrisch betriebene Kolben. Diese Pumpen können technisch klein und flach konstruiert werden, sodass sie sich besonders für eine Implantation und zur längeren Kreislaufunterstützung eignen (◘ Abb. 5.3).

Permanenter mechanischer Herzersatz (Kunstherz). Kein routinemäßiger klinischer Einsatz aufgrund technischer Probleme.

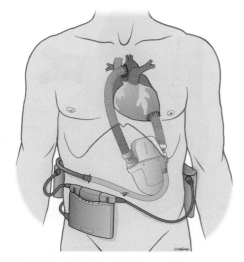

◘ **Abb. 5.3.** Implantierbares Linksherzunterstützungssystem (Novacor 100)

5.2 Ischämische Herzerkrankung

5.2.1 Anatomie und Physiologie

Die Koronararterien sind die ersten Äste der Aorta. Die Koronarostien liegen im links- und rechtskoronaren Sinus valsalva unmittelbar oberhalb der Aortenklappe. Der linke Hauptstamm ist etwa 1 cm lang, bevor er sich in den R. interventricularis anterior (Vorderwand des linken Ventrikels und das Septum) und den R. circumflexus (Lateral- und Hinterwand des linken Ventrikels) teilt. Die rechte Koronararterie versorgt den größten Teil des rechten Ventrikels.

Regulation der Koronardurchblutung

Die Koronardurchblutung erfolgt während der Diastole bei geschlossener Aortenklappe. Die Höhe des Koronarflusses wird über den O_2-Verbrauch des Myokards reguliert. Das Herz, das nur etwa 0,2 % des Gesamtkörpergewichts ausmacht, verbraucht 4 % des gesamten Sauerstoffs.

- Der myokardiale O_2-Verbrauch wird bestimmt durch Vorlast, Nachlast, Kontraktilitätszustand und Herzfrequenz.
- Die Koronardurchblutung wird bestimmt durch hämodynamische, neurovegetative, reflektorische und humorale Einflüsse.

> Eine Koronarinsuffizienz entsteht bei einem Missverhältnis zwischen dem koronaren O_2-Angebot und dem myokardialen O_2-Bedarf.

5.2.2 Koronare Herzkrankheit

Definition. Arteriosklerotische Verengung der Koronararterien mit Einschränkung der Koronarreserve
Epidemiologie. Häufigste Todesursache in den Industriestaaten der westlichen Welt
Pathogenese. Atheromatöse Plaques, die sich aus Cholesterol und Cholesterolestern mit einer fibrösen Hülle aus Kollagen- und glatten Muskelfasern zusammensetzen. Lokalisation hauptsächlich im Anfangsteil der großen Koronararterien und im Bereich von Gefäßabgängen.
Risikofaktoren. Familiäre Belastung, Hyperlipidämie, arterielle Hypertonie, Nikotinabusus, Diabetes mellitus
Symptomatik. Angina pectoris, retrosternales Drücken, Ziehen, Brennen oder Stechen, ausstrahlend in die linke Schulter oder den linken Arm. Stabile Angina pectoris tritt regelmäßig bei einer bestimmten Belastung auf und bildet sich in Ruhe oder nach Gabe von Nitroglyzerin unmittelbar zurück. Bei der instabilen

Angina pectoris treten die Beschwerden unabhängig von körperlicher Belastung auf.

Differenzialdiagnosen. Aortenvitien, Aneurysmen der intrathorakalen Gefäße, vegetativ-sympatikotone Störungen

Diagnostik. EKG mit ST-Streckensenkung unter Belastung oder vorübergehende ST-Streckenhebungen in Verbindung mit typischer Angina pectoris. Selektive Koronarangiographie

Komplikation. Myokardinfarkt

> ❯ Beweisend für das Vorliegen einer koronaren Herzerkrankung ist nur die **selektive Koronarangiographie**.

5.2.3 Myokardinfarkt

Definition. Bei dieser schwerwiegenden Komplikation der KHK kommt es durch einen akuten Verschluss einer Koronararterie zur Ischämie und zur lokalen Myokardnekrose.

> ❯ Anhand der Anzahl der betroffenen Koronararterien unterscheidet man eine koronare Ein-, Zwei- oder Dreigefäßerkrankung.

Ätiologie. Thrombus, der sich an der Stelle eines arteriosklerotischen Plaques bildet

Diagnostik. Anamnese, typische EKG-Veränderungen (ST-Hebungen, neu aufgetretene Q-Zacken), Veränderung der Serumenzyme CK und CK-MB (Kreatinkinase-Isoenzym) sowie des Herzmuskelproteins Troponin T

Symptomatik. Typisch ist die therapierefraktäre Angina pectoris, begleitet von Luftnot

Komplikationen. Akut: Kammerwandruptur, Ventrikelseptumdefekt (in 8–17 % der Fälle sofort tödlich, Abdichten der Ventrikelwand mit Filzstreifen), Papillarmuskelruptur mit akuter Mitralklappeninsuffizienz (notfallmäßiger Klappenersatz erforderlich)

Chronisch: Aneurysma des linken Ventrikels (entwickelt sich im Bereich des infarzierten Myokardareals. Durch turbulente Strömungen und Stase des Blutes bilden sich Thromben, die zu arteriellen Embolien führen können). Ischämische Kardiomyopathie (Einschränkung der Pumpfunktion des linken Ventrikels durch zunehmende Vernarbung)

Prognose. 20 % der Patienten versterben innerhalb der ersten Minuten bis Stunden aufgrund von Kammerflimmern (plötzlicher Herztod). Akute mechanische Komplikationen in 1–3 % (Notfalloperation).

Therapie. Die Therapieentscheidung hängt ab vom Verteilungsmuster der Koronarstenosen, der Herzfunktion, der Symptomschwere, dem Ansprechen auf die medikamentöse Therapie und extrakardialen Erkrankungen.

Verfahren

- ▬ PTCA (perkutane transluminale koronare Angioplastie) durch Stentimplantation
- ▬ Operative Revaskularisation: Sternotomie am kardioplegisch stillgestellten Herzen. Bypass aus der V. saphena magna, A. thoracica interna (**A. mammaria interna**) oder A. radialis. Arterielle Transplantate haben eine bessere Langzeitprognose (❏ Abb. 5.4).
- ▬ Endarteriektomie: Ausschälen der atheromatösen Veränderung unter Mitnahme der Gefäßintima und -media
- ▬ Ostiumplastik: Erweiterung des Koronarostiums in Form einer Ostiumplastik

Komplikationen

- ▬ **Verschlussrate der Venenbrücken:** 2–4 % pro Jahr. Verschluss durch eine diffuse Intimahyperplasie mit Kalkeinlagerungen

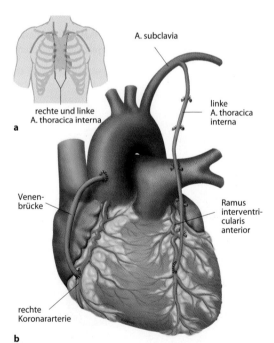

A. subclavia

rechte und linke
A. thoracica interna

linke
A. thoracica interna

a

Venen-
brücke

Ramus
interventri-
cularis
anterior

rechte
Koronararterie

b

❏ **Abb. 5.4. a** Verlauf der rechten und linken A. thoracica interna ca. 1–2 cm vom Rand des Sternums. **b** Venenbrücke mit proximalem Anschluss an die Aorta ascendens und distalem Anschluss an die rechte Koronararterie. Die A. thoracica interna entspringt aus der linken A. subclavia. Dieser proximale Anschluss bleibt wenn möglich erhalten. Distal ist das Gefäß mit dem R. interventricularis anterior anastomosiert

- **Verschlussrate der A. thoracica interna:** 1 Jahr nach der Operation sind noch 95 % und nach 10 Jahren noch 85 % funktionsfähig

Prognose. Operationsletalität von 1–3 %. 10 Jahre nach der Operation müssen etwa 10–15 % der Patienten erneut operiert werden. Langzeitüberlebensrate ungefähr 90 % nach 5 Jahren, 80 % nach 10 Jahren und 50–60 % nach 15 Jahren.

> Da die ischämische Herzerkrankung fortschreitet, sind die PTCA und die chirurgische Revaskularisation eine symptomatische und keine kausale Behandlung.

5.3 Erworbene Herzklappenfehler

Anatomie

Trikuspidalklappe. Besitzt ein anteriores, ein posteriores und ein septales Segel

Mitralklappe. Besitzt ein großes anteriores (aortales) und ein kleineres posteriores (murales) Segel. Die Segel setzen an dem jeweiligen Anulus fibrosus an der Herzbasis an und treffen an den Kommissuren zusammen. Über die Chordae tendineae ist der freie Rand der Segel mit den Papillarmuskeln verbunden, wodurch ein Zurückschlagen der Segel in den Vorhof während der Ventrikelkontraktion verhindert wird (◘ Tab. 5.2).

Aorten- und Pulmonalklappe. Zeichnen sich durch den halbmondförmigen Ansatz der drei Klappensegel an der Basis des Klappenrings aus

◘ Tab. 5.2. Ätiologie und Pathomorphologie der Mitralklappenfunktionsstörung

Ätiologie	Pathomorphologie
Rheumatische Entzündung	Schrumpfung der Segel, der Chordae und Verschmelzung der Kommissuren
Akute Endokarditis	Destruktion der Klappenstrukturen
Myxoide Degeneration	Verdickung und Elongation der Segel, Sehnenfadenabriss
Bindegewebserkrankung (Marfan-Syndrom)	Elongation und Prolaps der Segel
Myokardinfarkt	Papillarmuskelischämie oder -abriss
Angeborene Entwicklungsstörung	Fehlbildung

5.3.1 Aortenklappenfehler

Erworbene Aortenklappenstenose

Definition. Verengung der Öffnung der Aortenklappe ●F07

Ätiologie. Angeborene Fehlbildung (60 %) mit konsekutiver Ausbildung einer Fibrose und später Verkalkung, rheumatische Entzündung (15 %), Arteriosklerose (25 %), Endokarditis (Streptokokken, Staphylokokken, Enterokokken) ●F09

Pathophysiologie. Druckbelastung des linken Ventrikels. Bei einer Öffnungsfläche < 1 cm² ist der Ausflusswiderstand des linken Ventrikels erhöht. Kompensatorisch steigt der systolische linksventrikuläre Druck unter Ausbildung einer Herzmuskelhypertrophie mit erhöhtem Sauerstoffbedarf bei gleichzeitiger Verminderung der diastolischen Koronarperfusion (Folge: subendokardiale Infarkte, Rhythmusstörungen, Kammerflimmern). Dadurch Anstieg der Herzfrequenz (Verkürzung der Systolendauer) und/oder des Herzminutenvolumens, Anstieg des Kammerdrucks (Abflussbehinderung durch die Stenose) und relative periphere Minderperfusion. Im fortgeschrittenen Stadium kommt es zur Dekompensation und Dilatation des Herzens, zur pulmonalen Stauung und bis hin zum biventrikulären Herzversagen.

Diagnostik. Niedriger Blutdruck mit kleiner Blutdruckamplitude (Pulsus parvus et tardus). Raues Systolikum mit Punctum maximum im 2. ICR rechts parasternal mit Fortleitung in die Karotiden. Karotispulskurve (Hahnenkammphänomen). Im EKG Zeichen der Linksherzhypertrophie ggf. mit T-Negativierung in den Ableitungen V_4–V_6). Im Thoraxröntgenbild Herz linksbetont mit poststenotischer Dilatation der Aorta ascendens und prominentem Aortenknopf (◘ Abb. 5.5). Koronarangiographie

Symptomatik. Lange Zeit asymptomatisch, dann Müdigkeit, Schwindelanfälle, Synkopen, Angina pectoris, Rhythmusstörungen

Therapie. Operation bei einem Druckgradienten > 50 mmHg zwischen linkem Ventrikel und Aorta ascendens sowie bei symptomatischen Patienten

Erworbene Aortenklappeninsuffizienz

Definition. Schlussunfähigkeit der Aortenklappe ●F07

Ätiologie. Rheumatische Entzündung (Fibrose und Schrumpfung der Klappensegel), Dilatation des Aortenklappenrings

Pathophysiologie. Volumenbelastung des linken Ventrikels führt durch den Frank-Starling-Mechanismus zur Erhöhung des Schlagvolumens und zur Dilatation der linken Kammer und zur kompensatorischen Hypertrophie. Die zunehmende Dilatation führt zur myokardialen Dekompensation.

5

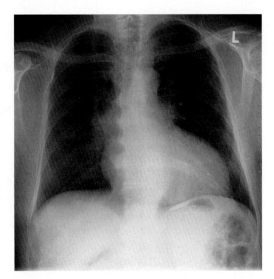

◘ Abb. 5.5. Aortal konfiguriertes Herz bei hochgradiger Aortenstenose (Institut für Radiologie, Direktor Dr. Martinoff, Deutsches Herzzentrum München)

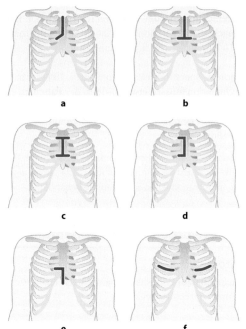

a   b

c   d

e   f

◘ Abb. 5.6. Thorakotomien, die alternativ zur vollständigen medianen Sternotomie in der minimal-invasiven Herzchirurgie durchgeführt werden: **a** Partielle Sternotomie in Form eines »inversen L« und **b** eines »inversen T« zur Operation an der Aorta ascendens und **c** und **d** eines »I« bzw. eines »inversen C« zur Operation an der Mitralklappe, an der Trikuspidalklappe oder am Vorhofseptum. **e** Untere, partielle Sternotomie zur Revaskularisation der rechten Koronararterie (MIDCAB). **f** Rechtslaterale Minithoraktomie zur minimal-invasiven OP an der Mitralklappe oder der rechten Koronararterie (MIDCAB) und links-anterolaterale Minithoraktomie zur Revaskularisation des R. interventricularis anterior der linken Koronararterie (MIDCAB)

Symptomatik. Lange asymptomatisch, dann Unruhe, Schweißneigung, Herzklopfen, Schlaflosigkeit, pulssynchrones Dröhnen im Kopf, nächtliche Asthma-Anfälle, Linksherzversagen

Diagnostik. Hohe Blutdruckamplitude bei niedrigem distolischen Wert (Pulsus celer et altus), sichtbare Pulsation der Karotiden. Diastolisches Descrecendogeräusch über dem 2. ICR. Im EKG Linksherzhypertrophie und T-Negativierung. Im Röntgenthorax aortal konfiguriertes Herz mit vergrößertem linken Ventrikel und Vorhof (verstrichene Herztaille). Herzecho, Herzkatheteruntersuchung

Therapie. Operationsindikation bei eingeschränkter Belastbarkeit, bei asymptomatischen Patienten mit hochgradiger Insuffizienz und deutlich erhöhtem linksventrikulärem Volumen. Bei Patienten mit einer akuten Endokarditis besteht meist eine dringliche Operationsindikation innerhalb weniger Tage nach Diagnosestellung.

Operative Therapie der Aortenklappenfehler

Klappenrekonstruktion

Aortenstenose. Nur in seltenen Fällen möglich (Architektur der Klappe bereits zerstört), Kommissurotomie (scharfe Trennung verschmolzener Segel)

Aortenklappeninsuffizienz. Nur in seltenen Fällen möglich (Architektur der Klappe bereits zerstört), Rekonstruktion durch Suspension der Segel oder Stabilisierung des Klappenrings

Ballondilatation

Indikation in speziellen Fällen, hohe Komplikationsrate

Prothetischer Aortenklappenersatz

Indikation. In der Mehrzahl der Fälle bei Aortenklappeninsuffizienz oder -stenose

Vorgehen. Operativer Zugang über eine vollständige oder partielle mediane Sternotomie (◘ Abb. 5.6). Eröffnung der Aorta ascendens unter extrakorporaler Zirkulation. Nach vollständiger Entfernung der verkalkten Segel der Aortenklappe wird die Aortenklappenprothese am Klappenring fixiert.

Prognose. Operationsletalität von 1–4 %. 1-Jahres-Überlebensrate von 90 %, 5-Jahres-Überlebensrate von 75 %, 10-Jahres-Überlebensrate von 60 %

5.3.2 Mitralklappenfehler

Erworbene Mitralklappenstenose

F10

Definition. Verengung der Öffnung der Mitralklappe
Pathophysiologie. Die physiologische Öffnungsfläche der Mitralklappe beträgt 4–6 cm^2. Bei einer Öffnungsfläche < 2 cm^2 entsteht ein transvalvulärer Druckgradient, der bei weiterer Einengung auf < 1 cm^2 auf Werte über 20 mmHg ansteigt (kritische Mitralstenose). Mit zunehmender Dilatation des linken Vorhofes kommt es zu chronischem Vorhofflimmern und der Vorhof verliert seine Transportfunktion. Im Endstadium kommt es zum konsekutiven Rechtsherzversagen und zum Lungenödem bei massiver linksatrialer Drucksteigerung.
Symptomatik. Dyspnoe (Leitsymptom), Husten, Hämoptysen, arterielle Thromboembolien (in 10–20 %). Absolute Arrhythmie bei Vorhofflimmern (in 40 %)
Diagnostik. Facies mitralis (rötlich-bläuliche Verfärbung der Wangen), Zyanose und Halsvenenstauung. Paukender 1. Herzton und einen frühdiastolischen Mitralöffnungston
EKG: Rechtsherzhypertrophie und Vorhofflimmern
Thoraxröntgen: Im seitlichen Strahlengang **Vergrößerung des linken Vorhofs und Verdrängung des**

F09

Ösophagus nach hinten. Im A.-p.-Strahlengang: Mitralkonfiguration des Herzens mit Vergrößerung des linken Vorhofs und Erweiterung der A. pulmonalis. Horizontale Kerley-B-Linien in den Unterfeldern als Zeichen der Lungenstauung
Echokardiographie: verdickte und eingeschränkt bewegliche Klappensegel
Herzkatheteruntersuchung: manometrische Bestimmung der Druck- und Widerstandswerte vor einer Operation
Therapie. Symptomatische Patienten sollten (früh) operiert werden, da ohne Operation die Gefahr der Thromboembolien besteht. Häufiger Rekonstruktionen als Klappenersatz.

Erworbene Mitralklappeninsuffizienz

Definition. Schlussunfähigkeit der Mitralklappe
Pathophysiologie. Während der Systole zusätzliche Volumenbelastung des linken Vorhofs (Regurgitationsvolumen) mit Dilatation der linken Herzkammer einschließlich des Mitralklappenringes. Lungenödem durch den erhöhten Druck in der Lungenstrombahn. Akutes Lungenödem bei akuter Mitralklappeninsuffizienz ohne vorherige Adaptationsmöglichkeit (lebensbedrohlich)
Symptomatik. Ähnlich wie bei der Mitralkalppenstenose. Lange asymptomatisch. Dyspnoe, Herzklopfen, nächtliche Hustenanfälle
Diagnostik. Auskultation: leiser 1. Herzton und ein systolisches Decrescendogeräusch mit Punctum maximum über der Herzspitze und Fortleitung in die linke Axilla **H08**
EKG: Linksherzhypertrophie und das P-mitrale führend. Häufig besteht Vorhofflimmern.
Rö-Thorax: Herzschatten mitralkonfiguriert (◘ Abb. 5.7), bei akuter Mitralklappeninsuffizienz Zeichen der pulmonalen Stauung
Dopplerechokardiographie oder TEE: direkte Darstellung der Mitralinsuffizienz
Therapie. Operation bei mittel- bis schwergradiger Insuffizienz und symptomatischen Patienten. Eine akute Mitralklappeninsuffizienz ist ein Notfall und wird durch einen Klappenersatz unmittelbar nach der Diagnosestellung operiert (◘ Abb. 5.8 und 5.9).

Operative Therapie der Mitralklappe

— Primär klappenerhaltende Rekonstruktion, dadurch
  — Keine Nachteile von mechanischen Prothesen
  — Halteapparat der Klappen (Papillarmuskeln und Chordae) bleibt erhalten (wichtig für Geometrie und Funktion des linken Ventrikels)
— Nur wenn eine Rekonstruktion der Klappe nicht möglich ist, wird ein Mitralklappenersatz durchgeführt.
— Operativer Zugang über eine mediane Sternotomie, eine rechts-anterolaterale Thorakotomie (oder minimal-invasiv)
— Anschluss der Herz-Lungen-Maschine an die Femoralgefäße

Mitralklappenrekonstruktion

Mitralklappenstenose. Offene Mitralklappenkommissurotomie. Die verschmolzenen Kommissuren werden mit einem Skalpell getrennt. Durch Flüssigkeitsinjektion in den linken Ventrikel wird die Dichtigkeit der Klappe intraoperativ überprüft.

Mitralklappeninsuffizienz. Dilatation des Klappenringes mit zentraler Schließunfähigkeit des Segels: Anulorhaphie und Implantation einer Ringprothese

Mitralklappenprolaps (Zurückschlagen der Segel). Verkürzung der elongierten Chordae oder Verkleinerung der elongierten Chordae

Rupturierter Papillarmuskel. Naht oder Klappenersatz

5

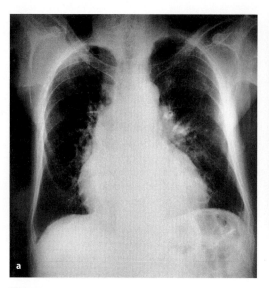

◨ Abb. 5.7. Dekompensiertes Mitralvitium mit deutlicher Kardiomegalie. **a** Die a.-p.-Röntgenaufnahme zeigt den prominenten linken Vorhofschatten und das Pulmonalsegment sowie zentrale Stauungszeichen. **b** Die seitliche Aufnahme

zeigt die Kompression des Ösophagus durch den massiv vergrößerten linken Vorhof. (Mit freundlicher Genehmigung von Direktor Dr. Martinoff, Institut für Radiologie, Deutsches Herzzentrum München)

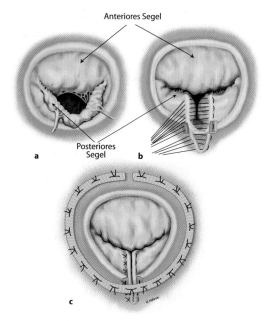

◨ Abb. 5.8. a Mitralinsuffizienz aufgrund einer Segelelongation, mit konsekutivem Abriss der zentralen Sehnenflächen des posterioren Segels. **b** Der zentrale Anteil des posterioren Segels wird reseziert und die Resektionsränder unter Verkürzung des Klappenrings wieder adaptiert. **c** Die Rekonstruktion wird durch Implantation einer Ringprothese vervollständigt (Anulorhaphie)

Prognose

Mitralklappenrekonstruktion. Ergebnisse sind exzellent. Die Überlebensrate der Patienten beträgt 94 % nach 5 Jahren und 84 % nach 10 Jahren. Bei etwa 20 % der Patienten muss innerhalb von 10 Jahren und bei 50 % innerhalb von 20 Jahren ein sekundärer Klappenersatz durchgeführt werden.

Mitralklappenersatz. Überlebensrate ist niedriger als nach Mitralklappenrekonstruktion und beträgt etwa 82 % nach einem Jahr, 68 % nach 5 Jahren und 55 % nach 10 Jahren. Die ungünstigere Überlebensrate nach Klappenersatz ist durch das spätere Erkrankungsstadium, durch das höhere Alter der Patienten mit ischämischer Herzkrankheit und/oder die eingeschränkte linksventrikuläre Funktion bedingt.

5.3.3 Trikuspidalklappenfehler   H08

Definition. Selten isoliert. Meist in Kombination mit einer Mitalklappenschädigung
Ätiologie. Trikuspidalstenose auf dem Boden einer rheumatischen Klappenentzündung, Trikuspidalklappeninsuffizienz infolge einer Vergrößerung des rechten Ventrikels bei pulmonaler Druckerhöhung (z.B. nach akuter Endokarditis bei Z.n. i.v. Drogenabusus)

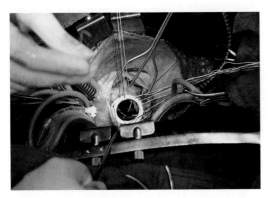

Abb. 5.9. Intraoperativer Situs bei Mitralklappenersatz. Das Perikard ist eröffnet, die Herz-Lungen-Maschine ist angeschlossen, das Herz befindet sich im kardioplegischen Stillstand, der linke Vorhof ist eröffnet und der obere Rand wird mit einem Haken hochgehalten. Die mechanische Mitralklappenprothese wird an einzelnen, durch den Klappenring gelegten Fäden in den linken Vorhof verlagert

Pathophysiologie. Anstieg des rechtsatrialen Drucks mit Einflussstauung des rechten Ventrikels

Symptomatik. Klinik ähnlich wie bei Mitralvitium (Lungenentzündung mit septischen Lungenembolien, gestauten Halsvenen, hohem Fieber und positiven Blutkulturen), prominenter Jugularvenenpuls, vergrößerte Leber mit systolischen Pulsationen, Aszites und periphere Ödeme bei Trikuspidalklappenelcharchitis

Diagnostik. Geräusch des Mitralvitiums, das sich inspiratorisch verstärkt, Echokardiographie, Herzkatheterisierung (Sicherung der Diagnose)

Therapie. Klappenrekonstruktion fast immer möglich (Anuloraphie nach De Vega **Abb. 5.10**) oder Ring-

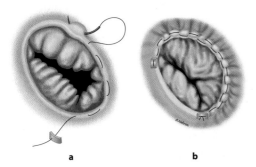

a   b

Abb. 5.10. Anulorhaphie nach De Vega: **a** Eine zweifache Nahtreihe wird im Anulus des anterioren und posterioren Segels parallel zueinander ein- und ausgestochen. **b** Durch Anziehen der Nähte wird der Klappenring wie bei einem »doppelten Tabaksbeutel« gerafft

prothese. Bei infektiöser Endokarditis werden die befallenen Segelanteile reseziert und Defekte mit autologem Perikard ersetzt. Klappenersatz als Ultima Ratio (Verletzung des Reizleitungssystems mit AV-Block III. Grades in 5 %).

5.3.4 Herzklappenprothesen

Mechanische Herzklappenprothesen

- **Zweiflügelklappen:** zwei kleine, halbmondförmige Deckel sind in Gelenkmulden des Klappenrings gelagert (**Abb. 5.11**)

Die Klappenkonstruktion gewährleistet einen zentralen, laminaren Fluss bei einer großen, effektiven Öffnungsfläche. Öffnen und Schließen der Klappen erfolgt aufgrund der systolisch/diastolischen Druckunterschiede.

Vorteile. Kaum noch Verschleißerscheinungen, praktisch unbegrenzte Haltbarkeit, nur geringe Hämolyse

Komplikationen. Alle mechanischen Klappen wirken thrombogen (lebenslange Behandlung mit Vitamin-K-Antagonisten: Quick 20–30 % oder INR von 2,0–3,0). Die Thromboembolierate liegt trotz Antikoagulation für die mechanischen Prothesen bei 0,8–2 % pro Patient und Jahr. Blutungskomplikationen treten unter Antikoagulation mit einer Häufigkeit von 0,1–1,8 % pro Patient und Jahr auf (korreliert mit dem Alter der Patienten).

Xenogene Herzklappen

Auf einen Rahmen montiertes Schweine-Aortenklappengewebe, das mit gepuffertem Glutaraldehyd konserviert ist (vermindert die antigene Potenz des xenogenen Gewebes und stabilisiert das kollagene Fasergerüst). Immunologische Wirkung ausgeschlossen. Keine Antikoagulation erforderlich.

Indikation. Aufgrund der limitierten Lebensdauer bevorzugt bei älteren Patienten (> 60 Jahre) oder vorübergehend bei Kinderwunsch. Keine Marcumargabe erforderlich!

Prognose. Begrenzte Haltbarkeit durch Degeneration und Verkalkung (10–15 Jahre)

Allogene Herzklappen (Homografts)

Stammen von Leichen, denen sie bis zu 48 h nach dem Tod entnommen werden. Anschließend Kryokonservierung, damit die Endothelzellen vital bleiben (–40°C und –196°C) oder Aufbewahrung für bis zu 4 Wochen in Antibiotikanährlösungsgemischen bei 4 °C Lagerung in Homograft-Bank.

5

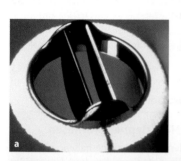
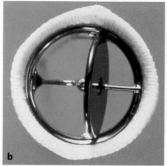
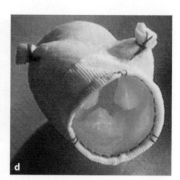
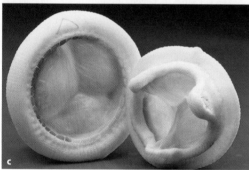

◻ Abb. 5.11. a Mechanische Doppelflügelprothese (St. Jude Medical). **b** Mechanische Kippscheibenprothese (Medtronic Hall). **c** Biologische Schweineklappe auf Gerüst montiert (Medtronic »Hancock«). **d** Biologischer Xenograft (Schwein) zum Ersatz der Aortenwurzel (Medtronic »Freestyle«)

Indikation. Überwiegend zur Korrektur angeborener Herzfehlbildungen

Prognose. Gewebedegeneration abhängig von der Dauer der Implantation sowie vom Alter des Patienten

5.4   Kongenitale Herz- und thorakale Gefäßfehler

Definition. Angeborene Fehlbildungen am Herz- und Gefäßsystem als intra- oder extrakardiale Kurzschlussverbindung oder in Form von Klappen- oder Gefäßanomalien

Epidemiologie. 0,8–1 % aller lebend geborenen Kinder. Mit 50 % die größte Gruppe aller angeborenen Fehlbildungen

Ätiologie. Störung der embryonalen Entwicklung im ersten Trimenon der Schwangerschaft durch virale und bakterielle Infektionen, teratogene Substanzen, ionisierende Strahlen, metabolische Erkrankungen und genetische Anomalien

Einteilung.
- Herz- und Gefäßfehler **ohne** Kurzschlussverbindung (Shunt) zwischen den Kreisläufen
- Herz- und Gefäßfehler **mit** Links-rechts-Shunt: Kurzschlussverbindung entsprechend dem Druck-

gefälle von der linken Herzkammer in die rechte Herzkammer
- Herz- und Gefäßfehler **mit** Kurzschlussverbindungen **und mit** Rechts-links-Shunt: Bei einem Ausflusswiderstand im rechten Vorhof oder der rechten Herzkammer kann der Druck über den des linken Herzens ansteigen. Dann strömt das Blut von »rechts nach links« unter Ausbildung einer zentralen Zyanose.

Symptomatik. Kritische Herzfehler manifestieren sich bereits im 1. Lebensmonat. Leitsymptome sind die Zyanose und das Herzgeräusch. Ein Kind, das nicht eines dieser Leitsymptome zeigt, leidet nicht an einer angeborenen Herz- und Gefäßfehlbildung.
- Bei Zyanose steht die Hypoxie mit Polyglobulie und zentralen Embolien im Vordergrund.
- Ohne Zyanose, aber mit Links-rechts-Shunt steht die Vaskulopathie der Lungengefäße im Vordergrund.
- Ohne Zyanose und ohne Shunt kommt es im Bereich des linken Herzens zur pulmonalen Stauung mit Lungenödem und Rechts- und Linksherzinsuffizienz.

Therapie. Normalisierung der Blutströmung. Der Lungenkreislauf sollte entsprechend der normalen Hämodynamik dem Systemkreislauf vorgeschaltet sein. Angestrebt wird immer eine anatomische Korrektur zu
einem möglichst frühen Zeitpunkt. Ist dies nicht durchführbar, muss eine funktionelle Korrektur durchgeführt
werden. Außerdem können Herzfehler nicht immer primär korrigiert werden, weil beispielsweise die Größe
des Herzens oder der Gefäße nicht ausreicht. Dann erfolgt als Vorbereitung eine palliative Operation, deren
Ziel in der Regel in einer Verbesserung der Lungendurchblutung besteht. Derartige Palliativeingriffe sind:
- Shunt-Operationen zur Verbesserung der Lungendurchblutung (◨ Abb. 5.12a–d)
- Banding zur Drosselung des Blutdurchflusses der
  Pulmonalarterie (bei Links-rechts-Shunt mit vermehrter Lungendurchblutung)
- Ballon-Atrioseptostomie nach Rashkind bei Transposition der großen Gefäße (Vergrößerung des
  Shunts im Bereich des Vorhofes durch Ballondila-
  tation)

Prognose. Ohne chirurgische Therapie eingeschränkte
Lebenserwartung

> Übersteigt der Lungengefäßwiderstand denjenigen
> im Systemkreislauf, kommt es aufgrund des dann hö-
> heren Druckes in der rechten Herzkammer zur Um-
> kehr der Shunt-Richtung von rechts nach links mit der
> Folge einer **Hypoxämie und zentralen Zyanose (Ei-
> senmenger-Reaktion)**. In diesem Zustand ist der
> Herzfehler nicht mehr korrigierbar!

5.4.1 Kongenitale Herz- und thorakale Gefäßfehler ohne Kurzschluss

Obstruktion des rechtsventrikulären Ausflusstrakts
Pulmonalstenose

Definition. Man unterscheidet eine valvuläre, eine
supravalvuläre und eine subvalvuläre Form der Pulmonalstenose. Häufigste Form ist die isolierte valvuläre
Stenose mit verschmolzenen Klappensegeln und Verkleinerung der Öffnungsfläche.

Epidemiologie. Häufigkeit von 8–10 % aller kardiovaskulären Fehlbildungen. In etwa 20 % der Fälle
ist die Pulmonalklappe bikuspid angelegt und in
10–15 % liegt eine Klappendysplasie vor. In 70 % tritt
eine poststenotische Dilatation der Pulmonalarterien auf.

Pathophysiologie. Der Anstieg des rechtsventrikulären
Druckes führt zu einer Kammerwandhypertrophie des
rechten Ventrikels und zum Anstieg des zentralvenösen
Drucks (ZVD). Die zunehmende Dilatation führt zur
Erweiterung des Trikuspidalklappenringes mit der Fol-
ge einer Trikuspidalinsuffizienz.

Symptomatik. Von Symptomfreiheit bis zur Stauungs-
herzinsuffizienz. Bei kritischer Stenose kann sich eine

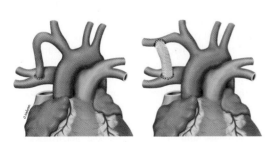
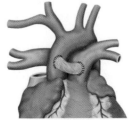
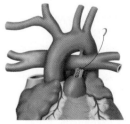

◨ **Abb. 5.12.** Palliativoperationen bei angeborenen Herz-
und Gefäßfehlern: **a** Blalock-Taussing-Shunt (re. Subklavia – re.
Pulmonalarterie). **b** Modifizierter Blalock-Taussing-Shunt (wie

a, aber mit Interposition einer Rohrprothese). **c** Zentraler
aortopulmonaler Shunt. **d** Bändelung des Pulmonalarterien-
stamms

periphere Zyanose, bei gleichzeitigem Vorhofseptum-defekt auch eine zentrale Zyanose ausbilden.

Diagnostik. Systolisches Austreibungsgeräusch im 2. ICR links führend und der 2. Herzton ist konstant ge-spalten. Im EKG Zeichen der Rechtsherzhypertrophie, im Rö-Thorax vergrößerter Herzschatten, das Pulmo-nalarteriensegment kann aufgrund einer poststeno-tischen Dilatation prominent erscheinen. Echokardio-graphie.

Therapie. Ballonvalvuloplastie: Therapie (interventi-onell) der Wahl ab 40 mmHg Druckgradient

Operative Therapie (offene Kommissurotomie durch Lösen der verklebten Segel) bei Nichtdurchführbarkeit der Ballonvalvuloplastie (hypoplastischer Klappen-ring), zusätzlicher ausgeprägter infundibulärer Veren-gung, hochgradig dysplastischem Klappensegel oder zusätzlichem Vorhofseptumdefekt

Prognose. Letalität nach Ballonvalvuloplastie beträgt nahezu 0 %, nach offener Kommissurotomie liegt sie bei 0–6 %. Beide Verfahren sind in mehr als 80 % der Fälle erfolgreich.

Isolierte subvalvuläre Pulmonalstenose. Selten. Ent-steht durch Hypertrophie septaler und parietaler Mus-kelbündel im Infundibulum und imponiert als kurze ringförmige oder langstreckige, muskuläre Stenose. Operation mit Resektion der abnormen Muskelbündel durch einen transatrialen oder transventrikulären Zu-gang.

Supravalvuläre Stenosen. Isolierte supravalvuläre Pul-monalstenosen sind eine Seltenheit. Zentral liegende, supravalvuläre Stenosen werden durch eine Flicken-plastik erweitert. Multiple, weit in der Peripherie gele-gene Pulmonalstenosen sind operativ nicht korrigier-bar. Sie werden interventionell mit einer Ballonangio-plastie und Stentplatzierung versorgt.

Pulmonalatresie mit intaktem Ventrikelseptum

Definition. Morphologisch fehlt eine Verbindung zwi-schen dem rechten Ventrikel und der Pulmonalarterie.
Epidemiologie. Weniger als 1 % aller kongenitalen Herzfehler
Pathophysiologie. Die Lungendurchblutung erfolgt über den offen gebliebenen Ductus arteriosus (am häu-figsten), Bronchialarterien oder aortopulmonale Kolla-teralen. Kombiniert mit einem Vorhofseptumdefekt und häufig einer insuffizienten Trikuspidalklappe.
Symptomatik. Kinder entwickeln Symptome, sobald sich der Ductus nach der Geburt zu verschließen be-ginnt.
Diagnostik. Zentrale Zyanose, typisches Maschinenge-räusch des offenen Ductus arteriosus. Im Rö-Thorax

verminderte Lungengefäßzeichnung, Herzschatten nach rechts vergrößert. Diagnosesicherung mittels Herzechographie
Therapie. Ziel ist die Förderung des Wachstums des hypoplastischen rechten Ventrikels und der Pul-monalarterien. Zur Verfügung stehen die offene Kommissurotomie der Pulmonalklappe oder eine transanuläre Flickenerweiterungsplastik des Aus-flusstraktes und die Anlage eines aortopulmonalen Shunts.

Kritische Pulmonalstenose des Neugeborenen

Definition. Hochgradige Pulmonalstenose bei intaktem Ventrikelseptum
Pathophysiologie. Die Kommissuren der verdickten Segel einer meist bikuspiden Klappe sind bis auf ein kleines Restostium verschmolzen (Knopflochstenose). Bereits intrauterin Ausbildung einer rechtsventrikulä-ren Hypertrophie mit verminderter Compliance des rechten Ventrikels. Durch den erhöhten Druck im rech-ten Vorhof besteht ein Rechts-links-Shunt über das of-fene Foramen ovale.
Symptomatik. Zyanose
Diagnostik. Lautes Austreibungsgeräusch. Im Rö-Tho-rax vergrößerter Herzschatten und verminderte pul-monale Gefäßzeichnung. Herzechographie zur Diag-nosesicherung. Herzkatheteruntersuchung nur bei In-tervention erforderlich
Therapie. Sofortige Ballon- oder chirurgische Valvulo-tomie

Obstruktion des linksventrikulären Ausflusstrakts

3–10 % aller Patienten mit angeborenen Herzfehlern leiden an einer Obstruktion des linksventrikulären Ausflusstraktes: valvulär (60–75 %), subvalvulär (15–20 %) und supravalvulär (5–10 %).

Valvuläre Aortenstenose

Epidemiologie. 75 % der Kinder mit valvulärer Aor-tenstenose haben eine asymmetrische oder bikuspid angelegte Aortenklappe.
Pathophysiologie. Fehlbildung oder rudimentäre Anlage der Klappensegel. Die Kommissuren können entweder verschmolzen sein oder fehlen. Dadurch kompensatorische Hypertrophie der Kammerwand und poststenotische Dilatation der Aorta ascendens. Durch Kammerhypertrophie, verlängerte Austrei-bungsphase und verkürzte Diastole Verminderung des Koronarflusses mit Ausbildung einer relativen Koronarinsuffizienz mit subendokardialer Ischämie und Myokardfibrose.

❶ Cave

Bei plötzlicher körperlicher Belastung mit Anstieg der Herzfrequenz und dadurch bedingter weiterer Verkürzung der Diastolendauer kann eine akute Myokardischämie mit Angina-pectoris-artigen Anfällen und ventrikulären Arrhythmien bis hin zum Herzstillstand auftreten.

Symptomatik. Verminderte Belastbarkeit treten erst bei stärkeren körperlichen Anstrengungen auf. Angina pectoris und Synkopen sind selten

Diagnostik. Lautes systolisches Herzgeräusch rechts parasternal. Im EKG Zeichen der linksventrikulären Hypertrophie, im Rö-Thorax diskrete Linksverbreiterung und häufig poststenotische Dilatation der Aorta ascendens. Herzechographie zur Diagnosesicherung

Therapie. OP bei systolischem Druckgradient über 75 mmHg. Kein Klappenersatz im Kindesalter. Bei der offenen Kommissurotomie der Aortenklappe werden die verlöteten Kommissuren unter extrakorporaler Zirkulation am kardioplegisch stillgestellten Herzen getrennt.

Prognose. Letalität der einfachen Aortenklappenkommissurotomie im Kindesalter bei 1–2 %. Rezidivrate > 50 % in 20 Jahren (erneute Kommissurotomie oder Klappenersatz)

Subvalvuläre Aortenstenose

Definition. Einengung des linksventrikulären Ausflusstraktes durch eine zirkuläre, fibromuskuläre Membran unterhalb der Aortenklappe

Ätiologie. Entwickelt sich in der Kindheit, Ursache unbekannt

Symptomatik. Verminderte körperliche Belastbarkeit (tritt früher auf als bei der valvulären Aortenstenose)

Therapie. Indikation zur Operation bei einem systolischen Gradienten > 30 mmHg oder bei einer Aorteninsuffizienz. Die Operation einer isolierten membranösen Aortenstenose erfolgt durch Resektion der Membran. Bei ausgeprägter, diffuser Subaortenstenose oft Aortoventrikuloplastik nach Konno und Rastan erforderlich, bei der über eine Vergrößerung des Septums eine Größenzunahme des Lumens des linken Ventrikels erreicht wird.

Supravalvuläre Aortenstenose

Fokal oder diffuses Auftreten. Die fokale Form imponiert als sog. Sanduhrphänomen, die diffuse Form kann sich bis in den Aortenbogen ausdehnen. Die Koronarostien liegen proximal der Stenose und werden mit einem hohen Druck perfundiert.

Definition. Intraluminale Verdickung der Aortenwand distal der Aortenklappe

Ätiologie. Rötelninfektion der Mutter während der Schwangerschaft, Williams-Beuren-Syndrom (idiopathisches Hyperkalzämiesyndrom)

Symptomatik. Entsprechend den anderen Formen der kongenitalen linksventrikulären Obstruktion

Therapie. Indikation zur Operation bei systolischem Druckgradienten > 50 mmHg. Erweiterung einer Aortotomie unter extrakorporaler Zirkulation durch Einnähen eines Y-förmig zugeschnittenen Flickens

Prognose. Nur selten Rezidive

Aortenisthmusstenose

Definition. Stenose des Aortenisthmus zwischen der linken A. subclavia und der Einmündung des Ductus arteriosus bzw. des Ligaments in die Aorta descendens [H08]

Epidemiologie. Die Häufigkeit der Aortenisthmusstenose beträgt 5–8 % aller kongenitalen Herz- und Gefäßmissbildungen. Männliche Kinder sind viermal häufiger betroffen als weibliche.

Einteilung. Präduktale oder infantile Stenose: unmittelbar vor Einmündung des Ductus (häufiger mit anderen Herzfehlern kombiniert und wird bereits im Säuglingsalter symptomatisch)

Postduktale oder adulte Stenose: in Höhe des Ductus oder unmittelbar danach (❑ Abb. 5.13a–d)

Ätiologie. Vermutlich durch eine zirkuläre Kontraktion und anschließende Fibrose im Bereich des Ductus arteriosus in der Aortenwand zum Zeitpunkt des Duktusverschlusses nach der Geburt

Pathophysiologie. Präduktale Aortenisthmusstenose: Perfusion der unteren Körperhälfte überwiegend über den offenen Ductus arteriosus. Die Kinder werden symptomatisch, wenn sich der Ductus zu verschließen beginnt.

Postduktale Aortenisthmusstenose: meist entsteht intrauterin ein ausgiebiger Umgehungskreislauf

Symptomatik. 50 % der Kinder werden in den ersten Lebensmonaten mit einer Herzinsuffizienz symptomatisch. **Präduktale Aortenisthmusstenose:** Es kommt zu einer Minderperfusion der unteren Körperhälfte mit Niereninsuffizienz, Azidose und linksventrikulärer Insuffizienz.

Postduktale Aortenisthmusstenose: häufig lange asymptomatisch. Typisch ist der Bluthochdruck in der oberen Körperhälfte, der auch nach Korrektur oft persistieren kann, insbesondere bei zu später Korrektur. [H08] Aortenisthmusstenose distal des Abganges der linken A. subclavia verursachen keine Blutdruckdifferenz zwischen den beiden Oberarmen.

Diagnostik. Klinisch: Blutdruckdifferenz zwischen oberer und unterer Extremität. Typischerweise sind die Pulse an der oberen Extremität kräftig zu tasten, während die Pulse in den Leisten entweder schwach oder gar nicht tastbar sind. Links parasternal oder zwischen den Schulterblättern Geräusch während der Systole bis in die Diastole.

Rö-Thorax: Herzschatten entweder normal groß oder links verbreitert. Rippenusuren (flachbogige Aussparungen am Unterrand der dorsalen Rippenanteile) ab dem 6. Lebensjahr mit Entwicklung eines Umgehungskreislaufs

EKG: Zeichen der linksventrikulären Hypertrophie

Angiographie: Exakte Lokalisation der Stenose und Darstellung der Beziehung zur A. subclavia und zum Ductus arteriosus und der Kollateralzirkulation Die Kernspintomographie gewinnt zunehmend an Bedeutung, die Herzechographie erlaubt keine exakte Darstellung des Aortenisthmus.

Therapie. Indikation zur OP bei systolischem Druckgradienten zwischen oberer und unterer Körperhälfte > 30 mmHg und bei arterieller Hypertonie der oberen Körperhälfte. OP im 2.–4. Lebensjahr mit kompletter Resektion der Stenose und End-zu-End-Anastomose der Aorta. Arteria-subclavia-Umkehrplastik. Interposition einer Gefäßprothese

Prognose. Operationsletalität < 1 %. Komplikationen sind Paraplegie (Hypoperfusion des Rückenmarks, 0,4 %) und Blutungen aus der Anastomose. Restenose bei 5–10 %. Bluthochdruck sinkt vier Wochen nach der Operation auf Normalwerte

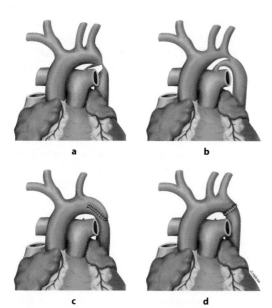

◻ Abb. 5.13. a Postduktale Aortenisthmusstenose (Erwachsenenform). **b** Präduktale Aortenisthmusstenose. **c** Operationsverfahren der Subklavia-Umkehrplastik. **d** Operationsverfahren der Resektion und End-zu-End-Anastomose

Unterbrochener Aortenbogen

Definition. Mangelnde Fusion von 3 verschiedenen Segmenten führt zum Bild des unterbrochenen Aortenbogens. Die Perfusion der unteren Körperhälfte wird über einen weit offenen Ductus arteriosus gewährleistet.

Epidemiologie. Mit 1,5 % aller angeborenen Herz- und Gefäßmissbildungen selten

Einteilung. Typ A: Unterbrechung im Bereich des Aortenisthmus (die linke A. subclavia wird aus dem Aortenbogen versorgt)

Typ B: Unterbrechung zwischen der linken A. carotis und der linken A. subclavia (mit 70 % die häufigste Anomalie)

Typ C: Unterbrechung zwischen dem Abgang des Truncus brachiocephalicus und der linken A. carotis (mit 4 % sehr selten)

Symptomatik. Durch Verschluss des Ductus arteriosus Minderperfusion der unteren Körperhälfte (Anurie, Azidose, Intestinale Ischämie). Transaminasenerhöhung, nekrotisierende Kolitis

Diagnostik. Echokardiographie zur Diagnosesicherung, ergänzende Darstellung in der Herzkatheteruntersuchung

Therapie. Initial Prostaglandininfusion (E1 oder E2) zum Offenhalten des Ductus arteriosus. Möglichst frühzeitig operative Wiedervereinigung der unterbrochenen Aortensegmente

Prognose. Operationsletalität < 10 %

Arterielle Gefäßringe und pulmonale Gefäßschlinge

Definition. Persistenz bestimmter Segmente des rudimentären embryonalen Aortenbogenkomplexes, die als Gefäßringe die eingeschlossene Trachea und/oder den Ösophagus komprimieren (◻ Abb. 5.14).

Pathogenese. Embryonale Fehlentwicklung der Aortenbögen (6 Paare)

Einteilung. Doppelter Aortenbogen: 2 Aortenbögen entspringen aus der aszendierenden Aorta und vereinigen sich wieder hinter der Trachea und Ösophagus in der Aorta descendens unter Bildung eines Gefäßringes.

Rechter Aortenbogen mit linksseitigem Lig. arteriosum: Gefäßring zwischen Lig. arteriosum und linker Pulmonalarterie

Aberrierende A. subclavia: Kompression des Ösophagus durch eine nach rechts hinter den Ösophagus ziehende A. subclavia (mit 0,5 % häufigste Fehlbildung, Häufigkeit von 30 % bei Down-Syndrom)

Distaler Truncus brachiocephalicus: Kompression der Trachea durch verlängerten Truncus

Pulmonale Gefäßschlinge: Komprimierung des Tracheobronchialbaumes durch die fehlabgehende linke Pulmonalarterie

Symptomatik. Bei geschlossenen Gefäßschlingen: Stridor, Dysphagie und rezidivierende bronchopulmonale Infektionen. Verbesserung der Atmung durch Hyperextension des Kopfes

Diagnostik. Thoraxröntgenbild, Ösophagusbreischluck, CT, Bronchoskopie, Herzkatheter

Therapie. **Doppelter Aortenbogen:** Thorakotomie mit Abtrennen des kleineren Aortenbogens

Gefäßschlinge: mediane Sternotomie mit Replantation der linken Pulmonalarterie in den Pulmonalishauptstamm

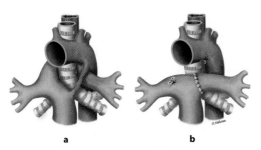

a　　　　　　**b**

❏ **Abb. 5.14.** Operative Korrektur der pulmonalen Gefäßschlinge. **a** Die linke Pulmonalarterie entspringt aus der rechten und komprimiert den Tracheobronchialbaum. **b** Korrektur mit Durchtrennung des Lig. arteriosum und Reimplantation der linken Pulmonalarterie in den Stamm

5.4.2 Kongenitale Herz- und Gefäßfehler mit Links-rechts-Shunt

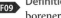

Vorhofseptumdefekt (ASD)

Definition. Lückenbildung im Vorhofseptum als angeborener Herzfehler

Epidemiologie. 8–10 % aller angeborenen Herzfehler

Einteilung. Ostium-secundum-Defekt (ASD II): persistierendes Foramen ovale (ca. 80 %)

Ostium-primum-Defekt (ASD I): inkompletter atrioventrikulärer Septumdefekt

Sinus-venosus-Defekt: im oberen, seltener auch unteren Anteil des Vorhofseptums, unmittelbar an der Einmündung der jeweiligen Hohlvene in den rechten Vorhof (ca. 10 %)

Pathophysiologie. Durch den Links-rechts-Shunt vermehrte Lungendurchblutung und Volumenbelastung des rechten Ventrikels

Symptomatik. Oft asymptomatisch, häufige Infekte der oberen Luftwege

Diagnostik. Leises, niederfrequentes, spindelförmiges Systolikum, im EKG kompletter Rechtsschenkelblock, im Rö-Thorax vermehrte Lungengefäßzeichnung, vergrößerte rechte Ventrikel (Rezirkulationszeichen). Darstellung des interatrialen Defektes mittels Echokardiographie

Therapie. Im Kleinkindesalter operativer Verschluss des Vorhofseptumdefekts nur bei Herzinsuffizienz oder Entwicklungsverzögerung. In allen anderen Fällen Operation bei bedeutsamem Shunt-Volumen vor der Einschulung. Operation durch Sternotomie oder kosmetisch vorteilhaftere rechts-anterolaterale Thorakotomie, Verschluss des Defektes meist mit autologem Perikard- oder Dacron-Flicken (❏ Abb. 5.15a,b)

Prognose. Operationsletalität < 1 %, Lebenserwartung nach Korrektur entsprechend der Normalbevölkerung

Ventrikelseptumdefekt (VSD)

Definition. Verbindung zwischen den beiden Herzkammern

Epidemiologie. Mit 20–25 % aller angeborenen Herz-Gefäß-Missbildungen die häufigste Herzfehlbildung

Einteilung. (❏ Abb. 5.16a–d)

- Subarterieller Defekt: Verbindung unterhalb der Aorten und Pulmonalklappe (a)
- Perimembranöser Defekt: Verbindung im membranösen Bereich des Ventrikelseptums (b)
- AV-Kanaltyp: Verbindung im Einlassteil des rechten Ventrikels (c)
- Muskulärer Defekt: Verbindungen sind von allen Seiten durch Muskulatur umgeben (d)

❏ **Abb. 5.15. a** Korrektur des Sinus-venosus-Defektes mit partieller Fehlmündung der rechten oberen Lungenvenen in die obere Hohlvene. **b** Interner Perikardflicken zur Umleitung des Blutes aus den fehlmündenden Lungenvenen über den Defekt in den linken Vorhof

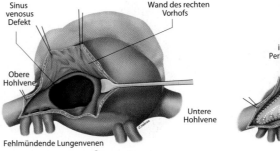

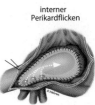

Sinus venosus Defekt

Wand des rechten Vorhofs

interner Perikardflicken

Obere Hohlvene

Untere Hohlvene

Fehlmündende Lungenvenen

a　　　　　　**b**

Pathophysiologie. Ein Teil des erhöhten Schlagvolumens fließt von der linken in die rechte Kammer. Das Shuntvolumen hängt von der Größe des Defektes und der Höhe des Lungengefäßwiderstandes ab. Bei hohem Shuntvolumen entwickeln sich eine progrediente Herzinsuffizienz und eine pulmonale Hypertonie (Eisenmenger-Reaktion).

Symptomatik. Spontanverschluss innerhalb des 1. Lebensjahres möglich
- Bei Links-rechts-Shunt < 30 % des Kleinkreislaufvolumens asymptomatisch
- Bei Links-rechts-Shunt von etwa 50 % Atemnot bei stärkerer körperlicher Belastung
- Bei Links-rechts-Shunt von deutlich > 50 % schon im Säuglingsalter Atemnot, unzureichende Nahrungsaufnahme, Gedeihstörung und Schwitzen als Zeichen einer Herzinsuffizienz

Diagnostik.
- Körperliche Untersuchung: systolisches Schwirren im 4./5. ICR links parasternal palpierbar, Holosystolikum mit Punctum maximum im 4. ICR links parasternal
- EKG: bei kleinem VSD normaler Kurvenverlauf, bei größeren Defekten Zeichen der rechtsventrikulären oder biventrikulären Hypertrophie
- Rö-Thorax: normaler Befund bis hin zur Verbreiterung des Herzschattens nach links mit prominentem Pulmonalissegment und vermehrter Lungengefäßzeichnung
- Echokardiographie zur Abschätzung der Höhe des Links-rechts-Shunts

Therapie. Beim mittelgroßen VSD mit einem Links-rechts-Shunt > 30 % und systolischen Druckwerten > 30 mmHg im Lungenkreislauf Verschluss in der Regel im Vorschulalter. Bei Säuglingen mit einem großen Defekt und beginnender Herzinsuffizienz soll der Verschluss innerhalb der ersten 3–6 Lebensmonate erfolgen.

Verschluss des Defektes durch direkte Naht oder durch Einnähen eines Kunststoff- bzw. Perikardflickens. Operative Zugangswege transatrial durch den rechten Vorhof, transventrikulär durch den rechten oder den linken Ventrikel oder transarteriell durch die Pulmonalarterie oder die Aorta

Prognose. Operationsletalität ca. 1 % bei älteren Kindern, bei Säuglingen deutlich höher. Komplikationen (3–5 %) durch Verletzung des Reizleitungssystems, Ausriss der Nähte

 Nachdem es zur Ausbildung einer Eisenmenger-Reaktion (▶ Kap. 5.4) gekommen ist, ist der operative Verschluss eines VSD absolut kontraindiziert.

Atrioventrikulärer Septumdefekt (AVSD)

Definition. Defekt im 3. Septum (neben Vorhof- und Ventrikelseptum)

Epidemiologie. 4 % aller angeborenen Herz- und Gefäßmissbildungen, 30–40 % aller kardialen Defekte beim Down-Syndrom

Einteilung. Orientiert sich an der Morphologie der Atrioventrikular(AV)-Klappe:
- **Partieller AVSD** (PAVSD): 2 getrennte AV-Klappenöffnungen, deren Segel am Oberrand des Ventrikelseptums fixiert sind
- **Kompletter AVSD** (CAVSD): gemeinsame AV-Klappenöffnung (5 Segel), fehlende gemeinsame Fixierung der Segel am Septum. Einteilung nach Rastelli

Pathophysiologie. Beim PAVSD entsprechen die hämodynamischen Veränderungen im Wesentlichen denen eines großen, isolierten Vorhofseptumdefekts. Beim CAVSD führt der große Links-rechts-Shunt zwischen den Vorhöfen und den Ventrikeln zu einer Erhöhung des rechtsventrikulären und pulmonalarteriellen Druckes (rasche Ausbildung einer obstruktiven Lungengefäßerkrankung).

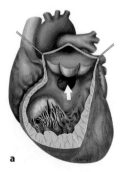 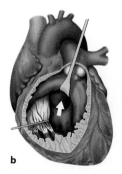 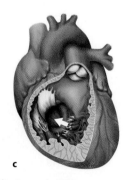 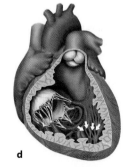

a   b   c   d

◨ **Abb. 5.16.** Schematische Darstellung der verschiedenen Lokalisationen des VSD

Symptomatik. PAVSD: entsprechend eines Vorhofseptumdefekt, CAVSD: frühe Zeichen einer schweren Herzinsuffizienz

Diagnostik. Spindelförmiges, niederfrequentes Systolikum über dem 2. ICR links parasternal. Im EKG Linkslagetyp. Im Rö-Thorax vergrößerter Herzschatten mit prominentem Pulmonalsegment bei kleiner Aorta und vermehrter Lungengefäßzeichnung.

In der Echokardiographie Darstellung der Morphologie und Schweregrad der Klappeninsuffizienz

Therapie. Verschluss der Lücke beim PAVSD im Vorschulalter durch Naht oder Flicken. Beim CAVSD bei schwerer Herzinsuffizienz Korrektur innerhalb des ersten Lebensjahres durch Verschluss der interventrikulären Verbindung mit einem Flicken und Konstruierung von zwei getrennten AV-Klappen bei tiefer Hypothermie und Kreislaufstillstand

Komplikation. Kompletter AV-Block, verbliebener intraventrikulärer Shunt

Prognose. Operationsletalität PAVSD <1 %, CAVSD 3–8 %

Persistierender Ductus arteriosus (PDA)

Definition. Ausbleibender Verschluss des Ductus nach der Geburt

Epidemiologie. 12 % aller angeborenen Herz- und Gefäßmissbildungen. Inzidenz bei Frühgeborenen bis zu 75 %.

Physiologie. Partielle (60 %) Umleitung des Auswurfvolumens der rechten Kammer in die Aorta descendens während der fetalen Entwicklung. Verschluss des Ductus arteriosus zum Lig. arteriosum innerhalb von 24 h nach der Geburt durch Entfaltung der Lungen und verminderten pulomalen Gefäßwiderstand

Pathophysiologie. Ein großer Links-rechts-Shunt durch einen großen PDA kann zur Entwicklung einer obstruktiven Lungengefäßerkrankung führen.

Symptomatik. Symptome der Herzinsuffizienz bei großem Links-rechts-Shunt

Diagnostik. Kontinuierliches, systolisch-diastolisches Geräusch (»Lokomotiv- oder Maschinengeräusch«). Im EKG bei großem Links-rechts-Shunt Zeichen der linksventrikulären Hypertrophie, im Rö-Thorax bei großem PDA Zeichen der Volumenbelastung des linken Ventrikels. Nachweis des PDA mittels Herzechographie

Therapie. Gabe des Prostaglandinsynthesehemmers Indometacin, Einlegen einer Spirale aus Stahl in den PDA führt zu dessen Thrombosierung. Operativ mittels posterolateraler Thorakotomie im 3./4. ICR mit mehrfacher Ligatur des PDA, alternativ als minimal invasiver Eingriff (Abb. 5.17).

Komplikationen. Selten Blutung, Rekurrensparese, postoperative Rekanalisation oder Chylothorax

❶ Cave
 ▬ Kinder mit einem persistierenden Ductus arteriosus sind unabhängig von der Größe des Shunts immer durch eine bakterielle Endokarditis gefährdet.
 ▬ Die Indikation zum Verschluss eines PDA gilt generell und ist unabhängig von der Hämodynamik.

Truncus arteriosus

Definition. Entwicklungsdefekt mit fehlender Septierung des Truncus arteriosus unter Ausbildung eines großen Gefäßes, das aus der Basis des Herzens entspringt.

Epidemiologie. 1 % aller angeborenen Herzfehler

Einteilung. Nach dem Abgang der Pulmonalarterien (Collet und Edwards)

Typ I (50–60 %): Ein kurzer Pulmonalarterienstamm entspringt links dorsolateral aus dem Truncus und teilt sich in 2 Pulmonalarterien auf

Typ II: Zwei getrennte Pulmonalarterien entspringen aus dem Truncus arteriosus, deren Abgänge jedoch nahe beieinander liegen

Typ III: Zwei Pulmonalarterienabgänge liegen weit voneinander getrennt an der lateralen Wand des Truncus arteriosus

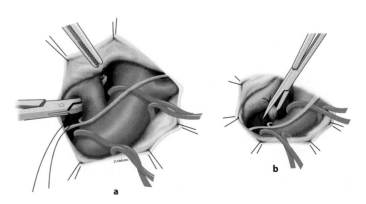

◻ Abb. 5.17. a Operation bei persistierendem Ductus arteriosus. Schematische Darstellung des Situs nach links-posterolateraler Thorakotomie. Der PDA ist mit einer Klemme umfahren (**Cave**: N. recurrens!). **b** Proximale und distale Ligatur des PDA mit oder ohne Durchtrennung

Typ IV: Die Lunge wird über Bronchialarterien und nicht über Pulmonalarterien versorgt

Pathophysiologie. Großer Links-rechts-Shunt

Symptomatik. Herzinsuffizienz wird bereits in der frühen Säuglingsperiode auffällig.

Diagnostik.
- Auskultation: Lautes, raues, spindel- bis bandförmiges Holosystolikum mit Punctum maximum über dem 3. ICR links parasternal
- EKG: Rechtstyp und biventrikuläre Hypertrophiezeichen
- Rö-Thorax: Herzschatten vergrößert und die Lungengefäßzeichnung meist seitengleich vermehrt
- Echokardiographie: Beurteilung der Lage und Größe
- Herzkatheter: Abschätzung der Operabilität, Bestimmung des Druckes im Lungenstromgebiet

Therapie. Korrekturoperation im Säuglingsalter, um die Entwicklung einer obstruktiven Lungengefäßerkrankung zu vermeiden.

Prognose. Unbehandelt versterben 75 % der Patienten innerhalb der ersten 3 Lebensmonate, 75 % im 1. Lebensjahr. Operationsletalität liegt bei 10–20 %.

Univentrikuläre, atrioventrikuläre Konnektion

Herzfehler, bei dem 2 voneinander getrennte Vorhöfe ihr Blut in eine einzige Herzkammer entleeren (Einkammerherz), da die Anlage des interventrikulären Septums fehlt. Die zweite Kammer ist in der Regel rudimentär oder hypoplastisch.

Trikuspidalatresie

Definition. Herzfehlbildung mit fehlender Verbindung zwischen dem rechten Vorhof und dem rechten Ventrikel

Epidemiologie. 1–2 % aller angeborenen Herz-Gefäß-Fehlbildungen

Anatomie. An der Stelle der Trikuspidalklappe existiert eine glatte, fibröse Membran.

Pathophysiologie. Das venöse Blut aus dem Körperkreislauf gelangt ausschließlich auf dem Umweg über einen ASD in den linken Vorhof und nach Zumischung von Lungenvenenblut in den linken Ventrikel. Bei normalem Ursprung der großen Arterien erreicht das Blut dann über einen VSD und eine hypoplastische rechtsventrikuläre Auslasskammer die Pulmonalarterie. Das zum Herzen zurückkommende pulmonal- und systemvenöse Blut vermischt sich im Herzen und der Grad der Zyanose wird durch die Größe des pulmonalen Blutstroms bestimmt.

Symptomatik. Bei verminderter Lungendurchblutung stehen die Symptome der Hypoxie, bei vermehrter die Symptome der Herzinsuffizienz im Vordergrund.

Diagnostik.
- Auskultation: uncharakteristisch
- EKG: linksventrikuläre Hypertrophie und später ein ausgeprägtes P-dextrokardiale
- Rö-Thorax: großer Herzschatten mit steil abfallender rechter Herzkontur, angehobener Herzspitze, ausgeprägter Herztaille und verminderter Lungengefäßzeichnung
- Echokardiographie: Sicherung der Diagnose

Therapie. Eine anatomische Korrektur dieser Fehlbildungen ist nicht möglich. Als chirurgische Option stehen palliative und funktionell korrigierende Verfahren zur Verfügung.

Erste Palliation: Ballonatrioseptostomie, Anlage eines aortopulmonalen Shunts, Banding der Pulmonalarterie

Definitive Palliation: totale kavopulmonale Konnektion (obere Hohlvene wird mit der rechten Pulmonalarterie verbunden), Rechtsherzbypass (der rechte Vorhof oder die beiden Hohlvenen werden mit der Pulmonalarterie verbunden).

Prognose. Ohne therapeutische Intervention sterben 60–70 % der Patienten bis zum Ende des 1. Lebensjahres.

Double-inlet-Ventrikel

Definition. Fehlbildung, die zum Formenkreis des funktionell singulären Ventrikels gehört und bei dem sich zwei voneinander getrennte Vorhöfe in eine Herzkammer entleeren.

Pathophysiologie. Die Hauptkammer, die das Blut aufnimmt, kann morphologisch einem linken oder einem rechten Ventrikel entsprechen. Das Blut fließt aus der Hauptkammer entweder in eine der beiden großen Arterien oder in beide großen Arterien oder über einen VSD in eine zusätzliche rudimentäre Kammer, die sich als Auslasskammer in eine der großen Arterien entleert.

Symptomatik. Abhängig von der Morphologie der Fehlbildung. Liegt zusätzlich eine Pulmonalstenose vor, entspricht die Symptomatologie in etwa der einer Fallot-Tetralogie, bei vermehrter Lungendurchblutung eher der eines großen VSD.

Therapie. Operative Septierung des gemeinsamen Ventrikels durch Einziehen einer Trennwand aus Perikard oder Dacron bei Ausbildung von zwei getrennten AV-Klappen möglich

5.4.3 Kongenitale Herzfehler mit primärer Zyanose

Fallot-Tetralogie (TOF)

Definition. Vier »klassische« Komponenten: Ventrikelseptumdefekt, rechtsventrikuläre Ausflusstraktobstruktion, reaktive rechtsventrikuläre Hypertrophie, Aorta »reitet« über dem Ventrikelseptumdefekt

Epidemiologie. 10 % aller angeborenen Herz- und Gefäßmissbildungen

Symptomatik. Die Säuglinge sind zunächst azyanotisch. Es dominiert ein Links-rechts-Shunt über den VSD (»pink Fallot«). Innerhalb der 1. Lebensmonate nimmt die Rechtsobstruktion zu und es kommt zur Ausbildung eines Rechts-links-Shunts mit zentraler Zyanose. Ältere Kinder mit TOF nehmen oft eine charakteristische Hockstellung ein, um über eine Erhöhung ihres peripheren Gefäßwiderstandes eine Reduktion des Rechts-links-Shunts zu bewirken. Intermittierende hypoxämische Anfälle mit ausgeprägter zentraler Zyanose, Hypoxämie und Azidose. Durch die chronisch ungenügende arterielle O_2-Sättigung ausgeprägte Polyglobulie mit Hämoglobinwerten bis > 20 g/dl und Hämatokrit > 60 %. Folgen der Polyglobulie sind lokale Thrombosen, die zu zerebralen Embolien, Hämorrhagien und Hemiplegien sowie Hirnabszessen führen können.

> ❶ **Cave**
> Jeder hypoxämische Anfall kann grundsätzlich zum Tode führen oder zerebrale Schäden hinterlassen!

Diagnostik. Zentrale Zyanose bei längerem Fortbestehen mit Trommelschlegelfingern und -zehen, Gingivahyperplasie, vermehrter Gefäßinjektion von Schleimhaut und Konjunktiven, gestauten Netzhautvenen, Residuen abgelaufener Mikroabszesse

- **Auskultation:** hochfrequentes, raues spindelförmiges Systolikum mit Punctum maximum über dem 3. ICR links parasternal
- **Rö-Thorax:** normal großes, aber atypisch konfiguriertes Herz mit angehobener Herzspitze (»coeur en sabot« = Holzschuhherz), verminderte Lungengefäßzeichnung
- **EKG:** typische Zeichen der rechtsventrikulären Hypertrophie
- **Herzkatheter:** Druckausgleich zwischen rechter und linker Herzkammer, Informationen über die Anatomie der Pulmonalstenose

Therapie. Chirurgische Behandlung wegen progredienter Hypoxämie bei arteriellen O_2-Sättigungen zwischen 75 und 80 %. Elektive Korrekturoperation innerhalb der ersten 18 Lebensmonate bzw. Gewicht von 3000 g. Primäre Totalkorrektur durch Verschluss des VSD mit einem Perikardflicken, Resektion von stenosierenden Muskelbündeln im Infundibulum, Trennen der Klappensegel bei Pulmonalstenose

Nach der chirurgischen Korrektur der TOF sollte der rechtsventrikuläre, systolische Druck auf unter 70 % des linksventrikulären Drucks absinken!

Prognose. Unbehandelt sterben 25–30 % der Kinder bereits bis zum Ende des 1. Lebensjahres, 50 % bis zum Ende des 5. Lebensjahres. Operationsletalität < 2 %

Transposition der großen Arterien (TGA)

Definition. Die Aorta liegt anterior der Pulmonalarterie und entspringt aus dem rechten Ventrikel, während die Pulmonalarterie posterior der Aorta liegt und aus dem linken Ventrikel entspringt (ventrikuloarterielle Diskordanz).

Epidemiologie. 10 % aller Kinder mit angeborenen Herz- und Gefäßfehlbildungen

Pathophysiologie. Während der Embryonalphase ausbleibende Rotation der Gefäße. Der Körper- und der Lungenkreislauf sind nicht mehr hintereinander, sondern parallel zueinander geschaltet. Ein Überleben ist nur möglich, wenn es zwischen den Vorhöfen oder zwischen den Ventrikeln zu einer Durchmischung des Blutes kommt.

Einteilung. Morphologisch werden 3 Gruppen unterschieden: TGA mit intaktem Ventrikelseptum (50 %), TGA mit VSD (25 %), TGA mit Pulmonalstenose und mit/ohne VSD (25 %).

Symptomatik. Abhängig von der Größe des Shunts. Durch eine fortschreitende Verkleinerung der bestehenden Kurzschlussverbindungen entwickelt sich rasch eine zunehmende, zentrale Zyanose.

Diagnostik. Nur bei VSD hört man ein lautes Systolikum am linken unteren Sternalrand und bei Pulmonalstenose ein systolisches Austreibungsgeräusch am linken oberen Sternalrand. Im EKG rechtsventrikuläre Hypertrophie, im Rö-Thorax »eiförmiger« Herzschatten. Herzkatheter zur Darstellung der Koronarien.

Therapie. Initial Gabe von Prostaglandin zur besseren Vermischung des Blutes (verhindert den vorzeitigen Verschluss des Ductus arteriosus) und Atrioseptostomie nach Rashkind (Vergrößerung des Vorhofseptumdefektes während der Herzkatheteruntersuchung). Operationsverfahren zur Behandlung der TGA:

- Methode der Wahl ist die anatomische Korrektur (»arterial switch«) innerhalb der ersten 4 Lebenswochen (◻ Abb. 5.18a–c).
- Zweizeitige Korrektur (»rapid two-stage arterial switch«): Banding der Pulmonalarterie 1 Woche vorher zur Stärkung des linken Ventrikels

Abb. 5.18. Operationsschritte bei der arteriellen Switch-Operation zur Korrektur der Transposition der großen Arterien

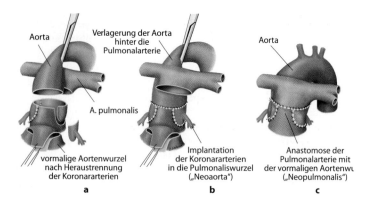

Aorta

Verlagerung der Aorta hinter die Pulmonalarterie

Aorta

A. pulmonalis

vormalige Aortenwurzel nach Heraustrennung der Koronararterien

Implantation der Koronararterien in die Pulmonaliswurzel („Neoaorta")

Anastomose der Pulmonalarterie mit der vormaligen Aortenwu (ˌNeopulmonalis")

a

b

c

— Intraventrikuläre Korrektur nach Rastelli: direkte Verbindung des linken Ventrikels mit der Aorta und des rechten Ventrikels mit der Pulmonalarterie

Prognose. Letalität der arteriellen Switch-Operation bei 5–15 %, der Korrektur nach Rastelli bei 10–30 %

Totale Lungenvenenfehlmündungen

Definition. Keine direkte Verbindung zwischen Pulmonalvenen und dem linken Vorhof, sodass alle Pulmonalvenen direkt oder über ein Sammelgefäß in den rechten Vorhof drainieren.

Epidemiologie. Unter 1 % aller angeborenen Herz- und Gefäßfehlbildungen

Einteilung. Nach Lage des Pulmonalvenensinus (**Abb. 5.19a–c**) suprakardialer Typ (40–50 %), kardialer Typ (30 %), infrakardialer Typ (13 %), gemischter Typ (7 %)

Pathophysiologie. Voraussetzung für ein Überleben der Kinder ist eine Durchmischung des Blutes, die in der Regel durch ein persistierendes Foramen ovale gewährleistet ist. Unzureichende Entwicklung des linken Vorhofs und des linken Ventrikels aufgrund des mangelnden Blutangebotes.

Symptomatik. Bereits im 1. Lebensmonat bronchopulmonale Infekte, Trinkschwäche, verzögertes Gedeihen und allmählich zunehmende Zyanose

Diagnostik. Meist kein Herzgeräusch. Im EKG Zeichen der ausgeprägten rechtsventrikulären Hypertrophie, im Rö-Thorax beim suprakardialen Typ typische »Schneemannkonfiguration« des Mediastinums. Diagnosesicherung mittels Echokardiographie

Therapie. Immer Indikation zur operativen Korrektur. Ziel ist eine größtmögliche Verbindung zwischen dem pulmonalvenösen System und dem linken Vorhof. Mediane Sternotomie mit operativer Korrektur im hypothermen Kreislaufstillstand bei kardioplegisch stillgestelltem Herzen. Wichtig sind die Größe des linken Vorhofs und der linken Kammer. Bei pulmonalvenöser Obstruktion ist eine notfallmäßige Operation erforderlich.

Prognose. Unbehandelt in ca. 75 % innerhalb des 1. Lebensjahres tödlich; Operationsletalität 5–10 %

5.5 Erkrankungen des Erregungsbildungs- und Reizleitungssystems

Erregungsbildung und Ausbreitung erfolgen durch Sinusknoten, die Vorhofleitungsbahnen, den AV-Knoten, das His-Bündel, die Tawara-Schenkel und die Purkinje-Fasern. Für die Herzfunktion ist nicht nur die Frequenz, sondern auch die sequenzielle Vorhof- und Kammererregung von Bedeutung, da das Schlagvolumen bei Ausfall der Vorhofkontraktion (Knotenrhythmus, Vorhofflimmern mit langsamer Überleitung, AV-Block) um etwa 20–30 % absinkt. Herzrhythmusstörungen ent-

Abb. 5.19. Totale Lungenvenenfehlmündung: **a** suprakardialer Typ; **b** kardialer Typ; **c** infrakardialer Typ

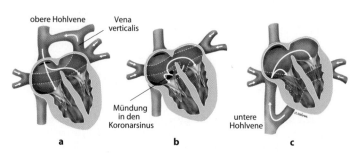

obere Hohlvene

Vena verticalis

Mündung in den Koronarsinus

untere Hohlvene

a

b

c

stehen durch Störung der Reizbildung oder der Reizleitung.

5.5.1 Bradykarde Herzrhythmusstörungen

Definition. Symptomatische Bradykardie bei Herzfrequenz unter 40 Schläge/min
Symptomatik. Puls unter 40/min.
Akut: zerebrale Minderperfusion, Synkope, Präsynkope, Schwindelattacken
Chronisch: verminderte kardiale Förderleistung, Verwirrtheitszustände, Konzentrationsschwäche, Tagesmüdigkeit
Diagnostik. EKG, ggf. 24-h-EKG
Therapieindikation. Indikationen zur Implantation eines permanenten Schrittmachersystems abhängig von der klinischen Symptomatik, nicht von der Herzfrequenz. Indikationen sind eine symptomatische Sinusbradykardie, ein sinuatrialer Block, ein AV-Block II.° und III.°, ein trifaszikulärer Block, ein Sinusknotensyndrom (Sick-sinus-Syndrom), ein Karotissinussyndrom sowie Vorhofflimmern mit langsamer Überleitung (Bradyarrhythmia absoluta)

Herzschrittmacher

In Deutschland werden jährlich zwischen 26.000–28.000 Herzschrittmacher neu implantiert.

Prinzip

Die verschiedenen Schrittmachersysteme und Betriebsarten werden international durch einen Schrittmacher-Code gekennzeichnet (◘ Tab. 5.3).

Heute sind Schrittmacher grundsätzlich mit der so genannten Demandfunktion ausgestattet, die eine Bedarfsstimulation ermöglicht, bei der der Schrittmacher den elektrischen Impuls erst bei Unterschreiten einer bestimmten Herzfrequenz abgibt.

Frequenz, Impulsbreite, Amplitude und Empfindlichkeit (Sensing) sind bei den heute verwendeten Geräten programmierbar und jederzeit den individuellen Bedürfnissen des Patienten anzupassen. Die Informationsübertragung zum Herzschrittmacher erfolgt über ein kodiertes Magnetfeld oder Radiofrequenzsignal, das von einem Programmiergerät durch die Haut auf den Schrittmacher übertragen wird.

Sequenzielle Herzschrittmacher bieten bei erhaltenem Vorhofeigenrhythmus die Möglichkeit der physiologischen Frequenzadaptation und darüber hinaus eine Synchronisierung der Vorhof- und Kammerkontraktion.

Die Schrittmacherlaufzeit beträgt durch Lithiumbatterien 5–10 Jahre.

Elektroden

Der Elektrodenkopf soll sowohl eine niedrige Reizschwelle (minimale notwendige Stimulationsenergie) als auch eine hohe Empfindlichkeit (Sensing) ermöglichen. Elektroden mit einer aktiven Fixierung werden mit einem korkenzieherähnlichen Schraubenkopf in das Endokard geschraubt. Bei Elektroden mit einer passiven Fixierung wird der Kopf mit kleinen, flexiblen Widerhaken im Trabekelwerk des Herzens verankert.

Als Impulse werden Stromstöße von <1 Volt und einer Impulslänge von 0,3–1,5 ms gegeben.

Operation

Vorgehen. In Lokalanästhesie wird die transvenöse Elektrode über die V. cephalica, V. subclavia oder die V. jugularis externa bzw. interna implantiert. Unter Röntgenkontrolle wird die Elektrode im rechten Vorhofsohr und/oder im rechten Ventrikel platziert. Das

◘ Tab. 5.3. Internationaler Schrittmacher-Code				
1.	2.	3.	4.	5.
Ort der Stimulation	Ort der Wahrnehmung (Sensing)	Arbeitsweise	Belastungsanpassung	Antitachykardiefunktion
V = Kammer	V = Kammer	I = inhibiert	R = Frequenzanpassung (rate »vatz response«)	B = Burst
A = Vorhof	A = Vorhof	T = getriggert	0 = keine Frequenzanpassung	N = kompetitive Stimulation
D = Vorhof und Kammer	D = Vorhof und Kammer	D = inhibiert und getriggert		S = Scanning
	0 = keine Wahrnehmung	0 = keine Steuerung		E = externe Steuerung
				0 = keine Antitachykardiefunktion

Schrittmacheraggregat wird subkutan präpektoral implantiert.

Komplikationen. Letalität 0,1 %, Infektion (in 0,8–1 %), Perforation oder Dislokation der Elektrode, Kammerflimmern, Pneumothorax (Venenpunktion)

Postoperative Überwachung. Schrittmacherausweis mit Patientendaten, Angaben über die implantierende Klinik, die technischen Daten des Schrittmachers, der Elektrode und Kontrollterminen

5.5.2 Tachykarde Herzrhythmusstörungen

Supraventrikuläre tachykarde Herzrhythmusstörungen

Präexzitationssyndrom

Pathophysiologie. »Vorzeitige« Erregung der Kammer über akzessorische Leitungen, da die physiologische Erregungsausbreitungsverzögerung im AV-Knoten umgangen wird. Beim Wolff-Parkinson-White (WPW)- und Lown-Ganong-Levine (LGL)-Syndrom werden basisnahe Abschnitte des Ventrikelmyokards über akzessorische Leitungsbündel (Kent, James) erregt.

Symptomatik. Paroxysmale, atrioventrikuläre Tachykardien

Therapie. Medikamentöse Therapie (am häufigsten). Interventionell kardiologisch mit Lokalisation des akzessorischen Bündels und Zerstörung durch lokale Wärmeapplikation oder Katheter-Radiofrequenz-Ablation; chirurgische Durchtrennung des akzessorischen Bündels durch Elektrokoagulation, Laser oder Kryochirurgie

Chronisches Vorhofflimmern

In seltenen Fällen eines therapierefraktären Vorhofflimmerns mit paroxysmalen supraventrikulären Tachykardien ist ein chirurgischer Eingriff indiziert, wenn die Patienten hämodynamisch und subjektiv erheblich beeinträchtigt sind.

Therapie. Früher: Maze-Procedure mit Durchtrennung aller Vorhofleitungsbahnen der Wand des rechten und linken Vorhofs, sodass die vom Sinusknoten ausgehende Erregung nur durch einen schmalen Korridor zum AV-Knoten gelangt. Heute: Radiofrequenz-, Kryo-, Mikrowellen- und Laserablation. Diese Verfahren können auch am schlagenden Herzen durchgeführt werden.

Ventrikuläre tachykarde Herzrhythmusstörungen

Definition. Heterotope, rhythmische Tachykardie, die von den Kammern ausgeht und zu Kammerflimmern degenerieren kann.

Ätiologie. Kreisende Erregungen (Reentry), ausgehend von einem akuten oder abgelaufenen Herzinfarkt oder einer Kardiomyopathie, können durch eine einzige Extrasystole Kammertachykardien oder -flimmern auslösen.

Therapie. Überwiegend medikamentös, bei Unwirksamkeit oder spezifischen Nebenwirkungen: interne Defibrillatoren (nicht bei Myokardischämie oder Herzinfarkt), kaum noch chirurgische Therapie.

Symptomatische Therapie mittels ACID (implantierbarer automatischer interner Kardioverterdefibrillator). Dieser überwacht den Herzrhythmus (Sensing) und terminiert automatisch lebensbedrohliche tachykarde ventrikuläre Herzrhythmusstörung durch Kardioversion (synchronisierte Schockabgabe) oder Defibrillation (Schockabgabe ohne Synchronisation). Indikation zur AICD-Implantation bei rezidivierenden Kammertachykardien (Ausnahme akute Myokardischämie).

Prognose. Inzidenz des plötzlichen Herztodes nach ACID-Implantation etwa 2 % nach 1 Jahr

5.6 Herztumoren

Herztumoren werden in primäre und sekundäre Tumoren unterteilt.

5.6.1 Primäre Tumoren

Können gutartig (75 %) oder bösartig sein. Man unterscheidet das benigne mesenchymale Myxom (am häufigsten), das Rhabdomyom (20 %) sowie nicht myxomatöse Herztumoren, wie das Lipom, das Fibrom und das Hämangiom (30 %).

Vorhofmyxom

Definition. Gutartiger primärer Herztumor des Vorhofes

Pathologie. Makroskopisch unterscheidet man ovoidrundliche, häufig gekapselte und polypoid-zottenförmige Wachstumsformen

Lokalisation. 95 % aller Myxome sind im Vorhof lokalisiert, 75 % davon im linken Vorhof

Epidemiologie. Bevorzugt in der 5. Lebensdekade. Nur etwa 12 % der Patienten sind älter als 70 Jahre und 9 % jünger als 15 Jahre.

Symptomatik. Myxomkrankheit mit unspezifischen (Fieber, Exantheme, Arthralgien und Myalgien) und spezifischen Symptomen (Belastungsdyspnoe, Schwindel, Synkopen und Herzinsuffizienz) durch Verlegung des Mitral- oder des Trikuspidalklappenostiums. Myxommaterial kann embolisieren und zerebrale Insulte, Verschlüsse von Extremitätenarterien, Myokardinfarkte oder Lungenembolien verursachen.

Diagnostik. In der Echokardiographie Darstellung des Tumors und Beteiligung der AV-Klappe. Herzkatheteruntersuchung nur zum Ausschluss einer gleichzeitig bestehenden KHK

Therapie. Immer operative Entfernung des Myxoms. Über eine mediane Sternotomie unter extrakorporaler Zirkulation wird der rechte Vorhof geöffnet und das Myxom über eine Resektion des Vorhofseptums entfernt. Deckung des Defektes mit Perikard oder Dacron

Maligne primäre Tumoren

Pathologie. Sarkome (am häufigsten) als Angio-, Rhabdomyo- und Fibrosarkom

Epidemiologie. Überwiegend in der 3.–4. Lebensdekade

Diagnostik. CT oder MRT

Prognose. Ungünstig trotz aggressivem chirurgischem, radio- und chemotherapeutischem Vorgehen. Die meisten Patienten versterben innerhalb eines Jahres.

5.6.2 Sekundäre Tumoren

Definition. Metastasen extrakardialer Primärtumoren

Epidemiologie. Niedrige Inzidenz. 5–17 % aller metastasierenden, soliden Tumoren bilden kardiale Metastasen

Pathologie. Direkte Infiltration des Herzens (z.B. Ösophagus-, Bronchial-, Mammakarzinom), hämatogene Metastasierung ins Myokard (malignes Melanom, malignes Lymphom) oder lymphogene Metastasierung ins Perikard. Endoluminale Ausbreitung durch die Vena cava inferior in den rechten Vorhof (Hypernephrom)

5.7 Erkrankungen der thorakalen Aorta

5.7.1 Aortenaneurysma

Definition. Aufweitung der Aorta

Einteilung.

- Echtes Aneurysma: alle Wandschichten sind betroffen
- Falsches Aneurysma: Aneurysmawand besteht nur aus Adventitia
- Sakkuläres Aneurysma (sackförmig)
- Fusiformes Aneurysma (spindelförmig)

Ätiologie. Man unterscheidet angeborene und erworbene Ursachen, wie genetischen Defekt (Marfan-Syn-

drom), zystische Medianekrose (Gsell-Erdheim), degenerative arteriosklerotische Veränderungen, Infektionen (z.B. Syphilis) und Traumen.

Pathogenese. Schwächung der elastischen Kräfte der Gefäßmedia, die dann dem intravaskulären Druck nicht mehr standhalten kann.

Diagnostik. Echokardiographie, Computer- oder Kernspintomographie, konventionelle Angiographie oder digitale Subtraktionsangiographie, Rö-Thorax (Mediastinalverbreiterung)

Aneurysma der Aorta ascendens

Definition. Ausweitung der Aorta vom Aortenklappenring bis zum Abgang des Truncus brachiocephalicus

Epidemiologie. Meist im 3.–5. Lebensjahrzehnt

Ätiologie. Marfan-Syndrom, zystische Medianekrose

Symptomatik. Unspezifischer, retrosternaler Druck, Ausbildung einer Aorteninsuffizienz durch zunehmende Dilatation des Aortenklappenringes, Einflussstauung durch Verdrängung der V. cava superior

Therapie. Operation bei einem Durchmesser > 5–6 cm oder bei symptomatischen Aneurysmen (Ruptur, Verlegung der Koronarostien, Herzinsuffizienz und periphere Embolien). Operation über eine mediane Sternotomie durch Gefäßersatz mit einer Dacronprothese (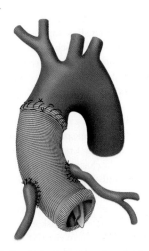 Abb. 5.20). Interventionelle Verfahren kommen noch nicht zur Anwendung.

Prognose. Operationsletalität bei 4–10 %.

Aneurysma des Aortenbogens

Definition. Ausweitung der Aorta vom Abgang des Truncus brachiocephalicus bis zum Lig. arteriosum

◻ Abb. 5.20. Ersatz der Aorta ascendens durch ein »klappentragendes Konduit«. Die Ostien der Koronararterien sind mit der Prothese anastomosiert

5

Symptomatik. Häufig asymptomatisch bis zur gedeck-
ten Ruptur mit akuten stechenden Brustschmerzen,
Ausstrahlung in den Rücken oder in die Arme, Stridor,
Atemnot und Dysphagie (Kompression Trachea und
Ösophagus), Heiserkeit (Kompression N. recurrens),
Hämoptysen

Therapie. Operation bei rascher Größenzunahme oder
ab einem Durchmesser > 5–6 cm. Ersatz der Aorta
durch eine Rohrprothese und Reimplantation der
Kopfhalsgefäße mit einem Patch. Während der Operation erfolgt die Durchblutung des Gehirns entweder
durch eine selektive antegrade Perfusion der Kopf-/
Halsgefäße oder durch einen hypothermen Kreislaufstillstand unter Verwendung der Herz-Lungen-Maschine (20–25 °C). Das Überschreiten einer Stillstands-
zeit von 60 min bei hypothermem Kreislaufstillstand
hat allerdings schwere zerebrale Schäden bis hin zum
Hirntod des Patienten zur Folge.

Prognose. Operationsletalität 5 und 25 %

Komplikationen. Hirnschädigung durch Minderperfusion oder Embolie oder Verletzung des N. recurrens

Aneurysma der thorakalen Aorta descendens

Definition. Erweiterung der thorakalen Aorta vom Lig.
arteriosum bis zum Zwerchfell

Ätiologie. Arteriosklerose

Epidemiologie. Relativ häufig, insbesondere in der 6.–
7. Lebensdekade

Pathologie. Arteriosklerotische Intimaläsionen und
Blutverwirbelungen führen häufig zur Entwicklung
wandständiger Appositionsthromben

Symptomatik. Häufig asymptomatisch. Symptomatisch
durch Heiserkeit (Druck auf N. recurrens), Stridor,
Schluckbeschwerden (Druck auf den Ösophagus), Hä-
moptysis, Hämatemesis. Bei Ruptur messestichähnli-
cher Schmerz zwischen den Schultern

Diagnostik. Rö-Thorax zeigt Raumforderung im linken
Hemithorax (◘ Abb. 5.21)

Therapie. Operation bei großen, verdrängend wachsenden Aneurysmen, bei Lumeneinengung durch Thromben, bei rascher Progredienz und bei klinischer Symptomatik. Zugang über eine linksposterolaterale Thorakotomie im 3.–4. ICR zum Ersatz der aneurysmatisch
veränderten Aorta durch eine Rohrprothese. Bei der interventionellen Stenttherapie verankert sich die Prothese
sowohl vor als auch hinter dem Aneurysma und schaltet
den erkrankten Bereich der Aorta descendens aus.

Komplikationen. Durch das Ausklemmen der Aorta
kann es distal der Klemme zu einer Minderversorgung
des Rückenmarks und der Nieren unter Ausbildung
einer postoperativen Paraparese oder Paraplegie kommen.

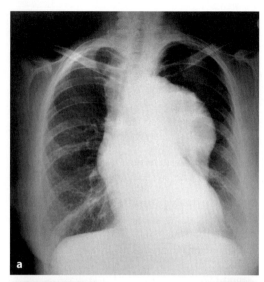

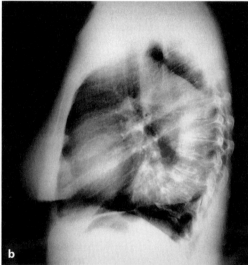

◘ **Abb. 5.21.** Aneurysma verum der Aorta descendens.
a Deutliche Raumforderung im linken Thorax in der a.-p.-
Röntgenaufnahme; **b** die seitliche Projektion zeigt die Ausdehnung bis zur Wirbelsäule. (Mit freundlicher Genehmigung
von Dr. Martinoff, Institut für Radiologie, Deutsches Herzzentrum München)

Prognose. Operationsletalität bei 5–15 %, Inzidenz einer postoperativen Paraplegie oder Paraparese bei 2–
5 %. Die Komplikationsrate der endoluminalen Stentplatzierung ist deutlich niedriger.

Traumatische Aortenruptur

Definition. Einreißen der aortalen Wandschichten
durch extreme lokale Scherkräfte

Lokalisation. Die akute traumatische Ruptur ist in etwa 70 % der Fälle am Beginn der deszendierenden thorakalen Aorta lokalisiert.

Ätiologie. Das Lig. arteriosum und die Kopf-/Halsgefäße fixieren den Aortenbogen mit dem Thorax. Bei einem Aufprall des Brustkorbs mit hoher Geschwindigkeit treten die größten Scherkräfte am Übergang des Bogens in die Aorta descendens auf. Eine komplette Ruptur aller Wandschichten ist sofort tödlich. Bei einer gedeckten Ruptur bleiben die Adventitia und die mediastinale Pleura unter Ausbildung eines Hämatothorax intakt.

Symptomatik. Patienten mit Aortenruptur weisen in der Regel andere schwere Verletzungen intraabdomineller Organe oder des Kopfes auf. Isolierte Symptomatik sind Schmerzen zwischen den Schulterblättern, hohe Blutdruckwerte an den oberen Extremitäten, Querschnittslähmung ohne Verletzung der Wirbelsäule, Prellmarke vor dem Sternum.

Diagnose. Im Rö-Thorax verbreitertes Mediastinum und Hämatothorax nach Thoraxtrauma, präzise Diagnosestellung mittels transösophagealer Echokardiographie, CT oder DSA

Therapie. Therapie der Wahl ist die endoluminale Platzierung von Stentprothesen. Bei akuter Blutung linksposterolaterale Thorakotomie mit Interposition einer Rohrprothese

Komplikation. Postoperative Querschnittslähmung

F07 ▶ 5.7.2 Aortendissektion

Definition. Bei der Dissektion entstehen funktionell 2 Gefäßlumina, ein »wahres« Lumen, das von der normalen Gefäßintima begrenzt wird und ein »falsches« Lumen, das von der Media und Adventitia begrenzt wird.

Epidemiologie. 2/3 aller Aortendissektionen nehmen von der Aorta ascendens ihren Ursprung, etwa 1/3 entstehen unterhalb des Abgangs der linken A. subclavia.

Ätiologie. Degenerative Erkrankungen der Gefäßmedia (Marfan-Syndrom, Gsell-Erdheim), fortgeschrittene Arteriosklerose, Hypertonie

Pathophysiologie. Die Gefäßintima reißt ein und Blut tritt in die Gefäßmedia. Da das Blut unter hohem Druck steht, kommt es zu einer longitudinalen Aufspaltung der Media über weite Strecken. Entry bezeichnet die Stelle des Intimaeinrisses. Über dieses Entry strömt das Blut in das falsche Lumen und kann zur Verdrängung des wahren Lumens führen. Reentry bezeichnet die Stelle, an der das Blut vom falschen Lumen wieder in das wahre Lumen übertritt.

Symptomatik. Typischer, stechender, in die Schulterblätter ausstrahlender Schmerz (»mit einem Dolch durchstoßen«), kardiogener Schock, Herzinfarkt, aku-

tes Abdomen durch Verlegung der Baucharterien, Querschnittslähmung, Oligurie bis Anurie etc. Leriche-Syndrom (blassgraue Marmorierung der gesamten unteren Körperhälfte) bei kompletter Verlegung des wahren Lumens der distalen Aorta

> **Einteilung**
> **DeBakey-Klassifikation (❑ Abb. 5.22a)**
> ▬ Typ I: Entry liegt im Bereich der Aorta ascendens, Doppellumen bis zur Aorta descendens
> ▬ Typ II: Entry liegt im Bereich der Aorta ascendens, Doppellumen in der Aorta ascendens
> ▬ Typ III: Entry liegt im Bereich der proximalen Aorta, Doppellumen distal des Aortenbogens
>
> **Stanford-Klassifikation (❑ Abb. 5.22b)**
> ▬ Typ A: Intimaeinriss in der Aorta ascendens
> ▬ Typ B: Intimaeinriss in der Aorta descendens

Differenzialdiagnosen. Myokardinfarkt, Lungenembolie, Pneumothorax

Komplikationen.

▬ **Ruptur:** verursacht beim Typ A eine Einblutung in den Perikardbeutel mit sofortigem Tod oder einem Hämoperikard. Beim Typ B führt eine Ruptur meist nur zu einem periadventitiellen Hämatom mit Sickerblutung.

▬ **Aortenklappeninsuffizienz:** durch retrograde Dissektion mit Verziehung der Klappengeometrie beim Typ A

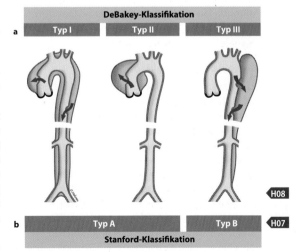

❑ **Abb. 5.22.** Aortendissektion. **a** DeBakey-Klassifikation (Typ I–III); **b** Stanford-Klassifikation (Typ A und B)

- **Ischämie:** Durch das falsche Lumen kann es prinzipiell an jedem Gefäßabgang aus der Aorta zu einer Verlegung des wahren Gefäßlumens mit konsekutiver Ischämie des nachgeschalteten Organs kommen.
- **Chronisch dissezierendes Aortenaneurysma:** entsteht, wenn eine akute Aortendissektion nicht sofort operativ versorgt wird

Nachsorge. Regelmäßige Spiral-CT-Kontrolle (ca. alle 6 Monate). Ab einer Expansionen der thorakalen Aorta (> 6 cm) konventioneller Aortenersatz oder Stentimplantation

Prognose. Die akute Dissektion ist eine lebensbedrohliche Erkrankung. Unbehandelt beträgt die Letalität der akuten Aortendissektion Typ A > 90 % (Ruptur, Perikardtamponade, akute Koronararterienverschlüsse). Nur etwa die Hälfte der Patienten mit akuter Dissektion überleben die ersten 48 h nach dem initialen Ereignis. Nach 2 Wochen leben nur noch 20 % und nach 3 Monaten nur noch 10 %.

Akute Aortendissektion Typ A

❗ **Cave**
Wenig Zeit für Diagnostik

Diagnostik. EKG zur Abklärung der Differenzialdiagnose Herzinfarkt, TEE zur Darstellung der Lokalisation und Ausdehnung des Doppellumens und des Entry, CT oder MRT zur Erfassung der Ausdehnung der Dissektion mit Darstellung der Perfusionsausfälle (Darm, Niere) (◘ Abb. 5.23a,b)

Therapie. Aortenbogen- oder Aszendenzersatz nach medianer Sternotomie unter extrakorporaler Zirkulation

Prognose. Hospitalletalität bei 5–30 %. Häufigste Todesursachen sind Blutungen, akutes Herzversagen und zerebrale Schädigung.

Akute Aortendissektion Typ B

Diagnostik. Geringere Gefahr der Ruptur, daher mehr Zeit für Diagnostik. TEE zur Differenzierung von wahrem und falschem Lumen und Lokalisierung von Entry und Reentry. CT oder MRT für die genaue Beurteilung der Gefäßabgänge und Ausdehnung der Dissektion

Therapie. Im akuten Stadium keine primäre Operationsindikation. Ohne Organkomplikation besteht die primäre Therapie in der Optimierung der Blutdruckeinstellung und Analgesie. Operation bei persistierenden thorakalen Schmerzen, gedeckter Ruptur oder Verlegung lebenswichtiger Äste der abdominellen Aorta. Abhängig von der Ausdehnung der Dissektion erfolgt der schrittweise Ersatz der gesamten Hauptschlagader (Rüsselprothesentechnik). Alternativ werden zuneh-

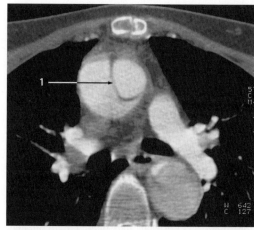
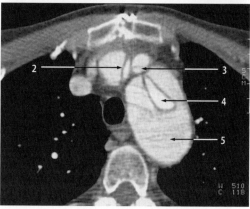

◘ **Abb. 5.23.** Computertomogramm bei einer akuten Aortendissektion: **a** *Pfeil 1* zeigt auf die Dissektionsmembran in der Aorta ascendens, mit Ausbildung eines »wahren« und eines »falschen« Lumens. **b** Dissektionsmembran im Truncus brachiocephalicus (*Pfeil 2*) und in der linken A. carotis (*Pfeil 3*). Doppellumen im Aortenbogen. Das kleinere, kontrastmitteldichtere Lumen ist das »wahre« (*Pfeil 4*) und das größere das »falsche« Lumen (*Pfeil 5*). (Mit freundlicher Genehmigung von Prof. Dr. Kauffmann, Radiologische Universitätsklinik Heidelberg)

mend interventionell Prothesenstents über die Dissektionsstelle platziert.

Prognose. Operationsletalität < 10 % bei chronischen Dissektionen, 25–60 % bei akuten Dissektionen. Die Inzidenz der Querschnittslähmung ist mit 5–10 % hoch.

▶ Die Gefahr einer erneuten, weiter distal gelegenen Dissektion ist grundsätzlich gegeben. Daher müssen die Patienten in regelmäßigen Abständen mittels Echokardiographie oder Computertomographie nachuntersucht werden.

5.8 Perikarderkrankungen

Das Perikard besteht aus einem parietalen und einem viszeralen Blatt, zwischen denen seröse Flüssigkeit für eine reibungslose Bewegung des Herzens sorgt. Akute und chronische Entzündungsprozesse führen zu makroskopisch serösen, fibrinösen, hämorrhagischen oder eitrigen Perikarditiden.

5.8.1 Akute Perikarditis

 Cave
Die akute Perikardtamponade ist akut lebensbedrohlich und der Perikarderguss muss sofort entlastet werden.

Ätiologie. Idiopathisch (ohne erkennbare Ursache), Myokardinfarkt (Dressler-Syndrom), Herzinsuffizienz, rheumatische Stoffwechsel- und Kollagenkrankheiten, virale Entzündungen (insbesondere Coxsackie B), chronisches Nierenversagen (urämische Perikarditis), maligne Tumoren. Postoperativ nach herzchirurgischen Eingriffen (Postkardiotomiesyndrom). Durch penetrierende Verletzungen und bakterielle Endokarditis
Symptomatik. Akute Perikardtamponade, gestaute Halsvenen, Hypotonie mit kleiner Blutdruckamplitude, Tachykardie, blassgraues Hautkolorit, Zentralisation mit kalten, marmorierten Extremitäten, Oligurie bis Anurie
Diagnostik. Auskultatorisch »kratzendes« Perikardreiben während Systole und Diastole. Im EKG ST-Hebung als Zeichen eines »Außenschichtschadens«, im Rö-Thorax vergrößerter Herzschatten (Bocksbeutelform). TEE zur Diagnosesicherung
Therapie. Konservativ: nicht steroidale Antiphlogistika, Kortikosteroide und evtl. Antibiotika
Perikardpunktion: Entlastung bei den geringsten Zeichen einer Tamponade oder Infektion (in halbsitzender Stellung vom Larrey-Punkt)
Perikarddrainage: operative Drainage des Herzbeutels bei infizierten Ergüssen und nach herzchirurgischen Eingriffen

5.8.2 Chronische Perikarditis

Definition. Chronischer Herzbeutelerguss
Ätiologie. Idiopathisch, urämische Perikarditis, Strahlentherapie, maligner Tumor, Tuberkulose (früher häufig)
Therapie. Chirurgische »Fensterung« oder subtotale Resektion des Perikards mit Ableitung in die Pleurahöhle (»innere Drainage«)

Konstriktive Perikarditis (Panzerherz)

Definition. »Umklammerung« des Herzens mit Behinderung der Vorhof- und Ventrikelfüllung
Ätiologie. Alle Erkrankungen, die eine chronische Perikarditis auslösen können.
Pathologie. Verschwielung, Verklebung und Kalkeinlagerung des Perikards
Pathophysiologie. Durch die Füllungsbehinderung aller Herzhöhlen kommt es zum gleichförmigen Anstieg des links- und rechtsatrialen Druckes auf Werte von 15–25 mmHg. »Dip-and-Plateau-Muster« des Druckverlaufs der rechten Herzkammer.
Symptomatik. Belastungsdyspnoe und obere und untere Einflussstauung, Völlegefühl, Hepatomegalie, Aszites, periphere Ödeme. Hypoproteinämie durch einen enteralen und renalen Eiweißverlust
Diagnostik.
- Klinik: Kussmaul-Zeichen, Pulsus paradoxus, respiratorische Verstärkung der Halsvenendistension
- Auskultation: frühdiastolischer Perikardextraton
- EKG: Niedervoltage und Vorhofflimmern
- Rö-Thorax: oft massive Kalkeinlagerungen im Bereich des Herzschattens
- Herzkatheter: Analyse der intrakardialen Druckwerte

Therapie. Operativ bei symptomatischen Patienten (meist nur kurzfristiges Anschlagen der medikamentösen Therapie). Zugang erfolgt über eine mediane Sternotomie oder eine laterale Thorakotomie mit Ablösen der Perikardschwiele. Postoperativ wegen Gefahr des Herzversagens Kalzium und Digitalis
Komplikation. Lebensbedrohliche Myokardeinrisse beim Ablösen der Kalkschwielen
Prognose. Operationsletalität 5–10 %. In 75 % der Fälle ist die postoperative Todesursache ein akutes oder subakutes Herzversagen!

5.9 Herztransplantation

5.9.1 Indikationen und Kontraindikationen

Seit 1967 (C. Barnard/Kapstadt) wurden weltweit etwa 40.000 Herztransplantationen durchgeführt. Möglich sind Herztransplantationen vom Säuglingsalter bis zu einem Alter von 60–70 Jahren.
Indikationen. Bei 46 % der Patienten, bei denen eine Herztransplantation erforderlich ist, besteht eine ischämische Kardiomyopathie (Endstadium KHK), bei 44 % eine dilatative Kardiomyopathie. Bei weiteren 10 % der Patienten ist die Transplantation wegen einer hyper-

troph-obstruktiven Kardiomyopathie, bei chirurgisch nicht korrigierbaren Herzfehlern, bei gutartigen Herztumoren oder im Endstadium einer Herzklappenerkrankung indiziert.

Generell besteht immer eine Indikation bei terminaler, medikamentös-therapierefraktärer Herzinsuffizienz, wenn die Lebenserwartung der Patienten voraussichtlich nur noch einige Monate beträgt. Die Patienten sind nicht mehr belastbar und viele sogar in Ruhe symptomatisch. Die Auswurffraktion des linken Ventrikels beträgt < 20 % und der Herzindex (Herzminutenvolumen pro m² Körperoberfläche) deutlich < 2 l/min/m².

Typische Symptome der fortgeschrittenen Herzinsuffizienz sind Dyspnoe, Orthopnoe, Nykturie, periphere Erschöpfung, Unterschenkelödeme und Konzentrationsschwäche.

Kontraindikationen.
- Erhöhter pulmonaler Gefäßwiderstand mit Gefahr des akuten Rechtsherzversagens (rechter Ventrikel des transplantierten Herzens ist nicht adaptiert)
- AB0-Inkompatibilität
- Präformierte Antikörper im Serum
- Generalisierte arterielle Verschlusskrankheit
- Irreversible Funktionseinschränkung der Nieren, der Leber oder der Lunge
- Maligne Tumorerkrankung
- Chronische Infektionen
- Instabile psychosoziale Situation
- Suchtproblem (Alkohol, Drogen, Medikamente)

5.9.2 Organspende

Voraussetzung für die Entnahme funktionstüchtiger Organe zur Transplantation ist der Hirntod des Menschen.

Hirntod. Zustand des irreversiblen Erloschenseins der (integrativen) Gesamtfunktion des Großhirns, des Kleinhirns und des Hirnstammes bei einer durch kontrollierte Beatmung noch aufrechterhaltenen Herz-Kreislauf-Funktion. Der Hirntod ist der Tod des Menschen.

Organverteilung. Die Spenderherzen werden nach Größe, Gewicht und Blutgruppe den Empfängern auf der Transplantationsliste nach den Kriterien Wartezeit und Dringlichkeit zugeteilt.

Konservierungszeit. Die maximale Konservierungszeit eines Herzens beträgt etwa 5 h.

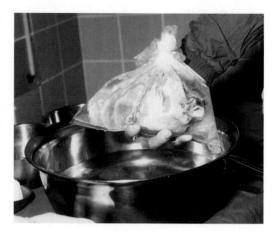

☐ Abb. 5.24. Ankunft des Spenderherzens im Operationssaal

Organallokation. Keine grundsätzliche Altereinschränkung. Rö-Thorax, Echokardiogramm. Entscheidend ist die aktuelle Funktion des Organs. Aufgrund des Erliegens der neurohumoralen Steuerung des Organismus (ACTH, ADH etc.) treten kaum beherrschbare Störungen der Kreislaufregulation, des Elektrolythaushalts und des Blutzuckers auf, sodass nur ein begrenzter Zeitraum für die Organentnahme zur Verfügung steht.

Organentnahme. Perfusion des Koronarsystems mit 3–4 l einer kalten kardioplegischen Konservierungslösung. Exzision des Herzens entlang der Vorhof-Kammer-Grenze. Überprüfung der Koronararterien, der Herzklappen und der Scheidewände. Verpackung in sterilen Kunststoffbeuteln und Transport in einer eisgefüllten Kühlbox (☐ Abb. 5.24).

5.9.3 Vorgehen

Orthotope Implantation. Spenderorgan wird in anatomischer Position implantiert. Mit den in situ belassenen Anteilen der Empfängervorhöfe werden die Vorhöfe des Spenderherzens anastomosiert (☐ Abb. 5.25).

Heterotope Implantation (»Huckepack-Herz«). Das Spenderherz wird nicht in anatomischer Position, sondern parallel zum Empfängerorgan implantiert. Die Vorhöfe und die großen Gefäße der beiden Herzen werden miteinander verbunden, wobei das Spenderherz rechts neben dem Empfängerherz liegt. Beim Versagen des transplantierten Herzens verbleibt die Restfunktion des eigenen Herzens (wird nur noch in Ausnahmefällen durchgeführt).

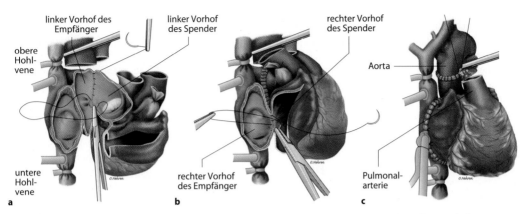

linker Vorhof des
Empfänger

linker Vorhof
des Spender

rechter Vorhof
des Spender

obere
Hohl-
vene

Aorta

untere
Hohl-
vene

rechter Vorhof
des Empfänger

Pulmonal-
arterie

a

b

c

Abb. 5.25. Orthotope Herztransplantation. **a** Anastomose der linken Vorhöfe. **b** Anastomose der rechten Vorhöfe. **c** Anastomose der Aorta und der Pulmonalarterie

Immunsuppression

Voraussetzung für jede Organtransplantation. Patienten bewegen sich nach Transplantation auf einem schmalen Grat zwischen Schutz vor Abstoßungsreaktionen auf der einen Seite und der Gefahr unkontrollierbarer Infektionen und maligner Tumorerkrankungen auf der anderen Seite. Die Standardimmunsuppression nach Herztransplantationen erfolgt mit Ciclosporin A (hemmt zytotoxische T-Zellen), Azathioprin (Zellproliferationshemmer) und Kortison (Lymphopenie). Nebenwirkungen sind:

- Ciclosporin A: Nephrotoxizität, Bluthochdruck, ZNS-Toxizität, Leberdysfunktion, Hirsutismus, lymphoproliferative und solide maligne Tumoren
- Azathioprin: Knochenmarkdepression
- Kortison: erhöhtes Infektionsrisiko, neuropsychiatrische und gastrointestinale Störungen, Diabetes mellitus, cushingoider Habitus, Impotenz, Wachstumsretardierung bei Kindern, Osteoporose und aseptische Knochennekrose

5.9.4 Abstoßungsreaktion

Definition. Die akute Abstoßungsreaktion tritt in der Anfangsphase nach der Transplantation auf und ist nach dem 1. Jahr seltener. Chronische Transplantatabstoßungen gehen mit einer Intimaproliferation der Koronargefäße unklarer Ätiologie einher. Etwa 50 % der Herzen zeigen nach 5 Jahren eine signifikante Vaskulopathie.

Symptomatik. Bei akuter Abstoßung erhöhte Temperaturen, Leistungsschwäche und Rhythmusstörungen

Diagnostik. Entnahme von Gewebeproben aus dem rechten Ventrikel (Myokardbiopsie) in regelmäßigen

Abständen nach der Transplantation. Die Myokardbiopsien sind für die Patienten belastend, aber derzeit noch die zuverlässigste Methode zur Beurteilung des transplantierten Herzens.

Therapie. Leichte akute Abstoßungsreaktionen (Grad 1A und B, **Tab. 5.4**) werden nicht behandelt, sondern engmaschig kontrolliert. Bei mittleren bis schweren Reaktionen werden 1000 mg Methylprednisolon i.v./Tag über 3 Tage verabreicht. Bei schweren therapierefraktären Abstoßungen werden Antikörper gegen T-Zellen gegeben.

Prognose. Leistungsfähigkeit der vormals schwerkranken Patienten ist in der Regel normal oder allenfalls geringgradig eingeschränkt. Ein Jahr nach Herztrans-

Tab. 5.4. Klassifikation der akuten Abstoßungsreaktion (»Working Formulation der ISHLT«)

Grad	Histologische Reaktion
0	Keine Abstoßung
1	A = Fokales (perivaskuläres oder interstitielles) Infiltrat ohne Myozytenschädigung
	B = Diffuses, aber spärliches Infiltrat ohne Myozytenschädigung
2	Nur ein Fokus, aber mit aggressiver Infiltration und/oder fokaler Myozytenschädigung
3	A = Multifokale, aggressive Infiltrate und/oder myozytäre Schädigung
	B = Diffuser Entzündungsprozess mit Myozytolysen
4	Diffuse, aggressive, polymorphe Abstoßung mit Myozytolysen ± Infiltrat ± Ödem ± Einblutung ± Vaskulitis

5

plantation leben noch 80,6 %. Nach 5 Jahren leben noch 67,2 %, nach 10 Jahren 48,5 % und nach 14 Jahren 34,0 % der Patienten. Die Todesursachen im 1. Jahr sind Rechtsherzversagen, akute Abstoßungen und schwere Infektionen. Nach einer 2. Herztransplantation ist die Überlebensrate deutlich schlechter als nach der primären Transplantation.

5.10 Postoperative Intensivüberwachung und Therapie

5.10.1 Allgemeine Maßnahmen

Behandlung der Folgen der extrakorporalen Zirkulation
Monitoring. Auf der Intensivstation werden die Kreislauffunktionsparameter, wie arterieller Blutdruck und zentraler Venendruck, kontinuierlich blutig gemessen und registriert.
Diagnostik. Rö-Thorax, EKG, Körpertemperatur

> Die Hämodynamik nach extrakorporaler Zirkulation ist durch periphere Vasokonstriktion, intravasale Hypovolämie und eine reduzierte Herzfunktion gekennzeichnet.

5.10.2 Spezifische Therapie

Blutungen

Entstehen durch chirurgische Blutungsquellen (Cave Herztamponade!), Gerinnungsstörungen (Thrombozytenaggregationshemmer, eingeschränkte Lebersyntheseleistung, Heparin) oder Hämodilution (Traumatisierung der Blutbestandteile, Thrombozytopenie).

Die Blutgerinnung normalisiert sich in der Regel in den ersten Stunden bis Tagen nach der Operation spontan. Die Substitution von Gerinnungsfaktoren oder Thrombozyten ist nur in Einzelfällen erforderlich.

Low-cardiac-output-Syndrom

Definition. Beim sog. Vorwärtsversagen, dem Low-cardiac-output-Syndrom, ist das Herzminutenvolumen hochgradig vermindert und es kommt zu Blutdruckabfall, kompensatorischer Vasokonstriktion, Oligurie und metabolischer Azidose.
Ätiologie. Intravasale Hypovolämie, Myokardinfarkt, Herzrhythmusstörungen, Perikardtamponade, mangelnde Protektion des Myokards während des kardioplegischen Herzstillstands, fehlerhaft funktionierende Klappenprothesen, nicht oder unzureichend korrigierte Klappenvitien und mangelnde Adaptationsmöglichkeit des Herzens an intraoperativ veränderte Kreislaufverhältnisse

Pathophysiologie. Das Schlagvolumen wird sowohl durch die reduzierte Vorlast des Herzens (Hypovolämie) als auch durch die erhöhte Nachlast (Anstieg des pulmonalen und systemischen Gefäßwiderstandes) vermindert.
Therapie. Die verminderte Vorlast wird durch Volumensubstitution angehoben. Die Nachlast der Herzkammern wird durch die Gabe von Nitroglyzerin, Nitroprussid-Natrium und Prostaglandinen gesenkt. Verbesserung der Kontraktion des Myokards durch inotrope Substanzen wie Dopamin, Dobutamin, Adrenalin und Phosphodiesterasehemmer (Enoximon, Amrinon). Unterstützend zur medikamentösen Therapie kann eine intraaortale Gegenpulsation (IABP) zur Reduktion der Nachlast und Verbesserung der Koronarperfusion durchgeführt werden.

> Wenn keine chirurgisch zu behandelnden Ursachen vorliegen, konzentriert sich die Therapie des Low-cardiac-output-Syndroms auf die Beeinflussung von Vorlast und Nachlast des Herzens.

Herzrhythmusstörungen

Herzrhythmusstörungen beeinträchtigen die kardiale Pumpfunktion und können zu lebensbedrohlichem Kammerflimmern führen. Sie müssen daher nach Herzoperationen in jedem Falle spezifisch behandelt werden.
Therapie. Erfolgt abhängig von der Art der Rhythmusstörung und ihrer Ursache:

- **Intermittierendes Vorhofflimmern:** Bei ca. 60 % der Patienten nach Herzoperationen. Therapie durch Gabe von β-Blocker oder elektrische Kardioversion
- **Sinustachykardie:** häufig Folge eines Volumenmangels oder Zeichen einer Infektion
- **Ventrikuläre Extrasystolen:** Können zu Kammertachykardie oder zum -flimmern führen. Therapie durch Gabe von Lidocain oder Amiodaron
- **Hypokaliämie:** führt zur erhöhten Irritabilität des Myokards mit der Gefahr ventrikulärer Rhythmusstörungen oder Kammerflimmern
- **Hyperkaliämie:** kann zur Bradykardie, zum AV-Block und zur Asystolie führen

Lungenfunktionsstörungen

Viele Patienten mit Herzerkrankungen haben bereits präoperativ eine eingeschränkte Lungenfunktion.
Ätiologie. Postoperativ können Pleuraergüsse, Pneumothorax, Atelektasen oder eine Pneumonie die Lungenfunktion beeinträchtigen. Zusätzliche Verschlechterung durch EKZ.
Therapie. Postoperative Beatmung mit einem geringen PEEP (6–8 cmH$_2$O), großen Atemzugvolumina (12–15 ml/kg) und niedriger Atemfrequenz (8–10/min)

Überwachung. Messung von Atemfrequenz, Atemvolumina, Beatmungsdruck und inspiratorischer Sauerstoffkonzentration, arteriellen Blutgasen und der kapillären Sauerstoffsättigung über ein Pulsoxymeter

Störungen des Flüssigkeitshaushaltes und der Nierenfunktion

Die Nierenfunktion ist durch die veränderten Perfusionsverhältnisse und durch hämolytische Blutbestandteile beeinträchtigt. Bei vorbestehender höhergradiger Einschränkung der Nierenfunktion oder als Folge eines postoperativen Low-cardiac-output-Syndroms kann es zum **Nierenversagen** kommen (intermittierende Dialyse oder arteriovenöse Ultrafiltration).

Die **postoperative Flüssigkeitssubstitution** wird durch die Höhe des Vorhofdruckes bestimmt (30–35 ml/kgKG/24 h).

ZNS-Störungen

Postperfusionspsychose (»Durchgangssyndrom«) mit Verwirrtheit, Somnolenz oder Wahnvorstellungen nach der EKZ. Außerdem kann es durch Ablösen von Kalkpartikeln oder Thromben zum embolischen Verschluss einer Hirnarterie mit Parese einzelner Gliedmaßen, Hemiparese, Aphasie, Blindheit und fokalen Krampfanfällen kommen.

Prophylaktische Maßnahmen und Weiterbehandlung nach einem herzchirurgischen Eingriff

- Bilanzierung, Therapie mit Diuretika zur Behandlung der generellen Ödemneigung nach EKZ
- Sekretmobilisierung durch krankengymnastische Behandlung
- Antibiotikaprophylaxe (Vorbeugen von Mediastinitis, Sternuminfektion, Sepsis oder Kunstklappenendokarditis)
- Thromboseprophylaxe mit Heparin. Bei Patienten mit mechanischen Herzklappen PTT auf das 2- bis 3fache des Normalwertes. Antikoagulanzientherapie mit Kumarinderivaten wird erst einige Tage nach der Operation begonnen, wenn keine Nachblutungsgefahr mehr gegeben ist.
- Thrombozytenaggregationshemmer (ASS) nach koronarer Bypassoperation, um einen thrombotischen Koronarbypassverschluss zu verhindern

6 Gefäße

H.-H. Eckstein, A. Zimmermann

6.1   Allgemeines

Arterielle und venöse Gefäßerkrankungen haben aufgrund der fortschreitenden »Überalterung« unserer Gesellschaft sowie durch die falsche Lebensführung (Übergewicht, Nikotinabusus, Bewegungsmangel etc.) deutlich zugenommen.

6.1.1   Diagnostik

Anamnese

Hinweise auf Gefäßerkrankung (Vorerkrankung, Beschwerdebild, Vor-OP), Risikoprofil (Risikofaktoren, Immobilisation), bekannte akute oder chronische Gefäßerkrankung, Schmerzen in den Beinen oder Armen, reduzierte Gehstrecke, neurologisches Defizit

Körperliche Untersuchung

Inspektion. Trophische Störungen, Nekrosen (Akren, Fersen), Gangrän (feucht, infiziert), Malum perforans (plantares Druckulkus), Haarlosigkeit, Nägelschäden, Schwellung, Hautfarbe (Blässe, Rötung)
Palpation. Temperaturunterschiede, Pulsationen (Aneurysma), Pulsstatus (◘ Abb. 6.1)

> Lassen sich isoliert keine Fußpulse tasten, liegt möglicherweise eine periphere arterielle Verschlusskrankheit (pAVK) vom Unterschenkeltyp vor. Bei kräftigen, seitengleichen peripheren Pulsen kann eine klinisch relevante pAVK ausgeschlossen werden.

Auskultation. Höhergradige Stenosen verursachen ein systolisches Geräusch (cave: kein Systolikum bei präokklusiven Stenosen), arteriovenöse Fisteln weisen ein Dauergeräusch auf (Maschinengeräusch).

Diagnostische Tests

Allen-Test. Dient zum Nachweis einer ausreichenden arteriellen Versorgung der Hand. Isolierte Kompression der A. radialis oder A. ulnaris mit gleichzeitigen Faustschlussübungen. Bei isoliertem peripheren Verschluss der nicht komprimierten Arterie entsteht eine Weißfärbung der Hand.

Ratschow-Lagerungsprobe. Bei Verdacht auf pAVK. In Rückenlage wird bei deckenwärts gestreckten Beinen durch schnelle Kippbewegungen der Füße die Wadenmuskulatur betätigt. Nach zügigem Aufsitzen lässt der Patient die Beine herunterhängen. Eine deutliche Verzögerung (normal 10–20 s) der kapillären Reperfusion ist v.a. bei Seitendifferenz beweisend für eine pAVK.

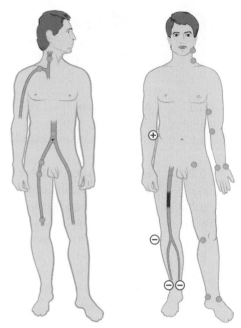

◘ **Abb. 6.1.** Stellen für Auskultation und Pulspalpation am arteriellen Gefäßsystem

Faustschlussprobe. Bei Verdacht auf Verschluss der A. subclavia/brachialis. Wiederholter Faustschluss bei nach oben gestreckten Armen. Bei einsetzenden Schmerzen wird bei herabhängenden Armen die kapilläre Reperfusion im Seitenvergleich überprüft.

Nicht invasive Diagnostik

Blutdruckmessung. Teil der Routinediagnostik. Seitendifferenz > 20 mmHg ist pathologisch.

Dopplersonographie. Gesendete Ultraschallwellen werden am Blutfluss reflektiert. Die Schallfrequenzverschiebung (Doppler-Shift) wird in ein akustisches Signal umgesetzt. Bei graphischer Darstellung kann auch die Flussrichtung bestimmt werden.

Duplexsonographie. Kombination von Dopplersonographie und B-Bild-Sonographie zum Nachweis von Stenosen und Verschlüssen. Dabei kommt es zu einer farblichen Darstellung von unterschiedlichen Strömungsrichtungen im Schnittbild. Es können sowohl die Gefäßwandmorphologie als auch die Strömungsverhältnisse dargestellt werden.

Laufbandergometrie. Überprüfung der Gehleistung unter standardisierten Bedingungen. Dient zur Objektivierung der Beschwerden, zur Verlaufskontrolle nach Therapie sowie für vergleichende Untersuchungen

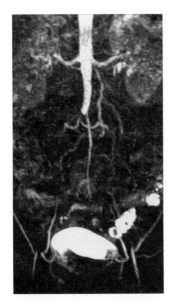

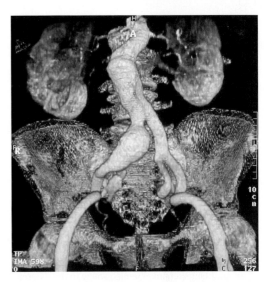

Invasive Diagnostik

Intraarterielle Angiographie. Intraarterielle digitale Subtraktionssangiographie (DSA): Dabei wird eine digitale, radiographische Leeraufnahme von anschließend angefertigten Angiographiebildern subtrahiert. Die häufigste Punktionsstelle ist die A. femoralis, in selteneren Fällen die A. brachialis. Segmentale Stenosen können unter Umständen simultan mitbehandelt werden. Risiken stellen Punktionsblutungen, Aneurysma spurium, periphere Embolien, kontrastmittelinduzierte Nebenwirkungen (Hyperthyreose, Nierenversagen) und Kontrastmittelallergien dar.

❶ **Cave**
Bei Patienten mit schlechter Nierenfunktion (Kreatinin >2,5 mg/dl) ist die Katherterangiographie kontraindiziert.

MR-Angiographie. Hat vielerorts die Katheterangiographie abgelöst. Als Kontrastmittel wird Gadolinium i.v. injiziert (nicht Jod-haltig), das bei niereninsuffizienten Patienten zu einer Verhärtung der Haut führen kann (nephrogen systemische Fibrose), keine Nierenschädigung, keine allergischen Reaktionen. Kontraindikation bei Klaustrophobie, Metallimplantaten und Herzschrittmachern (■ Abb. 6.2).

Kraniale Computertomographie. Unentbehrlich zum Nachweis oder Ausschluss ischämischer oder hämorrhagischer Läsionen des Gehirns und zum Nachweis intrakranieller Gefäßläsionen.

CT-Angiographie (CTA). Bei engen Schichtabständen (2mm) dreidimensionale Rekonstruktion möglich. Indikationsbereiche sind sämtliche Läsionen der aortoiliakalen Strombahn. Vorteile der CTA sind die kurze Untersuchungszeit und ihre Nichtinvasivität, nachteilig ist die hohe Kontrastmittelmenge (150–200 ml) (■ Abb. 6.3).

6.1.2 Therapie- und Rekonstruktionsprinzipien

Konservative Therapie

Bei peripherer arterieller Verschlusskrankheit (pAVK):
- Behandlung der Risikofaktoren, absolutes Nikotinverbot
- Einstellung des Blutzuckerspiegels
- Regulierung des Fettstoffwechsels
- Einstellung des Hypertonus
- Basistherapie mit Thrombozytenfunktionshemmern und Statinen
- Kontrolliertes Gehtraining (ggfs. Gefäßsportgruppe)
- Vasoaktive Substanzen (Prostaglandine)

Da die pAVK ein Marker für ein hohes Herzinfarkt- und Schlaganfallrisiko im weiteren Verlauf ist, sollten bei allen Patienten eine kardiologische Untersuchung

6

sowie eine Sonographie der hirnversorgenden Gefäße erfolgen.

Bei chronisch-venöser Insuffizienz (CVI):
- Kompressionstherapie
- Kontrollierte Mobilisation (Betätigung der Wadenmuskelpumpe)

Endovaskuläre Therapie

Perkutane transluminale Angioplastie (PTA), Stents. Aufweitung der Stenosen durch einen Dilatationsballon ggf. in Kombination mit einem Stent. Der Plaque wird dabei in die Gefäßwand gepresst. Bei unzureichender Dilatation, lokalen Komplikationen (Dissektion) oder extremer Kalzifikation zeigt die stentgestützte PTA, die besten Ergebnisse, insbesondere bei kurzstreckigen Stenosen großkalibriger Gefäße. Die wichtigsten Einsatzgebiete sind Gefäßpathologien im Iliakal-, Ober- und Unterschenkelbereich sowie in den Nierenarterien, den Koronargefäßen und in der A. subclavia.

Stentprothese/Endoprothese. Die Ummantelung von selbst- oder ballonexpandierbaren Stents mit Dacron oder PTFE ermöglicht die endovaskuläre Ausschaltung arterieller Aneurysmen.

Lysetherapie. Bei der lokalen Lysetherapie wird rt-PA (rekombinanter Gewebeplasminogenaktivator), seltener auch Urokinase, über spezielle Lysekatheter in ein thrombotisch verschlossenes Gefäß oder Bypass appliziert. Die systemische i.v. Lyse wird nur noch bei Bein-Becken-Venenthrombosen durchgeführt.

Konventionelle operative Therapie

Thrombendarteriektomie (TEA). Nach erfolgter Längsarteriotomie wird der arteriosklerotische Plaque im Niveau der Tunica media des Gefäßes ausgeschält. Verschluss durch direkte Naht bei kaliberstarken Gefäßen oder mit alloplastischen (Dacron, PTFE) oder autologen (Eigenvene) Patch. Anwendung der offenen bzw. direkten TEA im Bereich von Karotisgabel, Femoralisgabel und Iliakalgefäßen.

`F08`

Bypass. Überbrückung längerstreckiger Gefäßverschlüsse durch einen Bypass (Dacron, PTFE oder körpereigene Vene). Im aortoiliakalen Bereich überwiegend alloplastisches Material (Dacron, PTFE), peripher vorzugsweise autologer Bypass mittels körpereigener Vene.
- **Anastomose.** Die Nahtstelle eines Bypasses an das eigene Blutgefäßsystem
- **Interponat.** Interposition einer autologen Vene (z.B. beim Poplitealaneurysma) oder eines alloplastischen Gefäßersatzes (z.B. Dacron-Interponat beim Aortenaneurysma)

Embolektomie/Thrombektomie. Indirekte Thrombektomie einer akuten peripheren Embolie oder einer akuten arteriellen oder venösen Thrombose durch einen Ballon (Fogarty) – Katheter

Hybridverfahren. Kombination einer konventionellen operativen Gefäßrekonstruktion mit einer interventionellen Maßnahme (z.B. peripherer Bypass und Dilatation einer Beckenarterienstenose)

6.2   Erkrankungen der Arterien

6.2.1   Zerebrale Durchblutungsstörungen

Epidemiologie. 80–90 % aller Schlaganfälle entstehen durch zerebrale Ischämie (Embolie oder Thrombose der extra- oder intrakraniellen hirnversorgenden Arterien), 10–20 % aller Schlaganfälle werden durch intrazerebrale Blutungen verursacht. Die zerebrale Ischämien betrifft in ca. 90 % das Stromgebiet der A. carotis.

Diagnostik. Anamnese (Gefäßrisikofaktoren, KHK, pAVK), neurologische Untersuchung, Doppler- und Duplexsonographie (A. carotis, A. subclavia, A. vertebralis), transkranielle Dopplersonographie (Untersuchung intrakranieller Stenosen), MR-Angiographie, CT-Angiographie, intraarterielle digitale Subtraktionsangiographie (DSA)

Stenose/Verschluss der A. carotis interna

Stenosegrad. Geringster, noch durchflossener Querdurchmesser der Stenose. Angabe des Stenosegrads und der angewandten Untersuchungsmethode (Ultraschall, Angiographie)

Stenoseformen. Pseudookklusionen (»near occlusion«) mit deutlich verzögerter orthograder Darstellung, Kinking (Knickbildung), Coiling (Schlingenbildung), Tandemstenosen (nachgeschaltete Stenosen). Akute Carotisdissektion (Einriss der inneren Gefäßwand mit nachfolgender Einblutung).

Definition. Verengungen der extrakraniellen A. carotis interna (»Karotisstenose«)

Epidemiologie. Die Prävalenz extrakranieller Karotisstenosen (Stenosegrad > 50 %) beträgt in der Erwachsenenbevölkerung 1–3 % und steigt ab dem 65. Lebensjahr auf 8 % an. Schlaganfälle im vorderen Hirnkreislauf werden in ca. 25 % der Fälle durch kardiale Embolien, in 20 % durch Läsionen der extrakraniellen, hirnversorgenden Gefäße, in 20 % durch Mikroangiopathie oder lakunäre Infarkte und in 35 % durch ungeklärte Ursachen entstanden.

◘ Abb. 6.4. Stadieneinteilung extrakranieller Karotisstenosen

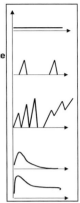

Stadium I	**Asymptomatische Stenose**
– Stadium IA	ohne hochgradige kontralaterale Stenose/ Verschluss
– Stadium IB	mit hochgradiger kontralateraler Stenose/Verschluss

Stadium II	**Reversible zerebrale Ischämie <6 Monate**
– Stadium IIA	Amaurosis fugax
– Stadium IIB	TIA (Symptome <24h)

Stadium III	**Indikationen zur Notfall-Carotis-TEA**
– Stadium IIIA	Crescendo-TIA
– Stadium IIIB	akuter/progredienter Schlaganfall

Stadium IV	**Ipsilateraler Schlaganfall < 6 Monate**
– Rankin 0	kein Defizit nachweisbar
– Rankin 1	minimales, funktionell nicht beeinträchtigendes Defizit
– Rankin 2	leichter Schlaganfall, tägliche Verrichtungen möglich
– Rankin 3	mittelschwerer Schlaganfall, Gehen allein möglich
– Rankin 4	schwerer Schlaganfall, Gehen nur mit Hilfe möglich
– Rankin 5	invalidisierender Schlaganfall, Bettlägerigkeit

Ätiologie. In > 90 % arteriosklerotisch. Seltene Ursachen sind die fibromuskuläre Dyplasie (nicht arteriosklerotische, degenerative Erkrankung), die Karotisdissektion (Intimaeinriss durch Strangulation, chiropraktischer Tätigkeit und Hochrasanztraumen oder auch spontan. Trauma oder spontan), die radiogene Karotisläsion und Rezidivstenosen nach vorheriger TEA oder PTA/Stent.

Risikofaktoren. Höheres Lebensalter, arterielle Hypertonie, Nikotinabusus und Hyperlipoproteinämie
Lokalisation. Karotisbulbus und der Abgangsbereich der A. carotis interna
Pathogenese. Häufigste Ursache ist die arterioarterielle Embolie (Plaquebestandteile, Thromben). Bei klinisch asymptomatischen > 50%igen Stenosen beträgt das Risiko eines Schlaganfalls nur 1–2 %/Jahr, bei > 80%igen Stenosen 3–5 %/Jahr. Die jährliche Verschlussrate einer 80- bis 99%igen Stenose beträgt > 10 %, in ca. 25 % dieser Fälle kommt es zu einer zerebralen Ischämie, jeweils in der Hälfte der Fälle zu einer transitorisch ischämischen Attacke (TIA) oder zu einem Schlaganfall. Eine vorausgegangene Symptomatik ist beim Vorliegen einer hochgradigen 70- bis 99%igen Stenose mit einem Schlaganfallrisiko von 17 % (nach Amaurosis fugax) bzw. > 40 % (nach einer TIA) innerhalb von 2 Jahren verbunden. Bei einem zusätzlichen kontralateralen Karotisverschluss steigt das Risiko sogar auf 70 % an.
Stadieneinteilung extrakranieller Karotisstenosen (◘ Abb. 6.4)
- Stadium I: asymptomatisch
- Stadium II: reversible Ischämie mit vorübergehender Amaurosis fugax oder TIA (Mikroembolien)
- Stadium III: Crescendo-TIA (Vorbote eines Schlaganfalls), stroke in evolution (schrittweise entwickelnder Schlaganfall), complete stroke (manifester Schlaganfall)

- Stadium IV: bereits erlittener karotisbedingter Schlaganfall

➤ Im Stadium III kann nur eine sofortige Karotis-TEA einen definitiven Schlaganfall mit permanentem neurologischen Defizit abwenden.

Therapie. Konventionelle Karotis-TEA (◘ Abb. 6.5): Desobliteration des stenosierenden arteriosklerotischen Plaques nach Längsarteriotomie. Direkte Naht oder Rekonstruktion durch Venen- oder Kunststoffpatch
- **Eversions-TEA:** Die A. carotis interna wird am Abgang aus der A. carotis communis abgesetzt und desobliteriert durch Umstülpen der äußeren Wandschichten um den stenosierenden Plaque. Danach wird die desobliterierte A. carotis interna in die A. carotis communis reinseriert.
- **Interponat:** Bei Rezidivstenosen, radiogenen Stenosen und Aneurysmen wird der erkrankte Arterienabschnitt reseziert und durch einen Venen- oder Protheseninterponat rekonstruiert.

Perioperatives Risiko. Schlaganfall/Tod (2-3 % für asymptomatische und 3–5% für symptomatische Stenosen), zerebrale Blutung (0,5,%), respiratorische Komplikationen (0,9 %), kardiale Komplikationen (2 %), Nachblutung (2 %), Nervenläsionen (< 1 %), kontralaterale Parese Bein/Arm, ipsilaterale Heiserkeit (N. recurrens/N. vagus), nach ipsilateral abweichende Zungenbewegung, ipsilateral hängender Wundwinkel

Nachsorge. ASS 100 mg/Tag, Statine, duplexsonographische Kontrolle nach 6 Monaten, danach in 1- bis 2-jährigen Abständen

6

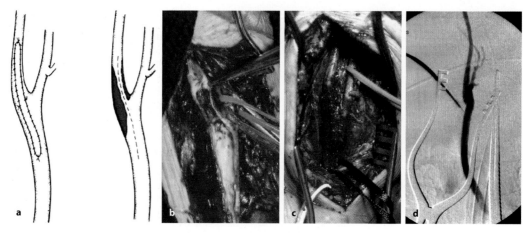

☐ **Abb. 6.5. a–c** Prinzip und operative Technik der konventionellen Karotis-TEA mit Patchplastik (Dacron), **d** Kontrollangiographie nach Karotis-TEA

F08

Level Ia-Indikationen zur Karotis-TEA bei asymptomatischer Stenose (Stadium I)
- Höhergradige Stenosen (Stenosegrad >70%)
- Rasche Stenoseprogression
- Männliches Geschlecht (Frauen profitieren weniger im Stadium I)
- Stummer Hirninfarkt im Schädel-CT
- Aufgehobene CO_2-Reservekapazität
- Niedrige perioperative Komplikationsrate (Schlaganfall, Tod) von < 3 % in der operierenden Klinik

Level Ia-Indikationen zur Karotis-TEA bei symptomatischer Stenose (Stadium II und IV)
- Mittel- und hochgradige Stenosen (Stenosegrad >50%)
- Carotis-TEA nach einer zerebralen Ischämie möglichst rasch (innerhalb von Tagen!) zur Prophylaxe einer erneuten zerebralen Ischämie
- Niedrige perioperative Komplikationsrate (Schlaganfall, Tod) von < 6 % in der operierenden Klinik

Stent-gestützte Karotis-PTA

Die stentgestützte Karotis-PTA stellt nach Abschluss mehrerer randomisierter Studien an symptomatischen Patienten trotz einer etwas höheren Komplikationsrate (periinterventioneller Schlaganfall/Letalität, besonders bei älteren Patienten) eine Alternative zur Karotis-TEA dar. Nach erfolgter Therapie treten nach beiden Verfahren innerhalb der ersten 2–4 Jahre sehr selten ipsilaterale Schlaganfälle auf.

Folgende Kontraindikationen sind dabei zu beachten: Thrombus in der A. carotis interna, langstreckige Stenosen, massive Verkalkungen, Aneurysmen des Aortenbogens mit Beteiligung der supraaortalen Äste, Coiling im Internaabgangsbereich sowie schwere Kontrastmittelallergien.

Stenosen/Verschlüsse der A. carotis communis

Definition. Isolierte höhergradige arteriosklerotische Stenosen oder Verschlüsse der A. carotis communis
Epidemiologie. Selten
Symptomatik. Meist asymptomatisch, ggf. periphere Embolien
Therapie. Offene TEA sowie Bypassverfahren, ggf. auch endovaskuläre Therapie (PTA, Stent)

Stenosen/Verschlüsse des Truncus brachiocephalicus

Definition. Isolierte höhergradige Stenosen/Verschlüsse des Truncus brachiocephalicus
Epidemiologie. Selten
Symptomatik. Embolien
Therapie. Aortotrunkale oder aortokarotidale Bypass, ggf. auch endovaskuläre Therapie (PTA, Stent)

Vertebrobasiläre Insuffizienz

Definition. Durchblutungsstörungen im hinteren Hirnkreislauf
Ätiologie. Stenosen oder langstreckige Verschlüsse der A. vertebralis und der A. basilaris
Symptomatik. Schwankschwindel, Ataxie, Seh- und Schluckstörungen, Hirnnervenlähmungen, seltener auch Paresen oder bilaterale Sensibilitätsstörungen.

◻ Abb. 6.6a. Chronischer Verschluss der A. subclavia links.
b Auffüllung der distalen A. subclavia über eine Strömungsumkehr in der linken A. vertebralis (Patient asymptomatisch!)

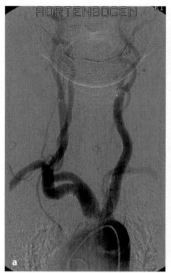
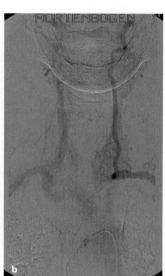

Der akute Verschluss der A. basilaris stellt einen unmittelbar lebensbedrohlichen Zustand dar.

Diagnostik. Klinisch-neurologische Untersuchung, extra- und transkranielle Doppler- und Duplexsonographie ergänzt durch Angiographie, MR-Angiographie, CT-Angiographie

Therapie. Systemische oder lokale Lyse bei akutem Verschluss der A. basilaris. PTA, Stent oder Transposition der A. vertebralis in die A. carotis communis nur bei eindeutigen Zeichen einer vertebrobasilären Insuffizienz

Subclavian-steal-Syndrom

Definition. Phasenweise oder permanente Strömungsumkehr der ipsilateralen A. vertebralis aufgrund eines Verschlusses der A. subclavia proximal der Einmündung der A. vertebralis

Pathophysiologie. Durch den Druckabfall distal des Verschlusses der A. subclavia wird der hintere Hirnkreislauf zur Durchblutung des ipsilateralen Arms »angezapft«.

Symptomatik. Abgeschwächter oder fehlender ipsilateraler Radialispuls sowie eine Blutdruckdifferenz zur Gegenseite um 40–50 mmHg. Neben einer vertebrobasilären Insuffizienz (z.B. Schwindelattacken, zentrale Sehstörungen, ataktische Beschwerden) können auch Claudicatio-ähnliche Schmerzen im betroffenen Arm auftreten.

Diagnostik. Angiographie zum Nachweis der Strömungsumkehr (◻ Abb. 6.6)

Therapie. Indikation nur bei symptomatischen Patienten. PTA ggf. mit Stent oder Transposition der A. subclavia in die A. carotis communis

Prognose. Offenheitsrate nach PTA/Stent von 80–90 %, nach Transposition/Bypass der A. subclavia von > 90 % nach 5 Jahren

6.2.2 Periphere arterielle Verschlusskrankheit

Definition. Die periphere arterielle Verschlusskrankheit (pAVK) ist die klinische Manifestation der Arteriosklerose in den Extremitätenarterien. Das Ausmaß der Erkrankung reicht vom klinisch asymptomatischen arteriosklerotischen Plaque bis zur amputationsbedrohten ischämischen Extremität

Epidemiologie. Eine pAVK liegt bei 1 % aller > 40-Jährigen und > 5 % aller > 65-Jährigen vor. In 90 % sind die unteren Extremitäten betroffen.

Ätiologie. Chronischer Nikotinabusus, männliches Geschlecht, zunehmendes Lebensalter, Diabetes mellitus, arterielle Hypertonie, Hypercholesterinämie

Prognose. Die pAVK ist ein Marker für ein generell erhöhtes kardiovaskuläres Risiko. Bei > 30 % aller pAVK-Patienten findet sich eine koronare Herzkrankheit (KHK), bei ca. 20 % eine relevante Arteriosklerose der hirnversorgenden Gefäße. Patienten mit amputationsbedrohter Extremität (Stadium III/IV) sind in etwa 30 % der Fälle nach 3 Jahren verstorben (Herzinfarkt, Schlaganfall).

> ◗ Die schlechte Prognose ist ungünstiger als beim erstdiagnostizierten Kolonkarzinom und vergleichbar schlecht mit der Prognose einer Patientin mit erstdiagnostiziertem Mammakarzinom!

pAVK der unteren Extremitäten

Symptomatik. Häufigstes Symptom der pAVK ist Claudicatio intermittens (sog. Schaufensterkrankheit, Stadium II) mit belastungsabhängigen Schmerzen in der Waden- oder Oberschenkelmuskulatur.

6

F09

F09

○ **Tab. 6.1.** Stadieneinteilung der pAVK nach Rutherford und Fontaine-Ratschow

Stadieneinteilung nach Fontaine		Rutherford-Kategorien (USA)	
I	Asymptomatisch	0	»asymptomatic«
IIa	Schmerzfreie Gehstrecke >200 m	1	»mild claudication«
IIb	Schmerzfreie Gehstrecke <200 m	2	»moderate claudication«
		3	»severe claudication«
III	Ischämische Ruheschmerzen	4	»ischemic rest pain«
IV	Trophische Störungen (Ulkus, Gangrän)	5	»minor tissue loss«
		6	»major tissue loss«

○ **Tab. 6.2.** Dopplerdruck, Verschlussdruckindex (ABI, Ankle:Brachial-Index) und klinische Bedeutung

Doppler-druck	ABI	Klinische Bedeutung
>100 mmHg	ABI >1	Normalbefund
<100 mmHg	ABI <1	Milde, häufig asymptomatische AVK, Pulse noch tastbar
<80 mmHg	ABI 0,5–0,8	Claudicatio intermittens, Pulse nicht tastbar
<50 mmHg	ABI <0,5	Schwere (chronische) Ischämie
Keine Dopplersignale	Nicht bestimmbar	Unmittelbar bedrohte Extremität

○ **Tab. 6.3.** Therapie bei femoropoplitealen Verschlüssen

Verschlussarten	Therapie
Kompletter Verschluss der AFS	Supragenualer femoropoplitealer Bypass (sog. P I-Bypass)
Kompletter Verschluss der AFS + hochgradige Stenose der A. profunda femoris	Lokale TEA und Erweiterungsplastik (Profundaplastik), ggf. mit supragenualer femoropoplitealer Bypassanlage
Kompletter Verschluss der AFS + Stenose/Verschluss der A. iliaca externa	Suprageniale femoropopliteale Bypassanlage mit retrograder Stent-gestützter Angioplastie der A. iliaca externa
Kompletter Verschluss der AFS + Stenose/Verschluss der supragenualen A. poplitea	Infragenualer femoropoplitealer Bypass (sog. P III-Bypass)
AFS A. femoralis superficialis	

Untere Extremität:
- Beckentyp (Aorta und A. iliaca communis, externa, interna)
- Oberschenkeltyp (A. femoralis, A. poplitea)
- Unterschenkeltyp (Trifurkation)
- Mehretagentyp (Befall mehrerer Etagen)
- akraler Typ (A. tibialis anterior, posterior, Fuß und Zehenarterien)

Diagnostik. Klinische Untersuchung, Duplex-Sonographe (Darstellung der Gefäßwandmorphologie als auch der Strömungsverhältnisse vor allem der Oberschenkelarterien) Laufbandtest, Perfusionsverschlussdruckindex (Quotient aus RR und Verschlussdruck, ○ Tab. 6.2; nicht verwertbar bei Mediasklerose durch Diabetes mellitus), intraarterielle Katheterangiographie, MR-Angiographie mit jodfreiem Kontrastmittel bei speziellen Fragestellungen

Differenzialdiagnosen. Die Zunahme der Claudicatio-Beschwerden beim Bergaufgehen erleichtert die differenzialdiagnostische Abwägung: Nervenkompression, Bakerzyste, Spinalkanalstenose, chronisches Kompartmentsyndrom, Gonarthrose, chronisch-venöse Insuffizienz, Coxarthrose, Polyneuropathie.

Therapie. Indikation. Wird bestimmt durch das subjektive und objektive Ausmaß der Gehstreckenbehinderung, durch die Lokalisation des Verschlussprozesses, durch das Lebensalter und den Allgemeinzustand des Patienten. Bei Stadium I und IIa erfolgen vor allem konservative Maßnahmen, wie Nikotinkarenz, Gewichtsreduktion, Einnahme von Thrombozytenaggregationshemmern, Tragen von geeignetem Schuhwerk, Gehtraining. Bei Stadium III und Stadium IV besteht eine absolute Indikation zur invasiven

F08

F09

F09

F09

Einteilung. Nach Fontaine-Ratschow oder Rutherford (USA). Stadium II wird unterteilt in 2 bzw. 3 Gruppen mit unterschiedlich langer schmerzfreier Gehstrecke. Die Gehleistung von 200 m wird als Grenzwert zunehmend infrage gestellt und stattdessen die »Einschränkung der Lebensqualität« herangezogen. Die kritische Extremitätenischämie (»critical limb ischemia«, CLI) beinhaltet das Stadium III und IV nach Fontaine (○ Tab. 6.1). Die Einteilung erfolgt zusätzlich nach der Lokalisation des Verschlusses. Folgende Verschlusstypen können unterschieden werden:

Obere Extremität:
- Schultergürtel-Arm-Typ (A. subclavia, A. axillaris, A. brachialis)
- Peripher-akraler Typ (A. radialis, A. ulnaris, Fingerarterien)

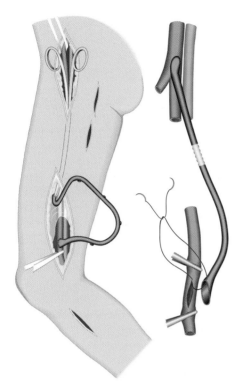

F09

Operation: Langstreckige Stenosen oder Verschlüsse, insbesondere der A. iliaca externa, werden durch TEA der Beckenarterien, aortofemorale- oder iliakofemorale Cross-over-Bypasse behandelt (5-Jahres-Offenheitsrate > 90 %).

Therapie bei femoropoplitealen Verschlussprozessen (☐ Tab. 6.3).
PTA + Stent: isolierte Stenosen der A. femoralis superficialis (AFS) und/oder der A. poplitea (bis ca. 3 cm) (5-Jahres-Offenheitsrate 40–60 %)
Operation: Verschlüsse der proximalen A. femoralis werden durch eine offene TEA behandelt. Langstreckige Verschlüsse der AFS oder multiple langstreckige Stenosierung der AFS sind Indikationen für die Anlage eines femoropoplitealen Bypasses (☐ Abb. 6.7). 5-Jahres-Offenheitsrate für einen Bypass 60–80 % (körpereigene Vene) bzw. 40–60 % (PTFE oder Dacron) nach 5 Jahren.

> Die A. femoralis superficialis (AFS) ist das am häufigsten arteriosklerotisch erkrankte Gefäß, vermutlich aufgrund der erhöhten mechanischen Belastung im Bereich des Adduktorenkanals. Die A. profunda femoris (APF) übernimmt bei Verschluss der AFS häufig die Funktion eines natürlichen Bypasses.

☐ Abb. 6.7. Femoropopliteale Bypassführung unter Verwendung der autologen V. saphena magna oder eines Kunststofftransplantates

Diagnostik und Behandlung, um die amputationsbedrohte Extremität zu retten. Ziel der Behandlung ist die Revaskularisation der hämodynamisch wirksamen Stenosen und Verschlüsse. Weitere Indikationen sind Stadium IIb oder bei starker Einschränkung der Lebensqualität auch Stadium IIa.

Therapie bei aortoiliakalen Verschlussprozessen.
PTA + Stent: Stenosen oder kurzstreckige Verschlüsse in der A. iliaca communis (5-Jahres-Offenheitsrate bis zu 90 %)

Therapie bei kritischer Extremitätenischämie (Critical Limb Ischemia, CLI; ☐ Tab. 6.4).
Wenn die der Ischämie zugrundeliegende Gefäßläsion sowohl für ein endovaskuläres als auch für ein operatives Vorgehen geeignet ist, zeigen beide Verfahren ähnlich gute Ergebnisse. Allerdings bestehen bei der CLI oftmals langstreckige Gefäßverschlüsse von der Leiste bis zum Unterschenkel, die eine Operation mit peripherer Bypasschirurgie notwendig machen.

Je nach Verschlusslokalisation kommen verschiedene Bypassverfahren zum Einsatz (☐ Tab. 6.9). Nach Möglichkeit sollte für den distalen Bypass eine körpereigene Vene (V. saphena magna) verwandt werden. 5-Jahres-Offenheitsrate maximal 50 %.

Nach erfolgter Revaskularisation wird die Demarkation ischämischer avitaler Gewebeanteile von

F09

☐ **Tab. 6.4.** Bypassverfahren bei kritischer Extremitätenischämie	
Verschlussart	**Bypass**
Proximaler Verschluss der Unterschenkelgefäße	Popliteokruraler Bypass
Mehretagenverschluss von AFS, A. poplitea und proximalen Unterschenkelarterien	Femorokruraler Bypass
Komplettverschluss aller Unterschenkelgefäße bei erhaltenem Fußbogen	Popliteopedaler Bypass (Vene!)
Komplettverschluss aller Unterschenkelgefäße bei erhaltenem Fußbogen + hochgradig veränderten femoropoplitealen Gefäßen	Femoropedaler Bypass (Vene!)
AFS A. femoralis superficialis	

F09

◻ Tab. 6.5. Ursachen der akuten Extremitätenischämie

Kardiale Emboliequellen	Absolute Arrhythmie bei Vorhofflimmern Myokardinfarkt Klappenvitium/Klappenersatz Dilatative Kardiomyopathie Bakterielle Endokarditis, Vorhofmyxom (selten)
Nicht kardiale Emboliequellen	Aortenaneurysma Aneurysmen der A. iliaca, A. femoralis, A. poplitea Tumoren (Aortensarkom, Bronchialkarzinom, sehr selten!) Paradoxe Embolie bei offenem Foramen ovale
Arterielle Thrombose	Arteriosklerotische Stenose (femoral, popliteal, iliakal, selten Aorta) Anastomosenstenosen nach Bypass-OP/Bypassverschluss Thrombosiertes Aneurysma (A. poplitea!, seltener A. femoralis) Restenosen nach PTA/Stent
Seltene und nicht arteriosklerotische Ursachen	Entrapment-Syndrom der A. poplitea Knöcherne Verletzungen (Becken, untere Extremitäten) Dissektionen (Trauma, Aortendissektion) Iatrogene Läsionen (Repositionsmanöver, Hüftendoprothetik etc.) Phlegmasia coerulea dolens i.a.-Injektion von Barbituraten, Zytostatika etc. Hyperkoagulopathien (z.B. heparininduzierte Thrombopenie HIT, AT-III-Mangel, Protein-C-Mangel) Ergotaminhaltige Präparate zur Therapie der Migräne (Ergotismus)

vitalem Gewebe abgewartet und danach eine sog. **Grenzzonenamputation durchgeführt.** In ca. 10 % aller Fälle mit CLI muss die Indikation zur primären Ober- oder Unterschenkelamputation gestellt werden (bettlägerige Patienten, ausgedehnte Kontrakturen, keinerlei gefäßchirurgische Rekonstruktionsmöglichkeiten).

pAVK der oberen Extremitäten

Epidemiologie. Die pAVK betrifft nur bei etwa 5 % aller Patienten die obere Extremität.
Ätiologie. Arteriosklerose (vor allem A. subclavia), thrombosierte Aneurysmen, Takayasu-Arteriitis, Thrombangiitis obliterans
Symptomatik. Belastungsabhängige Schmerzen und Schwäche (chronische Ischämie), Ruheschmerzen, akrale Nekrosen (periphere Embolien), Subclaviansteal-Syndrom
Diagnostik. Anamnese, körperliche Untersuchung und Messen des Verschlussdrucks auf Handgelenksniveau über der A. radialis und der A. ulnaris und Angiographie
Therapie. Bei Ruheschmerzen oder dem Vorliegen akraler Nekrosen besteht absolute Behandlungsindikation. PTA oder Stent bei kurzstreckigen Stenosen. Abgangsnahe Subklaviaverschlüsse werden operativ saniert (Transposition der A. subclavia auf die A. carotis communis). Eine thorakoskopische Sympathektomie (2.–5. Ganglion) wird nur durchgeführt, wenn keine

gefäßchirurgischen Verfahren möglich sind (Cave: Horner-Syndrom!).

6.2.3 Akute Extremitätenischämie

Plötzlich einsetzende stark schmerzhafte arterielle Perfusionsstörung, die unbehandelt zum Gewebsuntergang und Gliedmaßenverlust führen kann. Die akute Extremitätenischämie wird abgegrenzt von der chronischen Extremitätenischämie bei pAVK und der sog. kritischen Extremitätenischämie im Stadium III und IV.

Akute Ischämie der unteren Extremitäten

Ätiologie (◻ Tab. 6.5). **Arterielle Embolie** (ca. 70 %). 80–90 % aller peripheren Embolien sind kardialer Ursache (Thromben aus dem Vorhof, Vorderwandaneurysma, Vorderwandinfarkt); 10–20 % nicht kardiale Emboliequellen (aortoiliakale und periphere Aneurysmen, Tumoren, paradoxe Embolien)
Arterielle Thrombose (ca. 30 %). Arterielle Thrombosen auf dem Boden von arteriosklerotischen Stenosen, Anastomosenstenosen der A. iliaca, A. femoralis, thrombosiertes Aneurysma der A. poplitea
Pathogenese. Die Ischämietoleranz von Skelettmuskulatur und peripheren Nerven beträgt maximal 4–6 h bis irreversible Schäden auftreten. Gewebeschädigung abhängig von der Lokalisation des Gefäßverschlusses, den Kollateralgefäßen, vom Herz-

Stadien der akuten Extremitätenischämie
Zur Abschätzung der Prognose und der notwendigen Diagnostik und Therapie wird die akute Extremitätenischämie in Stadien untergliedert:

	Stadium I	Stadium IIa	Stadium IIb	Stadium III
Prognose der Extremität	nicht unmittelbar bedroht	marginal bedroht bei sofortiger Therapie	unmittelbar bedroht – sofortige Revaskularisation notwendig	irreversible Ischämie
Sensorik	-	minimal eingeschränkt (Zehen)	eingeschränkt, Ruheschmerzen	komplett aufgehoben
Motorik	-	-	Eingeschränkt	komplett aufgehoben
Doppler-Signal				
arteriell	nachweisbar	häufig nicht mehr nachweisbar	nicht nachweisbar	nicht nachweisbar
venös	nachweisbar	Nachweisbar	Nachweisbar	nicht nachweisbar

Im klinischen Alltag ist zusätzlich die 6P-Regel nach Pratt hilfreich:
- Pain (plötzlich auftretender Schmerz)
- Pale (blasse Extremität)
- Paraesthesia (Gefühlsstörung)
- Pulselessness (Pulsverlust)
- Paralysis (motorische Störung)
- Prostration (Schocksymptomatik bei fortgeschrittener Ischämie)

minutenvolumen und der Blutviskosität. Bei einer kompletten Muskelischämie steigen K⁺, Laktat, Myoglobin, LDH, SGOT und Kreatininphosphokinase im venösen Blut. Im weiteren Verlauf kann es zur metabolischen Azidose, Hyperkaliämie, Myoglobinurie u.U. mit akutem Nierenversagen kommen (Reperfusionsschaden).

> Das Leriche-Syndrom ist ein akuter, zumeist embolischer Verschluss der distalen Aorta (Aortenbifurkationsverschluss) mit schwerer Ischämie der unteren Körperhälfte. (Ziehende Schmerzen im Kreuz und Gesäß, Impotentia coeundi, deutlich verminderte Gehstrecke)

H06

Symptomatik. Blasse Ischämie: Leichenblässe. Die Venen sind kollabiert. Blockade der arteriellen Strombahn. Günstige Prognose für die betroffene Extremität bei adäquater Therapie.
Blaue (zyanotische) Ischämie: fleckförmige Blaufärbung der Extremität durchsetzt von blassen Hautarealen. Stase der Perfusion im Bereich der Kapillaren und des venösen Abstromgebiets. Ungünstige Prognose
Irreversibler ischämischer Gewebsuntergang: Spannungsblasen, völliger Verlust von Sensibilität und Motorik und Übergang der Paralyse

Diagnostik. Dopplersonographie zur Bestimmung der peripheren Verschlussdrücke. Duplexsonographie zur Lokalisation von Stenose/Verschluss bzw. Ausschluss eines Aneurysmas der A. poplitea. Angiographie nur, wenn zeitlich vertretbar
Sofortmaßnahmen.
- Tieflagern der betroffenen Extremität
- Analgetika (i.v.)
- 5000 IE Heparin als Bolus (Vermeidung von Stagnationsthromben)
- Systemische Heparinisierung (20.000–30.000 IE/24 h über Perfusor, PPT 40–60 s) oder niedermolekulare Heparine in therapeutischer Dosierung
- Verbesserung der Rheologie durch physiologische NaCl-Lösung i.v.

F07

Therapie (Stadium I, II, ▶ Tab. S. 205). Operation: Thrombektomie mit einem aufblasbaren Ballonkatheter (sog. Fogarty-Katheter) über die A. femoralis zur Behandlung von aortoiliakalen und femoropoplitealen Embolien. Bei Verschlüssen der Unterschenkelarterien erfolgt die Embolektomie über die A. poplitea. Bei längerstreckigen Verschlüssen kommen Bypass-Verfahren und kombinierte interventionelle Verfahren zur Anwendung. Das Leriche-Syndrom erfordert eine Thrombektomie über beide Leisten, ggf. der gesamten Aorta. Bei

◘ **Abb. 6.8.** Kompartimente des Unterschenkels

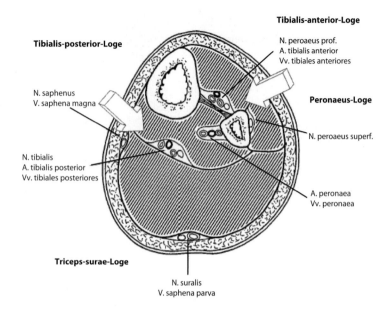

Tibialis-anterior-Loge

Tibialis-posterior-Loge

N. peroaeus prof.
A. tibialis anterior
Vv. tibiales anteriores

N. saphenus
V. saphena magna

Peronaeus-Loge

N. peroaeus superf.

N. tibialis
A. tibialis posterior
Vv. tibiales posteriores

A. peronaea
Vv. peronaea

Triceps-surae-Loge

N. suralis
V. saphena parva

6

schwerer Ischämie prophylaktische Faszienspaltung (insbesonders der Anteriorloge) angezeigt.

Interventionell: Aspirationslyse durch Infiltration von lokal thrombolytischen Medikamenten (Urokinase, rt-PA) über einen Angiographiekatheter in den Thrombus mit simultaner Aspiration.

Therapie (Stadium III, ► Tab. S. 205). Bei irreversibler Extremitätenischämie oder/und einem septisch toxischem Krankheitsbild (Rhabdomyolyse) notfallmäßige primäre Oberschenkelamputation (»life before limb«)

F10 ▶ **Komplikationen. Postischämisches Kompartmentsyndrom nach Revaskularisation (aufgrund eines postischämischen Weichteilödems).** Es wird durch eine offene Faszienspaltung (Dermatofasziotomie) des betroffenen Kompartments behandelt (◘ Abb. 6.8). Unbehandelt droht ein irreversibler Nervenschaden mit erheblicher Funktionseinschränkung (z.B. Fußheberschwäche/Spitzfuß bei einer Parese des N. peroneus profundus).

Nachbehandlung. Bei kardialer Embolie Dauerbehandlung mit oralen Antikoagulanzien, bei pAVK Dauerbehandlung mit Aspirin (100 mg/Tag) oder Clopidogrel und Statinen.

Prognose. Rezidivembolien innerhalb der ersten postoperativen Tage (Morbus embolicus). Die Letalität der akuten Extremitätenischämie liegt bei 5–20 %, die Gliedmaßenamputationsrate bei etwa 20 % (Ober- oder Unterschenkelamputation).

Akute Ischämie der oberen Extremitäten

Ätiologie. Kardiale Embolien (ca. 90 %), thrombosiertes Subclaviaaneurysma, akuter Verschluss der A. subclavia durch Aortendissektion

Symptomatik. Gering (ausgezeichnete Kollateralisation). Fingernekrosen durch periphere Embolien der Hohlhand oder Digitalarterien

Diagnostik. Klinische Untersuchung (kapillare Perfusion und Sensomotorik der Finger, Pulsstatus), Dopplersonographie, Duplexsonographie, ggf. Angiographie

Therapie. Embolektomie/Thrombektomie ist die Methode der Wahl über die A. brachialis nach proximal (Einstrom) oder distal (Ausstrom).

6.2.4 Peripheres arterielles Aneurysma

Definition. Fusiforme oder sakkiforme lokalisierte Gefäßerweiterung um das mindestens 1,5fache des originären Lumens bzw. des Lumens oberhalb des Aneurysmas

Lokalisation. Häufig femoropopliteale Gefäße (beidseitiges Vorkommen in 35–69 %). Koinzidenz mit abdominellen Aortenaneurysmen ca. 30 %. Selten supraaortale Gefäße, Nierenarterien, Viszeralgefäße, venöse Aneurysmen

Einteilung.
- Spindelförmig (fusiform)
- Sackförmig (sakkiform)
- Echtes Aneurysma (Aneurysma verum): alle Wandschichten sind betroffen
- Falsches Aneurysma (Aneurysma spurium): umschriebene Läsion der Gefäßwand mit einem pulsierenden extravasalen Hämatom (z.B. Punktionsaneurysma)

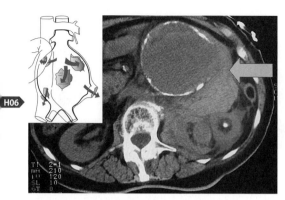

◘ Abb. 6.9. Rupturiertes infrarenales Aortenaneurysma im CT, tödlicher Ausgang (mögliche Rupturlokalisationen) (*kleines Bild*)

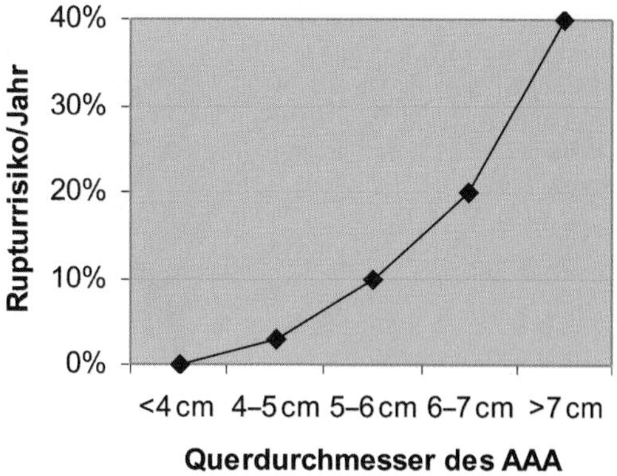

◘ Abb. 6.10. Durchmesser und Rupturrisiko infrarenaler Aortenaneurysmen

Ätiologie. Arteriosklerose (> 90 %), Anastomosenaneurysma nach Gefäßersatz, bakterielle Infektionen (»mykotisches Aneurysma«), poststenotisch (kostoklavikuläre Enge → Aneurysma der A. subclavia), Marfan-, Ehlers-Danlos-Syndrom, Vaskulitis

❶ **Cave**
- **Gefahr der peripheren Aneurysmen:** Thrombose des Aneurysmas mit begleitender Ischämie durch Komplettverschluss oder Embolie der Ausstrombahn (z.B. bei Poplitealaneurysmen)
- **Gefahr der viszeralen Aneurysmen:** embolischer Verschluss und Rupturgefahr ab > 3 cm Durchmesser

Diagnostik. Klinische Beurteilung, Duplexsonographie (Aneurysmagröße, Thrombusgröße), i.v. Angiographie oder MR-Angiographie

Therapie. Operative Ausschaltung des Aneurysmas durch Interposition einer Gefäßprothese oder eines Venensegments

6.2.5 Aortenaneurysma

Abbildelles Aortenaneurysma (AAA)

Definition. Fusiforme oder sakkiforme lokalisierte Gefäßerweiterung um das mindestens 1,5fache des originären Lumens der Aorta

Epidemiologie. Der Aortendurchmesser nimmt im Alter zu und beträgt bei Männern durchschnittlich 2,3 cm, bei Frauen 1,9 cm. In über 90 % ist die infrarenale Aorta betroffen. Auftreten häufiger bei Männern als bei Frauen (5:1). Prävalenz eines > 3 cm messenden AAA beträgt bei 60- bis 64-jährigen Männern 2,6 %

Symptomatik.
- **Stadium I:** asymptomatisches Aneurysma, sonographischer Zufallsbefund
- **Stadium II:** symptomatisches Aneurysma mit abdominellen Schmerzen ohne Zeichen einer Ruptur im CT
- **Stadium III:** freie (intraperitoneale) oder gedeckte (retroperitoneale) Ruptur. Leitsymptome sind Schock (Blässe, Tachykardie, fehlender diastolischer Blutdruck), plötzliche Bauch-/oder Rückenschmerzen (Letalität 80–90 %; 45–60 % sterben vor Erreichen der Klinik) (◘ Abb. 6.9)

Diagnostik. Palpation (pulsierender Tumor), abdominelle Sonographie (Querdurchmesser des AAA), Spiral-CT (Goldstandard mit Darstellung der einzelnen Gefäßabgänge), Angiographie (nur bei V.a. pAVK und/oder Nierenarterienstenose)

❯ Das abdominelle Aortenaneurysma imponiert im Spiral-CT als rundliche, peripher verkalkte Struktur, die zentral Kontrastmittel anreichert und randständig thrombosiert ist.

❶ **Cave**
Exponentieller Anstieg des Rupturrisikos von AAA mit zunehmendem Querdurchmesser, bei einer Expansionsrate von > 6 mm/Jahr, sakkiforme und/oder exzentrische Morphologie, weiblichem Geschlecht, Nikotinabusus und familiärer AAA-Häufung (◘ Abb. 6.10).

Therapie. Eine Behandlungsindikation besteht im Stadium I für Frauen ab einem maximalen Querdurchmesser von 4,5 -5 cm und bei Männern ab 5,0-5,5 cm. Im Stadium II innerhalb der nächsten Tage. Stadium III ist ein absoluter Notfall.

6

F09

◘ **Abb. 6.11.** Klassifikation infrarenaler Aortenaneurysmen nach Allenberg: Die Typen I, IIA, IIB sind für eine endovaskuläre Therapie geeignet, Typ IIC und Typ III sind nicht geeignet

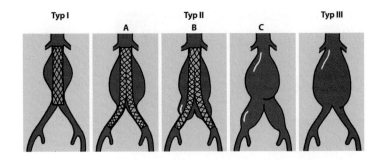

Typ I Typ II A Typ II B C Typ III

Operative Therapie infrarenaler Aneurysmen

Ersatz der aneurysmatischen Aorta durch eine Rohrprothese oder Bifurkationsprothese (Dacron oder PTFE) über eine mediane Laparotomie oder einen retroperitonealen Zugang von links. Die perioperative Letalität beträgt im Stadium I 2–5 %, im Stadium II 10–20 % und bei rupturiertem AAA 40–50 %.

Komplikationen. sind intraoperative periphere Embolien (5 %), Nachblutungen (2–5 %), Lungen und Herzversagen (5 %), ischämische Kolitis (1–4 %), Nierenversagen (1–2 %). Aortointestinale Fistel (Spätkomplikation)

Prognose. Lebenserwartung identisch mit der einer nicht operierten Vergleichspopulation. Spätkomplikationen wie Anastomosenaneurysmen (2 %), Prothesenschenkelverschlüsse (5 %) und Protheseninfektionen (< 1 %) sind selten.

Endovaskuläre Therapie infrarenaler Aneurysmen

Endovaskuläres Ausschalten eines abdominellen Aneurysmas durch Vorschieben einer zusammengefalteten Stentprothese unter röntgenologischer Kontrolle über die A. femoralis in die Aorta. Vorteile sind die geringere Invasivität, die kürzere Klinikverweildauer und die schnellere Rekonvaleszenz des Patienten (◘ Tab. 6.6).

Die **morphologischen Voraussetzungen** sind nur bei 20–30 % aller AAA-Patienten gegeben (langer, gesunder Aortenabschnitt unterhalb der Nierenarterien; lange, gesunde Beckenarterien; Typ I, Typ IIA, Typ IIB nach Allenberg, ◘ Abb. 6.11). Durch die Verwendung von fenestrierten Stentprothesen und Prothesen mit Seitarmen sind bei immer mehr Patienten die morphologischen Voraussetzungen zur endovaskulären Versorgung gegeben.

Prognose. Verrutschen der Gefäßprothese nach Jahren oder Größenzunahme der Aorta durch Endoleckagen, die zu einer erneuten Perfusion im Aortenaneurysma führen (Aortenruptur in 0,5–1 %). Regelmäßige Nachuntersuchung (Sonographie, CT) erforderlich.

Screening/Verlaufskontrolle

AAA mit einem Querdurchmesser von 3–4 cm sollten einmal jährlich, AAA mit einem Querdurchmesser von 4–4,5 cm Querdurchmesser in sechsmonatigen Abständen kontrollsonographiert werden. Patienten mit einem AAA > 4,5 cm sollten in einer gefäßchirurgischen Abteilung vorgestellt werden.

◘ **Tab. 6.6.** Vor- und Nachteile der konventionellen vs. der endovaskulären Therapie des Aortenaneurysmas

	Konventionelle OP	Endovaskuläres Verfahren (»Stentprothese«)
Vorteile	Sehr gute Langzeitergebnisse Spätkomplikationen selten (Prothesen-infekt, Anastomosenaneurysma etc.) Standardisiertes Verfahren	Weniger invasiv Kurze Verweildauer Geringere Morbidität und Letalität Geringere Morbidität und Letalität beim rupturierten Aneurysma Geringe Paraplegie-Rate beim TAA
Nachteile	Invasives Verfahren Größerer Blutverlust Längere Rekonvaleszenz Abdominelle Vor-OP (Narbenhernie) Höhere Morbidität und Letalität Therapiekosten insgesamt höher?	Nur bei 30–50 % aller AAA anwendbar Teure Materialien Risiko der späteren Ruptur (0,5–1 %/Jahr) Risiko der »Endoleckage« im Verlauf Regelmäßige klinische und morphologische Kontrolle notwendig Prothesenschenkelverschlüsse häufiger?

Thorakales/thorakoabdominelles Aortenaneurysma (TAA/TAAA)

Definition. Aussackungen der Aorta ascendens, des Aortenbogens, der Aorta descendens, der thorakoabdominellen Aortenaneurysmen (TAAA), der thorakalen und der abdominellen Aorta (Crawford-Klassifikation Typ I–IV)

Ätiologie. Arteriosklerose. Marfan-Syndrom, Ehlers-Danlos-Syndrom, Aortendissektion

Symptomatik.

- Stadium I: asymptomatisch (> 90 % aller Patienten)
- Stadium II: plötzliche, heftige Thorax- und/oder Rückenschmerzen
- Stadium III: Ruptur bei plötzlichen, heftigen Thorax- und/oder Rückenschmerzen

Diagnostik. Rö-Thorax (Mediastinalverbreitung), Echokardiographie, Spiral-CT

Differenzialdiagnosen. Myokardinfarkt, Aortendissektion, Lungenembolie, Spontanpneumothorax. Selten: ischämische Rückenmarksläsionen, Niereninsuffizienz, thrombotische Verschlüsse/Stenosen des Truncus coeliacus

Therapie. Bei einem Querdurchmesser der Aorta von > 6 cm (abhängig von der Rupturwahrscheinlichkeit und der Prognose des Patienten). Über eine links-posterolaterale Thorakotomie wird der Aortenersatz durch eine Rohrprothese durchgeführt. Über die A. femoralis können auch Stentprothesen endovaskulär appliziert werden. Aneurysmen des proximalen Aortenbogens können nur mit Unterstützung einer Herz-Lungen-Maschine versorgt werden.

Komplikationen. Letalität nach konventionellem Ersatz der thorakoabdominellen Aorta bei 5–15 % (kardiale, pulmonale und renale Komplikationen, Paraplegierate >10% bei Ersatz der kompletten thorakoabdominellen Aorta). Geringere Komplikationsraten bei endovaskulärer Therapie

Aortendissektion

Definition: Einriß (»Entry«) und plötzliche ante- und/oder retrograden Unterblutung der aortalen Intima. Hierdurch kann sich ein zweites Aortenlumen (sog. Falschkanal) entwickeln, der typischerweise einen größeren Durchmesser hat als das originäre wahre Lumen. Derartige Falschkanäle können zu akuten Abgangsverschlüssen der Koronarien (Myokardinfarkt), der supraaortalen Gefäße (Schlaganfall), der Intercostalarterien (Paraplegie), der Nierenarterien, Vizeralgefäße und Beckenarterien führen. In vielen Fällen kommt es im Verlauf der thorakalen oder abdominellen Aorta zu einem sog. Re-entry, bei dem das falsche Lumen durch einen weiteren Einriß der Intima Anschluß an das wahre Lu-

men findet. Ca. 2/3 aller Aortendissektionen nehmen von der Aorta ascendens ihren Ursprung, etwa 1/3 entstehen unterhalb des Abgangs der linken A.subclavia.

Ätiologie: spontan oder durch genetisch bedingte Störungen des aortalen Wandaufbaus, z.B. Marfan-Dyndrom, Ehlers-Danlos-Syndrom.

Klassifikation: de Bakey (Typ I-III) und Stanford-Klassifikation (A/B)«. Bei der Typ-A-Dissektion ist der Falschkanal immer oberhalb der linken A.subclavia im Aortenbogen und/oder der Aorta ascendens, die Dissektion kann dabei antegrad oder retrograd entstanden sein. Zusätzlich kann die thorakale Aorta betroffen sein. Die Typ-B-Dissektion betrifft hingegen immer nur die thorakale Aorta unterhalb der linken A. subclavia.

Symptomatik. Zumeist heftige thorakale Schmerzen, mit Ausstrahlung zwischen die Schulterblätter (Differentialdiagnose: Myokardinfarkt, Lungenembolie, Pneumothorax). Typische Komplikationen der Aortendissektion sind Rupturen (insbesonders bei A-Dissektionen) und Organischämien.

Diagnostik: Bei V.a. Aortendissektion sofortiges Spiral-CT der Aorta (Alternative: MRT). Konventionelle Aortographie nur ausnahmsweise angezeigt.

Therapie: Akute Aortendissektionen Typ A sind herzchirurgische Notfälle (unbehandelt beträgt die Letalität >90% durch Ruptur, Perikardtamponade, akute Koronararterienverschlüsse). Akute Typ-B-Dissektionen werden konservativ behandelt, sofern keine ischämischen Komplikationen auftreten (Blutdrucksenkung, ß-Blocker). Chronisch-expandierende Dissektionen werden ab einem Querdurchmesser >6cm durch konventionellen Aortenersatz oder durch Stentprothesen behandelt.

6.2.6 Verschlussprozesse der Nierenarterien

Definition. Verschlüsse bzw. Stenosen der Nierenarterien (NAST) können eine renovaskuläre Hypertonie und/oder eine Funktionsminderung der betroffenen Niere verursachen.

Ätiologie. Arteriosklerose (80 %), fibromuskuläre Dysplasie (FMD), arterielle Embolien, Aortendissektion, thrombosierte Nierenarterienaneurysmen

Pathogenese. Druckabfall im Arteriensystem der Niere löst die Sekretion von Renin aus, das über den Renin-Angiotensin-Mechanismus zum e renovaskulären Hypertonus führt (Goldblatt-Mechanismus, in 5 % Hypertonieursache); Aldosteronausschüttung führt über eine verstärkte Natriumretention zur Verstärkung des Hypertonus (◘ Abb. 6.12).

Symptomatik. Renovaskulärer Hochdruck mit hohen diastolischen Werten

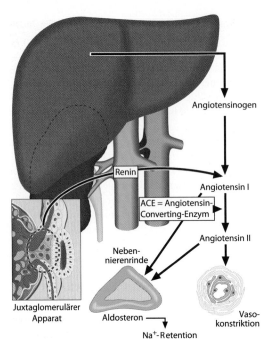

Juxtaglomerulärer
Apparat

Abb. 6.12. Pathophysiologie des Goldblatt-Mechanismus bei renovaskulärer Hypertonie

Diagnostik. Duplexsonographie (Nierengröße, Stenosegrad einer Nierenarterienstenose), Funktionsszintigraphie, intraarterielle Angiographie oder MR-Angiographie

Therapie. Bei hochgradiger NAST mit nicht einstellbarem Hypertonus oder unklarer Niereninsuffizienz endovaskuläre Therapie mit PTA oder PTA mit Stent (ostiumnahe Stenosen). Operative Therapie bei Rezidivstenosen oder simultane Aorten-OP durch TEA oder aortorenaler Bypass (**Abb. 6.13a, b**).

Prognose. Restenosen nach Stent-gestützter PTA (10–20 % innerhalb von 6 Monaten). Letalität < 1 %, akuter Nierenarterienverschluss nach PTA ca. 1 %, Verbesserung der renalen Hypertonie bei FMD-Stenosen in ca. 70 %, bei arteriosklerotischen Stenosen in ca. 50 %

6.2.7 Mesenteriale Ischämie

Akute mesenteriale Ischämie

Definition. Bei der akuten mesenterialen Ischämie kommt es innerhalb weniger Stunden zu einer irreversiblen Durchblutungsstörung mesenterialer Organe.

Ätiologie. Kardiale Embolie (40 %), akute Thrombose (20 %) bei Arteriosklerose, akute Mesenterialvenenthrombose (15 %), Aortendissektionen, Vaskulitiden, Viszeralarterienaneurysmen, nicht okklusive mesenteriale Ischämie (NOMI; funktionell spastische Perfusionsstörung des mesenterialen Stromgebietes)

Pathologie. A. mesenterica superior (AMS) in 85 % (Infarzierung des Dünndarms und des proximalen Dickdarms), Truncus coeliacus (Infarzierung von Magen, Leber, Gallenblase, Pankreas)

Symptomatik. Plötzlich einsetzende abdominelle Schmerzen, Übelkeit/Erbrechen und Diarrhö. Nach 6 h stilles Intervall. Nach 12–24 h kommt es zu einem transmuralen Mesenterialinfarkt, diffuser Peritonitis, paralytischem Ileus, blutigen Stuhlabgängen, Sepsis und Multiorganversagen

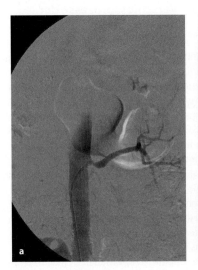

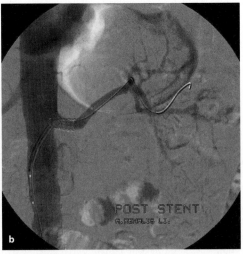

Abb. 6.13a. Renovaskuläre Hypertonie bei einem 56-jährigen Mann. **b** Therapie: PTA und Stent A. renalis links

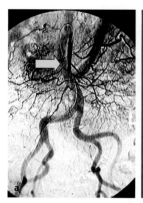
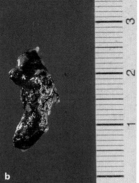
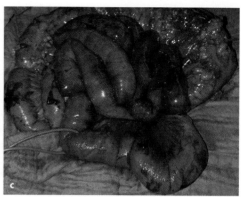

Abb. 6.14a–c. 76-jährige Patientin, absolute Arrhythmie bei Vorhofflimmern. Akuter embolischer Verschluss der A. mesenterica sup. mit ausgeprägter Dünndarmischämie. Präoperative Angiographie mit Verschluss der A. mesenterica sup. einige cm unterhalb des Abgangs aus der Aorta (a), Notfalllaparotomie mit Embolektomie (b,c) und Resektion der irreversibel ischämischen Darmanteile. Patientin überlebt

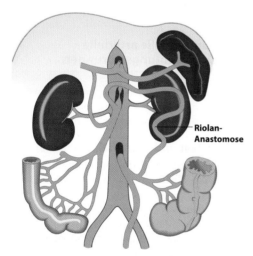

Riolan-Anastomose

Abb. 6.15. Ostiumstenosen und -verschlüsse bei chronischen intestinalen Durchblutungsstörungen

Diagnostik. Anamnese, Angiographie der Mesenterialgefäße, Spiral-CT, MRT und Duplexsonographie, Leukozytose (> 15.000/mm³), erhöhtes Blutlaktat und metabolische Azidose (Laktatazidose). Blut am Fingerling bei rektaler Untersuchung

Therapie. Die klinischen Zeichen einer Peritonitis und/ oder der angiographische Nachweis eines akuten Verschlusses der A. mesenterica sup. sind Indikationen zur notfallmäßigen Laparotomie. Überprüfung der Möglichkeit einer Revaskularisierung (Embolektomie, Thrombektomie, ggf. aortomesenterialer Bypass), ggf. Resektion infarzierter Darmanteile (■ Abb. 6.14a–c).

Bei irreversibler Totalgangrän im Stromgebiet der AMS (kompletter Dünndarm, rechtes Hemikolon) wird der Eingriff als diagnostische Laparotomie beendet. Therapie der NOMI durch intraarterielle Gabe von Spasmolytika. Akute Mesenterialvenenthrombosen werden durch systemische Heparingabe behandelt. Second-look-Laparotomie nach 24–48 h.

Prognose. Letalität des akuten Mesenterialarterienverschlusses und der NOMI liegt bei 50–80 %, bei akuter Mesenterialvenenthrombose bei 20–40 %.

Chronische mesenteriale Ischämie (Angina abdominalis)

Definition. Chronische Durchblutungsstörungen des Darms und der Bauchorgane (Angina abdominalis sive intestinalis) durch arteriosklerotische Stenosen und Verschlüsse der drei unpaaren Viszeralarterien (Truncus coeliacus, A. mesenterica sup., A. mesenterica inf.) (■ Abb. 6.15).

Pathologie. Eine Steigerung der Durchblutung nach der Nahrungsaufnahme (auf das 10- bis 20fache der Ruhedurchblutung) führt zur relativen Durchblutungsnot des Darms.

Symptomatik. Schmerzsyndrom vor allem postprandial, Malabsorptionssyndroms, Kachexie

H09

Diagnostik. Angiographie (Darstellung von Stenosen, Verschlüssen, Riolan-Anastomose)

Therapie. Interventionell bei zirkumskripter Stenose mittels PTA/Stent. Operation bei längerstreckigen Stenosen oder Verschlüssen durch TEA oder Bypassanlagen (z.B. aortomesenterialer Bypass)

6.2.8 Engpasssyndrome

Kompressionssyndrom der oberen Thoraxapertur

Definition. Kompressionssyndrome der oberen Thoraxapertur führen zur Kompression des Plexus brachialis und/oder der A. und V. subclavia.

Einteilung.

- **Halsrippensyndrom:** Kompression der A. axillaris gegen die Halsrippe durch Druck des M. scalenus anterior
- **Scalenus-anterior-Syndrom:** Kompression der Arterie bzw. des Plexus zwischen dem M. scalenus anterior und medius
- **Scalenus-minimus-Syndrom:** zusätzliche Einengung der Skalenuslücke durch den M. scalenus minimus
- **Pectoralis-minor-Syndrom** (Hyperabduktionssyndrom): Durch Heben des Armes wird der Gefäß-Nerven-Strang durch den Ansatz der Sehne des M. pectoralis minor am Processus coracoideus abgewinkelt und komprimiert.
- **Kostoklavikuläres Syndrom** (Thoracic-inlet/outlet-Syndrom): Gefäß-Nerven-Strang wird zwischen Klavikula und erster Rippe eingeengt

Symptomatik. Unspezifische Armschmerzen, Dysästhesien bis zu motorischen Lähmungen und Atrophie der Thenarmuskulatur, Kältegefühl und Pulsverlust bei Armelevation, embolische Digitalarterienverschlüsse. Die Kompression der Vene führt zu Armschwellung, Stauungsschmerz, Blaufärbung und Schweregefühl bis hin zur Ausbildung einer Axillarvenenthrombose (Paget-von-Schroetter-Syndrom, thrombose par effort).

Diagnostik. Klinische Untersuchung (Unterschiede in Armumfang, Hautkolorit, Hauttemperatur, Sensibilität und Kraft), Rö-Thorax (knöcherne Halsrippe), Angiographie in Neutralstellung und Hyperabduktion, CT zum Ausschluss von Tumoren mit Gefäß-Nerven-Affektion

Differenzialdiagnosen. Radikulopathie, Plexopathie, Sulcus-ulnaris-Syndrom, Karpaltunnelsyndrom (CTS), multiple Sklerose

Therapie. Krankengymnastik bei leichten bis mittelschweren Symptomen. Operation durch transaxilläre Resektion der ersten Rippe ggf. mit Entfernung einer Halsrippe bzw. des überschießenden Kallus an der Klavikula (»first-rib-resection«)

Prognose. Operation erbringt in > 80 % gutes bis zufriedenstellendes Ergebnis.

Entrapmentsyndrom der A. poplitea

Definition. Eine anatomische Veränderung imprimiert die A. poplitea durch muskuläre Strukturen.

Ätiologie. Anomalie der Insertion des medialen Gastrocnemiuskopfes und Lageanomalie der A. poplitea, Einengung der A. poplitea durch den M. soleus und M. popliteus, funktionelle Einengung durch M. gastrocnemius und M. plantaris bei Sportlern und transitorische Einengung bei extremer Plantar- oder Dorsalflexion

Symptomatik. Atypische Symptome, z.B. eine Claudicatio intermittens beim Gehen, aber nicht beim Laufen. Unspezifisches Kältegefühl, Dysästhesien und Parästhesien der Akren, Ruheschmerzen, Druckgefühl in der Kniekehle

Diagnostik. Klinische und dopplersonographische Untersuchung der Pulse bei Normalstellung, Streckung und Beugung des Kniegelenkes. Duplexsonographie, Angiographie

Differenzialdiagnosen. pAVK, Poplitealaneurysma, zystische Adventitiadegeneration

Therapie. Operative Entlastung der A. poplitea oder Gefäßrekonstruktion durch Veneninterponat

6.2.9 Funktionelle arterielle Durchblutungsstörungen

Definition. Funktionelle Durchblutungsstörungen führen auf dem Boden von Spasmen peripherer Arterien zu einer zunächst reversiblen Perfusionsstörung.

Primäre Raynaud-Krankheit (ca. 70 %)

Definition. Reversible Perfusionsstörung der kleinen versorgenden Gefäße der Akren (Körperenden) ohne erkennbare Grunderkrankung

Epidemiologie. Meist jüngere Frauen vor dem 40. Lebensjahr, positive Familienanamnese

Ätiologie. Funktionelle Durchblutungsstörungen durch Spasmen peripherer Arterien ausgelöst durch Kälteeinwirkung, Nässe oder übermäßigen Nikotingenuss

Symptomatik. Charakteristischer beidseitiger Befall der Finger bzw. der Zehen, die Daumen bzw. Großzehe werden meist ausgespart. Anfallsweise (10–15 min) tritt eine typische Farbveränderung der Haut auf: zunächst Blässe (»Leichenfinger«, Digitus mortus), die mit Schmerzen verbunden sein kann, dann verfärbt sich die Haut blau bzw. zyanotisch, anschließend kommt es zu einer Rötung. Punktförmige Nekrosen der Fingerspitzen bei chronischem Verlauf

Prognose. Langzeitprognose ist günstig, trophische Störungen oder Nekrosen sind selten.

Sekundäre Raynaud-Krankheit

Definition. Funktionelle Durchblutungsstörungen mit asymmetrischem Befall beider Hände und/oder Füße

im Zusammenhang mit einer anderen Erkrankung, wie einer Vaskulitis im Rahmen einer Kollagenose
Ätiologie. Gelegentlich findet sich keine organische Gefäßerkrankung (z.B. ergotaminhaltige Migränemittel).
Prognose. Beim Fortschreiten der Erkrankung kann es zu Wachstumsstörungen der Nägel sowie zum Absterben der Fingerkuppen kommen (Rattenbissphänomen).

Pernionen

Definition. Entzündliche Folgeerscheinungen einer gestörten Temperaturadaptation des Hautgefäßtonus
Epidemiologie. Überwiegend bei Jugendlichen mit Akrozyanose oder als Folge von akralen Erfrierungen
Symptomatik. Kissenartige oder knotenförmige Infiltrate von blauroter Farbe an Körperakren (im Frühjahr und Herbst)
Therapie. Schutz vor Kälte, Nikotinverbot, balneotherapeutische Maßnahmen. Medikamentöse Therapie mit Vasodilatanzien (Kalziumantagonisten, Nitrosalbe, Prazosin). Bei progredienten Beschwerden thorakoskopische thorakale Sympathektomie (Th2–Th5)
Komplikationen. Hämorrhagien, Blasenbildung, Ulzeration

6.2.10 Entzündliche Gefäßerkrankungen (Vaskulitiden)

Thrombendangitis obliterans (Morbus von Winiwarter-Bürger)

Definition. An der Intima beginnende, segmental auftretende Entzündung mit klinisch starker Ähnlichkeit mit der Arteriosklerose
Pathologie. Beginnt an kleinen und mittleren peripheren Venen und Arterien. In späteren Stadien sind dann auch größere Gefäße betroffen, wobei klinisch der Verschluss der Arterien an Unterschenkeln und Unterarmen sowie Fingern imponieren.
Epidemiologie. Junge Männer zwischen dem 20. und 30. Lebensjahr mit suchtartigem Nikotinabusus
Diagnostik. Entzündungsmarker (Blutbild, CRP). Die Angiographie zeigt typischerweise segmentale Gefäßverschlüsse v.a. am Unterschenkel mit z.T. geschlängelten Kollateralgefäßen.
Therapie. Absolutes Nikotinverbot, Gabe von Thrombozytenaggregationshemmern, ggf. Kortikoide und Immunsuppressiva. Operation mittels lumbaler oder thorakaler Sympathektomie, in Ausnahmen vaskuläre Rekonstruktionen

Aortenbogensyndrom

Synonyma. Takayasu-Syndrom, Pulseless-disease, Martorell-Fabré-Syndrom
Definition. Seltene Riesenzellarteriitis mit granulomatöser Entzündung der Aorta und ihrer großen Äste und bevorzugter Lokalisation im Aortenbogen und den Pulmonalarterien
Epidemiologie. Mädchen und Frauen < 50 Jahren
Symptomatik. Fieber, Abgeschlagenheit, Gewichtsverlust, Erhöhung der Entzündungsparameter, Anämie
- **Prepulseless-Phase:** schleichender Beginn mit über Jahre rezidivierend auftretenden subfebrilen Temperaturen, Müdigkeit und Gewichtsverlust; Arthralgien und Synovitiden
- **Pulseless-Phase:** mit abgeschwächten oder fehlenden Gefäßpulsen (Stenosegeräusche), Gefäßverschlüssen, meist renal bedingter Hypertonie, Verstärkung der Allgemeinsymptome

Therapie. Kortikoide (Prednisolon 1 mg/kgKG) in Kombination mit Vasodilatatoren und Salizylaten, Einstellung der Hypertonie, in Einzelfällen OP
Prognose. Verlauf eher ungünstig und abhängig von der kardialen Mitbeteiligung und dem Nierenarterienbefall

Arteriitis temporalis

Definition. Riesenzellarteriitis mit granulomatöser Arteriitis der Aorta und ihrer Hauptäste. Prädilektionsstellen sind extrakranielle Äste der A. carotis (am häufigsten betroffen ist die A. temporalis).
Epidemiologie. Auftreten im höheren Lebensalter, Frauen sind 3- bis 5fach häufiger betroffen.
Symptomatik. Krankheitsbeginn innerhalb von 2 Wochen mit temporoparietalen Kopfschmerzen, Fieber, Abgeschlagenheit, Gewichtsabnahme, Schulter- und Beckengürtelschmerz; bei Generalisation der Riesenzellarteriitis Sehstörungen, Amaurosis fugax, Erblindung, Hörverlust, zerebrale Ischämien und Kauschmerzen
Diagnostik. Labor mit »Sturzsenkung« (BSG um 80–100 mm in der 1. Stunde), Erhöhung der Akut-Phase-Proteine (CRP, α1- und α2-Globulin), Leukozytose, Anämie. Sicherung nur durch Temporalisbiopsie (mononukleäre Zellinfiltrate, Riesenzellen, oft nur segmentaler Befall, Fibrosierung der Intima)
Therapie. Kortikosteroide, ggf. über 3–4 Jahre. Nicht steroidale Antiphlogistika
Prognose. Ausheilung innerhalb von 1–3 Jahren möglich

6.3 Angeborene Gefäßerkrankungen

6.3.1 Aortenisthmusstenose und atypische Coarctatio aortae

Definition. Angeborene Einengung der Aorta distal des Abgangs der linken A. subclavia

Einteilung. Infantile oder präduktale Form. Über den offenen Ductus Botalli fließt sauerstoffarmes Blut über das Druckgefälle zwischen Aorta und A. pulmonalis in die untere Körperhälfte. Tritt ein spontaner Verschluss des Ductus Botalli auf, führt dies zur Minderperfusion der unteren Körperhälfte mit Nieren- oder Multiorganversagen.

Postduktale Aortenisthmusstenose (Erwachsenenform). Der Ductus Botalli ist verschlossen. Es bestehen eine arterielle Hypertonie der oberen Körperhälfte, Hypertrophie des linken Ventrikels und eine Hypotonie der unteren Körperhälfte. Ein Kollateralkreislauf zwischen oberer und unterer Körperhälfte existiert über die Äste der A. subclavia und die Interkostalarterien.

Symptomatik. Infantile Form: kardiale Dekompensation

Erwachsenenform: Hypertonie der oberen Körperhälfte mit Kopfschmerzen, Schwindelanfällen, Sehstörungen oder Nasenbluten. Femoralispulse abgeschwächt oder nicht palpabel

Diagnostik. Vergleichende Blutdruckmessung mit Druckdifferenz an oberen und unteren Extremitäten. Echokardiographie, Angiographie, Druckusuren der Rippen durch erweiterte Interkostalarterien

Therapie. OP-Indikation bei mittlerem Druckgradienten > 30 mmHg sowie bei Zeichen der Linksherzinsuffizienz. Bei Linksherzversagen im Neugeborenenalter muss eine sofortige operative Korrektur durch Resektion der Stenose und Anlage einer End-zu-End-Anastomose der Aorta erfolgen. Bei Erwachsenen wird das betroffene Aortensegment reseziert und durch ein Interponat ersetzt.

Prognose. Wird durch das Risiko der zerebralen Blutung, der Aortenruptur, der Ausbildung von Aneurysmen sowie das Auftreten eines Linksherzversagens bestimmt. Mittlere Lebenserwartung ohne chirurgische Therapie 30 Jahre. Operationsletalität < 2 %. Erhöhtes Risiko bei Neugeborenen mit schweren begleitenden Vitien

6.4 Tumoren des Gefäßsystems

Bei den Gefäßmissbildungen (Gefäßanomalien) ist zwischen Hämangiomen und vaskulären Malformationen zu unterscheiden.

6.4.1 Hämangiome

Definition. Gutartige Tumoren des Gefäßendothels

Epidemiologie. Bei etwa 10 % aller Kinder im Verlauf des 1. Lebensjahres nachweisbar

Pathologie. Tumoren gehen nach einer Phase des Wachstums (bis zu 5 Monate), einer Phase der Stagnation (bis zum Ende des 1. Lebensjahres) in eine Phase der spontanen Regression (bis zum 10.–12. Lebensjahr) über.

Therapie. Kryotherapie bei einfachen flachen Hämangiomen, Lasertherapie bei tiefen Hämangiomen. Operation nur in Ausnahmefällen. Kortisontherapie führt zu einem Wachstumsstopp und Beschleunigung der Regression.

6.4.2 Vaskuläre Malformationen

Definition. Primäre Tumoren von der Gefäßwand ausgehend

Epidemiologie. Selten

Pathologie. Sowohl benigne, als auch maligne Formen möglich. Vielfältige Übergangsformen zu Hämangiomen und Angiodysplasien. Bösartige Hämangioblastome (z.B. Hämangioendotheliom, Hämangioperizytom und Hämangiosarkom). Leiomyosarkom der Venenwand. Hoher Malignitätsgrad

Therapie. Großzügige Kontinuitätsresektion

Prognose. Frühzeitige hämatogene Metastasierung

6.4.3 Paragangliom (Glomustumor)

Definition. Semimaligne, stark vaskularisierte Neoplasie im Bereich des Glomus caroticum, die sich aus Chemorezeptoren entwickelt, aber nicht endokrin aktiv ist.

Epidemiologie. In jedem Lebensalter, vorzugsweise jedoch im 3. und 4. Lebensjahrzehnt

Pathologie. Langsames Wachstum und in aller Regel gutartig, haben aber bis zu 10 % maligne Entartungstendenz. Familiäre Häufung in 10 %. Manifestation auf die Karotisbifurkation, polytopes Auftreten selten

Symptomatik. Progrediente, schmerzlose Schwellung im Halsweichgewebe mit Verdrängungserscheinungen und Schluckbeschwerden

Diagnostik. Sonographie, CT mit Kontrastmittel, i.v. Angiographie

Differenzialdiagnose. Laterale Halszyste, Lymphom

Therapie. Exstirpation des Tumors, Untersuchung der Verwandten

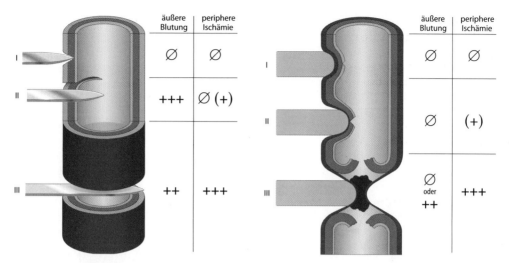

Abb. 6.16. Mechanismen der Gefäßverletzungen (nach Vollmar): scharf (direkt) und stumpf (indirekt)

6.4.4 Gefäßfehlbildungen (Angiodysplasien)

Definition. Bereits intrauterin vorhandene Entwicklungsanomalien von kapillären arteriellen, venösen oder lymphatischen Gefäßen, ggf. mit arteriovenösen Fisteln

Symptomatik. Laterale Feuermale: meist im Gesicht lokalisierte, segmental vorkommende, hellrote bis lividrote kapilläre Veränderungen (Sturge-Weber-, Hippel-Lindau-, Klippel-Trénauneay-, Parkes-Weber-Syndrom) (tiefe Gefäße)

Mediale Feuermale: funktionelle Weitstellung von Kapillargefäßen vorwiegend im Nackenbereich, gelegentlich über den Augenbrauen oder im Bereich des Nackenansatzes (Storchenbiss) (oberflächliche Gefäße)

Therapie. Laterale Feuermale insbesondere im Gesichtsbereich werden im 1. Lebensjahr mit gepulsten Farbstofflaser behandelt (meist deutliche Aufhellung). Bei medialen Feuermalen keine Therapieindikation

6.5 Gefäßverletzungen

Direkte Gefäßverletzungen. Durch Stich, Schnitt oder Einriss durch benachbarte Knochenfrakturen. Direkte Gefäßtraumata sind meistens offen, perforieren das Gefäß von außen nach innen und verursachen einen erheblichen Blutverlust.

Indirekte Gefäßverletzungen. Entstehen durch Kontusion, Überdehnung, Quetschung und treten bei geschlossenen Traumen auf. Die Verletzung beginnt an der Intima und macht sich in der Regel durch einen Gefäßverschluss (Ischämie) bemerkbar. Geringerer Blutverlust.

Allgemeine Therapieprinzipien
- Notfallmäßige Versorgung
- Rekonstruktion der traumatisierten Gefäße durch OP oder Stent
- Venöse Verletzungen können ligiert werden (Ausnahmen: V. cava, V. renalis, V. femoralis, V. poplitea)
- Chronologische Abfolge von Knochen- und Gefäßrekonstruktion bei Polytrauma

6.5.1 Thorakale Aortenruptur

Definition. Sonderform der Gefäßverletzung mit weitgehender Durchtrennung aller aortalen Wandschichten, die bei Hochgeschwindigkeits- bzw. Dezelerationsbewegungen aufgrund einer Fixierung des obliterierten Ductus arteriosus Botalli auftritt

Epidemiologie. Männer zwischen dem 20. und 30. Lebensjahr sind besonders gefährdet.

Ätiologie. Ursachen können ein vertikales Dezelerationstrauma mit Überdehnung der Aorta (z.B. Sprung aus großer Höhe), ein horizontales Dezelerationstrauma mit/ohne Thoraxkontusion (z.B. Verkehrsunfall mit Aufprall des Brustkorbs) oder ein direktes Zerberstungstrauma sein (Abb. 6.16).

Pathogenese. Prädilektionsstelle ist der Aortenisthmus bzw. die proximale Aorta descendens zwischen dem Abgang der linken A. subclavia und dem Ductus Botal-

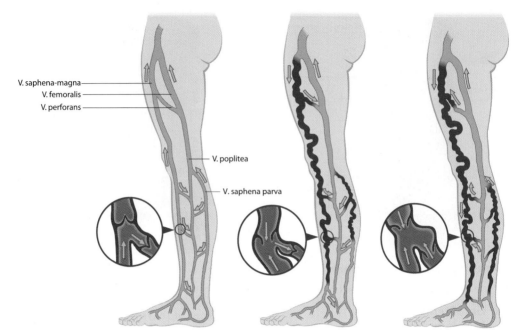

V. saphena-magna
V. femoralis
V. perforans
V. poplitea
V. saphena parva

◘ Abb. 6.17. Oberflächliches und tiefes Leitvenensystem der Beine und Flussverhalten bei Stammvarikose der V. saphena magna und (Abstand) V. saphena parva

6

li. Die »Fixierung« der Aorta descendens kann bei plötzlichen, massiven vertikalen und/oder horizontalen Akzelerations- und Dezelerationsbewegungen der intrathorakalen Organe zu pathologischen Scher-, Torsions- und Abknickbewegungen mit konsekutiven Läsionen der Aortenwand führen.

Symptomatik. Kleine Einrisse mit subintimaler Einblutung und/oder intakter Adventitia und mediastinaler Pleura können völlig asymptomatisch bleiben. Schwerwiegendere Verletzungen zeigen eine ähnliche Symptomatik wie rupturierte thorakale Aortenaneurysmen mit Schmerzen und Schock.

Diagnostik. CT-Thorax (periaortales Hämatom, blutiger Pleuraerguss, erweitertes Mediastinum)

Therapie. Implantation einer thorakalen Stentprothese (beim Überstenten der linken A. subclavia ist ggfs. eine Transposition der A. subclavia in die A. carotis communis erforderlich) oder Implantation einer Rohrprothese über einen links-posterolateralen Zugang (ggf. Einsatz der Herz-Lungen-Maschine erforderlich)

Prognose. In > 80 % aller thorakalen Aortenrupturen kommt es zu einem unmittelbar tödlichem Ausgang.

6.6   Erkrankungen der Venen

6.6.1   Primäre Varikose

Definition (◘ Abb. 6.17). Primäre Varikose: Konstitutionell bedingte degenerative Venenerkrankung vor allem der epifaszialen Venen mit umschriebener Atrophie der Venenwandmuskulatur und Kollagenvermehrung mit Verlust der elastischen Wandeigenschaften **Leiteveneninsuffizienz:** Insuffizienz der tiefen Venen und Venenklappen.

Epidemiologie. Beginn im 2.–3. Lebensjahrzehnt

Ätiologie. Genetische Disposition (> 70 %), Übergewicht, stehende berufliche Tätigkeit (5fach erhöht), Schwangerschaften

Einteilung. Stammvenenvarizen (V. saphena magna und V. saphena parva, sog. »Stammvarikose«) (◘ Abb. 6.18), Seitenastvarizen, Perforansvarizen, retikuläre Varizen und Besenreiservarizen

Symptomatik. Einteilung anhand des Beschwerdebildes und des Lokalbefundes:

- Grad I = keine Beschwerden
- Grad II= Dysästhesien, Juckreiz, Schweregefühl, Schwellungsneigung, Wadenkrämpfe
- Grad III= wie Grad II, aber zusätzlich trophische Hautstörungen (Ekzem, Dermatitis)

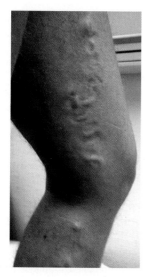

- Grad IV = wie Grad III, stärker ausgeprägt, florides Ulcus cruris

Stadieneinteilung der V. saphena magna Varikosis anhand des distalen Insuffizienzpunktes (n. Hach)
- I = Insuffizienz der Mündungsklappen
- II = Insuffizienz der Venenklappen bis oberhalb des Knies
- III = Insuffizienz der Venenklappen bis unterhalb des Knies
- IV = Insuffizienz der Venenklappen bis zur Knöchelregion

Prognose. Rezidivvarikose nach einer Stripping-OP ca. 10 % nach 5 Jahren
Therapie.
Ziele
- Normalisierung oder Besserung der venösen Hämodynamik
- Besserung oder Beseitigung von Stauungsbeschwerden
- Abheilung oder Senkung der Rezidivrate von venösen Ulzera und anderen Formen trophischer Störungen
- Verhinderung weiterer Komplikationen, wie Varikophlebitis, sekundäre Leitveneninsuffizienz, arthrogenes Stauungssyndrom, Varizenblutung

Indikation zur Operation einer primären Varikose.
- Komplette oder inkomplette Stammvarikose der VSM oder VSP

- Perforansveneninsuffizienz
- Insuffizienz großer Seitenäste (z.B. V. saphena acc. lateralis am Oberschenkel)

Vorgehen
- **Konservativ:** Vermeidung von Übergewicht, Stase, längere intraabdominelle Druckerhöhung, tagsüber Tragen von Kompressionsstrümpfen Klasse II zur Verbesserung der venösen Zirkulation und Beseitigung des Beinödems
- **Crossektomie:** Unterbindung der Einmündung der Vena saphena magna einschließlich aller Seitenäste in die V. femoralis
- **Stripping:** OP nach Babcock. Flexible Sonden werden in die V. saphena vorgeschoben. Nach Durchtrennung der proximalen VSM wird der erkrankte Venenabschnitt komplett herausgezogen. (Cave: Verletzung des N. saphenus)
- **Perforansvenendissektion:** Unterbindung in Kombination mit dem Venenstripping
- **Seitenastexhairese:** Varady-Technik. Seitenastvarizen werden über kleine Stichinzisionen mit feinem Instrumentarium ligiert oder entfernt
- **Mögliche Alternativerfahren:** Radiowellenobliteration, Lasertherapie, C.H.I.V.A.-Technik. Langzeitergebnisse liegen jedoch kaum vor.

Nachbehandlung. Frühmobilisation, Kompressionstherapie (ca. 6 Wochen)
Komplikationen. Weichteilhämatome, tiefe Beinvenenthrombose, Nachblutung, Verletzung der A. femoralis/A. poplitea und/oder der V. femoralis/V. poplitea (1:1000–1:10000), Nervenverletzung (N. saphenus)

6.6.2 Sekundäre Varikose/ postthrombotisches Syndrom

Definition. Sekundäre Varikose: nicht anlagebedingte Schwächung der Venenwand infolge einer tiefen Beinvenenthrombose (Phlebothrombose)
Postthrombotisches Syndrom: klinisches Bild einer schweren chronisch-venösen Insuffizienz ggf. mit Ulcus cruris, das sich als Folge einer oft Jahre zurückliegenden Phlebothrombose entwickelt hat
Pathophysiologie. Sekundäre Varikose: Das Blut fließt nur noch teilweise durch die tiefen Beinvenen ab und wird zum größeren Teil über die oberflächlichen Venen umgelenkt. Die vermehrte Blutmenge führt zu einem Druck- und Volumenanstieg in den tiefen und oberflächlichen Venen. Es kommt zu einer Überdehnung der Venenwand mit nachfolgendem Funktionsverlust der Venenklappen.

Postthrombotisches Syndrom: fibrotischer Umbau von Haut, Unterhaut, Faszie und Muskulatur auf dem Boden einer chronischen Stauungshypoxie mit Ausbildung eines chronischen Kompartmentsyndroms
Symptomatik. Diskrete Schwellungsneigung bis zu schwersten trophischen Störungen mit Stauungssyndrom im Bereich des distalen Unterschenkels und u.U. zirkulären Ulzerationen
Diagnostik. Doppler- und Duplexsonographie, Phlebographie, ggf. Lichtreflexionsrheographie, Venenverschlussplethysmographie, Phlebodynamometrie
Therapie. Prophylaxe des Ulcus cruris durch Exhairese der Sekundärvarizen ohne Beeinträchtigung des kollateralen Abstroms. Dauerbehandlung mit Kompressionsstrümpfen. Gezielte Behandlung eines Ulcus cruris durch paratibiale Fasziektomie mit Hauttransplantation (zur Druckentlastung bei chronischem Kompartmentsyndrom)

6.6.3 Chronisch-venöse Insuffizienz (CVI)

Definition. Die chronisch-venöse Insuffizienz beschreibt als klinisches Syndrom alle Folgeerkrankungen sowohl der primären Varikose als auch der Phlebothrombose.
Epidemiologie. 15 % aller Erwachsenen haben eine CVI, 1 % ein Ulcus cruris. Rezidivgefahr eines Ulcus cruris > 30 %. Ursache ist eine primäre Varikose (> 80 %) oder eine tiefe Beckenbeinvenenthrombose.
Ätiologie. Eine chronische venöse Hypertonie, ausgelöst durch eine Venenklappeninsuffizienz, führt zu Störungen der Mikrozirkulation mit verringerter Sauerstoffversorgung sowie einer Störung des Lymphabflusses mit Ödembildung.
Symptomatik. Ödeme, Ulcus cruris, Dermatoliposklerose, Hautveränderungen im Bereich des Innenknöchels und am distalen Unterschenkel

Einteilung nach Widmer
- Stadium I: intermittierende Ödeme. Corona phlebectatica paraplantaris (Kranz von dunkelblauen Venen am Fußrand)
- Stadium II: bleibende Ödeme. Bläuliche Hautfarbe, rotbraune, gelbbraune oder weißliche Flecken. Dermatoliposklerose (Verschwielung im Unterschenkelbereich)
- Stadium III: Ulcera cruris bevorzugt oberhalb des Innenknöchels. Gamaschenulcus _ (Ulcus des gesamten Knöchelbereiches), Ulcusnarbe

Diagnostik. Anamnese, körperliche Untersuchung, Doppler- und Farbduplexsonographie, aszendierende Pressphlebographie
Therapie. Kompressionsstrümpfe/-strumpfhosen der Kompressionsklassen II (= 23 mmHg) und III (= 32 mmHg). Vermeiden von Sitzen, Stehen, Sonne und Sauna. Fördern der Muskelpumpe durch Laufen, Radfahren, Schwimmen, Krankengymnastik, Gehtraining Operativ mittels Crossektomie, Saphenektomie, endoskopische Perforansdissektion, Verödung (Sklerosierung), lokale Sanierung der Ulzera mittels Fasziotomie und Fasziektomie und sekundärer Spalthauttransplantation

6.6.4 Thrombophlebitis/Varikophlebitis

- **Thrombophlebitis:** Entzündung oberflächlicher Venen mit sekundärer Thrombenbildung
- **Varikophlebitis:** Entzündung der primären Varikose
- **Septische Thrombophlebitis:** entsteht durch eine sekundäre bakterielle Besiedelung einer Thrombose
- **Infusionsthrombophlebitis:** durch eine Thrombophlebitis bei länger liegenden intravenösen Kathetern
- **Strangförmige Thrombophlebitis** (Mondor-Syndrom): strangförmige Thrombophlebitis im Bereich der lateralen Thoraxwand

Thrombophlebitis der Beinvenen

Symptomatik. Plötzlich auftretendes Ödem, Hitzegefühl in einem Bein, Druckschmerz im geschwollenen Bein, geröteter und druckschmerzhafter Venenstrang, deutlicher Druckschmerz der distalen Beinregion
Therapie. **Kompressionsverband**, Bewegung, systemische Heparinisierung, lokale Kühlung, Antiphlogistika, ggf. Antibiose. **Operativ mittels lokaler Stichinzision bei thrombosiertem Varixknoten.** Absolute OP-Indikation zur Crossektomie bei einer aszendierenden Thrombophlebitis mit flottierenden Thromben im Mündungsbereich der VSM/VSP.

6.6.5 Phlebothrombose

Definition. Eine Phlebothrombose oder tiefe Venenthrombose ist gekennzeichnet durch einen vollständigen oder teilweisen Verschluss einer tiefen Vene.
Symptome. Bläuliche Hautverfärbung (Zyanose), Schmerzen im Bein, einschießender Beinschmerz beim Husten und Pressen, pralle Venenzeichnung und deutliche venöse Kollateralen (Prattsche Warnvenen), überwärmte Haut.

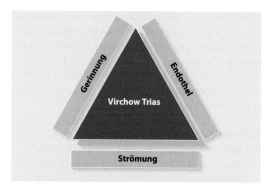

Abb. 6.19. Virchow-Trias: Faktoren für die Auslösung einer Venenthrombose

Pathogenese. Änderung des Gleichgewichtes von Blutströmung, Wandbeschaffenheit und Blutzusammensetzung (Virchow-Trias, **Abb. 6.19**)
Deszendierende Form: Beginnt an der Beckenvene (links 6-mal häufiger: Überkreuzung der linken V. iliaca com. durch die rechte A. iliaca com; May-Thurner-Syndrom, Beckenvenensporn) und steigt in die tiefen Leitvenen des Ober- und Unterschenkels ab.
Aszendierende Form: Beginnt in den Unterschenkelvenen und schreitet nach kranial bis in die Beckenvenen fort.
Risikofaktoren. Hormonelle Verhütung (5- bis 7fach erhöht), Schwangerschaft und Wochenbett (5- bis 6fach erhöht), Nikotinabusus, Immobilisierung (Operationen, Traumen, Lähmungen), chronische Venenerkrankungen, Faktor-V-Leiden oder APC-Resistenz, höheres Lebensalter, Übergewicht, Thrombophilie (Antithrombin-, Protein-C-, Protein-S-Mangel, APC-Resistenz, Prothrombindimorphismus u.a.)
Symptomatik. Plötzlich auftretende, ggf. fortschreitende Schwellung, bläuliche Hautverfärbung (Zyanose), starke Schmerzen im Bein, einschießender Beinschmerz beim Husten und Pressen. Pralle Venenzeichnung und deutliche venöse Kollateralen (sog. Pratt-Warnvenen), überwärmte Haut

> **Cave**
> Die Gefahr einer klinisch relevanten **Lungenembolie** besteht überwiegend in der Frühphase einer iliofemoralen Phlebothrombose, kaum bei isolierter Unterschenkelvenenthrombose. Unbehandelt beträgt das Lungenembolierisiko 30 %.

Diagnostik. Farbkodierte Duplexsonographie, ggf. Phlebographie der Beckenvenen und Beinvenen.
Therapie. Ziele. Vermeiden einer Lungenembolie, Verhindern des Fortschreitens der Thrombose, Verhindern eines postthrombotischen Syndroms

Vorgehen:
- Antikoagulation für 8–10 Tage mit PTT-gesteuerter i.v. Heparinisierung oder niedermolekularem Heparin in therapeutischer Dosierung, anschließend Marcumar-Therapie für 3–12 Monate
- Kompressionstherapie und Frühmobilisation (Ausnahme akute Beckenvenenthrombosen)
- Medikamentöse Thrombolyse (seltene Indikation bei frischen Phlebothrombosen rt-PA)
- Operative Thrombektomie (nur bei akuten iliofemoralen Thrombosen < 10 Tage, massiver Schwellung, Phlegmasia coerulea dolens oder rezidivierenden Lungenembolien)

Phlegmasia coerulea dolens

Definition. Maximalform einer Phlebothrombose mit Thrombosierung des gesamten venösen Querschnitts einer Extremität
Symptomatik. Fulminanter Verlauf mit akutem, sehr schmerzhaftem Ödem und rotzyanotischer Verfärbung der betroffenen Extremität. Die peripheren Arterienpulse sind abgeschwächt. Ablösen der Haut in Blasen. Motorische Schwäche und Funktionsverlust. Es drohen ein Absterben der Extremität und ein Schockzustand.
Therapie. Absolute Indikation zur operativen Thrombektomie

Thrombose der V. subclavia/V. axillaris

Synonyme. Paget-von-Schrötter-Syndrom, Thrombose par effort, Thoracic-inlet-Syndrom (TIS)
Definition. Phlebothrombose mit kompletter oder partieller Thrombosierung der V. subclavia
Ätiologie. Kostoklavikuläres Syndrom, zentralvenöse Katheter und Dauerimplantate (Ports), Klavikulafraktur, Tumorkompression, Mediastinaltumoren (benigne, maligne, entzündliche), Lymphknotenmetastasen, Radiatio, Thrombophilie
Symptomatik. Akut mit schmerzhafter Armschwellung, Zyanose, vermehrter Venenzeichnung im Schulterbereich, Parästhesien, Muskelschwäche. Bei Verschluss der V. cava superior Gesichtsödeme, Armschwellung, Dyspnoe
Diagnostik. Duplexsonographie, Phlebographie, Thrombophilie-Screening, ggf. Tumorscreening bei paraneoplastischem Syndrom
Therapie. Antikoagulation mit i.v.-Heparinisierung oder s.c.-Gabe von NM-Heparin. Medikamentöse Thrombolyse oder operative Thrombektomie nur in Ausnahmefällen. Bei einer kostoklavikulären Enge ggf. Resektion einer Halsrippe bzw. der 1. Rippe
Nachsorge. Marcumar-Therapie über 3–6 Monate, Kompressionsstrümpfe Klasse II

6

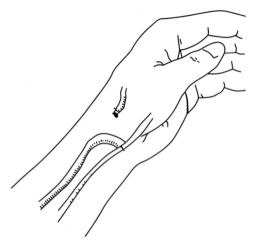

Thrombose der V. cava inferior

Definition. Phlebothrombose der großen Hohlvene
Ätiologie. Tumorerkrankung (häufig), aszendierende Beckenvenenthrombose (selten)
Symptomatik. Anschwellung beider Beine
Therapie. Systemische Heparinisierung, in Einzelfällen Thrombektomie

6.7   Hämodialyse-Shunt-Chirurgie

Definition. Operative Anlage einer dauerhaften und großlumigen Verbindung zwischen Arterie und Vene bei chronischer Niereninsuffizienz zur extrakorporalen Hämodialyse.

Für die extrakorporale Dialyse ist ein leicht zugänglicher und punktierbarer Gefäßzugang erforderlich, der einen ausreichenden Blutfluss von > 300 ml/min ermöglicht. Die Shuntanlage muss frühzeitig bei noch vorhandener Restfunktion der Nieren und die Erstanlage möglichst peripher sowie nicht an der dominanten Hand erfolgen. Vor der Shuntanlage muss der Hohlhandbogen durch den Allen-Test überprüft werden.

Verfahren

Cimino-Fistel. Methode der Wahl mit Seit-zu-End-Anastomose der V. cephalica antebrachii auf die A. radialis am distalen Unterarm oder Ellenbeuge (ca. 4–8 Wochen bis zur »Reifung«, ○ Abb. 6.20)

PTFE-Prothese. Schleife zwischen der A. brachialis und der V. cubitalis (Loop-Shunt) am Unterarm. Gerader Oberarm-Shunt (Straight-Shunt) zwischen der A. brachialis und der Axillarvene (ca. 2 Wochen bis zur Punktion)

CAPD (Peritonealdialyse). Das Peritoneum des Patienten wird als semipermeable Membrane und die Bauchhöhle als Behältnis für das Dialysat benutzt. Mithilfe eines Katheters wird das Dialysat in die Bauchhöhle eingeleitet. Bei einer kontinuierlichen Peritonealdialyse wird das Dialysat alle 4–6 h, d.h. 4- bis 5-mal pro Tag, mit frischer Flüssigkeit ausgetauscht.

Ash-Split-Katheter oder Sheldon-Katheter. 1- oder 2-lumige Kunststoffkatheter, die bis in die obere Hohlvene bzw. bis in den rechten Vorhof vorgeschoben werden. Indikation bei multimorbiden Patienten mit kurzer Lebenserwartung oder als Bridging
Komplikationen. Shuntverschlüsse sind immer Notfälle! Beispielsweise Anastomosenstenose, Shuntinfektionen, Punktionsaneurysma, Stealphänomen (zu hoher Shuntfluss führt zur peripheren Durchblutungsstörung)

❯ Die Lebenserwartung von Dialysepatienten ist um etwa 50 % reduziert.

6.8   Erkrankungen der Lymphgefäße

Die Lymphe besteht aus Plasma. Sie wird abhängig von Kapillardruck und Membranpermeabilität in Gewebespalten gesammelt, die in Lymphkollektoren münden. Die Lymphknoten stellen Filterorgane dar, in denen die Lymphe den Lymphozyten zugeführt wird. Neben direkten Verbindungen zwischen Lymphgefäßen und Venen fließt die Lymphe über den Ductus thoracicus links in die V. anonyma, rechts über den Ductus lymphaticus dexter in die V. subclavia in das Venensystem ein.

Hauptaufgabe des Lymphgefäßsystems ist der Transport der Lymphe. Die Lymphkollektoren besitzen Klappen, die den Lymphfluss nur nach kranial erlauben. Die Menge an Lymphe, die transportiert werden muss, wird als lymphpflichtige Last bezeichnet. Die tatsächlich abtransportierte Menge ist die Lymphtransportkapazität. Ist diese im Hinblick auf die lymphpflichtige Last zu gering, kommt es zum Lymphödem.

6.8.1   Akute Lymphangitis

Definition. Die Lymphangitis ist die akute Entzündung eines Lymphgefäßes, die durch die Haut sichtbar als roter Streifen erkannt und durch Überwärmung und Druckschmerzhaftigkeit verifiziert wird.
Ätiologie. Akrale Infektionen, Panaritien, Rhagaden, Wunden

Symptomatik. Fieber, Schmerzen, Rötung, Schwellung der regionären Lymphknoten

Therapie. Beseitigung der Ursache (Eiterherd), systemische/orale Antibiose, Ruhigstellung der Extremität

6.8.2 Primäres Lymphödem

Definition. Das primäre Lymphödem ist eine kongenitale Fehlanlage, meistens durch eine Hypoplasie der Lymphkollektoren bedingt.

Epidemiologie. Vor allem Frauen im 2.–3. Lebensjahrzehnt

Ätiologie. Zusammenbrechen der Funktion des Lymphsystems, z.B. nach hormonellen Umstellungen oder Entzündungen

Symptomatik. Indurierte Haut mit Gelenkfalten, z.B. am oberen Sprunggelenk oder über den Zehen (Stemmer-Zeichen), ggf. Erysipelen und Dermatomykosen. Die Ausprägung reicht von flüchtigen Ödemen bis zur sog. Elephantiasis.

Diagnostik. Klinisch und durch Lymphangiographie (mit wasserlöslichem Kontrastmittel)

Therapie. Physikalische Entstauungstherapie

6.8.3 Sekundäres Lymphödem

Definition. Sekundäre Lymphödeme entstehen nach Zerstörung der Lymphsysteme.

Ätiologie. Onkologische Chirurgie. Armödeme bei Z.n. Axilladissektion, Beinödeme nach Lymphadenektomie in der Leiste, Gesichtsödem nach »neck dissection«. Rezidivierende Lymphangitiden mit narbigen Veränderungen der Lymphknoten

Symptomatik. Proximaler Beginn mit Ausbreitung bei zunehmender Schwere nach distal

Diagnostik. Klinisch und durch Lymphangiographie (mit wasserlöslichem Kontrastmittel)

Therapie. Physikalische Entstauungstherapie, Kompressionsverbände. In Einzelfällen werden in ausgewiesenen Zentren subkutane Lymphgefäße in tiefe Muskelschichten verlagert (Thompson-Operation), Verfahren wegen der ausgedehnten Narbenprozesse jedoch umstritten. Lymphvenöse Anastomosen. Autologe Lymphgefäßtransplantationen

Chirurgie-Fallquiz

Von R. B. Brauer

Liebe Leserin, lieber Leser,

passend zur neuen Approbationsordnung ist im »Basiswissen Chirurgie« ein Fallquiz mit 20 authentischen Fällen aus einer chirurgischen Klinik enthalten, wie Sie Ihnen im PJ oder während der ärztlichen Tätigkeit täglich begegnen können.

Jeder Fall gliedert sich in 4 Schritte. Auf der **ersten Seite** finden Sie die **Anamnese** des Falles. Auf der **zweiten** und **dritten Seite** werden die primären und weiterführenden **diagnostischen Schritte** erklärt. Die Fallbeschreibung schließt auf der **vierten Seite** mit den Möglichkeiten zur **Therapie**. So können Sie den Ablauf, den Sie später in jeder Klinik oder Praxis im Schlaf beherrschen müssen, üben und Ihr Wissen anwenden und vertiefen. Nachfolgend 4 typische Seiten zur Orientierung:

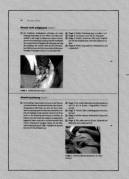 → 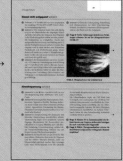 → 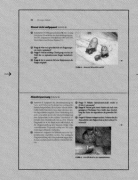 →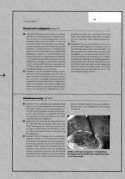

Schritt I:
- 🔄 Erstkontakt mit dem Patienten, Anamnese.
- ❓ WelcheDifferenzialdiagnosen kommen in Frage, welche weiteren diagnostischen Schritte werden eingeleitet?

Schritt II:
- ❗ Antworten zur Differenzialdiagnosen und Maßnahmen.
- 🔄 Darstellung erster diagnostischer Befunde und Verdachtsdiagnosen.
- ❓ Welche weiterführende Diagnostik ist sinnvoll, wie lautet die endgültige Diagnose?

Schritt III:
- ❗ Antworten zur weiterführenden Diagnostik und Diagnosestellung.
- 🔄 Darstellung der Diagnose.
- ❓ Welche Therapie ist jetzt angebracht.

Schritt IV:
- ❗ Antworten zur Therapie.
- 🔄 Darstellung des weiteren Vorgehens und Abschluss des Falls.

Erklärung der Symbole:

- ❓ Frage
- ❗ Antwort
- 🔄 Befunde und weitere Informationen zum Fall

Wir wünschen viel Spaß und Erfolg!

Ihr
R. B. Brauer

Der Snowboardfahrer Schritt I

⊕ Ein 23-jähriger Snowboardfahrer stürzt an der Half-Pipe und versucht sich mit dem rechten Arm abzufangen. Nach dem Sturz verspürt er starke Schmerzen in der rechten Schulter, kann aber noch mit dem Snowboard bis zum Parkplatz fahren. In den Abendstunden stellt er sich mit den in ◻ Abb. 1 dargestellten klinischen Bild vor.

❓ **Frage 1:** Beschreiben Sie die einzelnen Schritte Ihres Vorgehens?

❓ **Frage 2:** Wie nennt man das Phänomen?

❓ **Frage 3:** Wie sichern Sie die Diagnose?

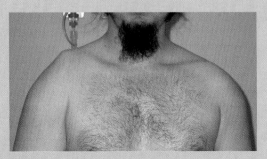

◻ **Abb. 1.** Klinisches Bild des Patienten bei Aufnahme

Akute Schmerzen im rechten Oberbauch Schritt I

⊕ Ein 47-jähriger Mann stellt sich bei Ihnen in der Chirurgischen Notaufnahme vor. Er klagt über seit 1½ Tagen bestehende rechtsseitige Schmerzen, die stetig zugenommen haben. Temperatur rektal: 38,9 °C. Bei der klinischen Untersuchung diagnostizieren Sie eine starke Abwehrspannung im rechten Oberbauch (◻ Abb. 1).

❓ **Frage 1:** Welche Differenzialdiagnosen müssen Sie abklären?

❓ **Frage 2:** Unter welchen Gesamtbegriff subsumiert sich die klinische Symptomatik?

❓ **Frage 3:** Welche Laborparameter lassen Sie in der klinischen Chemie bestimmen?

❓ **Frage 4:** Welche diagnostische Maßnahmen veranlassen Sie als nächstes?

❓ **Frage 5:** Welchen Eigennamen hat das klinische Zeichen mit Abwehrspannung im rechten Oberbauch?

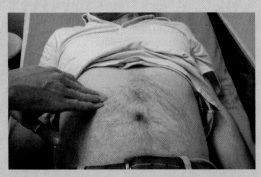

◻ **Abb. 1.** Klinische Untersuchung mit stärkster Abwehrspannung des Patienten

Der Snowboardfahrer Schritt II

Antwort 1: Komplettierung der Anamnese und klinischen Untersuchung, insbesondere auf weitere Begleitverletzungen.

Antwort 2: Hochstand der Clavicula rechtsseitig oder Klaviertastenphänomen. Beim Drücken (gering schmerzhaft) kann die laterale Clavicula wie eine Klaviertaste gedrückt werden. Durch den Muskelzug des M. sternocleidomastoideus »schnellt« die Clavicula in die subluxierte Position wieder zurück.

Antwort 3: Röntgenaufnahme des AC-Gelenkes. Bei weniger eindeutigen Befunden kann auch eine Panoramaaufnahme der Schulter von beiden Schultergelenken und mit Gewichten (je 10 kg) in beiden Händen durchgeführt werden.

Frage 4: Die Röntgenaufnahme des AC-Gelenkes ist in ☐ Abb. 2 dargestellt. Wie lautet die Diagnose?

Frage 5: Welche beiden Einteilungen kennen Sie?

Frage 6: Welche Bänder sind wahrscheinlich gerissen?

Frage 7: Wie würden Sie diese AC-Gelenksprengung klassifizieren?

Frage 8: Welche Therapieoptionen stehen zur Verfügung?

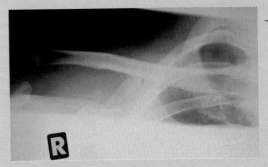

☐ **Abb. 2.** Röntgenaufnahme des AC-Gelenkes rechts

Akute Schmerzen im rechten Oberbauch Schritt II

Antwort 1: Leberabszess, Ulcus duodeni/ventriculi, Ulkusperforation, Cholezystitis, Cholezystolithiasis

Antwort 2: Eine abdominelle Abwehrspannung fällt unter den Überbegriff des akuten Abdomens und erfordert eine rasche Diagnosestellung und Therapie ohne Zeitverzögerung.

Antwort 3: Elektrolyte, GOT, GPT, Bilirrubin, AP, γGT, Lipase, CRP, kleines Blutbild, Gerinnung

Antwort 4: Die nächste diagnostische Maßnahme ist eine Oberbauchsonographie (☐ Abb. 2).

Antwort 5: Es handelt sich um das Murphy-Zeichen.

Von den Laborparametern fallen ein erhöhter Bilirubinwert (1,9 mg/dl), eine Leukozytose von 21490 µl und ein CRP-Wert von 34,1 mg/dl auf. Die anderen Laborwerte sind alle im Normbereich.

Frage 6: Beschreiben Sie das beiliegende Bild der Oberbauchsonographie (☐ Abb. 2). Welche pathologischen Befunde können Sie erheben.

Frage 7: Wie lautet in Zusammenschau aller vorliegenden Befunde Ihre Diagnose?

Frage 8: Welche Ursache dieser Erkrankung kennen Sie?

Frage 9: Welche Therapieoptionen haben Sie?

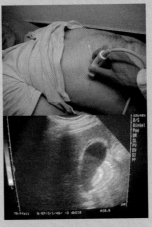

☐ **Abb. 2.** Haltung des Schallkopfes während der Untersuchung und Sonographiebefund

Der Snowboardfahrer Schritt III

❶ Antwort 4: Es handelt sich um eine Sprengung des Akromioklavikulargelenkes rechts.

❶ Antwort 5: Verwendet wird die Einteilung nach Tossy I–III und nach Rockwood I–VI.

❶ Antwort 6: Vollständige Ruptur des Lig. acromioclaviculare, des Lig. coracoclaviculare und der Gelenkkapsel des AC-Gelenkes.

❶ Antwort 7: Es handelt sich am wahrscheinlichsten um eine Tossy-III- bzw. Rockwood-III-Verletzung.

❶ Antwort 8: Grundsätzlich kann eine AC-Gelenksprengung auch konservativ mit einem Rucksackverband für 3–4 Wochen behandelt werden. Jedoch wird eine Subluxation im AC-Gelenk bestehen bleiben. Bei mehr als 10% Seitendifferenz wird besonders bei jungen Sportlern die operative Fixierung empfohlen. Es stehen ca. 30 verschiedene Operationsverfahren zur Verfügung.

❓ Frage 9: Welches OP-Verfahren ist in ◘ Abb. 3 zur Anwendung gekommen?

❓ Frage 10: Welche weitere diagnostische Maßnahme ist nach der Operation noch erforderlich?

❓ Frage 11: Welche Verhaltensmaßregeln geben Sie dem Patienten vor der stationäre Entlassung mit auf den Weg?

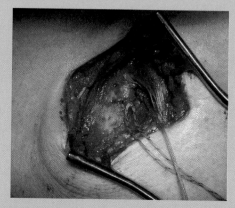

◘ **Abb. 3.** Intraoperativer Situs der Refixierung der Clavicula

Akute Schmerzen im rechten Oberbauch Schritt III

❶ Antwort 6: Auf dem Ultraschallbild sieht man eine deutliche Verdickung der Gallenblasenwand von mehr als 6 mm. Als weiteres Kriterium einer Entzündung der Gallenblasenwand findet man auch eine Dreischichtung der Wand. Zusätzlich zeigt sich im Fundus der Gallenblase ein schalldichtes Konkrement mit einem nachfolgendem Schallschatten.

❶ Antwort 7: Bei einem positiven Murphy-Zeichen und hohen Entzündungswerten in Verbindung mit dem Ultraschallbild einer Wandverdickung der Gallenblase lautet die Diagnose akute Cholezystitis.

❶ Antwort 8: Verschluss des Ductus cysticus mit Gallenstau in die Gallenblase.

❶ Antwort 9: Grundsätzlich gibt es bei der akuten Cholezystitis die operative und konservative Behandlungsoption:

Konservativ: Stationäre Aufnahme, Infusionstherapie und systemische Antibiose, Nulldiät. Cholezystektomie im Intervall nach 6 Wochen.

Operativ: Cholezystektomie offen oder laparoskopisch im 48 Stundenfenster nach Beginn der klinischen Symptomatik. Nach diesem therapeutischen Fenster steigt das Risiko aufgrund der entzündlichen Veränderungen stark an, Bei unserem Patienten wurde aufgrund der massiven Entzündungsvorgänge eine offene Cholezystektomie durchgeführt (◘ Abb. 3).

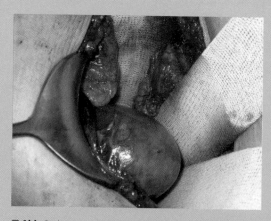

◘ **Abb. 3.** Intraoperativer Situs der akuten Cholezystitis

Der Snowboardfahrer Schritt IV

Antwort 9: Es wurde eine transsossäre Naht mit einem Fiber-wire (alternativ PDS-Kordel) durchgeführt. Es wurden 2 Titan-Anker in den Processus coracoideus eingebracht und die daran fixierten Kordeln durch 2 gebohrte Löcher in der lateralen Clavicula geführt und verknotet. Auf die Einlage einer Drainage wurde verzichtet, Der Hautverschluss erfolgte mit Monocrylnaht.

Antwort 10: Es ist eine postoperative Röntgenkontrolle des AC-Gelenkes erforderlich.

Antwort 11: Keinen Sport für 6 Wochen, keine Elevation des Armes im Schultergelenk über 60° für die nächsten 4 Wochen. Danach langsame Steigerung des Bewegungsumfanges.

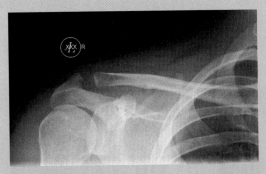

◻ Abb. 4. Röntgenaufnahme nach transossärer Fixierung der Clavicula

Einmal nicht aufgepasst Schritt I

Ein 54-jähriger Hobbybastler schneidet mit seiner Kreissäge Brennholz für den Winter. Um keine Holzspreißel in die Finger zu bekommen trägt er Arbeitshandschuhe. Beim Sägen verfängt sich der Handschuh der rechten Hand im Sägeblatt der Kreissäge und sägt die Langfinger der rechten Hand ab. Die herbeigerufene Ehefrau kann noch den Notarz über die Rettungsleitstelle verständigen, bevor sie in Ohnmacht fällt.

Frage 1: Welche Verletzung liegt in ▪ Abb. 1 vor?

Frage 2: Wie konservieren Sie die Amputate?

Frage 3: Welche Anoxiezeit sollte nach Möglichkeit für eine Replantation nicht überschritten werden?

Frage 4: Welche diagnostischen Maßnahmen sind erforderlich?

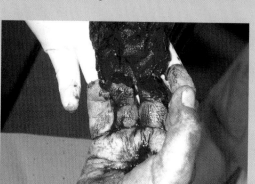

▪ **Abb. 1.** Rechte Hand von dorsal

Abwehrspannung Schritt I

Ein 55-jähriger Mann kommt zu Ihnen in die Chirurgische Notaufnahme. Bereits beim Betreten des Untersuchungsraumes fällt Ihnen auf, dass der Mann etwas nach vorn geneigt geht. Ihr Patienten wird auf eine Untersuchungsliege gelegt. Spontan winkelt er die Beine leicht an. Bei Erhebung der Anamnese berichtet Ihr Patient, dass die Schmerzen gestern im Epigastrium begonnen haben und sich im weiteren Verlauf in den rechten Unterbauch verlagert hätten. Bei der klinischen Untersuchung (▪ Abb. 1) erheben sie typische Befunde mit Abwehrspannung.

Frage 1: Um welche klinischen Zeichen handelt es sich bei der in ▪ Abb. 1 dargestellten Untersuchung?

Frage 2: Welche Differenzialdiagnosen kommen infrage?

Frage 3: Welche weiteren Maßnahmen führen Sie durch?

Frage 4: Was sollte man zu diesem Zeitpunkt auf jeden Fall noch nicht machen?

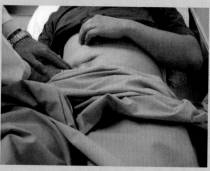

▪ **Abb. 1.** Klinisches Bild des Patienten bei der Untersuchung

Einmal nicht aufgepasst Schritt II

Antwort 1: Es handelt sich um eine Amputation der Langfinger DII bis DIV im DIP-Gelenk (distales Interphalangealgelenk).

Antwort 2: Die Amputate findet man sehr häufig noch in den Handschuhen der abgesägten Hand. Auf jeden Fall sollten die Amputate dem Patienten in die Klinik mitgegeben werden, um eine potentielle Replantation zu ermöglichen. Durch eine sachgemäße Konservierung und Kühlung auf 4 °C soll der Stoffwechselumsatz reduziert werden. Das Amputat wird in einen sterilen oder keimarmen Plastikbeutel (z.B. Einfrierbeutel) gelegt. Dieser Beutel soll wiederum in einen 2. Plastikbeutel gesteckt werden, der mit einem Gemisch aus Wasser und Eiswürfeln gefüllt wird.

Antwort 3: Bei Replantationen mit einer Anoxiezeit >12 h sinkt die Einheilungsrate trotz Kühlung auf 4 °C von 80 auf 50%. Daher sollte eine Anoxiezeit von 6 h nach Möglichkeit nicht unterschritten werden. Im ländlichen Gebiet ist daher die Alarmierung einer Luftrettung (Hubschrauber) zur Verlegung in ein Replantationszentrum durchaus gerechtfertigt.

Antwort 4: Klinische Untersuchung, Feststellung und Dokumentation der DMS (Durchblutung, Motorik, Sensibilität), konventionelle Röntgenaufnahmen der Hand und des Amputates.

Frage 5: Welche Verletzungen knöchernen Verletzungen erkennen Sie auf der Röntgenaufnahme (☐ Abb. 2)?

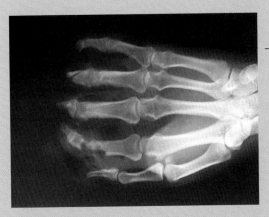

☐ **Abb. 2.** Röntgenaufnahme der verletzten Hand

Abwehrspannung Schritt II

Antwort 1: In der ☐ Abb. 1 handelt es sich um eine Abwehrspannung beim McBurney- bzw. Lanz-Punkt.

Antwort 2: Harnwegsinfekt, Pyelonephritis, Harnleiterstein, Sigmadivertikulitis, Yersinien-Infektion, akuter Schub einer Ileitis terminalis (Morbus Crohn), Appendizitis, Entzündung des Meckel-Divertikel, Koprostase, Gastroenteritis, Ulcus ventriculi oder duodeni

Antwort 3: Komplettierung der Anamnese und klinischer Untersuchung einschließlich rektaler Untersuchung, legen eines peripheren venösen Zugangs, Blutabnahme für Routinelabor einschließlich GOT, Lipase, Bilirubin, γGT, CRP, Blutbild, Gerinnung, Urinuntersuchung, axilläre/rektale Temperaturbestimmung, Infusion von z.B. Ringer-Lösung, Oberbauchsonographie

Antwort 4: Es handelt sich um das klinische Bild eines akuten Abdomens. Erst wenn die Diagnose und das weitere Therapie feststeht, sollte ein Schmerzmittel appliziert werden. Eine vorzeitige Gabe eines Schmerzmittels kann die klinische Symptomatik dämpfen und eine falsche Entscheidung bewirken.

Die Laborabnahme ergab ein CRP-Wert von 17,6 mg/dl, eine Leukozytose von 18 000 µl. Die weiteren Laborparameter einschließlich der Urinuntersuchung waren unauffällig. Bei der Oberbauchsonographie konnten Sie freie Flüssigkeit intraabdominal ausschließen, im rechten Unterbauch haben sie eine kokardenartig veränderte rundliche Struktur gesehen.

Frage 5: Können Sie in Zusammenschau der Befunde bereits eine Diagnose stellen oder benötigen Sie noch weiterführende Diagnostik?

Frage 6: Welche Therapiemaßnahme würden Sie dem Patienten aufgrund der vorliegenden Befunde empfehlen?

Einmal nicht aufgepasst Schritt III

❶ **Antwort 5:** Die Röntgenaufnahme (◘ Abb. 2) zeigt knöcherne Destruktion des Interphalangelagelenkes DII. Amputation Mittelpahlanx DIII und DIV. Destruktion des distalen Phalanx DV.

❓ **Frage 6:** Wie wird grundsätzlich ein Fingeramputat wieder replantiert?

❓ **Frage 7:** Welche wichtige Überlegung wird bei der Wahl der zu replantierenden Finger berücksichtigt?

❓ **Frage 8:** Ist in unserem Fall eine Replantation der Finger möglich?

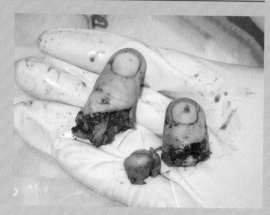

◘ **Abb. 3.** Amputat DIII und DIV und DV

Abwehrspannung Schritt III

❶ **Antwort 5:** Aufgrund der Abwehrspannung im Lanz- und McBurney-Punkt und den vorliegenden Entzündungszeichen, die auf einen akuten bakteriellen Infekt hinweisen, muss man von einer akuten Appendizitis ausgehen. Diese Vermutung wird auch unterstützt durch die Schmerzverlagerung vom Epigastrium in den rechten Unterbauch innerhalb eines Zeitintervalls von ca. 24 h. Weitere Diagnostik ist in der Regel nicht erforderlich, da die Diagnosestellung rein klinisch erfolgt. Eine weiterführende Diagnostik erfolgt nur bei nicht eindeutigen klinischen Befunden.

❶ **Antwort 6:** Aufgrund der Befunde muss eine Appendektomie empfohlen werden. Die verzögerte Diagnosestellung oder eine perforierte Appendizitis kann zu einer deutlich erhöhten Morbidität führen.

❓ **Frage 7:** Welche Operationstechnik wurde in ◘ Abb. 2 verwendet?

❓ **Frage 8:** Warum geht unser Patient mit nach vorn geneigtem Oberkörper bzw. findet eine Anwinklung der Beine als angenehmer als gestreckte Beine?

❓ **Frage 9:** Warum verlagert sich der Schmerz bei der Appendizitis vom Epigastrium in den rechten Unterbauch?

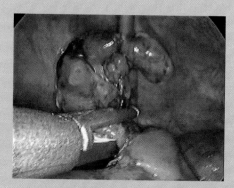

◘ **Abb. 2.** Intra-OP-Situs bei der Appendektomie

Einmal nicht aufgepasst Schritt IV

❗ **Antwort 6:** Die Replantation erfolgt z.B. in Plexusanästhesie des Plexus brachialis. Technische Voraussetzung ist ein Operationsmikroskop. Als Fadenstärke wird ein Faden der Größe 10–0 oder 9–0 verwendet. Zunächst werden die A. und V. phalangeae im Amputat und in der Hand auf jeder Seite präpariert. Zusätzlich wird der N. phalangeus präpariert. Erst dann kann entschieden werden, ob die Replantation möglich ist. Die Replantation eines Fingers kann mehrere Stunden konzentrierter Mikrochirurgie vom Spezialisten erfordern. Erst nach erfolgreicher vaskulärer Anastomose werden die Sehnen wieder genäht. Mit einem axial gebohrten K-Draht erfolgt eine temporäre Arthrodese des betreffenden Fingers für ca. 6 Wochen.

❗ **Antwort 7:** Bei der Indikationsstellung zur Replantation wird berücksichtigt, dass die Funktion einer Hand bereits durch die Oposition von Daumen und einem Langfinger weitesgehend wieder hergestellt wird und praktisch alle wichtigen Funktionen wie Schreiben und Greifen möglich sind. Daher werden bei der Amputation eines Daumens immer alle chirurgischen Möglichkeiten zur Re-

plantation versucht, nach Amputation eines Langfingers und verbleibenden Opposition wird dagegen die Indikation schon zurückhaltender gestellt.

❗ **Antwort 8:** Bei unserem Patienten war keine Replantation mehr möglich. Die Amputate waren zu weit distal abgesägt worden, so dass die Gefäß- und Nervenstrukturen zu klein und zu kurz geworden sind (◘ Abb. 3). Außerdem ist die Opposition zwischen DI und DII nach Ausheilung noch möglich. Amputationen distal des Interphalangealgelenkes sind technisch sehr schwierig, insbesondere wenn die Schnittränder nicht glatt, sondern gequetscht sind. Bei unserem Patienten erfolgte die Anlage eines Jaquet-Fixateurs (M-Fixateurs) auf DII und die Stumpfversorgung DII–DV.

Abwehrspannung Schritt IV

❗ **Antwort 7:** Eine Appendektomie kann offen durch einen 5–6 cm langen Hautschnitt oder laparoskopisch über 3 kleine Inzisionen durchgeführt werden. Bei unserem Patienten wurde eine laparoskopische Appendektomie durchgeführt. Die Basis des Appendix befindet sich zwischen den Branchen des Endostaplers (◘ Abb. 2).

❗ **Antwort 8:** Entweder liegt der Appendix retrozökal und reizt den M. iliopsoas. Alternativ wird durch Vorbeugung des Oberkörpers genauso wie bei angewinkelten Beinen das Peritoneum entlastet. Diese Haltung führt somit zur Verminderung der Schmerzen.

❗ **Antwort 9:** In der Erstphase der Entzündung des Appendix kommt es zur Reizung des viszeralen Peritoneums. Bei dem sog. viszeralen Schmerz ist das Schmerzempfinden dumpf und schlecht lokalisierbar, daher erfolgt die Projektion in den Oberauch. Beim Fortschreiten der Entzündung liegt der entzündete Appendix dem Peritoneum parietale direkt an. Dieser sog. somatische Schmerz kann exakt in den rechten Unterbauch lokalisiert

werden. Dadurch kommt es zum sog. »wandern« des Schmerzes vom Epigastrium in den rechten Unterbauch.

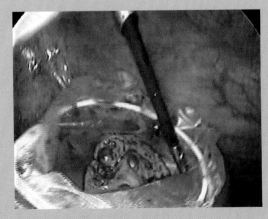

◘ **Abb. 3.** Einbringen des Appendix in den Bergebeutel. Anschließend wird der Beutel mit dem Appendix durch den 13 mm Trokar gezogen

Corpus alienum Schritt I

Eine 32-jährige Frau stellt sich bei Ihnen in der Chirurgischen Ambulanz vor. Sie berichtet über Brechdurchfall und starken abdominellen Schmerzen. Die Patientin selbst tastete infraumbilikal eine deutliche Verhärtung. Vor 5 Wochen erfolgte in einer auswärtigen Klinik bei Endometriose eine laparoskopisch assistierte Sigmasegmentresektion.

Frage 1: Welche diagnostischen Maßnahmen führen sie durch?

Corpus alienum Schritt II

❶ Antwort 1: Die Basisdiagnostik bei unklaren Bauchschmerzen beinhaltet Laborabnahme, Oberbauchsonographie und Rö-Abdomen im Stehen (◧ Abb. 1).

Die Laborergebnisse des Blutbildes waren unauffällig, die Serumchemie war bis auf eine Erhöhung des CRP-Wertes auf 1,2 mg/dl (Normalwert <0,5 mg/dl) unauffällig.

❷ Frage 2: Wie befunden Sie das Rö-Abdomen-Übersichtsbild, bzw. welche Erkrankungen können Sie ausschließen?

❷ Frage 3: Welche weitere diagnostische Maßnahme veranlassen Sie zur Sicherung der Diagnose?

❷ Frage 4: Welche Verdachtsdiagnose haben Sie?

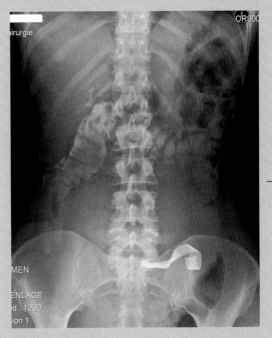

◧ Abb. 1. Rö-Abdomen im Stehen

Corpus alienum Schritt III

Antwort 2: Ausgeschlossen werden kann eine größere Mengen freier Luft, da keine Spiegelbildungen erkennbar sind, außerdem ist kein Hinweis für einen Volvulus oder eine Koprostase zu sehen. Im linken Unterbauch ist allerdings ein röntgendichter fahnenförmiger Fremdkörper zu sehen.

Antwort 3: Die weiterführende Diagnostik beinhaltet ein CT vom Abdomen-Becken (◻ Abb. 2). In der ◻ Abb. 2 zeigt sich eine 7x4 cm große Raumforderung mit Umgebung einer Pseudomembrane. Im linken Mittelbauch zeigt sich wahrscheinlich ein metallischer Fremdkörper.

Antwort 4: Es besteht der dringende Verdacht auf ein zurückgelassenes Bauchtuch bei der Operation vor 8 Monaten

Frage 5: Welche Therapiemaßnahmen sind jetzt erforderlich?

Frage 6: Welche juristischen Konsequenzen kann ein zurückgelassenes Bauchtuch verursachen?

Frage 7: Wie verhalten Sie sich als behandelnder Arzt?

Frage 8: Wie kann man das vermeiden?

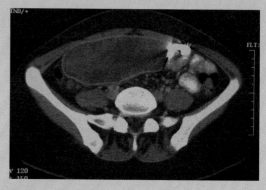

◻ **Abb. 2.** CT vom Abdomen-Becken

Corpus alienum Schritt IV

Antwort 5: Das vergessene Bauchtuch wurde sofort nach Diagnosestellung durch eine Relaparotomie vollständig entfernt (■ Abb. 3). Intraoperativ zeigt sich ein abgekapselter Abszess mit Verwachsungen zu den umgebenden Dünndarmschlingen. Ein mikrobiologischer Abstrich war negativ. Nach Entfernung des Bauchtuches erfolgte eine Lavage, Einlage einer Robinson-Drainage und der Faszien- und Hautverschluss. Entlassung nach 7 Tagen nach Hause.

Antwort 6: Es handelt sich um den Tatbestand der fahrlässigen Körperverletzung.

Antwort 7: Sie sollten die Patientin auf jeden Fall vollständig über das zurückgelassene Bauchtuch des Voroperateurs aufklären. Auch ist die Information des erstbehandelnden Arztes sehr wichtig.

Antwort 8: Die Bauchtücher, Kompressen, Tupfer und Instrumente werden vor Beginn der Operation und nach Verschluss der Laparotomie oder der Faszie wieder von der instrumentierenden Schwester auf Vollständigkeit überprüft. Falls es trotz aller Sorgfältigkeit zu Unstimmigkeiten beim Zählen kommt, kann durch intraoperatives Röntgen mit dem Bildwandler auf dem OP-Tisch der Verbleib von Bauchtüchern, Kompressen oder Tupfern überprüft werden. Alle am Tisch gereichten Bauchtücher oder Kompressen haben einen eingewebten röntgendichten Metallstreifen, der beim Röntgen mit einem Bildwandler entdeckt werden kann.

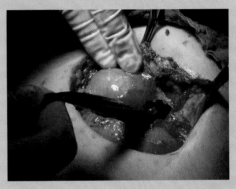

■ **Abb. 3.** Intraoperativer Situs nach Laparotomie. Teil des des Bauchtuches hat der Operateur in der Hand

Sturz über die Teppichkante Schritt I

Ein 84-jähriger, geistig noch sehr rüstiger älterer Herr bleibt zu Hause mit dem linken Fuß an einer Teppichkante hängen und stürzt auf den Boden. Da er nicht mehr aufstehen kann, ruft seine Frau die Sanitäter. Bei der Einlieferung ist das linke Bein verkürzt und außenrotiert (◘ Abb. 1).

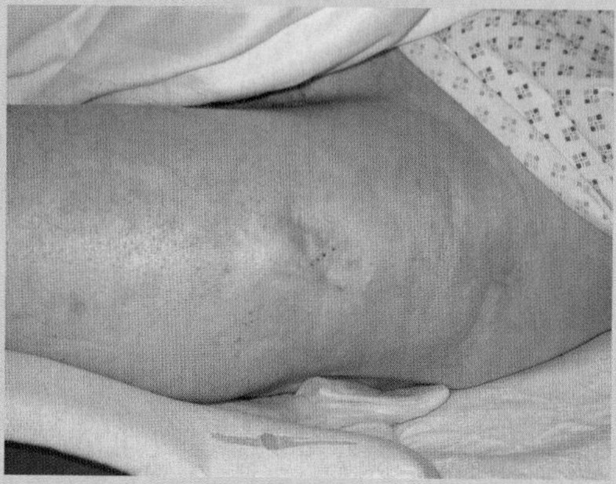

Frage 1: Welche Differenzialdiagnosen kommen infrage?

Frage 2: Welche Erstmaßnahmen veranlassen Sie?

Frage 3: Welche diagnostischen Maßnahmen veranlassen Sie?

◘ **Abb. 1.** Oberschenkel des 84-jährigen Patienten

Sturz über die Teppichkante Schritt II

❶ Antwort 1: Beim klinischen Bild einer Beinverkürzung mit Außenrotation nach Sturz muss man an eine Schenkelhalsfraktur, eine pertrochantäre Femurfraktur oder Femurfraktur denken.

❶ Antwort 2: Legen eines peripheren intravenösen Zugangs, Applikation eines Schmerzmittels, Lagerung eines Kissens unter dem linken Knie.

❶ Antwort 3: Konventionelle Röntgenaufnahme des linken Hüftgelenkes mit Oberschenkel- und Beckenübersichtsaufnahme a.-p. Eine seitliche Röntgenaufnahme ist aufgrund der Schmerzen nicht möglich.

❓ Frage 4: Um welche Fraktur handelt es ich in den vorliegenden Röntgenaufnahmen (◌ Abb. 2)?

❓ Frage 5: Wie klassifizieren Sie die Fraktur nach AO?

❓ Frage 6: Welchen Nebenbefund können Sie aufgrund der kleinen Strukturen auf dem Röntgenbild (◌ Abb. 2) und dem klinischen Befund in (◌ Abb. 1) erheben?

❓ Frage 7: Aufgrund von anderen Notfällen können sie mit dem Patienten erst morgen in den Operationssaal. Welche andere Behandlung hat man früher außschließlich zur Therapie verwendet und nützt Ihnen jetzt zur Überbrückung, bis die Operation durchgeführt werden kann.

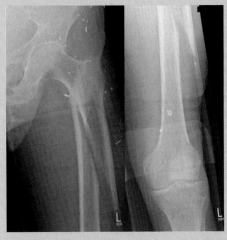

◌ Abb. 2. Röntgenaufnahme a.-p. des linken Hüftgelenkes und Oberschenkels

Sturz über die Teppichkante Schritt III

Antwort 4: Es handelt sich um eine Oberschenkelschaftfraktur.

Antwort 5: 32-B:

Lokalisation: Die **erste Zahl** steht für die Verletzte Extremität (Oberarm = 1; Unterarm = 2; Oberschenkel = 3; Unterschenkel = 4). Der Oberschenkel ist die verletzte Extremität, daher steht die Zahl 3 an erster Stelle. Die **zweite Zahl** steht für die Lokalisation der Fraktur an der Extremität (1 = proximal ; 2 = Diaphyse ; 3= distal). Die Fraktur ist in der Diaphyse, also steht die Zahl 2 an der zweiten Stelle. Nach dem Bindestrich wird die Morphologie der Fraktur beschrieben.

Morphologie: Man unterscheidet Schaftfrakturen von Gelenkfrakturen. Hier handelt es sich um eine Schaftfraktur (A = einfache Fraktur mit guter Heilungstendenz; B= Mehrfragmentfraktur; C = Trümmerfraktur). Es handelt sich um eine Spiralfraktur mit einem zusätzlichen Fragment im pertrochantären Bereich, daher steht der Buchstabe B für diese Fraktur.

Antwort 6: Bei den kleinen röntgendichten Fremdkörpern handelt es sich um Granatsplitter aus dem Russlandfeldzug im II. Weltkrieg. In der ◘ Abb. 1 sieht man an den tiefen Dellen im Gewebe die ehemaligen Eindringstellen. Bei Männer in diesen Jahrgängen sieht man diese Befunde öfter auf den Röntgenbildern.

Antwort 7: Anlage einer Drahtextension. Es wird in Lokalanästhesie unter sterilen Bedingungen ein K-Draht durch die Femurkondylen gebohrt und über ein »Hufeisen« ein Gewicht mit Umlenkrolle angehängt. Dadurch wird die Fraktur in axialer Richtung gezogen und die Fraktur in Länge und Achse reponiert. Dadurch verringern sich die Schmerzen und die weitere Einblutung in den Oberschenkel. Bis zum Zeitpunkt der Verfügbarkeit von geeignetem Osteosynthesematerial, war die Extensionsbehandlung über 6 Wochen die einzige Behandlungsmaßnahmen für diese Frakturen mit den entsprechenden Risiken für das Auftreten einer Thrombose, der Emboliegefahr und eines Dekubitus.

Frage 8: Welche Operationsverfahren stehen Ihnen grundsätzlich zur Verfügung?

Frage 9: Welches Operationsverfahren wählen Sie am nächsten Tag?

Frage 10: Wann darf der Patient wieder das Bein belasten?

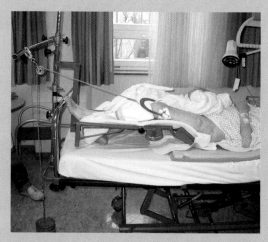

◘ **Abb. 3.** Extensionsbehandlung im Bett über Femurkondylen

Sturz über die Teppichkante Schritt IV

Antwort 8: Für eine Femurschaftfraktur steht grundsätzliche eine Plattenosteosynthese, ein ungebohrter Femurmarknagel (UFN) und ein langer proximaler Femurnagel sowie der Fixiateur externe zur Verfügung

Antwort 9: Am geeignetsten zur Osteosynthese ist der lange proximale Femurnagel (PFN). Er gewährleistet durch die Schenkelhalsschraube und Antirotationschraube einen optimalen Halt im Schenhelhals und proximalen Femur. Die distale Verriegelung erfolgt weit distal der Spiralfraktur. Hierbei ist auf die Wiederherstellung der Rotation und der Länge zu achten. Die exakte Stellung der Fragmente ist sekundär. Der ungebohrte Femurnagel ist grundsätzlich auch geeignet, hat aber nicht die gute Verankerung im proximalen Femur. Bei weiter distal gelegenen Femurfrakturen wäre der UFN die Methode der Wahl. Die Plattenosteosynthese wird nicht mehr bei diesen Frakturen durchgeführt, da eine komplette Freilegung der Fragmente erforderlich wäre, die zur Devaskularisation der Knochenfragmente führt. Der Fixateur externe ist die Methode der Wahl bei offenen Frakturen oder im Rahmen eines Polytraumas als vorrübergehende Osteosyntheseform.

Antwort 10: Für Patienten dieses Alters ist eine Osteosyntheseform angezeigt, die eine Vollbelastung am nächsten Tag erlauben muss. Eine Teilbelastung für betagte Patienten ist fast nicht durchzuführen. Ein Marknagelosteosythnese im Oberschenkel kann in der Regel gleich voll belastet werden. Nach Krankenhausaufenthalt und 4 Wochen Rehabilitation war unser Patient in der Lage mit einer Unterarmgehstütze wieder zu gehen.

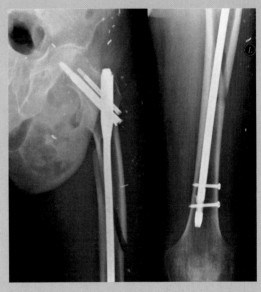

◼ **Abb. 4.** Röntgenbild post OP

Zunehmender Bauchumfang seit Jahren Schritt I

Eine 37-jährige Frau bemerkt seit 9 Jahren eine langsam fortschreitende asymmetrische Zunahme des Bauchumfanges (Abb. 1).

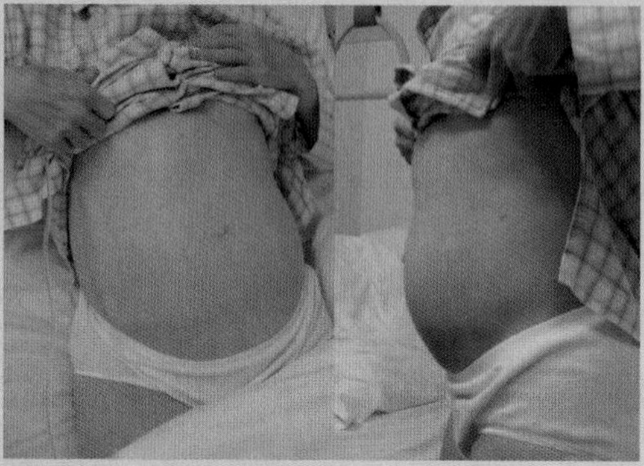

Frage 1: Welche Differenzialdiagnosen kommen infrage?

Frage 2: Welche weiteren diagnostischen Untersuchungen führen Sie durch bzw. veranlassen Sie?

Abb. 1. Patientin im Stehen

Zunehmender Bauchumfang seit Jahren Schritt II

❶ Antwort 1: Adipositas, Aszites, Adenom, Colon irritabile, Tumor (Sarkom, Hämangiom, HCC)

❶ Antwort 2: Klinische Untersuchung
Bei der **klinischen Untersuchung** tasten Sie einen sehr großen prall-elastischer Tumor, im gesamten Oberbauch. Zur weiteren Diagnostik führen Sie eine **Oberbauchsonographie** durch, bei der Sie einen massiv vergrößerte Leber, die bis in den Unterbauch reicht, feststellen. Um eine Organzugehörigkeit bzw. Aussage zur Morphologie des Tumors treffen zu können, ist eine **MRT oder CT des Abdomens** erforderlich. In diesem Fall wurde eine MRT vom Abdomens/Beckens durchgeführt (◘ Abb. 2).

❓ Frage 3: Welche Verdachtsdiagnose können Sie aufgrund der Anamnese, der klinischen Untersuchung und der Bildgebung stellen?

❓ Frage 4: Welche weiteren diagnostischen Maßnahmen helfen Ihnen weiter?

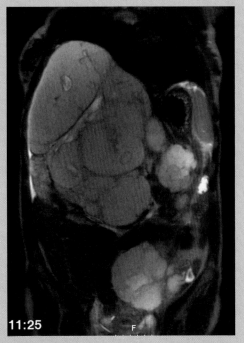

11:25

Abb. 2. MRT von Abdomen und Becken. Kontrastreduzierter Helligkeitsverlauf

Zunehmender Bauchumfang seit Jahren Schritt III

Antwort 3: Aufgrund der langen Anamnese und des langsamen Wachstum kann man eher von einem benignen Tumor ausgehen. Als gutartiger Tumor kommt ein Leberadenom oder Hämangiom der Leber infrage. Der Befund der MRT ergibt den Befund eines monströsen Leberhämangioms der rechten und linken Leber, welches in kraniokaudaler Ausdehnung >28 cm groß ist. Die eigentliche Leber ist in das Becken verlagert.

Antwort 4: Zur exakten Diagnosesicherung könnte eine perkutane Gewebestanze zur Diagnosesicherung beitragen. Allerdings ist das Risiko einer Blutung nach der Biopsie eines Hämangioms sehr hoch. Daher wird auf eine Punktion verzichtet. Eine DSA und eine selektive Darstellung der V. cava ergeben, dass eine Pfortader noch ausgebildet ist.

Frage 5: Welche Therapie oder Kombinationstherapie empfehlen Sie?

Frage 6: Über welche entscheidenden Risiken müssen Sie aufklären?

Frage 7: Was wissen Sie über Hämangiome der Leber (kavernös)?

Zunehmender Bauchumfang seit Jahren Schritt IV

❶ Antwort 5: Bei einem Hämangiom der Leber dieser Größe, das langsam aber konstant alle anderen Organe intraabdominell verdrängt, ist die chirurgische Resektion indiziert (❏ Abb. 3). Diese ist bei Hämangiomen in dieser Größe mit einem erheblichen Risiko verbunden. Daher erfolgte präoperativ eine selektive Embolisation der Arterien des Hämangioms, um den intraoperativen Blutverlust zu minimieren.

❶ Anwort 6: Zu den Hauptrisiken gerhört bei so großen Leberhämangiomen der massive Blutverlust mit der Notwendigkeit einer Massentransfusion, wodurch sich ein erhöhtes Risiko der Übertragung von Hepatitis B/C oder HIV ergibt. Aufgrund der veränderten Anatomie kann postoperativ eine Lebersynteseinsuffizienz entstehen. Jeder gesunde Mensch benötigt ca. 1% seines Körpergewichtes als funktioniererendes Lebergewebe. Bei einem Körpergewicht von ca. 55 kg benötigt unsere Patientin ca. 600 ml nicht verfettetes und gut durchblutetes Lebergewebe, damit die Lebersynthese ausreichend erfolgt. Im Fall eines Leberausfallkomas wäre eine Lebertransplantation erforderlich.

❶ Antwort 7: Kavernöse Hämangiome der Leber sind die häufigsten benignen Tumore der Leber. Die Inzidenz liegt zwischen 0,4 und 20%. Diese Hämangiome treten häufiger bei Frauen auf und proliferieren unter Östrogeneinfluss.

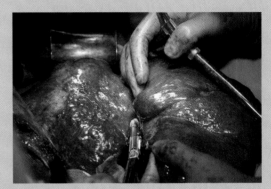

Abb. 3. Intraoperativer Situs mit Resektion des Hämangioms durch Klammernahtgeräte

Kleine Ursache, große Wirkung Schritt I

Bei Herrn K., einem 67-jährigem Angestellten, wird im Rahmen einer Routinevorsorgeuntersuchung eine Koloskopie durchgeführt. Die histologische Untersuchung der Probexzision aus dem Coecum ergab ein invasives Adenokarzinom G3. Zur Komplettierung des Stagings wurde ein CT-Abdomen/Becken mit oraler und rektaler Kontrastierung durchgeführt (◘ Abb. 1).

Frage 1: Welche Befunde erheben Sie aufgrund der beiden CT-Bilder?

Frage 2: Was versteht man unter einem Tumorgrading?

Frage 3: Was versteht man unter einem Tumorstaging?

Frage 4: Welches klinisches Tumorstaging hat der Patient am ehesten?

Frage 5: Welches Therapieregime empfehlen Sie dem Patienten?

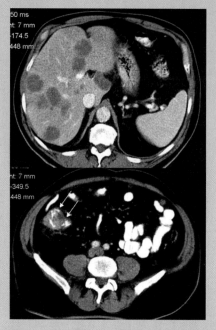

◘ **Abb. 1.** Repräsentative Schnitte des CT vom Abdomen

Kleine Ursache, große Wirkung Schritt II

Antwort 1: Im CT Abschnitt der ◘ Abb. 1 erkennt man multiple solide Rundherde, die verdächtig auf Lebermetastasen sind. Eine Abgrenzung von Leberzysten, Hämangiomen oder Adenomen könnte durch Duplexsonographie, Kernspinaufnahmen mit Endorem oder Biopsie erfolgen. Im Bereich des Zökums erkennt man eine Wandverdickung (Pfeile).

Antwort 2: Das Tumorgrading ist ein Maß für die Differenzierung und beschreibt, inwieweit sich die Tumorzellen den Zellen des Normalgewebes ähneln bzw. wie weit sie sich in ihrem Erscheinungsbild in Richtung Malignität davon entfernt haben. Das Grading ist auch ein Prognosefaktor.

- G1 = gut differenziert
- G2 = mäßig differenziert
- G3 = schlecht differenzier
- G4= undifferenziert

Antwort 3: Das Tumorstaging beschreibt die Tumorausbreitung, die durch das TNM-System beschrieben wird. Das TNM- System beschreibt die Größe und die Ausdehnung eines Tumors (T), den Befall angrenzender Lymphknoten (N) sowie den Metastasierungsgrad (M). Das Tumorstaging beeinflusst die Therapieentscheidung.

Antwort 4: cT3, Nx, M1(hep), G3.

»c« steht für »clinical«, »T3« für einen Kolontumor, der die gesamte Wand des Kolons erfasst, »N« steht für Lymphknoten, das »x« weist darauf hin, dass diese noch nicht beurteilt werden können, »M1(hep)« steht für Metastasen in der Leber und »G3« ist das Grading aus der Biospie.

Antwort 5: Bei einem Kolonkarzinom besteht immer die Gefahr, dass es innerhalb kürzester Zeit stenosierend weiter wächst und einen mechanischen Ileus verursacht. Daher ist trotz der Größe und Anzahl der Lebermetastasen, die wahrscheinlich für die Prognose bestimmend sind, die Indikation zur Laparotomie und Rechtshemikolektomie gegeben.

Nach der Laparotomie ergibt sich der in ◘ Abb. 2 dargestellte Befund.

Frage 6: Welchen zusätzlichen Befund vermuten Sie durch den in ◘ Abb. 2 dargestellten zusätzlichen Befund?

Frage 7: Welche Resektion führen Sie durch?

Frage 8: Welche Rekonstruktion führen Sie zur Wiederherstellung der Darmpassage durch?

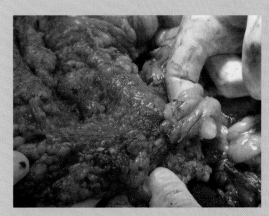

◘ **Abb. 2.** Intraoperativer zusätzlicher Befund nach Laparotomie

Kleine Ursache, große Wirkung Schritt III

❶ **Antwort 6:** Es muss der hochgradige Verdacht auf eine peritoneale Metastasierung gestellt werden.

❶ **Antwort 7:** Es wird eine Rechtshemikolektomie durchgeführt.

❶ **Antwort 8:** Die Rekonstruktion erfolgt durch eine Ileotransversostomie. Diese Anatomose kann als End-zu-Seit-, Seit-zu-Seit- oder End-zu-Seit-Anastomose durchgeführt werden.

❓ **Frage 9:** Der Pathologe stellt beim Begutachten des Operationspräparates ein organüberschreitendes Wachstum mit Infiltration des umgebenden Fettgewebes fest (◪ Abb. 3). Die Resektion ist mit ausreichendem Resektionsrand im Gesunden erfolgt. Von den 23 entfernten Lymphknoten waren 19 Lymphknoten vom Tumor befallen. Wie lautet jetzt das komplette Tumorstaging?

❓ **Frage 10:** Welche Behandlung müssen Sie dem Patienten nach der Operation empfehlen?

❓ **Frage 11:** Unter welchen Begriff fällt diese Therapie?

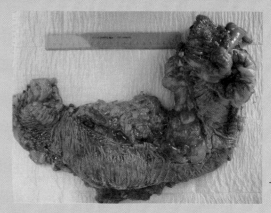

◪ **Abb. 3.** Pathologiepräparat

Kleine Ursache, große Wirkung Schritt IV

❶ Antwort 9: pT4, N2 19/23, M2(hep/per),R0, G3.

❶ Antwort 10: Sie müssen eine palliative Chemotherapie empfehlen, da die Lebermetastasen für die Prognose bestimmend sein werden.

❓ Frage 11: Diese Therapie heißt palliative Therapie, da eine Heilung nicht möglich sein wird. Die Lebenserwartung liegt bei 6 bis 18 Monate.

Klein aber oho Schritt I

Frau E. ist eine 75-jährige aktive Frau, die aufgrund eines arteriellen Hypertonus und einer beginnenden chronischen Niereninsuffizienz bei einem Internisten am Heimatort in Behandlung war. Von den Laborparametern im Serum lag Natrium bei 139 mmol/l (NW 135–145 mmol/l), Kalium bei 3,9 mmol/l (NW 3,5–5,0 mmol/l), Kreatinin bei 2,5 mg/dl (NW 0,7–1,3 mg/dl), Harnstoff bei 28 mg/dl (NW 10–50 mg/dl). In den letzten Monaten hatte sich bei der lebenslustigen Frau eine latente depressive Verstimmung eingestellt. Im Rahmen der letzten Laboruntersuchung fiel ein erhöhter Kalziumwert von 2,98 mmol/l auf (Normalwert 2,2–2,65 mmol/l). Aufgrund der depressiven Stimmungslage nahm der behandelnde Nephrologe die Bestimmung von FT4 vor, das bei 9,3 pmol/l, (Normalwert 7,6–23 pmol/l) und von FT3, das einen Wert von 4,6 pmol/l (Normalwert 3,5–6,6 pmol/l) aufwies. Bei der anschließenden klinischen Untersuchung wurde kein pathologischer Befund erhoben, insbesondere die Schilddrüse war nicht vergrößert (🔳 Abb. 1). Allerdings klagte Frau E. über zunehmende Rückenschmerzen in den letzten 2 Jahren. Die aufgrund eines Sturzes vor wenigen Wochen durchgeführte Aufnahme der Hände lassen eine verminderte Knochendichte vermuten.

Frage 1: Welche Verdachtsdiagnose haben Sie aufgrund der vorliegenden Anamnese und klinischen Befunde?

Frage 2: Welchen Laborwerte lassen Sie noch bestimmen, um die Verdachtsdiagnose zu sichern?

Frage 3: Welche weiteren bildgebenden Verfahren veranlassen Sie?

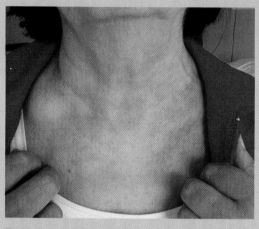

🔳 **Abb. 1.** Hals der Patientin

Kleine Ursache, große Wirkung Schritt I

Eine 83-jährige ältere Dame kommt zu Ihnen in die Chirurgische Notaufnahme. Sie berichtet, dass es ihr seit gestern abend deutlich schlechter geht. Der Bauch sei immer dicker geworden. Heute Nacht hätte sie 4-mal hintereinander grünliches Sekret erbrochen. Stuhlgang hatte die Patientin noch gestern Abend. Trotz des Erbrechens ginge es ihr nicht besser. Bei der klinischen Untersuchung ist der Bauch deutlich vorgewölbt und stark druckschmerzhaft (🔳 Abb. 1). Die Rektumampulle ist leer. Die Auskultation des Abdomens ergibt klingende und zum Teil hochgestellte Darmgeräusche.

Frage 1: Welche Erstmaßnahmen ergreifen Sie?

Frage 2: An welche Differenzialdiagnosen denken Sie schon nach Erhebung der Anamnese und der klnischen Untersuchung?

Frage 3: Wie bezeichnen sie den Symptomenkomplex?

Frage 4: Welchen diagnostischen Algorithmus beinhaltet die Abklärung dieses Symptomenkomplexes?

🔳 **Abb. 1.** 83-jährige Patientin bei der Aufnahme

Klein aber oho Schritt II

Antwort 1: Aufgrund des erhöhten Kalziumspiegels im Serum, den Rückenschmerzen, der verminderten Knochendichte im Röntgenbild und der beginnenden Depression ist die Arbeitsdiagnose ein Hyperparathyreoidismus.

Antwort 2: Parathormon im Serum, Antikörper HTg-AK (Thyreoglobulin-AK), TPO-AK und TSH-Rez-Ak.

Antwort 3: Zur weiteren Abklärung der Schilddrüse sind eine Schilddrüsensonographie, eine Schilddrüsenszintigraphie und eine Nebenschilddrüsenszintigraphie (◨ Abb. 2) erforderlich.

Heute stellt sich Frau E. zur Routinekontrolle wieder vor. Das Parathormon im Serum ergab einen Wert von 234 pg/ml (Normalwert 15–65 pg/ml). Die Schilddrüsen- und Nebenschilddrüsensonographie (◨ Abb. 2) ergibt rechts zentral einen kleinen echoarmen Knoten mit 5x6x7 mm (0,1 ml). Links kaudal am unteren Schilddrüsenpol findet sich eine inhomogene, echoarme, annähernd kugelige Raumforderung mit 14x12x12 mm (1 ml). Aufgrund der Nebenschilddrüsenszintigraphie mit 687 MBq Tc-99-MIBI (◨ Abb. 2) wird der V.a. ein Nebenschilddrüsenadenom kaudal des linken Schilddrüsenlappens geäußert.

Frage: 4: Wie lautet die wahrscheinlichste Diagnose der Patientin?

Frage 5: Welche Therapieempfehlung geben Sie?

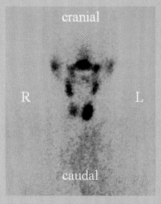

◨ **Abb. 2.** Nebenschilddrüsenszintigraphie mit 687 MBq Tc-99-MIBI

Kleine Ursache, große Wirkung Schritt II

Antwort 1: Komplettierung der Anamnese bezüglich Vorerkrankungen und Voroperationen, Medikamenteneinnahme. Sie legen einen mittelgroßen venösen peripheren Zugang und nehmen Blut zur Laboruntersuchung (Blutbild, Serumwerte, Gerinnung) ab. Sie ordnen eine Infusion von Ringer-Lösung zur Flüssigkeitssubsitution an und lassen Blutdruck, Puls und Puloxymetriewerte bestimmen und ggf. kontrollieren. Außerdem ordnen Sie orale Flüssigkeits- und Nahrungskarenz an. Ganz wichtig ist die Entlastung des Magens durch eine doppellumige Magensonde bei einem sich mehrfach erbrechenden Patienten.

Antwort 2: Gastroenteritis, paralytischer Ileus, mechanischer Ileus, Darmstenose.

Antwort 3: Es handelt sich um das Vollbild eines akuten Abdomens.

Antwort 4: Klinische Untersuchung einschließlich rektaler Untersuchung, intravenöser peripherer Zugang, Laborabnahme, Oberbauchsonographie, Rö-Abdomen leer im Stehen.

Die Laborwerte der klinischen Chemie einschließlich des Blutbildes ergeben einen CRP-Wert von 2,1 mg/dl (Normal <0,5 mg/dl) und eine Leukozytose von 12.000/µl. Alle anderen Laborwerte sind unauffällig. Die Röntgenaufnahme des Abdomens im Stehen ist in ◨ Abb. 2 dargestellt.

Frage 5: Beschreiben Sie den Befund im Röntgenbild (◨ Abb. 2)?

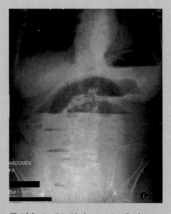

◨ **Abb. 2.** Rö-Abdomen im Stehen

Klein aber oho Schritt III

Antwort 4: Es handelt sich nach den vorliegenden Befunden am ehesten um einen primären Hyperparathyreoidismus. Die Erhöhung des Kalziums im Serum, der erhöhte Parathormonspiegel, die Lokalisationsdiagnostik durch Sonographie und MIBI-Szinti geben deutliche Hinweise auf einen primären Hyperparathyreoidismus. Im Nebenschilddrüsenszintigramm speichert die linke untere Nebenschilddrüse am meisten Technecium.

Antwort 5: Die chirurgische Therapie beinhaltet beim primären Hyperparathyreoidismus die Darstellung aller 4 Nebenschilddrüsen und die selektive Entfernung des Nebenschilddrüsenadenoms (◘ Abb. 3). Vor und 30 Minuten nach der Entfernung des Nebenschilddrüsenadenoms kann der Abfall des Parathormonspiegels durch einen intraoperativen Parathormonschnelltest überprüft werden. Erwartet wird ein Abfall von über 50% des Parathormonwertes innerhalb der 30 Minuten.

Frage 6: Über welche postoperativen Komplikationen müssen Sie unsere Patientin aufklären?

Frage 7: Wie gehen Sie vor, wenn sie die Nebenschilddrüsen intraoperativ nicht finden können bzw. wodurch ist die Lagevariabilität der Nebenschilddrüsen bedingt?

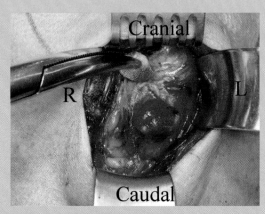

◘ **Abb. 3.** Intraoperativer Situs des Nebenschilddrüsenadenoms (links kaudal)

Kleine Ursache, große Wirkung Schritt III

Antwort 5: Auf dem Röntgenbild sind mindestens 2 stehende Dünndarmschlingen und mindestens 5 Dünndarmspiegel zu erkennen. Die Luftblase im linken Oberbauch ist Luft im Magen. Es handelt sich um den bildmorphologischen Befund eines Dünndarmileus.

Frage 6: Welche Information gibt Ihnen die Nahaufnahme der Haut (◘ Abb. 3)?

Frage 7: Welche Verdachtsdiagnose haben Sie unter Berücksichtigung aller erhobenen Befunde?

Frage 8: Welche Therapie empfehlen Sie der Patientin?

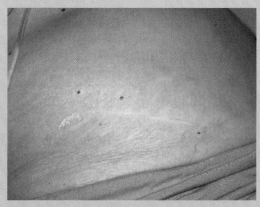

◘ **Abb. 3.** Nahaufnahme vom rechten Unterbauch

Klein aber oho Schritt IV

❶ Antwort 6: Als postoperative Komplikation der Entfernung eines Nebenschilddrüsenadenoms und Darstellung aller Nebenschilddrüsen kann immer eine Rekurrensparese durch Zug oder Verletzung des N. recurrens entstehen. Heiserkeit kann durch eine Rekurrensparese (ca. <1%) oder durch die Intubation entstehen. Nach Entfernung des Nebenschilddrüsenadenoms kann trotz der präoperativ bestehenden Hyperkalzämie durch den raschen Abfall des Parathormons ein sog. »Kalziumhunger« des Knochen entstehen, so dass sich innerhalb von 48 h eine behandlungsbedürftige Hypokalzämie entwickelt. Daher wird den Patienten postoperativ immer Kalzium zur Substitution verabreicht. Ein Stridor kann sich postoperativ durch eine Schwellung oder eine Nachblutung entwickeln. Eine Nachblutung kann aufgrund nicht suffizienter Blutstillung oder Blutgerinnungsstörung in <1% auftreten.

❶ Antwort 7: Die unteren Nebenschilddrüsen haben die höchste Lagevariabilität. Sie entwickeln sich aus der 3. Schlundtasche und überholen beim Descensus die oberen Nebenschilddrüsen, die aus der 4. Schlundtasche abstammen. Falls die unteren Nebenschilddrüsen während der Emryogenese weiter wandern, wandern sie am häufigsten weiter in das vordere Mediastinum. Falls eine Nebenschilddrüse intraoperativ nicht gefunden wird, muss man vor allem im vorderen Mediastinum suchen.

Kleine Ursache, große Wirkung Schritt IV

❶ Antwort 6: Auf der Nahaufnahme (❒ Abb. 3) erkennt man eine Operationsnarbe von einer offenen Appendektomie. Diese Appendektomie wurde auf Nachfragen bei der Patientin vor ca. 20 Jahren durchgeführt. Jede Laparotomie im Bauch führt in irgendeiner Form zu Verwachsungen im Bauchraum. Es ist bekannt, dass sich besonders nach Appendektomien im weiteren Verlauf nach vielen Jahren starke Verwachsungsstränge (Briden) ausbilden, die einen mechanischen Dünndarmileus innerhalb kürzester Zeit hervorrufen können.

❶ Antwort 7: Aufgrund des klinischen Befundes mit dem aufgetriebenen Bauch, den distendierten Dünndarmschlingen, dem Erbrechen von galligem Sekret und der Vorgeschichte einer Appendektomie handelt es sich am ehesten um einen mechanischen Dünndarmileus.

❶ Antwort 8: Mediane Notfalllaparotomie mit Bridendurchtrennung (❒ Abb. 4) und Entlastung des Dünndarms (manuelles Aussstreichen des Dünndarms nach oral und Absaugen des Dünndarmsekretes über die Magensonde.

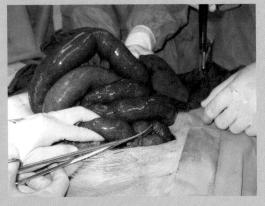

❒ **Abb. 4.** Intraoperativer Situs der distendierten Dünndarmschlingen

Blutige Durchfälle Schritt I

Eine 85-jährige Patientin befand sich im stationärer Behandlung in einer orthopädischen Spezialklinik zum Pfannenwechsel ihrer Hüftprothese, die seit Jahren Probleme beim Gehen machte. Während des stationären Aufenthaltes klagte die Patientin über ondulierende Oberbauchschmerzen. Es erfolgte die Verlegung in eine internistische Klinik. Sonogrgraphisch wurde eine Cholezystolithiasis diagnostiziert und die weitere Diagnostik für den nächsten Tag geplant. Aufgrund von zunehmenden Bauchschmerzen, einer Zunahme des Bauchumfanges und blutigem Stuhlabgang wurd die Patientin per Hubschrauber an ein Großklinikum verlegt. Bei Übernahme auf die Intensivstation wurde die Patientin ateminsuffizient und kreislaufinstabil. Es erfolgte die Intubation, Beatmung und Kreislaustabilisation mit Katecholaminen (◘ Abb. 1).

? **Frage 1:** Welche Differenzialdiagnosen kommen grundsätzlich infrage?

? **Frage 2:** Welche weiteren diagnostischen Maßnahmen veranlassen Sie oder führen Sie durch?

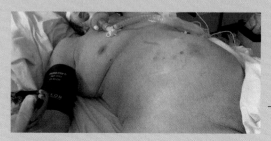

◘ **Abb. 1.** Patientin bei stationärer Übernahme auf der Intensivstation

Luftnot Schritt I

Eine 72-jährige Patientin klagt über zunehmende Luftnot in den letzten Jahren. Mit diesen Beschwerden stellt sie sich bei ihrem Hausarzt vor. Bis auf einen Hypertonus der gelegentlich einer medikamentösen Korrektur bedarf, ist die Patientin gesund. Vor 35 Jahren erfolgte eine Schilddrüsenresektion. Der zervikale Tastbefund ist unauffällig. Nach Anfertigung eines Rö-Thorax p.-a. (◘ Abb. 1) stellt sich die Patientin wieder vor.

? **Frage 1:** Welchen pathologischen Befund auf den konventionellen Aufnahmen erheben Sie?

? **Frage 2:** Welche Differenzialdiagnosen kommen infrage?

? **Frage 3:** Welche weiteren diagnostischen Maßnahmen könnten Ihnen bei der Sicherung der Diagnose helfen?

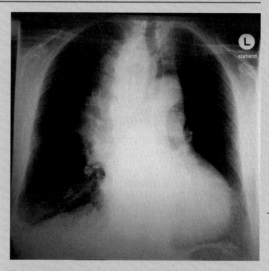

◘ **Abb. 1.** Röntgenthorax p.-a. im Stehen

Blutige Durchfälle Schritt II

Antwort 1: Es handelt sich offensichtlich um ein akutes Abdomen. Differenzialdiagnostisch weist der peranale Blutabgang auf eine Beteiligung des Darmes hin. Grundsätzlich kommt ein Sigmavolvolus, intestinale Ischämie, paralytischer oder mechanischer Ileus, Invagination des Darmes, blutende Sigmadivertikulitis, Kolonkarzinom, isolierte Ischämie von Dünndarm/Dickdarm aber auch eine Sepsis oder eine Lungenembolie infrage.

Antwort 2: Die klinische Untersuchung des Abdomens der Patientin ergibt ein vorrgewölbtes, prallelastisches Abdomen. Die Auskultation ergibt keine Darmgeräusche. Zur den Routinelaborparametern des Blutbildes und der klinischen Chemie gehört auch die Bestimmung des Laktates. Zur weiteren Abklärung der Differenzialdiagnosen empfiehlt sich die Durchführung eines Angio-CT zum Ausschluss einer Lungenembolie und intestinalen Ischämie.

Frage 4: Welche eindeutigen pathologischen Veränderungen erkennen Sie auf den beiden CT-Bildern (⬛ Abb. 2)?

Frage 5: Welche Verdachtsdiagnose können sie jetzt schon stellen?

Luftnot Schritt II

Antwort 1: Es zeigt sich eine deutliche Mediastinalverbreiterung im vorderen Mediastinum.

Antwort 2: Differenzialdiagnostisch kommen für eine Mediastinalverbreiterung folgende benignen oder malignen Erkrankungen in Frage:

- **Benigne Erkrankungen:** Aneurysma der intrathorakalen Aorta, intrathorakale Struma, retrosternale Struma, neurogene Tumoren, mediatinale Lymphknotenvergrößerungen aufgrund einer Silikose oder Tuberkulose, Lipome, Fibrome
- **Maligne Erkrankungen:** Thymom, maligne Lymphome, Teratom, mediastinale Lymphknotenmetastasen vom Bronchialkarzinom/Nierenzellkarzinom/Mammakarzinom/Melanom

Antwort 3: Zur weiteren Abklärung der Differenzialdiagnosen hilft ein CT vom Thorax mit CT-gezielter Feinnadelbiopsie des Intrathorakalen Befundes (Ausnahme Aneurysma der Aorta) (⬛ Abb. 2)

CT morphologisch zeigt sich ein ausgedehnte retrosternal Raumforderung, welche keinen unmittelbaren Kontakt zum Rest des ehemaligen rechten oder linken Schilddrüsenlappens hat und nach mediastinal bis auf Höhe der Herzebene reicht. Der Aortenbogen, die V. cava superior, die Jugularvenen und die Karotiden werden nach lateral verdrängt. CT-gezielt werden 4 Gewebebestanzen (18 G Trucut) aus dem mediastinalen Raumforderung gewonnen. Die histologische Aufarbeitung ergibt ein histologisches Bild passend zu einer großen mediastinalen Struma mit Regressionen ohne Anhalt für Malignität oder Anhalt für ein vermutetes Teratom.

Frage 4: Welche weitere Diagnostik steht noch aus?

Frage 5: Welche Diagnose kann jetzt schon gestellt werden?

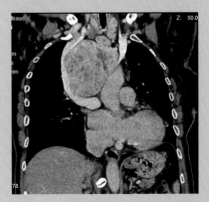

⬛ **Abb. 2.** CT vom Thorax

Blutige Durchfälle Schritt III

❗ **Antwort 4:** CT-Befund (◻ Abb. 2): Inder arteriellen Phase zeigt sich eine Stenose der A. mesenterica superior mit erheblicher Arteriosklerose (A). Nach ca. 7 cm tritt ein vollständiger Gefäßabbruch der A. mesenterica superior auf (B). Konsekutive, ausgedehnte Ischämie des Intestinums (C). Unter (D) ist noch die Anfärbung der Darmwand (D) zu erkennen, im Gegensatz zum Intestinum (C).

❗ **Antwort 5:** Dringender V.a. intestinale Ischämie (OMI = occlusive mesenterial ischemia).

❓ **Frage 6:** Welche Therapie führen Sie durch?

❓ **Frage 7:** Was ist eine NOMI im Gegensatz zu OMI?

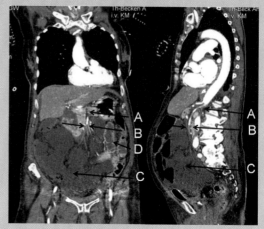

◻ **Abb. 2.** CT vom Thorax-Abdomen-Becken

Luftnot Schritt III

❗ **Antwort 4:** Es fehlt die Schilddrüsenszintigraphie und Bestimmung der Schilddrüsenhormone.
Es liegt bei unserer Patientin eine leicht hypothyreote Stoffwechsellage vor. Szintigraphisch lässt sich intrathorakal eine große sehr inhomogene, belegte Struma nachweisen. Tracerbelegung sehr inhomogen.

❗ **Antwort 5:** V.a. intrathorakale Struma vera

❓ **Frage 6:** Welche Therapie empfehlen Sie der Patientin und warum?

❓ **Frage 7:** Welchen operativen Zugang wählen Sie?

Blutige Durchfälle Schritt IV

❶ Antwort 6: Trotz der klinisch schon vermuteten intestinalen Ischämie führen Sie notfallmäßige eine Laparotomie durch. Der Darm hält eine Ischämie von 4–6 Stunden aus und kann unter Umständen durch einen aortomesenterialen Bypass oder eine Thrombektomie der A. mesenterica superior revaskularisiert werden. Bei einer partiellen Ischämie können die avitalen Darmabschnitte reseziert und die vitalen Anteile belassen werden. In diesen Fällen besteht eine Überlebenschance.

In ◘ Abb. 3 sehen Sie den Situs mit einem schon partiell aufgelösten Dünndarm. Das gesamte Dünndarmkonvolut ab dem Treitz-Band ist grünlich-nekrotisch und schon autolytisch verändert. In diesem Fall kommt jede Hilfe zu spät. Die Laparotomiewunde wird verschlossen und die Patientin auf die Intensivstation zurückverlegt. Innerhalb von 2 Stunden verstarb die Patientin nach der Laparotomie.

❶ Antwort 7: Eine NOMI steht für eine »non-occlusive mesenteric ischemia«. Die NOMI ist ein nicht seltenes Krankheitsbild, das vor allem nach kardiochirurgischen Interventionen und bei Dialysepatienten auftritt. Das klinische Bild entspricht dem eines akuten Abdomens mit Zeichen des paraly-

tischen (Sub-)Ileus bzw. einer Peritonitis. Aufgrund von Blutdruckabfall kann es zu einer vorrübergehenden Minderversorgung des Gefäßstromgebietes der A. mesenterica superior und A. mesenteica inferior kommen mit einer ähnlichen klinischen Symptomatik wie bei der OMI. Allerdings bilden sich die Symptome nach Normalisierung der Kreislaufsituation fast immer wieder zurück, so dass keine akuten chirurgischen Maßnahmen indiziert sind.

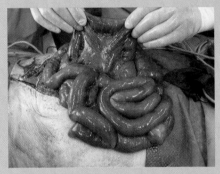

◘ Abb. 3. Diese Dünndarmschlinge ist schon fast autolytisch zerfallen. Hier kommt jede Hilfe zu spät

Luftnot Schritt IV

❶ Antwort 6: Sie empfehlen die Resektion der intrathorakalen Struma. Für eine Resektion sprechen die immer wieder auftretende Luftnot, da die Trachea von der intrathorakalen Struma komprimiert wird. Aufgrund der Größe und auch der inhomogenen Tracerbelegung im Schilddrüsenszintigramm sollte dringend eine histologische Sicherung erfolgen, um einen malignen Prozess auszuschließen.

❶ Antwort 7: Der operative Zugang erfolgt durch eine mediane Thorakotomie. Das Sternum wird medial gespalten und mit einem Thoraxspreizer nach Umlage mit zwei Bauchtüchern langsam gespreizt (◘ Abb. 3). Der Verschluss des Sternums erfolgt mit 3 Drahtschlingen.

Die endgültige histologische Untersuchung des Makroskopiepräparates bestätigte den Befund einer Struma colloides und nodosa et adenomatosa ohne Hinweis für Malignität.

Die Patientin konnte am 9. postoperativen Tag wieder nach Hause entlassen werden.

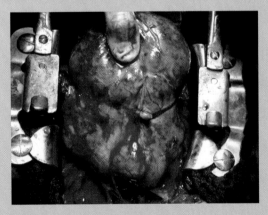

◘ Abb. 3. Intraoperativer Situs nach Sternotomie

Der Knoten Schritt I

Ein 50-jähriger Mann verspürte innerhalb des letzten halben Jahres einen größenprogredienten Knoten in der rechten Achselhöhle. Im Rahmen der Anamnese gibt er an, bisher keine ernsthaften Erkrankungen gehabt zu haben. Keine B-Symptomatik. Bei der klinischen Untersuchung tasten Sie ein harten nur gering verschiebbaren Knoten in der rechten Axilla mit ca. 5 cm Durchmesser (◘ Abb. 1). DMS der rechten oberen Extremität ist ohne Einschränkung.

Frage 1: Welchen Teil der klinischen Untersuchung komplettieren Sie noch?

Frage 2: Welche Differenzialdiagnosen kommen infrage?

Frage 3: Welche weiteren diagnostischen Maßnahmen könnten Ihnen bei der Sicherung der Diagnose helfen?

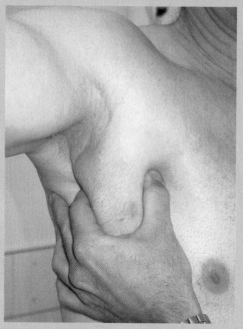

◘ **Abb. 1.** Klinischer Untersuchungsbefund

Papa hat mir mein Bein verbrochen Schritt I

Ein gerade 4 Jahre altes Mädchen wird von besorgten Eltern in die Chirurgische Notaufnahme gebracht. Beim Skifahren stürzte der Vater auf das rechte Bein der Tochter. Das Mädchen habe sehr laut geschrien, sich aber nach einiger Zeit wieder etwas beruhigt. Beim Ausziehen der Skibekleidung fiel die Schwellung im rechten Oberschenkel auf (◘ Abb. 1).

Frage 1: Wie gehen Sie vor?

Frage 2: Beschreiben Sie die Stellung des Beines?

Frage 3: Welche Differenzialdiagnosen kommen prinzipiell infrage?

Frage 4: Welche weiteren diagnostischen Maßnahmen veranlassen Sie?

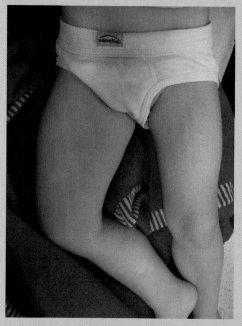

◘ **Abb. 1.** Patientin nach dem Unfall im Liegen

Der Knoten Schritt II

❶ Antwort 1: Ganz wichtig ist die komplette Erhebung des Lymphknotenstatus (nuchal, zervikal, submandibulär, supraklavikulär, axillär bds., inguinal).

❶ Antwort 2: Lymphom, Zytomegalievirusinfektion (CMV), Epstein-Barr-Virusinfekt, Lymphadenitis durch lokalen Infekt am rechten Arm, akute lympahtische Leukämie, Tumormetastase

❶ Antwort 3: Laborabnahme mit Differenzialblutbild, Serologie für Epstein-Barr- und Zytomegalievirusinfektion. Sonographie mit Feinnadelpunktion des Knotens
Die virale Serologie ist vollständig negativ und auch das Differenzialblutbild gibt Ihnen keine weiteren Hinweis. Sie führen eine Sonographie des Knotens durch (◘ Abb. 2) sowie eine Feinnadelbiospie des Knotens. Die zytologische Aufarbeitung ergibt nach 3 Tagen die Verdachtsdiagnose eines malignen Lymphoms.

❓ Frage 4: Welche Aussagekraft haben Feinnadelbiospien?

❓ Frage 5: Welche weitere Diagnostik veranlassen Sie zur Komplettierung des Stagings?

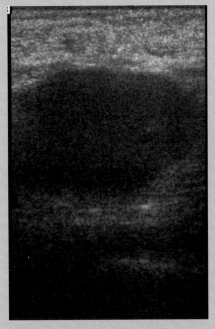

◘ Abb. 2. Sonographie des Tastbefundes in der rechten Axilla. Kontrastreduzierter Helligkeitsverlauf

---

Papa hat mir mein Bein verbrochen Schritt II

❶ Antwort 1: Sie machen eine kurze Anamnese durch Befragung der Eltern über Unfallhergang, Sturzursache und Kinderkrankheiten und veranlassen eine Routineuntersuchungen. Dabei versuchen Sie auch eine Kindesmisshandlung auzuschließen. Zusätzlich versuchen Sie das Vertrauen des Kindes zu bekommen, um die Durchblutung und Sensibilität prüfen zu können. Beim Versuch die Motorik zu überprüfen schreit das Kind vor Schmerzen.

❶ Antwort 2: Das Bein liegt in Außenrotation und ist verkürzt.

❶ Antwort 3: Oberschenkelhämatom, Oberschenkelkompartment, Oberschenkelfraktur, Sarkom

❶ Antwort 4: Nach der klinischen Untersuchung wird ein Röntgenbild in der Position durchgeführt in der das Bein liegt (◘ Abb. 2). Eine Lageveränderung ist aufgrund der Schmerzen nicht möglich.

❓ Frage 5: Bezeichnen Sie die Fraktur.

❓ Frage 6: Klassifizieren Sie die Fraktur nach AO.

❓ Frage 7: Die besorgten Eltern möchten von Ihnen jetzt wissen, welche Therapiemaßnahmen infrage kommen.

❓ Frage 8: Welche Welche Therapie empfehlen Sie?

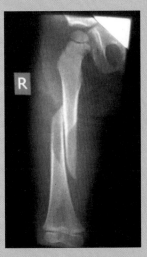

◘ Abb. 2. Röntgenbild vom rechten Oberschenkel

Der Knoten Schritt III

❶ **Antwort 4:** Bei Feinnadelbiopsien bekommt der Pathologe nur einen kleinen Zellverband, bzw. geringe Mengen von Zellen. Eine endgültige Aussage über den Prozess ist nicht mit letzter Sicherheit möglich. Die Aussage, dass es sich um einen malignen Prozess handelt, ist auf jeden Fall sehr ernst zu nehmen.

❶ **Antwort 5:** Zur komplettierung des Stagings bietet sich ein CT vom Thorax bis Becken an. Bei V.a. malignen Lymphknotenschwellungen, die morphologisch im CT manchmal schwer von unspezifischen Lymphknotenschwellung abzugrenzen sind, bietet sich die Kombination von einem diagnostischen PET/CT an.

❓ **Frage 6:** Für welche Untersuchung stehen die Buchstaben PET und welche Aussagekraft hat ein positiver Befund?

❓ **Frage 7:** Welche weitere Maßnahme führen Sie jetzt durch und warum?

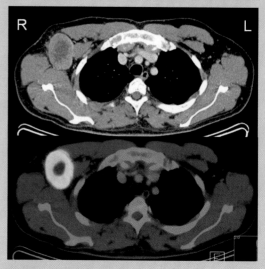

◪ **Abb. 3.** Im oberen CT-Schnitt wurde ein repräsentativer Schnitt des CT-Thorax abgebildet mit dem korrespondierenden PET-CT

Papa hat mir mein Bein verbrochen Schritt III

❶ **Antwort 5:** Dislozierte Oberschenkelspiralfraktur rechts

❶ **Antwort 6:** Klassifikation nach AO: 32-A1. (Oberschenkel = 3; Lokalisation =2; Spiralfraktur ohne Keil = A1)

❶ **Antwort 7:** Prinzipiell kommt ein Becken-Bein-Gips, eine Overhead-Extension oder eine Osteosynthese mit Titannägeln infrage.

❶ **Antwort 8:** Bei sehr kleinen Kindern würde man eine Overhead-Extension für mehrere Wochen empfehlen. Bei dem vierjährigen Mädchen empfehlen Sie die Osteosynthese mit Titanflex-Nägeln. Dabei werden in Intubationsnarkose oberhalb der Femurkondylen über zwei separate Inzisionen die Titannägel nach der Reposition eingeführt. Diese Nägel halten das Repositionsergebnis aufgrund Ihrer Verankerung im Markraum (◪ Abb. 3).

❓ **Frage 9:** Wann darf das Kind wieder das Bein belasten und wann wieder laufen?

❓ **Frage 10:** Wie lange bleiben die Titannägel in situ?

❓ **Frage 11:** Bleiben Spätschäden?

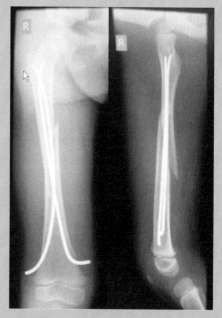

◪ **Abb. 3.** Röntgenbilder des rechten Oberschenkels nach erfolgter Osteosynthese am Unfalltag

Der Knoten Schritt IV

Antwort 6: PET steht für Positronen-Emissions-To-mographie und ist ein bildgebendes Verfahren der Nuklearmedizin. Das radioaktive Isotop des Flour (^{18}F) wird mit Glucose (Tracer) gekoppelt zur ^{18}F-Fluordesoxyglucose (FDG) und ist ein β-Strahler. Die Verteilung des FDG im Körper lässt Rückschlüsse über den Glucosestoffwechsel des Körpers zu. Gewebe mit einen hohen Umsatz von Glucose wird deutlich dargestellt: Gehirn, Herz, Entzündung und maligne Tumoren. Das Grundproblem bei der Diagnostik des FDG-PET besteht darin, dass Entzündung nicht von malignen Prozessen unterschieden werden können. Aber dadurch, dass es an verschiedenen Lokalisationen »leuchtet«, kann der klinisch tätige Arzt den Befund durch weitere diagnostische Maßnahmen, z.B. Gastroskopie, Mediastinoskopie etc. kontrollieren. Bei unserem Patienten hatten wir eine selektive sehr hohe Anreicherung in der rechten Axilla, die mit der Raumforderung im CT in der rechten Axilla korrespondiert.

Antwort 7: Es besteht die klare Indikation zur Entfernung des Lymphknotens in der rechten Axilla aufgrund des verdächtigen Tastbefundes (geringe Verschiebbarkeit) sowie der weiteren Befunde, die für

einen malignen Prozess sprechen (schnelles Wachstum, PET-Anreicherung, Punktionsergebnis).

Bei der Präparation (◘ Abb. 4) erkennt man bereits dunklere Gewebeanteile des präparierten Lymphknotens. Die endgültige histologische Sicherung ergab ein maliges Melanom. Bei der Operation muss man darauf achten, den Plexus brachialis und die A. und V. axillaris nicht zu verletzen. Aufgrund der zahlreichen Lymphgefäße sind sämtliche zum Lymphknoten führende Strukturen durch Ligaturen zu versorgen, um eine Lymphozele oder Lymphfistel zu vermeiden.

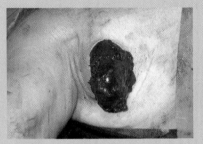

◘ Abb. 4. Intraoperativer Situs nach Mobilisation des Befundes in der rechten Axilla

Papa hat mir mein Bein verbrochen Schritt IV

Antwort 9: Kinder bestimmen die Belastung aufgrund der Schmerzen völlig von allein. Die Belastung fängt nach ca. 2 Wochen als Teilbelastung wieder an, nach 4 Wochen ist eine Vollbelastung möglich, nach 6 Wochen ist der Besuch im Kindergarten wieder angezeigt.

Antwort 10: Die Titannägel können bereits nach 3 Monaten wieder in Vollnarkose entfernt werden.

Antwort 11: Die anfängliche Außenrotation im Gangbild bildet sich nach 3 Monaten völlig zurück. Auf der ◘ Abb. 4 (5 Monaten nach dem Unfall) sieht man nicht einmal mehr die Kallusbildung. Das Mädchen ist völlig beschwerdefrei und möchte im Winter wieder Skifahren. Knochen ist als einziges Gewebe des Menschen in der Lage völlig narbenlos auszuheilen.

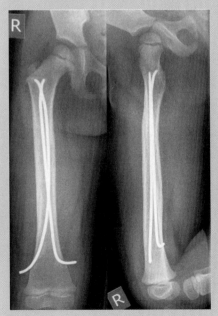

◘ Abb. 4. Röntgenbilder des rechten Oberschenkels abduziert und a.-p. 5 Monate nach dem Trauma

Atemnot Schritt I

Ein 55-jähriger Mann wird Ihnen konsiliarisch mit einem lymphogen und ossär metastasiertem Prostatakarzinom vorgestellt. Bei der Routinetumornachsorge wurde ein CT vom Thorax, Abdomen und Becken durchgeführt. Im CT vom Thorax wurde der in ◻ Abb. 1 dargestellte auffällige Befund entdeckt.

Frage 1: Welche Differenzialdiagnosen kommen infrage?

Frage 2: Welche weitere diagnostische Maßnahme hilft Ihnen bei der Sicherung der Diagnose?

Frage 3: Welche Therapiemaßnahme ist grundsätzlich indiziert?

◻ **Abb. 1.** Repräsentative Aufnahme eines CT vom Thorax

Die Halsschwellung Schritt I

Ein 53-jähriger Mann bemerkte eine innerhalb von wenigen Wochen auftretende Schwellung an der linken Halsseite. Besorgt über die rasche sichtbare Größenzunahme stellt er sich bei Ihnen in der chirurgischen Sprechstunde vor (◻ Abb. 1). Bei der klinischen Untersuchung tasten sie eine große partiell schluckverschiebbare prallelastische Raumforderung.

Frage 1: Welche Differenzialdiagnosen kommen grundsätzlich infrage?

Frage 2: Welche weitere Diagnostik würde Ihnen bei der Diagnosesicherung und Behandlung weiterhelfen?

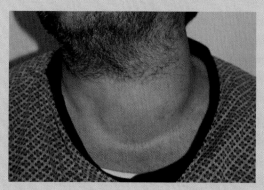

◻ **Abb. 1.** 53-jähriger Patient bei der klinischen Erstuntersuchung

Atemnot Schritt II

🔴 **Antwort 1:** Pleurakarzinose, Pleuramesotheliom, Pleuraerguss, Pleuraempyem

🔴 **Antwort 2:** Sonographisch gestützte Pleurapunktion

Bei dem vorgestellten Patienten wurde nach Beurteilung des CT-Thorax eine Sonogrpahie und eine Pleurapunktion unter sonographischer Kontrolle durchgeführt (🔲 Abb. 2).

❓ **Frage 3:** Welche Verdachtsdiagnose stellen Sie jetzt?

❓ **Frage 4:** Welche Untersuchung veranlassen Sie mit dem Punktat?

❓ **Frage 5:** Welche Therapiemaßnahme führen Sie anschließend durch?

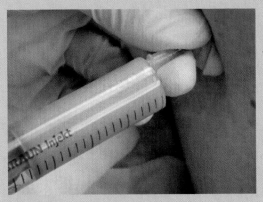

🔲 **Abb. 2.** Pleurapunktat in 20 ml Spritze unter sonographischer Kontrolle

---

Die Halsschwellung Schritt II

🔴 **Antwort 1:** Anaplastisches Schilddrüsenkarzinom, Aneurysma der A. carotis, eingeblutete Halszyste, eingebluteter Schilddrüsenlappen, eingebluteter Lymphknoten, paravertebraler Abszess

🔴 **Antwort 2:** Labor mit TSH, ggf. T3/T4, CRP, Blutbild, Sonographie des Halses, CT-Hals (ohne Kontrastmittel), MR-Hals, Biopsie

In der 🔲 Abb. 2 sind repräsentative Schnitte eines CT des Halses zu sehen. Die CT-Untersuchung wurde aufgrund des raschen Größenwachstums als erstes durchgeführt.

❓ **Frage 3:** Warum sollte das CT vom Hals bei diesem Patienten ohne Kontrastmittel durchgeführt werden?

❓ **Frage 4:** Beschreiben Sie den Befund im CT-Hals (🔲 Abb. 2a und b)!

❓ **Frage 5:** Welche weitere klinische Symtomatik hatte der Patient, wenn Sie sich die CT-Bilder genau betrachten?

❓ **Frage 6:** Welche weitere diagnostische Maßnahme hilft Ihnen bei der weiteren Therapienentscheidung?

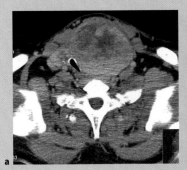 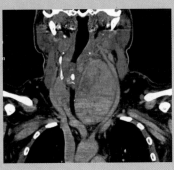

🔲 **Abb. 2a, b.** CT-Hals. **a** axialer Schnitt, **b** coronarer Schnitt

Atemnot Schritt III

Antwort 3: Aufgrund der gelblich-trüben Färbung des Pleurapunktates handelt es sich um ein Pleuraempyem.

Antwort 4: Im Prinzip sollten alle verdächtigen Punktate mikrobiologisch untersucht werden. Erst durch eine genaue Differenzierung lässt sich im weiteren Verlauf eine gezielte Antibiose einleiten bzw. gezielt umstellen.

Antwort 5: Als Primärtherapie empfiehlt es sich bei V.a. ein Pleuraempyem eine großvolumige Bülau-Drainage zu legen mit Sog auf 20 cm Wassersäule.

Bei dem Patienten wurde nach sterilem Abdecken und lokaler Infiltrationsanästhesie im 5. ICR in der vorderen Axillarlinie eine Minithorakotomie am Oberrand der Rippe durchgeführt. Unter Fingerführung erfolgte das Vorschieben einer 28 Charriere Bülau-Drainage in die gekammerte Höhle des Pleuraempyems (◻ Abb. 3). Spontan entleerte sich 500 m putrides Sekret.

Frage 7: Welche Erreger sind hauptsächlich in einem Pleuraempyem zu finden?

Frage 8: Welche Ursachen für ein Pleuraempyem kennen Sie?

Frage 9: Kennen Sie noch weitere Therapieoptionen, falls die Pleuraempyemdrainage nicht ausreichend sein sollte, das Pleuraempyem in den nächsten 4–8 Wochen zur Ausheilung zu bringen?

Frage 10: Welche diagnostische Maßnahme sollte nach erfolgter Einlage einer Drainage in den Thorax noch abschließend erfolgen?

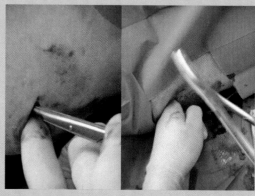

◻ **Abb. 3.** Präparation am Oberrand der Rippe und Platzierung der Bülau-Drainage unter Fingerführung nach intrathorakal

---

Die Halsschwellung Schritt III

Antwort 3: Zu den Differenzialdiagnosen gehört auch ein differenziertes Schilddrüsenkarzinom, obwohl es vom Wachstumsverhalten eher unwahrscheinlich ist. Nach Applikation von jodhaltigen Röntgenkontrastmittel wären die Jodspeicher gesättigt und eine Radiojodtherapie wäre erst in vielen Monaten möglich. Somit hätte man sich durch die unvorsichtige Diagnostik eine potenzielle Therapiemöglichkeit verbaut. Sind Schnittbildverfahren zur Abklärung einer Schilddrüsenerkrankung erforderlich, sollte deshalb entweder ein MRT oder ein CT ohne Kontrastmittel angefertigt werden.

Antwort 4: Der linke Schilddrüsenlappen ist massiv vergrößert mit ausgeprägter Verlagerung der Halsweichteile. Es besteht ein hochgradiger Verdacht auf eine Tracheomalazie mit Einengung der Trachea. Eine Dignitätsbeurteilung ist durch die CT-Untersuchung morphologisch nicht möglich. Die kurze Anamnese der Symptomatik deutet auf eine Einblutung hin.

Antwort 5: Die Trachea ist bis auf 30% eingeengt, so dass der Patient an einem ausgeprägten inspiratorischen Stridor leidet.

Antwort 6: Zur weiterne Diagnosesicherung kann man eine Feinnadelbiopsie unter sonographischer Kontrolle durchführen. So könnte z.B. ein anaplastisches Sarkom ausgeschlossen werden.

Die Feinnadelbiopsie ergab ein liquides Punktat mit Blutbestandteilen. Es zeigen sich Thyreophagozyten und wenige Lymphozyten.

Frage 7: Welche Diagnose ist am wahrscheinlichsten?

Frage 8: Eine der Differenzialdiagnosen war z.B. Halszyste. Was versteht man darunter?

Frage 9: Welche Therapie führen Sie unter Zusammenschau aller Befunde durch?

Atemnot Schritt IV

❶ Antwort 7: Streptokokken und Staphylokokken

❶ Antwort 8: Pulmonale Infekte, Lungenabszesse, bronchogene Infekte, Obstruktionspneumonie bei Tumoren, Operationsfolge, Nicht ausreichend drainierter Hämatothorax, Mediastinitis

❶ Antwort 9: Beim Versagen der konservativen Therapie kann eine offene Thorakotomie mit Teildekortikation oder Rippenteilresektion und offener Behandlung erwogen werden.

❶ Antwort 10: Selbstverständlich erfolgt noch zur Kontrolle der Lage der Drainage und zur Verlaufskontrolle des Pleuraempyems die Durchführung eines Röntgenthorax.

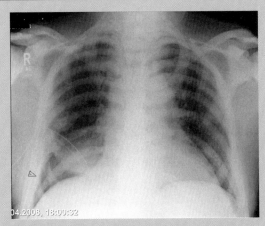

04.2008, 18:00:32

◘ Abb. 4 Röntgenthorax a.-p. (im Liegen) zur Lagekontrolle der Bülau-Drainage. Man erkennt bereits jetzt schon, dass große Teiles des Pleuraempyems sich über die Bülau-Drainage entleert haben

Die Halsschwellung Schritt IV

❶ Antwort 7: Struma multinodosa Grad III links mit akuter Einblutung und Trachealkompression bzw. Verlagerung

❶ Antwort 8: Es gibt mediale und laterale Halszysten. Mediale Halszysten entstehen aus dem persistierenden Ductus hypoglossus, laterale Halszysten entstehen aus persistierenden Kiemengangzysten.

❶ Antwort 9: Eine komplette Entfernung des linksseitigen Schilddrüsenlappens im Sinne einer Hemithyreoidektomie links (◘ Abb. 3).

Die stationäre Entlassung des Patienten erfolgte am 2. postoperativen Tag.

Die histologische Aufarbeitung ergab eine Struma nodosa colloides mit mikrofollikulärem Adenom. Kein Hinweis für Malignität (◘ Abb. 4).

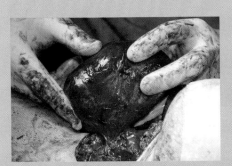

◘ Abb. 3. IntraoperativerSitus nach Hochklappen des linken Schilddrüsenlappens

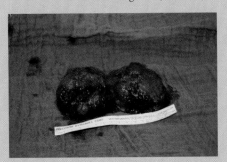

◘ Abb. 4. Querschnitt durch das OP-Präparat

Kann ein Appendix nachwachsen? Schritt I

Ein 53-jähriger Mann stellt sich bei Ihnen in der Chirurgischen Notaufnahme mit rechtsseitigen Unterbauchbeschwerden vor. Bei Erhebung der Anamnese erfahren Sie, dass vor 10 Tagen bei ihm eine laparoskopische Appendektomie durchgeführt wurde. Nach stationärer Entlassung sei es ihm recht gut gegangen, bis vor 2 Tagen wieder rechtsseitige Unterbauchschmerzen aufgetreten wären, die langsam zugenommen hätten. Bei der klinischen Untersuchung stellen Sie eine massive Abwehrspannung im rechten Unterbauch und im Mittelbauch fest.

Frage 1: Welche Differenzialdiagnosen kommen infrage?

Frage 2: Welche Maßnahmen veranlassen Sie initial?

Rechtsverkehr Schritt I

Eine 23-jährige Kunststudentin aus England fuhr als Beifahrerin mit einem gemieteten Kleinwagen auf dem südlichen Autobahnkreuz einer Großstadt um Kirchen zu fotografieren. Beim Einfädeln kam der der Fahrer des Kleinwagens, der ebenfalls aus England stammende Freund der Kunststudentin, mit den Vorfahrtsregeln durcheinander und kollidierte mit einer Limousine. Die Airbags wurden ausgelöst. Der alarmierte Notarzt kümmerte sich zuerst um den eingeklemmten Fahrer, da eine offene Unterschenkelfraktur primär zu diagnostizieren war. Die Kunststudentin war äußerlich unverletzt dem Fahrzeug entstiegen und lief völlig hysterisch zwischen den Unfall- und Rettungsfahrzeugen hin und her. Zunächst wurde ihr keine große Beachtung geschenkt, bis sie apathisch wurde und der Bauchumfang plötzlich zunahm und der Blutdruck systolisch mit 90 mmHg bestimmt wurde. Ab diesem Moment erfolgte die Alarmierung eines zusätzlichen Hubschraubers. Die Patientin wurde intubiert und beatmet mit dem Hubschrauber in die Klinik geflogen und dort sofort untersucht (◘ Abb. 1).

Frage 1: Wie lautet der Oberbegriff der möglichen Verletzung?

Frage 2: Nennen Sie mögliche Differenzialdiagnosen, die für die Verletzung infrage kommen?

Frage 3: Welche Erstmaßnahmen sind erforderlich?

Frage 4: Welche diagnostischen Maßnahmen sind in welcher Reihenfolge durchzuführen?

Frage 5: Hatte die Patientin den Sicherheitsgurt angelegt?

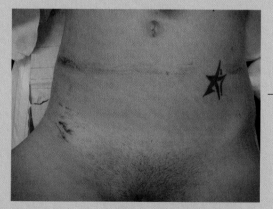

◘ **Abb. 1.** Abdomen bei Einlieferung durch den Notarzt

Kann ein Appendix nachwachsen? Schritt II

❶ Antwort 1: Urolithiasis, Pyelonephritis, rechtsverlagerte Sigmadivertikulitis, Stumpfappendizitis, Divertikulitis des Zökums, Morbus Crohn, intraabdominaler Abszess, intraperitoneales Hämatom

❶ Antwort 2: Routinelabor mit Gerinnung, CRP und Blutbild, Oberbauchsonographie
Die Laborabnahme ergab als pathologischen Befund ein C-reaktives Protein von 26,3 mg/dl und Leukozyten im Blutbild von 8000 µl. Die Oberbauchsonographie zeigte einen flüssigkeitsgefüllten Hohlraum im rechten Unterbauch.

❓ Frage 3: Welche weitere diagnostische Maßnahme ist jetzt indiziert?

Rechtsverkehr Schritt II

❶ Antwort 1: Es handelt sich um ein stumpfes Bauchtrauma.

❶ Antwort 2: Bei einem stumpfen Bauchtrauma ist eine Milzruptur am häufigsten, gefolgt von einer Leberruptur und Verletzungen des Dünndarms mit Serosaeinrissen oder Perforation.

❶ Antwort 3: Zu den Erstmaßnahmen gehört ein sog. Bodycheck, bei dem sich der Leader des Schockraumteams über Begleitverletzungen orientiert. Dabei wird am Kopf angefangen, danach werden Arme, Thorax (Kompressionsschmerz), Abdomen, Becken (Kompressionsschmerz) und die untere Extremitäten auf Verletzungen überprüft. Anschließend erfolgt das Legen von großen venösen Zugängen, arterielle Druckmessung (A. radialis oder femoralis), Blutabnahme für die klinischen Laborwerte sowie Blutgruppenbestimmung.

❶ Antwort 4: Zu den diagnostischen Maßnahmen gehört eine orientierende Oberbauchsonographie mit Darstellung von Milz, Leber und Morison-Pouch sowie eine Unterbauchsonographie zur Überprüfung intraabdomineller Verletzungen bzw. dem Nachweis oder Ausschluss von freier intraabdominaler Flüssigkeit. Bei großen Mengen freier intraabdomineller Flüssigkeit (z.B. >500 ml) erfolgt der sofortige Transfer in den OP. Bei unserer Patientin wurde eine schmale Flüssigkeitssichel um die Milz und im Morison-Pouch gefunden.
Daher veranlassen Sie zur weiteren Diagnostik sofort ein CT-Thorax/Abdomen/Becken. Die Bilder sind in ◘ Abb. 2 dargestellt.

❶ Antwort 5: Aufgrund der quer verlaufenden Schürfwunde unterhalb des Bauchnabels und der Schürfwunde rechts inguinal (Beifahrerin) kann man davon ausgehen, dass die Patientin angeschnallt war.

❓ Frage 6: Welchen pathologischen Befund erheben Sie bei genauer Betrachtung bei diesen CT Bildern?

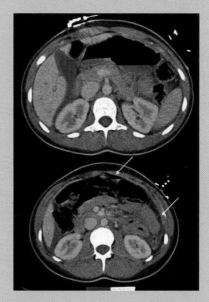

◘ Abb. 2. CT-Oberbauch mit i.v. Kontrastmittel

Kann ein Appendix nachwachsen? Schritt III

❗ Antwort 3: Die CRP-Erhöhung auf 26,3 mg/dl weist auf einen massiven bakteriellen Infekt hin. Die weitere Eskalation der Diagnostik rechtfertigt ein CT-Abdomen/Becken mit intravenöser, oraler und rektaler Kontrastierung (◘ Abb. 1).

❓ Frage 4: Welche Diagnose stellen Sie aufgrund des CT-Schnittes?

❓ Frage 5: Welche Erklärung haben Sie zur Pathogenese dieses Befundes?

❓ Frage 6: Welche Therapieoptionen kommen prinzipiell infrage und welche würden Sie veranlassen?

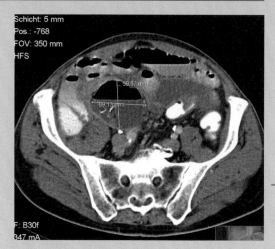

◘ Abb. 1. CT-Abdomen/Becken mit intravenöser, oraler und rektaler Kontrastierung

Rechtsverkehr Schritt III

❗ Antwort 6: In der ◘ Abb. 2 finden sie freie intraabdominelle Flüssigkeit, die in der ◘ Abb. 3 markiert wurde. Es handelt sich um eine größere Menge als 500 ml (geschätzt). In der ◘ Abb. 2 sieht man eine kleine freie Luftblase in der freien Flüssigkeitsansammlung als Hinweis für eine Perforation eines Hohlorgans.

❓ Frage 7: Welche Maßnahme bzw. welche Therapie veranlassen Sie?

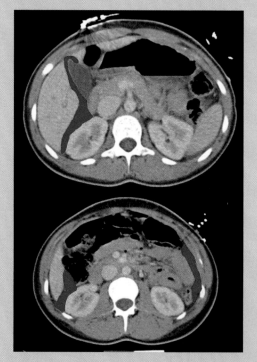

◘ Abb. 3. CT-Oberbauch mit i.v. Kontrastmittel. Freie Flüssigkeit ist rot markiert

Kann ein Appendix nachwachsen? Schritt IV

❶ Antwort 4: Die ◻ Abb. 1 zeigt einen 6 × 7 cm großen Abszess mit Flüssigkeitsspiegel, Luftsichel und Abszessmembran im rechten Unterbauch etwa auf Höhe der Absetzungsstelle des Appendix. Die Diagnose lautet: intraabdomineller Abszess im rechten Unterbauch mit begleitendem Schlingenabszess bei Z.n. laparoskopischer Appendektomie.

❶ Antwort 5: Es handelt sich bei dem Patienten um eine perforierte Appendizitis, die laparoskopisch appendektomiert wurde. Möglicherweise bestand initial schon ein begleitender perityphlitischer Abszess der laparoskopisch nicht drainiert wurde. Es ist bekannt, dass nach laparoskopischer Appendektomie im weiteren Verlauf vermehrt Schlingenabszesse auftreten, daher werden Patienten nach laparoskopischer Appendektomie häufig nach 2 Wochen noch mal zur sonographischen Kontrolle bestellt.

❶ Antwort 6: Prinzipiell kommt entweder die gezielte CT-Punktion oder die sonographisch gezielte Punktion durch einen Pig-Tail-Katheter infrage.

Da aber im vorliegenden Fall der Abszess zwischen den Darmschlingen liegt, ist nur die operative Revision durch Laparotomie und Lavage des Abszesses möglich (◻ Abb. 2).

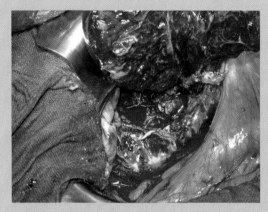

◻ Abb. 2. Intraoperativer Befund mit Teilen der Abszessmembran

Rechtsverkehr Schritt IV

❶ Antwort 7: Durchführung einer Notfallaparotomie. Zwei Gründe sprechen dafür: Die Nachweis von mehr als 500 ml freier intraabdominaler Flüssigkeit ca. 1 h nach dem Unfall ist für eine intraabdominelle Verletzung ein ausreichender Beweis und bedarf der chirurgischen Kontrolle. Der Nachweis von einem auch noch so kleinen Bläschen von freier Luft außerhalb eines Hohlorgans nach einem stumpfen Bauchtrauma weist auf die Perforation eines Hohlorgans hin. Als Schnittführung wird eine Längslaparotomie mit Linksumschneidung des Bauchnabels verwendet.

Intraoperativ wird ein Gemisch aus Blut und Dünndarmsekret vorgefunden. Cirka 70 cm oral der Bauhin-Klappe ist eine ausgestanzte, kreisrunde Perforationsstelle im Dünndarm zu sehen (◻ Abb. 4). Zusätzlich ist die Serosa des Zökums auf einer Länge von 15 cm eingerissen und die Muskularis eingeblutet. Es wird eine ausgiebige Lavage durchgeführt und eine Dünndarmsegmentresektion (10 cm) der Dünndarmperforationsstelle mit End-zu-End-Anastomose vorgenommen. Zusätzlich wird eine Ileozökalresektion mit Ileoaszendostomie durchgeführt, da aufgrund der starken Einblutung eine reine Serosanaht nicht ausreichend erscheint. Die Patientin wird nach der

Operation auf die Intensivstation gebracht, nach 48 h auf die Normalstation verlegt und am 9. postoperativen Tag nach Hause entlassen.

Die Patientin trug zum Zeitpunkt des Unfalls ein Bauchnabelpiercing. Ob der Druck des Beckengurtes über dem Piercing und dem Gegendruck des Promotoriums der Wirbelsäule das kreisrunde ausgestanzte Loch im Dünndarm verursacht hat, kann nur vermutet werden. Solche Verletzungen wären auch durch eine vorstehende Gürtelschnalle möglich.

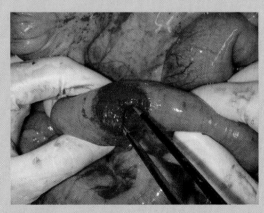

◻ Abb. 4. Kreisrundes ausgestanztes Loch im Dünndarm

Ein wesentlicher Nebenbefund Schritt I

Sie sind diensthabender Chirurg und vom Notarzt wird Ihnen ein 73-jähriger Patient eingeliefert. Herr S. klagt über starke Schmerzen im gesamten Bauch und ist so geschwächt, das er nur wenige verständliche Worte stammeln kann (◻ Abb. 1). Vom Notarzt erfahren Sie, dass Herr S. heute morgen den Keller seiner Werkstatt aufgeräumt hat und vor 3 Stunden plötzlich starke Bauchschmerzen bekam. In den letzten Wochen habe er häufiger Schmerzen im rechten Unterbauch gehabt, sei aber nicht zum Arzt gegangen. Auch seine Leistungsfähigkeit nahm in den letzten Wochen und Monaten zunehmend ab, ohne das er sich das erklären konnte. Bei der Erstuntersuchung vom Notarzt war der S. kaltschweißig und klagte über sehr starke Schmerzen. Der von der Schwester gemessene Blutdruck wird mit 110/90 mmHg bestimmt. Die Pulsfrequenz liegt bei 98/min. Bei der klinischen Untersuchung ist das gesamte Abdomen in den oberen Quadranten bretthart (◻ Abb. 1). Erbrechen oder auffälliger Stuhlgang wird verneint.

Frage 1: Wie lautet der Überbegriff des klinischen Symptomenkomplexes?

Frage 2: Welche klinischen Erstmaßnahmen führen Sie durch?

Frage 3: Welche diagnostischen Maßnahmen veranlassen Sie?

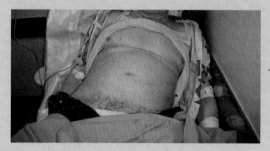

◻ **Abb. 1.** Patient auf der Untersuchungsliege in der Notaufnahme

Häckselmaschine Schritt I

Ein 37-jähriger Landwirt fährt im Spätsommer das Heu für seinen Bauernhof ein. Das Heu wird von einem Gebläse, das mit einem Treibriemen angetrieben wird, in den Dachboden gefördert. Während der Arbeit verrutscht der Treibriemen und Herr H. greift mit der rechten Hand in die noch rotierende Maschine. Dabei verfängt sich der Unterarm von Herrn H. im Rotor und verletzt diesen. Geistesgegenwärtig holt er mit der linken Hand das Handy aus der Tasche und verständigt über die Rettungszentrale den Notarzt. Bei Einlieferung ist Herr H. kreislaufstabil und voll ansprechbar. Sie entfernen den durchgebluteten Verband und es zeigt sich der in ◻ Abb. 1 dargestellte Befund.

Frage 1: Beschreiben Sie den Befund Ihrem Oberarzt am Telefon, der Hintergrunddienst hat!

Frage 2: Wie bezeichnen Sie diese Art der Weichteilverletzung?

Frage 3: Welche weiteren diagnostischen Maßnahmen sind noch erforderlich?

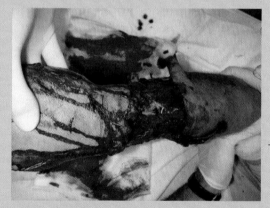

◻ **Abb. 1.** Unterarm

Ein wesentlicher Nebenbefund Schritt II

Antwort 1: Es handelt sich um ein akutes Abdomen. Der Begriff »akutes« Abdomen ist eine durch Zeitnot diktierte vorläufige Bezeichnung für eine zunächst nicht exakt differenzierbare akute, schmerzhafte Erkrankung in der Bauchhöhle bis zur endgültige diagnostischen Klärung. Die wichtigsten Ursachen für ein akutes Abdomen sind Entzündungen, Perforationen, Ileus und viszerale Durchblutungsstörungen. Die häufigste Diagnose ist die akute Appendizitis, gefolgt von der akuten Cholezystitis und vom Ileus. Die rektale Untersuchung ist Bestandteil jeder sorgfältigen chirurgischen Untersuchung.

Antwort 2: Legen eines venösen peripheren Zugangs, Infusionstherapie, Blutdruck- und Pulskontrolle.

Antwort 3: Laborabnahme, Oberbauchsonographie, Rö-Abdomen, CT von Abdomen und Becken ist die normale Reihenfolge der diagnostischen Kaskade. Aufgrund der starken Schmerzen wurde direkt ein CT-Abdomen-Becken mit oraler, intravenöser und rektaler Kontrastierung veranlasst. Inzwischen erhalten Sie die Ergebnisse der Laboruntersuchung und zwei repräsentative Schnitte der CT Untersuchung (**□** Abb. 2).

Labor: Natrium 142 mmol/l, Kalium 3,7 mmol/l, Kreatinin 0,9 mmol/l, alkalische Phophatase 72 U/l, GPT 16 mmol/l, CRP <0,5 mg/dl, Quick 91%, aPTT 26 s, Leukozyten 17000/µl, Erythrozyten 5,0T/l, Hämoglobin 8,7 g/dl, MCH 17 pg, MCV 17 fl, MCHC 26 g/dl, Thrombozyten 372 000/µl

❓ Frage 4: Beschreiben Sie den Hauptbefund im CT in **□** Abb. 2!

❓ Frage 5: Welchen Laborbefund hätten Sie aufgrund Ihrer klinischen Befunde nicht erwartet?

❓ Frage 6: Welche Diagnose stellen Sie?

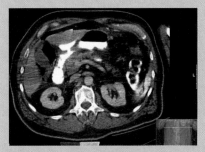

Abb. 2. CT Abdomen Oberbauch

Häckselmaschine Schritt II

Antwort 1: Es handelt sich um eine strumpfförmige Verschiebung des gesamten Weichteilmantels des Unterarms vom Handgelenk nach proximal über eine Länge von 15 cm. Die Streck- und Beugesehnen sind zum größten Teil erhalten. Die Wundfläche ist mit Heu stark verschmutzt. Durchblutung und Motorik der Finger sind erhalten. Die Sensibilität ist soweit beurteilbar zum größtenteil in den Fingern vorhanden.

Antwort 2: Es handelt sich um eine Décollementverletzung.

Antwort 3: Es ist auf jeden Fall eine konventionelle Röntgenaufnahme zum Ausschluss einer knöchernen Verletzung erforderlich (**□** Abb. 2).

❓ Frage 4: Welche Fraktur stellt sich im Röntgenbild (**□** Abb. 2) dar und wie klassifizieren Sie diese Fraktur?

❓ Frage 5: Wie sieht das Behandlungskonzept aus?

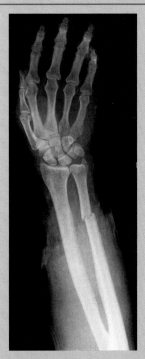

□ Abb. 2. Konventionelle behelfsmäßige Röntgenaufnahme des rechten Unterarms

Ein wesentlicher Nebenbefund Schritt III

❶ Antwort 4: Im CT der ◻ Abb. 3 zeigt sich freie intraabdominelle Luft als Zeichen einer Hohlorganperforation. Zwischen Leber und Peritoneum. Zusätzlich findet sich das oral aufgenommene Gastrografin in der freien Bauchhöhle. Als Zufallsbefund zeigt eine Verdickung des Zökalpols mit dem Verdacht eines Zökumkarzinoms (nicht dargestellt). Ein Zökumkarzinom kann die Ursache eines Leistungsknicks über mehrere Monate durch chronische Blutung sein.

❶ Antwort 5: Der chronische Hb-Abfall auf einen Wert von 8,7 mg/dl in Verbindung mit einem frisch perforiertem nicht blutenden Ulcus ist eher überraschend und weist auf eine Zweiterkrankung hin.

❶ Antwort 6: V.a. Perforation eines Ulcus duodeni oder ventriculi, Blutungsanämie infolge eines Tumors im Zökalpol.

❓ Frage 7: Sie müssen eine Notfalllaparotomie durchführen. Welche Schnittführung wählen Sie am günstigsten?

❓ Frage 8: Wann ist der beste Zeitpunkt für die Operation?

❓ Frage 9: Welche operativen Maßnahmen planen Sie? Nennen Sie genau die chirurgische Operation/en.

❓ Frage 10: Welche Medikamente führen unter Umständen zu einer Ulkusperforation?

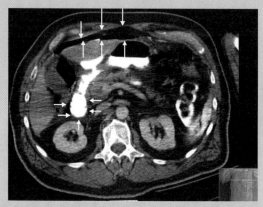

◻ **Abb. 3.** CT Abdomen Oberbauch mit Pfeil (Gatrografin-austritt bzw. freie Luft)

Häckselmaschine Schritt III

❶ Antwort 4: Es handelt sich um eine drittgradig offene Ulnaschaftfraktur. Klassifikation nach AO: 22-A.

❶ Antwort 5: Der Patient wird als Notfall in den Operationssaal gebracht:

1. Entnahme eines bakteriologischen Abstrichs, Wundsäuberung vom Heu und anderen Schmutzteilen durch Spülung mit Ringer-Lösung (Lavage)
2. Entfernung von losen Faszienanteilen, Fettgewebe und Sehnenanteilen (Dèbridement)
3. Reposition des Weichteilmantels
4. Osteosynthese der Fibula durch einen 2 mm K-Draht
5. Anbau eines 2-Pin-Radiusfixateurs zum besseren Handling des verletzten Unterarms (◻ Abb. 3)
6. Entfernung von traumatisch veränderten Hautarealen am distalen Wundrand und spannungsfreie Hautadaptation
7. Hautdefekt wird mit Epigard vorrübergehend gedeckt; systemische kalkulierte Antibiose
8. Erneute Wundkontrolle und Lavage nach 24 Stunden und jeweils im 24-stündigem Abstand
9. Weitere Kontrollen sind vom klinischen Verlauf abhängig
10. Defektdeckung mit Spalthaut (◻ Abb. 3)

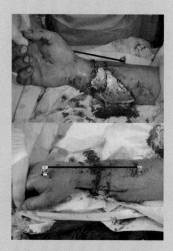

◻ **Abb. 3.** Operativ versorgte Verletzung. Ansicht von volar mit Epigarddeckung des Defekts und Ansicht von dorsal mit Fixateur externe

Ein wesentlicher Nebenbefund Schritt IV

❶ **Antwort 7:** Sie wählen die mediane Laparotomie. Durch diesen Zugang können Sie alle viszeralen Organe erreichen, insbesondere bei nicht geplanter Ausdehnung der Operation.

❶ **Antwort 8:** Beim Nachweis von freier intraabdomineller Luft handelt es sich um eine absolute Notfallsituation.

❶ **Antwort 9:** Sie stellen intraoperativ fest, dass es sich um ein präpylorisches Ulkus handelt. Die Standardtherapie bei einem perforiertem Ulcus duodeni und ventriculi ist die lokale Exzision zur Histologiegewinnung und Ausschluss eines Malignoms mit anschließender Übernähung (❏ Abb. 4). Im Bereich des Zökums fühlen Sie eine deutliche Wandverdickung der Zökumwand. Sie vermuten einen malignen Tumor und führen daher eine Rechtshemikolektomie durch. Die Rekonstruktion erfolgt durch eine Ileotransversostomie. Postoperativ wird der Patient auf die Intensivstation verlegt und wird 14 Tage nach der Operation nach Hause entlassen. Der histopathologische Befund ergab ein Adenokarzinom pT2, N0 (0/16), R0, G2.

❶ **Antwort 10:** Dicofenac, Piroxicam und Acetylsalicylsäure gehören zu der klassischen Gruppe der nichtsteroidalen Antiphlogistika, die als Nebenwirkung Magen und Duodenalulzera bis hin zur Perforation verursachen können. Steroide können auch bei längerer und hochdosierter Einnahme Ulzera verursachen.

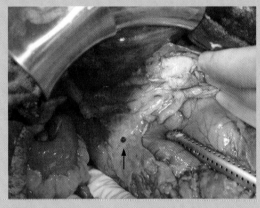

❏ **Abb. 4.** Perforationsstelle präpylorisch als Ulcus ventriculi

7 Viszeralchirurgie

7.1 Hals

J. D. Roder

7.1.1 Zysten und Fisteln

Mediale Halszyste

Definition. Sog. Thyreoglossuszysten. Entstehen aus dem persistierenden Ductus thyreoglossus
Symptomatik. Von den Epithelzellen produzierter Schleim führt zur Zyste, die im Alter von 4–5 Jahren als zystischer Tumor in der Mittellinie des Halses in Höhe des Zungenbeins auftritt. Bei Infektion Fistelbildung möglich
Differenzialdiagnosen. Dermoidzyste, ektope Schilddrüse
Diagnostik. Sonographie, Schilddrüsenszintigramm, ggf. CT des Halses
Therapie. Exzision mit dem mittleren Zungenbeinanteil und der Verbindung zum Foramen caecum. Bei unvollständiger Entfernung kann hier ein Rezidiv entstehen.

Laterale Halszyste

Definition. Laterale Halszysten und Halsfisteln entstehen aus persistierenden Kiemengangzysten und haben eine enge Beziehung zur Aufteilung der Karotisgabel.
Symptomatik. Bei Geburt zeigt sich eine Fistelöffnung am Vorderrand des M. sternocleidomastoideus. Der Gang verläuft durch die Karotisgabel und mündet am hinteren Gaumenbogen in den Rachen.
Differenzialdiagnosen. Dermoidzyste, ektope Schilddrüse
Diagnostik. Sonographie, Schilddrüsenszintigramm, ggf. CT des Halses
Therapie. Radikalexzision im 1. Lebensjahr, bevor es zur Infektion kommt

Vergrößerte Halslymphknoten

Epidemiologie. 20% benigne (Lymphadenitiden), 80% maligne (primäre Tumoren, Metastasen, Systemerkrankungen des Lymphgewebes)
Ätiologie. Sekundär maligne Lymphome ausgehend von primären Tumoren in Rachen und Kehlkopf, von Trachea, Ösophagus, Bronchus, Magen-Darm-Trakt (sog. Virchow-Drüse, supraklavikulär links) und der Schilddrüse
Diagnostik. Exzision zur histologischen Diagnosesicherung (Cave: Verletzung des N. accessorius)

7.1.2 Verletzungen

Epidemiologie. Immer häufiger bei Verkehrsunfällen
Symptomatik. Sind durch die Schädigung lebensnotwendiger Strukturen, wie der A. carotis, ernsthaft und verlaufen häufig tödlich
Therapie. Stich- und Schussverletzungen sollten rasch operativ durch eine ausgiebige Wundrevision versorgt werden, da sich die Halsweichteile gegeneinander verschieben können. Verletzung der A. carotis führt meist zu einer tödlichen Blutung. Versorgung nur durch Fingerkompression und Rekonstruktion im Krankenhaus möglich

7.1.3 Gutartige Tumoren

Pathologie. Lymphadenitiden, Fibrome, Neurinome und Lipome, Madelung-Fetthals (multiple, überwiegend symmetrische Lipome am lateralen und dorsalen Hals bei älteren Männern), Glomus-caroticum-Tumor (langsam wachsender Tumor, der vom Ganglion caroticum ausgeht und zur Verdrängung von Ösophagus, N. hypoglossus oder N. recurrens führt)
Symptomatik. Tastbare asymptomatische Schwellung
Diagnostik. Sonographie
Therapie. Exstirpation zur differenzialdiagnostischen Abgrenzung gegenüber malignen Neoplasien

7.2 Schilddrüse

H.-D. Röher, K.-M. Schulte

7.2.1 Grundlagen

Epidemiologie. Iodmangelgebiete sind Endemiegebiete für Schilddrüsenerkrankungen. Operationen an der Schilddrüse zählen zu den häufigsten in der Viszeralchirurgie
Diagnostik. Anamnese, klinische Untersuchung, TSH, fT_4, Autoantikörper, Szintigraphie (Funktionstopographie), Sonographie (Funktionsmorphologie), Feinnadelaspirationscytologie (Dignitätsbestimmung), Gentests (Operationsplanung)

Anatomie

N. recurrens. Der rechte N. recurrens entspringt aus der Vorderseite des N. vagus, kreuzt die A. subclavia ventral und zieht dorsal in der tracheoösophagealen Grube zurück nach kranial. Der linke N. recurrens entspringt vom N. vagus in Höhe des Aortenbogens,

◘ **Abb. 7.1.** Anatomie der Schilddrüse unter chirurgischen Aspekten.
Arterielle Versorgung. Die Arteria
thyreoidea superior entspringt bds.
jeweils aus der A. carotis externa.
Die Arteria thyreoidea inferior
entspringt dem Truncus thyreocer-
vicalis, der aus der A. subclaria entspringt

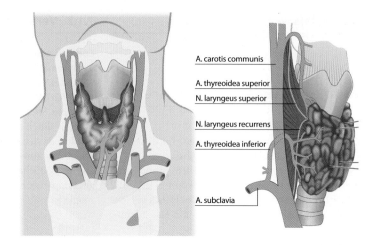

umschlingt die Aorta und verläuft in gleicher Weise
wie der rechte nach kranial. Beide Nerven kreuzen
die unteren Schilddrüsenarterien vor ihrem Eintritt in
die hintere Schilddrüsenkapsel in Höhe des mittleren
Drittels der Schilddrüse. Der Eintritt in den Larynx
geschieht von dorsal in Höhe der Articulatio crico-
thyroidea und in die untere Begrenzung des Schild-
knorpels.

Lymphabfluss. Umfasst das zentrale, das juguläre und
das mediastinale Kompartiment

Nebenschilddrüsen. Vier Glandulae parathyreoideae.
Liegen meist etwa 1,5 cm ober- und unterhalb der
A. thyroidea inferior an der Hinterseite der Schilddrüse. Die oberen Epithelkörperchen liegen dorsal der Ein-
trittsstelle des N. recurrens, die unteren ventral. Lagevariabilität der unteren Nebenschilddrüsen bis zum
Mediastinum (◘ Abb. 7.1)
Physiologie. Iod wird als Iodid im Dünndarm resorbiert
und von der Schilddrüse aktiv aus dem Blut aufgenommen (Iodination). Unter der Mitwirkung des Enzyms
Schilddrüsenperoxidase wird das Iodid oxidiert und in
die Tyrosylreste des Thyreoglobulins eingebaut (Iodisa-
tion). Die Freisetzung von Schilddrüsenhormonen erfolgt entsprechend dem Bedarf des Organismus.

Die freigesetzten T_3- und T_4-Hormone sind im Blut
an thyroxinbindendes Globulin (TbG), an Präalbumin
und an Albumin gebunden. Wirksam im Organismus
ist das T_3, das peripher aus dem T_4 vorrangig in der
Leber gebildet wird (Verhältnis T_4 zu T_3 beträgt 9:1).
Der Substitutionsbedarf für L-Thyroxin (LT_4) liegt bei
100–200 µg oder 2,1 µg/kgKG/Tag.

Die Steuerung der Synthese und Freisetzung von
Schilddrüsenhormonen (◘ Abb. 7.2) erfolgt über einen
negativen Feedback-Mechanismus (T_3/T_4) durch die

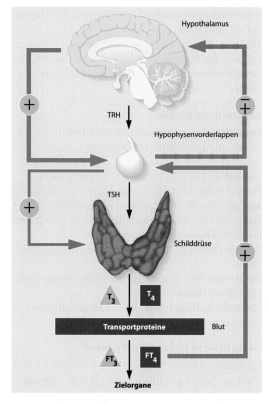

◘ **Abb. 7.2.** Regelkreis der Schilddrüsenfunktion

TSH-Ausschüttung. Ein übergeordnetes Regulations-
system ist das des Hypothalamus mittels TRH (TSH-
Releasinghormon).

Iodmangel ist ausschlaggebend für die Aktivierung
lokaler Wachstumsfaktoren und Ausbildung einer
Schilddrüsenvergrößerung.

Diagnostik. Folgende Fragen müssen geklärt werden:
- Wie ist die Stoffwechsellage: hyper-, eu- oder hypothyreot?
- Liegt eine Überfunktion vor, wenn ja, wo ist sie lokalisiert? Was ist ihre Ursache?
- Liegt eine Vergrößerung oder Knotenbildung vor? Gefährdet oder beeinträchtigt diese den Patienten? Erstreckt sich die Raumforderung in den Brustkorb?
- Bestehen Hinweise auf eine bösartige Erkrankung, wenn ja, wie ausgedehnt ist sie?

Anamnese. Subjektive Beschwerden, wie Druck- und Engegefühl, Schluckstörungen, Atembeschwerden oder psychischer Leidensdruck

Hyperthyreose: Tachykardie, Wärmeintoleranz, Neigung zum Schwitzen, Unruhe, Nervosität, leichte Reizbarkeit, Gewichtsverlust bei gesteigertem Appetit, Schlafstörungen, Augenbeschwerden

Euthyreose: Fehlende subjektive Beschwerden der Über- oder Unterfunktion

Hypothyreose: Kälteintoleranz, Antriebslosigkeit, Müdigkeit, Gewichtszunahme, Hautveränderungen

Palpation. Knotige Veränderungen, Schluckverschieblichkeit, Eintauchen der Schilddrüse retrosternal, Konsistenz, Schwirren (Zeichen der Überfunktion), regionäre Lymphknotenvergrößerung (Einteilung ◘ Tab. 7.1)

Funktionsdiagnostik. TSH-Bestimmung (◘ Tab. 7.2), Thyroxin (FT$_4$), Triiodthyronin (FT$_3$) (bei Hyperthyreose stets erhöht)

Morphologische Diagnostik. Sonographie: Zur Größenbestimmung zur Differenzierung von Zysten und soliden Knoten (echoreich als Normalbefund, echofrei bei Zysten, echoarm oder echokomplex bei Malignomverdacht, Steuerung der Aspirations-zytologie, zur Bestimmung des Blutflusses, zur Erkennung von Mikrokalzifikationen (Malignomverdacht), zur Erkennung der Thyreoiditis, zur genaueren Beurteilung des Lymphknotenstatus (Staging). Eingeschränkte Darstellung retrosternaler Befunde

Szintigraphie: Funktionstopographisches Untersuchungsverfahren zur Darstellung »kalter« Knoten (ausbleibende Speicherung), »warmer« oder »heißer« Knoten (vermehrte Speicherung) und einer fokalen Autonomie (vermehrte Speicherung von Bezirken)

Andere bildgebende Verfahren (Punktionszytologie): Rö-Thorax in 2 Ebenen (bei Atemnot, Schluckstörungen), Trachea-Zielaufnahme (bei V.a. Einengung der Trachea), Breischluck (bei V.a. Verlagerung der Speiseröhre), CT/MRT (bei V.a. Mediastinalverbreiterung, ausgedehntes Strumarezidiv, Malignom) (◘ Abb. 7.3)

Feinnadelaspirationsbiopsie (FNAB): Beweis oder Hinweis auf Malignität eines Knotens. Deutlicher Hinweis auf fehlende Malignität bei klarem Ergebnis. Durchführung mittels einer dünnen Kanüle in Lokalanästhesie unter Palpation des Knotens oder unter sonographischer Kontrolle bei kleineren Knoten. Zytopathologische Befundung nach Standard-Färbung oder Immuncytologie.

Spezielle serologische Laboruntersuchungen: Autoantikörper, TSH-Rezeptor-AK bei M. Basedow, microsomale Antikörper bei Hashimoto oder de Quervain Thyreoiditis, Thyreoglobulin als Tumormarker bei pa-

◘ **Tab. 7.1.** Klinische Stadieneinteilung der Struma	
Stadien	**Merkmale**
Stadium 0	Keine oder nur angedeutete tastbare Vergrößerung
Stadium I	Deutlich tastbar vergrößerte Drüse, knotig
Stadium Ia	Tastbare, aber nicht sichtbare Struma
Stadium Ib	Bei Reklination des Halses sichtbare Struma
Stadium III	Sehr große Drüse, evtl. mit mechanischen Beschwerden (alle retrosternalen Ausdehnungen)

◘ **Tab. 7.2.** Einteilung der Funktionsformen von Schilddrüsenerkrankungen	
TSH-Wert	**Schilddrüsenfunktion**
> 4,0 mE/l	Hinweis auf primäre Hypothyreose (= erhöht)
0,2–4,0 mE/l	Euthyreose (= normal)
> 0 aber < 0,2 mE/l	Latente oder manifeste Hyperthyreose (teil-supprimiert)
Nicht messbar tief	Manifeste Hyperthyreose (entkoppelte Autonomie)

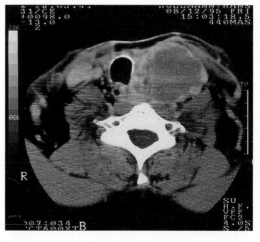

◘ **Abb. 7.3.** CT der Schilddrüse. Retrosternale Struma: Verdacht auf Tumor

pillärem und follikulärem Schilddrüsenkarzinom, Calcitonin bei medullärem Schilddrüsenkarzinom.

Spezielle serologische Laboruntersuchungen: Autoantikörper, TSH-Rezeptor-AK bei M. Basedow, microsomale Antikörper bei Hashimoto oder de Quervain Thyreoiditis, Thyreoglobulin als Tumormarker bei papillärem und follikulärem Schilddrüsenkarzinom, Calcitonin bei medullärem Schilddrüsenkarzinom.

Operationsspezifische Untersuchungen. Serumkalzium (Funktion Epithelkörperchen) prä- und postoperativ und Kehlkopfspiegelbefund (Funktion N. recurrens) prä- und postoperativ

> ❯ Bei follikulärer Neoplasie besteht trotz fehlenden Nachweises einer Malignität eine absolute Operationsindikation, da hier nur die definitive Paraffineinbettung des ganzen Knotens die Dignität sichert.

Therapie. Aufklärung
- Art und Ziel des Eingriffs
- Resektionsausmaß und Erfordernis einer dauerhaften Substitutionstherapie
- Heiserkeit bei Rekurrensparese, Tracheotomie bei Risikoeingriffen
- Tetanie bei Epithelkörperchenverletzung
- Nachblutung mit Trachealkompression
- substitutionsbedürftige Hypothyreose
- Alternative Therapien, etwa Radioiod-Ablation bei Hyperthyreose

Operationsindikationen

Mechanische Beeinträchtigung, Überfunktion, V.a. Malignität

Absolute Operationsindikation bei Struma. Sehr große Struma (Stadium III), schwere mechanische Beeinträchtigung (Tracheal-, Ösophagusstenose, venöse Rückflussstauung), intrathorakale Struma, maligner Schilddrüsentumor (oder schwerwiegender Verdacht), abszedierende Entzündung

Relative Operationsindikation der Struma. Mittelgroße Struma, Hyperthyreose mit Struma, Rezidivstruma, Thyreoiditis (selten), Rezidiv nach medikamentöser Behandlung, Patientenwunsch

---

Prinzipen der Schilddrüsenchirurgie
- Vollständige Entfernung von krankhaftem Gewebe
- Erhalt von möglichst viel normalen Parenchyms
▼

- Komplette Entfernung des Schilddrüsenlappens mit der führenden Pathologie
- Morphologie- und funktionsgerechte Resektion der Gegenseite
- Abwägen einer suffizienten Organfunktion gegen den Vorteil einer definitiven Rezidivprophylaxe
- Vermeidung einer Rezidivstrumabildung (hohes operatives Risiko)
- Einzeitige radikal-onkologische Operation des Malignoms wo immer möglich

Verfahren

Hemithyroidektomie (Lobektomie). Komplette Entfernung eines Schilddrüsenlappens. Darstellung und Schonung der Epithelkörperchen und des N. recurrens bis zu seinem Eintritt in den Kehlkopf. Nach Durchtrennung der Polgefäße wird in kleinen Schritten der Lappen von der Trachea abgelöst.

Thyreoidektomie. Komplette Entfernung allen Schilddrüsengewebes mit Hemithyreoidektomie beidseits und des Lobus pyramidalis. Autotransplantation einer oder immer von devaskularisierten Nebenschilddrüsen in den M. sternocleidomastoideus.

Fast totale (near-total), subtotale oder partielle Schilddrüsenresektion. Der Lappen mit führender Pathologie wird komplett entfernt. Partielle Resektion der anderen Seite. Partielle Resektion bei einem Rest > 4 ml, subtotale Resektion bei einem Rest von 2–4 ml. Fast totale (near total) Resektion zwischen 0,5 und 2 ml.

Der Vorteil der parenchymerhaltenden Methode liegt in der Konservierung der Eigenregulationsfähigkeit der Schilddrüsenhormonachse mit größerem Wohlbefinden der Patienten.

Auswahl des Verfahrens

Therapie (benigne). Hemithyreoidektomie (benigne einseitige Erkrankung oder diagnostische Lobektomie), Hemithyreoidektomie und subtotale Resektion der Gegenseite (benigne Indikation bei multinodulärer Struma, Patientenkomfort, höheres Alter, unsichere Langzeitführung einer Substitutionstherapie), Thyreoidektomie bei hohem Rezidivrisiko. Die Wahl des Verfahrens erfolgt als Individualentscheidung mit Rücksicht auf Rezidivrisiko, Patientenwunsch und weiterer Umstände.

Therapie (maligne). Thyreoidektomie mit Entfernung des zentralen Lymphknotenkompartimentes als Minimaleingriff. Ipsilaterale und ggf. kontralaterale Entfernung des jugulären Kompartimentes in Abhängigkeit von Patient, Tumortyp und Tumorgröße sowie klinischem Lymphknotenstatus (Palpation, Sonographie, intra-operative Exploration)

Nachbehandlung. Iodverordnung bei ausreichendem Rest an Schilddrüsengewebe. Anderenfalls Schilddrüsenhormongabe von 75–150 µg/Tag. Radioiodtherapie bei papillären oder follikulären Schilddrüsenkarzinomen

Nachsorge. Konsequente Nachsorge bei allen Patienten nach Schilddrüsenoperationen:

- Iodgabe: bei 8–10 ml Parenchymrestmenge täglich 100–200 µg ausreichend
- Schilddrüsenhormone: bei eingeschränkter Restfunktion 50–150 µg Thyroxin, nach totaler Thyreoidektomie wegen Karzinom suppressiv wirkende Thyroxindosis von 150–250 µg täglich
- Logopädische Nachsorge bei Rekurrensparese
- Kalziumgabe: bei Tetanie (parathyreopriver) mit AT-10-Dragees (initial), später Vitamin D3 (Rocaltrol)

`F07`

Prognose. Letalität sehr niedrig, Stimmbandlähmung oder Funktionsverlust der Nebenschilddrüsen (0,2–2 %)

7.2.2 Benigne Schilddrüsenerkrankungen

Struma

Definition. In Anteilen umschriebene (Solitärknoten) oder in der Gesamtheit vergrößerte Schilddrüse von zunächst gleichmäßiger, später aber meist knotiger Beschaffenheit. Die Funktion ist nicht gestört (= Euthyreose).

Epidemiologie. In Endemiegebieten häufigste behandlungsbedürftige Schilddrüsenveränderung. Vermehrtes Auftreten bei hormoneller Labilität oder erhöhtem Bedarf in Pubertät, Gravidität und Laktation sowie Klimakterium. Frauen sind 3–5 x häufiger betroffen.

Ätiologie. Iodmangel (am häufigsten), Iodverwertungsstörungen oder exogene Noxen (selten)

Pathogenese. Die Größenzunahme der Drüse ist eine Anpassungsreaktion bei hypophysärer TSH-Sekretion als Dauerreiz. Die Schilddrüsenvergrößerung ist anfänglich gleichmäßig (diffuse Struma). Später kommt es durch adenomatöse Hyperplasie und regressive Veränderungen zum knotigen Umbau (nodöse Struma).

Therapie. Medikamentöse Therapie der diffusen Struma bei Kindern, Jugendlichen und jungen Erwachsenen durch therapeutische Iodgaben (200–400 µg/Tag). Knotige Strumen sind medikamentös wenig beeinflussbar. Operationsempfehlung bei einer Struma nodosa ab Stadium II und mit belastenden Symptomen (Atembehinderung, Dysphagie, Einflussstauung etc.) Operative

`H09`

Abklärung solitärer oder dominanter Knoten bei Struma multinodosa. Bei Rezidivstruma mit Euthyreose zurückhaltende OP-Indikation, da 3- bis 5fach erhöhtes Risiko für Rekurrensparese und Tetanie

> Besonderer Malignitätsverdacht bei sonographisch echoarmen, szintigraphisch kalten und punktionszytologisch suspekten Knoten.

Hyperthyreose

Definition. Überangebot von Schilddrüsenhormonen im Körper. Bei verschiedenen Krankheitsprozessen kommt es zu einer ungeregelten Freisetzung von Schilddrüsenhormonen, die als Symptom eines Krankheitsprozesses zu werten ist.

`F07`

Immunogene Hyperthyreose (M. Basedow)   `H07`

Ätiologie. Stimulierende Autoantikörper (TSI, TRAK) führen zur Überfunktion der Schilddrüse.

Epidemiologie. In jedem Alter. Bevorzugt junge Frauen und im mittleren Erwachsenenalter

Symptomatik. Merseburger Trias (Struma, Exophthalmus, Tachykardie). Umschriebenes Myxödem an den Unterschenkelvorderseiten, proximale Myopathie, brennende Augen, neuropsychiatrische Symptome, Schlafstörung, Missstimmung, Tachykardie, vermehrtes Schwitzen, starke Ermüdbarkeit

`H09`
`F08`

Diagnostik. Nachweis von Autoantikörpern. TSH-Rezeptor-Antikörper TRAK (TSH-Rezeptorantikörper) mikrosomale Antikörper, Ultraschall der Schilddrüse, Duplex der Schilddrüse mit Hypervaskularisation, Exophthalmometrie, oft fT3- Exzess, T4 Erhöhung und TSH supprimiert.

`H09`

Therapie. Initial Therapie der Hyperthyreose mit Thyreostatika, z.B. Carbimazol, Propylthiouracil und ggf. mit Betablockern, z.B. Propanolol. Zeitige Entscheidung zur definitiven Therapie bei Rezidiv, oder Persistenz >1 Jahr mit Radioiod oder durch meist vollständige Thyreoidektomie oder ggf. Dunhill-Operation (Hemithyreoidektomie mit fast-totaler Resection 0.5-2.0 gr der Gegenseite). (◘ Abb. 7.4).

`H09`

Prognose. Ausgezeichnet bei definitiver Therapie, hohe Langzeitrezidivrate (>50 %) bei konservativer Therapie. Positiver Einfluß auf die Rückbildung der endokrinen Orbitopathie durch Einstellen des Nikotingenusses.

`H09`

Thyreoidale Autonomie

Ätiologie. Hyperthyreose durch unregulierte Funktionssteigerung des Schilddrüsengewebes

Epidemiologie. Kinder und Jugendliche sind äußerst selten betroffen, Frauen 5- bis 8-mal häufiger als Männer. Die hyperthyreote Autonomie nimmt an Häufigkeit im fortgeschrittenen Lebensalter zu.

7

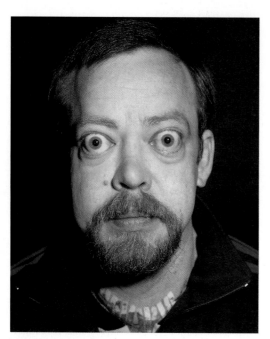

◘ Abb. 7.4. Patient mit Basedow-Hyperthyreose und endokriner Orbitopathie

Einteilung. Unifokale Autonomie (autonomes Adenom), multifokale Autonomie (nodöse Struma), disseminierte Autonomie (diffuse Verteilung in der vergrößerten Schilddrüse)
Symptomatik. Oligosymptomatisch, kardiale Störungen
Diagnostik. Antikörper negativ, keine endokrine Orbitopathie, quantitative Szintigraphie (im übersteuerten Wiederholungsszintigramm speichert das umgebende Normalgewebe < 10 % der Aktivität der heißen Knoten bzw. Areale)
Therapie. Initial medikamentöse Therapie (◘ Tab. 7.3). Bei kleinem Adenom sichere Behandlung durch Radioiodtherapie. Bei großem Adenom Hemithyreoidektomie. Bei multifokaler Autonomie Radioiodtherapie oder chirurgische Entfernung nach Maßgabe des Be-

fundes. Dauerhafte Therapie nur durch Operation oder Radioiodtherapie
- Solitäres, autonomes Adenom: selektive Exstirpation des Knotens unter Belassen des gesunden Schilddrüsengewebes
- Multifokale Autonomie: beidseitige Resektion mit Parenchymresten von 8–10 g zum Erhalt einer normalen Funktionsfähigkeit
- Disseminierte Autonomieform: gründliche, beidseitige Resektion

> Vor jeder Operation einer hyperthyreoten Struma muss eine medikamentöse Therapie begonnen werden. Die Symptome der Überfunktion sollen zuverlässig beseitigt werden, bei längerer Therapiedauer ist eine stabile Euthyreose herbeizuführen.

7.2.3 Maligne Schilddrüsentumoren (= Struma maligna)

Definition. Das Schilddrüsenkarzinom ist ein maligner Tumor mit Ursprung von der Follikelepithelzelle (papilläres und follikuläres Karzinom) oder den C-Zellen (medulläres Schilddrüsenkarzinom). Der Progenitor des anaplastischen Karzinoms ist unklar. **H06**
Einteilung. Papilläre (80 %), follikuläre (5-15 %), medulläre (10 %) und anaplastische Karzinome (1 %) **F07** (◘ Tab. 7.4)
Klassifizierung. Nach der TNM Klassifikation. (◘ Tab. 7.5). Anaplastische Karzinome gelten wegen sehr schlechter Prognose stets als T4 Karzinome.
Symptome. Oft keine. Tastbarer, derber Knoten, Dysphonie, Dysphagie, tastbare Lymphknotenmetastasen, selten Schmerzen. Bei medullärem Karzinom manchmal Flush-Symptome, Diarrhoe. (◘ Tab. 7.6)
Operative Therapie. Stets Thyreoidektomie mit Ausräumung des zentralen Lymphknotenkompartimentes. Bei papillärem Karzinom >T2 oder bei Nachweis von Lymphknoten Ausräumung des/der lateralen jugulären Kompartimente(s) als modifiziert radikale Neck-Diss-

◘ Tab. 7.3. Operationsvorbereitung bei Hyperthyreose

Wirkstoff	Präparat (Auswahl)	Dosis (Erhaltungsdosis in Klammern)	Behandlungsdauer	
			Präoperativ	Postoperativ
Thiamazol	Favistan	15–20 mg/Tag (bis ca. 5 mg)	Langfristig >6 Monate	–
Carbimazol	Carbimazol Henning	20–40 mg/Tag (5–10 mg)	Kurzfristig (Erhaltungsdosis)	–
Propylthiouracil	Propycil	150–300 mg/Tag (bis 50 mg)	Kurzfristig (Erhaltungsdosis)	–
Plummerung	Lugol-Lösung	3-mal 30 Tropfen/Tag	Im Mittel 1 Woche	–
Betablocker	Propranolol	120–160 mg/Tag	5–10 Tage	3–5 Tage

◻ Tab. 7.4. Primäre Schilddrüsenmalignome: Grundlagen

Klasse	Differenziertes Schilddrüsenkarzinom			Anaplastisches Karzinom
Typ	Papillär	Follikulär	Medullär = C-Zell	–
Relativer Anteil aller SD-Karzinome	50–80 %	5–15 %	10 %	1–3 %
Risikofaktor	Strahlenexposition	Iodmangel?	Keimbahnmutation 25 %, Rest sporadisch	Unbekannt
Gendefekte	Mutation BRAFV600E, TTF-1, Mutationen auf 9q22.33 and 14q13.3	RAS, Mutationen auf 9q22.33 and 14q13.3	RET-Mutation Chromosom 10q11	BRAF, Ras, Catenin, TP53
Assoziierte Erkrankung	Familiäres papilläres SD-Karzinom	Keine	MEN IIa (MTC, HPT, Phäo) MEN IIb (MTC, HPT, Phäo + Ganglioneurome) FMTC (familiäres medulläres SD-Karzinom)	Dedifferenzierendes SD-Karzinom?

◻ Tab. 7.5. TNM-System für maligne Schilddrüsentumoren (UICC 2010, 7. Auflage)*

T0	Kein nachweisbarer Tumor
T1	<2,0 cm, auf die Drüse begrenzt
T2	>2–4 cm, auf Drüse begrenzt
T3	>4 cm oder minimal jenseits der Schilddrüse
T4a	Infiltration von Subkutangewebe, Larynx, Trachea, Ösophagus oder N. recurrens
T4b	Infiltration von prävertebraler Faszie, mediastinalen Gefäßen oder A. carotis
N1	Regionäre Lymphknotenmetastasen
N1a	Prä- und paratracheal, prälaryngeal, Delphi-Lymphknoten
N1b	Übrige zervikale oder obere mediastinale LK
M1	Nachweisbare Fernmetastasen

Anmerkung: Ein anaplastisches Karzinom gilt stets als T4

ection unter Erhalt der Leitstrukturen. Bei kleinen papillären Karzinomen <1 cm ggf. alleinige Hemithyreoidektomie. Bei medullärem Karzinom >T1 stets ipsilateral modifiziert radikale Neck-Dissection und bei größeren oder familiären Tumoren oft auch kontralaterale Neck-Dissection und mediastinale Ausräumung. Die komplette Thyreoidektomie ist Voraussetzung für eine effektive Radioiodablation.

Nachbehandlung. Radioiodtherapie zur Restdrüsenausschaltung und Metastasenzerstörung bei differenzierten Schilddrüsenkarzinomen. Der therapeutische Effekt der Radiojodtherapie mit J-131 wird bewirkt durch die Betateilchen. Externe Bestrahlung nur bei fortgeschrittenen Tumoren und anaplastischen Karzinomen. Schilddrüsenhormongabe zur Substitution und zur TSH-Suppression (150–250 µg/Tag). Tumormarker Thyreoglobulin im Serum zur Verlaufskontrolle bei differenziertem Schilddrüsenkarzinom

F07

◻ Tab. 7.6. Primäre Schilddrüsenmalignome: Klinik und Therapie

Klasse	Differenziertes Schilddrüsenkarzinom			Lymphom	Anaplastisches Karzinom
Typ	Papillär	Follikulär	Medullär = C-Zell	B-Zell, Non Hodgkin	–
Altersgipfel	30–50. LJ	40–60. LJ	Sporadisch 30–50. LJ, hereditär 3–20. LJ	60–70	60–70
Geschlecht	w>m (2:1)	w>m (3:1)	1:1	w>m	w>m
Symptomatik	Knotenentstehung am Hals, selten spontaner Schmerz oder Heiserkeit			Dysphonie, Dysphagie	Halstumor, Dysphagie, Dysphonie, Schmerz

▼

◻ Tab. 7.6 (Fortsetzung)

Klasse	Differenziertes Schilddrüsenkarzinom			Lymphom	Anaplastisches Karzinom
Klinischer Befund	Derber Knoten, ggf. nicht verschieblich und schmerzhaft			Fest, derb fixiert	Derb, fixiert, bretthart
Diagnostik	Sonographie, FNAB, Tc^{99m}-Szintigraphie, Thoraxröntgen, ggf. CT oder MRT			Sonographie, Stanzbiopsie	CT, Stanzbiopsie
Wachstum	Langsam	Langsam	Monate	Schnell	Rasant
Metastasierung	Lymphogen: Lunge, Knochen	Hämatogen: Lunge, Knochen, Hirn	Lympho- + hämatogen: Lunge, Leber, Knochen	Generalisiert	Lokal, pulmonal
Tumormarker	Thyreoglobulin	Thyreoglobulin	CEA, Calcitonin. Pentagastrin-Test!	Keiner, LDH	Keiner
Operation der SD	Tx + zentrales LK-Kompartiment; Ausnahme: <1,5 cm	Tx + zentrales LK-Kompartiment	Tx + zentrales LK-Kompartiment	OP im Rahmen der multimodalen Therapie	OP bei lokal sanierbarem Befund
Neck-Dissektion	Ipsilateral	Ipsilateral	Ipsi- und kontralateral	ggf.	In seltenen Fällen
Radionuklidtherapie	^{131}I	^{131}I	^{131}I-MIBG ^{111}In-Octreotid	Nein	Nein
Chemotherapie	–	–	Rezidiv?	Radiochemotherapie	Radiochemotherapie
Rezidiv-OP	Sinnvoll: lokoregional und Fernmetastasen	Sinnvoll: lokoregional und Fernmetastasen	Sinnvoll: lokoregional	Eher multimodal	Meist Tod durch Primärtumor
Radiatio	Fortgeschrittenes Stadium			Ja, 36–59 Gy	Ja, 70 Gy
Prognose bei Therapie	> 90 % 5-JÜLR	Stadienabhängig 50–70 % 5-JÜLR	Stadienabhängig 50 % 5-JÜLR	Stadienabhängig 50–70 % 5-JÜLR	3–7 Monate

5-JÜLR = 5-Jahres-Überlebensrate; *CEA* = karzinoembryonales Antigen; *FNAB* = Feinnadelaspirationsbiopsie

7.2.4 Schilddrüsenentzündungen

Akute Thyreoiditis
Ätiologie. Staphylokokken, Streptokokken, Begleitinfekte
Symptomatik. Fieber, lokale Schwellung, Rötung und Schmerzen, ggf. phlegmonöse Entzündung
Therapie. Symptomatisch antibiotisch-antiphlogistisch. Bei Abszessbildung (Fluktuation) großzügige Inzision und Drainage

Subakute Thyreoiditis de Quervain
Ätiologie. Folge einer Virusinfektion
Symptomatik. Druckgefühl und Schmerzen im Halsbereich mit Lymphknotenschwellung und starke Erhöhung der BSG, dagegen fehlen meist Fieber und Leukozytose

Therapie. Symptomatisch mit Thyroxin, evtl. Antiphlogistika, keine chirurgische Therapie

Hashimoto-Thyreoiditis
Definition. Autoimmunerkrankung mit lymphoplasmazellulärer Infiltration als hypertrophische (Hashimoto-Struma) oder destruierend atrophische Form
Symptomatik. Zu Beginn der Erkrankung gelegentlich Symptome der Hyperthyreose, im weiteren Verlauf manifestieren sich die Symptome der Hypothyreose.
Diagnostik. Sicherung durch Feinnadelbiopsie (zytologisch) und durch Antikörpernachweis
Therapie. Nachweis von zahlreichen Lymphozyten und Lymphfollikeln. Gelegentlich Operation bei schwerer mechanischer Beeinträchtigung oder auch bei Malignitätsverdacht

Fibrosierende Thyreoiditis Riedel

Ätiologie. Unbekannt
Pathologie. Fibrös-narbige Umwandlung der Schilddrüse, gelegentlich mit der Folge einer Tracheakompression und spontaner Rekurrensparese
Therapie. Operative Resektion zur Dekompression

7.3 Nebenschilddrüsen

E. Karakas, D. K. Bartsch

7.3.1 Chirurgische Anatomie

Die meisten Menschen besitzen vier Nebenschilddrüsen, 5 % mehr als vier, meistens fünf oder sechs. Sehr selten sind nur drei Nebenschilddrüsen angelegt. Gewicht: 30–70 mg, Größe: 3×3×1 mm entsprechend einer kleinen Linse. Gefäßversorgung aus Ästen der A. thyreoidea inferior.

Obere Nebenschilddrüsen. Entstammen der 4. Schlundtasche, liegen kranial der A. thyreoidea inferior und dorsal des N. laryngeus recurrens. Nur selten Lagevariabilität

Untere Nebenschilddrüsen. Entstammen der 3. Schlundtasche und »überholen« die oberen Nebenschilddrüsen während der Embryogenese. Liegen kaudal der A. thyreoidea inferior und ventral des N. laryngeus recurrens. Meist in der Nähe des unteren Schilddrüsenpols oder in der bindegewebigen Struktur zwischen unterem Schilddrüsenpol und Thymusdrüse.

Ausgeprägte Lagevariabilität. Können auf ihrem Weg von der 3. Schlundtasche »stehen geblieben« sein und oberhalb der oberen Schilddrüsenpole liegen. Meist sind sie jedoch, wenn sie nicht in normaler Position zu finden sind, in die Thymusdrüse eingebettet, die ebenfalls aus der 3. Schlundtasche stammt.

7.3.2 Physiologie

Die Nebenschilddrüsen bilden Parathormon, das zusammen mit Kalzitonin und dem Vitamin-D-Hormon 1,25-Dihydroxycholecalciferol (DHOCC) für die Kalziumhomöostase verantwortlich ist. Parathormon wirkt an drei Organen (◘ Abb. 7.5):

- Skelettsystem: Steigerung der osteozytären und osteoklastären Osteolyse
- Niere: hemmt die Rückresorption von Phosphat im distalen Tubulus und führt so zu einer Steigerung der Phosphaturie
- Darm: Zunahme der intestinalen Kalzium- und Phosphatabsorption

Parathormon hält das extrazelluläre Kalzium im Normbereich. Sinkt das Serumkalzium ab, werden die genannten Mechanismen in Gang gesetzt, um eine Normokalzämie zu erreichen.

7.3.3 Hyperparathyreoidismus

Kontinuierliche Mehrsekretion von Parathormon durch ein Adenom, eine Hyperplasie oder ein Karzinom der Nebenschilddrüsen. Man unterscheidet

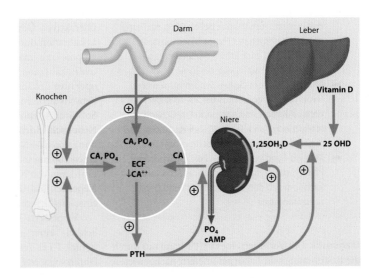

◘ **Abb. 7.5.** Schema der Kalziumhomöostase. Im Mittelpunkt steht die Regulation der Kalziumkonzentration in der extrazellulären Flüssigkeit (*ECF*). Eine Erniedrigung der Kalziumionenkonzentration führt zu einer Stimulation der Parathormonausschüttung. Parathormon (*PTH*) greift am Tubulussystem der Niere an, am Knochen und über die Leber auch am Darm mit dem Ziel, die Kalziumkonzentration zu erhöhen. Dies geschieht v.a. durch Freisetzung von Kalzium aus dem Knochen und einer verbesserten Aufnahme von Kalzium aus dem Darm unter dem Einfluss von 1,25-OH$_2$D, dem eigentlichen Vitamin-D-Hormon die chronische Mehrsekretion der Nebenschilddrüsen (**primärer Hyperparathyreoidismus**) von pathophysiologischen Konstellationen mit regulativer Mehrsekretion (**sekundärer Hyperparathyreoidismus**). Den persistierenden regulativen Hyperparathyreoidismus nach Nierentransplantation nennt man **tertiären Hyperparathyreoidismus**.

Primärer Hyperparathyreoidismus

Definition. Chronische Mehrsekretion der Nebenschilddrüsen

Epidemiologie. Prävalenz von 0,2–4 Neuerkrankungen pro 1.000 Einwohner/Jahr. Frauen (v.a. in der Menopause) häufiger als Männer, bei Kindern extrem selten

Ätiologie. Solitäres Adenom (80–90 %), Hyperplasie von mehreren Drüsen (10–20 %), Epithelkörperchenkarzinome (< 1 %)

Pathophysiologie. Wahrscheinlich ist der Regelmechanismus der Nebenschilddrüsenzelle, der die Parathormonsekretion bei peripher normalem Kalziumspiegel unterbricht, gestört.

Symptomatik. Asymptomatisch: 20–40 % der Patienten haben keine oder nur leichte Symptome

Hyperkalzämiesyndrom: 60–80 % der Patienten haben unspezifische Beschwerden, wie Leistungsknick, Müdigkeit, Antriebslosigkeit, **Polyurie** und Polydipsie, depressive Verstimmung, Übelkeit oder funktionelle Abdominalbeschwerden, rheumatische Beschwerden, Nephrolithiasis (20–40 %)

Hyperkalzämische Krise: Bewusstlosigkeit oder Somnolenz; selten

---

MEN-Syndrom

- MEN-I-Syndrom (Werner-Syndrom): primärer Hyperparathyreoidismus bei ca. 90 % der Patienten zusammen mit Hypophysentumoren (ca. 40 %) und endokrinen Pankreastumoren (Gastrinome, Insulinome, ca. 30 %)
- MEN-IIa-Syndrom (Sipple Syndrom): primärer Hyperparathyreoidismus bei 20–40 % der Patienten. Führend sind das medulläre Schilddrüsenkarzinom (ab 6 Jahre) (C-Zell-Karzinom) und die oft doppelseitigen Phäochromozytome.
- MEN-IIb-Syndrom (William Pollock Syndrom): Phäochromozytome, medulläres Schilddrüsenkarzinom (ab dem 2. Lebensjahr) und Ganlionneuromatose

---

Diagnostik. Das Vorliegen eines pHPT kann nur durch die Bestimmung von Laborparametern nachgewiesen werden. Bei grenzwertiger Erhöhung des Serum Kalziums sollte der Wert wiederholt bestimmt werden:

- Serum Kalzium (hochnormal oder oberhalb des oberen Normwertes/Hyperkalzämie)
- Parathormon im Serum (erhöht)
- Serumphosphat (Hypophosphatämie in ca. 50%; pathognomonisch)
- Kalziumausscheidung im 24-h- Sammelurin(Ausschluss einer familiären hypokalzurischen Hyperkalzämie)
- Alkalische Phosphatase – Skelettbefall ist Zeichen einer zu spät gestellten Diagnose

Bildgebende Verfahren.

- Sonographie des Halses
- Sesta-Mibi-Szintigraphie Hals und Mediastinum
- Sonographie Abdomen bei V.a. Nephrolithiasis – Nierensteine sind Folge der Hyperkalzurie und Hyperphosphaturie (Kalziumoxalat- oder Kalziumphosphatsteine)

Differenzialdiagnosen bei Hyperkalzämie.

- Paraneoplastischer Hyperparathyreoidismus bei malignen Tumoren (Mamma-, Bronchial-, Nierenzellkarzinom, multiples Myelom, Leukämien, Lymphome)
- primärer Hyperparathyreoidismus
- Vitamin-D-Intoxikation
- Sarkoidose
- Immobilisation
- Hyperthyreose
- n Addison-Krise
- Milch-Alkali-Syndrom
- Medikamentennebenwirkung (Thiazide, Lithium)
- familiäre hypokalzurische Hyperkalzämie

Therapie. Identifizierung und Entfernung des hormonüberaktiven Gewebes. Bei eindeutiger präoperativer Lokalisation durch Sonographie und Sestamibi-Szintigraphie: minimal-invasiv; Ohne eindeutige präoperative Lokalisation: Bilaterale cervicale Exploration, intraoperative Lokalisation und Beurteilung aller vier Nebenschilddrüsen.

Solitäres Adenom: Entfernung des Adenoms

Nebenschilddrüsenhyperplasie: vollständige Entfernung von drei Nebenschilddrüsen, eine 4. wird bis auf einen 100 mg schweren Rest entfernt ($3^1/_2$-Resektion). Einfrieren von Nebenschilddrüsengewebe

Nebenschilddrüsenkarzinom: Hemithyreoidektomie einschließlich zentraler Lymphadenektomie

Verbesserte Lokalisationsdiagnostik und die Möglichkeit einer intraoperativen Schnellbestimmung (Quick-PTH-Test) ermöglichen minimal-invasive Verfahren sogar in Lokalanästhesie

Postoperativer Verlauf. Abfall des Serumkalziumspiegels innerhalb von 48 h bis hin zur Hypokalzämie mit Parästhesien (perioral, in den Fingern oder Füßen). Bei postoperativer Hypokalzämie Gabe von oralem Calcium und Vitamin-D-Hormon 1,25-DHOCC (z.B. Rocaltrol). Replantation von kältekonserviertem Nebenschilddrüsengewebe in den Unterarm möglich, wenn Hypokalzämie persistiert.

Prognose. Die chirurgische Behandlung des primären Hyperparathyreoidismus verhindert das Entstehen neuer Nierensteine, führt zu einer Rekalzifizierung des Skeletts und vermindert die Sterblichkeit der Patienten an kardiovaskulären Erkrankungen. Minimal-invasive Methoden. Offen minimal-invasive Parathyreoidektomie (OMIP): Maximal 3 cm lange Hautinzision am Hals in Regional- oder Lokalanästhesie.

Minimal-invasive Video-Assistierte Parathyreoidektomie (MIVAP): Maximal 2 cm lange Hautinzision über dem Jugulum. Präparation und Resektion des Adenoms unter videoendoskopischer Sicht (30o-Optik).

Endoskopische Parathyreoidektomie via Lateral Approach (EPLA): 12 mm lange Hautinzision am Vorderrand des M. sternocleidomastoideus. Lateraler Zugang und Präparation hinter die Schilddrüse. Pneumokollumanlage über 10-mm-Trokar (ca. 8 mmHg). Präparation unter videoendoskopischer Sicht (10-mm-Videoskop) über 23-mm-Trokare. Insgesamt sind 3 kleine Hautinzisionen notwendig.

H08 ▶ Sekundärer Hyperparathyreoidismus

Definition. Hyperplasie aller vier Nebenschilddrüsen aufgrund einer chronischen Hypokalzämie bedingt durch Niereninsuffizienz

Epidemiologie. Chronische Niereninsuffizienz (Dialyse, Z.n. NTx etc.). 50 % der Dialysepatienten entwickeln einen sekundären Hyperparathyreoidismus.

Pathophysiologie. Der sekundäre Hyperparathyreoidismus ist Folge einer regulativen Anpassung der Nebenschilddrüsenfunktion an den pathophysiologischen Zustand der Grunderkrankung. Am häufigsten tritt der sekundäre Hyperparathyreoidismus als Folge einer Niereninsuffizienz auf, aber auch bei Rachitis oder Sprue. Bei einer Niereninsuffizienz kommt es zu einem Phosphatstau vor der Niere. Gleichzeitig besteht ein vermindertes Ansprechen des Knochenstoffwechsels auf Parathormon. Es kommt zu einer reduzierten Bildung des Vitamin-D-Hormons 1,25-DHOCC aufgrund eines gestörten Stoffwechselschrittes in der erkrankten Niere. Die chronische Hypokalzämie führt zu einer permanenten Stimulation der Nebenschilddrüsen, um durch eine erhöhte Parathormonsekretion eine Normokalzämie zu ermöglichen (dadurch Hyperplasie aller 4 Drüsen).

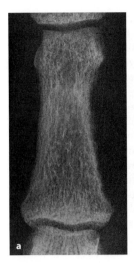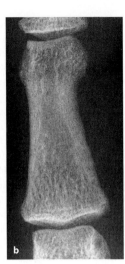

Abb. 7.6. Röntgenologische Darstellung einer renalen Osteopathie bei sekundärem Hyperparathyreoidismus; **a** präoperativ, **b** 2 Jahre nach der Operation

Symptomatik. Renale Osteopathie (Abb. 7.6), Knochenschmerzen (im Bereich der Fersen, der Brustwirbelsäule und der Schultergelenke), Ablagerung von Kalziumphosphat in den Weichteilen, vorzeitige Gefäßverkalkungen, periartikuläre Verkalkungen im Bereich des Schulter- und Ellenbogengelenks, lästiger Juckreiz (erhöhter Kalziumphosphatgehalt der Haut), Myopathie

Diagnostik. Kalzium (häufig erniedrigt oder normal), Phosphat (erhöht) und Parathormon (bei Niereninsuffizienz immer erhöht, aber ab einer 10fachen Erhöhung pathognomonisch) im Serum. Alkalische Phosphatase (immer erhöht, bei fortgeschrittener Erkrankung mehr als doppelt so hoch). Rö-Bild (fibroosteoklastische Komponente)

Therapie. **Medikamentös:** Kalzium, Vitamin-D-Metaboliten (Calcitriol=Prohormon Vit D3), phosphatarme Diät, Calcimimetika, Cinacalcet (durch Verstärkung des supprimierenden Signals des ionisierten Kalziums am »Calcium-Sensing-Rezeptor« der Nebenschilddrüsen wird die PTH- Freisetzung verhindert).

Operativ: Nur etwa 5 % der Patienten müssen wegen eines sHPT operiert werden.

Indikation absolut: Hyperkalzämie und Kalziphylaxie
Indikation bei Normokalzämie: PTH > 10-faches der Norm, therapieresistente Hyperphosphatämie und folgende extraossäre Verkalkungen: fortgeschrittene renale Osteopathie mit Erhöhung der Alkalischen Phosphatase > 2-faches der Norm, Überwiegen der fibroosteoklastischen Komponente im Röntgenbild und verringerte Knochendichte, therapierefraktäre starke

H08

Knochenschmerzen, Spontanfrakturen, Sehnenrupturen, schwerer Pruritus, Kalziphylaxie mit ischämischen Ulzera und Nekrosen durch Verkalkungen und Verschluss von Hautgefäßen (Letalität 50 %), erythropoietin-resistente Anämie.

Operationen beim sHPT:
Subtotale Parathyreoidektomie (hohe Rezidivrate), totale Parathyreoidektomie mit simultaner Autotransplantation (Goldstandard), totale Parathyreoidektomie ohne Autotransplantation (nur in Ausnahmefällen)

Totale Parathyreoidektomie mit Autotransplantation von 20 Epithelkörperchenfragmenten mit einer Größe von 1 mm^3 in die Muskulatur eines Unterarmes **Prognose.** Bei schwerer renaler Osteopathie ist der Kalziumbedarf des Knochens so stark, dass eine Substitutionstherapie gelegentlich parenteral, generell jedoch oral >3 Monate, oft bis zu 1 Jahr, fortgesetzt werden muss.

Bei je 5 % der Patienten ist mit einem Versagen des Autotransplantates bzw. langfristig mit einem vom Autotransplantat ausgehenden Rezidiv des sekundären Hyperparathyreoidismus zu rechnen. In diesem Fall ist eine Resektion des dann gewachsenen, meist palpablen oder sonographisch darstellbaren Gewebes im Unterarmbereich in Lokalanästhesie angezeigt.

7.4 Brustdrüse

D. Oertli, F. Harder

7.4.1 Anatomie

Drüsenkörper

Die Brustdrüse besteht aus 15–20 Drüsenlappen, die aus Drüsenläppchen (= Lobuli) bestehen, deren Einheit sich aus 10–100 Endsprossen (Azini) zusammensetzt (◘ Abb. 7.7). Diese münden über intralobuläre Gänge in ein terminales Gangsegment, das das Drüsenläppchen (Lobulus) an den Milchgang des Drüsenlappens anschließt.

Die Milchgänge erweitern sich unterhalb der erektilen Brustwarze zu den Milchsinus. Die einzelnen Drüsenlappen sind makroskopisch schwer auseinander zu halten. Das feine Bindegewebe zwischen den Drüsenlappen strahlt in die Cooper-Bänder aus, über die die Drüse an Haut und Pektoralismuskulatur aufgehängt ist.

Lymphabfluss

Die Lymphe fließt vorwiegend über die axillären und auch über die parasternalen Lymphknoten ab. Die axil-

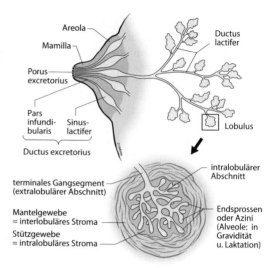

◘ **Abb. 7.7.** Gangstrukturen, Drüsenläppchen und Azini der weiblichen Brust (nach Bässler R 1978. Pathologie der Brustdrüse. Springer, Berlin Heidelberg New York)

lären Lymphknoten werden in 3 Gruppen eingeteilt (◘ Abb. 7.8):
- Level I: kaudal der Sehne des M. pectoralis minor
- Level II: überdeckt vom M. pectoralis minor
- Level III: kranial des Oberrandes des M. pectoralis minor

Fehlanlagen
- **Amastie:** Die Brustdrüsenanlage fehlt vollständig oder ist hypoplastisch
- **Athelie:** Fehlen der Brustwarze
- **Polythelie und Polymastie:** Vorliegen multipler Brustwarzen (Milchleiste) oder überzähliger Brustdrüsen
- **Dysthelie:** Spaltwarze, Flachwarze

Eine gewisse Asymmetrie beider Mammae ist die Regel. Schwere Asymmetrien können durch Augmentations- bzw. Reduktionsmammaplastiken angeglichen werden.

7.4.2 Wachstumsstörungen

Bei Knaben und Mädchen ist die Brustanlage bis zur Pubertät identisch. Um das 10. Lebensjahr beginnt eine progressive Größenzunahme, häufig asymmetrisch. Eine massive Hypertrophie in der Pubertät kann infolge Schmerzhaftigkeit und statischer Störungen äußerst selten eine plastische Korrektur erfordern.

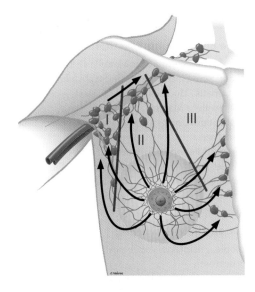

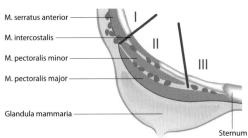

M. serratus anterior

M. intercostalis

M. pectoralis minor

M. pectoralis major

Glandula mammaria

Sternum

◘ Abb. 7.8. Die axillären Lymphknotengruppen I, II und III lateral des M. pectoralis minor, bedeckt von diesem bzw. medial davon (nach Monaghan JM 1995. Mammaoperationen

❶ Cave
In der Pubertät darf der entstehende Drüsenkörper (»Knotenbildung«!) nicht biopsiert werden, da dadurch Asymmetrien ausgelöst werden können.

Gynäkomastie

Definition. Vergrößerung der Brustdrüse beim Mann
Epidemiologie. Häufigkeitsgipfel in der Pubertät sowie im 7. Lebensjahrzehnt
Symptomatik. Brustvergrößerung, ggf. mit Sekretion
Ätiologie. Östrogenüberschuss, Gonadenunterfunktion, Klinefelter-Syndrom, Medikamente (Spironolacton, Isoniazid, Digitalis, trizyklische Antidepressiva, Reserpin, Gonadotropine, Steroide), Leberzirrhose, Hodentumoren, Nebennierentumoren und Östrogenbehandlung beim Prostatakarzinom
Diagnostik. Medikamentenanamnese, ggf. Biopsie oder Exzision

7.4.3 Veränderungen von Brustwarze und Warzenhof

Galaktorrhö

Definition. Milchsekretion außerhalb der Schwangerschaft und der normalen Laktationsphase
Ätiologie. Mechanischer Reize, Menarche, Menopause, Prolaktin-produzierender Tumor, Medikamente, Niereninsuffizienz, Herpes zoster, Thoraxtrauma, Verbrennungen, Papillom

Duktektasie

Definition. Milchgangserweiterung
Symptomatik. Produktion eines dicken, gräulich-rahmigen Sekrets (ggf. bluttingiert)
Diagnostik. Mammographie (grobschollige Verkalkungen in dilatierten Milchgängen)

Milchgangspapillom

Epidemiologie. Frauen mittleren Alters
Pathologie. Meist gutartige, solitäre Papillome, vorwiegend retro- oder periareolär in den großen Milchausführungsgängen
Symptomatik. Seröse, wässrige, serös-blutige oder blutige Sekretion aus der Brustwarze
Therapie. Exzision des Papilloms mit dem umliegenden Gewebe

Karzinom

Sowohl das duktale In-situ-Karzinom (DCIS) als auch invasive Karzinome können mit meist blutiger Sekretion verbunden sein.

7.4.4 Veränderungen der Brust im frühen Erwachsenenalter

Fibroadenom

Epidemiologie. 13 % aller palpablen Befunde entfallen auf Fibroadenome. Bei Frauen bis zum 20. Lebensjahr 60 % aller Palpationsbefunde
Pathologie. Das Fibroadenom ist derb, gut abgrenzbar, nicht schmerzhaft und gewöhnlich bei jungen Frauen zu finden. Seine Größe variiert nicht mit der Zyklusphase. 10 % der Fälle sind multipel.
Symptomatik. Tastbarer Knoten, 2–3 cm groß und mobil
Einteilung. Riesenfibroadenome ab 5 cm Durchmesser

7

Phylloidestumoren

Separate Gruppe der Fibroadenome
Epidemiologie. Frauen zwischen dem 35. und 50. Lebensjahr
Pathologie. Zellatypien und Pleomorphismus
Therapie. Exzision mit Sicherheitsabstand von 1 cm, evtl. Quadrantenresektion
Prognose. Rezidivrate von 25 % innerhalb von 10 Jahren. Axilläre Metastasen sind eine Rarität.

Zystenbildung

10 % aller Frauen, etwa 15 % aller scharf begrenzten Knotenbildungen. Am häufigsten sind Zysten in der Perimenopause. Diagnostik mittels Ultraschalluntersuchung

Sklerose

Fehlentwicklung der bindegewebigen Involution, Diagnostik mittels Mammographie, ggf. Biopsie

Duktektasie

Subareoläre Gangdilatation mit Knotenbildung und Sekretion. Chirurgische Korrektur bei störender Sekretion

Mastalgie
Zyklische Mastalgie

Definition. Hormonabhängige zyklische Brustschmerzen
Epidemiologie. Prämenopause, am häufigsten im 3. Lebensjahrzehnt
Ätiologie. Prostaglandin-E1-Mangel, verstärkte Prolaktinwirkung
Lokalisation. Oberer äußerer Quadrant
Symptomatik. Sehr berührungsempfindliche Mammae
Therapie. In 80 % keine Behandlung erforderlich, medikamentöse Therapie mit Progesteron, Danazol, Primel

Nicht zyklische Mastalgie

Definition. Zyklusunabhängige Brustschmerzen
Epidemiologie. Prä- und Postmenopause, häufiger chronisch
Ätiologie. Schmerz kommt von der Muskulatur und dem Skelettsystem, Schmerzen im Bereich der Knorpel-Knochen-Grenze des Thorax (Tietze-Syndrom), zervikale und thorakale Spondylose, Gallensteine, exogene Östrogenzufuhr, thorakales Outlet-Syndrom
Lokalisation. Einseitig und weniger typisch im oberen äußeren Quadranten
Therapie. Wie bei der zyklischen Mastalgie, gut sitzender Büstenhalter, antiphlogistische Medikamente

7.4.5 Entzündliche Erkrankungen

Eitrige Entzündung: Mastitis

Ätiologie. Verletzungen der Mamille als Komplikation der Laktation. Eintrittspforte für Staphylokokken
Symptomatik. Hochschmerzhafte, stark gerötete und angeschwollene Mamma
Komplikation. Übergang einer Mastitis in einen Brustdrüsenabszess
Differenzialdiagnose. Karzinom
Therapie. Antibiotikagabe, sorgfältige Wundpflege, Pumpen oder Auspressen, der Säugling wird auf der kontralateralen Seite ernährt. Bei Abszessbildung ggf. Punktion oder Drainage

Nicht eitrige Entzündung

Ätiologie. Pilzinfekte, sterile posttraumatische Fettgewebsnekrosen
Epidemiologie. Sehr selten
Diagnostik. Feinnadelbiopsie 6–8 Wochen nach Interpretation eines Knotens als Fettgewebsnekrose, ggf. Mammographie
Therapie. Exzision, falls keine Rückbildung

7.4.6 Mammakarzinom

Epidemiologie. Häufigster maligner Tumor der Frau (18 % aller Malignome). 9 % aller Frauen entwickeln in ihrem Leben ein Mammakarzinom. Risiko des kontralateralen metachronen Karzinoms 0,7 % pro Jahr
Risikofaktoren. Zunehmendes Alter, familiäre Belastung (v.a. Auftreten vor dem 35. Lebensjahr bei Mutter oder Schwester, besonders bei bilateraler Erkrankung), Nulliparität, vorausgegangenes Mammakarzinom der anderen Brust, einige gutartige Mammaerkrankungen (z.B. atypische Hyperplasie), sehr frühe Menarche (< 12. LJ), Strahlenexposition, Übergewicht bei älteren Frauen
Symptomatik. Tastbarer, eher derber, kaum verschiebbarer Knoten. Fortgeschrittene Tumoren mit Hauteinziehung, Plateau-Phänomen, Fixation an der Haut oder an der Unterlage, pathologische Sekretion aus der Mamille, Peau d‹orange als Ausdruck eines lokalen Hautödems infolge Lymphabflussstörung oder Exulzeration. Mamillenveränderungen, Fern- oder Axillametastasen
Prognose. Abhängig vom regionalen Lymphknotenbefall, von der Tumorgröße und vom Hormonrezeptorstatus (Östrogen- und Progesteronrezeptoren). Weniger wichtig sind Menopausenstatus, Alter und Gefäßinvasion. Papilläre, tubuläre, medulläre und andere seltene Karzinome haben eine deutlich bessere Prognose als die weniger differenzierten Karzinome.

> ❯ Jeder auffällige Palpationsbefund sollte zytologisch untersucht werden.

Pathologie

Einteilung des Mammakarzinoms

- Duktales Karzinom (90 %):
  - Invasives Karzinom (70 %)
  - Medulläres Karzinom (5 %)
  - Tubuläres/muzinöses/papilläres/kibriformes Karzinom 2 %
- Lobuläres Karzinom oder Mischformen
- Duktales Carcinoma in situ (DCIS; 5 %), beschränkt sich auf die Basalmembran
- Lobuläres Carcinoma in situ (LCIS): niedrigeres malignes Potenzial
- Erysipeloides Mammakarzinom (= inflammatorisches Karzinom; 1 %): rasche Ausbreitung über das Lymphsystem
- Paget-Karzinom (= Milchgangskarzinom; 1–2 %)
- Sarkom, Lymphom (< 1 %)

Tumorausbreitung

- Relativ langsam wachsender Tumor
- Lokale Infiltration von Haut (Einziehung, Exulzeration) und Pektoralismuskulatur bei fortgeschrittenem Mammakarzinom
- Lymphknotenmetastasen:
  - Befall der axillären, interpektoralen und höher liegenden lateralen Stationen bei Tumoren der äußeren Quadranten (ca. 50 % der Fälle)
  - Befall der parasternalen Lymphknoten entlang der A. mammaria interna bei Tumoren der inneren Quadranten
- **Fernmetastasen:** v.a. in Lunge, Skelett (Becken, Wirbelsäule, Femur, Schädelkalotte), Leber und Gehirn. Später Metastasen in fast allen viszeralen Organen möglich

> Direkte Korrelation zwischen der Tumorgröße und der Häufigkeit des Lymphknotenbefalls sowie Wahrscheinlichkeit von Fernmetastasen.

Stadieneinteilung

Die Einzelbefunde werden in Stadien zusammengefasst. Dabei entsprechen T0 und T1N0 dem Stadium I und T0–T2 mit N1 dem Stadium II.

Diagnostik.

Genitalanamnese. Menarche, Zyklus, Geburten, Laktation, Hormonbehandlungen, Kontrazeptiva, letzte Menstruation (Menopause), frühere Brusterkrankungen und -behandlungen und eine detaillierte Beschreibung der Brustproblematik

Brustuntersuchung. Inspektion bei frei hängenden Armen. Beurteilung von Symmetrie in Form, Größe,

◻ Tab. 7.7. TNM-Klassifikation maligner Tumoren

TNM-Klasse		Tumorgröße
Tis		in situ
T1		≤ 2 cm
T1mi		≤ 0,1 cm
T1a		> 0,1 cm – 0,5 cm
T1b		> 0,5 cm – 1,0 cm
T1c		> 1,0 cm – 2,0 cm
T2		> 2 cm – 5 cm
T3		> 5 cm
T4		Brustwand/Hautulzerationen, Hauttumorknoten
T4a		Brustwand
T4b		Hautulzeration, Satellitenhautknötchen
T4c		T4a und T4b zusammen
T4d		Inflammatorisches Karzinom
N1		Bewegliche Axillarknoten
	pN1mi	Mikrometastasen von 0,2 mm – 2 mm
	pN1a	1–3 axilläre Lymphknoten
	pN1b	Mikrometastasen durch Sentinel-Lymphknotenbiopsie
	pN1c	1–3 axilläre Lymphknoten durch Sentinel-Lymphknotenbiopsie
N2a		4–9 axilläre Lymphknoten
N2b		Mammaria-Lymphknoten klinisch entdeckt
N3a		> 10 axilläre Lymphknoten
N3b		Mammaria-Lymphknoten klinisch entdeckt oder mehr als 3 axilläre Lymphknoten
N3c		supraklavikuläre Lymphknoten

Farbe, Oberflächenbeschaffenheit von Brust, Warzenhof und Mamille. Palpation der Brust, der Axilla/Supraklavikulargrube (Lymphknoten) im Liegen und Sitzen. (Bis zu 30 % falsch positive oder falsch negative Ergebnisse bei der klinischen Untersuchung.)

Mammographie. Weichteiluntersuchung der Brust in zwei Ebenen. Abklärung unklarer Palpationsbefunde der Brust oder Axilla sowie bei Hautveränderungen. Zeigt feinste zentrale, suspekte Mikrokalzifikationen (◻ Abb. 7.9)

Sonographie. Nebenwirkungsfrei und beliebig wiederholbar. Bei jungen Frauen mit dichtem Drüsenparenchym (Unterscheidung zwischen Zysten, Fibroadenom, Abszess, insbesondere in der Schwangerschaft). Mikroverkalkungen können nicht dargestellt werden. Sonographische Platzierung von Lokalisationsdrähten

Stereotaktische Biopsie. Chirurgische Exzisionsbiopsie nach Lokalisationsmammographie (feiner Metalldraht mit Widerhaken im suspekten Knoten)

Feinnadelbiopsie. Stanzbiopsie oder Exzisionsbiopsie

7

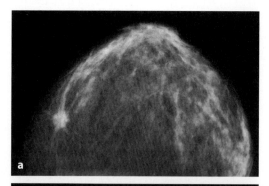

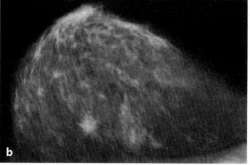

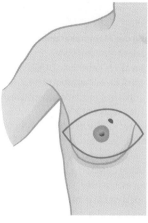

■ **Abb. 7.10.** Schnittführung bei der modifiziert radikalen Mastektomie (Entfernung der gesamten Drüse, Bildung großer Hautlappen, Belassen von M. pectoralis major, meist auch minor, Axilladissektion in der Regel der Lymphknotenstationen I und II)

■ **Abb. 7.9.** Präoperative Mammographien der rechten Brust. **a** Kraniokaudaler Strahlengang, **b** mediolateraler Strahlengang: Karzinom im unteren äußeren Quadranten rechts

Operationsverfahren bei Mammakarzinom
- Mastektomie ohne Rekonstruktion
- Mastektomie mit sofortiger oder später durchzuführender Rekonstruktion (Implantat)
- Brusterhaltene Verfahren mit Bestrahlung, Sentinel-Lymphknotenbiopsie, ggf. Axilladissektion (bei tumorbefallenem Sentinel-Lymphknoten)

Chirurgische Biopsie. Exzisionsbiopsie in einem Gewebeblock mit Markierung der Ränder für eine mögliche Nachresektion bei Karzinomnachweis (einzeitige gegenüber zweizeitige Nachresektion). *Eisgekühlter* Transport zur Bestimmung von Hormonrezeptoren, Ploidie, S-Phase-Fraktion, HER2/neu, Epithelial growth factor, Kathepsin-D etc.)

Therapie. Die chirurgische Behandlung ist die Therapie der Wahl bei Mammakarzinomen, sicher bis zum TNM-Stadium II. Bei Stadiengleichheit besteht im (krankheitsfreien) Überleben kein Unterschied zwischen Mastektomie und brusterhaltenden Verfahren. Die brusterhaltenden Verfahren weisen im Vergleich zur Mastektomie eine erhöhte Lokalrezidivrate auf, die bei korrekter Durchführung der Nachsorge und chirurgischer Behandlung eines so entdeckten ipsilateralen Brustrezidivs ohne Einwirkung auf das Gesamtüberleben bleibt (■ Abb. 7.10).

Mastektomie

Modifiziert radikale Mastektomie. (Häufigste Form) Entfernung der ganzen Brustdrüse mit der sie bedeckenden Haut und Brustwarze inkl. der darunter liegenden Faszie des M. pectoralis major unter deutlicher Hautlappenbildung nach kranial und kaudal

Radikale Mastektomie nach Halsted. (Verstümmelnde OP-Technik) Weitere Umschneidung der Brust. Ausgedehnte Mobilisation und weitgehende Entfettung der belassenen Hautlappen, Entfernung der Mm. pectoralis major und minor sowie ausgedehnte Ausräumung der Axilla unter Einbezug der Lymphknotengruppe III

Hautsparende Mastektomie. (Skin-sparing-Mastektomie) Schont den gesamten Hautmantel der Brust. Durch perioareoläre Inzision werden Nippel-Areola-Komplex und das gesamte Brustdrüsengewebe reseziert. Der Volumendefekt wird in der Regel in gleicher

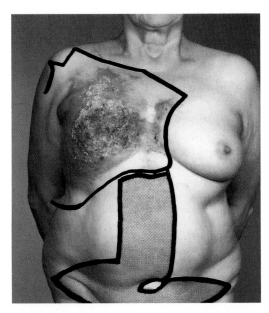

◻ Abb. 7.11. Aufnahme vor Mastektomie und Axillarevision rechts. Der große Gewebsdefekt wird plastisch-chirurgisch mit einem Ankerlappen (Kombination aus TRAM- und VRAM-Flaps) gedeckt

operativer Sitzung durch myokutane Lappenplastik wiederhergestellt.

Komplikationen. Wundinfekt, verlängerte Wundsekretion nach Axilladissektion mit Serombildung, ggf. Ausbildung eines Lymphödems des Armes

Brusterhaltende Behandlung. Wegen optimaler chirurgischer Durchführung, postoperativer Radiotherapie sowie Nachsorge mit befriedigenderem kosmetischen Ergebnis komplexer als die Mastektomie

Indikation. Mammakarzinom (maximale Größe von 3–4 cm) ohne Einbezug der umliegenden Strukturen

Kontraindikation. Multizentrizität eines Tumors mit diffuser Ausbreitung im Drüsenkörper, exulzeriertes Mammakarzinom, inflammatorisches Karzinom, vorangegangene Radiotherapie im Bereich der erkrankten Brust oder Ablehnung sowie Unmöglichkeit einer Radiotherapie und Fehlen eines interdisziplinären Teams mit entsprechender Erfahrung

Vorgehen. Lokale Tumorexzision mit gesunden Schnitträndern und nachfolgende Radiotherapie der Brust ohne Axillabestrahlung

Zusätzliche Behandlung.
- Strahlentherapie bei allen Tumorexzisionen beim Mammakarzinom
- Systemische Chemotherapie bei allen nodal positiven Patientinnen in der Prämenopause; bei nodal

negativen prämenopausalen Hochrisikopatientinnen (Differenzierungsgrad, Rezeptorstatus, HER2/neu-Expression, S-Phase-Fraktion, Ploidie, Kathepsin D und andere Faktoren) 6 Zyklen CMF, einer Kombination von Cyclophosphamid, Methotrexat und 5-Fluorouracil
- Östrogenantagonisten (Tamoxifen) bei postmenopausalen Patientinnen (Dauer der Therapie: 5 Jahre)

Therapie der Axilla. Nodaler Status ist wichtigster prognostischer Faktor beim Mammakarzinom. Er ist richtungsweisend für adjuvante, lokale und systemische Maßnahmen.

Konzept der Sentinel-Lymphknotenbiopsie (Wächterlymphknoten)

Der Sentinel Node ist der hauptdrainierende Lymphknoten einer Organeinheit. Lymphogen metastasierte Tumorzellen siedeln sich deshalb zuerst im Sentinel Node an, bevor sie sekundäre und tertiäre Stationen befallen:
- Erweist sich der axilläre Sentinel-Lymphknoten beim Mammakarzinom intraoperativ als tumorfrei, so ist anzunehmen, dass die übrigen axillären Lymphknoten ebenfalls gesund sind. Somit ist das axilläre Staging abgeschlossen.
- Beim Nachweis von Mammakarzinomzellen im Sentinel-Lymphknoten erfolgt die Lymphknotendissektion der Axilla (Levels I und II)
- Kann der Sentinel-Lymphknoten nicht gefunden werden, erfolgt die Axilladissektion

Axilladissektion. Chirurgische Entfernung der axillären Lymphknoten im Level I und II unter Schonung der neurovaskulären Strukturen zur Prophylaxe eines axillären Tumorrezidivs bei positiven axillären Lymphknoten. Komplikationen sind Nervenverletzungen mit Sensibilitätsstörungen, eine Muskelatrophie des M. pectoralis und ein Lymphödem, insbesondere in Kombination mit der Strahlentherapie (30–50 %).

Therapeutische Sonderformen des Mammakarzinoms

Mammakarzinom bei alten Patientinnen

Chirurgische Exzision und Tamoxifentherapie

Mammakarzinom und Schwangerschaft

Zeitpunkt der Diagnosestellung während der Schwangerschaft ist entscheidend:
- Erstes Trimenon und mittleres Trimenon: Amputation mit Axilladissektion oder Schwangerschaftsabbruch
- Drittes Trimenon: gesamte therapeutische Palette verfügbar

Lokal fortgeschrittenes Mammakarzinom, inflammatorisches Karzinom

- Neoadjuvante Chemotherapie zur lokalen Tumorreduktion und gleichzeitigen Behandlung zu erwartender Fernmetastasen
- Radikale oder modifiziert radikale Mastektomie, häufig kombiniert mit plastischer Deckung
- Weitere systemische Behandlung oder eine lokale Bestrahlung

Mammakarzinom beim Mann

Epidemiologie. 1 % aller Mammakarzinome. Häufigkeitsgipfel im 7. Jahrzehnt
Pathologie. In der Regel duktale Karzinome. Häufig Östrogenrezeptor-positiv
Symptomatik. Palpabler Knoten, axilläre Lymphknoten oder blutige Sekretion aus der Mamille. Infiltration von Haut und Muskulatur
Therapie. Amputation der Brust und Axilladissektion wie bei der Frau
Prognose. 5-Jahres-Überleben ca. 50 %

Lokalrezidiv

Das Brustwandrezidiv nach Mastektomie hat eine ungünstigere Prognose als das Brustrezidiv in der erhaltenen Brust (5-Jahres-Überlebensrate nach Erkennen des Lokalrezidivs ca. 60 %). Therapieoptionen:
- Lokale chirurgische Resektion im Gesunden, ggf. mit Brustwandteilresektion
- Zusätzliche Strahlentherapie und Chemotherapie

Metastasiertes Mammakarzinom

Die Fernmetastasen betreffen in erster Linie das Skelett, die Lunge, die Leber und das Gehirn.
- Knochenmetastasen: Stabilisierung frakturgefährdeter Metastasen im tragenden Skelett (Wirbelsäule, Hüftbereich: Nicht frakturgefährdete ossäre Lokalisationen werden bestrahlt oder mit Chemo- oder Hormontherapie behandelt.
- Leber- oder Lungemetastasen (isoliert): Chirurgische Metastasenresektion in Kombination mit Chemotherapie
- Hirnmetastasen: Bestrahlung

Mammarekonstruktion

Die Rekonstruktion erfolgt häufig gleichzeitig mit der Amputation. Zur Verfügung stehen:
- Implantatrekonstruktionen mit subkutaner Platzierung von Implantaten unterhalb des M. pectoralis
- Gestielte myokutane Lappen mit dem Latissimus-dorsi-Lappen oder dem transversen Rektus-abdominis-Myokutanlappen (Tram-Flap)

7.5 Speiseröhre

J. R. Siewert, H. J. Stein

7.5.1 Divertikel

Traktionsdivertikel

Definition. Ausbuchtung der gesamten Ösophaguswand
Pathogenese. Durch Zug von außen oder auf dem Boden embryonaler Fehlentwicklungen. Als parabronchiale Divertikel bei unvollkommener Trennung der Luft- und Speiseröhre durch sekundäre Zugwirkung durch die persistierende fibröse Gewebebrücke zwischen beiden Organen
Symptomatik. Meist asymptomatisch
Diagnostik. Röntgenbreischluck
Therapie. Nur in Ausnahmefällen therapiebedürftig

Pulsionsdivertikel

Definition. Ausbuchtung der Ösophagusschleimhaut (»Schleimhauthernie«)
Ätiologie. Folge eines erhöhten intraluminalen Druckes mit Prolaps durch ein muskelschwaches Areal der Speiseröhrenwand

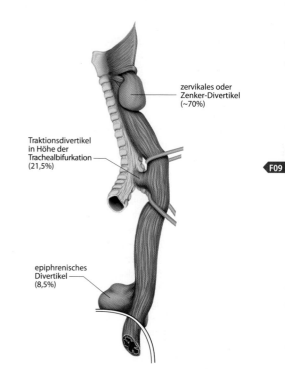

zervikales oder Zenker-Divertikel (~70%)

Traktionsdivertikel in Höhe der Trachealbifurkation (21,5%)

F09

epiphrenisches Divertikel (8,5%)

◻ Abb. 7.12. Typische Lokalisation der Ösophagusdivertikel und ihre Häufigkeitsverteilung

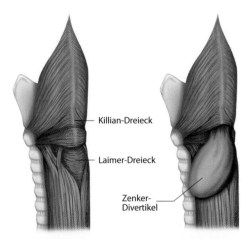

— Killian-Dreieck

— Laimer-Dreieck

Zenker-Divertikel

◘ Abb. 7.13. Anatomie und typische Lokalisation des Zenker-Divertikels

Lokalisation. Proximal des oberen und unteren Ösophagussphinkters

Einteilung. Hypopharynxdivertikel (Zenker-Divertikel): Lokalisation immer an der Hinterwand des Pharynx im Bereich der **Kilian-Muskellücke** oberhalb der Fasern des M. cricopharyngeus. Ursache ist eine Funktionsstörung des oberen Ösophagussphinkters (◘ Abb. 7.13). Zenker-Divertikel werden entsprechend der Größe nach Brombard I-IV eingeteilt.

Epiphrenisches Divertikel: Es entsteht im distalen Viertel der Speiseröhre (bis zu 10 cm oral der Kardia) und ist ebenfalls Folge eines erhöhten intraluminalen Drucks oral des unteren Ösophagussphinkters. Ursache ist eine chronische Funktionsstörung des unteren Ösophagussphinkters.

Symptomatik. Hypopharynxdivertikel (Zenker-Divertikel): Dysphagie, Regurgitation unverdauter Nahrung, gurgelndes Geräusch beim Schlucken, Globusgefühl und, seltener, eine rezidivierende Aspiration

Epiphrenisches Divertikel: Regurgitation, Dysphagie und/oder retrosternale Schmerzen. Diese Symptome sind häufig Ausdruck der zugrunde liegenden Motilitätsstörung und nicht des Divertikels.

Diagnostik.
- Hypopharynxdivertikel (Zenker-Divertikel): Röntgenbreischluck
- Epiphrenisches Divertikel: Röntgenbreischluck und Manometrie

Therapie. Hypopharynxdivertikel (Zenker-Divertikel): Abtragung des Divertikels (Divertikulektomie; ◘ Abb. 7.14) oder Fixierung nach oral (Divertikulopexie) immer in Verbindung mit einer zervikalen Myotomie (Ursache: Funktionsstörung des oberen Ösophagussphinkters). Alternativ transorale endoluminale Spaltung der Schwelle

Epiphrenisches Divertikel: Abtragung durch linksseitige Thorakotomie unter Mitbehandlung der Funktionsstörung des unteren Ösophagussphinkters (extramuköse Myotomie)

Funktionelle Divertikel

Definition. Passager auftretende Ausbuchtung der Ösophaguswand

Ätiologie. Beispielsweise im Rahmen eines diffusen Spasmus

7.5.2 Verletzungen

Verätzung durch Säuren und Laugen

Definition. Reversible oder irreversible Veränderung des Kolloidzustandes von Gewebe des Gastrointestinaltraktes durch Verschlucken von Säuren oder Laugen

Pathologie. Säureeinwirkung auf lebendes Gewebe bewirkt eine Koagulationsnekrose, d.h. eine Schorfbildung, die zunächst einen gewissen Schutz gegen eine

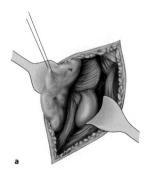
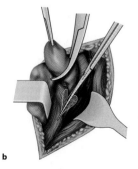
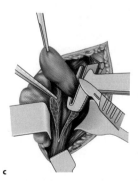

a   b   c

◘ Abb. 7.14. Therapie des Hypopharynxdivertikels durch zervikale Myotomie und Divertikelabtragung

weitere Penetration der chemischen Substanz darstellt. **Laugenverätzungen** führen zur Kolliquationsnekrose, d.h. zu einer Verflüssigung des Gewebes, die eine weitere Penetration der chemischen Substanz in die Organwand begünstigt. Laugenverätzungen sind gefährlicher.

Abheilung einer Verätzung:
- Akutes Initialstadium: Nekrosephase, bis zum 4. Tag
- Folgestadium: Granulationsphase bis 4. Woche
- Spätstadium: Vernarbungsphase bis 4. Monat

Klassifikation der Ösophagusverätzungen
- Verätzung I. Grades: oberflächliche Schädigung der Mukosa mit isolierten kleinen Schleimhautdefekten und toxischem bzw. entzündlichem Schleimhautödem
- Verätzung II. Grades: Zerstörung der Mukosa, Submukosa und Muskularis sind partiell geschädigt. Endoskopisch finden sich Ulzerationen und Blutungen; Narbenbildung
- Verätzung III. Grades: vollständige Nekrose aller Organwandschichten. Keine restitutio ad integrum. Durch Nekrosen Strikturbildung oder Wandperforation mit Mediastinitis möglich

---

Diagnostik. Fremdanamnese, toxikologische Analyse des Asservats, Röntgendarstellung der Speiseröhre mittels wasserlöslichem Kontrastmittel, Endoskopie (Schleimhautreizung, Ödem, Schleimhautnekrose, Blutung, Ulzeration etc.)

❶ **Cave**
Eine Magenspülung ist ebenso wie die Gabe von Emetika kontraindiziert.

Therapie.
Leichte Verätzungen. Leichte Verätzungen heilen innerhalb von 8–14 Tagen aus. Eine spezifische Therapie ist nicht erforderlich.

(Primär) schwere Verätzungen
- Schocktherapie mit Volumenersatz
- Frühzeitige Intubation und Beatmung
- Ausgleich von metabolischer Azidose und Gerinnungsstörungen
- Platzierung einer nasogastralen Sonde
- Kortisontherapie: hoch dosiert über 6–12 Wochen
- Antibiotikatherapie: zur Prophylaxe und Therapie einer Durchwanderungsmediastinitis
- Transmediastinale Ösophagektomie mit sekundärer Rekonstruktion bei schwerster Verätzung

(Sekundär) schwere Verätzungen
- Frühbougierung in 2- bis 4-tägigen Abständen zwischen 6. und 12. Tag über eine Führungssonde
- Dauerbougierung bei hochgradigen Stenosen
- Speiseröhrenersatz (Koloninterposition) mit Ösophagektomie (Verätzungsstriktur = Präkanzerose)

Ösophagusruptur (Boerhaave-Syndrom)

Definition. Meist traumatisch bedingte, großflächige Wandberstung der Speiseröhre am Ort des geringsten Widerstandes
Epidemiologie. Ruptur in 95–98 % der Fälle des subdiaphragmalen Ösophagus, und zwar links dorsolateral. Das männliche Geschlecht ist bevorzugt.
Ätiologie. Spontanruptur des Ösophagus (postemetogen), sog. Boerhaave-Syndrom; traumatische Ösophagusruptur (z.B. Barotrauma)
Pathologie. Schlitzartige Wanddefekte unterschiedlicher Länge, ohne Zeichen abgelaufener pathologischer Veränderungen
Symptomatik. Akut und dramatische Trias aus explosionsartigem Erbrechen, plötzlichem retrosternalen Vernichtungsschmerz und Mediastinalemphysem. Allgemeinsymptome mit Dyspnoe, Zyanose und späterem Kreislaufzusammenbruch. Entwicklung von Pneumothorax, Pleuraerguss und Mediastinitis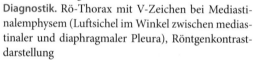
Diagnostik. Rö-Thorax mit V-Zeichen bei Mediastinalemphysem (Luftsichel im Winkel zwischen mediastinaler und diaphragmaler Pleura), Röntgenkontrastdarstellung
Therapie. Primärverschluss der Rupturstelle mit nachfolgender Deckung, z.B. durch einen gestielten Zwerchfelllappen, besser durch eine Fundoplastik. Bei ausgedehnter Ruptur oder verspäteter Diagnose u.U. Ösophagektomie erforderlich
Prognose. Letalität der unbehandelten Boerhaave-Ruptur ca. 100 %. Bei Operation innerhalb der ersten 24 h Letalität unter 5 %.

Ösophagusperforation

Definition. Primäre, meist traumatisch bedingte, umschriebene Durchbohrung oder Durchspießung aller Wandschichten infolge lokaler Gewalteinwirkung
Epidemiologie. Fünfmal so häufig wie Rupturen. 80 % der Ösophagusperforationen entstehen durch Instrumenteneinwirkung, 8 % durch Fremdkörper, 5 % durch Stich- und Schussverletzungen und weitere 5 % im Rahmen schwerer Thoraxtraumen (bis hin zur Ruptur)
Ätiologie. Instrumentelle Ösophagusperforationen (Dilatationen und Bougierungen), traumatische Ösophagusperforation (durch Fremdkörper, durch externe Gewalt) und Sonderformen (sog. sekundäre Perforationen durch Druckläsionen, Ulkusperforation, Tumorperforation)

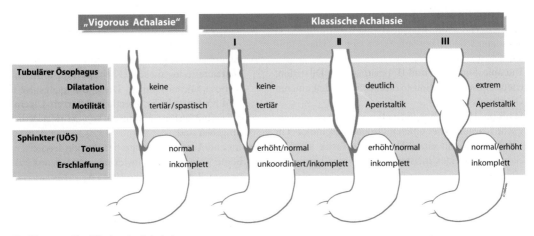

	„Vigorous Achalasie"	Klassische Achalasie		
		I	II	III
Tubulärer Ösophagus				
Dilatation	keine	keine	deutlich	extrem
Motilität	tertiär/spastisch	tertiär	Aperistaltik	Aperistaltik
Sphinkter (UÖS)				
Tonus	normal	erhöht/normal	erhöht/normal	normal/erhöht
Erschlaffung	inkomplett	unkoordiniert/inkomplett	inkomplett	inkomplett

□ **Abb. 7.15.** Klassifikation der Achalasie

Symptomatik. Temperaturerhöhung mit Leukozytose, Mediastinalemphysem, Hautemphysem, eitrig-phlegmonöse Mediastinitis bzw. Pleuraempyem

Diagnostik. Röntgendarstellung der Speiseröhre mit wasserlöslichem Kontrastmittel (z.B. Gastrografin)

Therapie.

- Instrumentelle Perforation: konservative Therapie mit antibiotischer Abschirmung, Nulldiät und parenteraler Ernährung
- Ausgedehnte Perforation: Operation innerhalb der ersten 24 h. Naht der Perforation und Deckung durch einen Pleuralappen, im distalen Bereich Fundoplastik

7.5.3 Primäre Motilitätsstörungen

Achalasie

Definition. Neuromuskuläre Erkrankung der glatten Ösophagusmuskulatur mit fehlender Peristaltik in der tubulären Speiseröhre und fehlender oder inkompletter schluckreflektorischer Erschlaffung des unteren Ösophagussphinkters

Epidemiologie. Spätes Erkrankungsalter (20.–40. Lebensjahr)

Ätiologie. Unklar. Ausfall intramuraler Ganglienzellen?

Einteilung. (□ Abb. 7.15)

- Stadium I: keine Dilatation der tubulären Speiseröhre
- Stadium II: deutliche Dilatation
- Stadium III: extreme Dilatation
- Sonderform hypermotile Achalasie (»vigorous achalasia«): hypertone, ausschließlich simultane Kontraktionen der tubulären Speiseröhre

Symptomatik. Dysphagie. Bei Dilatation der Speiseröhre Regurgitation von Speichel und Nahrungsresten. Nur langsamer Gewichtsverlust durch Adaptation an die Schluckbehinderung. Kachexie ist ungewöhnlich

Diagnostik.

- Röntgenkontrastschluck: Speiseröhrendilatation mit Flüssigkeitsspiegel (□ Abb. 7.16), fehlende Luftblase im Magenfundus, fehlende propulsive Peristaltik, Einengung des gastroösophagealen Überganges
- Manometrie: Erfassung der Motilität im Bereich der Speiseröhre und des unteren Ösophagussphinkters
- Endoskopie: Biopsie zum Malignitätsausschluss

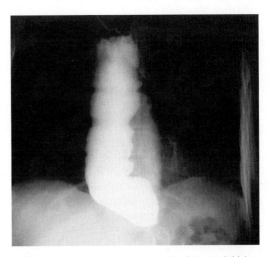

□ **Abb. 7.16.** Typisches radiologisches Erscheinungsbild der Achalasie

Differenzialdiagnose. Pseudoachalasie, z.B. durch ein Kardiakarzinom, das durch submuköse Infiltration des unteren Ösophagussphinkters eine Achalasie imitiert.

Therapie. Stadium I und II: pneumatische Dilatation, endoskopische Botulinustoxininjektion in den unteren Ösophagussphinkter

Stadium III und bei Patienten < 30 Jahre: chirurgische Myotomie des unteren Ösophagussphinkters in Kombination mit einer Thal-Fundoplastik zur Deckung des Defektes, meist minimal invasiv (laparoskopisch)

Prognose. Bei pneumatischer Dilatation Rezidivrate von 60 % mit erneuten Dilatationen bei Dysphagie. Myotomie führt in ca. 90 % zu einer dauerhaften Verbesserung der Symptomatik.

7.5.4 Refluxkrankheit

Epidemiologie. Häufigste gutartige Erkrankung des oberen Gastrointestinaltraktes

Pathogenese. Primäre Refluxkrankheit: Folge eines pathologischen gastroösophagealen Refluxes bei Inkompetenz des unteren Ösophagussphinkters, der zu einem Zeitpunkt außerhalb eines Schluckaktes erschlafft und einen gastroösophagealen Reflux zulässt. Der intraabdominelle Druck überwindet den myogenen Sphinkterdruck.

Sekundäre Refluxkrankheit: Reflux infolge einer organischen Erkrankung von Kardia, Speiseröhre und/ oder Magen bzw. nach Eingriffen an diesen Organen, z.B. bei Sklerodermie (bindegewebiger Umbau der Muskulatur des Ösophagus), nach Kardiaresektion oder nach Myotomie

Symptomatik. Ösophagitis und/oder subjektive ösophageale Symptome

> Es besteht kein kausaler Zusammenhang zwischen der axialen Hiatushernie und der Entwicklung der primären Refluxkrankheit. Allerdings kann die gleichzeitige Insuffizienz des unteren Ösophagussphinkters die Refluxkrankheit ungünstig beeinflussen.

Refluxösophagitis und Endobrachyösophagus (Barrett-Ösophagus)

[H07] **Pathologie** (�‌ Abb. 7.17). Die Refluxösophagitis ist eine Folge des pathologischen Refluxes, der zu Epitheldefekten, Erosionen, linearen Nekrosen und Ulzera führt.

- Barrett-Ösophagus oder Endobrachyösophagus: durch Abheilung von Epitheldefekten mit Ersatz des zugrunde gegangenen Plattenepithels durch Zylinderepithel

- Short-segment-Barrett-Ösophagus: kürzere Ausläufer einer Zylinderepithelmetaplasie im distalen Ösophagus mit spezialisiertem intestinalem Epithel
- An der Übergangszone zum Plattenepithel können Ulzera auftreten, die schließlich zu einer peptischen Stenose führen können. Diese Übergangsulzera sind häufiger als die eigentlichen **Barrett-Ulzera,** die definitionsgemäß ringsum von Zylinderepithel umgeben sind.
- Im Endobrachyösophagus besteht eine deutlich erhöhte Neigung zur Entwicklung von Adenokarzinomen. Entartungsrisiko 10–15 %

Der Schweregrad der Refluxösophagitis hängt ab von:
- der Kontaktzeit zwischen Regurgitat und Ösophagusschleimhaut (Quantität des Refluxes)
- Zusammensetzung des Regurgitats (Qualität des Refluxes), Gallesäuren verstärken die korrosive Wirkung)
- defensiven Faktoren der Ösophagusschleimhaut

Klassifikation.
- Stadium I: oberflächliche, nicht konfluierende Läsionen
- Stadium II: längs konfluierende Läsionen
- Stadium III: zirkulär konfluierende peptische Läsionen
- Stadium IV: Stenose, Ulkus (Komplikationen der Refluxkrankheit)

❶ Cave
Der Endobrachyösophagus ist eine Präkanzerose.

Symptomatik. Sodbrennen (klassisches Symptom) verstärkt durch Bücken, Liegen, Nahrungsaufnahme, Alkohol, Rauchen und Medikamente

Diagnostik.
- Endoskopie: Sicherung der Diagnose in Kombination mit Biopsien
- Langzeit-pH-Metrie: (24h.- pH-Metrie) Objektivierung eines pathologischen Refluxes [F07]
- Manometrie: Ausschluss von Funktionsstörungen der Speiseröhre
- Rö-Breischluck: Darstellung einer evtl. Hiatushernie

Therapie. Konservativ: (Standardtherapie) **Gewichtsreduktion**, Hochstellen des Kopfendes des Bettes, Vermeidung von Obstipation, **eiweißreiche**, fettarme Diät. [F07] **Protonenpumpeninhibitoren** (z.B. Omeprazol), ggf. [H07] Erhöhung der Dosis. Kontrollendoskopie in Abständen [H08] von 1–2 Jahren.

Chirurgische Therapie: Bei allen Patienten, die unter [F10] einer adäquaten konservativen Therapie nicht beschwerdefrei werden oder deren Refluxösophagitis [F07]

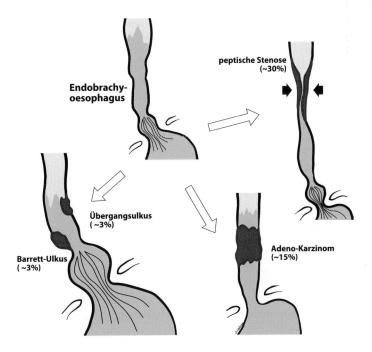

Abb. 7.17. Komplikationsmöglichkeiten des Endobrachyösophagus

nicht abheilt bzw. rezidiviert, wird die Indikation zur Fundoplikatio mit hinterer Hiatoplastik und Konstruktion einer Antirefluxbarriere am Mageneingang durch körpereigenes Material (**Abb. 7.18**) gestellt. Eine aus der Magenfundusvorderwand gebildete Falte wird locker um den terminalen Ösophagus herumgeschlungen und an der Vorderwand miteinander vernäht (laparoskopisch).

Prognose. Konservativ: Ausheilung in etwa 85–90 % in 3–6 Monaten. Falls keine Ausheilung erfolgt, Erhöhung der Dosis von PPI (fast 100 % Ausheilung). Rezidivgefahr von 50 % nach Absetzten der PPI. Zur Rezidivprophylaxe lebenslange Einnahme von PPI

Operativ: Die Fundoplikatio führt in über 90 % der Fälle zu einer effektiven und dauerhaften Refluxverhütung. Behinderung des Aufstoßens bzw. Verhinderung des Erbrechens und Ausbildung eines unangenehmen Blähungsgefühls im Oberbauch möglich (sog. »Gasbloat-Syndrom«)

7.5.5 Tumoren

Gutartige Tumoren

Definition. Geschwulst der Speiseröhre mit expansivem, aber nur verdrängendem Wachstum und ohne Metastasierung

Einteilung. Intramurale und intraluminale Tumoren

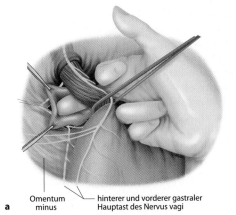

a   Omentum minus — hinterer und vorderer gastraler Hauptast des Nervus vagi

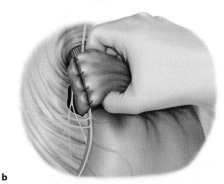

b

Abb. 7.18. Fundoplikatio

Pathologie. Leiomyome (77,4 %), Lipome und Fibrome (11,6 %), Hämangiome und neurogene Tumoren (selten)

Therapie. Indikation zur chirurgischen Therapie abhängig von der Dignität der Tumoren. Intraluminale Tumoren können oft endoskopisch entfernt werden, intramurale Tumoren dagegen nur chirurgisch (z.B. thorakoskopisch bei intramuralem Lipom)

Ösophaguskarzinom

Definition. Alle epithelialen malignen Neubildungen im Bereich der Speiseröhre unabhängig vom histologischen Typ

Pathologie. Plattenepithelkarzinome treten an der gesamten Speiseröhre auf, Adenokarzinome nur im Bereich der erworbenen Zylinderepithelmetaplasien (bevorzugt distaler Ösophagus).

Frühe lymphogene Metastasierung aufgrund der reichen submukösen lymphatischen Drainage. Bis zu 30 % der Patienten mit auf die Mukosa und Submukosa begrenzten Karzinomen und > 70 % der Patienten mit nicht wandüberschreitenden Tumoren weisen Lymphknotenmetastasen auf. Aufgrund des venösen Abflusses kommt es bei Tumoren der oberen Ösophagushälfte vor allem zu Lungenmetastasen, bei Tumoren der unteren Ösophagushälfte zu Lebermetastasen.

Klassifikation.

Plattenepithelkarzinome:
- Unterhalb der Trachealbifurkation (infrabifurkale Karzinome)
- Karzinome mit Bezug zur Trachealbifurkation oder Trachea oder suprabifurkale Karzinome (Carcinoma ad bifurcationem)
- Rein zervikale Karzinome

> Während Karzinome unterhalb der Trachealbifurkation in der Regel reseziert werden können, sind Karzinome auf Höhe der Trachealbifurkation und oberhalb davon aufgrund der engen Nachbarschaftsbeziehung zwischen Ösophagus und Trachea bzw. linkem Hauptbronchus häufig nicht mehr radikal resezierbar (◼ Abb. 7.19).

Adenokarzinome des gastroösophagealen Übergangs (AEG):
- AEG I = Tumormasse befindet sich im distalen Ösophagus (Barrett-Karzinom)
- AEG II= Tumormasse befindet sich auf Höhe der eigentlichen Kardia
- AEG III= Tumormasse befindet sich unterhalb der Kardia

TNM-Klassifikation ◼ Tab. 7.8

◼ **Tab. 7.8.** UICC-Klassifikation der Ösophaguskarzinome und Stadieneinteilung (UICC 2010)

T-Primärtumor

TX	Primärtumor kann nicht beurteilt werden
T0	Kein Anhalt für Primärtumor
Tis	Carcinoma in situ
T1a	Tumor infiltriert Lamina propria
T1b	Tumor infiltriert Submukosa
T2	Tumor infiltriert Muscularis propria
T3	Tumor infiltriert Adventitia
T4a	Tumor infiltriert Pleura, Parikard, Diaphragma
T4b	Tumor infiltriert Aorta, Trachea, Wirbelsäule

N-Regionäre Lymphknoten[a]

NX	Regionäre Lymphknoten nicht beurteilbar
N0	Keine Regionären Lymphknotenmetastasen
N1	1–2 Regionäre Lymphknotenmetastasen
N2	3–6 Regionäre Lymphknotenmetastasen
N3	7 oder mehr Regionäre Lymphknotenmetastasen

M-Fernmetastasen[b]

MX	Vorhandensein von Fernmetastasen nicht beurteilbar
M0	Keine Fernmetastasen vorhanden
M1	Fernmetastasen vorhanden

Die pTNM-Klassifikation entspricht den Kategorien T, N und M

Stadieneinteilung

Stadium 0	Tis	N0	M0
Stadium I	T1	N0	M0
Stadium IIA	T2	N0	M0
	T3	N0	M0
Stadium IIB	T1	N1	M0
	T2	N1	M0
Stadium IIIA	T4a	N0	M0
	T3	N1	M0
	T1, T2	N2	M0
Stadium IIIB	T3	N2	M0
Stadium IIIC	T4a	N1, N2	M0
	T4b	jedes N	M0
	jedes T	N3	M0
	T4	jedes N	M0
Stadium IV	jedes T	jedes N	M1

[a] Die Klassifizierung des pN-Status muss auf mindestens 6 entfernten regionären Lymphknoten beruhen. Regionäre Lymphknoten des zervikalen Ösophagus sind die zervikalen Lymphknoten, einschließlich supraklavikulärer Knoten, für den intrathorakalen Ösophagus die mediastinalen und perigastrischen Knoten mit Ausnahme der zöliakalen Lymphknoten

[b] Für Ösophaguskarzinome oberhalb der Trachealbifurkation gilt:
M1a: Metastasen in zervikalen Lymphknoten
M1b: andere Fernmetastasen
Für Ösophaguskarzinome unterhalb der Trachealbifurkation gilt:
M1a: Metastasen in zöliakalen Lymphknoten
M1b: andere Fernmetastasen

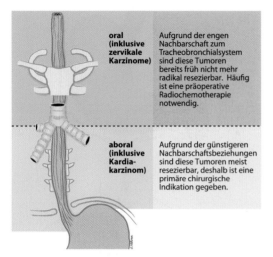

◘ Abb. 7.19. Topographisch anatomische Klassifikation der Ösophaguskarzinome

Epidemiologie.
- **Plattenepithelkarzinom:** hohe Inzidenz in China, Chile und Südafrika. Bei uns eher selten. Median ca. 55 Jahre. Männer sind etwa siebenmal häufiger betroffen als Frauen
- **Adenokarzinom:** 90 % aller Adenokarzinome bei Männern mit weißer Hautfarbe. Medianes Alter ca. 65 Jahre

Ätiologie. **Plattenepithelkarzinom:** exogene Noxen wie Alkoholabusus, Rauchen, nitrosaminhaltige Nahrungsmittel. Erhöhtes Risiko bei Verätzungsstrikturen, Achalasie und Plummer-Vinson-Syndrom. Zweitkarzinom zu 10 % im HNO-Bereich oder der Lunge
Adenokarzinom: Präkanzerose ist der Endobrachyösophagus oder **Barrett-Ösophagus (Metaplasie bei langjähriger Refluxerkrankung;** 30- bis 125-mal erhöhtes Risiko für die Entwicklung eines Adenokarzinoms). Der Endobrachyösophagus wird bei bis zu 90 % der Patienten mit Adenokarzinom im distalen Ösophagus nachgewiesen.
Symptomatik. Dysphagie (Leitsymptom, aber Spätsymptom; tritt erst auf, wenn 2/3 des Ösophaguslumens vom Tumor verlegt sind oder das Lumen weniger als 11 mm weit ist), Kachexie, Gewichtsverlust, Schmerzen, Heiserkeit. Frühsymptome wie Globusgefühl und retrosternales Brennen sind unspezifisch. Bei Diagnosestellung meist fortgeschrittener Tumor
Diagnostik.
- Endoskopie mit Biopsie zur Diagnosesicherung

- Endosonographie zur Beurteilung der Tumorinfiltrationstiefe bis zu 80 % und des Lymphknotenstatus bis zu 70 %
- Bronchoskopie bei Tumoren mit Bezug zum Tracheobronchialsystem zum Ausschluss einer Infiltration
- Abklärung der Fernmetastasierung: klinische Untersuchung, Rö-Thorax, CT Thorax/Abdomen, Kombination Positronen-Emissionstomographie (PET) mit CT
- Risikoanalyse (Operabilität des Patienten), Lungenfunktion, kardiologisches Konsil etc.
- HNO-ärztliche Vorstellung bei Patienten mit einem Plattenepithelkarzinom zum Ausschluss eines Zweittumors
- Tumormarker unspezifisch in der präoperativen Diagnostik, eignen sich aber zur Verlaufskontrolle (SCC beim Plattenepithelkarzinom und CEA beim Adenokarzinom)

Therapie
Operation ist immer sinnvoll, wenn aufgrund der präoperativen Diagnostik eine komplette Entfernung des Tumors möglich erscheint.

Operationsindikation
Tumoren oberhalb der Trachealbifurkation: In Anbetracht der engen Lagebeziehung zwischen proximaler Speiseröhre und Tracheobronchialsystem sind in diesem Bereich meist nur Tumoren, welche die Ösophaguswand noch nicht überschritten haben, radikal resezierbar (T1, T2). Bei fortgeschrittenen Tumoren (T3, T4) präoperative Vorbehandlung, z.B. durch Radiochemotherapie. Bildet sich der Tumor unter dieser Therapie zurück, kann die chirurgische Resektion sekundär indiziert sein.
Tumoren unterhalb der Trachealbifurkation: häufig auch bei Wandüberschreitung (T3) noch radikal resezierbar. Daher in der Regel primäre Operationsindikation. Nur bei gesichertem Einbruch in Nachbarorgane präoperative Vorbehandlung (z.B. Chemotherapie)

Risikofaktoren des Patienten (Risikoanalyse)
Die Ösophagektomie mit Speiseröhrenersatz ist eine große, eingreifende Operation, die eine sorgfältige präoperative Risikoabschätzung beim Patienten erfordert.
- Allgemeinzustand (Karnofsky-Index, WHO-Performance-Status)
- Pulmonale Funktion: Von besonderem Interesse ist der sog. Atemstoßtest. Ist dieser unter 70 % der altersentsprechenden Norm eingeschränkt, kann eine Thorakotomie nur noch ausnahmsweise erfolgen.
- Kardiale Funktion

- Renale Funktion
- Hepatische Funktion (Leberzirrhose = Kontraindikation gegen eine Ösophagektomie)

Operationsverfahren

Immer muss bei einem Ösophaguskarzinom die subtotale Ösophagektomie unter Belassung eines nur kurzen proximalen Speiseröhrenrestes erfolgen (submuköse longitudinale Metastasierung!).

Thorakale Ösophaguskarzinome bedürfen in aller Regel einer transthorakalen Ösophagektomie, wobei diese unter onkologischen Gesichtspunkten durch eine Lymphadenektomie ergänzt werden sollte (En-bloc-Ösophagektomie).

Distal gelegene Ösophaguskarzinome – in der Regel Adenokarzinome – stellen eine Indikation für die abdominothorakale Ösophagektomie mit hoher intrathorakaler Anastomose dar.

Rein zervikale Karzinome: limitierte zervikale Ösophagusresektion mit Rekonstruktion durch freies Dünndarminterponat kann erwogen werden. Bei den zervikalen bzw. distalen Ösophaguskarzinomen muss zusätzlich jeweils eine Lymphadenektomie im Halsbereich bzw. im Bereich des Truncus coeliacus erfolgen.

Chirurgische Rekonstruktion der Speisepassage

Die Rekonstruktion der Speisepassage kann durch Interposition von Magen, Kolon oder ausnahmsweise Dünndarm erfolgen.

Magen: technisch am einfachsten und deshalb am verbreitetsten. Bildung eines Magenschlauchs parallel zur großen Kurvatur. Anastomosierung zwischen interponiertem Magen und zervikalem Speiseröhrenstumpf hoch intrathorakal in der Pleurakuppe oder besser extrathorakal im Bereich des Halses (◘ Abb. 7.20a,b)

Kolon: Ersatzorgan der 2. Wahl, falls der Magen nicht mehr zur Verfügung steht. Isoperistaltische Interposition des Colon transversum mit linker Kolonflexur (oder des rechten Hemikolons); Gefäßversorgung über die A. colica sinistra gewährleistet. Das aborale Ende des Kolons kann – wenn vorhanden – in die Vorderwand des Magens implantiert werden, sonst an das Duodenum bzw. die 1. Jejunumschlinge angeschlossen werden (◘ Abb. 7.21a,b).

Dünndarm: nur in Ausnahmefällen Verwendung für einen kompletten Ersatz der Speiseröhre, da die Gefäßversorgung nicht lang genug ist. Nach limitierter zervikaler Resektion der Speiseröhre beim zervikalen Ösophaguskarzinom erfolgt die Rekonstruktion mit einem freien Dünndarminterponat und mikrovaskulärem Gefäßanschluss an die Halsgefäße.

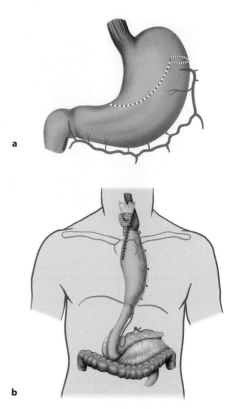

◘ Abb. 7.20. Speiseröhrenersatz durch Interposition eines Magenschlauchs

Komplikationen. Nachblutung, Entwicklung eines Chylothorax (Verletzung des Ductus thoracicus), Rekurrensparese (Verletzung des N. vagus bzw. N. recurrens), Anastomoseninsuffizienzen und später Entwicklung einer Anastomosenstriktur. Entwicklung postoperativer respiratorischer Insuffizienzen bzw. die Entwicklung einer Pneumonie

Prognose. Die Letalität aller Formen der Ösophagektomie liegt in erfahrenen Kliniken unter 5 %. Bei guter Selektion des Patientengutes Senkung der Mortalität unter 2 % möglich. Bei kompletter Tumorentfernung (R0-Resektion) 5-Jahres-Überlebensrate von 40 %

> Die individuelle Prognose des Ösophaguskarzinoms wird durch das Tumorstadium zu Beginn der Therapie geprägt. Dabei kommt dem Lymphknotenbefall größte prognostische Bedeutung zu.

Palliative Therapie des Ösophaguskarzinoms

Alle palliativen Maßnahmen führen nicht zu einer Verbesserung der Prognose des Patienten, sondern können nur die Dysphagie günstig beeinflussen, welche die Lebensqualität beeinträchtigt.

7.6 Zwerchfell

J. R. Siewert, H. J. Stein

7.6.1 Anatomie

Das Zwerchfell ist eine fibromuskuläre Struktur, die den Brustraum vom Bauchraum trennt und beim Menschen einen wesentlichen Teil der Atemmuskulatur bildet. Es besteht aus drei Muskelgruppen, der Pars sternalis, der Pars costalis und der Pars lumbalis (mit Crus mediale und laterale).

Öffnungen zwischen den einzelnen Muskelgruppen ermöglichen den Durchtritt von Aorta (Hiatus aorticus), V. cava (Foramen V. cavae) und Ösophagus (Hiatus oesophageus).

7.6.2 Hiatushernien

Definition. Verlagerung von Kardia, kleineren oder größeren Magenabschnitten und evtl. benachbarten Strukturen durch den Hiatus oesophageus aus dem Bauchraum in den Thorax bzw. das Mediastinum
Epidemiologie. Hiatushernien werden mit zunehmendem Lebensalter immer häufiger!
Pathogenese. Bindegewebsschwäche mit Lockerung der Fixation von Kardia und Magenfundus sowie einer Erweiterung des Hiatus oesophageus
Klassifikation. (◘ Abb. 7.22) **Axiale Hiatushernie (Gleithernie):** in Längsrichtung des Oesophagus prolabieren retroperitoneale Organe in das hintere Mediastinum
Paraösophageale Hernie: In 80 % Hiatus communis (gemeinsamer Durchtritt von Ösophagus und Aorta durch das Zwerchfell), in 10 % Verlagerung von größeren Magenanteilen ins Mediastinum (»upside-down-stomach«)
Gemischte Hiatushernie: entsteht aus einer axialen Gleithernie, bei der sich im weiteren Verlauf zunehmend mehr Magenabschnitte durch den deutlich erweiterten Hiatus oesophageus nach paraösophageal verlagern
Symptomatik. Axiale Hiatushernie (Gleithernie): Sodbrennen, epigastrische Schmerzen
Paraösophageale Hernie: Mechanische Komplikationen wie Stauungsgastritis (Anämie), ischämische Ulzera, Magenwandnekrose, Passagestörung durch Torquierung des Magens, durch mechanische Verdrängung pektanginöse, kardiale Symptome (◘ Abb. 7.23).
Diagnostik.
- Rö- Ösophagusbreischluck: Darstellung der Anatomie der Kardiaregion

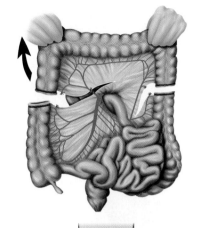

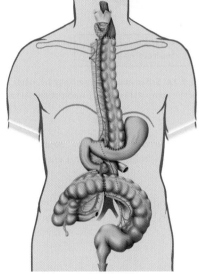

◘ Abb. 7.21. Speiseröhrenersatz durch Kolon (linke Kolonflexur mit Colon transversum, ggf. mit rechter Kolonflexur, gestielt an der A. colica sinistra)

- Stenttherapie: Überbrückung des stenosierenden Tumors durch einen endoskopisch eingelegten Kunststoff- oder Maschendrahttubus, um das Ösophaguslumen offen zu halten
- Strahlenbehandlung: kann ebenfalls gemeinsam mit einer systemischen Chemotherapie – insbesondere beim Plattenepithelkarzinom – als palliative Therapie des Ösophaguskarzinoms mit gutem Erfolg durchgeführt werden
- Ernährungsfistel (z.B. PEG) z.B. Anlage einer Witzelfistel (äußere Magenfistel mit Bildung eines Kanals zur Haut aus den Wandfalten. Diese Fistel wird z.B. mit einem dicken Blasenkatheter bestückt), z.B. Anlage einer PEG (perkutane endoskopische Gastrostomie) endoskopisch oder laparoskopisch

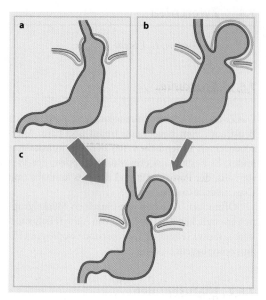

◘ Abb. 7.22. Klassifikation der Hiatushernien: **a** axiale, **b** paraösophageale und **c** gemischte Hiatushernie

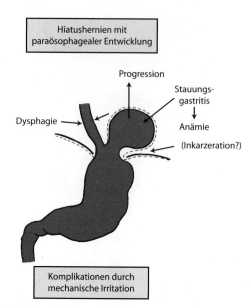

◘ Abb. 7.23. Schematische Darstellung der möglichen mechanischen Komplikation einer paraösophagealen Hernie

- Endoskopie: Sicherung der Diagnose einer axialen Hiatushernie und evtl. Refluxkrankheit
- Langzeit-pH-Metrie: Ausschluss/Nachweis einer begleitenden Refluxkrankheit

Therapie.
- Axiale Hiatushernie: nur bei gleichzeitiger schwerer Refluxerkrankung chirurgische Therapieindikation zur Fundoplikatio
- Paraösophageale und Mischhernien: chirurgische Sanierung bei Komplikationen (Blutung, Ulcera etc.) durch Reposition des Bruchinhalts und sicherer Verschluss der Zwerchfelllücke mit Fundopexie

7.6.3 Extrahiatale Hernien und Defekte

Pathologie. Bevorzugte Lokalisation sind kongenital schwache Areale, wie das vordere Trigonum sternocostale (sog. Morgagni-Hernie) und das hintere Trigonum costolumbale (sog. Bochdalek-Hernie) (◘ Abb. 7.24). Durch diese Defekte können Dünn- und Dickdarm prolabieren.
Ätiologie.
- Angeborene Zwerchfelldefekte im Centrum tendineum (bevorzugt links)
- Relaxatio diaphragmatica beim Neugeborenen durch Zwerchfellatrophie

- Relaxatio diaphragmatica beim Erwachsenen als Zufallsbefund aufgrund einer Phrenikusparese

Therapie. Indikation nur bei überzeugender Symptomatik durch Raffung und Duplikatur des Zwerchfells

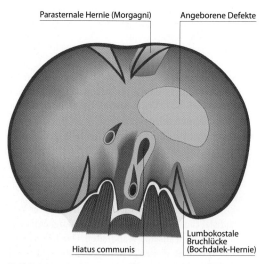

◘ Abb. 7.24. Extrahiatale Bruchlücken des Zwerchfells (von abdominal gesehen)

7.6.4 Zwerchfellverletzungen

Lokalisation. Überwiegend links, weil das rechte Zwerchfell durch die Leber geschützt ist.
Ätiologie. V.a. bei stumpfem Bauchtrauma
Symptomatik. Häufig klinisch symptomlos verlaufen. Insbesondere bei polytraumatisierten Patienten, die beatmet werden müssen, erfolgt die Diagnose oft verzögert.
Therapie. OP-Indikation bei teilweiser oder kompletter Verlagerung intraabdomineller Organe in den Thorax. Frische Zwerchfellrupturen werden transabdominal angegangen und durch direkte Naht verschlossen. Ältere Zwerchfellrupturen werden transthorakal freigelegt, um eine übersichtliche Freipräparation der prolabierten Abdominalorgane zu ermöglichen (Verschluss ggf. unter Verwendung eines alloplastischen Netzes)

7.7 Magen und Duodenum

J. R. Siewert, R. B. Brauer, A. Sendler, R. Bumm

7.7.1 Grundlagen

Der Magen ist ein Organ mit Reservoir-, Verdauungs- und Transportfunktion. Er speichert die Nahrung und gibt sie nach Durchmischung, Andauung und Zerkleinerung portioniert an das Duodenum weiter.

Chirurgische Anatomie

Der Magen ist eine sackartige Erweiterung des oberen Verdauungstraktes zwischen dem unteren Ösophagussphinkter und dem Pylorus. Als anatomische Bezirke werden Kardia, Fundus, Korpus und Antrum unterschieden (◘ Abb. 7.25).

Aus onkologischer Sicht erfolgt die Aufteilung in ein oberes, mittleres und unteres Magendrittel.

Blutversorgung und Innervation

Für die chirurgische Präparation sind kleine und große Kurvatur als Eintrittsstellen der Magendurchblutung besonders wichtig (◘ Abb. 7.26).

— Minorseitige Vaskularisation: A. gastrica dextra (aus der A. hepatica propria) und A. gastrica sinistra (aus dem Truncus coeliacus)
— Majorseitige Vaskularisation: A. gastroepiploica (syn.: A. gastroomentalis) dextra (aus der A. gastroduodenalis) und A. gastroepiploica sinistra (aus der A. lienalis)

Die Innervation des Magens über das autonome Nervensystem erfolgt parasympathisch über den N. vagus.

Magenmotilität (◘ Abb. 7.27)

Nahrungsaufnahme in den Magen mit rezeptiver Relaxation des Fundus. Anschließend Verschluss des Mageneingangs durch den unteren Ösophagussphinkter und tonische Druckausübung auf den Mageninhalt

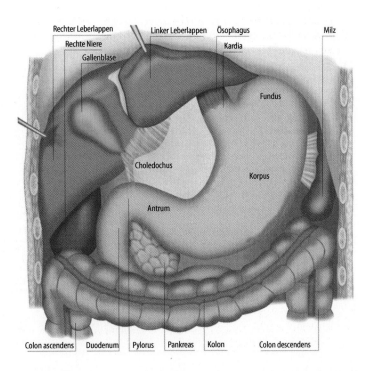

◘ Abb. 7.25. Allgemeine Topographie des Magens

Rechter Leberlappen · Linker Leberlappen · Ösophagus · Milz
Rechte Niere · Kardia
Gallenblase
Fundus
Choledochus · Korpus
Antrum

Colon ascendens · Duodenum · Pylorus · Pankreas · Kolon · Colon descendens

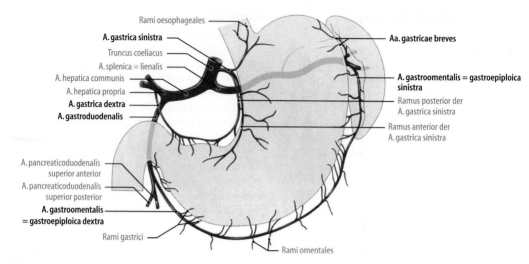

Rami oesophageales
A. gastrica sinistra
Truncus coeliacus
A. splenica = lienalis
A. hepatica communis
A. hepatica propria
A. gastrica dextra
A. gastroduodenalis

Aa. gastricae breves
A. gastroomentalis = gastroepiploica sinistra
Ramus posterior der A. gastrica sinistra
Ramus anterior der A. gastrica sinistra

A. pancreaticoduodenalis superior anterior
A. pancreaticoduodenalis superior posterior
A. gastroomentalis = gastroepiploica dextra
Rami gastrici

Rami omentales

◻ Abb. 7.26. Arterien aus dem Truncus coeliacus zur Versorgung des Magens und der Nachbarorgane

durch den Fundus. Durchmischung des Mageninhalts durch phasische Aktivität im Antrum. Im Verlauf erfolgt die portionsweise Abgabe des inzwischen isoosmotischen Mageninhalts in das Duodenum.

Magenmotilitätsstörungen

Magenentleerungsverzögerung. V.a. bei mechanischen Hindernissen am Magenausgang und bei Innervationsstörungen (z.B. bei Diabetes mellitus). Folgen sind Erbrechen und Ernährungsstörungen, selten Ulcus ventriculi.

Beschleunigte Magenentleerung. Führt zur Störung der Neutralisation der sauren Nahrungsportionen (Al-

kalisekretion von Pankreas, Leber und Duodenum). Folge ist eine Übersäuerung des Duodenums mit erhöhter Gefahr für ein Ulcus duodeni.

Duodenogastraler Reflux. Ursachen: ungenügende Pylorusfunktion, unkoordinierte Antrum- und Duodenalmotilität. Kontinuierlicher Kontakt der Magenmukosa mit Duodenalsaft (Gallensäure und Pankreassekret) kann ulzerogen wirken.

Magensekretion

Durchmischung der aufgenommenen Nahrung mit Speichel, außerdem systemisch Sekretion von Schleim,

◻ Abb. 7.27. Funktionelle Gliederung der Magen-Duodenum-Motilität

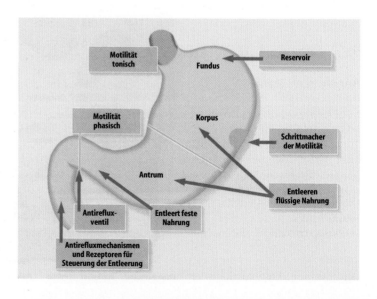

Motilität tonisch
Fundus
Reservoir

Motilität phasisch
Korpus
Schrittmacher der Motilität

Antrum
Entleeren flüssige Nahrung

Antireflux-ventil
Entleert feste Nahrung

Antirefluxmechanismen und Rezeptoren für Steuerung der Entleerung

Elektrolyten, Säure, Pepsinogen und Intrinsic factor sowie des im Antrum gebildeten Gastrins und der Gewebehormone Somatostatin und Histamin

Regulation der Säuresekretion

Komplexer Steuerungsmechanismus. Abhängig vom Ausmaß der Schleimhautdurchblutung, von zentralen und lokalen nervalen Stimuli sowie von Gewebehormonen und humoralen Faktoren. Stimulation der Parietalzelle zur Säuresekretion durch Acetylcholin, Histamin und Gastrin

Magensäuresekretionsstörungen

Vermehrte Magensäuresekretion. Durch Überwiegen der stimulierenden Faktoren (z.B. Gastrinom), ungenügenden Abbau der stimulierenden Prinzipien (z.B. Leberzirrhose, Niereninsuffizienz) und Ausfall der inhibierenden Mechanismen (z.B. Dünndarmresektion)

Verminderte Säuresekretion. Bei Reduktion der Parietalzell- und Hauptzellmasse nach Magenteilresektionen sowie als Folge entzündlicher oder immunologischer Prozesse

Funktion des Duodenums

Die vier Hauptaufgaben des Duodenums sind
- Neutralisation der Säure,
- Herbeiführung der Isotonizität des Duodenalinhaltes,
- die beginnende Verdauung und
- die Resorption der Nahrungsbestandteile.

> Die Funktionen des Duodenums sind wichtig für die Entscheidung über die Erhaltung oder Ausschaltung der Duodenalpassage bei resezierenden Eingriffen.

7.7.2 Fehlbildungen und Stenosen

Angeborene Stenosen
Pylorusstenose
Definition. Angeborene Engstelle des Magenausgangs
Ätiologie. Unbekannt
Symptomatik. Bereits im Säuglingsalter schwallartiges, nicht galliges Erbrechen nach jeder Mahlzeit. Folgen sind Gewichtsabnahme, Exsikkose und Alkalose
Diagnostik. Abdomenleerbild mit großer Magenblase. Pylorusstenose kann durch Kontrastmittelröntgen dargestellt werden
Therapie. Myotomie des Pylorus

Duodenalatresie
Definition. Kompletter Verschluss des Duodenallumens

Ätiologie. Unvollständige Rekanalisation des Duodenallumens während der Embryonalentwicklung vom 3. Monat an
Symptomatik. Schwallartiges Erbrechen nach jeder Mahlzeit mit typischer Gallebeimengung, da die Atresien aboral der Papille liegen
Diagnostik. Abdomenleerbild und Magendarmpassage
Therapie. Bei kompletter Stenose anlegen einer Umgehungsanastomose durch Duodenojejunostomie. Membranstenosen können endoskopisch abgetragen werden

Pancreas anulare
Definition. Ringförmige Anordnung von Pankreasgewebe um die Pars descendens des Duodenums
Ätiologie. Entwicklungsgeschichtliche Störung der embryonalen Pankreasanlage
Symptomatik. Häufig asymptomatisch. Bevorzugtes Auftreten der Stenosesymptomatik in der 3.-4. Lebensdekade
Diagnostik: ERCP (endoskopische retrograde Cholangiopankreatikographie) und CT
Therapie: Operativ durch Anlage einer Umgehungsanastomose bei symptomatischen Patienten

Volvulus des Magens
Definition. Drehung des Magens um mindestens 180°
Ätiologie. Aborm langer Bandapparat der peritonealen Fixierung
Symptomatik. Akut: Akutes Abdomen mit Stenosesymptomatik
Chronisch: Oberbauchbeschwerden mit Brechreiz
Diagnostik. ERCP (endoskopische retrograde Cholangiopankreatikographie) und CT
Therapie. Operativ mit Derotation und Gastropexie

Divertikel
Definition. Ausstülpungen der Magen- oder Duodenalwand, wobei sich meist die ganze Wand, gelegentlich aber auch nur einige Schichten durch die Längsmuskulatur nach außen stülpen. Man unterscheidet Pulsions- von Traktionsdivertikeln.
Lokalisation. Häufigste Lokalisation am Magen: subkardial und an der großen Kurvatur
Symptomatik. Meistens asymptomatisch. Durch ventilartige Verlegung des Divertikelhalses Druckgefühl und epigastrische Schmerzen möglich
Komplikationen. Divertikulitis, Perforation, Blutung, Fistelbildung, extrahepatische Cholestase, Pankreatitis
Diagnostik. Radiologisch durch Magendarmpassage oder Endoskopie
Therapie. Laparoskopische oder offene Abtragung bei symptomatischen Divertikeln

Weitere Duodenalstenosen

- **Morbus Crohn:** selten mit isoliertem Befall des Duodenums
- **Chronische Pankreatitis:** häufig bei chronischer Pankreasentzündung, die auf das Duodenum übergreift
- **Arteriomesenteriale Kompression:** Einklemmung des Duodenums zwischen Aorta und A. mesenterica superior
- **Paraduodenale Hernie:** Bruchsack ausgehend von der retroperitonealen Eintrittspforte des Duodenums am Treitz-Band
- **Stenosen durch Tumoren** (Beschreibung in den entsprechenden Kapiteln)

7.7.3 Verletzungen

Fremdkörper

Definition. Nahrungsfremde Gegenstände, die aufgrund ihrer Ausmaße oder ihrer Beschaffenheit zum Verhalt oder zu Wandverletzungen führen können.
Ätiologie. Versehentliches Verschlucken vorwiegend im Kindesalter. Absichtliches Verschlucken bei psychisch Kranken, Betrunkenen, Gefangenen oder Drogenkurieren. Iatrogene Fremdkörper, die verschluckt werden, sind z.B. kleines Instrumentarium beim Zahnarzt, Gebissteile oder abgerissene Magensonden.
Symptomatik. Akut: Akutes Abdomen mit Stenosesymptomatik
Chronisch: Oberbauchbeschwerden mit Brechreiz
Diagnostik. Anamnese, Inspektion des Rachens, des Halses und des Abdomens. Röntgenübersichtsbild von Thorax und Abdomen in 2 Ebenen. Bei nicht schattengebenden Fremdkörpern oder Verdacht auf Penetration der Magenwand ist eine Röntgenuntersuchung mit wasserlöslichem Kontrastmittel hilfreich.
Komplikationen. Blutung, Obstruktion, Perforation
Therapie. Spontanes Verlassen des Verdauungstraktes innerhalb von 5 Tagen beim Kind in ca. 90 %, beim Erwachsenen in etwa 60 % der Fälle. Bei längerer Verweildauer primär gastroskopischer Extraktionsversuch, erst dann operative Therapie (Gastrotomie mit Fremdkörperentfernung, Umstechung von Blutungen und Übernähung von Perforationen)

Verätzungen

Definition. Magenläsionen durch absichtlich oder unabsichtlich eingenommene chemische Substanzen (Laugen/Säuren)
Pathogenese. Durch Einwirken der chemischen Substanz entsteht ein Pylorospasmus mit Ansammlung der Substanz im Antrum

Symptomatik. Akutes Abdomen
Diagnostik. Endoskopie zur Ausdehnung und Tiefe der Verätzung, Röntgen von Thorax und Abdomen zum Ausschluss einer Perforation
Komplikation. Blutung, Stenose, Perforation
Therapie. Primäre Operationsindikation bei gesicherter Perforation und endoskopisch nachgewiesener schwerster Verätzung. Abhängig von der Ausdehnung der Verätzung Magenteilresektion oder Gastrektomie (Indikation: komplette transmurale Magenverätzung) mit späterer Rekonstruktion der gastrointestinalen Passage

7.7.4 Ulkuskrankheit

Ulcus ventriculi

Definition. Schleimhautdefekt des Magens, der über die Lamina muscularis mucosae hinaus in tiefere Wandschichten reicht und in die Bauchhöhle perforieren bzw. in benachbarte Organe penetrieren kann
Ätiologie. Überwiegen aggressive Faktoren (Säure, Pepsin, Helicobacter-pylori-Gastritis, Stress, Medikamente, z.B. NSAID, ASS) gegenüber protektiven Faktoren (Mukosaepithel, Schleimschicht, Bikarbonat, Mukosadurchblutung, Prostaglandine). Stressulzera können nach großen Operationen und Traumen entstehen, insbesondere bei Patienten auf Intensivstationen.
Epidemiologie. Seltener als das Ulcus duodeni, Männer und Frauen erkranken ungefähr gleich häufig
Lokalisation. Vorwiegend im Bereich der kleinen Kurvatur des Magens, meist an der Grenze zwischen Antrum- und Korpusschleimhaut. Nur 10 % der Magenulzera liegen im Fundus.

> **Einteilung der Magenulzera nach Johnson**
> - Typ I: Ulkus an der kleinen Kurvatur
> - Typ II: simultanes Ulkus ventriculi und duodeni
> - Typ III: präpylorisches Ulkus

Symptomatik. Spezifisch ist epigastrischer Schmerz, tendenziell in der Mitte des Oberbauches, typischerweise im Nüchternzustand; unspezifisch sind Übelkeit und Erbrechen
Diagnostik. Endoskopie mit Mehrfachbiopsien (bis zu 10), mit Abklärung des Ulkus hinsichtlich seiner Dignität und der Mukosa auf Helicobacterbesiedelung (Histologie und Ureasetest)
Komplikation: Blutung, Stenose, Perforation mit freier Luft als subphrenische Luftsichel

F08

Konservative Therapie. Außer bei Komplikationen oder Karzinomverdacht immer der erste Behandlungsschritt:

- Verzicht auf Nikotingenuss
- Bei Nachweis einer gastralen Helicobacter-pylori-Infektion Eradikation und Hemmung der Säuresekretion. Effektivste Form: Tripletherapie (Eradikationsraten und Ulkusabheilungsraten von 95 %) mit einwöchiger Gabe von Omeprazol (1–2 x 20 mg/Tag), Clarithromycin (2 x 250 mg/Tag) und Metronidazol (2 x 400 mg/Tag)

Chirurgische Therapie. Bei Malignomverdacht, zur Vermeidung von Komplikationen (Perforation, Blutung), bei Versagen der konservativen Therapie. Nach Möglichkeit nicht resezierende Verfahren, Exzision und Übernähung. Wenn, dann Magenresektion, je nach Lokalisation des Ulkus als 1/3- (Billroth I, beste Langzeitprognose), 2/3- (Billroth II) oder subtotale Resektion. Beim Ulcus ventriculi dauerhafte Heilung in etwa 95 % der Fälle möglich

Billroth-I-Resektion. Verkleinerung des Magenquerschnitts bis zur Größe des Duodenallumens

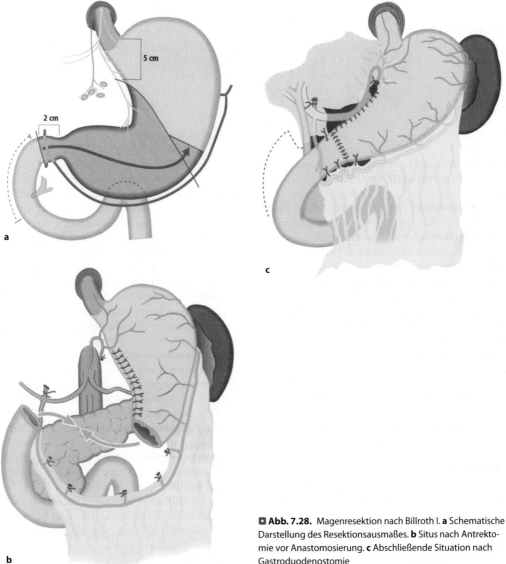

☐ **Abb. 7.28.** Magenresektion nach Billroth I. **a** Schematische Darstellung des Resektionsausmaßes. **b** Situs nach Antrektomie vor Anastomosierung. **c** Abschließende Situation nach Gastroduodenostomie

◻ Abb. 7.29. Magenresektion nach Billroth II. **a** Schematische Darstellung des Resektionsausmaßes und der Schlingenführung. **b** Abschließende Situation nach antekolischer Gastrojejunostomie mit Braun-Fußpunktanastomose

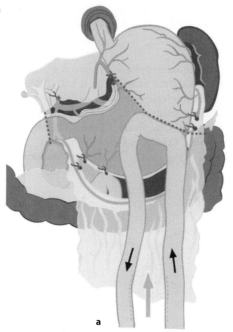
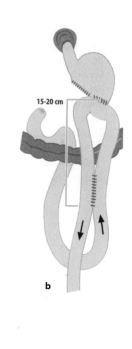

15-20 cm

b

a

7

(◻ Abb. 7.28a.) Rekonstruktion durch End-zu-End-Gastroduodenostomie (◻ Abb. 7.28c)

Billroth-II-Resektion. Erste Resektionsschnitte wie bei Billroth I. Der Duodenalstumpf wird jedoch blind verschlossen (◻ Abb. 7.29a). Rekonstruktion des Speiseweges End-zu-Seit-Anastomose des Magenrestes mit der ersten hochgezogenen Jejunalschlinge. Distal der Gastrojejunostomie zusätzliche Seit-zu-Seit-Verbindung der beiden Jejunalschlingen (sog. Braun-Fußpunktanastomose, ◻ Abb. 7.29b)

Roux-Y-Rekonstruktion. Nach distaler Magenresektion Durchtrennung der ersten Jejunalschlinge. Rekonstruktion durch End-zu-Seit-Anastomose des aboralen Endes mit dem Magenstumpf. Weiter distal Verbindung der zuführenden mit der abführenden Jejunalschlinge (◻ Abb. 7.30). Vorteil: nahezu vollständige Ausschaltung eines Gallerefluxes

> ◗ — Jedes Ulcus ventriculi muss bioptisch hinsichtlich seiner Dignität abgeklärt werden. Bei jedem Ulkus muss eine Untersuchung auf Helicobacter-pylori-Infektion erfolgen.
> — Bei verzögerter Heilung muss an ein Malignom gedacht und dieses ausgeschlossen werden!

Ulcus duodeni

Definition. Schleimhautdefekt des Duodenums, der über die Lamina muscularis mucosae hinaus in tiefere Wandschichten reicht

Ätiologie. Übermäßige Säureproduktion, Stress durch Traumen, Operationen, Verbrennungen, Medikamenteneinnahme (NSAID, ASS). Helicobacter-pylori-Gastritis. Endokrine Ursache beim Zollinger-Ellison-Syndrom (ZES, Kombination von atypischen Ulcera duodeni und Hypersekretion von Magensäure, ausgelöst durch einen Gastrin-produzierenden Tumor – Gastrinom – des Pankreas oder Duodenums) (◻ Abb. 7.31)

Epidemiologie. Fünfmal häufiger als das des Magens. Männer erkranken 2- bis 3-mal häufiger an einem Ulcus duodeni als Frauen.

Symptomatik. Spezifisch sind epigastrischer Schmerz, tendenziell etwas lateral am Oberbauch, typischerweise im Nüchternzustand, Verringerung der Beschwerden nach Nahrungsaufnahme. Unspezifisch sind Übelkeit und Erbrechen

Lokalisation. Fast ausschließlich Beschränkung auf den Bulbus duodeni, selten weiter distal gelegen, dann Hinweis auf ein ZES

Diagnostik. Endoskopische Diagnostik wie beim Ulcus ventriculi. Keine bioptische Abklärung der Dignität nötig, da Duodenalkarzinome sehr selten sind. Bei V.a. ZES Gastrinbestimmung im Serum

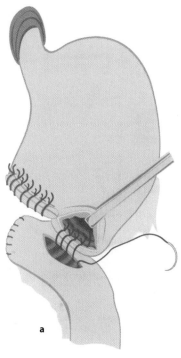

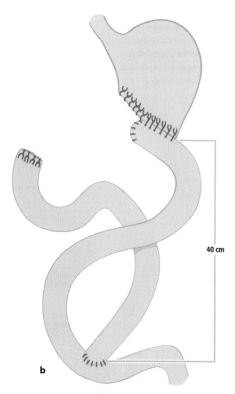

40 cm

◘ Abb. 7.30. Distale Magenresektion mit Gastrojejunostomie in Roux-Y-Konfiguration. Die zuführende Schlinge vom Duodenalstumpf ist ca. 40 cm distal der Gastrojejunostomie End-zu-Seit eingepflanzt

Folgekrankheiten nach Magenresektion

- Duodenalstumpfinsuffizienz: Gefährlichste Komplikation der Magenresektion, nachfolgend lokale oder diffuse Peritonitis
- Postoperative Rezidivulzera: Erneutes Auftreten nach chirurgischem Eingriff oder Persistenz über 6 Monate postoperativ in Duodenum oder Jejunum. V.a. nach OP eines Ulcus duodeni (95 % der Fälle)
- Dumpingsyndrom: Postprandiale Nausea, Völlegefühl, Diarrhöen und systemische Reaktionen wie Schwäche, Kollaps, Schwitzen, Palpitationen)
  - Frühdumpingsyndrom: Beschleunigte Entleerung von hyperosmolarem Speisebrei aus dem Restmagen ins Jejunum mit beschleunigter Kohlenhydratresorption, Therapie v.a. diätetisch
  - Spätdumpingsyndrom: selten, reaktive Hypoglykämie 60–90 Minuten postprandial
- Atrophische Gastritis: bei 80–90 % der Operierten im Magenstumpf, allerdings nur 10 % symptomatisch)

- Magenstumpfkarzinom: fakultative Präkanzerose: chronisch atrophische Stumpfgastritis, häufiger nach OP bei Ulcus ventriculi und Billroth-II-Resektionen
- Syndrom der zu- bzw. abführenden Schlinge:
  - Afferent-loop-syndrome: Stenose im Anastomosenbereich nach Billroth II-Resektion mit Übelkeit und Galleerbrechen
  - Efferent loop syndrome: Stenose im Bereich der abführenden Schlinge mit krampfartigen Beschwerden und Erbrechen
- Refluxösophagitis: retrosternaler Schmerz, Aufstoßen, Dysphagie
- Malnutrition, Malabsorption: gestörte Nahrungsaufnahme, gestörte Resorption im Darm
- Anämie: Störung der Aufnahme von Eisen, Vitamin B12 und Folsäure wegen reduzierter Säurekonzentration
- Knochenveränderungen: Malabsorption von Kalzium und Vitamin D

◘ Abb. 7.31. Pathogenese des Ulcus duodeni. Das Überwiegen aggressiver Faktoren und/oder der Mangel defensiver Faktoren trägt zur Ulkusentstehung bei (zusätzlich Helicobacter pylori-Infektion)

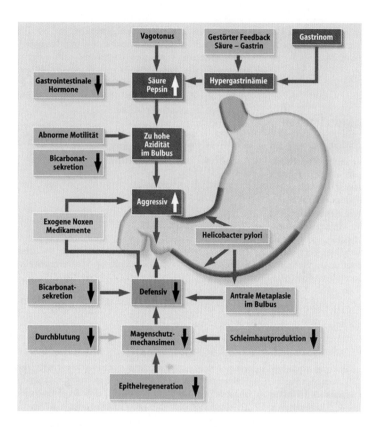

Therapie. **Primär konservativ:** Medikamentöse Behandlung wie beim Ulcus ventriculi durch Hemmung der Säureproduktion und Eradikationstherapie bei Nachweis von Helicobacter-pylori-Besiedelung
Chirurgisch: Bei Versagen der konservativen Therapie proximal-gastrische Vagotomie (selektive Denervierung der säureproduzierenden proximalen Magenanteile mit Verminderung der Säureproduktion). Dadurch bei 80 % der Patienten dauerhafter Schutz vor Rezidiven (◘ Abb. 7.32).

Ulkuskomplikationen
Blutung
Epidemiologie. Häufigste Ulkuskomplikation, Auftreten bei 20 % der Patienten. In 20 % der Fälle Erstmanifestation der Ulkuskrankheit. Häufig bei älteren Patienten nach Einnahme von NSAID
Symptomatik. Bei 65 % der Patienten spontaner Stillstand der gastroduodenalen Blutung, bei 5 % der Patienten weitere massive gastroduodenale Blutung, bei 30% der Patienten vorübergehender Stillstand mit Rezidiv in 2–3 Tagen und hoher Letalität
Diagnostik. Endoskopie
Therapie. Bei persistierender Blutung endoskopische Blutstillung durch Unterspritzung der Blutungsquelle

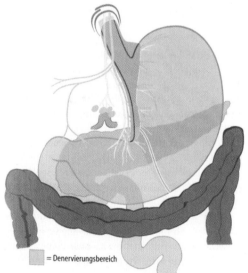

= Denervierungsbereich

◘ Abb. 7.32. Proximal-gastrische Vagotomie (PGV). Selektive Unterbrechung der zu den säureproduzierenden Magenanteilen führenden Vagusfasern unter Erhaltung des vorderen und hinteren R. antralis (Latarget-Nerv)

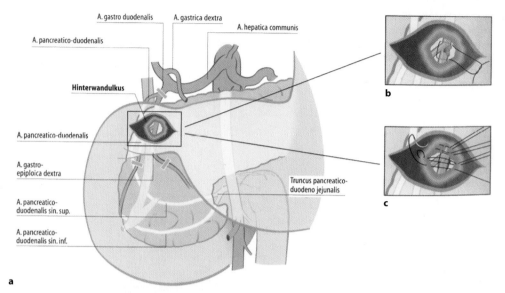

◻ Abb. 7.33. Versorgung der Ulcus-duodeni-Blutung durch chirurgische Neutralisierung des Versorgungsgebietes der A. gastroduodenalis mittels Umstechung. Hier zusätzliche Umstechung der A. gastroduodenalis und der A. gastroepiploica außerhalb des Duodenums (blauer Balken). **b** Die A. gastroduodenalis wird von intraluminal umstochen. **c** Vorlegen der Einzelknopfnähte zur Exterritorialisierung des Ulkusgrundes.

(Adrenalin 1:1000 und Fibrinkleber) und nachfolgend bei Erfolg zunächst tägliche Kontrollendoskopien mit Eradikation von Helicobacter pylori und i.v. Säureblockade mit PPI. Bei Nichterfolg chirurgische Blutstillung (◻ Abb. 7.33)

Ulkusperforation

Epidemiologie. Bei 5 % der Patienten mit gastroduodenalem Ulkus

Symptomatik. Plötzliche, heftige Schmerzen im Epigastrium, bretthartes Abdomen, meist mit Ausstrahlung in Schulter und Rücken

> **Hinchey-Klassifikation bei perforierter Sigmadivertikulitis**
> Stadium I: Nachweis eines perikolischen Abszesses
> Stadium II: Gedeckte Perforation mit Abszeß
> Stadium III: Freie Perforation mit eitriger Peritonitis
> Stadium IV: Freie Perforation mit kotiger oder generalisierter Peritonitis

Diagnostik. Rö-Thorax und Rö-Abdomen im Stehen und ggf. in Linksseitenlage

Therapie. Exzision des Ulkus und Verschluss der Perforation durch Naht (◻ Abb. 7.34), Therapie der Peritonitis. Die Ergebnisse der chirurgischen Behandlung hängen entscheidend vom Ausmaß der Peritonitis und damit vom Zeitintervall zwischen Perforation und chirurgischer Intervention ab.

> Der Nachweis freier Luft im Abdomen bei Perforation eines Ulcus duodeni oder ventriculi ist eine absolute Operationsindikation.

Magenausgangsstenose (benigne)

Pathogenese. Narbige Abheilung präpylorischer, pylorischer oder postpylorischer Ulzera. 20 % aller Obstruktionen im distalen Magen entstehen durch Ulcera ventriculi.

Lokalisation. Stenosen zu 70 % postpylorisch und zu 10 % im Pylorus lokalisiert

Diagnostik. Endoskopie mit Biopsie, Magendarmpassage

Therapie. Konservativ: Magensonde, parenterale Ernährung, Elektrolytausgleich

Operativ: Magenresektion nach Billroth I oder Stenoseresektion

> — Jede Magenausgangsstenose muss bis zum Beweis des Gegenteils als maligne angesehen werden.
> — Die benigne Magenausgangsstenose ist nie als ein chirurgischer Notfall anzusehen, sodass genügend Zeit für die Schaffung elektiver Operationsbedingungen bleibt.

◻ Abb. 7.34. Operative Versorgung des perforierten Ulcus ventriculi, die in gleicher Weise beim blutenden Ulkus angewendet werden kann. **a** Exzision des perforierten Ulkus. **b** Querer Verschluss der Exzisionsstelle

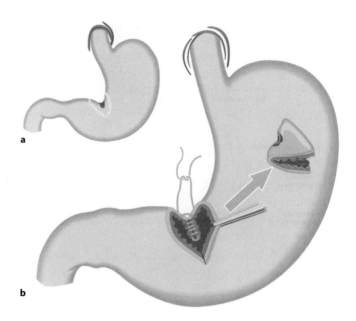

a

b

7

◻ Tab. 7.9. Wichtige gutartige Magen- und Duodenaltumoren

	Epitheliale Tumoren	Mesenchymale Tumoren
Neoplastisch	Adenom	Gastrointestinale Stromatumoren
Nicht neoplastisch	Hyperplasiogener Polyp Drüsenkörperzyste Brunnerom (Duodenum)	Lipom Hämangiom Entzündlich-fibromatöser Polyp Peutz-Jeghers-Polyp Lymphfollikelhyperplasie
Endokrin	Gastrinom	

7.7.5 Gutartige Tumoren

Definition. Autonome, expansiv wachsende Gewebeneubildungen, die lokal begrenzt bleiben und nicht infiltrierend oder destruierend wachsen. Man unterscheidet Adenome, Gastrinome und gastrointestinale Stromatumoren

Ätiologie. Polypöse Gebilde, entweder vom Epithel (epitheliale Tumoren) oder von den tieferen Abschnitten der Magen- oder Duodenalwand (nicht epitheliale, mesenchymale Tumoren) ausgehend

Pathologie. Adenom: (tubulär, tubulopapillär, papillär) echte Neoplasie, kann maligne entarten und wird deshalb als Präkanzerose eingestuft

Gastrinom: seltener endokriner Tumor, ca. 50 % in der Duodenalwand. Bei endokriner Aktivität Zollinger-Ellison-Syndrom. Zu 60 % maligne, dann metastasierend **Gastrointestinale Stromatumoren (GIST):** relativ häufige mesenchymale Tumoren. Durch expansives Wachstum oder Blutung symptomatisch. Einstufung anhand von Größe und Mitoserate in gering, oder hochmaligne

Diagnostik. Endoskopie mit Biopsie

Therapie. Adenome, neuroendokrine Tumoren und GIST müssen wegen der Gefahr der malignen Entartung entfernt werden. Kleine Tumoren können endoskopisch oder laparoskopisch minimal invasiv entfernt werden.

7.7.6 Magenkarzinom

Trotz abnehmender Inzidenz in den westlichen Industrieländern weiterhin große klinische Bedeutung. Heilbar v.a. im klinisch meist stummen Frühstadium (Magenfrühkarzinom)

Definition. Bösartiger Tumor des Magens, der von der Magenschleimhaut ausgeht.

H06

Epidemiologie. Fünfthäufigste Krebserkrankung bei Frauen (mittleres Alter 74 Jahre, Mortalität 9,3/100.000), sechsthäufigste bei Männern (mittleres Alter 68 Jahre, Mortalität 17,4/100.000)

Pathologie. Abhängig von der Infiltrationstiefe unterscheidet man das Magenfrühkarzinom und das Magenkarzinom.

Magenfrühkarzinom

»Early gastric cancer«, definiert als Karzinom, das nur die Mukosa bzw. die Submukosa infiltriert, unabhängig vom Nachweis von Lymphknotenmetastasen. In 5–12 % multizentrisches Auftreten

- Mukosakarzinom: in 4–5 % Lymphknotenmetastasen

- Submukosakarzinom: in bis zu 22 % der Fälle Lymphknotenmetastasen

Magenkarzinom

Definition. Karzinominfiltration überschreitet Submukosa und erreicht die Muscularis propria bzw. tiefere Wandschichten

---

Makroskopische Klassifikation des Magenkarzinoms nach Borrmann

- Typ I–II: lokalisierter Typ
- Typ III–IV: infiltrativer Typ

Histologische konventionelle Klassifikation des Magenkarzinoms (sog. Typing)

- Adenokarzinom
  (papillär, tubulär, muzinös)
- Siegelringzellkarzinom
- Adenosquamöses Karzinom
- Plattenepithelkarzinom
- Kleinzelliges Karzinom
- Undifferenziertes Karzinom

Lauren-Klassifikation des Magenkarzinoms

Intestinaler Typ. (40 %) Makroskopisch Entsprechung Borrmann I und II. Scharf abgrenzbar, Ausbreitung in der Magenwand in geschlossenen Zellformationen. Morphologische Ähnlichkeit mit Strukturen des Intestinums

Diffuser Typ. (60 %) Makroskopisch Entsprechung Bormann III und IV, diffus wachsend, wenig scharf abgegrenzt, großflächige Ausbreitung in der Magenwand, morphologisch gehäuftes Vorkommen von Siegelringzellen und vermehrte Bindegewebsbildung in der Magenwand Bild des szirrhösen Magenkarzinoms (»leather-bottle-stomach«). Mikroskopische Tumorgrenzen entsprechen nicht den makroskopischen (6–8 cm Sicherheitsabstand bei Resektion)

H06

Metastasierungswege.

- Lymphogene Metastasierung: über lange Zeit schrittweise über die Lymphabflussstationen, die aus chirurgischer Sicht in 3 Kompartimente unterteilt werden (Abb. 7.35):
  - Kompartiment I: alle direkt an der großen und kleinen Kurvatur des Magens lokalisierten Lymphknoten
  - Kompartiment II: alle Lymphabflussstationen im Bereich des Truncus coeliacus, A. hepatica propria und A. lienalis
  - Kompartiment III: paraaortale und mesenteriale Lymphabflussstationen
- Hämatogene Metastasierung durch direkten Gefäßeinbruch in die Leber
- Beim Überschreiten der Serosa Ausbildung einer Peritonealkarzinose
- Abklatschmetastasen im Bereich des Peritoneums, z.B. den Ovarien (sog. Krukenberg-Tumor)

Ätiologie. Diffuser Typ nach Lauren: durch individuelle Faktoren
Intestinaler Typ nach Lauren: durch Umwelteinflüsse. 4–6 × häufiger bei langer Helicobacter-pylori-Infektion
Symptomatik. Unspezifisch mit Völlegefühl, Leistungsknick, Oberbauchbeschwerden, Gewichtsverlust, ggf. Blutnachweis im Stuhl. Magenkarzinome werden erst

F08

im fortgeschrittenen Stadium symptomatisch. Fehlende Symptomatik bei Frühkarzinomen
Diagnostik.

- Endoskopie: mit Biopsie Treffsicherheit von 100 % (beim Ulcus ventriculi ggf wiederholte Biopsien erforderlich)
- Sonographie: durch endoluminalen Ultraschall (EUS) Festlegung der Infiltrationstiefe des Tumors möglich (86 % Treffsicherheit). Beurteilung von Lymphknotenmetastasen schwieriger (Treffsicherheit 65–75 %)
- Computertomographie: Außer bei Frühkarzinomen zum Ausschluss von Fernmetastasen und zur Operationsplanung erforderlich
- Laparoskopie: Ab Stadium T3-Tumoren sollte eine Peritonealkarzinose in Verbindung mit einer Peritoneallavage ausgeschlossen werden.
- Staging und TNM-Klassifikation Tab. 7.10

Therapie

Vollständige Resektion des Tumors (sog. R0-Resektion) mit anschließender Rekonstruktion des Speiseweges. Letalität der totalen Gastrektomie < 3 %. Falls keine R0-Resektion möglich, präoperative Chemotherapie (das Magenkarzinom ist chemosensibel). Palliative Tumorresektion (R1- oder R2-Resektion) nur bei Tumorblutung und Tumorobstruktion. Palliative Resektion verlängert das Überleben des Patienten nicht.

7

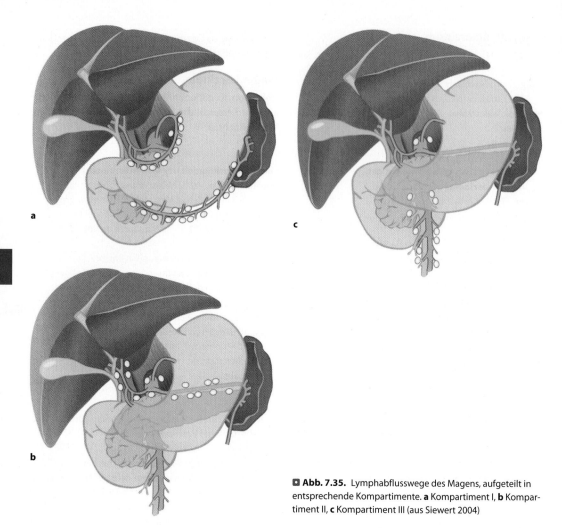

a

b

c

□ Abb. 7.35. Lymphabflusswege des Magens, aufgeteilt in
entsprechende Kompartimente. **a** Kompartiment I, **b** Kompartiment II, **c** Kompartiment III (aus Siewert 2004)

Magenfrühkarzinom. Im Regelfall (Lokalisation in den
distalen 2/3 des Magens) subtotale Gastrektomie mit
Lymphadenektomie im Kompartiment I und II. Bei
multizentrischem Vorkommen und bei proximaler Lokalisation: totale Gastrektomie. Natürlich nur bei planbaren Eingriffen einsetzbar.

Magenkarzinom. Das Resektionsausmaß (□ Abb. 7.36)
orientiert sich an der Klassifikation nach Laurén, der
T-Kategorie und der Lokalisation des Tumors. Die Verfahrenswahl hängt vom Resektionsausmaß ab:

H06 ⟩

- Subtotale Gastrektomie: B-II-Rekonstruktion
- Totale Gastrektomie (Omentum minus und Omentum majus plus Lymphadenektomie) mit intraabdominaler Anastomose: Ösophagojejunostomie
  mit Pouchbildung, Roux-Y-Rekonstruktion

H06 ⟩

- Erweiterte Gastrektomie mit intramediastinaler
  Anastomose: Ösophagojejunostomie; Roux-Y-Rekonstruktion

Standardindikationen für die operative Behandlung des fortgeschrittenen Karzinoms
- Antrumkarzinom: subtotale (4/5-Gastrektomie)
  oder totale Gastrektomie
- Karzinome des Korpus: totale Gastrektomie
- Proximale Karzinome (Fundus) sowie Karzinome mit Infiltration des ösophagogastralen
  Übergangs: transhiatal erweiterte Gastrektomie (Mitresektion eines Teiles des distalen Ösophagus)
- T4-Karzinome: sofern eine R0-Resektion möglich multiviszerale Resektion (Kolonresektion,
  Pankreaslinksresektion)

In allen Fällen schließt der Eingriff die systematische
Lymphadenektomie der Kompartimente I und II ein.

Tab. 7.10. TNM-Klassifikation des Magenkarzinoms (UICC 2010)

Klassifikation	Definition
T: Primärtumor	
T0	Kein Anhalt für Primärtumor
Tis	Carcinoma in situ: intraepithelialer Tumor ohne Infiltration der Lamina propria
T1	Tumor infiltriert Lamina propria (T1a) oder Submukosa (T1b)
T2	Tumor infiltriert Muscularis propria
T3	Tumor penetriert Serosa (Subserosa)
T4	Tumor infiltriert Serosa oder benachbarte Strukturen
T4a	Tumor perforiert Subserosa
T4b	Tumor infiltriert benachbarte Strukturen
N: Regionäre Lymphknoten	
N0	Kein Anhalt für regionäre Lymphknotenmetastasen
N1	Metastasen in 1–2 regionären Lymphknoten
N2	Metastasen in 3–6 regionären Lymphknoten
N3	Metastasen in mehr als 7 oder mehr regionären Lymphknoten
N3a	Metastasen in 7–15 regionären Lymphknoten
N3b	Metastasen in 16 oder mehr regionären Lymphknoten
M: Fernmetastasen	
MX	Fernmetastasen können nicht beurteilt werden
M0	Kein Anhalt für Fernmetastasen
M1	Nachweis von Fernmetastasen
pTNM: Pathologische Klassifikation	
Die pT-, pN- und pM-Kategorien entsprechen T-, N- und M-Kategorien	
pN0	Regionäre Lymphadenektomie und histologische Untersuchung üblicherweise von 15 oder mehr Lymphknoten

Rekonstruktion nach Gastrektomie (Magenersatz). Im Anschluss an die Gastrektomie Ersatz des Magens. Zwei grundsätzlich verschiedene Rekonstruktionsprinzipien (**Abb. 7.37a,b**): direkte End-zu-Seit-Ösophagojejunostomie und ösophagoduodenale Interposition.
- Risiken: Insuffizienz der ösophagoenteralen Anastomose (Letalität 10 %), Duodenalstumpfinsuffizienz, Thromboembolie, Pneumonie
- Folgekrankheiten: Malnurition, Malabsorption (Reduktion des Körpergewichtes 10–20 %), Dumpingsyndrom (Häufigkeit 10–30 %), alkalische Re-

Tab. 7.11. Stadieneinteilung des Magenkarzinoms der UICC 2010

Stadium 0	Tis	N0	M0
Stadium IA	T1	N0	M0
Stadium IB	T2	N0	M0
	T1	N1	M0
Stadium IIA	T3	N0	M0
	T2	N1	M0
	T1	N2	M0
Stadium IIB	T4a	N0	M0
	T3	N1	M0
	T2	N2	M0
	T1	N3	M0
Stadium IIIA	T4a	N1	M0
	T3	N2	M0
	T2	N3	M0
Stadium IIIB	T4b	N0, N1	M0
	T4a	N2	M0
	T3	N3	M0
Stadium IIIC	T4a	N3	M0
	T4b	N2, N3	M0
Stadium IV	jedes T	jedes N	M1

fluxösophagitis (Umwandlung in Roux-Y), Eisenmangelanämie, perniziöse Anämie (Vitamin B_{12} alle 4 Monate)

R-Klassifikation des Residualtumors
- R0: kein Residualtumor
- R1: mikroskopischer Residualtumor
- R2: makroskopischer Residualtumor

Prognose. Nur im Frühstadium (UICC-Stadien Ia + b (**Tab. 7.11**)) heilbar (allerdings Diagnose von nur 8 % in diesem Stadium). Im Stadium II und Stadium IIIa Prognoseverbesserung durch radikale Chirurgie mit erweiterter Lymphadenektomie und ggf. Chemotherapie. Heilung nur noch im Ausnahmefall möglich. In höheren Stadien (etwa 50 % aller Patienten mit einem Magenkarzinom) nur noch palliative Therapie zur Verbesserung der Lebensqualität bei kurzer Überlebenszeit.

Prognostische Faktoren für die Überlebenszeit von Magenkarzinompatienten
- Infiltrationstiefe
- Lymphknotenmetastasierung
- Fernmetastasierung
- Tumorgröße
- R0-Resektion

7

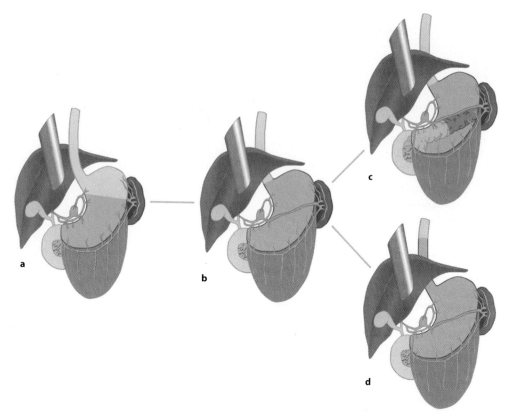

◘ Abb. 7.36. Resektionsausmaß beim Magenkarzinom.
a Subtotale Magenresektion, **b** totale Gastrektomie, **c** erweiterte totale Gastrektomie mit Pankreaslinksresektion, **d** transhiatal erweiterte totale Gastrektomie unter Mitnahme des distalen Ösophagus

7.7.7 Primäre Magenlymphome

Definition. Primär im Magen entstandener bösartiger Lymphtumor

Epidemiologie. 2–5 % aller primären Magentumoren. Seltene Erkrankung. Inzidenz 7–10/1 Mio. Einwohner. Durchschnittsalter 55 Jahre. Männer 1,5 x häufiger betroffen

Einteilung. MALT (Mucosa associated lymphatic tissue)-Lymphome (98 %). **Non-Hodgkin-Lymphome** (2 %)

Pathogenese. MALT-Lymphome entstehen auf dem Boden eines sekundär nach chronischer Helicobactergastritis entstandenen MALT-Systems. Der gesunde Magen besitzt primär kein MALT! Der mittlere Durchmesser der Tumoren beträgt primär 9 cm, Lymphknotenbefall in 30–70 %. Histologische Klassifikation:

— B-Zell-Lymphom (98 %) MALT
  — low grade
  — high grade
  — Mantelzell-Lymphom
— T-Zell-Lymphom

Symptomatik. Unspezifische Symptome (Bauchschmerzen, Gewichtsverlust), chronisches Ulcus ventriculi, Magenblutung (20 %)

Diagnostik. Endoskopie mit Biopsie, CT (Hals/Thorax/Abdomen), Rö-Thorax, Knochenmarkbiopsie, LDH-Bestimmung, Koloskopie. Stadieneinteilung ◘ Tab. 7.12

Therapie. Chemotherapie oder kombinierte Radio/Chemotherapie. Bei Low-grade-Lymphomen des MALT im Stadium IE und Helicobacter-pylori-Infektion Eradikationstherapie unter engmaschiger endoskopischer Kontrolle. Bei fehlender Regression: R0-Gastrektomie mit erweiterter Lymphadenektomie

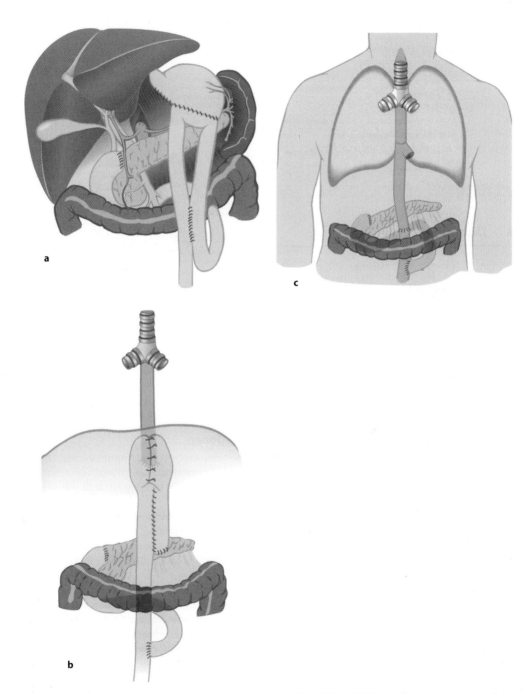

◨ Abb. 7.37. Standardrekonstruktion nach **a** subtotaler Magenresektion (Billroth II), **b** transhiatal erweiterter, totaler Gastrektomie (Ösophagojejunostomie nach Roux-Y) mit Pouchanlage als Magenersatz, **c** transhiatal erweiterer, totaler Gastrektomie (Ösophagojejunostomie nach Roux-Y) mit Krückstockanastomose ohne Pouchanlage

☐ Tab. 7.12. Stadieneinteilung der gastrointestinalen Non-Hodgkin-Lymphome (sog. Ann Arbor Staging System)

Klassifikation	Beschreibung
IE	Begrenzt auf das gastrointestinale Organ
II1E	+ regionale Lymphknoten
II2E	Lymphknoten außerhalb der regionalen Lymphknoten (paraaortal etc.)
IIIE	Befall anderer intraabdominaler Organe
IVE	Befall außerhalb des Abdomens
E primär extranodale Lokalisation	

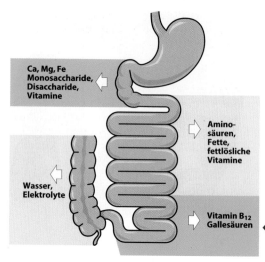

☐ Abb. 7.38. Typische Resorptionsorte im Dünndarm

7.8 Dünndarm

A. H. Hölscher, A. C. Hölscher

7.8.1 Grundlagen

Anatomie

- Der Dünndarm wird unterteilt in Duodenum, Jejunum und Ileum. Der Durchmesser beträgt ca. 3–4 cm und die Länge ca. 3 m (Jejunum ca. 40 %, Ileum ca. 60 %).
- Die Dünndarmwand zeigt die übliche Schichtung des Gastrointestinaltraktes mit Mukosa, Lamina muscularis mucosae, Submukosa, Ring- und Längsmuskulatur und Serosa.
- Der Mesenterialansatz des Dünndarms verläuft von links oben nach rechts unten.
- Die arterielle Durchblutung kommt aus der A. mesenterica superior.
- Das venöse Blut fließt über die V. mesenterica superior, die hinter dem Pankreas im Konfluenz mit der V. lienalis die V. portae bildet, ab.
- Die Lymphgefäße verlaufen über 2–3 Lymphknotenstationen zur Cysterna chyli, die in den Ductus thoracicus mündet.
- Die Innervation erfolgt durch vagale parasympathische Nerven und sympathische Fasern, die aus dem 10. Thorakalsegment des Rückenmarks stammen.

Physiologie und Pathophysiologie

Die 3 wichtigsten Funktionen des Dünndarms sind:
- Nahrungstransport: propulsive Peristaltik
- Digestion: Aufspalten durch Amylasen und Proteinasen aus dem proximalen Jejunum
- Resorption: Wasser, Elektrolyte und die Energieträger werden im Jejunum aufgenommen (☐ Abb. 7.38)
- Resorption von Gallensäuren und Vit B12 im terminalem Ileum
- Enzymsekretion: Motilin, Cholezystokinin, Sekretin etc.
- Immunfunktion: IgA produzierende Plasmazellen, Lymphozyten in den Peyer-Plaques des Ileums

Definitionen

- Nahrungsassimilation: intraluminale Digestion und transmukosale Resorption
- Malassimilation: Überbegriff für Maldigestion und Malabsortion
- Maldigestionssyndrom: verminderte oder fehlende Verdauungsenzyme
- Malresorptionssyndrom: verursacht durch eine reduzierte Resorptionsfläche oder Passagestörung

Leitsymptome

- Ileus: heftige, kolikartige Abdominalbeschwerden als Zeichen der Passagestörung des Dünndarms kombiniert mit Erbrechen und Meteorismus
- Gastroenteritis: Fieber, andauernde Beschwerden mit Diarrhöen
- Gastrointestinale Blutung: peranale Blutabsonderung oder Teerstuhl
- Malassimilation mit Gewichtsverlust

Diagnostik
Körperliche Untersuchung

Inspektion. Abdominale Voroperationen (Operationsnarbe), Bruchpforten, geblähter Bauch

Palpation. Lokalisation des Schmerzmaximums, Schmerzintensität und eventuelle Abwehrspannung der Bauchdecken, Resistenzen, Abszesse oder Tumoren

Auskultation. Pathologisch sind sowohl fehlende Darmgeräusche (sog. Totenstille) durch Paralyse, z.B. bei Peritonitis, als auch Hyperperistaltik (sog. hochgestellte Peristaltik) mit frequenten metallischen Klängen beim mechanischen Ileus

Apparative Diagnostik

- Sonographie: dilatierte, flüssigkeitsgefüllte Dünndarmschlingen, freie Flüssigkeit, Beurteilung der Peristaltik
- Abdomenleeraufnahme: Dünndarmspiegel, freie Luft
- Dünndarm-Kontrast-Röntgen (akut als Gastrografinpassage, elektiv nach Sellink): Durchgängigkeit des Dünndarms, Beurteilung der Schleimhautoberfläche, Nachweis von Stenosen, Dilatationen, Tumoren (endoluminal), Divertikeln, Fisteln
- CT/MRTAbdomen: Nachweis von Dünndarmtumoren, Schlingenabszessen, Wandverdickungen
- Angiographie: Lokalisation bei Blutungen, Nachweis von Verschluss/Stenose der Mesenterialarterien
- Intestinoskopie bzw. Kapselendoskopie, Push-Endoskopie: Lokalisation von Blutungen oder Tumoren, Möglichkeit der Mukosabiopsie
- Laparoskopie: Entzündungen, Stenosen, Tumoren
- Erythrozyten-Szintigraphie: intestinale Blutung nachweisbar >2 ml/min

Typische Dünndarmoperationen

- Sparsame Resektion: darmnahes Absetzen des Mesenteriums bei gutartigen Erkrankungen (◘ Abb. 7.39a)
- En-bloc-Resektion: ausgedehnte Resektion mit dem möglicherweise befallenen Lymphabflussgebiet bei bösartigen Erkrankungen (◘ Abb. 7.39b)
- Adhäsiolyse: Lösen von dünnen Verwachsungen zwischen den Darmschlingen
- Bridenlösung: Durchtrennen von dicken strangartigen Verwachsungen (meist isoliert) zur Wiederherstellung der Darmpassage
- Strikturoplastik: Längsinzision mit Quervernähung bei kurzstreckigen Dünndarmstenosen (◘ Abb. 7.40)

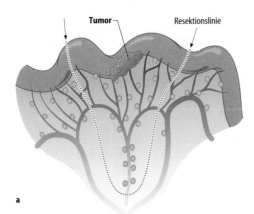

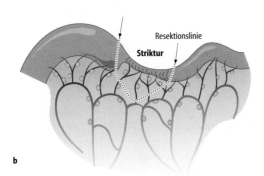

◘ **Abb. 7.39.** Dünndarmresektion. **a** Onkologische Dünndarmresektion mit weitem Sicherheitsabstand und Lymphadenektomie durch keilförmige Skelettierung des Mesenteriums. **b** Knappe Resektion einer benignen Stenose ohne Lymphadenektomie

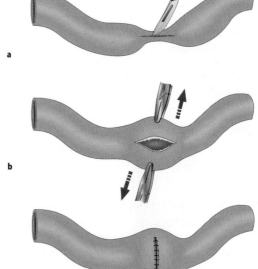

◘ **Abb. 7.40.** Strikturoplastik einer kurzstreckigen Stenose. **a** Längsinzision, **b** quere Erweiterung, **c** Quervernähung

7

- Segmentresektion: Rekonstruktion der verbleibenden Darmenden nach unterschiedlich ausgedehnten Resektionen in der Regel End-zu-End in einreihiger (Einzelnähte) oder fortlaufender Nahttechnik mit Verschluss des entstandenen Mesenterialschlitzes (◘ Abb. 7.41a, b)
- Ileozökalresektion: Resektion der terminalen 5–10 cm des Ileums mit der Bauhin-Klappe und der ersten 10–15 cm des Coecum/Colon ascendens. Rekonstruktion als End-zu-End- oder End-zu-Seit-Ileoaszendostomie (◘ Abb. 7.41)
- Roux-Schlinge: Durchtrennung des oberen Dünndarms und radiäre Inzision des Mesenteriums unter genauer Beachtung der Gefäßarchitektur. Das aborale Darmende wird mit dem abzuleitenden Organ anastomosiert, z.B. D. choledochus, Magen oder Ösophagus. Wiederherstellung der Darmkontinuität durch End-zu-Seit-Einpflanzung des oralen Darmendes in den aboralen Schlingenteil (◘ Abb. 7.42a)

- Omega-Schlinge: Anastomose des höchsten Punktes der Schlinge mit dem entsprechend abzuleitenden Organ, z.B. Magen. Am tiefsten Punkt der Schlinge, dem sog. Fußpunkt, Anlage einer Seit-zu-Seit-Enteroenterostomie (Braun-Fußpunkt), um die dauernde Gallebenetzung der Magenschleimhaut zu verhindern
- Merendino-Operation: Ersatz des distalen Ösophagus und der Kardia durch ein 15 cm langes gefäß-

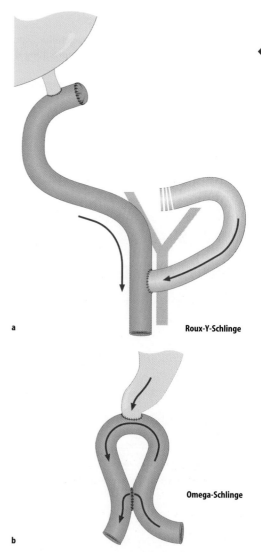

H09

Roux-Y-Schlinge

a

Omega-Schlinge

b

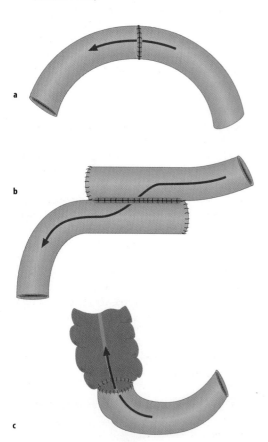

a

b

c

◘ **Abb. 7.41. a** End-zu-End-Jejunojejunostomie bzw. Ileoileostomie, **b** Seit-zu-Seit-Dünndarmanastomose, **c** Ileoaszendostomie (*Pfeile* markieren Richtung der Peristaltik)

◘ **Abb. 7.42. a** Typische Roux-Y-Schlinge für eine biliodigestive Anastomose. Die Schlingenformation entspricht dem Buchstaben Y. **b** Andere Schlingenführungen des Dünndarms werden mit weiteren Buchstaben symbolisiert: Omegaschlinge mit Braun-Fußpunkt-Anastomose, bei der Billroth-II-Magenresektion oder J-Pouch

H09

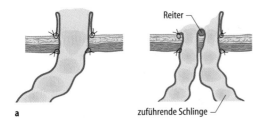

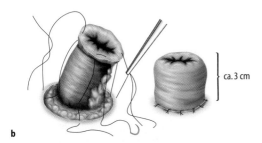

ca. 3 cm

Abb. 7.43. a Schema eines endständigen und eines doppelläufigen Ileostomas (Zwischen zuführender und abführender Schlinge wird ein Reiter aus Plastik eingeführt, um das Zurückgleiten des Stomas in den Bauch zu verhindern. Entfernung nach ca. 8–10 Tagen), **b** Bildung eines prominenten endständigen Ileostomas

gestieltes Jejunumsegment, das zwischen Ösophagus und Magenkorpus interponiert wird
- Freies Jejunuminterponat: Ersatz des zervikalen Ösophagus mit mikrovaskulären Anastomosen
- Magenpouch: Magenersatzbildung aus einem 30 cm langen gestielten Dünndarmsegment
- Ileostoma: vorübergehende oder dauerhafte Ausleitung des Dünndarminhaltes durch Ausleitung des Ileums durch die Bauchdecke und Einnähung der Ränder in die Haut. Endständig: Dünndarm wird in der Kontinuität durchtrennt. Doppelläufig: Schlinge wird nicht in der Kontinuität durchtrennt (■ Abb. 7.43). Typische Komplikation ist die Refraktion des Stomas.

7.8.2 Angeborene Erkrankungen, Fehlbildungen und Lageanomalien

Atresien, Lageanomalien ► Kap. 10

Meckel-Divertikel

Definition. Entwicklungsgeschichtlich Residuum des Ductus omphaloentericus
Epidemiologie. Inzidenz von etwa 2 %
Anatomie. Liegt 20–100 cm oral der Ileozökalklappe im Ileum antimesenterial mit eigenem kleinen Mesenterium

Symptomatik. Oft Zufallsbefund bei Laparotomien oder verursacht Komplikationen
- Entzündung wie bei Appendizitis
- Ileus durch Strangulation, Invagination, Volvulus
- Ulkusbildung mit Blutung oder Perforation
- Nabelfistel als Folge eines unvollständigen Verschlusses des Ductus omphaloentericus

Diagnostik. Röntgenkontrastuntersuchungen des Dünndarms oder durch Technetium-Szintigraphie bei Schleimhautmetaplasie
Therapie. Bestätigt sich bei Laparotomie der Appendizitisverdacht nicht, so muss das terminale Ileum durchgemustert werden, um ein entzündetes Meckel-Divertikel auszuschließen. Divertikelabtragung mit Klammernahtgerät oder Handnaht auch bei Zufallsbefunden

Divertikulose

Definition. Falsche Divertikel
Anatomie. Multiples Auftreten an der Mesenterialseite des oberen Jejunums, z.T. auch Duodenums
Symptomatik. Blutung, Resorptionsstörungen mit Fettstühlen, Anämie (Vitamin-B_{12}-Mangel, Eisenmangel), chronische Entzündungen, Perforationen, Ileus, Volvulus

Blindsacksyndrom

Definition. Bakterielle Besiedlung in einem von der Passage ausgeschlossenen Dünndarmsegment
Ätiologie. Kurzschlussverbindungen durch breite Fisteln beim Morbus Crohn, nach Seit-zu-Seit-Anastomosen oder Umgehungsanastomosen
Symptomatik. Durch die bakterielle Überwucherung in den Blindsäcken sind Entzündungen mit Bauchschmerzen, Übelkeit und Fieber möglich. Bakterielle Enzyme dekonjugieren in den Blindsäcken vorzeitig Gallensäuren, verhindern dadurch die Fettresorption und führen zu Diarrhöen sowie Resorptionsstörungen
Diagnostik. Röntgenkontrastuntersuchung
Therapie. Operative Beseitigung durch Resektion der entsprechenden Schlinge und End-zu-End-Anastomose

7.8.3 Entzündliche Dünndarmerkrankungen

Unspezifische Enteritis/Yersinia-Enteritis

Ätiologie. Yersinien, Viren oder andere Bakterien, wie Salmonellen, Shigellen, *E. coli*
Symptomatik. Schmerzhafte mesenteriale Lymphknotenschwellungen am terminalen Ileum, Fieber, Erbrechen, Diarrhö und allgemeines Krankheitsgefühl

Differenzialdiagnose. Appendizitis

Diagnostik. In der Sonographie vermehrt flüssigkeits-gefüllte Ileumschlingen mit Hyperperistaltik und manchmal freie Flüssigkeit im Douglas-Raum

Therapie. Sollte sich bei Laparotomie unter Appendizi-tisverdacht eine mesenteriale Lymphadenopathie fin-den, so ist zum Erregernachweis und zum Ausschluss eines Morbus Crohn eine Lymphknotenentnahme mit histologischer Untersuchung angezeigt.

Morbus Crohn

Definition. Chronisch-entzündliche, unspezifische gra-nulomatöse Erkrankung des gesamten Magen-Darm-Traktes. Häufigste Lokalisation am terminalen Ileum

Epidemiologie. 3–6 Neuerkrankungen pro 100.000 Einwohner. Junge Erwachsene (20–30 Jahre), M = F

Pathologie. Subakute oder chronisch nekrotisierende und vernarbende Entzündung. Die Ulzeration der Mu-kosa ist begleitet von einer unverhältnismäßigen ent-zündlichen Reaktion der übrigen Darmwand. Dieser Prozess kann segmental auftreten und führt häufig zu Stenosen und Fisteln.

Ätiologie. Nicht genau bekannt. Vermutet werden ge-netische Disposition, Autoimmunmechanismen gegen Nahrungsbestandteile, psychische Faktoren

Symptomatik. Phasischer Verlauf. Trias aus Abdominal-schmerzen, Diarrhö, reduziertem Allgemeinzustand. Aktivitätsindex des Morbus Crohn: Schmerz, Fieber, Zahl der Stühle, Blutsenkungsreaktion und erhöhtes C-reaktives Protein. Gewichtsverlust, febrile Temperaturen, anorektale Fistelbildung, Abszesse und Blutungen

Diagnostik. Kontrastmitteldarstellung nach Sellink (segmentale Stenosen, Ileumbefall, Pseudodivertikel, Ulzeration), Endoskopie mit Biopsie

Differenzialdiagnosen. Colitis ulcerosa, Yersinienin-fektion, TBC

Therapie. Konservativ mit Diät, Glukokortikoiden, Sul-fasalazin oder Aminosalizylsäure (5-ASA) sowie Me-tronidazol zur Reduktion der Keimzahl bei kolorek-talem Befall. Azathioprin, wenn Steroide allein oder in Kombination mit 5-ASA keine Remission erzielen. Operatives Vorgehen nur bei Komplikationen des M. Crohn (ca. 25 % der Crohn-Patienten). Keine Kurative Resektion möglich.

Operationsindikationen bei Morbus Crohn
- Notfall:
  - Darmperforation
  - Massive intestinale Blutungen
  - Ausbildung eines toxischen Megakolons
▼

- Verzögerte (oder aufgeschobene) Dringlichkeit:
  - Stenosen, v.a. im terminalen Ileum (sparsame Resektion, Strikturoplastik)
  - Abszesse
  - Fisteln (enterokutan, enteroenterale, enterovaginale etc.)
  - Ileus (Folge eines Abszesses, einer nar-bigen Stenose, eines Konglomerattumors)

Darmtuberkulose

Definition. Sekundärmanifestation der Lungentuber-kulose vorwiegend in der Ileozökalgegend

Epidemiologie. Sehr selten in Europa

Symptomatik. Abdominalschmerz, Durchfälle, Blu-tungen. Heilt unter Stenosenbildung aus

Therapie. Tuberkulostatische Therapie. Operationsin-dikation nur bei lokalen Komplikationen wie Blu-tungen, Ileus und Perforation

7.8.4 Dünndarmfisteln

Definition. Pathologische Verbindung des Dünndarms mit der Haut (äußere) oder einem anderen Hohlorgan (innere)

Ätiologie. Innere Fisteln beim M. Crohn. Äußere Fisteln nach chirurgischen Eingriffen durch Anasto-moseninsuffizienz oder Abszesse, Fremdkörper, Tu-moren

Einteilung. »Low-output-Fisteln« mit < 200 ml/Tag oder »High-output-Fisteln« mit > 200 ml/Tag. Je weiter oral die Fisteln liegen, desto stärker ist der Flüssigkeits- und Elektrolytverlust

Therapie. »Low-output-Fisteln« heilen unter paren-teraler Ernährung meist spontan. Bei »High-output-Fisteln« in der Regel im stabilen Intervall, operative Revision erforderlich

7.8.5 Tumoren des Dünndarms

Epidemiologie. Nur 1–5 % der gastrointestinalen Tumoren entfallen auf den Dünndarm. Dünndarmtu-moren sind 60-mal seltener als kolorektale Tumoren.

Ätiologie. Protektive Faktoren:
- Schnelle Passage und flüssige Konsistenz des Dünn-darmchymus
- Geringe Bakterienbesiedlung
- Hohe Resistenz der Schleimhaut gegenüber Kanze-rogenen
- Hoher Zellturnover der Dünndarmmukosa

Symptomatik. Abdominelle Beschwerden (inkompletter oder kompletter Ileus) durch Passagestörungen (80 %), seltener gastrointestinale Blutung (Anämie)
Diagnostik. Doppelkontrastdarstellung nach Sellink, CT, Laparoskopie oder Laparotomie
Prognose. Durch das lange diagnostische Intervall werden die meisten Tumoren spät entdeckt, daher ist die Prognose der malignen Dünndarmtumoren schlecht (5-Jahres-Überlebensrate ca. 30 %)

Benigne Tumoren

Epidemiologie. 10-mal häufiger als Malignome des Dünndarms
Pathologie. Villöse oder tubuläre Adenome (am häufigsten), Leiomyome, Lipome, Schwannome, Fibrome, Angiome, Endometriose
Symptomatik. Uncharakteristisch s.o.
Therapie. Segmentresektion des tumortragenden Darmabschnittes. Bei unklarer Dignität: Schnellschnitt oder Lymphadenektomie

Peutz-Jeghers-Syndrom

Definition. Intestinale Polyposis v.a. des Jejunum, proximales Ileum, selten auch Magen und Kolon
Epidemiologie. Manifestation um das 20. Lebensjahr
Ätiologie. Autosomal dominante Vererbung

Symptomatik. Passagestörungen, Invagination, intestinale Blutung, Pigmentflecken an Haut und Schleimhäuten im Gesicht und Lippenbereich
Diagnostik. Rö-Dünndarmpassage
Therapie. Operationsindikation nur bei Komplikationen
Prognose. Sehr selten maligne Entartung

Semimaligne Tumoren
Karzinoide

Definition. Semimaligne Tumoren, die von neuroendokrinen Zellen (APUD-System) abstammen. Außerordentlich langsames Wachstum mit der Fähigkeit zu metastasieren
Lokalisation. Appendix (50 %), Dünndarm (30 %), Rektum (10 %), extraintestinal (z.B. Bronchialsystem) (10 %)
Pathologie. Das Auftreten von Metastasen (Lymphknoten/Leber) korreliert mit der Größe des Tumors.
Symptomatik. Ileussymptome oder Karzinoidsyndrom (◘ Abb. 7.44; nur ca. 30 %). Das Karzinoidsyndrom beschreibt einen anfallsweise auftretenden Flush, der durch Alkohol oder Katecholamine provoziert werden kann und von gesteigerter intestinaler Motilität mit explosionsartigen Diarrhöen begleitet ist. Ursache sind vom Karzinoid produzierte vaso-

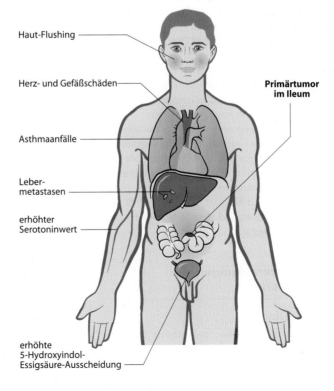

◘ **Abb. 7.44.** Charakteristika des Karzinoidsyndroms

Haut-Flushing

Herz- und Gefäßschäden

Asthmaanfälle

Leber-metastasen

erhöhter Serotoninwert

Primärtumor im Ileum

erhöhte 5-Hydroxyindol-Essigsäure-Ausscheidung

7

aktive Substanzen wie Serotonin, Histamin, Kallikrein und Prostaglandine

Diagnostik. Nachweis von erhöhter 5-Hydroxyindolessigsäure (Abbauprodukt des Serotonins) im 24-h-Urin. MIBI-Szintigraphie bei vorhandenen Somatostatinrezeptoren der Karzinoide

Therapie. Resektion des Tumors im Sinne einer radikalen Tumoroperation mit Lymphadenektomie. Falls nicht möglich Tumordebulking. Lebermetastasen werden soweit wie möglich entfernt. Tumornachsorge durch regelmäßige Kontrolle auf 5-Hydroxyindolessigsäure im Urin alle 2 Jahre.

Gastrointestinale Stromatumoren (GIST)

Definition. Tumoren (20–30 % maligne), die von nicht neuronalen gastrointestinalen Schrittmacherzellen, den sog. Cajalzellen, ausgehen

Pathologie. Dignitätskriterien sind Tumorlokalisation und Größe, Mitosezahl und Nachweis von c-KIT-Mutation. Intestinale Tumoren > 5 cm mit hoher Mitosezahl sind in der Regel maligne

Symptomatik. Unspezifisch s.o.

Therapie. Resektion mit Sicherheitsabstand, Medikamentöse Behandlung mit c-KIT-Antagonisten z. B. Imatinib

Prognose. Bei Malignität ist ein Lymphknotenbefall nur selten (2–6 %) zu erwarten, jedoch Lebermetastasen in 50–60 % und peritoneale Metastasen in 20 %

Maligne Dünndarmtumoren

Epidemiologie. Nur 1–3 % aller Malignome des Magen-Darm-Traktes im Dünndarm

Pathologie. Adenokarzinom (45 %), Lymphom (20 %), Leiomyosarkom (10 %), maligne Karzinoide

Symptomatik. Kein Unterschied zu benignen Tumoren

Diagnostik. CT, Sellink-Passage, Laparotomie

Therapie. Dünndarmsegmententfernung zusammen mit den drainierenden Lymphbahnen. Bei organüberschreitenden Tumoren erfolgt eine multiviszerale Resektion. Palliativoperation mit Umgehungsanastomosen zur Wiederherstellung der Passage

Prognose. Bei einer Größe > 2 cm muss in 90 % mit Lymphknotenmetastasen und über 50 % mit Fernmetastasen gerechnet werden.

7.8.6 Gefäßerkrankungen des Dünndarms

Angina intestinalis

Definition. Postprandiale Bauchschmerzen und Gewichtsabnahme aufgrund von Stenosen am Arterienabgang der viszeralen Gefäße

Ätiologie. Chronische Durchblutungsstörung

Symptomatik. Postprandiale Schmerzen und Gewichtsabnahme, supraumbilikales Gefäßgeräusch verbunden mit Diarrhöen

Diagnostik. Angiographie

Therapie. Exzision und Reimplantation der Arterie oder Anlage eines Bypasses

Akute intestinale Ischämie

Mesenterialinfarkt, Okklusive Mesenteriale Ischämie (OMI)

H06

Ätiologie. Mitralstenose mit Vorhofflimmern, absolute Arrythmie oder Z.n. Myokardinfarkt

Pathogenese. Beruht entweder auf einem akuten, meist thrombotischen Verschluss einer vorbestehenden arteriosklerotischen Stenose oder auf einer Embolie

Symptomatik. Perakute Abdominalschmerzen bei **Vorhofflimmern**, initial klinisch weiches Abdomen und hyperperistaltische, später aperistaltische Darmmotorik mit progredienten peritonitischen Zeichen, Nachweis von Blut bei rektaler Untersuchung

F08

H09

Diagnostik. Im Labor Leukozytose, deutlicher **Laktatanstieg**, Azidose in der Blutgasanalyse Angiographie, Spiral-CT

H09

Therapie. Bei Nachweis einer Embolie an der Mesenterialwurzel (A. mesenterica superior) Laparotomie zur Embolektomie. Gezielte Embolektomie mit nachfolgender Darmerholung gelingt nur selten. Am häufigsten erfolgt eine Resektion des ischämischen Darmes. Bei grenzwertiger Vaskularisation von Darmabschnitten erfolgt eine Second-look-Operation nach 24 bzw. 48 h.

H09

Prognose. Schlecht, da häufig ein zu langes Zeitintervall zwischen dem akuten Ereignis und der Diagnose verstreicht. Letalität 40–50 %.

Nicht okklusive mesenteriale Ischämie (NOMI)

Definition. Verminderte Perfusion der Mesenterialgefäße ohne Gefäßverschluss im Splanchikusgebiet

Ätiologie. Gravierende Begleiterkrankungen mit Linksherzinsuffizienz, Hypotonie, Schock, Sepsis, Dehydratation, die zur Mangeldurchblutung führen

Therapie. Konservativ, Volumentherapie, Vasodilatatoren

Mesenterialvenenthrombose

Definition. Akuter/chronischer thrombotischer Verschluss der V. mesenterica

Epidemiologie. Seltene Form der intestinalen Gefäßobstruktion

Ätiologie. Prädisponierende Faktoren: kardiovaskuläre und pulmonale Begleiterkrankungen, Nierenerkrankungen und Antithrombinmangel

Symptomatik. Kann langsam und symptomarm über Wochen oder auch als akutes schweres Krankheitsbild auftreten

Diagnostik. Duplexsonographie und CT mit Gefäßkontrastierung

Therapie. Streng limitierte Darmresektion und bei zweifelhafter Vitalität eine Second-look-Operation nach 12–24 h

Prognose. Hohe Letalität im Zusammenhang mit Zirrhose, Sepsis, Voroperationen oder Trauma. Prognostischer Faktor ist die Serumlaktatbestimmung

Kurzdarmsyndrom

Definition. Durch den Funktionsausfall größerer Darmabschnitte oder einen zu kurzen Dünndarm nach ausgedehnten Resektionen ist die verbleibende Resorptionsoberfläche zu gering, um Flüssigkeit, Elektrolyte und Nahrungsbestandteile aufzunehmen. Es entsteht ein Malassimilationssyndrom.

Ätiologie. Morbus Crohn, Bestrahlungsfolgen, chronischer Ileus bei Peritonealkarzinose, ausgedehnte Dünndarmresektionen (z.B. nach intestinaler Ischämie)

> Die untere Grenze der Dünndarmlänge zur Vermeidung einer Malassimilation liegt bei 70–100 cm.

Symptomatik. Diarrhöen, Fettstühle, Eiweißmangelödeme, Gewichtsabnahme, Leberfunktionsstörung, Gallen- und Nierensteine, gastroduodenale Ulzera

Therapie. Parenterale Ernährung über Portsysteme, Motilitätshemmer bei Diarrhö, Säureblocker, Protonenpumpenhemmer. Dünndarmtransplantation bei jungen Patienten

7.8.7 Fremdkörper

Ätiologie. Fremdkörper bleiben besonders an der Flexura duodenojejunalis und an der Ileozökalklappe hängen, ferner auch in Divertikeln und verwachsungsbedingten Stenosen

Symptomatik. Ileus, Penetration und Perforation bei Peritonitis

Diagnostik. Rö-Abdomen, Ultraschall

Therapie. Ballaststoffreiche Kost bei blandem Abdomen mit kontinuierlicher Stuhlkontrolle. Sofortige Laparotomie bei akutem Abdomen

7.8.8 Strahlenenteritis

Im Bereich des kleinen Beckens können Dünndarmschlingen im Laufe einer radioonkologischen Behandlung aktinische Schäden erleiden.

Symptomatik. Nekrosen und Ulzera, evtl. mit Perforation. Später Ausbildung von narbigen Stenosen mit chronischem Subileus, ggf. mit Malabsorptionssyndrom

Therapie. Darmresektion bei erheblicher Symptomatik

Prognose. Hohe Gefahr der Nahtinsuffizienz bei strahlengeschädigtem Darm

7.9 Kolon

R. Bumm, F. Harder

7.9.1 Grundlagen

Anatomie

Die Kolonwand besteht aus einer äußeren Längsmuskulatur, die in Taenien gebündelt ist. Am Rektum bildet sich dann ein homogener Längsmuskelschlauch.

Einteilung

- Partiell retroperitoneal: Colon ascendens, Colon descendens, Rektum
- Intraperitoneal: Colon transversum, Colon sigmoideum

Grenze zwischen Kolon und Rektum (Übergang des Mesenteriums nach retroperitoneal) 15 cm ab ano.

Gefäßversorgung (◘ Abb. 7.45)

- Rechtes Kolon: A. colica media aus der A. mesenterica superior
- Linkes Kolon und oraler Rektumanteil: A. mesenterica inferior
- Riolan-Arkade: verbindet das Gefäßbett der A. mesenterica superior mit dem der A. mesenterica inferior (insbesondere bei der Deszendorektotomie erforderlich)
- Rektum: aus der A. iliaca interna über die A. rectalis media und inferior

Lymphabflusswege (◘ Abb. 7.46)

Die Lymphgefäße folgen der arteriellen Gefäßversorgung. Der venöse Abfluss erfolgt über die V. mesenterica inferior v.a. für die linken Kolonabschnitte und direkt über die V. mesenterica superior für die rechten Kolonabschnitte.

Funktion

- Segmentale Kontraktion zur Durchmischung
- Langstreckige segmentale Kontraktion zur Massenbewegung
- Wasserresorption: ca. 2 Liter/Tag

▪ Abb. 7.45. Arterielle und venöse Blutversorgung von Dünn- und Dickdarm nach Wegfall des Dünndarms

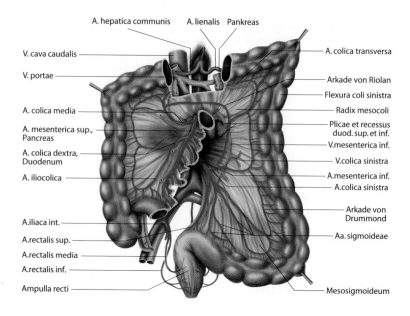

A. hepatica communis   A. lienalis   Pankreas

V. cava caudalis

V. portae

A. colica media

A. mesenterica sup.,
Pancreas

A. colica dextra,
Duodenum

A. iliocolica

A.iliaca int.

A.rectalis sup.

A.rectalis media

A.rectalis inf.

Ampulla recti

A. colica transversa

Arkade von Riolan

Flexura coli sinistra

Radix mesocoli

Plicae et recessus
duod. sup. et inf.

V.mesenterica inf.

V.colica sinistra

A.mesenterica inf.

A.colica sinistra

Arkade von
Drummond

Aa. sigmoideae

Mesosigmoideum

▪ Abb. 7.46. Lymphabfluss-wege des Kolons

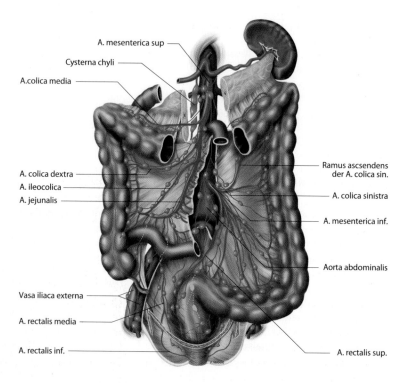

A. mesenterica sup

Cysterna chyli

A.colica media

A. colica dextra

A. ileocolica

A. jejunalis

Vasa iliaca externa

A. rectalis media

A. rectalis inf.

Ramus ascsendens
der A. colica sin.

A. colica sinistra

A. mesenterica inf.

Aorta abdominalis

A. rectalis sup.

- Natriumresorption von bis zu 400 mmol/Tag
- Kaliumaufnahme durch passive Diffusion

Anatomische Variante

Chilaiditi-Syndrom. Verlagerung und Drehung von Dick- und seltener Dünndarmanteilen zwischen Zwerchfell und Leber. Es handelt sich hierbei um eine anatomische Variante ohne Krankheitswert

Diagnostik
Anamnese

- Stuhlgewohnheiten: Farbe des Stuhls (Blutbeimengung?), Schleimabgang, Laxanziengebrauch, Meteorismus, Koliken, Obstipation (chronisch ab 12 Wochen, starkes Pressen beim Stuhlgang etc.), Diarrhö (mehr als 3 flüssige Entleerungen pro Tag), paradoxe Diarrhö (anfängliche Obstipation gefolgt von Diarrhö)
- Vorangegangene Operationen
- Gewichtsverlust

Körperliche Untersuchung

- Inspektion: Narben, Bruchpforten
- Palpation: Spannung der Bauchdecke, Resistenzen, Klopfschall, Schmerzen
- Auskultation: Darmgeräusche fehlend, spärlich, heftig, metallisch klingend, spritzend
- Rektale Untersuchung: in Linksseitenlage mit angezogenen Knien. Erfasst die letzten 10–12 cm des Rektums und Teile der Prostata, Portio und Ovarien

Apparative Untersuchungsmethoden

- **Proktorektoskopie (starr):** Standardverfahren zur Untersuchung des Rektums
- **Koloskopie (flexibel):** Standardverfahren zur Abklärung von peranalen Blutabgängen und Artdiagnose von Kolonerkrankungen (Biopsie, Entfernung von gestielten Adenomen etc.) unter leichter Sedation
- **Endosonographie (EUS):** Beurteilung der Tiefenpenetration eines Tumors im Rektum mit einer Sensitivität von 70–80 %
- **Virtuelle Koloskopie:** Der Kolonrahmen des Patienten wird mittels ultraschneller Spiral-Computertomographie und peranaler Luft- oder CO_2-Insufflation dargestellt (keine Biopsiemöglichkeit)
- **Rö-Abdomenleeraufnahme im Stehen und in Linksseitenlage:** Diagnose eines Ileus durch Spiegelbildung, einer Kolonperforation mit Nachweis freier Luft
- **Kolon-Kontrasteinlauf:** Anwendung bei endoskopisch nicht passierbaren Stenosen mit Bariumsulfat (keine Anwendung bei V.a. eine Perforation

→ Peritonitis) oder wasserlösliches Gastrografin (◘ Abb. 7.47)
- **Sonographie:** Tumorstaging, Metastasensuche in der Leber, Darstellung freier Flüssigkeit (Blut, Organperforation)
- **Computertomographie:** Abdomen-/Becken-CT unter Gabe von oralem, intravenösem und rektal appliziertem Kontrastmittel. Ergibt eine vollständige Übersicht des gesamten Abdominalraums im Rahmen des Tumorstagings oder bei V.a. Abszess (◘ Abb. 7.48)
- **Kernspintomographie:** Beurteilung der Tiefenpenetration eines Rektumtumors einschließlich der Lymphknotenvergrößerungen im Mesorektum (◘ Abb. 7.49)
- **Digitale Subtraktionsangiographie:** Beurteilung der Durchblutungsstörungen des traumatisierten Abdomens oder von unklaren intraluminalen Blutungen
- **Positronen-Emissionstomographie (PET):** Auffinden von tumorverdächtigen Arealen mittels radioaktiv markierter und i.v.-applizierter Glukose
- **Laboruntersuchung:** CEA (karzinoembryonales Antigen) zur Verlaufskontrolle geeignet. Hämokkulttest zur Erfassung von Blutspuren im Stuhl (3 × positiv!). Bakteriologische und parasitologische Stuhluntersuchungen zur Abklärung kolorektaler Erkrankungen

Therapie

Voraussetzungen für onkologische Resektionsverfahren am Kolon:

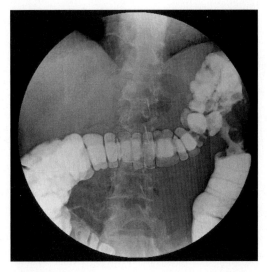

◘ Abb. 7.47. Kontrasteinlauf (Gastrografin) bei Kolonkarzinom der linken Flexur

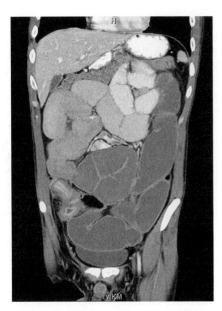

■ Abb. 7.48. Computertomographie des Abdomens/Beckens bei stenosierendem Zökumkarzinom. Beachte die dilatierten Dünndarmschlingen vor der Stenose und die tumoröse Wandverdickung im Zökumbereich

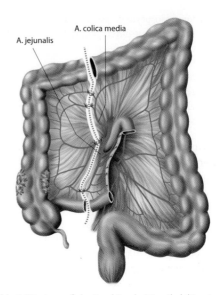

■ Abb. 7.50. Ausmaß der Resektion bei Hemikolektomie rechts

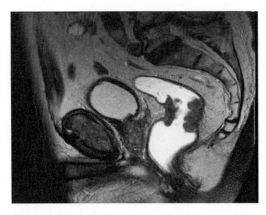

■ Abb. 7.49. Sagittale, T2-gewichtete Kernspintomographie bei Rektumkarzinom

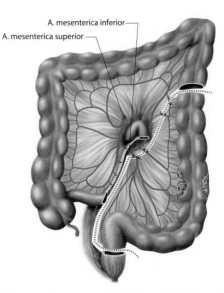

■ Abb. 7.51. Schema der vollständigen Hemikolektomie links

— Mitentfernung der drainierenden Lymphabflusswege entlang und damit zusammmen mit den versorgenden Arterienästen en bloc mit dem tumortragenden Darmsegment
— Beachten einer adäquaten Gefäßversorgung und intakten Vitalität der zurückgelassenen Strukturen

Hemikolektomie rechts

Indikation. Karzinom des Zökums oder des Colon ascendens

Resektion. Letzte Zentimeter des terminalen Ileums bis zur rechten Flexur. Zentrale Ligatur der A. ileocolica und der A. colica dextra. Erhalt der A. colica media

Rekonstruktion. Terminoterminale (End-zu-End oder Seit-zu-End) Ileotransversostomie

Modifikation. Erweiterte Hemikolektomie rechts mit Einschluss der linken Flexur ohne Erhalt der A. coloca media

Ileozökalresektion

Indikation. Entzündliche Veränderungen im Bereich des Ileozökums (z.B. M. Crohn)
Resektion. Letzte Zentimeter des terminalen Ileums und 10–20 cm des Zökums
Rekonstruktion. Terminoterminale (End-zu-End oder Seit-zu-End) Ileoascendostomie

Hemikolektomie links

Indikation. Karzinom des Colon descendens
Resektion. Colon descendens mit Colon sigmoideum
Rekonstruktion. Deszendorektostomie End-zu-End
Modifikation. Erweiterte Linkshemikolektomie mit Einschluss der rechten Flexur und der A. colica media

Resektion des Colon transversum

Indikation. Selten, z.B. bei Karzinom des Colon transversum
Resektion. Querkolon mit A. colica media
Rekonstruktion. End-zu-End Ascendo-Deszendostomie
Modifikation. Erweitere Links- oder Rechtshemikolektomie je nach Tumorlokalisation

Sigmaresektion

Indikation. Sigmadivertikulitis
Resektion. Sigmaresektion Standard: Sigma, darmwandnahe, Deszendorektostomie, unter Erhalt der A. mesenterica superior und der Gefäßarkade zur A. rectalis superior
Rekonstruktion. End-zu-End Deszendorektostomie

Radikale Sigmaresektion

Indikation. Sigmakarzinom
Resektion. Sigma inkl. komplettem Mesosigma unter Einschluss der A. mesenterica inferior und der Gefäßarkade der A. rectalis superior
Rekonstruktion. Deszendorektostomie

Operation nach Hartmann (Diskontinuitätsresektion)

Indikation. Perforierte Sigmadivertikulitis mit kotig-eitriger Peritonitis
Resektion. Entfernung eines Sigmasegmentes; blinder Verschluss des Rektumstumpfes (Hartmann-Stumpf) und Anlage eines endständigen Deszendostomas
Rekonstruktion. Darmkontinuität kann nach Abklingen der Peritonitis wieder hergestellt werden (◘ Abb. 7.52)

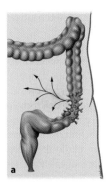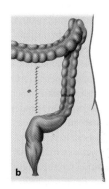

◘ **Abb. 7.52.** **a** Freie Perforation bei Sigmadivertikel mit kotig-eitriger Peritonitis. **b** Nach 3–6 Monaten Auslösen des Kolostomas und End-zu-End-Anastomose zwischen den beiden Darmschenkeln

Totale Proktokolektomie

Indikation. Proctocolitis ulcerosa, familiärer Polyposis coli (FAP)
Resektion. Entfernung des gesamten Dickdarms und des Rektums unter Erhalt des Sphinkters
Rekonstruktion. Kontinenzerhaltende Rekonstruktion mit einer ileoanalen »Pouch-Anastomose« (J-Pouch)

Künstliche Darmausgänge

Indikation. Septische und entzündliche Prozesse im Abdomen (z.B. nach Nahtinsuffizienz), Ileus und Verletzungen des Rektums oder Perineums mit Sphinkterbeteiligung. Zum temporären Schutz einer weiter aboral gelegenen Anastomose. Stomata können temporär oder permanent angelegt werden
Operation. Zökostomie (Zökumvorderwand wird in die Bauchwand eingenäht), Ileostoma (wird endständig oder doppelläufig leicht prolabierend über dem Hautniveau erhaben angelegt)
Rekonstruktion. Nach ca. 6 Wochen

> **Komplikationen Kolonchirurgie:** Anastomoseninsuffizienz (5–10 %), Symptomatik ab dem 5.–6. Tag mit Fieber, Sepsiszeichen, Leukozytose, CRP-Erhöhung, Tachykardie, geblähtes und diffus druckschmerzhaftes Abdomen.

Ursache. ungenügende Durchblutung, zu hohe Spannung der Anastomose.

7.9.2 Entzündliche Erkrankungen

Akute Appendizitis

Definition. Akute Entzündung des Wurmfortsatzes
Epidemiologie. Häufigste chirurgische Erkrankung des Gastrointestinaltraktes. Kann in jedem Lebensalter auf-

treten, Gipfel 5.–30. Lebensjahr. Männer sind häufiger als Frauen betroffen

Ätiologie. Am häufigsten nach Lumenobstruktion (Kotsteine, Fremdkörper und Abknickungen). Seltener Virusinfektionen als Auslöser (Masern, Mumps, Grippe)

Symptomatik. Zunächst Oberbauchschmerzen, die sich innerhalb von Stunden vom Epigastrium in den rechten Unterbauch verlagern. (Wechsel von einem schlecht lokalisierbaren, dumpfen viszeralen Schmerz zu einem somatischen und gut lokalisierbaren peritonitonealen Schmerz mitbedingt durch die lokale Einbeziehung des dem Entzündungsherd benachbarten Peritoneum parietale in den Erkrankungsprozess) Erbrechen, Übelkeit, Temperaturerhöhung mit Differenz zwischen rektaler und axillärer Temperaturmessung > 1 °C. Kurzzeitiger Rückgang der Schmerzen bei Appendixperforation mit anschließendem septischen Krankheitsbild. Selten ist eine begleitende Erythrozyturie.

Diagnostik.
- Anamnese (häufig kurz)
- Körperliche Untersuchung: Klopfdolenz über dem rechten Unterbauch (McBurney, Lanz Punkt) (Peritonismus), Druckdolenz, Abwehrspannung, gekreuzter Loslassschmerz (Blumberg-Zeichen), rektale Untersuchung (Schmerzen im Bereich des **Rovsing-Zeichen:** Schmerzen im Bereich des Zökum beim Ausstreichen des Kolons vom Sigma nach proximal, **Psoas-Zeichen:** Schmerzen im rechten UB bei Anheben des rechten Beines Douglas-Raums rechts gelagert), Auskultation
- Temperaturmessung (Temperaturerhöhung, ggf. Temperaturdifferenz)
- Laboruntersuchung (Leukozytose, CRP-Erhöhung)
- Urinuntersuchung wie z.B. pathologische Erythrozyturie als Zeichen der Einwirkung der akuten Appendizitis auf das Urogenitalsystem (Harnwegsinfekt?)
- Sonographie (Kokardennachweis? Freie Flüssigkeit? Wandverdickung des Appendix?)
- Optional gynäkologische Untersuchung, Abdomenleeraufnahme, CT

Übersicht: Typische Appendizitiszeichen

McBurney-Punkt: Druckschmerz zwischen den beiden äußeren Dritteln der Verbindungslinie zwischen dem rechten vorderen oberen Spina iliaca anterior superior und dem Bauchnabel

Lanz-Punkt:
Druckschmerz auf der Verbindungslinie zwischen beiden Spina iliacae anteriores superior ca. 5–6 cm medial der rechten Spina.

▼

Rovsing-Zeichen:
Schmerzen durch das rückwärtsgerichtete Ausstreichen des Colons im Uhrzeigersinn gegen den Appendix

Blumberg-Zeichen:
Kontralateraler Loslassschmerz

Baldwin-Zeichen:
Schmerzen im rechten Unterbauch nach Fallenlassen des im gestreckten Zustandes gehobenen Beines aufgrund der plötzlichen Dehnung der Faszie des M. psoas major

Psoas-Zeichen: Auslösbare Schmerzen im rechten Unterbauch, die durch Flexion des rechten Beines im Hüftgelenk gegen Widerstand entstehen (z.B. bei retrozökaler Lage des Appendix).

> — Die Diagnose und Indikation zur Operation basieren eindeutig auf klinischen Zeichen und nicht auf Laborbefunden.
> — Die Diagnose der Appendizitis kann in der Schwangerschaft durch das Hochdrängen des Zökumpols und der Appendix erschwert werden.

Differenzialdiagnosen. Adnexitis, stielgedrehte Ovarialzyste, Tubargravidität, Ovulationsschmerz, akute Gastroenteritis, M. Crohn, Meckel-Divertikel, Sigmadivertikulitis, Karzinoid der Appendix, Adhäsionen, Invagination, Netztorsionen, Typhus und Paratyphus, Oxyuren-Appendizitis, Cholezystitis, Ulcus ventriculi und duodeni, Pankreatitis, Pleuritis und basale Pneumonie, Diabetes, Porphyrie, Urämie, Herzinfarkt, retroperitoneale Prozesse der rechten Niere, Harnleiterkolik, Psoasabszess. Pseudoappendizitis: Symptom bei einer Infektion mit Yersinien. Kommt häufiger vor bei Patienten mit unklaren Gelenkschmerzen (Yersinienarthritis) in der Anamnese.

Komplikation: Perityphlitische Abszess ist eine Erkrankung, bei der sich um einen entzündeten Wurmfortsatz ein Abszess ausbildet.

Therapie. Frühe Indikationsstellung zur Operation. Im Zweifelsfall ist eine negative Laparotomie oder Laparoskopie eher in Kauf zu nehmen als die höhere Morbidität der Perforation bei verschleppter Appendizitis.

Offene Appendektomie: Operativer Zugang durch Querschnitt im rechten Unterbauch mit oder ohne Durchtrennung des M. rectus abdominis. Dieser Zugang ist leicht zu einer queren Oberbauchlaparotomie erweiterbar. Alternativ Wechselschnitt nach Mc Burney mit Schnittführung 2 cm medial der Spina iliaca anterior superior nach inguinal. Durchtrennung des M. obliquus externus und internus in Faserrichtung.

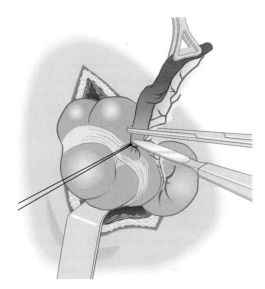

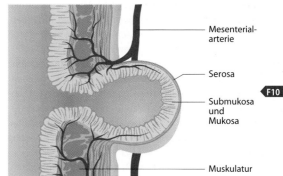

Mesenterial-
arterie

Serosa

F10

Submukosa
und
Mukosa

Muskulatur

Abb. 7.54. Kolondivertikel. Die die Muskularis penetrierenden Blutgefäße schwächen die Darmwand. Es entsteht
eine Muskellücke, durch die sich Mukosa und Submukosa aus-
stülpen können. Das entstandene Divertikel ist mit Serosa
bedeckt

Abb. 7.53. Das Mesenteriolum wurde durchtrennt, die Appendix skelettiert. Die Basis wird ligiert, die Appendix abgetragen und der Stumpf durch Tabaksbeutelnaht eingestülpt

Orientierung bei schwer auffindbaren Appendix an
der Taenia libera des Coecums. Die Appendix wird an
der Basis ligiert und abgetragen und der Stumpf mittels
einer Tabaksbeutelnaht und einer Z-Naht im Zökum
versenkt (**Abb. 7.53**). Seltene, aber typische Komplikationen: Appendixstumpfinsuffizienz, Douglas-Abszess, Bauchdeckenabszess, Bridenileus (nach ca. 10–20
Jahren)

Laparoskopische Appendektomie: Über die Anlage
eines Pneumoperitoneums wird die Appendix mit einer Schlinge oder einem Staplermagazin abgetragen.
Die klinischen Ergebnisse sind vergleichbar, die Kosten
aber deutlich höher. Falls bei einer geplanten Appendektomie keine akute Appendizitis vorliegt, erfolgt in der
Regel trotzdem die Appendektomie, aber zusätzlich die
intraoperative Untersuchung des Jejunum, ob eine Me-
ckel-Divertikulitis vorliegt.

Prognose. Letalität nach Appendektomie < 1 % (höher
bei erfolgter Perforation mit diffuser Peritonitis). Ora-
lisierung nach einfacher Appendektomie am 1. postoperativen Tag

Altersappendizitis: Die Altersappendizitis verläuft oft
mit – im Vergleich zu jüngeren Erkrankten – klinisch
gering ausgeprägter Symptomatik; dies kann kritischer-
weise zu verschleppter Diagnosestellung führen. Die
Perforationsneigung ist aber gleich hoch.

Perforation: Typische Komplikation der verschleppten
Diagnosestellung bei akuter Appendicitis. Häufig
kommt es im Krankheitsverlauf zur vorrüberge-

hender Schmerzreduktion nach der Perforation und
anschließenden verstärkter Symptomatik durch die
Peritonitis

H08

Komplikationen nach Appendektomie:
Appendixstumpfinsuffizienz, Douglas-Abszess, Bauchdeckenabszess, Ileus

Seltene Erkrankungen der Appendix

Mukozele. Schleimretention nach Obliteration des Lumens im basalen Abschnitt der Appendix

Karzinoid. Die Hälfte aller Karzinoide sind in der Appendix lokalisiert. Sofern sie <2 cm und durch Appendektomie im Gesunden entfernt worden sind, ist eine
weitere Behandlung nicht notwendig.

Adenokarzinom der Appendix. Chirurgische Behandlung wie beim Zökumkarzinom: Hemikolektomie
rechts

Divertikulose und Divertikulitis

Definition. Falsche Divertikel oder so genannte Pseu F10
dodivertikel. Die Wand besteht nicht aus allen Wand- H06
schichten. Die Divertikel überragen das untere Darm-
wandniveau.

Pathologie. Der Schleimhautprolaps tritt durch
kleinere Muskellücken begleitender Gefäße in der
Darmwand aus. Ubiquitäres Vorkommen im Kolon
mit Hauptlokalisation im Sigma und Colon descendens (**Abb. 7.54**). Entzündet sich ein Divertikel, so
kann eine Peridivertikulitis, ein Übergreifen der Entzündung auf ein ganzes Sigmasegment und das zugehörige Mesenterium, auch unter Ausbildung von Fisteln in Nachbarorgane, entstehen.

Epidemiologie. Zunahme mit dem Alter, Vorkommen nach dem 70. Lebensjahr bei > 70 % der Individuen. Zusammenhang zwischen schlackenarmer Kost und Druckerhöhung im Darmlumen

F10 **F10** **H06** **H08** **Komplikationen.** Divertikulitis, **Divertikelblutung** (führt manchmal zu erheblichen hämodynamischen Veränderungen mit erforderlicher Gabe von Erythrozytenkonzentraten), Divertikelperforation gedeckt oder freie Perforation mit Peritonitis, Stenose, Fistelbildung **(kolovesikal, kolovaginal, enterokolisch, kolokutan)**, Abszessbildung bei gedeckter Perforation, z.B. Psoasabszess

Symptomatik. 70 % der Patienten sind asymptomatisch. Temperaturanstieg, **Schmerzen im linken Unterbauch** (Altersappendizitis), Druck- und Klopfdolenz im linken

H09 Unterbauch, Palpieren einer walzenförmigen Resistenz, Schmerzen in Leisten- und Blasengegend, peranale Blutung. **Schubartige Wiederholung** der Beschwerden

Diagnostik. Die Diagnose einer Sigmadivertikulitis wird klinisch gestellt. Im Normalfall genügt zum Ausschluss einer Perforation ein Thorax- und Abdomenleerbild im Stehen (freie Luft).

H06 — Laboruntersuchung: Leukozytose, CRP-Erhöhung
— Gastrografin-Kontrasteinlauf: Nachweis Divertikel, Stenose, Kontrastmittelaustritt
— Abdomen-CT: Wandverdickung, Abszess, Divertikelnachweis
— Im Intervall Koloskopie/Sigmoidoskopie: Stenose, Engstellung der Divertikelhälse

Therapie. Konservativ: symptomatische Divertikulose (Aufnahme von Ballaststoffen), akute Divertikulitis (Nahrungskarenz, Infusionstherapie und sytemische

F10 Antibiotikatherapie, Analgelikagabe, lokale Kühlung) **CT-Drainage:** bei lokalisierten intraabdominellen Abszessen

Operativ: Divertikulitis beim jugendlichen Patienten oder unter Immunsuppression werden ebenso wie wiederholte Divertikulitisschübe nach dem Abklingen

F10 der Symptome chirurgisch durch eine Sigmaresektion mit End-zu-End-Anastomose saniert (auch laparoskopisch möglich). Bei einer Perforation, ggf. in Verbindung mit einer eitrigen, Vier-Quadranten-Peritonitis evtl. ko-

H06 tigen Peritonitis, kann anstatt einer einzeitigen Resektion mit Primäranastomose ein zweizeitiges Vorgehen mit Diskontinuitätsresektion, blinder Verschluss des Rektumstumpfes und Anlage eines endständigen Kolostomas im Sinne einer Diskontinuitätsresektion erfolgen

F10 (**Hartmann-Stumpf**). Wiederherstellung der Kontinuität 3–6 Monate später.

Prognose. Operationsletalität bei elektiven Operationen bei 1–5 %, bei schwerer Sepsis bei ca. 25 %

Tabelle Stadieneinteilung perforierte Sigmadivertikulitis nach Hinchey

Colitis ulcerosa

Definition. Unspezifische, entzündliche Darmerkrankung, die beide Geschlechter und jedes Alter betreffen kann, mit einem Maximum zwischen dem 2. und 4. Lebensjahrzehnt

Ätiologie. Unbekannt. Autoimmunprozesse werden angenommen. Assoziation mit M. Bechterew

Epidemiologie. Inzidenz von 5–8 Neuerkrankungen auf 100.000 Einwohner

Pathologie. Befällt die Kolonschleimhaut. Beginnt am Rektum und breitet sich weiter nach oral aus. Makroskopisch finden sich tiefe Ulzerationen und nach mehreren entzündlichen Schüben Pseudopolypen aus Granulationsgewebe, das sich polypös ins Lumen vorwölbt. Hauptsächlich ist die Mukosa und Submukosa und nur bei der schwersten Form die Tunica muscularis propria und die Serosa betroffen.

Symptomatik. Blutig-schleimige Durchfälle, progressive Verschlechterung des Ernährungszustandes, subfebrile Temperaturen, Tenesmen. Extraintestinalsymptomatik mit Arthralgien (Erythema nodosum, Pyoderma gangraenosum), Augensymptomen (Uveitis, Episkleritis), Morbus Bechterew, Chole- und Nephrolithiasis, Osteoporose

Komplikationen. Akut fulminante Verlaufsform mit toxischem Megakolon (Kolondilatationen, paralytischer Ileus, Perforationen, Sepsis) in 5 % mit konsekutiver Notfalllaparatomie und Kolektomie und Anlage eines Ileostomas.

Diagnostik.
— Rektoskopie mit Biopsie
— Kolondoppelkontrasteinlauf: spitz zulaufende Kontrastmittelausziehungen (Spiculae), Pseudopolypen, Kragenknopfgeschwüre, ggf. verkürztes, geschrumpftes, schlauchförmiges Kolon ohne Haustren
— Endoskopie: Verletzlichkeit der hyperämischen Schleimhaut, multiple Ulzera und Kryptenabszesse, Pseudopolypen

Therapie. Konservative Therapie: 5-Aminosalizylsäure (5-ASA) bei milder bis mäßig gradiger Ausprägung mit bis zu 6 g/d. Remissionsinduktion 50–80 %. Bei distalen Kolonbefall ist auch eine topische Behandlung möglich oder Salazosulfapyridin, Kortikosteroide (Prednisolon z.B. 60 mg i.v.) bei schwerer Colitis ulcerosa, evtl. auch Immunsuppressiva.

Operative Therapie: Bei längerem Verlauf gilt die Kolitis als Präkanzerose und stellt ein Karzinomrisiko von etwa 7 % in 10 Jahren und 25 % in 20 Jahren dar. Proktokolektomie zur Entfernung der gesamten Schleimhaut des Kolons mit ileoanaler Pouch-Anastomose unter Erhalt des Sphinkters. Durch Proktokolektomie ist die Colitis ulcerosa heilbar

Morbus Crohn des Kolons

Definition. Chronisch-entzündliche Darmerkrankung, die segmental an sämtlichen Abschnitten des Intestinaltraktes auftreten kann

Pathologie. Epitheloidzellige Granulome befallen die Darmwand in ihrer ganzen Dicke und auch die regionalen Lymphknoten. Frisch erkrankte, ulzerierende Schleimhautbezirke wechseln ab mit abheilenden, narbigen Abschnitten mit Neigung zur Stenosebildung

> Die Stenosebildung ist im terminalen Ileum und proximalem Kolon häufig.

Ätiologie. Genetische Mutation CARD 15. Andere Risikofaktoren sind unklar, Raucher erkranken aber häufiger am M. Crohn als Nichtraucher.

Symptomatik. Ähnlich wie Colitis ulcerosa mit Krämpfen, Stenosezeichen (segmentaler Befall!), Darm- und Analfistelbildungen, Durchfällen, peranalem Blutabgang, Gewichtsverlust und subfebrilen Temperaturen. Durch den Aktivitätsindex nach Best kann die Notwendigkeit der Behandlung eingeschätzt werden (Allgemeinbefinden, Körpergewicht, Durchfallbehandlung, Stuhlfrequenz, Fisteln etc.). Ein Aktivtätsindex >150 Punkte signalisiert einen akuten Schub.

Diagnostik. Ähnlich wie Colitis ulcerosa mit selektiver Dünndarmpassage und Endoskopie zur Abgrenzung zur ischämischen Kolitis mit segmentalem Befall durch eine tiefe Schleimhautbiopsie

Komplikationen. Ileus, Fistel, Strikturen, Abszess, toxisches Megacolon (seltener als bei der Colitis ulcerosa), Dünndarmkarzinomentstehung, Osteoporose, Gallensteine

Therapie. Konservative Therapie: primär medikamentöse Therapie mit Salazosulfapyridin, 5-ASA, Kortikoiden und Metronidazol und symptomatischer Therapie, Ballondilatation von Stenosen.

Operative Therapie: bei Versagen der konservativen Behandlung und Auftreten der typischen Komplikationen erfolgt eine darmhaltende Minimalchirurgie (Abszesse, Stenosen, Fistelbildungen, Blutung und Perforationen). Häufig wird bei Stenosen im terminalen Ileum und Konglomerattumoren im Coecum eine Ileocoecalresektion durchgeführt. Bei isolierten Stenosen im Dünndarm erfolgt eine Strikturoplastik.

Ischämische Kolitis

Definition. Nicht ausreichende Durchblutung eines Kolonanteils, die zur Nekrose oder fixierten narbigen Stenose führt

Ätiologie. Spontane arterielle Okklusion, Embolie, Aneurysma der Aorta abdominalis, Aortendissektion, Vaskulitis, Folge der abdominoperinealen Rektumamputation und Verletzung der Riolan-Arkade

Einteilung. Ischämische Gangrän des Kolons: rasch progredient, blutige Stühle, septisch-toxischer Schockzustand. Die Abdomen-Leeraufnahme zeigt eine Überdehnung des Kolons, Luft im Mesenterium- und Portalbereich, freie Luft im Abdomen. Letalität ist hoch

Ischämische Kolitis: uncharakteristische Beschwerden im linken Abdomen, leicht sanguinolente Stühle, evtl. Tenesmen und Durchfälle. Im Kolonkontrasteinlauf Haustrierung und Engstellung des segmental betroffenen Kolons. Resektion bei relevanten Stenosen

Ischämische Stenose des Kolons: Lang gezogene, schlauchförmig fixierte Stenosen. Bei Komplikationen wie Blutung, Perforation oder Obstruktion Indikation zur Resektion

Komplikation. Die Ischämie kann infolge Überdehnung zur Kolonperforation führen

Pseudomembranöse Kolitis

Definition. Akute, sehr schwere Durchfallerkrankung mit entzündlichen Schleimhautveränderungen, die bis zu Ulzerationen reichen und pseudomembranöse Beläge aufweisen

Ätiologie. Nach einer enteralen oder parenteralen Antibiotikatherapie durch Zytotoxine des anaeroben Bakteriums *Clostridium difficile*

Diagnostik. Nachweis des Zytotoxins im Stuhl oder Koloskopie mit endoskopischer Biopsie

Komplikationen. Toxisches Megakolon, Perforation, Peritonitis, Sepsis

7.9.3 Andere Erkrankungen

Endometriose des Dickdarms

Definition. Versprengtes und funktionierendes Endometriumgewebe findet sich außerhalb des Uterus im Kolon

Symptomatik. Häufige menstruationsabhängige Beschwerden wie Obstipation, Abdominalschmerz, Erbrechen, Gewichtsverlust, Blutungen

Therapie. Primär konservativ mit Danazol (hemmt LH/FSH). Bei Versagen erfolgt die Entfernung der Endometrioseherde

Colon irritabile

Definition. Funktionelle Dickdarmerkrankung, die mit krampfartigen, häufig mit Schleimabgängen verbundenen Beschwerden einhergeht
Symptomatik. Tastbare walzenförmige Resistenz im Bereich des Kolonrahmens. Psychosomatische Probleme
Diagnostik. Ausschluss organischer Leiden
Therapie. Schwierig unter Einbeziehung der psychischen Probleme. Ballastreiche Ernährung, Spasmolytika, Quellmittel, Sedativa

Dolichokolon

Definition. Radiologisch erkennbar stark elongiertes Colon descendens und Sigma, das zu Subileusbeschwerden führen kann
Diagnostik. Ausschluss eines M. Hirschsprungs (Aganglionose) bei Megakolon durch Biopsien
Therapie. Operative Therapie nur bei schwerster Obstipation in Form einer Kolonresektion

Kolonvolvulus

Definition. Torsion des Dickdarms um seine Mesenterialachse mit partiellem oder vollständigem Verschluss des Darmlumens und mehr oder weniger ausgeprägte Strangulation der Durchblutung
Ätiologie. Prädisposition bei elongiertem Darm und langem Mesenterium. Intestinale Nonrotation (embryogenetischer Stillstand der Darmdrehung in der 8. Fetalwoche)
Epidemiologie. 2–3 % aller Dickdarmobstruktionen, 2/3 Sigma, 1/3 Zökum
Symptomatik. Kolikartige Schmerzen mit Stuhlverhärtung und balloniertem Abdomen, klingende Darmgeräusche
Diagnostik. Rö-Abdomenleeraufnahme und Gastrografinpassage
Therapie. Endoskopische Reposition, Entlastung mit Darmrohr und späterer elektiver Resektion. Bei Nichterfolg notfallmäßige Laparotomie

H06 ▶ Ogilvie-Syndrom (Pseudoobstruktion oder Kolonileus)

Definition. Rasch progrediente, massive Blähung des rechten Kolons, die unbehandelt zur Darmperforation führen kann
Ätiologie. Treten bei vorbestehenden chronischen Erkrankungen oder bei retroperitonealen Prozessen auf.
Diagnostik. Rö-Abdomen leer, Gastrografineinlauf (kein mechanisches Hindernis)

Therapie. Endoskopische Entlastung, OP bei Nichterfolg oder bei Zökumruptur

Idiopathische Obstipation

Definition. Spontane Darmentleerung erst nach > 1 Woche
Diagnostik. Rö-Abdomen (schwache Gasdistension mit elongiertem Kolon), Kolonpassagezeit stark verzögert
Therapie. Selten ist eine subtotale Kolektomie mit ileorektaler Anastomose erforderlich

Angiodysplasie

Definition. Submuköse arteriovenöse Missbildung im Darm
Epidemiologie. Häufiger das rechte als das linke Kolon betroffen; v.a. im 6. und 7. Lebensjahrzehnt
Symptomatik. Rezidivierende intestinale Blutungen
Diagnostik. Endoskopie, selektive Angiographie
Therapie. Endoskopische Blutstillung, ggf. Resektion des betroffenen Darmabschnittes

Strahlenschäden

Definition. Schäden am Dünndarm und Kolorektum in Form einer Proktokolitis
Ätiologie. Nach radioonkologischer Behandlung maligner Tumoren im Beckenbereich
Pathogenese. Strahlenvaskulitis mit Gefäßwandverdickung, Sklerosierung, Hyalinisierung
Komplikation. Stenosen, Obstruktionen, Perforationen, Fistelungen, strahleninduzierte Neoplasie nach Jahren
Therapie. Resektion des befallenen Darmabschnittes mit Ersatz eines von proximal her verlagerten, unbestrahlten Darmteils

7.9.4 Gutartige Tumoren und Polypen

Definition. Polypen sind Vorwölbungen im Darmlumen, die sich über das Schleimhautniveau hinaus erheben.
Einteilung.
- Neoplastische Polypen (Adenome)
- Hyperplastische (metaplastische) Polypen
- Entzündliche Polypen (Pseudopolypen)

Diagnostik. Endoskopie mit PE
Therapie. Endoskopische Schlingenabtragung bis zu einem Durchmesser von 2 cm. Bei größeren Adenomen (breitbasig aufsitzend) erfolgt eine offene transabdominale Resektion oder kombiniert endoskopisch-laparoskopische Kolonsegmentresektion. Tief sitzende,

villöse Adenome können mittels der transanal-endoskopischen Mikrochirurgie (TEM) entfernt werden.

Neoplastische Polypen: Adenome

Tubuläre Adenome

Epidemiologie. 75–80 % der Adenome. Prädilektionsstelle ist das Rektosigmoid

Pathologie. Gestielt oder breitbasig. Korrelation zwischen Adenomdurchmesser und maligne entarteter Schleimhautanteile (Durchmesser < 1 cm: weniger als 1 %, bei > 2 cm: über 10 %). Maligne Entartung entwickelt sich über Atypien bis zur Invasion der Submukosa (invasives Karzinom)

Villöse Adenome

Epidemiologie. Vorkommen v.a. im Rektum

Pathologie. In mehr als 30 % findet man Zeichen der **Entartung.** Hohe Rezidivneigung. Weich-schwammige **Konsistenz.** Hohe Sekretion von Flüssigkeit bis hin zum Elektrolytverlust

Tubulovillöse Adenome

Mischformen der beiden Typen

Nicht neoplastische Polypen

- **Hamartome:** werden als juvenile Adenome bezeichnet
- **Hyperplastische Polyen:** klein (3–5 mm), multipel, ohne Entartungstendenz
- **Entzündliche Polypen:** Schleimhautregenerate bei M. Crohn, Colitis ulcerosa

Familiäre Polyposis coli
H08 **(familiäre adenomatöse Polyposis, FAP)**

Definition. Obligate Präkanzerose der Schleimhaut des Dickdarms mit hunderten von Polypen im gesamten Kolon

Epidemiologie. Entwickelt sich meist vor dem 20. Lebensjahr. Nach dem 30. Lebensjahr häufen sich karzinomatöse Entartungen der zahllosen Polypen. Progression zum Karzinom meistens bis zum 40. Lebensjahr

Ätiologie. Autosomal dominant vererbte Erkrankung des Dickdarms mit Mutation des Adenoma-Polyposis-Kolon (APC)-Gens

Diagnostik. Koloskopie der Familienangehörigen. Phänotypischer Marker ist die kongenitale Hypertrophie des Pigmentepithels der Retina

Therapie. Vollständige Resektion von Kolon und Rektum mit Ausnahme eines kurzen mukosafreien Muskelsaums vor maligner Entartung. Rekonstruktion mittels ileoanaler Pouch-Anastomose (Stuhlfrequenz ca. 5 Mal/Tag)

Komplikationen. Impotenz (beim Mann), Blasenentleerungsstörungen

Gardner-Syndrom

Definition. Adenomatose des Kolons, verbunden mit Weichteiltumoren und Osteomen des Schädels und Desmoiden der Bauchdecke

Ätiologie. Ähnlicher Gendefekt wie die FAP

Prognose. Hohes Entartungsrisiko der Adenome

Peutz-Jehgers-Syndrom

Definition. Hamartomatöse Polypen im GI-Trakt, häufig kombiniert mit Pigmentflecken an den Lippen und Schleimhäuten

Prognose. Niedrigeres Entartungsrisiko als bei der FAP

7.9.5 Kolonkarzinom

Epidemiologie. Stetige Zunahme der Inzidenz mit ca. 20 pro 100.000. Zunahme der weiter oralwärts gelegenen Karzinome. Zweithäufigste Krebstodesursache in Industrienationen. Nach dem 40. Lebensjahr steigt das Risiko, die Inzidenz verdoppelt sich alle 5 Jahre bis zum 60. Lebensjahr

Ätiologie. Die meisten Karzinome entstehen aus Adenomen. Es bestehen eine positive Korrelation mit Fett- und Fleischkonsum sowie eine negative Korrelation mit ballaststoffreicher Ernährung. 5–10 % der kolorektalen Karzinome sind erblich bedingt. Nicht-polypöses-kolorektales Karzinom (HNPCC), familiäre adenomatöse Polyposis (FAP)

Einteilung. TNM Klassifikation (◘ Tab. 7.13) hat die historische Duke-Klassifikation ersetzt.

Symptomatik. Blut- und Schleimabgang, okkulte Blutung, Verlust der Leistungsfähigkeit, Kollaps, Gewichtsverlust, Schmerzen im rechten Unterbauch, palpabler Tumor und Stuhlunregelmäßigkeiten, kolikartige Schmerzen, Obstipation

Komplikationen. Ileus, Blutung, Perforation mit kotiger Peritonitis, Infiltration der Bauchwand mit Abszessbildung sowie Einbruch in benachbarte Organe und Fistelbildung (z.B. Vagina)

Metastasierung. Direkte Infiltration von Magen, Pankreas, Leber und Bauchwand sowie Retroperitoneum. Hämatogene Metastasierung entsprechend dem venösen Abfluss am häufigsten in die Leber, seltener in Lunge und Skelett

Vorsorge. Jährliche Vorsorgeuntersuchung ab dem 50. Lebensjahr durch Hämokkulttest und Koloskopie alle 5–10 Jahre. Jährliche Koloskopie von Risikogruppen (FAP: ab 10. Lebensjahr, HNPCC: ab 25. Lebensjahr)

7

◻ Tab. 7.13. TNM-Klassifikation 2010

TNM: Klinische Klassifikation Colon + Rektum	
T-Primärtumor	
TX	Primärtumor kann nicht beurteilt werden
T0	Kein Anhalt für Primärtumor
Tis	Carcinoma in situ[1]
T1	Tumor infiltriert Submukosa
T2	Tumor infiltriert Muscularis propria
T3	Tumor infiltriert durch die Muscularis propria in die Subserosa oder in nicht peritonealisiertes perikolisches oder perirektales Gewebe
T4a	Tumor infiltriert das viszerale Peritoneum
T4b	Tumor infiltriert andere Organe oder Strukturen

Anmerkungen
[1] Tis liegt vor, wenn Tumorzellen innerhalb der Basalmembran der Drüsen (intraepithelial) oder in der Lamina propria (intramukös) nachweisbar sind, ohne dass eine Ausbreitung durch die Muscularis mucosae in die Submukosa feststellbar ist (»intraepitheliale/intramuköse glanduläre High-grade-Neoplasie«).

N-Regionäre Lymphknoten	
NX	Regionäre Lymphknoten können nicht beurteilt werden
N0	Keine regionären Lymphknotenmetastasen
N1a	Metastasen in 1 regionären Lymphknoten
N1b	Metastasen in 2–3 regionären Lymphknoten
N1c	Satelliten-Lymphknoten ohne regionären Lymphknoten
N2a	Metastasen in 4–6 regionalen Lymphknoten
N2b	Metastasen in 7 oder mehr regionalen Lymphknoten

Anmerkung:
Regionäre Lymphknoten sind die perikolischen und perirektalen Lymphknoten und jene entlang der Aa. ileocolica, colica dextra, colica media, colica sinistra, mesenterica inferior, rectalis (haemorrhoidalis) superior und iliaca interna.
pN0: Regionäre Lymphadenektomie und histologische Untersuchung von üblicherweise 12 und mehr Lymphknoten.

M-Fernmetastasen	
MX	Fernmetastasen können nicht beurteilt werden
M0	Keine Fernmetastasen
M1a	Fernmetastasen in 1 Organ
M1b	Metastasen in >1 Organ oder Peritonealmetastasen

pTNM: Pathologische Klassifikation
Die pT-, pN- und pM-Kategorien entsprechen den T-, N- und M-Kategorien.
pN0 Regionäre Lymphadenektomie und histologische Untersuchung üblicherweise von 12 oder mehr Lymphknoten.

Stadiengruppierung

Stadium 0	Tis	N0	M0	Dukes A
Stadium I	T1, T2	N0	M0	Dukes A
Stadium II	T3, T4	N0	M0	
Stadium IIA	T3	N0	M0	Dukes B
Stadium IIB	T4a	N0	M0	
Stadium IIC	T4b	N0	M0	
Stadium III	jedes T	N1, N2	M0	
Stadium IIIA	T1, T2	N1	M0	
	T1	N2a	M0	
Stadium IIIB	T3, T4a	N1	M0	
	T2, T3	N2a	M0	Dukes C
	T1, T2	N2b	M0	
Stadium IIIC	T4a	N2a	M0	
	T3, T4a	N2b	M0	
	T4b	N1, N2	M0	
Stadium IVA	jedes T	jedes N	M1a	
Stadium IVB	jedes T	jedes N	M1b	

Tab. 7.14. Chirurgische Therapie des Kolonkarzinoms (modifiziert nach Herfarth 1994)

Indikation/Sitz des Primärtumors	Standardoperationen	Lymphabflussgebiet zentrales Gefäß	
Zökum und Colon ascendens	Hemikolektomie rechts	A. ileocolica, A. colica dextra	H06
Rechte Flexur und proximales Colon transversum	Erweiterte Hemikolektomie rechts	+ A. colica media	
Colon transversum	Erweiterte Hemikolektomie rechts oder links je nach Lokalisation zur re. oder li. Flexur	A. colica media/dextra/sinistra	
Colon descendens und Sigma	Hemikolektomie links	A. mesenterica inferior aortennah	
Linke Flexur	Erweiterte Hemikolektomie links	A. colica media und A. mesenterica inferior, A. colica sinistra	
Sigma	Erweiterte Sigmaresektion	A. mesenterica inferior aortennah	
Mehrfachkarzinome	Subtotale Kolektomie	Entsprechend der Ausdehnung	

Diagnostik.
- Rektale Untersuchung
- Flexible Koloskopie mit Biopsie
- Karzinoembryonales Antigen (CEA) zur postthe-rapeutischen Überwachung
- Rö-Doppelkontrasteinlauf (zur Abklärung des Restkolons bei stenosierendem Prozess)
- Oberbauchsonographie zum Lebermetatasenaus-schluss
- Computertomographie bei fortgeschrittenen Tumoren

Therapie. Zur Operationsvorbereitung präoperative Spülung des Darmes durch oral eingenommene Laxanzien und osmotische Abführmittel. Perioperative Antibiotikaprophylaxe vor dem Hautschnitt
- Standardresektion in Bezug zur Tumorlokalisation (**Tab. 7.14**). Mindestens 12 Lymphknoten sollten mitreseziert werden
- Bei HNPCC: subtotale Kolektomie, um einer Karzinomentwicklung im belassenen Kolon vorzubeugen
- Bei 1–3 Lebermetastasen erfolgt eine Resektion im selben Eingriff, bei mehr Lebermetastasen eine additive systemische Chemotherapie

> **Fast-track-Chirurgie:** Frühzeitiger Kostaufbau und unmittelbar postoperative Mobilisation führen zu einer erheblich verkürzten Klinikverweildauer.

Postoperative Komplikationen. Anastomoseninsuffizienz (ca. 5%) (begünstigende Faktoren: reduzierter Allgemeinzustand des Patienten oder Immunsuppression, schlechte Durchblutung der zu anastomosierenden Darmschenkel, technisch unbefriedigende Nahttechnik, Anastomose auf Spannung, Notfalleingriff bei Ileus oder Perforation). Anastomoseninsuffizienzen erfordern in der Regel die Relaparotomie und die Anlage eines pro-

tektiven Enterostomas. In der Rektumchirurgie bestehen zusätzliche Komplikationen, wie Blasenentleerungsstörungen und Impotenz. Klinische Symptomatik ab dem 6. post OP Tag mit Anstieg der Körpertemperatur und der Entzündungswerte, diffuser abdomineller Druckschmerz. Im weiteren Verlauf klinische Zeichen der Sepsis mit Tachykardie, Hypotonie, Atemnot.

Nachbehandlung. Beim Kolonkarzinom mit tumorbefallenen Lymphknoten im Resektat gilt als Standardtherapie eine adjuvante systemische Chemotherapie mit 5-FU/Leukovorin.

Beim Rektumkarzinom hat sich die neoadjuvante Radiochemotherapie im Therapiekonzept etabliert.

Rezidive. Es werden Lokalrezidive von Fernmetastasen unterschieden. Die Hälfte der Rezidive wird innerhalb der ersten 18 Monate erkannt, nur 15 % treten nach Ablauf von 36 Monaten auf.

Nachsorge. Ziele: frühzeitige Rezidiverkennung, Erfassung metachroner Metastasen, Entfernung von Polypen und Erkennung postoperativer Komplikationen

Vorgehen: digitale rektale Untersuchung und Sigmoidoskopie für alle palpablen oder erreichbaren Anastomosen zweimal jährlich. Flexible Koloskopie einmal jährlich oder bei Auftreten von Symptomen. CEA und klinische Untersuchungen alle drei Monate sowie ein Hämokkulttest zweimal jährlich für Anastomosen, die nicht eingesehen werden können

Prognose. 5-Jahres-Überlebensrate nach Kolonchirurgie bei R0-resezierten Patienten ≥ 70 %

7.9.6 Dickdarmverletzungen

Dickdarmverletzungen entstehen bei stumpfem Bauchtrauma, Schuss- und Stichverletzungen. Intraperitoneale Kolonverletzungen müssen so früh wie möglich je nach

Ausdehnung übernäht oder durch Resektion ohne oder mit protektivem Enterostoma versorgt werden.

7.10   Rektum und Anus

M. O. Guenin, M. von Flüe

7.10.1   Grundlagen

Anatomie
Rektum

Das Rektum ist 15 cm lang. Das **obere Drittel** reicht von 12–15 cm ab Linea anocutanea gemessen, das **mittlere Drittel** von 7,5–12 cm und das **distale Drittel** von 4–7,5 cm. Die Blutversorgung erfolgt durch die A. rectalis superior aus der A. mesenterica inferior und verläuft im Mesorektum. Die A. rectalis media stammt aus der A. iliaca interna und versorgt das mittlere Rektum. Die A. rectalis inferior verläuft kaudal des M. levator ani und strahlt von lateral in den Analkanal ein. Die Lymphabflusswege folgen der arteriellen Gefäßversorgung (◻ Abb. 7.55).

Das Kontinenzorgan

Der Analkanal ist ca. 4 cm lang und von der Rektummukosa (Grenze: Linea dentata, ◻ Abb. 7.56) ausgekleidet. Als unterste Schicht folgt der autonom innervierte M. sphincter ani internus, der zu 80 % den Sphinkter-Ruhedruck aufrecht erhält. Lateral folgt der M. sphincter ani externus. Dieser Muskel stellt den für die Kontinenz wichtigsten Anteil des Levator ani dar.

Beckenboden

Der M. levator ani ist eine breite trichterförmige Muskelplatte, die den Beckenboden bildet und durch S4 innerviert wird. Der Muskel enthält Rezeptoren, die bei maximaler Rektumfüllung als Empfindungsschwelle für die Defäkation agieren.

Funktion
Kontinenz

Ist durch das Zusammenspiel des autonom innervierten M. sphincter ani internus und des somatisch innervierten M. sphincter ani externus mit dem M. puborectalis gewährleistet. Der autonome innere anale Sphinkter ist in einem kontinuierlich tonischen Zustand. Seine hauptsächliche Reflexantwort ist die Relaxation durch Senkung des Ruhetonus (rektoanaler Inhibitionsreflex).

◻ **Abb. 7.55.** Rektum mit neuraler Versorgung (laterale Sicht)

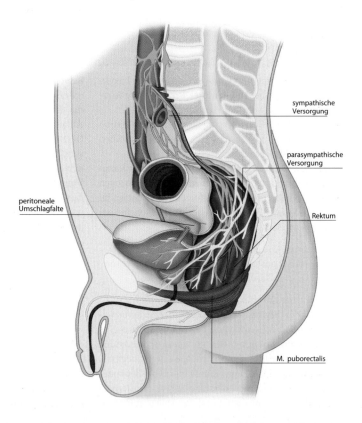

sympathische Versorgung

parasympathische Versorgung

peritoneale Umschlagfalte

Rektum

M. puborectalis

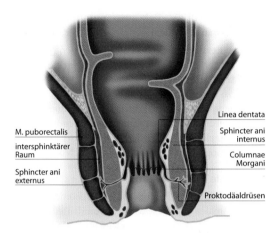

M. puborectalis

intersphinktärer Raum

Sphincter ani externus

Linea dentata

Sphincter ani internus

Columnae Morgani

Proktodäaldrüsen

 Abb. 7.56. Analkanal

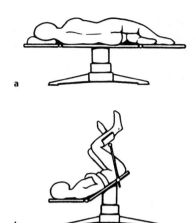

a

b

Abb. 7.57. **a** Linksseitenlage, **b** Steinschnittlage

Defäkation

Durch Pressen wird der elektrische Tonus, der die Beckenbodenkontraktion aufrecht erhält, unterbrochen. Ausgelöst durch den rektoanalen Inhibitionsreflex sinkt der Ruhetonus im Analkanal und mithilfe von Bauchpresse und intrarektaler Druckerhöhung kommt es zur Überwindung des Sphinkterdruckes und zur Entleerung des Rektums.

Diagnostik

Anamnese

Stuhlgewohnheiten (Anzahl, Konsistenz), Stuhlempfindung, Stuhldrang, Sexualfunktion (Hinweise für Funktion des Beckenbodens)

Klinische Untersuchung

- Perianale Inspektion (Narben, Rhagaden, Fisteln)
- Untersuchung in flacher Linksseitenlage mit gebeugten Oberschenkeln oder in Steinschnittlage (■ Abb. 7.57a)
- Digitale Palpation auf intrarektale Tumoren, retrorektale Resistenzen, Beurteilung der Prostata, Farbe des Stuhls, Blut- oder Eiterauflagerungen
- Digitales Prüfen des Sphinkterruhetonus und des Sphinkterdrucks

Anorektoskopie

- Im Analkanal: Hämorrhoiden, Fistelöffnungen, Kondylomen, Neoplasien, Ulzerationen
- Im Rektum: Polypen, Karzinome, Blut und/oder Eiter im Lumen

Anorektale Sonographie

- Sonomorphologische Darstellung des Anorektums

- Darstellung von Abszessen, Fisteln, Muskeldefekten, Neoplasien
- Beurteilung der Penetrationstiefe von Neoplasien
- Gezielte Biopsien im Anorektum

Röntgen

Abdomenleeraufnahme im Stehen (Ausschluss Ileus) und Kontrastmitteluntersuchungen

Defäkographie

- Abklärung von Funktionsstörungen des Beckenbodens
- Videodefäkographie: Darstellung einer Entero- und/oder Rektozele
- MR-Defäkographie: Beurteilung der Beckenbodenmuskulatur während der Defäkation

Stuhluntersuchungen. Mikrobiologische Stuhluntersuchung, okkultes Blut im Stuhl

Anale Manometrie. Bestimmung des analen Ruhedrucks und des Druckanstiegs bei willkürlicher Kontraktion. Durch Dehnung eines intrarektal gelegenen Ballons und gleichzeitige anale Druckmessung kann der rektoanale Inhibitionsreflex ausgelöst werden (Dehnung des Rektums bewirkt reflektorische Erschlaffung des inneren Sphinkters und damit Druckabfall im Analkanal). Dieser Reflex fehlt beim Morbus Hirschsprung (Aganglionose).

Typische Operationsverfahren an Rektum und Anus

In der Operationstechnik des Anorektums unterscheidet man Resektionsverfahren bei malignen und bei gutartigen Erkrankungen. Die chirurgische Resektion des tumortragenden Darmabschnitts mit dem dazugehörigen Lymphabflussgebiet ist die wichtigste und wirkungsvollste therapeutische Modalität in der Behandlung von bösartigen Rektumtumoren. Lagerung in Steinschnittlage (◘ Abb. 7.57b). Folgende Ziele werden angestrebt:

- Mittels totaler Exzision des dorsalen Mesorektums und einer weit lateralen Resektion der Aufhängebänder und des supraanalen lateralen Lymphabflussgebiets soll eine kurative Situation mit geringem lokoregionärem Rezidivrisiko und guter Überlebenschance erreicht werden.
- Durch sphinktererhaltende Rektumresektion und physiologische Rekonstruktion der anorektalen Anatomie sollen eine gut kontrollierbare Defäkation und somit gute Lebensqualität erhalten werden.
- Die Anastomose wird in der Regel durch ein Klammernahtgerät (CEA = Circular Stapler), das von rektal eingeführt wird, geschossen. Die verbliebenen Titanklammern sind nicht elektromagnetisch.

Vordere »anteriore« Rektumresektion

Die anteriore Resektion ist die Radikaloperation für operable Tumoren im Bereich des rektosigmoidalen Übergangs und des proximalen Rektumdrittels. Kontinenzapparat und dazugehörige Rektumampulle bleiben erhalten. Karzinome im mittleren Rektumdrittel (7,5–12 cm ab Linea anocutanea) können in der Regel mit einer tiefen vorderen, d.h. einer totalen Rektumresektion kontinenzerhaltend operiert werden (◘ Abb. 7.58).

Abdominoperineale Rektumamputation (Operation nach Miles)

Liegt ein Rektumkarzinom zu tief oder ist der Tumor zu groß, um eine aus tumorbiologischer Sicht sichere sphinktererhaltende Resektion und Anastomose gewährleisten zu können, entfällt mit dem Rektum der ganze Sphinkterapparat. Der Eingriff erfolgt auf abdominalem und perinealem Weg. Das Sigma wird als endständiges Stoma ausgeleitet. Eine Wiederherstellung der Kontinuität ist unmöglich. Das Perineum wird verschlossen.

Transanale Tumorresektion

Benigne Tumoren, d.h. große villöse Adenome, können im proximalen und mittleren Rektumdrittel mit der transanal endoskopischen Mikrochirurgie (TEM) ohne Laparotomie entfernt werden (◘ Abb. 7.59). Kleine, mobile Tumoren (pT1N0 hochdifferenziert, <3 cm Durchmesser) im distalen Rektum können transanal in voller Wanddicke reseziert werden.

7.10.2   Gutartige anorektale Erkrankungen

Rektumprolaps

Definition. Der Rektumprolaps ist vollständig, wenn die gesamte Rektumwanddicke nach extraanal verlagert ist. Der Prolaps ist partiell, wenn die Rektumvorderwand in den Analkanal hinein prolabiert.

Ätiologie. Beckenbodenschwäche und ein mobiles Rektum (laterale Ligamentschwäche)

Symptomatik. Prolaps beim Gehen, Stehen oder Pressen. Die Schleimhautfalten sind zirkulär.

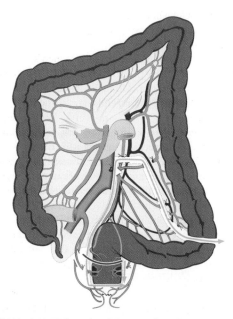

◘ **Abb. 7.58.** Tiefe vordere Rektumresektion (Anastomose auf Höhe des M. puborectalis oder der Linea dentata)

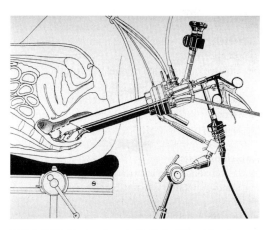

◘ **Abb. 7.59.** Transanale endoskopische Mikrochirurgie (TEM). Das Operationsrektoskop mit mikrochirurgischen Instrumenten erlaubt die übersichtliche Tumorresektion im CO_2-gefüllten Rektum

Komplikationen. Stuhlinkontinenz (50 %), Traumatisierung der Schleimhaut mit Blutung, Ulzeration und vermehrte Schleimproduktion
Diagnostik. Rektoskopie, Defäkographie, Biopsie von Ulzera, Sphinktermanometrie. **Klinisch: zirkuläre Fallen**
Therapie. Rektopexie (Mobilisation des Rektums mit Fixierung auf dem Promotorium). OP nach Frykmann-Goldberg (Sigmaresektion mit Straffung des Rektums)
Prognose. Nach 6 Monaten ist die Kontinenz bei 50 % der Patienten wiederherstellbar

Analprolaps (Mukosaprolaps)

Definition. Prolaps der Mukosa des proximalen Analkanals bzw. distalen Rektums nach außen
Symptomatik. Schmerzen, Blutungen, Nässen und Juckreiz, Schwellung der Mukosa
Diagnostik. Klinische Unterscheidung zwischen Analprolaps und Rektumprolaps. Proktoskopie. Die **Schleimhautfalten sind radiär**
Therapie. Konservativ: abschwellende Maßnahmen, Bettruhe, feuchte Kochsalzumschläge, systemische analgetische und antiinflammatorische Therapie (Paracetamol, lokales Hydrokortison)
Operativ: Mukosektomie an 3 Stellen, wie Hämorrhoidektomie
Komplikationen. Analstriktur

Hämorrhoiden

Definition. Hämorrhoiden sind vaskuläre Kissen an der analen Übergangszone aus Arteriolen, Venolen und arteriovenösen Verbindungen, die bei Vergrößerung in den distalen Analkanal prolabieren.
Epidemiologie. Erhöhte Inzidenz in der westlichen Welt. Ursächlich evtl. Obstipation, fettreiche Mahlzeiten, reichlich Alkohol sowie psychischer Stress und Gravidität
Pathogenese. Obstruktion der drainierenden Venen der Übergangszone durch Stuhlmassen oder Entzündung. Gefäßthrombosierung mit schmerzbedingter Hypertonie des analen Sphinkters verstärken die Beschwerden.
Lokalisation. Entsprechend der Aufteilung der Äste der A. rectalis superior bei 3, 7 und 11 Uhr in Steinschnittlage
Symptomatik. Blutung, Schmerz, Sekretion und Pruritus ani, bei Komplikationen Schwellung, Vergrößerung, Fibrosierung bis zu Ulzeration und Blutung
Einteilung.

- Grad I: Hämorrhoidalpolster, die beim Pressen nicht unterhalb die Linea dentata prolabieren
- Grad II: Polster, die beim Pressen unterhalb die Linea dentata ins Proktoskop prolabieren, jedoch spontan wieder reponieren

- Grad III: Polster, die beim Pressen oder bei der Defäkation nach außen prolabieren und digital reponiert werden können
- Grad IV: Hämorrhoiden bleiben extraanal und schwellen zunehmend an (**Cave:** Gangrän!)

Diagnostik. Die Diagnose der inneren Hämorrhoiden ist nur proktoskopisch zu stellen.
Differenzialdiagnose. Äußere Hämorrhoiden (Analvenenthrombose) müssen von inneren Hämorrhoiden unterschieden werden. Äußere Hämorrhoiden thrombosieren häufig und können bei Schmerzen innerhalb der ersten 24 h nach Thrombose in Lokalanästhesie inzidiert und thrombektomiert werden.
Therapie.

- Grad I: Diät, Stuhlregulierung, Analhygiene
- Grad II: Sklerosierung (submuköse Instillation von 5%igem Phenolmandelöl), Gummibandligatur
- Grad III–IV: Hämorrhoidektomie (klassische Resektion nach Ferguson oder Milligan-Morgan oder Staplerhämorrhoidektomie nach Longo)

Komplikationen. Sphinkterläsionen, Fournier-Gangrän

Analfissur

Definition. Längliche Ulzeration im Anoderm des unteren Analkanals. Meist dorsal gelegen
Ätiologie. Häufige Ursache harter Stuhl. In 10 % liegt unter der Fissur ein intersphinktärer Abszess oder eine Intersphinktärfistel vor.
Symptomatik. Akutes oder chronisches Auftreten. Akute Schmerzen, Defäkationsstörungen, Blut am Toilettenpapier und Pruritus
Diagnostik. Inspektion durch Auseinanderziehen des Analrings. Proktoskopie nur, wenn ohne Schmerzen möglich
Differenzialdiagnosen. Analkarzinom, syphilitisches Ulkus, perianaler Morbus Crohn, perianaler Morbus Paget
Therapie. Akute Fissur: konservativ mit lokal anästhesierendem Gel, Analhygiene, Stuhlregulierung
Chronische Fissur: Indikation für laterale innere Sphinkterotomie (Spreizung des intersphinktären Raumes zwischen Sphincter ani internus und externus)

Anorektale Abszesse und Fisteln

Definition. Von den Proktodäaldrüsen (kryptoglandulärer Infekt) ausgehende Abszesse (akut) im Intersphinktärspalt, die unter Fistelbildung einen chronischen Verlauf entwickeln können
Ätiologie. Morbus Crohn, Diabetes mellitus, Colitis ulcerosa, komplizierte Divertikulitis oder Salpingitis oder sogar eine verschleppte Appendizitis können Ursache für atypisch verlaufende anorektale Fisteln sein.

7

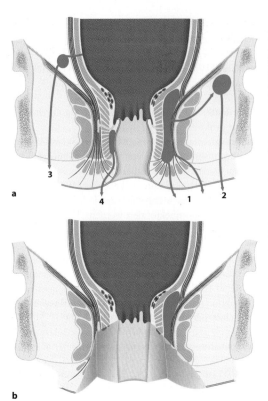

a

b

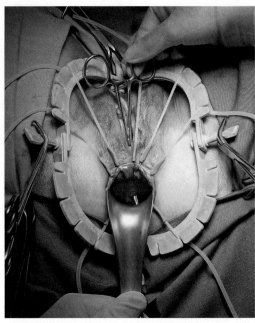

▣ Abb. 7.61. Rektovaginale Fistel. Status nach anteriorer Rektumresektion; die Klemme geht durch die Fistel von der Vagina bis ins Rektum

▣ Abb. 7.60. a Typische Lage und Ausbreitung anorektaler Abszesse und Fisteln: *1* intersphinktär; *2* transsphinktär (ischiorektal); *3* extrasphinktär; *4* submukös. **b** Therapeutische Maßnahmen: Abszesseröffnung und Fistelspaltung bzw. -exzision

Pathogenese. Als Eintrittspforte für die Erreger (*E. coli*, *Staphylococcus aureus* oder *Proteus mirabilis*) dienen die Krypten der Linea dentata.

Einteilung. Abhängig von der Lagebeziehung des Abszesses/der Fisteln zum äußeren Sphinkter (▣ Abb. 7.60a,b)

Symptomatik. Abszess: Schwellung des Analrandes, diffus gerötete Auftreibung einer Gesäßhälfte, pochende Schmerzen, Fieber, Defäkationsstörung
Fistel: konstante oder intermittierende eitrige Absonderung nach perianal oder nach intraanal

Diagnostik. Inspektion, vorsichtige rektale Untersuchung, endoanale Sonographie

Therapie. Akuter Abszess: operative Entlastung des Abszesses durch Inzision oder Entdeckelung (plus Bakteriologie)
Fistel: Fistelspaltung nur bei einfacher intersphinkterer Fistel unterhalb der Linea dentata. Bei trans- oder extrasphinktärer Lage primär Fadeneinlage zur Draiange. Sekundär gezielte Fistelexzision mit Kürettage des transsphinktären Anteils

H06

Rektovaginale Fisteln

Definition. Chronische Fistel zwischen Rektum und Vagina
Ätiologie. Folgen von Geburtstraumen (zu 80 %). Komplikation bei Morbus Crohn, Hysterektomie, tiefer anteriorer Rektumresektion, Entzündung im Bereich des Rektums, Tumoren oder Radiotherapie
Symptomatik. Spontanabgang von Stuhl oder Wind durch die Vagina, rezidivierende Blasenentzündungen, Reduktion des Sexuallebens
Therapie.
- Tumorfisteln: Resektion nach onkologischen Prinzipen mit oder ohne Rektumamputation
- Crohn-Fisteln: konservativ, ggf mit Anlage eines Entlastungsstomas
- Fisteln nach Geburtstraumen: Verschluss und gleichzeitige Verschiebung der verschiedenen Schichten gegeneinander (hohe Fisteln von transabdominal, tiefe Fisteln von transrektal/transvaginal)

Analer Morbus Crohn

Definition. Anale Beteiligung bei Morbus Crohn
Epidemiologie. Bei 50–70 % der Patienten mit Kolonbeteiligung, in 10–30 % bei Patienten mit Ileokolitis
Symptomatik. Fissuren, Fisteln, Abszesse und öde-

matöse Mariske. Seltener Ulzerationen, Hautödeme und rektovaginale Fisteln

Therapie. So konservativ wie möglich

- Analfissur: manuelle Sphinkterdehnung
- Abszesse: operative Inzision
- Fistelbildung: Fadeneinlage. Heilung bei Fistelexzision nur in 50 %. Im Extremfall Indikation zur Proktokolektomie
- Hämorrhoiden: keine operative Entfernung bei zu hoher Komplikationsrate

Pilonidalsinus

Definition. Pilonidalsinus (pilus = Haar, nidus = Nest) ist ein chronischer subkutaner Sinus, der Haare enthält und in der Rima ani liegt

Ätiologie. Erworben durch eine Infektion der Haarfollikel in der sakrokokzygealen Region mit Ausbildung zum chronischen Abszess. Auch kongenitale Entstehung wird diskutiert

Epidemiologie. In über 80 % der Fälle Männer zwischen dem 16. und 25. Lebensjahr

Symptomatik. Akuter Abszess mit Rötung, Schmerzen und etwas erhöhter Temperatur. Lokalisation in der Rima ani oder chronisch sezernierende Fistel. Natürlich nur bei planbaren Eingriffen einsetzbar.

Therapie. Akuter Abszess: longitudinale Inzision lateral der Rima ani mit Entfernung aller Haare

Chronischer Abszess: spärliche Exzision der Fistelöffnungen mit Bürstenkürettage der Haare und des Debris (Verfahren nach Lord)

Komplikationen. Selten. Zum Karzinomausschluss (z. B. Plattenepithelkarzinom) immer Histologie

Anale Manifestationen von sexuell übertragbaren Krankheiten und Aids

Definition. Verwendung des Anorektums für erotische Praktiken

Ätiologie. Bakterielle Infektion durch zahlreiche Erreger, wie *Nesseria gonorrhoeae* (Gonorrhö), *Chlamydia trachomatis* und Shigellen. Haemophilus Ducrey (Kankroid). Virale Infektionen durch Papillomaviren (*Condyloma acuminatum*), Zytomegalievirus-Ileokolitis (bei Aids-Patienten), HIV-Infektion mit Isosporenkolitis

Symptomatik. Eitrige Proktitis bzw. mit Kryptenabszessen und Ulzerationen

Therapie. Antibiose bei bakteriellen Erregern. Laparotomie bei massiver multifokaler Ulkusblutung bzw. Ulkusperforation bei Zytomegalievirus-Ileokolitis

Kaposi-Sarkom

Definition. Maligner Tumor, hervorgehend von endothelialen Zellen, der sich als indolente Hautläsion manifestiert. Anzahl der kutanen Kaposi-Sarkome korreliert mit gastrointestinaler Beteiligung vom Mund bis zum Anus

Epidemiologie. Häufigster Tumor bei Aids-Patienten. 43–77 % der homosexuellen männlichen Patienten mit Aids

Symptomatik. Haematochezie, Blutung, Obstruktion und Perforation

Diagnostik. Endoskopie mit Biopsie

Therapie. Zytostatika. Eine Operation ist selten notwendig. Mögliche Indikationen sind Blutung, Obstruktion oder Invagination

Prognose. Todesursache meist durch opportunistische Infektionen. Medianes Überleben 18–22 Monate

> Anorektale maligne Lymphome (Non-Hodgkin-Lymphom) und Analkarzinome sind weitere Risikoerkrankungen bei Aids.

Fournier-Gangrän   `F09`

Definition. Häufig letal verlaufende Entzündung entlang der Beckenbodenfaszien, die sich binnen weniger Stunden im gesamten Perineum ausbreitet, inklusiv Scrotum und Penis bis zur Bauchdecke

Ätiologie. Anogenitale Infekte durch gemischte Darmkeime. Traumen oder postoperative Komplikationen

Symptomatik. Starke perineale Schmerzen. Mit Fortschreiten des Infektes bildet sich »Luft« im subkutanen Gewebe. Ausbildung einer Hautnekrose

Therapie. Débridement des ganzen nekrotischen Gewebes

Prognose. Letalität bis zu 30 % trotz Breitspektrumantibiotika

Anale Inkontinenz

Definition. Verlust der Kontrolle für Gas, flüssigen oder festen Stuhl, bedingt durch ein sensorisches muskuläres Defizit oder durch ein mechanisches Hindernis am anorektalen Übergang

Ätiologie. Perineales Geburtstrauma, chirurgische Operationsfolge (Fistelchirurgie, Dilatation, Sphinkterotomie, Hämorrhoidektomie), Beckenbodendeszensus, neurologische Defekte (Diabetes mellitus, Meningomyelozele, zentrale Diskushernie, multiple Sklerose, Aids, sakrale Invasion einer Beckenneoplasie)

Diagnostik. Anamnese, digitale Palpation, Proktoskopie, anale Sonographie, Videodefäkographie, anale Manometrie, Pudendus-Latenzzeitmessung

Therapie. Sphinkterdefekt wird genäht durch Overlapping-Plastik. Bei Pudendusneuropathie Raffung des M. levator ani. Weitere Möglichkeiten durch Transposition des M. gracilis oder Dauerstimulation sakraler Nerven (S2–S3)

7.10.3 Rektumkarzinom

Definition. Adenokarzinom des Enddarms

Epidemiologie. Inzidenz 15 Fälle auf 100.000 Einwohner. Altersgipfel im 6. und 7. Lebensjahrzehnt, im Alter < 40 Jahren häufiger fortgeschrittene Stadien

Ätiologie. Fettzufuhr, schlackenarme Kost, genetische Faktoren (FAP)

Metastasierung. Lymphatische Metastasierung entlang der Rektalis-superior-Gefäße nach oben, entlang der Rektalis-media-Gefäße nach lateral und zu den iliakalen und inguinalen Lymphknoten (Tumorinvasion unterhalb der Linea dentata). Bei Erreichen der Submukosa liegt das Risiko einer Lymphknotenmetastasierung bei 10–20 %.

Fernmetastasen durch Aussaat via Blutbahn. Die Inzidenz der Gefäßstreuung korreliert mit der Penetrationstiefe und dem Differenzierungsgrad des Primärtumors. Die häufigste Lokalisation der Fernmetastasen ist die Leber, gefolgt von der Lunge.

Stadieneinteilung. TNM-Klassifikation ◘ Tab. 7.13

Symptomatik. Meist lange symptomlos. Blut im Stuhl, Veränderungen der Stuhlgewohnheiten. Stuhl wird bleistiftförmig, Gefühl der inkompletten Entleerung

Diagnostik.
- Digitale Untersuchung bis 8–10 cm ab Linea anocutanea
- Rektoskopie mit Biopsie zur histologischen Sicherung
- Endorektale Sonographie zur Bestimmung der Penetrationstiefe und des Lymphknotenstatus
- Oberbauchsonographie zum Ausschluss von Lebermetastasen
- Koloskopie zum Ausschluss eines synchronen Kolonkarzinoms
- CT, MR zum Ausschluss von Lungen- und Lebermetastasen
- Labor: Tumormarker CEA, Ca19-9 zur Verlaufskontrolle

Therapie. (◘ Tab. 7.15) **Präoperative Vorbereitung:** Spülung des Kolons, Aufklärung über potenzielle Komplikationen wie Impotenz bei Männern und Blasenentleerungsstörungen und eventuelle Anlage eines Stomas

Neoadjuvante Radiochemotherapie. ab uT3-Stadium mit 40 Gray Strahlendosis Senkung der Lokalrezidivrate. Keine sichere Verbesserung der Überlebenschancen. Morbidität erhöht

Operative Therapie: distaler Sicherheitsabstand (mindestens 2 cm), eine totale mesorektale und weit laterale Rektumresektion, eine möglichst vollständige Resektion des lymphovaskulären Stiels aortennahe

Adjuvante Chemotherapie: Wirksamkeit für Rektumkarzinom nicht in gleicher Weise belegt wie für Kolonkarzinom. Trotzdem bei Lymphknoten-positiven Tumorstadien erwägen (5-FU und Leukovorin)

Lebermetastasen: Entfernung von synchron aufgetretenen Lebermetastasen. Bei metachron aufgetretenen Metastasen erst PET-Kontrolle zum Ausschluss der extrahepatischen Tumormanifestation

Palliative Therapie: transanale, kryochirurgische Eingriffe und Laserresektionen, Elektrokoagulation, Entlastungsstoma

Komplikationen. Anastomoseninsuffizienzen, Miktionsstörungen, Impotenz, präsakrale Abszesse, Inkontinenz

Prognose. Tumornachsorge wie beim Kolonkarzinom. Lokoregionäre Rezidivrate von 10–20 % und mehr. 5-Jahres-Überleben bei T3N0-Tumoren 65–80 %, bei T3N+-Tumoren 25–45 %

7.10.4 Analkarzinom

Analkarzinome sind selten und machen nur 3–4 % aller anorektalen Karzinome aus.
- Analrandkarzinome (unterhalb der Linea dentata): Anoderm besteht aus Plattenepithel

◘ **Tab. 7.15.** Stadienabhängige chirurgische Therapie des Rektumkarzinoms

Tumorstadium	Vorgehen
uT1	Anteriore Rektumresektion mit Descendorektostomie. Lokale Exzision der ganzen Rektumwand oder transanal endoskopische Mikrochirurgie (TEM)
uT2	Anteriore Rektumresektion
uT3/uT4	Neoadjuvante Radiochemotherapie Nach einem Intervall von 6 Wochen bei Karzinomen des proximalen und wenn möglich des mittleren Drittels eine anteriore Rektumresektion mit einem protektiven Ileostoma Bei Karzinomen des distalen Drittels kann der geforderte Sicherheitsabstand von mindestens 2 cm nicht kontinenzerhaltend eingehalten werden, sodass eine abdominoperineale Rektumamputation nach Miles erfolgt.

- Analkanalkarzinome (oberhalb der Linea dentata): hochzylindrisches, kuboidales Übergangsepithel oder auch Plattenepithel

Lymphabfluss via A. haemorrhoidalis inferior in inguinale und weiter proximal in iliakale Lymphknoten

Analrandkarzinome
Plattenepithelkarzinome

Symptomatik. Polypoid oder ulzerös. Blutung, Schmerzen, Pruritus und partielle anale Inkontinenz

Diagnostik. Oft erst späte Diagnose trotz oberflächlicher Lokalisation

Therapie. Kleine oberflächliche Karzinome ohne Infiltration der Linea dentata werden lokal mit einem Sicherheitsabstand von 2 cm exzidiert. Fortgeschrittene Karzinome werden durch eine abdominoperineale Rektumamputation (OP nach Miles) reseziert.

Prognose. 5-Jahres-Überleben 68–100 % nach lokaler Exzision bzw. 35–80 % nach abdominoperinealer Resektion beim fortgeschrittenen Karzinom

Andere Malignome

Basalzellkarzinome, Morbus Bowen (langsam wachsendes intraepidermales Plattenepithelkarzinom = Carcinoma in situ) und perianaler Morbus Paget (intraepitheliales Adenokarzinom, entstehend aus den apokrinen Drüsen) sind extrem selten. Die klinische Erscheinung ist ähnlich dem Plattenepithelkarzinom. Auch hier besteht die Therapie in lokaler Exzision weit im Gesunden und Rezidiv in einer abdominoperinealen Amputation.

Karzinome des Analkanals

Einteilung. Epidermoidkarzinom (Plattenepithelkarzinom, basaloides oder kloakogenes Karzinom, mukoepidermoides Karzinom), Adenokarzinom, malignes Melanom

Klassifikation.
- Anhand der Penetrationstiefe: T1 < 2 cm, T2 > 2 cm aber < 5 cm, T3 > 5 cm, T4 mit Invasion in benachbarte Organe
- Anhand der Lymphknotenmetastasen: N1 = perirektal; N2= unilateral iliakal/inguinal, N3= perirektal und inguinal oder bilateral iliakal

Symptomatik. Blutung, Schmerzen und eine indurierte anale Masse

Differenzialdiagnose. Hämorrhoiden

Diagnostik. Proktoskopie mit Biopsie, endoanale Sonographie, inguinale Palpation zur Suche nach Lymphknoten

Therapie. Radiochemotherapie bei allen Karzinomen, da verstümmelnde abdominoperineale Rektumamputation vermieden wird. Operation bei einer strahlenbedingten lokalen Komplikation (Inkontinenz, Blutung, Tumorzerfall), Rezidiv oder Progredienz des Tumors

Prognose. Die Radiotherapie alleine erzielt eine lokale Kontrolle und weist eine 5-Jahres-Überlebensrate von 40–80 % auf. Bei kombinierter Radiochemotherapie Ansprechrate von ca. 90 % und 5-Jahres-Überlebensrate von 70–85 %

Adenokarzinom

Das Adenokarzinom des Analkanals ist meist ein distales Rektumkarzinom, das in den Analkanal fortschreitet. Nur beim Frühkarzinom ist eine lokale Exzision gerechtfertigt.

Malignes Melanom

Epidemiologie. 1–3 % aller Melanome

Wachstum. Selten infiltriert das Melanom umgebende Organe, es wächst jedoch submukös nach proximal ins Rektum und befällt perirektale, perianale und mesenteriale Lymphknoten. Bereits frühzeitig Fernmetastasen, meist in Leber, Lunge und Knochen

Therapie. Weder auf Radiotherapie noch auf Chemotherapie oder Immunotherapie sensibel. Resektion durch abdominoperineale Rektumamputation oder großzügige Lokalexzision

7.10.5   Anale Fremdkörper und Trauma

Anale Fremdkörper

Definition. Transanal eingeführte Fremdkörper zu autoerotischen Zwecken (Früchte, Steine, Shampooflasche usw.)

Ätiologie. Schleimhautläsion bis zur Darmperforation, Sphinkterläsionen

Diagnostik. Anamnese, klinische Untersuchung, konventionelles Röntgenbild vom Abdomen

Therapie. Transanale Extraktion (Rektoskop, Forceps, Blasenkatheter usw.). Nach Extraktion sollte immer eine Rektoskopie durchgeführt werden, um Darmwandläsionen darzustellen.

Anale Traumen

Ätiologie. Meist iatrogen, wie Geburtstraumen, oder Folge von analen und transanalen Operationen. Beckenfrakturen bei Polytraumen. Die häufigste Ursache für Sphinkterläsionen mit Kontinenzstörungen sind aber Komplikationen bei Vaginalgeburten.

Therapie. Revision der Wunden, Débridement von nekrotischem Gewebe. Anschließend sofortige Rekonstruktion. Protektives Stoma zum Schutz der Sphinkterrekonstruktion

7.11   Akutes Abdomen, Peritonitis, Ileus und traumatisiertes Abdomen

A. H. Hölscher, H. Bartels, J. R. Siewert

Das akute Abdomen stellt die klassische chirurgische Notfallsituation dar und hat daher große klinische Bedeutung. Es erfordert eine unverzügliche klinische und apparative Diagnostik und eine rasche Entscheidung über operatives oder konservatives Vorgehen.

7.11.1   Akutes Abdomen

Definition. Der Begriff »akutes Abdomen« ist eine durch Zeitnot diktierte vorläufige Bezeichnung für eine zunächst nicht exakt differenzierbare akute, schmerzhafte Erkrankung in der Bauchhöhle bis zu deren endgültiger diagnostischer Klärung.

Ätiologie. Die wichtigsten Ursachen für ein akutes Abdomen sind Entzündungen, Perforationen, Ileus und viszerale Durchblutungsstörungen (◐ Abb. 7.62).

Symptomatik. Akuter heftiger Bauchschmerz, Peritonitis mit Störung der Darmfunktion (Paralyse), Störungen der allgemeinen Kreislaufregulation (Schock) (◐ Tab. 7.16)

Schweregrade. Perakutes Abdomen: Vollbild des akuten Bauches mit Vernichtungsschmerz, brettharter Bauchdeckenspannung und volumen- bzw. katecholaminbedürftigem Kreislaufschock

Akutes Abdomen: heftiger Bauchschmerz mit eindeutiger peritonealer Symptomatik (druck- oder vibrationsempfindliche Bauchdecke)

Unklares oder subakutes Abdomen: eindeutige abdominale Schmerzsymptomatik (fortbestehend oder anamnestisch), diskrete peritoneale Mitbeteiligung, kompensierte Kreislaufsituation

Diagnostik.

Anamnese
- Wie begann der Schmerz? (Vernichtungsschmerz = Perforation oder Mesenterialinfarkt; kolikartig = Gallengangsstein; langsam kontinuierlich zunehmend = Entzündung)
- Ging dem Schmerz eine Ursache voraus? (Diätfehler, Nahrungsaufnahme?)
- Wann und wo begann der Schmerz? (Wanderung des Schmerzes = typisch bei Appendizitis)
- Wo ist der Schmerz jetzt lokalisiert? [Ganzes Abdomen= diffuser viszeraler (organbezogen) Schmerz; genaue Lokalisation des Schmerzes = Be-

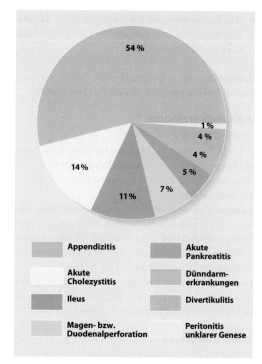

◐ **Abb. 7.62.** Ursachen des akuten Abdomens (Literaturzusammenstellung und eigenes Krankengut)

teiligung des Peritoneum parietale (peritonitischer Schmerz)]
- Welchen Charakter hat der Schmerz? (krampfartig = Kolik; brennende Schmerzen = Affektion der Schleimhaut; kontinuierlich zunehmende Schmerzen = Peritonitis)

Körperliche Untersuchung

Inspektion. Unruhe, Schockzustand, Hautkolorit, Atmung, Gesichtsausdruck, Operationsnarben

Palpation. Klopf- oder Loslassschmerz, Meteorismus, Resistenzen, Bruchpforten geschlossen oder Hernie, Abwehrspannung (Peritonismus = Reizzustand des Bauchfells mit Druckempfindlichkeit und indirekter Erregung der gesamten Bauchmuskulatur)

Rektale und vaginale Untersuchung. Vorgewölbter oder druckschmerzhafter Douglas-Raum, Stuhl oder Blut in der Ampulle

Labor- und Kreislaufparameter
- Hämoglobin, Hämatokrit: akute Blutung und Flüssigkeitsverlust
- Leukozytenzahl: Entzündung

◼ Tab. 7.16. Symptomatologie und Ursachen beim akuten Abdomen

Organdiagnose	Schmerzentwicklung	Hauptsymptome	Diagnosesicherung
Akute Appendizitis	Zuerst paraumbilikal, dann in den rechten Unterbauch wandernder Dauerschmerz	Erbrechen, Klopf- und Loslassschmerz, rektaler Druckschmerz, Psoasschmerz, Leukozytose	Klinischer Befund bzw. Verlauf, Sonographie, Laparoskopie
Akute Choleyzstits	Dauerschmerz mit vagem Beginn, Steigerung innerhalb weniger Stunden, in rechte Schulter ausstrahlend	Lokaler Klopf- und Druckschmerz, Leukozytose, Fieber	Sonographie
Bridenileus	Plötzlicher Beginn, kolikartig, anfänglich manchmal lokalisierbar (z.B. im Bereich einer Operationsnarbe)	Erbrechen, Hyperperistaltik	Abdomenleeraufnahme im Stehen oder Seitenlage, Sonographie, Gastrografinpassage
Inkarzerierte Inguinal- oder Femoralhernie	Plötzlicher Beginn, kolikartig, Maximum an Bruchpforte	Erbrechen, Hyperperistaltik, Lokalbefund an Bruchpforte	Lokalbefund, Abdomenleeraufnahme im Stehen
Mechanischer Dickdarmileus	Langsam zunehmend, kolikartig, diffus	Fehlender Stuhl- und Windabgang, Miserere	Abdomenleeraufnahme im Stehen, rektale Untersuchung, vorsichtiger Kolonkontrasteinlauf (Gastrografin)
Perforiertes Gastroduodenalulkus	Plötzlicher Beginn mit oder ohne Ulkusanamnese, freies Intervall, lokalisierbar, Ausstrahlung in die rechte Schulter	Bretthartes Abdomen	Abdomenleeraufnahme (im Stehen oder in Linksseitenlage), Luftinsufflation über Magensonde, Gastrografinschluck oder Gastroskopie
Sigmadivertikulitis	Zunehmender Schmerz, besonders im linken, manchmal im mittleren Unterbauch	Deutlicher Druckschmerz, evtl. Abwehrspannung	Sonographie (orientierend), Gastrografineinlauf, CT (bei Verdacht auf Abszess)
Akute Pankreatitis	Plötzlicher Beginn, Dauerschmerz, Vernichtungscharakter, diffus im Oberbauch, gürtelförmig mit Ausstrahlung in den Rücken oder in die linke Schulter	Oberbauchperitonismus, Urin- und Serumamylase- und -lipaseerhöhung, niedriges Serumkalzium	Computertomographie (Sonographie)
Mesenterialinfarkt	Plötzlicher Beginn, manchmal kolikartig, häufig freies Intervall, diffus	Diskrepanz zwischen heftigem Schmerzbild, schlechtem Allgemeinzustand, hoher Leukozytose und geringem Peritonismus	Angiographie, Computertomographie mit i.v.-Kontrastierung, Laparoskopie
Stielgedrehte Ovarialzyste	Plötzlicher Beginn, lokalisierbar	Keine	Sonographie, Laparoskopie
Extrauteringravidität	Plötzlicher Beginn, häufig mit Kollaps, Unterbauch	Allgemeine Blutungszeichen bis zum Schock, Schwangerschaftstest positiv, retrouterine Hämatozele	Sonographie, transvaginale Punktion, Laparoskopie
Spontane oder sekundäre Milzruptur	Plötzlicher Beginn, diffus	Allgemeine Blutungszeichen bis zum Schock	Sonographie mit Punktion, Peritoneallavage
Perforierte Aneurysmen	Plötzlicher Beginn, bei Bauchaortenaneurysma Dauerschmerz mit Vernichtungscharakter, gürtelförmig in den Rücken ausstrahlend	Allgemeine Blutungszeichen bis zum Schock, pulsierender Abdominaltumor	Sonographie, Computertomographie, Angiographie

H09

F10

F10

F10

- α-Amylase-Wert: Pankreatitis
- Bilirubin, alkalische Phosphatase, γ-GT (Erkrankungen der Gallenwege)

Sonographie
- Direkte Darstellung des erkrankten Organs (akute Cholezystitis, Aortenaneurysma)
- Indirekte sonographische Hinweise (freie Flüssigkeit oder freie Luft)

Röntgenuntersuchung
Abdomenleeraufnahme. Die Röntgenaufnahme kann im Stehen oder in Linksseitenlage (Strahlengang parallel zum Röntgentisch) durchgeführt werden. Spiegelbildung im Dünn- und Dickdarm bzw. stehende Schlingen sind für einen Ileus beweisend. Luft an anderen Stellen des Abdomens: Perforation eines Hohlorganes in die entsprechenden anatomischen Räume (subhepatisch, retroperitoneal). Luft im Dünndarm ist pathologisch (Ausnahme Kleinkinder)

a.-p.-Thoraxübersichtsaufnahme im Stehen. Freie Luft unter dem Zwerchfell = Luft aus einem intraabdominellen Hohlorgan (z.B. Magenperforation, Duodenalperforation, Dünndarmperforation, Colonperforation). In 10–35 % falsch negativ. Wiederholung in 1 h oder in Linksseitenlage. Ausnahme Laparotomie oder Laparoskopie, Tubendurchblasung innerhalb der letzten 5–7 Tage, Peritonitis mit gasbildenden Erregern

Luft in den Gallenwegen. V.a. Gallenblasenperforation in den Darm, Gallensteinileus (Ausnahme biliodigestive Anastomose oder endoskopische Papillotomie)

Gastrografinpassage oder Kolon-Kontrasteinlauf. Austritt von Kontrastmittel aus dem perforierten Hohlorgan (Bariumsulfat ist absolut kontraindiziert bei V.a. eine Perforation)

Computertomographie. Bei V.a. Pankreatitis, Aortenaneurysma, freie Flüssigkeit (Blut, Aszites) oder Verletzungen parenchymatöser Organe (Leber, Milz, Niere), Tumoren und deren Komplikationen (Einblutung, Ruptur), Abszessen

Angiographie. V.a. intestinale Blutung, mesenteriale Durchblutungsstörung, Möglichkeit eines interventionellen Therapieversuchs (z.B. Embolisation der Blutungsquelle)

Endoskopie. Bei V.a. Gastroduodenalulkus

Laparoskopie. Sicherung der Diagnose und in bestimmten Fällen auch Durchführen der Therapie (z.B. Appendektomie oder Cholezystektomie)

Differenzialdiagnosen
- **Peritonismus und Nachweis freier Luft:** Perforation im Gastroduodenalbereich (wenig Luft, Schmerzen vor allem im Epigastrium) oder im Kolon (große Mengen Luft)
- **Darmverschluss:** kann anhand der Luftkonfiguration auf dem Abdomenleerbild, durch Röntgen-Gastrografinuntersuchungen oder Sonographie geklärt werden
- **Schmerzen im mittleren oder rechten Oberbauch:** Gallenkolik, Ulcus duodeni, akute Pankreatitis. Differenzierung durch Labor, Oberbauchsonographie oder Endoskopie
- **Schmerzen im rechten Unterbauch:** Appendizitis, Adnexitis. Differenzierung durch Sonographie, gynäkologische Konsiliaruntersuchung, bei weiter unklarer Situation durch Laparoskopie
- **Seltene Ursachen eines akuten Abdomens:** Akuter Harnverhalt, diabetische Azidose. Herzinfarkt oder z.B. Porphyrie. Differenzierung über Labor oder EKG

> Laparotomie beim akuten Abdomen durch eine mediane Ober- oder Unterbauchlaparotomie mit der Möglichkeit zur entsprechenden Erweiterung in alle Teile der Bauchhöhle. Nur bei gesicherter Diagnose gezielter operativer Zugang

7.11.2 Peritonitis

Definition. Eine durch Mikroorganismen oder physikalisch/chemische Reize induzierte akute Entzündung des »Organs« Peritoneum

Ätiologie.
- Primäre Peritonitis: hämatogen (TBC, Typhus, Streptokokken, Leberzirrhose)
- Sekundäre Peritonitis: Durchwanderung (Ileus), postoperativ (Anastomoseninsuffizienz), posttraumatisch (Stichverletzung)

Pathogenese. Ein intraabdomineller Sepsisherd (Fokus) führt zur Peritonitis. Infiziertes Peritonealsekret wird über die Lymphbahnen direkt in den Blutkreislauf drainiert.

Symptomatik. Lokales intraabdominelles Geschehen als lokale Peritonitis ohne Organversagen oder generalisierte Peritonitis der gesamten Bauchhöhle mit Multiorganversagen. Extraperitoneale Allgemeinreaktionen (abdominelle Sepsis)

Diagnostik. Gallige, fibrinöse, eitrige oder kotige Peritonitis. Scoring-Systeme (APACHE 2, Mannheimer-Peritonitis-Score)

❗ **Cave**
> Die Sepsis kann nur beherrscht werden, wenn der intraperitoneale Sepsisherd (Fokus) ausgeschaltet ist und keine permanente Reinfektion des Organismus erfolgt.

Therapie bei lokaler Peritonitis

Mit der Operation oder der Drainage ist die Infektionsquelle, die zur Peritonitis geführt hat, ausgeschaltet (Herdsanierung):

- Einzeitiges, chirurgisches Vorgehen: Appendektomie, Cholezystektomie, Sigmaresektion
- Perkutane Abszessdrainage (PAD) durch CT oder Sonographie (z.B. subphrenischer Abszess)
- Kompartmentbildung: z.B. Duodenalstumpfinsuffizienz oder nekrotisierende Pankreatitis

Therapie bei generalisierter Peritonitis

Aggressiveres Vorgehen mit Versorgung der Peritonitisursache (z.B. Perforation, Anastomoseninsuffizienz) und Therapie der kontaminierten Bauchhöhle (existierende Peritonitis):

- Exzision/Übernähung bei Perforation im oberen Gastrointestinaltrakt
- Resektion mit/ohne Anastomose bei Anastomoseninsuffizienz
- Drainageableitung als Standardtherapie
- Débridement und Spülung, ggf. Relaparotomie (Behandlung der existierenden Peritonitis)
- Extraperitonealisierung, Kompartmentbildung bei nekrotisierender Pankreatitis

Das Débridement (mechanische Reinigung der infizierten Bauchhöhle) beinhaltet die Resektion von avitalem Gewebe und Entfernung von Fibrin- und Eiterauflagerungen. Die Bauchhöhle wird mit mehreren Litern körperwarmer Ringer-Lösung ausgewaschen. Ziel dieses Vorgehens ist die Reduktion von Bakterien bzw. die intraoperative Endotoxinelimination. Bei nur geringem Verschmutzungsgrad der Bauchhöhle wird das Abdomen drainiert und primär verschlossen.

Erweiterte Behandlungsregimes der generalisierten Peritonitis

- **Geschlossene Spülung:** über intraabdominelle Spülkatheter nach Herdsanierung und Débridement. Nachteile: Auftreten von Flüssigkeitsverhalt, Spülstraßen und Spülseen

- **Programmierte Relaparotomie:** in einem Zeitintervall von 24–48 h Relaparotomien zum Débridement und zur Lavage
- **Offene Spülung:** mit bis zu 30 l pro Tag am offenen Abdomen mit intensivem und kontinuierlichem Reinigungseffekt
- **Primäres Laparostoma.** Offenes Abdomen mit Revisionen im 24- bis 48-h-Intervall. Deckung der granulierenden Wundfläche mit Hauttransplantation oder plastischem Bauchdeckenverschluss

Intensivtherapie bei generalisierter Peritonitis

- Differenzierte Beatmung
- Volumentherapie, rationale Kombination vasoaktiver Substanzen
- Ersatz ausgefallener Organfunktionen (z.B. Lunge, Herz/Kreislauf, Niere)
- FFP (»fresh frozen plasma«), Thrombozyten, Einzelfaktorensubstitution
- Parenterales, später enterales Ernährungsregime
- Analgosedierung, Antibiotika (breite Initialtherapie), Heparinisierung, Stressulkusprophylaxe

7.11.3　Ileus　　H07

- **Ileus** (Darmverschluss) bezeichnet eine Störung der peristaltisch regulierten Fortbewegung des Darminhaltes
- **Subileus** ist eine unscharfe Bezeichnung für eine inkomplette Passagestörung
- **Ileuskrankheit** bezeichnet die in mehreren Organsystemen auftretenden oder den gesamten Organismus schädigenden Folgen des fortgeschrittenen Darmverschlusses

Mechanischer Ileus

Definition. Akut lebensbedrohliche Erkrankung aufgrund einer Unterbrechung der Darmpassage durch ein mechanisches Hindernis. Beim Strangulationsileus gleichzeitige Kompression der Mesenterialgefäße und Behinderung der Darmdurchblutung, die ohne Therapie zur Darmwandnekrose führen kann

Epidemiologie. Häufigste Ileusform (ca. 60 %). Etwa 70–80 % aller mechanischen Ileusformen betreffen den Dünndarm, nur 20–30 % den Dickdarm

Ätiologie. Darmkompression von außen durch operationsbedingte Adhäsionen, Briden, Hernien (v.a. Dünndarm). Verschluss des Darmlumens durch Tumorwachstum (v.a. Dickdarm); seltener Ileitis bei M. Crohn, Stahlenschäden der Darmwand, verschluckte Fremdkörper, Gallensteine bei gedeckter Gallenblasenperforation in den Darm

Klassifikation. Inkarzeration: Einklemmung von Darmschlingen in Bauchwand- und Meseteriallücken oder durch Briden mit einer Abschnürung des Darms durch den derben Ring des Bruchsacks oder des Bridenstranges

Invagination: häufig bei Kindern auftretende Einstülpung eines Darmstückes in den benachbarten, distal gelegenen Darmabschnitt. Am häufigsten stülpt sich das Ileum in das Zäkum.

Volvulus: Drehung des Darms und des dazugehörigen Mesenteriums um die eigene Achse. Kausal sind ein überlanges Mesenterium, angeborene Malrotationen, Meckel-Divertikel oder Karzinome

Hoher Dünndarmileus: persistierendes Erbrechen bzw. starker Flüssigkeitsverlust über die Magensonde, fehlende Spiegelbildung. Kann gut durch Gastrografin dargestellt werden

Symptomatik. Kolikartige Bauchschmerzen, Erbrechen, ausgeprägte Peristaltik, aufgetriebenes Abdomen

Pathophysiologie. Vor dem Verschluss entsteht eine Darmdistension. Die Erhöhung der Wandspannung des Darmes führt zu einer Mikrozirkulationsstörung, einer venösen Stauung und zum Darmwandödem. Die Resorption nimmt ab und die Flüssigkeitssequestration zu. Die Stase des Darminhaltes führt zu einem gesteigerten Bakterienwachstum mit Endotoxinbildung. Dieser Mechanismus kann zum hypovolämisch-septisch-toxischen Schock und konsekutiv zum Multiorganversagen führen.

Paralytischer (funktioneller) Ileus

Definition. Störung (Lähmung) der muskulären Funktion der Darmwand. Weitgehend einheitliche Reaktion auf verschiedene Organerkrankungen, Entzündungsfolgen, Verletzungen, Durchblutungs- oder Stoffwechselstörungen

Ätiologie. Entzündlich-toxisch: Peritonitis nach Perforation des Magen-Darm-Traktes löst über Reflexmechanismen eine Darmlähmung aus.

Metabolisch: Elektrolytverschiebungen (Na^+, K^+), z.B. bei Urämie oder diabetischer Azidose führen zur Änderung der Membranpotenziale und damit zu einer Funktionsstörung der glatten Muskelzelle. Weitere Ursachen: Mangel an Vitamin B, Thyroxin, Eiweiß.

Neurologisch-psychiatrisch und reflektorisch: Ureterstein, volle Blase, Wirbelfrakturen, Schädel-Hirn-Traumen oder Hirntumoren

Formen.
- Vaskulärer Ileus: Eine arterielle Embolie, Thrombose (z.B. Mesenterialvenenthrombose) führt über eine Darmwandschädigung zur Darmlähmung.
- Postoperativer Ileus: Darmparalyse, die von der physiologischen postoperativen Darmatonie schwer abzugrenzen ist

- Gemischter Ileus: Ein protrahierter, verkannter mechanischer Ileus geht aufgrund einer Durchwanderungsperitonitis der Darmwand in eine Darmparalyse über.
- Chronischer Ileus: Langsam sich entwickelnder Ileus, z.B. bei entzündlicher Stenose oder Tumoren

Pathophysiologie. Darmdistension durch Sympathikusaktivierung. Die Erhöhung der Wandspannung des Darmes führt zu einer Mikrozirkulationsstörung, einer venösen Stauung und zum Darmwandödem. Die Resorption nimmt ab und die Flüssigkeitssequestration zu. Die Stase des Darminhaltes führt zu einem gesteigerten Bakterienwachstum mit Endotoxinbildung. Dieser Mechanismus kann zum hypovolämisch-septisch-toxischen Schock und konsekutiv zum Multiorganversagen führen.

Diagnostik

- **Anamnese:** Übelkeit, Erbrechen, Stuhl- und Windverhaltung, Schmerzen und Zunahme des Bauchumfanges, Voroperationen
- **Klinische Untersuchung:** Gesamteindruck (Hautturgor, Zunge), OP-Narben, Hernien, rektale Untersuchung. Auskultation: Hyperperistaltik (mechanischer Ileus) oder »Totenstille« (Paralyse)
- **Oberbauchsonographie:** Darstellung von dilatierten, flüssigkeitsgefüllten Darmschlingen, Peristaltik, freie Flüssigkeit in der Bauchhöhle
- **Rö-Abdomenleeraufnahme:** im Stehen oder in Linksseitenlage. Zu achten ist auf Spiegelbildung mit Differenzierung von Dünn- und Dickdarm, freie Luft, Luft in den Gallenwegen (Gallensteinileus!) und Fremdkörper. Typisch sind mehrere massiv erweiterte Dünndarmschlingen mit Plicae circularis (**Plicae circulares** bzw. **Kerckring-Falten** sind quer verlaufende, halbmond- bzw. halbkreisförmige Schleimhautfalten des Dünndarms) sowie zahlreiche Flüssigkeitsspiegel
- **Gastrografinröntgenuntersuchung:** orale Applikation bei V.a. Dünndarmileus. Peranale Applikation bei V.a. Dickdarmileus
- **Computertomographie:** bei V.a. mesenteriale Ischämie oder Tumor
- **Angiographie:** bei V.a. mesenteriale Ischämie
- **Laboruntersuchungen:** Hämatokrit, Kreatinin, Harnstoff, Elektrolyte, Säure-Basen-Haushalt, Eiweiß

Konservative Behandlung

- Transnasale Magensonde: Dekompression des Darmes und Verringerung der Distension. Menge und Aussehen des ablaufenden Magen-Darm-In-

haltes (z.B. fäkulentes Sekret!) geben diagnostische Hinweise
- Parenterale Substitutionstherapie: Ausgleich des Verlustes von Flüssigkeit, Elektrolyten und Eiweiß
- Zentraler Venenkatheter und Blasenkatheter
- Anregung der Darmtätigkeit (nur beim paralytischen Ileus): Sympathikolyse (Chlorpromazin, Dihydroergotamin), peristaltikanregende Substanzen wie Parasympathomimetika (Distigminbromid, Neostigmin) oder Applikation hyperosmolarer Substanzen (z.B. Gastrografin)

Chirurgische Therapie

Dringliche Operationsindikationen sind das Vorliegen einer Peritonitis, Zeichen eines Strangulationsileus, eines kompletten mechanischen Ileus und beim hohen Dünndarmileus. Anstieg der Letalität bei zunehmender Dauer der Ileussymptomatik.

Operationsverfahren abhängig von der Ursache des Ileus:
- **Darmeinklemmung** in Hernien oder durch Briden werden reponiert und die Bruchlücken verschlossen bzw. Adhäsionen durchtrennt.
- **Volvulus:** Derotation und Desinvaginierung von Invaginationen. Gleichzeitig wird der Darm durch Ausstreifen nach oral oder aboral dekomprimiert oder durch lange Darmsonden bzw. durch Absaugen über eine Enterotomie entlastet.
- **Darmnekrose:** Resektion mit End-zu-End-Anastomose
- **Vaskulärer Ileus:** je nach Ursache Embolektomie oder Thrombektomie der A. mesenterica superior
- **Dickdarmileus:** Schnellster und am wenigsten belastender Eingriff ist die Anlage einer Zäkostomie oder einer doppelläufigen Kolostomie. Alternativ Resektion des Tumors oder eine Diskontinuitätsresektion (Operation nach Hartmann)

7.11.4 Traumatisiertes Abdomen

Durch stumpfe oder penetrierende Gewalteinwirkung auf den Bauch

Notfalldiagnostik
- Orientierende körperliche Untersuchung
- Initiales Belassen eines penetrierenden Fremdkörpers (z.B. Messer oder pfählender Gegenstand), da die abdichtende bzw. tamponierende Wirkung verloren gehen kann und dann lebensgefährliche Blutungen drohen

- Sonographie von Thorax und Bauch zum Ausschluss einer intraabdominellen oder intrathorakalen Blutung
- Thoraxröntgenbild zum Ausschluss von Pneumothorax und Hämatothorax
- Notfallaparotomie bei nicht beherrschbarem hypovolämischem Schock mit sonographisch nachgewiesener deutlicher intraabdomineller Blutung und bei eindeutiger perforierender Bauchwandverletzung mit Mini-Optiken in Lokalanästhesie möglich

Elektive Diagnostik
- **Anamnese.** (ggf. Fremdanamnese) Informationen zu Unfallhergang, Spontanschmerzen, Vorerkrankungen, Voroperationen
- **Körperliche Untersuchung.** Unterscheidung zwischen isoliertem Abdominaltrauma und Polytrauma mit abdominaler Beteiligung
- **Inspektion.** Erfassung von perforierenden Verletzungen, Prellmarken hinsichtlich Ausdehnung und Lokalisation, Hämaturie und transanaler Blutung. Kontusionsmarken, Rippenfrakturen, Beckenbrüche ergeben neben einem Verdacht auf Pneumothorax auch Hinweise auf mögliche Organverletzungen. Abwehrspannung und Dämpfungen weisen auf die Ruptur eines Hohlorganes bzw. auf eine Blutung hin.
- **Ultraschalluntersuchung.** Entscheidende diagnostische Maßnahme zum Nachweis einer intraabdominalen Blutung. Flüssigkeitsmengen ab 50–100 ml können erfasst werden.
- **Peritoneallavage.** Gleichwertig zur Sonographie, aber invasiv bzw. kann bei einer Fehlpunktion falsch positiv sein
- **Thoraxröntgenbild.** Erkennung eines Pneumo- oder Hämatothorax, einer Mediastinalverbreiterung, freier intraabdomineller Luft unter dem Zwerchfell
- **Röntgenleeraufnahme des Abdomens.** Nur bei Verdacht auf Intestinalruptur indiziert
- **Computertomographie.** Zum sicheren Nachweis der Ruptur eines parenchymatösen Organs und zur Bestimmung der Verletzungsausdehnung
- **ERCP:** Bei V.a. eine Pankreasruptur
- **Angiographie:** Nachweis von Gefäßverletzungen
- **Urethrographie bzw. Zystographie:** V.a. eine Blasen- oder Urethraruptur bzw. Beckenverletzungen
- **Diagnostische Laparotomie:** klinische Untersuchung, Sondierung oder Röntgenkontrastauffüllung des Stichkanals ergibt eine Öffnung zum Peritoneum. Schussverletzungen müssen praktisch immer operativ revidiert werden, da die Rasanz

eines Geschosses in der Regel ausgedehnte Verletzungen verursacht.

Häufig gemeinsam vorkommende Verletzungen
- Rippenfrakturen links und Milzrupturen
- Rippenfrakturen rechts und Leberrupturen
- Beckenfrakturen und Blasen- sowie Urethraverletzungen
- abdominelle Kontusionsmarken, z.B. vom Steuerrad, und Pankreas-/Duodenalverletzungen sowie Mesenterial- und Dünndarmeinrisse
- Abdrücke vom Sicherheitsgurt am Rumpf und Einriss von Dünndarmabschnitten beim Durchrutschen unter dem lockeren Beckengurt

Operative Therapie. Zugang über eine mediane Laparotomie mit Einblick in das gesamte Abdomen. Beim stumpfen Bauchtrauma sind parenchymatöse Organe in folgender Reihenfolge betroffen: Milz 25 %, Leber 15 % und Nieren 12 %. Blutungen aus kleineren Verletzungen parenchymatöser Organe können durch Koagulation gestillt werden. Größere Einrisse erfordern die Übernähung, partielle Resektion oder bei der Milzzerreißung die Splenektomie. Ist die Blutung aus einer Leberruptur durch diese Maßnahmen nicht zu kontrollieren, so kann eine Kompression der Leber durch Bauchtücher (sog. »packing«) als Erstmaßnahme erfolgen. Die Revision und definitive Versorgung sollte in den nächsten 48 h angeschlossen werden.

7.12 Leber

C. F. Krieglstein, N. Senninger

7.12.1 Grundlagen

Die Leber besitzt als einziges parenchymatöses Organ eine Regenerationsfähigkeit, die eine Resektion von bis zu 80 % der Organmasse erlaubt. Voraussetzung hierfür ist allerdings, dass die Restleber eine normale metabolische Leistungsfähigkeit besitzt. Die hohe funktionelle Reserve der Leber überbrückt dabei die Zeit von ca. 3–6 Monaten, die bis zur vollständigen, allerdings nicht anatomiegerechten Regeneration vergeht.

Anatomie. Die Leber wird nach Couinaud in acht Segmente eingeteilt (◘ Abb. 7.63). Jedes einzelne Segment zeichnet sich dabei durch gemeinsam drainierende und versorgende Gefäße und Gallengänge aus. Als Grenzlinien zwischen den Segmenten dienen in der Sagittalebene die drei Lebervenen sowie in der Horizontalebene die Pfortader. Zur linken Leberhälfte zählen nach Couinaud die Segmente 1–4, zur rechten Leberhälfte die Segmente 5–8. Das Lebersegment 1 (Lobus caudatus) besitzt insofern eine Sonderstellung, als es arterielle und portale Zuflüsse aus beiden Leberhälften erhält und sein Abfluss direkt in die V. cava erfolgt.

◘ **Abb. 7.63.** Segmentale Gliederung der Leber nach Couinaud. Lebervenensystem *hellblau*, Portalvenensystem *dunkelblau*

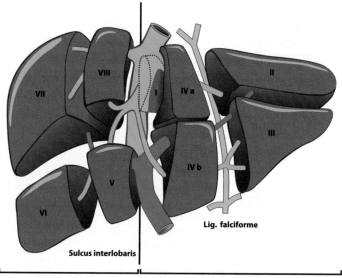

VIII

VII

I

IV a

II

III

IV b

V

VI

Lig. falciforme

Sulcus interlobaris

Rechte Leberhälfte

Linke Leberhälfte

Leberresektionen

- Typische oder anatomische Resektion: Das Ausmaß der Leberteilentfernung orientiert sich überwiegend an den Segmentgrenzen.
- Atypische bzw. nicht anatomische Resektionen: Das Ausmaß der Leberresektion hält sich nicht an die segmentalen Grenzen der Leber, sondern an die Lage eines Tumors (Keil- bzw. Wedge-Resektionen).

Symptomatik

Oft unspezifisch mit Fieber, Leistungs-, Appetit- und Gewichtsverlust. Kapselspannungsschmerz im rechten Oberbauch mit Ausstrahlung in die rechte Schulter (Head-Zone). Indirekte Symptomatik durch Ikterus über Kompression der Abflussstörung der Galle.

Diagnostik.

- Ultraschalluntersuchung, ggf. mit Kontrastmittel i.v.
- Computertomogramm (CT), Kernspintomographie (MRT): Volumetrie und dreidimensionale Rekonstruktion der Leber einschließlich der arteriellen, portalvenösen und Gallengangsstrukturen
- PET/CT: Fusionsbildgebung von Mehrzeilen-Spiral-CT und Positronenemissionstomographie (PET) in einem Untersuchungsgang
- Intraoperative Sonographie: Lokalisation schwer palpabler Prozesse
- Leberangiographie: Chemoembolisation von Tumorgefäßen.
- Feinnadelpunktion: unter sonographischer Kontrolle oder CT-gesteuert
- Explorative Laparoskopie bzw. Laparotomie
- Laborparameter: Unterscheidung eines prä-, intra- und posthepatischen Ikterus. Serologische Tests bei V.a. parasitäre Erkrankungen (Amöbenabszess, Echinokokkose)
- Tumormarker: α-Fetoprotein (AFP) = HCC, karzinoembryonales Antigen (CEA) = Verlaufskontrolle kolorektaler Tumoren mit Lebermetastasen

7.12.2 Portale Hypertension

Definition. Druckanstieg im Pfortaderstromgebiet auf > 25 cmH$_2$O (18 mmHg). Normal: 10–12 cmH$_2$O (<10 mmHg)

Einteilung. Widerstandshochdruck: prähepatisch (Thrombose in der Pfortader), intrahepatisch (Bilharziose, Sarkoidose, Leberzirrhose) oder posthepatisch (Abflussstörung der Lebervenen durch Thrombose/Budd-Chiari Syndrom, Tumorkompression)

Volumenhochdruck (seltener): arterioportale oder splenoportale Fisteln

Pathophysiologie. Als Folge der portalen Hypertension fließt das gestaute Pfortaderblut auf Kollateralkreisläufen an der Leber vorbei zum Niederdrucksystem der V. cava. Es entgeht damit der Entgiftung und führt bei bis zu 30 % der Patienten zur Ausbildung einer Enzephalopathie.

Umgehungskreisläufe: Die häufigsten Umgehungskreisläufe laufen über gastroösophageale Venen (Ösophagus-, Kardia-, Fundusvarizen; 30 % aller Blutungen), Zwerchfellvenen, Umbilikal- und Bauchwandvenen (Caput medusae) und retroperitoneale Venen

Aszitesbildung: durch Hypoalbuminämie, inadäquater venöser Abfluss aus der Leber Folge der portalen Hypertension ist in bis zu 80 % der Fälle eine Splenomegalie, aus der sich ein Hypersplenismussyndrom mit Leukopenie und Thrombozytopenie und spontane bakterielle Peritonitis entwickeln kann. `H07`

Diagnostik. ◨ Tab. 7.17

Therapie (operativ). Es stehen nur palliative OP-Verfahren zur Verfügung, um Rezidivblutungen zu vermeiden.

Sperroperation: Es wird die Gefäßversorgung der blutenden oder blutungsgefährdeten Varizen am ösophagogastralen Übergang unterbrochen. Nachteil: Pfortaderhochdruck wird nicht gesenkt und es bilden sich schnell neue Kollateralen. Rezidivblutungen bis zu 50%. Hohe Letalität

Shunt-Operation: Die gestaute portale Strombahn wird in das Niederdrucksystem der V. cava umgeleitet und reduziert dauerhaft den Druck und beugt Rezidivblutungen vor. Nachteil: Die Umgehung des Entgiftungsorgans Leber führt häufig zur Entwicklung einer portosystemischen Enzephalopathie (◨ Abb. 7.64). Die stattgehabte Blutung und Belastbarkeit des Patienten bestimmen die Operationsindikation (Child-Stadium A und B; ◨ Tab. 7.18).

Therapie (interventionell). Endoskopische Sklerosierung: Standardtherapie in der Behandlung blutender Ösophagusvarizen `F09`

Transjugularer intrahepatischer portosystemischer Stent-Shunt (TIPSS): Verbindung zwischen Pfortader und der V. cava unter Zuhilfenahme einer metallischen Endoprothese (Stent). Offenheitsrate ca. 80 % über 2 Jahre. Eine evtl. später notwendige Lebertransplantation wird technisch nicht behindert. `F09`

Prognose. Unbehandelt bluten etwa 30 % aller Patienten mit Ösophagusvarizen bei Leberzirrhose innerhalb der ersten 2 Jahre nach Diagnosestellung. 70 % dieser Patienten versterben innerhalb eines Jahres nach der ersten Blutung. Bei 60 % kommt es innerhalb eines Jahres zur erneuten Blutung. Die 5-Jahres-Überlebensrate nach Shuntoperation beträgt ca. 50 %. Die Operationsletalität bei Child-C-Patienten liegt ca. bei 50 %.

◻ Tab. 7.17. In der Diagnostik der portalen Hypertension gebräuchliche Verfahren und ihre Anwendung

Untersuchungsmethode	Untersuchungsziel
Ösophagogastroduodenoskopie	Nachweis von Varizen, äthylische Gastritis, Ulcera ventriculi et duodeni
Sonographie, Duplexsonographie, ggf. mit Kontrastmittel i.v.	Tumornachweis, Stau der Pfortader und Gallengänge, Aszites, Portal- und Lebergefäßfluss
Röntgenkontrastuntersuchungen	Nachweis von Umgehungskreisläufen
Angiographie	
Direkte/indirekte Splenoportographie	Flussrichtung und Durchgängigkeit der Portalgefäße
DSA (digitale Subtraktionsangiographie)	Größe der V. lienalis und renalis linksseitig
Computer-/Kernspintomographie	Nachweis von Tumoren Kaliber der Pfortader und Gallengänge, 3D-Rekonstruktion
Leberbiopsie	Stadium der Leberschädigung, Tumorzellklassifikation
Direkte transhepatische Portographie	Bestimmung von Druck, Flussrichtung und Kollateralen
Lebersequenzszintigraphie	Durchblutungsverhältnis Pfortader/A. hepatica

◻ Abb. 7.64. Formen der portosystemischen Shunt-Operationen

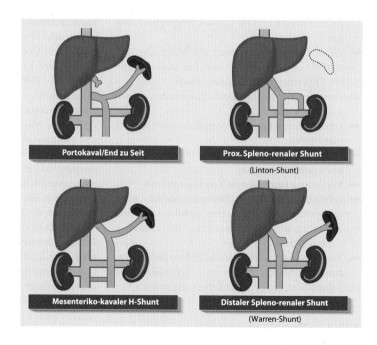

Portokaval/End zu Seit

Prox. Spleno-renaler Shunt (Linton-Shunt)

Mesenteriko-kavaler H-Shunt

Distaler Spleno-renaler Shunt (Warren-Shunt)

7.12.3 Verletzungen

Einteilung. Perforierende, stumpfe, offene, geschlossene Leberrupturen und nach der Ausdehnung der Verletzung:
- Grad-I-Leberruptur: Verletzung der Subsegmente und Kapseleinrisse
- Grad-II-Leberruptur: Verletzung von Lebersegmenten, Segmentgefäßen und Segmentgallenwegen
- Grad-III-Leberruptur: Leberverletzung mit Beteiligung der Hilusstrukturen, zentralen Lebervenen, retrohepatischen V. cava, Gallengangsstrukturen

Symptomatik. Rechtsseitiger Oberbauchschmerz/Schulterschmerz (intraabdominelle Blutung), akuter Volumenmangelschock, Abwehrspannung, Hämobilie (= arterieller Blutabgang über die Gallenwege)

Diagnostik. Oberbauchsonographie, CT

◻ Tab. 7.18. Klassifikation nach Child-Pugh

		1 Punkt	2 Punkte	3 Punkte
1.	Quick (%)	>70	40–70	<40
2.	Enzephalopathie	Keine	I–II	III–IV
3.	Aszites (g/Tag)	Keiner	Konservativ behandelbar	Therapierefraktär
4.	Serumalbumin (g/l)	>3,5	3,5–2,8	<2,8
5.	Serumbilirubin (mg/dl)	<2,0	2,0–3,0	>3,0

Child A = 5–6 Punkte, *Child B* = 7–9 Punkte, *Child C* = 10–15 Punkte

Therapie. Konservativ: beim kreislaufstabilen Patienten ohne Zeichen einer aktiven Blutung und ohne wesentliche Begleitverletzungen (mehrfach tägliche sonographische Kontrollen)
Operativ: beim kreislaufinstabilen Patienten. Großzügige Indikation auch bei subkapsulärem Hämatom (zweizeitige Leberruptur). Definitive Blutstillung, suffizienter Verschluss verletzter Gallengänge und Entfernung traumabedingter Parenchymnekrosen. Bei massiver Blutung **Pringle-Manöver** (Abklemmen des Lig. hepatoduodenale mit Unterbrechen des arteriellen und portalen Blutzuflusses zur Leber (für max. 40 min mit Unterbrechungen).
Komplikationen nach Leberruptur. Nachblutung, Gallefistel, Leberzellnekrose, Leberabszess/subphrenischer Abszess, Hämobilie (traumatische Fistelung zwischen Leberarterie und Gallengangssystem), Bilhämie (Fistelung zwischen Lebervene und Gallengangssystem
Prognose. Letalität schwerer drittgradiger Leberrupturen von bis zu 90 %

7.12.4 Entzündungen

Man unterscheidet primäre und sekundäre (fortgeleitete) Abszesse.
Ätiologie. In 90 % Bakterien, in 10 % Parasiten. Bakterielle Abszesse entstehen:
- Chologen, z.B. bei eitriger Cholangitis (ca. 40 %)
- Hämatogen aus dem Pfortaderstromgebiet, z.B. bei Appendizitis/Sigmadivertikulitis (20 %)
- Hämatogen aus dem arteriellen Stromgebiet bei Sepsis (ca. 7 %)

- Per continuitatem bei perforierendem Ulkus duodeni oder perforierendem Gallenblasenempyem (ca. 7 %)

Symptomatik. Akuter Verlauf: hohes Fieber, Schüttelfrost, lokale Peritonitis mit Dauerschmerz im rechten Oberbauch und Ausstrahlung in Flanke und Schulter
Chronischer Verlauf: unspezifische Symptome, wie Übelkeit, Appetitlosigkeit, Gewichtsverlust und anhaltende unklare subfebrile Temperaturen
Diagnostik.
- Abdomenleeraufnahme: intrahepatische Luft mit Flüssigkeitsspiegel, Zwerchfellhochstand, sympathischer Pleuraerguss rechts
- Computertomogramm oder Ultraschall: gezielte Punktion nach serologischem Ausschluss einer Echinokokkose mit bakteriologischem Abstrich ermöglichen die Diagnose
- Labor: Leukozytose, BSG-Beschleunigung, selten Parameter einer Cholestase. Positive serologische Tests beweisen den Amöbenabszess.

Differenzialdiagnosen. Akute Cholezystitis, Cholangitis, perforiertes Ulkus, Hepatitis, Porphyrie, Neoplasien und Echinokokkose

 Die Abgrenzung zur Echinokokkose ist insbesondere deswegen wichtig, da hier eine strikte Kontraindikation zur diagnostischen Punktion besteht.

Therapie. Amöbenabszess: medikamentöse Therapie mit Metronidazol, chirurgische Drainage nur bei bakterieller Superinfektion
Pyogener Abszess: Beseitigen der Streuquelle der Bakterien und Drainage der Abszesshöhle (ggf. CT zur gezielten perkutanen Abszessdrainage). Hoch dosierte und lang andauernde Antibiotikatherapie
Prognose. Unbehandelt beträgt die Letalität nahezu 100 %, nach Drainage des pyogenen Abszesses noch bis zu 25 %

7.12.5 Maligne Tumoren der Leber

Maligne Primärtumoren der Leber sind:
- Hepatozelluläres Karzinom (HCC) als häufigster maligner Primärtumor
- Cholangiozelluläres Karzinom (CCC)
- Hepatoblastom, Sarkom, Zystadenokarzinom

Die Klinik des intrahepatischen cholangiozellulären Karzinoms ist dem hepatozellulären Karzinom vergleichbar. Tumoren wie Hepatoblastome, Lebersarkome und Zystadenokarzinome stellen eine echte Rarität dar.

F10 ▸ Hepatozelluläres Karzinom (HCC)

Ätiologie. Hepatitis B, Leberzirrhose (postalkoholisch oder posthepatitisch), Hämochromatose, α_1-Antitrypsinmangel, Thorotrastose und Aflatoxinexposition

Epidemiologie. Tritt gehäuft in Mittelafrika sowie dem fernen Osten auf. Die dortige Inzidenz übertrifft die in den westlichen Staaten um etwa das 4fache.

Symptomatik. Schwäche, Leistungsknick, Gewichtsverlust. Zunehmendes Druckgefühl, tastbare Vorwölbungen der Bauchdecke und Ikterus sind bereits Zeichen eines fortgeschrittenen Tumorstadiums. Etwa 5 % der Tumoren fallen erstmals aufgrund extrahepatischer Metastasen auf. Charakteristisch ist der rasche Verlauf.

F09 ▸ **Diagnostik.** Ultraschall (Feinnadelbiopsie sichert die Diagnose), CT (mit Gefäßrekonstruktion), MRT. Labor: Bilirubin, alkalische Phosphatase, γ-GT, **α-Fetoprotein (AFP)** als hochspezifischer Tumormarker des HCC mit 80–90 % Treffsicherheit

Therapie. Kurativ: komplette Tumorresektion (R0). Einschränkung aber durch die in ca. 55 % gleichzeitig bestehende Leberzirrhose. Lebertransplantation
Palliativ: Alkoholinstillation in den Tumor, Thermoablation, Chemotherapie und Sicherung des Galleabflusses

Prognose. Unbehandelt beträgt die mittlere Überlebenszeit nach Diagnosestellung ca. 4 Monate. Nach chirurgisch-kurativer Resektion überleben die Patienten im Durchschnitt 3 Jahre. Cholangiozelluläres Karzinom (CCC) Gliederung wie HCC

H09 ▸ **Definition.** Maligner Tumor der Gallenwege der Leber

Epidemiologie. 1:500 000, vor allem bei älteren Menschen

Lokalisation. Intrahepatische Gallenwege in der Leberperipherie

Ätiologie. Risikofaktoren sind die primär sklerosierende Cholangitis (PSC), chronische Gallengangsentzündung, Kein Zusammenhang zum zirrhotischem Umbau.

Symptome. Meist nur unspezifisch mit Gewichtsabnahme, Aszites, Ödeme und Ikterus

Diagnostik. Ultraschall, CT und MRT, Tumormarker: CEA, CA 19-9, CA 125

Therapie. Eine kurative Therapie ist nur durch eine radikale Operation im Frühstadium möglich. Chemotherapie bzw. Chemoembolisation kann eine Tumorverkleinerung bewirken

Prognose. 5 Jahresüberleben 5–10%

Lebermetastasen

> Die häufigsten malignen Tumoren der Leber sind Metastasen.

Ätiologie. Am häufigsten metastasieren Karzinome der Bronchien, des Kolons und Rektums, des Pankreas, der Mamma und des Magens in die Leber.

Einteilung.
- **Synchrone Lebermetastasen:** Bezeichnung für Lebermetastasen, die entweder gleichzeitig oder wenige Wochen (keine exakte Definition) nach Erstdiagnose des Primärtumors entdeckt werden
- **Metachrone Lebermetastasen:** Bezeichnung für Lebermetastasen, die mehrere Monate oder Jahre nach Erstdiagnose des Primärtumors entdeckt werden

Diagnostik. Entsprechend dem Leberkarzinom erweitert um das PET/CT

Therapie. Resektion: insbesondere bei Metastasen kolorektaler Karzinome, wenn ein lokoregionäres Rezidiv im Bereich des Primärtumors ausgeschlossen ist. Die Lebermetastasen können auch entsprechend der Strategie der Etappenresektion (Mehrfachresektionen bei multiplen Metastasen mit dazwischen liegenden Intervallen zur Regeneration des Leberparenchyms) exzidiert werden. Voraussetzung ist aber immer eine R0-Resektion des Primärtumors.

Palliative Resektion: bei metastasierenden endokrinen Tumoren, wie Inselzellkarzinomen und Karzinoiden. Bei primär nicht resektablen Metastasen können Etappenkonzepte oder neoadjuvante Chemotherapiekonzepte die Resektabilität wiederherstellen.

Chemotherapie: erfolgt nur bei nicht resektablen Tumoren. Thermoablationsverfahren wie die Radiofrequenzablation (RFA)

Komplikationen: Biliom, Cholangitis, Leberabszess, Pleuraerguss, Insuffizienz der Lebersyntheseleistung

Postoperative Synthesekontrolle: Kontrolle des Quick-Wertes. Postoperative Syntheseleistung ist abhängig von dem Grad der Verfettung oder Zirrhose der Restleber.

Prognose. Die mittlere Überlebenszeit beträgt 4–8 Monate. Nach Resektion solitärer Lebermetastasen beim kolorektalen Karzinom werden 5-Jahres-Überlebensraten von bis zu 45 % berichtet.

7.12.6   Benigne Tumoren der Leber

- Häufig: Leberzelladenome, fokale noduläre Hyperplasien und kavernöse Hämangiome
- Selten: Hamartome, Fibrome, Lipome sowie primäre benigne Karzinoide der Leber

Leberzelladenom

Epidemiologie. Gehäuft bei Frauen im gebärfähigen Alter

Ätiologie. Einnahme östrogenhaltiger Kontrazeptiva

Symptomatik. Vom Zufallsbefund bis hin zu monströsem Größenwachstum mit spontaner Leberkapselruptur und Blutung in die freie Bauchhöhle
Diagnostik. Feinnadelbiopsie
Differenzialdiagnose. HCC
Therapie. Leberteilresektion bei sehr großen symptomatischen Befunden

Fokale noduläre Hyperplasie (FNH)

Ätiologie. Unbekannt. Vermutet wird ein Größenwachstum unter Einnahme östrogenhaltiger Kontrazeptiva
Symptome. Selten, ggf. durch Hepatomegalie
Diagnostik. Im Duplex oder Angio kein erhöhter Blutfluss
Differenzialdiagnose. Grobknotige Leberzirrhose, intrahepatisch disseminierter Tumor
Therapie. In der Regel keine

Kavernöse Hämangiome

Pathologie. Blutreiche Tumoren
Symptomatik. Gedeckte und sehr dramatisch verlaufende freie Rupturen, ggf. monströses Wachstum. Meist spontane Thrombosierung mit narbiger Organisation
Therapie. Leberteilentfernung bei Größenzunahme, Ruptur oder unklarer Dignität

Leberzysten

Nicht parasitäre Zysten

Ätiologie. Kongenitale Anlage mit multiplen Zysten in Nieren und Pankreas. Abräumreaktion als Folge von Parenchymnekrosen nach Trauma, Ischämie etc.
Pathologie. Dünnwandige Blasen mit serösem Inhalt und meist einschichtiger endothelialer Auskleidung bei kongenitaler Anlage. Zysten infolge von Abräumreaktion haben keine epitheliale Auskleidung.
Sonderform: Vereinzelt stehen Zysten mit dem intrahepatischen Gallenwegssystem in Verbindung. Caroli-Syndrom: multiple Stenosen und zystische Erweiterungen der intrahepatischen Gallenwege (Perlschnurmuster)
Symptomatik. Selten, ggf lokale Verdrängungserscheinungen infolge Größenzunahme sowie Komplikationen bei Zysteneinblutung, Zystenruptur oder Zysteninfekt
Differenzialdiagnosen. Zystadenome, Zystadenokarzinome
Therapie. Große Zysten werden exzidiert bzw. großzügig entdacht. Infizierte Zysten müssen wie pyogene Abszesse behandelt werden. Im Falle einer Verbindung mit dem Gallengangssystem ist eine Drainage der Zyste über eine ausgeschaltete Dünndarmschlinge indiziert.

> **Cave**
> Eine diagnostische Punktion ist nur erlaubt, wenn eine parasitäre Genese ausgeschlossen ist.

Parasitäre Zysten

Ätiologie. Ingestion von Eiern des *Echinococcus granulosus* (Hundebandwurm, Finne: *E. cysticus*) sowie des *Echinococcus multilocularis* (Fuchsbandwurm, Finne: *E. alveolaris*).
Pathogenese. Der Mensch ist im Echinokokkuskreislauf Zwischenwirt. Nach oraler Aufnahme wird die Eihülle im Magen aufgelöst und die Larven des Bandwurms schlüpfen. Sie penetrieren die Darmwand und gelangen über die Pfortader in die Leber. Selten werden sie darüber hinaus in die Lunge verschleppt. In der Leber kommt es zur Ausbildung der charakteristischen Hydatide: Die Begrenzung zum Wirtsorgan bildet die faserige chitinhaltige Perizyste. Sie umgibt die sog. Endozyste, die als Keimschicht die Skolizes und eventuelle Tochterzysten enthält (◘ Abb. 7.65).
Symptomatik. Schmerzen, Druckgefühl im Oberbauch, Inappetenz, biliäre Obstruktion mit Ikterus, evtl. mit Cholangitis, Verdrängung von Nachbarorganen und anaphylaktischen Reaktionen (antigener Charakter des Zysteninhaltes)
Diagnostik.
- Labor: Eosinophilie, indirekter Hämagglutinationstest, indirekter Immunfluoreszenztest, Komplementbindungsreaktion (KBR), Latexagglutinationstest und Casoni-Intrakutantest
- Rö-Abdomen: Zystenwandverkalkungen
- CT/Ultraschall: Endozyste mit den Skolizes innerhalb der Perizyste, randständige Verkalkungen

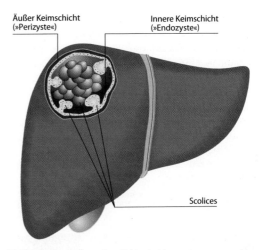

Äußer Keimschicht (»Perizyste«)

Innere Keimschicht (»Endozyste«)

Scolices

◘ **Abb. 7.65.** Aufbau einer Echinokokkuszyste

> Strikt kontraindiziert ist die diagnostische Punktion, da dies zu einer letztlich tödlichen Aussaat der Skolizes führen kann.

Therapie. *Echoinococcus granulosus*: Hydatidektomie (= Endozystenentfernung). Die Endozyste wird nach Devitalisierung der Skolizes durch Instillation hyperosmolarer Lösungen (Silbernitrat 0,5 %, NaCl 20 % oder Glukose 40 %) samt Inhalt abgesaugt.
Echinococcus multilocularis: Resektion nur möglich, wenn sich der Befall auf eine Leberhälfte beschränkt. Bei häufig diffusem Leber- und gelegentlich zusätzlichem Lungenbefall bleibt meist nur eine palliative medikamentöse Behandlung, z.B. mit Mebendazol
Prognose. Die alleinige medikamentöse Therapie, z.B. mit Mebendazol (Z.n. bei Zytenruptur), ist unbefriedigend.

7.13   Gallenblase und Gallenwege

C. F. Krieglstein, N. Senninger

7.13.1   Grundlagen

Anatomie.
- Die Gallenblase befindet sich an der Unterfläche des 5. Lebersegmentes (nach Couinaud) und besitzt eine glattmuskuläre, kontraktionsfähige Wand (kolikfähig).
- Das Trigonum cystohepaticum (Callot-Dreieck) liegt zwischen Ductus hepaticus communis, Ductus cysticus und vorderem Leberrand und ist bei der Cholezystektomie, insbesondere in laparoskopischer Technik, ein wichtiger Orientierungspunkt.
- Der Ductus choledochus unterkreuzt das Duodenum und mündet an der Papilla Vateri zusammen mit dem Pankreasgang in das Duodenum (Varianten ◘ Abb. 7.66).

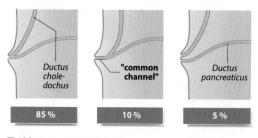

85 %	10 %	5 %
Ductus chole-dochus	"common channel"	Ductus pancreaticus

◘ **Abb. 7.66.** Anatomische Varianten der Papilla Vateri

- Die Heister-Klappe (syn: Plica spiralis) ist ein aus spiraligen Schleimhautfalten gebildeter Verschlussmechanismus des Collum der Gallenblase.

Physiologie und Pathophysiologie

Die tägliche Galleproduktion eines Erwachsenen beträgt 500–800 ml. Die goldgelbe Farbe der Galle ist durch die Hämoglobinabbauprodukte Bilirubin und Biliverdin bedingt. Die Funktion der Gallensäuren besteht in der Mizellenbildung mit ingestierten Fetten, sodass sie wasserlöslich und resorbierbar werden. Als enterohepatischen Kreislauf bezeichnet man die Rückresorption von ca. 95 % der Gallensäuren überwiegend im terminalen Ileum, aber auch im Restdünndarm und dem Kolon, nach Dekonjugierung und Dehydroxylierung durch die Darmflora als Desoxychol- und Lithocholsäure.

Gallensteinentstehung

Veränderungen im Lösungsgleichgewicht der Galle durch Konzentrationserhöhung einzelner Komponenten sowie Motilitätsstörungen. Konzentrationsverminderungen, z.B. infolge Verlustes an Gallensäuren durch Unterbrechung des enterohepatischen Kreislaufs bei Erkrankungen bzw. Resektionen des terminalen Ileums, wirken lithogen. (Nach Ileozökalresektion ist die Inzidenz um das 15- bis 20fache erhöht.) `H07`

Chirurgische Therapieverfahren
Laparoskopische Cholezystektomie

Indikation. Standardtherapie bei symptomatischem Gallenblasensteinleiden mit typischen Beschwerden `H07`
Vorteile. Geringere Belastung des Patienten, geringere postoperative Schmerzen, kürzerer stationärer Aufenthalt, schnellere Leistungsfähigkeit
Kontraindikationen. Indikation zur offenen Cholezystektomie sind schwere Begleitentzündungen, biliodigestive Fisteln, Verdacht auf Malignität, Mirizzi-Syndrom, Choledocholithiasis (Ausnahme: endoskopische Papillotomie und Steinextraktion) und eine vorausgegangene konventionelle Operation im Oberbauch (relative Kontraindikation bei Verwachsungen)
Präoperative Diagnostik. Oberbauchsonographie mit Beurteilung der Gallenblasenwandstärke, Zystikuslänge und Verlauf des Ductus hepatocholedochus
Technik. Nach Einbringen des Kamera-Trochars über eine supraumbilikale Mini-Laparotomie Insufflation von CO_2 in die Bauchhöhle (Pneumoperitoneum). Damit wird die Bauchdecke vom Darm abgehoben und die Bauchhöhle kann nun mit dem Laparoskop inspiziert werden. Unter Sichtkontrolle werden an drei weiteren Positionen (◘ Abb. 7.67a–f) Instrumente eingeführt. Darstellung des Ductus cysticus und der A. cysti-

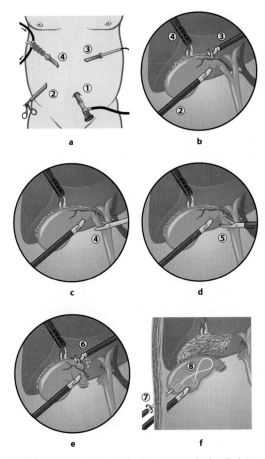

Abb. 7.67. Laparoskopische Operationstechnik. **a** Einbringen der Instrumente: *1* Laparoskop, *2* rechte Fasszange, *3* Diathermie-Hakensonde, *4* Spül-Saugvorrichtung. **b** Dissektion des Ductus cysticus und der A. cystica. **c** Clipverschluss des Ductus cysticus und der A. cystica (2,4 s. **a**; Clipapplikator). **d** Durchtrennung von Gang und Arterie mit der Schere (2,4 s. Abb. **a**; 3 Schere). **e** Elektrokoagulation und Durchtrennung der Adhäsionen am Leberbett (2,4 s. Abb. **a**; 3 Hakensonde). **f** Extraktion der Gallenblase mittels Fasszange über den paraumbilikalen Arbeitszugang, ggf. unter Zuhilfenahme eines Bergebeutels oder Spezialspreizers

ca und Durchtrennung nach Verschluss mit Clips. Mittels einer Fasszange wird die Gallenblase über den Einführungskanal auf Höhe des Nabels unter Zuhilfenahme eines Bergebeutels nach außen gezogen. Sofortiges Umsteigen auf die Technik der klassischen konventionellen Cholezystektomie bei technischen Schwierigkeiten. Kontraindikationen für eine laparoskopische Cholezystektomie sind z.B. mehrere vorausgegangene konventionelle Oberbauchoperationen, Mirizzi-Syndrom, ausgeprägte Blutgerinnungsstörung

Klassische offene Cholezystektomie

Operativer Zugang über den Rippenbogenrandschnitt im rechten Oberbauch. Nach eindeutiger Identifizierung des D. cysticus und der A. cystica werden beide Strukturen zwischen Ligaturen durchtrennt (4–5 mm Abstand zum D. choledochus). Falls eine intraoperative Cholangiographie erforderlich ist, kann sie über eine in den Zystikusstumpf vorgeschobene Sonde erfolgen. Absetzen der Gallenblase und subseröses Herausschälen aus dem Leberbett.

Nicht operative Verfahren zur Behandlung des Gallensteinleidens

- ERCP (endoskopisch-retrograde-Cholangiopankreatikographie) Endoskopische Papillotomie und Steinextraktion (Behandlung der Choledocholithiasis, Sofortverfahren bei akuter biliärer Pankreatitis mit inkarzeriertem Gallenstein und bei Residualkonkrementen nach vorhergegangener Choledochusrevision oder Cholezystektomie)

Die folgenden dargestellten Verfahren haben sich im klinischen Alltag nicht durchgesetzt, stellen aber trotzdem Alternativen zur Operation dar.

- Perkutane transhepatische Steinextraktion (beispielsweise bei endoskopischen Hindernissen wie z.B. B-II-Magenresektion)
- Medikamentöse Gallensteinauflösung durch Gallensäuren (Chenodesoxycholsäure und Ursodesoxycholsäure über mehrere Monate p.o. (hohe Rezidivquote von 30–60%)
- Auflösung mittels tertiärem Methylbutyläther (invasiv durch Punktion der Gallenblase)
- Auflösung mittels perkutaner oder topischer Stoßwellenlithotrypsie (zumindest kurzfristig erfolgreich in Kombination mit medikamentöser Steinauflösung)

7.13.2 Anomalien

Anomalien der Gallenblase

Selten. Bekannt sind Agenesie, Doppelt- und Dreifachanlagen ohne Krankheitswert. Operationstechnische Schwierigkeiten bei komplett intrahepatischer Lage

Anomalien der Gallengänge
Choledochuszysten

Definition. Häufige Anomalie mit zystischen Aussackungen unterschiedlicher Größe bzw. Form, teilweise auch mit Blindsackbildung im distalen Anteil des Ductus choledochus (**** Abb. 7.68)

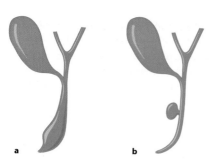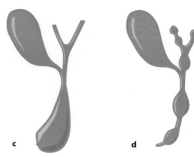

◘ Abb. 7.68. Zystische Fehlbildungen der Gallengänge

Ätiologie. Assoziation mit dem sog. Caroli-Syndrom (angeborene, segmentale Erweiterung der intrahepatischen Gallenwege)

Symptomatik. Ca. 80 % werden bereits in der Kindheit symptomatisch. Ikterus, Stase und Keimbesiedlung sind die Ursache von Oberbauchschmerzen, tastbare Raumforderung im rechten Oberbauch und Cholangitis

Therapie. Resektion der Zyste und Anlage einer biliodigestiven Anastomose, z.B. Roux-Y-Choledochojejunostomie

Gallengangsatresie

Definition. Partielle oder komplette Obstruktion der extrahepatischen Gallenwege. Als extrahepatische biliäre Atresie (EBA) bezeichnet man die partiell oder komplett ausbleibende Fusion von extra- und intrahepatischem Gallengangssystem mit der Konsequenz eines zunehmenden Ikterus und Leberversagens.

Pathologie. Irreversible Schädigung der Leber ab der 8. Lebenswoche

Therapie. Lebertransplantation

Prognose. Nur 10 % der Neugeborenen haben eine korrigierbare (partielle) Atresie. Alle anderen haben ohne Lebertransplantation keine Aussichten auf langjähriges Überleben.

7.13.3 Erkrankungen der Gallenblase

Cholezystolithiasis

Definition. Steingallenblase

Epidemiologie. 5 % der Menschen mittleren Alters, 20–40 % der Menschen > 50 Jahre und nahezu 70 % der Menschen über > 70 Jahre weisen Gallensteine auf. Das Geschlechterverhältnis liegt bei weiblich : männlich = nahezu 3 : 1

Ätiologie. Die »6 F«: »female – fair (hellhäutig) – forty – fat – fertile – flatulent dyspepsia« (Motilitätsstörungen der Gallenwege, z.B. nach trunkulärer Vagotomie)

Einteilung. Gallensteinarten:
- Cholesterinmischsteine (80 %): weich, Cholesterinanteil > 70 %
- Cholesterinsteine (10 %): hart, rund, mit steigendem Alter polygonal
- Bilirubinsteine (Pigmentsteine, 10 %): sehr hart, klein, zackig

Diagnostik. Meist zufällig. Kontrastgebend im Röntgen sind nur etwa 40 % der Gallenblasensteine. Diagnostik der Wahl ist die Oberbauchsonographie mit Nachweis der Steine und Diagnostik der Wahl ist die Oberbauchsonographie mit Nachweis der Gallenblasensteine und Nachweis eines Schallschattens. In der Cholezystographie Kontrastmittelaussparungen

Komplikationen des Gallensteinleidens.
- Akuter Zystikusverschluss mit Hydrops oder Empyem: offene und gedeckte Perforation, Cholangitis
- Akute und chronische Cholezystitis: offene und gedeckte Perforation
- Abflussbehinderung des Ductus pancreaticus: biliäre Pankreatitis
- Choledocholithiasis: Gallensteinileus

Therapie. Eine asymptomatische Cholezystolithiasis ist nicht therapiebedürftig. Gallenblasensteine können die Symptome eines Gallenblasenkarzinoms verschleiern. Bisher konnte nicht nachgewiesen werden, ob Gallenblasensteine das Risiko, an einem Gallenblasenkarzinom zu erkranken, erhöhen.

Gallenblasenhydrops

Definition. Bei einem Gallenblasenhydrops handelt es sich um die akute oder chronische, häufig schmerzhafte Überdehnung der Gallenblase infolge Verlegung des Gallenabflusses. Häufigste Ursachen sind Steine im Bereich des Gallenblasenfundus oder des Ductus cysticus.

Symptomatik. Gallenkolik (krampfartige intermittierende, sich ins Unerträgliche steigernde Schmerzen im rechten Oberbauch, ggf. mit Ausstrahlung in die rechte Schulter), vagale Reaktion mit Hypotonie, Kollaps, Übelkeit, Erbrechen. Palpatorisch lässt sich die prall gefüllte Gallenblase druckschmerzhaft lokalisieren.

Diagnostik. Körperliche Untersuchung, in der Sonographie Nachweis einer vergrößerten Steingallenblase. Im Labor ggf. leichte Erhöhung der Transaminasen im Serum

Therapie. Initial können Spasmolytika und Analgetika die Schmerzen kupieren. Es besteht die Indikation zur Cholezystektomie.

> Vom schmerzhaften Hydrops infolge Zystikusverschluss ist der schmerzlose Gallenblasenhydrops in Verbindung mit Ikterus, z.B. beim Gallengangsverschluss infolge Pankreaskopftumor (Courvoisier-Zeichen), zu unterscheiden.

H06 Akute Cholezystitis

Definition. Plötzlich meist durch Einklemmung eines Gallenblasensteins ausgelöste sero-fibrinöse/eitrige Entzündung der Gallenblase mit der Gefahr der Perforation

Epidemiologie. Die akute Cholezystitis betrifft zu 95% Patienten mit Gallensteinen. Etwa 20 % der Gallensteinpatienten erleiden eine akute Cholezystitis.

Ätiologie. Verschluss des Ductus cysticus mit Gallenstau in der Gallenblase

Pathogenese. Gallensteine verletzen die durch den Gallestau (Wandischämie) vulnerabel gewordene Gallenblasenwand. Zelltoxische Galle führt über diese Läsionen zu einer progredienten Entzündung der Gallenblasenwand unter Ausbildung eines Ödems und ggf. einer Perforation. Entwicklung eines hochseptischen, lebensbedrohlichen Krankheitsbildes

Differenzialdiagnosen. Karzinom der rechten Kolonflexur, Appendizitis bei Malrotation (retrozökale Appendizitis), Divertikulitis der rechten Kolonflexur, Ulcus duodeni, Kopfpankreatitis, Nephritis, Nephrolithiasis

Symptomatik. Initialer typischer kolikartiger Schmerz im rechten Oberbauch mit Ausstrahlung in das rechte Schulterblatt (Head-Schmerzzone), anschließend dumpfer Dauerschmerz mit zunehmender Intensität in Verbindung mit Fieber und Leukozytose. Reduzierte Symptome bei älteren Patienten bzw. unter Immunsuppression, Steroidbehandlung oder unter CTx. Diffuse abdominelle Symptome nach anfangs typischem Verlauf weisen auf eine evtl. freie Perforation hin.

F07 **Diagnostik. Körperliche Untersuchung:** Druckschmerz bzw. Abwehrspannung über der schmerzhaft
H07 palpablen Gallenblase sowie im Epigastrium. **Murphy-**

Zeichen (= akuter inspiratorischer Arrest bei gleichzeitig tiefer Palpation über der Gallenblase)
Labor: Leukozytose, leichte Bilirubinerhöhung (in ca. 50 %), Hyperamylasämie (in ca. 25 %)
Ultraschall: Wandverdickung und ggf. Dreischichtung der Gallenblasenwand, Steinnachweis
Rö-Abdomen: im Rahmen der Differenzialdiagnostik zum Nachweis der Aerobilie und röntgendichter Gallensteine (in ca. 15 %). CT nur zum Ausschluss von Differenzialdiagnosen
Therapie. Frühoperation innerhalb von 48 h nach Klinikaufnahme (laparoskopische oder offene Cholezystektomie) oder konservative Behandlung mit Nulldiät, Rehydrierung, Analgesie sowie Antibiotikatherapie (Cephalosporine und Breitspektrumpenizilline) gefolgt von einer Intervallcholezystektomie nach vollständigem Abklingen der Entzündung nach ca. 6 Wochen.
Komplikationen. Gallenblasenperforation, pericholezystitischer Abszess (Letalität in beiden Fällen 15–25 %), Ausbildung innerer und äußerer Gallenfisteln. **H06** Die Frühoperation kann diese gefährlichen Komplikationen meist verhindern.

> – Die kausale Therapie der akuten Cholezystitis ist die Cholezystektomie.
> – Die Cholezystotomie und Steinentfernung ist obsolet, da sie weder den Entzündungsherd beseitigt noch Rezidivsteinentstehung verhindern kann.

Chronische Cholezystitis

Definition. Die chronische Cholezystitis entsteht in der Regel als Folgezustand rezidivierender akuter Cholezystitiden auf dem Boden eines persistierenden Gallensteinleidens.

Ätiologie. Rezidivierende akute Cholezystitiden mit lokalen Irritationen lassen die Entzündung nicht abklingen.

Pathologie. Makroskopisch ist die Gallenblase meist verkleinert (ggf. Schrumpfgallenblase). Häufig solitärer Tonnenstein mit Aufhebung der Gallenblasenmotilität. Bei zusätzlicher Kalkeinlagerung in die Gallenblasenwand spricht man von einer Porzellangallenblase.

Symptomatik. Rezidivierende Gallenkoliken, postprandiale rechtsseitige Oberbauchschmerzen mit Unwohlsein, Blähungen und subjektiver Erleichterung nach selbstinduziertem Erbrechen. Entzündungszeichen sind kein Charakteristikum der chronischen Cholezystitis.

Diagnostik.
– Labor. Keine typische Laborkonstellation
– Sonographie des Abdomens: nahezu 100%ige Sensitivität und Spezifität **H07**

- Rö-Abdomen: differenzialdiagnostische Abklärung, eine Aerobilie oder Darmatonie weist auf einen akuten Schub hin
- Gastroskopie: Ausschluss eines Duodenal- oder Magenulkus ist obligatorisch
- Computertomographie: nur selten erforderlich. Abklärung klinisch vermuteter Komplikationen wie Abszess und biliäre Pankreatitis oder von Differenzialdiagnosen

Differenzialdiagnosen. Pyelonephritis, KHK, ösophagealer Reflux, nicht biliäre Lebererkrankungen, Ulkuserkrankung

Therapie. Kausale Behandlung durch elektive Cholezystektomie. Die Routine Cholezystektomie wird bei nicht voroperierten Patienten laparoskopisch durchgeführt. Wenn mit ausgedehnten Verwachsungen zu rechnen ist, erfolgt eine offene Cholezystektomie durch einen Rippenbogenrandschnitt oder eine quere Oberbauchlaparotomie

Prognose. Letalität < 60 Jahre = 0 %, > 60 Jahre = 2 %
Komplikationen. Offene und gedeckte Perforationen, äußere und innere Fistelbildungen sowie pericholezystitische Abszesse

Benigne Gallenblasentumoren

Epidemiologie. < 5 % aller Gallenblasentumoren
Pathologie. Fibrome, Myome, Lipome, papilläre Adenome
Therapie. Zur Klärung der Dignität Cholezystektomie

Gallenblasenkarzinom

Epidemiologie. Etwa 2 % aller bösartigen Geschwulste des Menschen. Männlich : weiblich = 1:3–4 (wie bei Gallensteinleiden). Altersgipfel in der 7. Dekade
Symptomatik. Chronische Cholezystitis oder ein Gallenblasenhydrops. Leistungsknick und Gewichtsverlust. Tastbare Raumforderungen, Ikterus und anhaltendes Druckgefühl im rechten Oberbauch sind meist die klinischen Äquivalente der Inoperabilität.
Diagnostik. Sonographie mit Feinnadelbiopsie, CT zur Abklärung der intrahepatischen Ausdehnung
Therapie. Bei negativem Lymphknotenstatus kann die Leberteilresektion (z.B. Entfernung der an die Gallenblase angrenzenden Lebersegmente IVb und V bis hin zur Hemihepatektomie) kurativ sein.
Prognose. Schlecht, da häufig erst sehr spät symptomatisch und zum Zeitpunkt der Diagnose meist bereits die Organgrenzen überschritten sind. Nur T1-Tumoren, die meist als Zufallsbefunde nach Cholezystektomie wegen Cholezystitis entdeckt werden, haben mit einer 5-Jahres-Überlebensrate von > 50 % eine bessere Prognose. Entscheidend sind Leberinfiltration und hilärer

Lymphknotenbefall. Auch von operierten Patienten sind die Langzeitergebnisse schlecht.

> **Postcholezystektomiesyndrom**
> Gesamtheit der Beschwerden, die ursprünglich die Operationsindikation bildeten und nach durchgeführter Cholezystektomie fortbestehen
>
> **Extrabiliäre Ursachen,** die fälschlicherweise als eigentliche Auslöser der Erkrankung nicht erkannt wurden: meist Ulcera ventriculi oder duodeni, Pankreatitis, rechtsseitige Pyelonephritis, Colon irritabile sowie Refluxösophagitis
>
> **Biliäre Ursachen.** Erkrankungen, die durch die Cholezystektomie unvollständig behandelt wurden, z.B. fortbestehende Choledocholithiasis oder Papillenstenose

7.13.4 Erkrankungen der Gallengänge

Choledocholithiasis

Definition. Steine in den Gallengängen
Epidemiologie. 25 % aller 60-jährigen Patienten haben neben Steinen in der Gallenblase auch Steine in den Gallengängen
Ätiologie.

- **Begleitsteine** bei Cholezystolithiasis
- **Residualsteine** nach erfolgter Cholezystektomie bei entweder übersehenem oder nicht entfernbarem Konkrement im Gallengang
- **Rezidivsteine,** die definitionsgemäß frühestens 2 Jahre nach erfolgreicher Cholezystektomie auftreten.

Symptomatik. Rechtsseitige Oberbauchschmerzen. Typische Zeichen eines Verschlussikterus: Skleren- und Hautikterus, acholischer Stuhl, bierbrauner Urin. Pruritus (ab Bilirubin im Serum > 5 mg/dl), Fieber, dumpfe Dauerschmerzen, bakterielle Cholangitis, Begleitpankreatitis
Differenzialdiagnosen. Stenosierende Tumoren des extrahepatischen Gallengangssystems, des Pankreaskopfes und des Duodenums sowie Parasitenbefall des Choledochus
Sonderform. Mirizzi-Syndrom: relevante Kompression des benachbarten Ductus choledochus durch den inkarzerierten Zystikusstein H06 H07
Diagnostik.

- Labor: erhöhtes konjugiertes Bilirubin, erhöhte γ-GT + AP (empfindliche Parameter für Cholestase). H07

Anstieg der Trasnaminasen erst bei länger andauerndem Verschluss. Anstieg von Amylase und Lipase bei Begleitpankreatitis
- Rö-Abdomen: Konkremente, Aerobilie
- Oberbauchsonographie: Schallschatten, Stau des intrahepatischen und extrahepatischen Gallengangssystems
- Endoskopische retrograde Cholangiopankreatikographie (ERCP): Endoskopische Sondierung der Papilla Vateri und Injektion von Kontrastmittel. Retrograde Darstellung von Gallen- und Pankreasgang (◻ Abb. 7.69)
- Perkutane transhepatische Cholangiographie (PTC): Transkutane Punktion von Röntgenkontrastmittel in die intrahepatischen dilatierten Gallengänge
- Perkutane transhepatische Cholangiodrainage (PTCD): Transkutane Punktion der intrahepatischen Gallengänge mit Einlage eines Katheters
- CT, MRT: zur Darstellung einer möglichen Tumorausdehnung

Therapie. Chirurgische Sanierung der Choledocholithiasis auch bei relativer Beschwerdearmut durch eine Choledochusrevision mit simultaner Cholezystektomie. Dazu Präparation des D. choledochus und retroperitonecale Mobilisation des Duodcnums (Kocher-Manöver). Nach Choledochotomie werden durch Fasszangen oder Bougies Konkremente entfernt oder in das Duodenum vorgeschoben. Überprüfung durch eine intraoperative

Cholangiographie oder Cholangioskopie. Ableitung der Galle durch eine T-Drainage für fünf Tage, die nach Rö-Darstellung wieder entfernt werden kann
Komplikationen. Cholangitis, evtl. mit intrahepatischen Abszessen, Choledochusperforation mit Fistelbildung, sekundärer biliärer Zirrhose, ggf. biliäre Pankreatitis, Gallengangsstriktur

Cholangitis

Definition. Bakterielle Entzündung der Gallenwege
Ätiologie. Choledocholithiasis mit Gallenwegsobstruktion (häufig), Gallengangstumoren, benigne Gallengangsstrikturen mit Aszension von Bakterien der Darmflora. Zu enge biliodigestive Anastomose
Syptomatik. Charcot-Trias: Intermittierender Schüttelfrost mit Fieber + Ikterus + rechtsseitigem Oberbauchschmerz
Diagnostik.
- Labor: Leukozytose (in 100 %), Hyperbilirubinämie (in 90 %), Anstieg von γ-GT, AP und GOT/GPT
- Ultraschalluntersuchung: Nachweis eines Gallengangsstau und evtl. von Steinen
- ERCP oder PTC

Therapie. Bei einer akuten Cholangitis steht die Beherrschung des septischen Zustandes durch Gabe von Antibiotika und Rehydrierung des Patienten im Vordergrund. Erst nach Stabilisierung Komplettierung der Diagnostik.

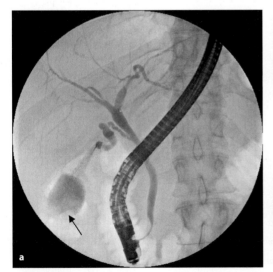

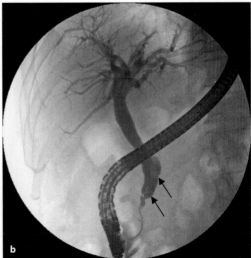

◻ **Abb. 7.69.** Endoskopisch retrograde Kontrastmitteldarstellung der Gallenwege (ERCP). **a** Gallenwege regelrecht, Gallenblase mit Füllungsdefekt bei Cholezystolithiasis (Pfeil).

b Gallenwege gestaut bei Choledocholithiasis (Pfeile), Gallenblase retrograd nicht darstellbar bei Zystikusverschlussstein

7

- ERCP: Diagnostik und gleichzeitige Papillotomie, ggf. Stentimplantation (Abb. 7.69)

F07
- PTC: Diagnostik mit Anlage einer perkutanen Drainage als PTCD

H07
- Choledochusrevision mit Cholezystektomie, falls ERCP nicht erfolgreich
- Biliodigestive Anastomose (Choledochojejunostomie) bei benignen/malignen Tumoren

Komplikationen. Sepsis, Leberabszesse, Leberabszedierung

Gallengangskarzinom

Definition. Maligner Tumor, häufig als Adenokarzinom des Gallenganges

Epidemiologie. Etwa 0,7 % aller malignen Tumoren

Pathologie. Das Gallengangskarzinom betrifft das obere Choledochusdrittel zu ca. 60 %, das mittlere und untere Drittel zu je ca. 20 %. Erst spät Metastasierung in Lymphknoten und Leber

F07
Sonderform. Klatskin-Tumoren = Tumoren der Hepatikusgabel (Abb. 7.70)

Symptomatik.

H07
- **Courvoisier-Zeichen:** Ein schmerzloser Verschlussikterus mit tastbarem Gallenblasenhydrops
- Verschlussikterus: acholischer Stuhl, bierbrauner Urin und Pruritus
- Schmerzlosigkeit: ist hochverdächtig auf Malignität im Gegensatz zur Cholezystolithiasis
- Tumorzeichen: Gewichtsverlust, Inappetenz und Leistungsknick (ca. 50 %)
- Fieber und Schüttelfrost: Zeichen einer begleitenden Cholangitis
- Aszites: V.a. eine tumorbedingte Pfortaderthrombose
- Erbrechen: Anzeichen eines fortgeschrittenen Tumorstadiums mit Ummauerung, Infiltration oder zumindest Kompression des Duodenums

Diagnostik.

- Labor: Erhöhung der γ-GT, AP. Bei Tumorsitz im distalen Drittel Anstieg der Amylase. Tumormarker CEA und CA 19-9 (besonders bei Pankreastumoren)
- Sonographie: Darstellung der Cholestase und eventueller Lebermetastasen
- ERCP oder PTC-Darstellung der extrahepatischen Gallengänge, ggf. mit Histologiegewinnung (Abb. 7.69)
- MRCP: Gallenwegsdarstellung im MRT, aber ohne Möglichkeit der Histologiegewinnung
- CT oder MRT: zeigt die Nachbarschaftsbeziehungen des Tumors und des Lymphknotenstatus. Histologische Sicherung in 70 % durch Feinnadelbiopsie
- CT- bzw. MR-Angiographie: Darstellung der Arterien des Truncus coeliacus und der A. mesenterica superior

Kurative Therapie

Das therapeutische Ziel ist die Kuration, die nur chirurgisch möglich ist. Aufgrund der engen Nachbarschaftsbeziehungen zu den Strukturen im Lig. hepatoduodenale sowie zur Leber sind zahlreiche Tumoren chirurgisch nur eingeschränkt resektabel (Resektabilität zwischen 20 und 55 %).

Tumoren des distalen Drittels. OP nach Whipple (En-bloc-Resektion von Pankreaskopf, Duodenum, Gallenblase mit distalem Choledochus, distalem Magen sowie der benachbarten Lymphknotenstationen)

Tumoren des mittleren Drittels. Resektion des Choledochus und Cholezystektomie. Rekonstruktion durch eine Hepatikojejunostomie zur Galleableitung

Tumoren im Hilusbereich (Klatskin-Tumoren). Durchschnittliche Resektabilität dieser Tumoren beträgt nur 25 %.

F07

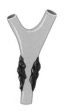 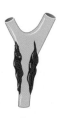 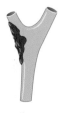 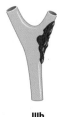 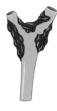

I   II   IIIa   IIIb   IV

** Abb. 7.70.** Einteilung der Klatskin-Tumoren nach Bismuth-Colette
Typ I = unterhalb der Hepatikusgabel
Typ II = gerade die Hepatikusgabel miteinbezogen
Typ IIIa und IIIb = rechter oder linker Hepatikusast einbezogen
Typ IV = beide Hepatikusäste einbezogen

Palliative Therapie

Palliative Operation. Anlage einer biliodigestiven Anastomose zur Galledrainage oder einer palliativen Gastroenterostomie bei einer tumorbedingten Magenausgangs- bzw. Duodenalstenose

Palliative Gallendrainage. Einlegen einer Endoprothese, Galledrainage mittels ERCD (endoskopische retrograde Cholangiodrainage) oder transhepatische Ausleitung des Katheters (PTCD, perkutane transhepatische Cholangiodrainage)

Prognose. Die 5-Jahres-Überlebensrate bei Tumoren des oberen Drittels liegt unter 5 %, die des mittleren Drittels bei 10–15 % und die des distalen Drittels bei 25–30 %. Keine Verlängerung der Lebenserwartung durch RCTx

7.13.5 Seltene Gallenwegserkrankungen

Sklerosierende Cholangitis

Definition. Chronisch-progressive Erkrankung, bei der vereinzelte oder multiple Stenosen das Ganglumen einengen und zu chronischem Stau, sekundär-biliärer Zirrhose, portaler Hypertension und Leberversagen führen

Ätiologie. Ungeklärt, eine Autoimmunerkrankung wird diskutiert

Epidemiologie. In 70 % kombiniert mit Colitis ulcerosa. Die meisten Patienten sind < 45 Jahre alt, die Geschlechtsverteilung männlich : weiblich beträgt ca. 3 : 2.

Symptomatik. Zunehmender Leistungsverlust mit Appetitlosigkeit und Ikterus, Zeichen der Cholangitis, evtl. Pruritus. Später können sich eine Leberzirrhose und Ösophagusvarizen ausbilden.

Diagnostik. Labor wie bei Cholangitis. In ERCP und MRCP Darstellung meist mehrerer konzentrischer Stenosen des Gallenwegssystems. Sicherung der Diagnose durch Biopsie

Therapie. Behandlung eines evtl. vorliegenden septischen Zustandsbildes mittels Antibiotika. Gabe von Steroiden zur Verlangsamung der Krankheitsprogredienz.

- **Hepatikojejunostomie:** bei solitären Stenosen im Bereich des Choledochus
- **Dilatationen:** bei nicht resektablen Stenosen über einen transkutan ausgeleiteten Gallengangskatheter
- **Lebertransplantation:** einzig kurative Maßnahme bei sklerosierender Cholangitis (Einjahresüberlebensrate ca. 85 %)

Gallengangsstrikturen

Definition. Stenosen der abführenden Gallenwege

Ätiologie. Iatrogene Verletzungen (Operationstrauma), rezidivierende bakterielle Cholangitis, sklerosierende Cholangitis und chronische Pankreatitis

Pathologie. Fibrosierende Wirkung der Galle auf normales Gewebe

Symptomatik. Ausbildung der Strikturen variiert von unmittelbar postoperativ bis zu 10–15 Jahren nach dem Eingriff. Frühmanifestation mit Ikterus, Sepsis und evtl. Gallengangsleck. Spätmanifestationen mit den Symptomen der rezidivierenden Cholangitis. Unbehandelt rezidivierende Sepsis, biliäre Zirrhose und portale Hypertension möglich

Diagnostik. Hyperbilirubinämie, Erhöhung von γ-GT und AP sowie Cholangitis mit Leukozytose und Transaminasenerhöhung. ERCP und PTC

> Bis zum Beweis des Gegenteils hat jede Gallengangstenose als maligne zu gelten.

Therapie.
- Kurzstreckige Striktur: ERC oder PTC, Ballondilatation und Endoprotheseneinlage
- Längerstreckige Striktur: Endoprothesen (hohe Verschlussrate), chirurgische Resektion der Striktur und Anlage einer biliodigestiven Anastomose

Gallenfisteln

Definition. Abnorme Verbindungen zu anderen Strukturen, entweder nach außen zur Haut (äußere Fisteln) oder nach innen mit oder ohne Anschluss an das Darmlumen (innere Fisteln)

Ätiologie. Äußere Fisteln: überwiegend Folge eines (chirurgischen) Traumas

Innere Fisteln: zu 90 % durch eine Perforation der Gallenblase oder des Gallengangs bei langjähriger Cholelithiasis

Symptomatik. Äußere Fisteln: gallige Peritonitis, Cholaskos sowie gallige Drainagen- oder Wundsekretion in Verbindung mit Verschlussikterus

Innere Fisteln: am häufigsten zwischen Gallenblase und Duodenum sowie Colon transversum. Bei Gallenverlust entstehen Hyponatriämie, metabolische Azidose und Gewichtsverlust. Die Hauptgefahr des Fistelleidens besteht in der aszendierenden Infektion mit konsekutiver Cholangitis.

Diagnostik. Äußere Fisteln: klinisches Bild, ggf. T-Draindarstellung

Innere Fisteln: schwierig, häufig intraoperative Zufallsdiagnose bei Cholezystektomie wegen akuter Cholezystitis

Therapie. Äußere Fisteln: Übernähung des Lecks nach vorheriger T-Drain-Schienung, biliodigestive Anastomose

Innere Fisteln: Cholezystektomie sowie Übernähung des intestinalen Segmentes. Bei Fistelung vom Gallengang wird der betroffene Gangabschnittes reseziert und eine biliodigestive Anastomose angelegt.

Gallensteinileus

Ätiologie. Der Gallensteinileus wird durch Lumenverlegung infolge abgehender Gallensteine, meist im Bereich des terminalen Ileums, ausgelöst.

Symptomatik. Erstmanifestation eines Gallensteinleidens. Tritt meist mit einer als akute Cholezystitis interpretierten Oberbauchsituation auf

Diagnostik. Anamnese, im Rö-Abdomen Luft in den Gallengängen und der Gallenblase (Aerobilie), ggf. Nachweis eines Gallensteins im überblähten Darm

Therapie. Notfallaparotomie mit Entfernung des Gallenblasensteins durch Dünndarminzision bzw. Resektion

7.14   Pankreas

B. Kremer, A. Schmid

7.14.1   Grundlagen

Chirurgische Anatomie

- Retroperitoneale Lage in Höhe L1–Th12, etwa 12–25 cm lang und 70–90 g schwer
- Arterien: Blutversorgung über Äste der A. hepatica, A. mesenterica superior und A. lienalis (◘ Abb. 7.71)
- Venen: parallel zu den Arterien, drainieren hauptsächlich in die Pfortader
- Wichtigste Lymphknotenstationen im Bereich des Truncus coeliacus, der Mesenterialwurzel und paraaortal

Exokrine Funktion des Pankreas

Das Pankreas produziert täglich 1,5–2 l eines elektrolytreichen, alkalischen Sekretes, in dem 5–20 g Proteine (Enzyme) gelöst sind. Die Enzyme werden in den Azinuszellen produziert:

- **Trypsin:** Schlüsselenzym der Proteolyse. Es wird als Trypsinogen sezerniert und aktiviert zahlreiche weitere Proenzyme (Chymotrypsinogen, Proelastase, Kallikreinogen, Prophospholipase A_2 usw.)
- **Lipase:** hydrolisiert Triglyzeride in freie Fettsäuren und Monoglyzeride
- **Amylase:** spaltet Stärke, sodass Maltasen und Glukosidasen wirken können

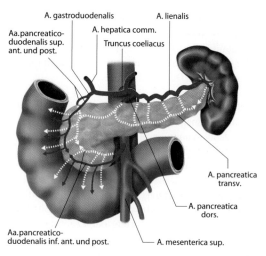

◘ Abb. 7.71. Arterielle Versorgung des Pankreas

Endokrine Pankreasfunktion

Langerhans-Inseln enthalten verschiedene hormonproduzierende Zelltypen: A-Zellen produzieren Glukagon, B-Zellen Insulin, D-Zellen Somatostatin und PP-Zellen die pankreatischen Polypeptide. Alle endokrinen Zellen des Pankreas haben die Eigenschaft, Amine und deren Vorstufe aufzunehmen und zu dekarboxylieren und werden daher dem **APUD**-Zellsystem zugeordnet (»**a**mine **p**recursor **u**ptake and **d**ecarboxylation«).

7.14.2   Embryologie und angeborene Fehlbildungen

In der frühen Embryonalphase verschmelzen ventrales und dorsales Pankreas zum reifen Organ. Aus einer inkompletten Verschmelzung der primitiven dorsalen und ventralen Pankreasanlage resultieren angeborene Fehlbildungen:

Pancreas divisum. (4–14 %) Der kurze, kräftige Gang der ventralen Anlage mündet gemeinsam mit dem Gallengang an typischer Stelle, der lange, schmale Gang der dorsalen Anlage mündet isoliert ca. 2 cm kranial in das Duodenum (Papilla minor). Eine Papillenstenose kann so zu einer chronischen Entzündung führen.

Pancreas anulare. Pankreasgewebe umgreift zwingenförmig den 2. Abschnitt des Duodenums und kann dies stenosieren (klinische Beschwerden sind selten).

Ektopes Pankreasgewebe. Am häufigsten im Magen und in der Duodenalwand, seltener auch im Mesenterium, Kolon, Appendix, Gallenblase oder Meckel-Divertikel (häufig asymptomatisch)

7.14.3 Entzündliche Erkrankungen der Bauchspeicheldrüse

Akute Pankreatitis

Definition. Akute, oft fulminant verlaufende Entzündung der Bauchspeicheldrüse mit Selbstandauung
Ätiologie. Gallensteinleiden (in 90 %), Alkoholabusus, Hyperparathyreoidismus, Hyperlipidämie, immunologische Faktoren (Lupus erythematodes), hormonelle Einflüsse (Schwangerschaft), Virusinfektionen, stumpfes Bauchtrauma, iatrogene Faktoren (Oberbauchoperationen, ERCP) und parasitäre Erkrankungen (Spulwürmer)
Einteilung. Nach pathomorphologischen Kriterien (Klinik, Labor, CT/Sonographie) unterscheidet man heute eine leichte ödematöse von einer schweren, hämorrhagisch-nekrotisierenden Form der akuten Pankreatitis (sog. Mainzer-Klassifikation).
Symptomatik. Schlagartiger Beginn mit stärksten, eher dumpfen Oberbauchschmerzen, die gürtelförmig nach rechts und links in die Flanken und den Rücken ausstrahlen. Häufig begleitend Übelkeit und Erbrechen. Das Abdomen ist **prall elastisch gespannt** (»Gummibauch«) mit diffusem Druckschmerz. Subileus bis Ileus, Aszites, Fieber, Dyspnoe (Pleuraerguss!) bis hin zum septischen oder Volumenmangelschock. **Cullen-Zeichen** (Grey-Turner-Zeichen): klinisches Zeichen für eine schwere »Akute Pankreatitis« Dabei treten periumbilikal bläulich-grünliche Flecken auf. Sie entstehen durch eine ödematose Durchtränkung der Subkutis und lokale Einblutungen aus kleinen Gefäßen
Diagnostik.
- Anamnese: Diätfehler oder bekanntes Gallensteinleiden
- Körperliche Untersuchung: Gummibauch
- Sonographie: Darstellung des Pankreas oft schwierig, aber Beurteilung der extra- und intrahepatischen Gallenwege und Nachweis freier intraabdomineller Flüssigkeit
- Rö-Abdomen/Thorax: Ileus, Pleuraerguss
- Labor: Erhöhung der Amylase und **Lipase** im Serum und Urin
- Computertomographie: Darstellung von Pankreasnekrosen (minderperfundierte Areale)
- ERCP: therapeutischer Einsatz bei einem Gallengangsaufstau (durch impaktierten Papillenstein)

- Endoskopische Sphinkterotomie (EST): Kausale Therapie durch Entfernung des Steins

Therapie. Konservativ: Standardtherapie mit Schmerzbekämpfung, Flüssigkeits- und Elektrolytsubstitution, Nahrungskarenz, Säureblockade des Magens, systemische Antibiose (z.B. Imipenem), Insulingabe
Operative Therapie: bei Verschlechterung des klinischen Befundes (z.B. Peritonismus, akute Blutung durch Gefäßarrosion, protrahierte Sepsis mit den Zeichen des Multiorganversagens). Ziel der Laparotomie ist die Nekrosektomie (Ausräumung von Nekrosen) und die ausgiebige Lavage und Drainage der Bursa omentalis und des Abdomens. Relaparotomien sind häufig erforderlich, wenn der Prozess fortschreitet (Etappenlavage). Ziel jedes chirurgischen Manövers ist die Beseitigung der toxischen Flüssigkeit und die Entfernung devitalisierten Gewebes.
Prognose. Die schwere **(nekrotisierende) Form der akuten Pankreatitis** ist mit einer hohen Morbidität und Letalität behaftet (10–50 %). Spätfolgen sind Pankreasabszess, postakute Pankreaspseudozysten. Nachsorge mit Kontrolle der endokrinen und exokrinen Restfunktionsleistung.

Zur Beurteilung der Prognose hat sich der sog. Ranson-Index (☐ Tab. 7.19) bewährt, der neben dem Alter der Patienten verschiedene Laborveränderungen bei Aufnahme und 48 h nach Aufnahme berücksichtigt. Die Letalität der akuten Pankreatitis schwankt zwi-

☐ **Tab. 7.19.** Ranson-Index

	Biliäre Pankreatitis	Alkoholinduzierte Pankreatitis
Bei Aufnahme		
Alter	>70 Jahre	>55 Jahre
Leukozyten	>18.000	>16.000
Blutzucker	>220 mg/dl	>200 mg/dl
Laktatdehydrogenase (LDH)	>400 U/l	>350 U/l
GOT	>250 U/l	>250 U/l
Nach 48 h		
Abfall des Hämatokrits	>10%	>10%
Anstieg des Blutharnstoff-N	>2 mg/dl	>5 mg/dl
Serumkalziumabfall	<8 mg/dl	<8 mg/dl
Sauerstoffpartialdruck	<60 mmHg	<60 mmHg
Basendefizit	>5 mmol/l	>4 mmol/l
Flüssigkeitsdefizit	>4 l	>6 l

schen < 1 % (weniger als 2 Faktoren positiv) und 100 % (mehr als 7 Faktoren positiv).

Chronische Pankreatitis

Definition. Chronisch schleichende Entzündung der Bauchspeicheldrüse mit irreversibler Schädigung des Pankreasparenchyms

Ätiologie. Chronischer Alkoholabusus, Autoimmunerkrankungen, hereditäre Erkrankungen (z.B. Mukoviszidose), primärer Hyperparathyreoidismus, Medikamente wie Kortison und Thiazide sowie die Eiweißmangelernährung in tropischen Ländern

Pathologie. Zirrhotischer Umbau des Gewebes vollzieht sich in Schüben, die über mehrere Jahre rezidivierend ablaufen. Mit zunehmendem fibrotischem Untergang des Drüsengewebes kommt es zuerst zu einer exokrinen Insuffizienz (Malabsorption, Maldigestion) und später auch zu einer endokrinen Insuffizienz (Diabetes mellitus).

Symptomatik. Starker, postprandialer Schmerz, der eher als dumpf bohrender, diffuser Oberbauchschmerz geschildert wird. Patienten sind oft untergewichtig (Marasmus) und schmerzmittelabhängig.

Exokrine Insuffizienz: dyspeptische Beschwerden wie Meteorismus, Völlegefühl, Aufstoßen, Nahrungsmittelunverträglichkeiten und voluminöse, übel riechende Fettstühle

Endokrine Insuffizienz: Ausbildung eines latenten oder manifesten Diabetes mellitus

Diagnostik. Rö-Abdomen: typische grobschollige Verkalkungen im Pankreas

CT: Zeichen der Parenchymveränderungen

Labor: Erhöhung von AP, γ-GT, erhöhter Serumglukosespiegel und pathologischer Glukosetoleranztest (endokrine Funktion). **Sekretin-Pankreozymin-Test, Bestimmung des Stuhlfettgehaltes oder des Chymotrypsin im Stuhl (exokrine Funktion)** mit Verminderung der pankreatischen Elastase im Stuhl

ERCP: Darstellung von Stenosen im Ductus choledochus (Röhrenstenose) und Ductus pancreaticus mit prästenotischen Dilatationen (»chain of lakes«)

Konservative Therapie. Behandlung des chronischen Schmerzsyndroms. Strikte Vermeidung exogener Noxen (Alkoholentzug!). Substitution von Pankreasextrakten und Fermenten, Gabe von oralen Antidiabetika oder Insulin

Chirurgische Therapie. Bei Verschlussikterus, Duodenalstenose, nicht beherrschbarem Schmerzsyndrom oder Karzinomverdacht

Drainageoperation: bei Stenose des Ductus pancreaticus im Kopf oder Korpusbereich mit prästenotischer Dilatation im Pankreasschwanz Längseröffnung des Ductus pancreaticus und Seit-zu-Seit-Anastomose mit einer Jejunumschlinge

Umgehungsoperation zur Ausschaltung der Stenose von Duodenum und distalem Gallengang mit Anlage einer Gastroenterostomie sowie Cholezystojejuno- bzw. Choledochojejunostomie

Resektion entweder als Pankreaslinksresektion bei Lokalisation im Pankreasschwanz oder bei den häufigeren Veränderungen im Pankreaskopf entweder die **duodenumerhaltende Pankreaskopfresektion** oder die partielle Duodenopankreatektomie nach Whipple

Prognose. Hängt vom Stadium der Erkrankung und der aktiven Mithilfe des Patienten ab (Alkoholverzicht)

7.14.4 Pankreaszysten

Definition. Echte, von Epithel ausgekleidete Pankreaszysten sind selten. Viel häufiger sind die sog. Pseudozysten ohne Epithelauskleidung im Sinne einer Defektheilung nach nekrotisierender Pankreatitis.

Symptomatik. Unspezifisches Druckgefühl im Oberbauch. Je nach Lage und Größe Zysten auch palpabel und symptomatisch (bis zur Magenausgangsstenose oder Ileus)

Komplikationen. Einblutungen in Pseudozysten, die nicht selten zum Blutungsschock führen können. Bei bakterieller Kontamination septische Fieberschübe. Im weiteren Verlauf können Milzvenenthrombose, Aszites, gastrointestinale Blutungen oder auch ein Pankreaskarzinom auftreten.

Diagnostik. Oberbauchsonographie und Computertomographie (◻ Abb. 7.72)

Therapie. Bei kleinen asymptomatischen Zysten ist keine Therapie erforderlich. Bei großen, symptomatischen Zysten sonographische oder CT-gezielte Drainage. Bei Kom-

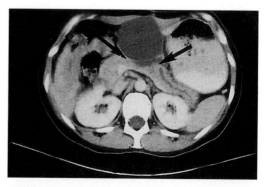

◻ **Abb. 7.72.** CT Oberbauch. Darstellung einer großen Pankreaspseudozyste

plikationen operative Drainage in den Magen (Zysto-gastrostomie), ins Duodenum (Zystoduodenostomie) oder bevorzugt in das Jejunum (Zystojejunostomie) mithilfe einer ausgeschalteten Jejunumschlinge nach Roux-Y

7.14.5 Verletzungen

❯ Verletzungen des Pankreas sind eine lebensbedrohliche Erkrankung, deren Ausgang vom Schweregrad der Verletzung abhängt.

Ätiologie. Selten, meist durch ein stumpfes Bauchtrauma. Verletzungen durch Messerstiche oder Schuss sind in Mitteleuropa eher die Ausnahme.
Pathologie. Unterteilung in vier Schweregrade:
- Stadium I: Kontusion, intakte Pankreaskapsel
- Stadium II: oberflächlicher Kapsel- und Parenchymeinriss
- Stadium III: tiefer Parenchymeinriss ohne Gangverletzung
- Stadium IV: Parenchym- und Gangruptur

Diagnostik.
- Labor: Amylaseanstieg im Serum
- ERCP: Darstellung einer möglichen Pankreasgangverletzung
- CT: Rupturen des Pankreasparenchyms zeigen sich als Perfusionsausfälle
- Laparotomie: im Zweifelsfall frühzeitig

Therapie. Stadium I, II, III werden durch Naht und ausgiebige Drainage versorgt. Im Stadium IV Pankreaslinksresektion bei Ruptur der Drüse (oft über der Wirbelsäule beim stumpfen Trauma). Duodenopankreatektomie bei komplizierter Ruptur von Duodenum und Pankreaskopf

7.14.6 Pankreaskarzinom

Definition. Bösartige Neubildung der Bauchspeicheldrüse mit insgesamt schlechter Prognose
Klassifikation. Histologisch unterscheidet man duktale Adenokarzinome, Plattenepithelkarzinome, Zystadenokarzinome, Azinuszellkarzinome, Sarkome und maligne endokrine Tumoren (◘ Tab. 7.20). Die Klassifikation erfolgt nach dem TNM-System (◘ Tab. 7.21).
Symptomatik. Uncharakteristisch aufgrund der retroperitonealen Lage. Appetitlosigkeit, unspezifische Oberbauchbeschwerden, **Gewichtsverlust und Leistungsknick, schmerzloser Ikterus** (Courvoisier-Zei-

chen), bohrende Rückenschmerzen (retropankreatische Infiltration)
Diagnostik. Die Entdeckung eines Pankreaskarzinoms als Frühkarzinom (pT1 pN0 pM0) ist eher ein zufälliges Ereignis.
Oberbauchsonographie: Darstellung von Ikterusursachen (Gallengangkonkremente, Cholezystitis/Gallenblasentumor, Leberzirrhose, Metastasenleber)
ERCP: Bei Verschlussikterus immer indiziert. Besteht ein Papillenkarzinom oder eine Infiltration der Duo-

◘ **Tab. 7.20.** Histologische Klassifikation der Pankreaskarzinome

Karzinome duktalen Ursprungs	Adenosquamöses Karzinom Muzinöses Adenokarzinom Riesenzellkarzinom Mikroadenomatöses Karzinom Zystadenokarzinom Papillär-zystische Neoplasie
Azinuszellkarzinom	
Sarkomatöse Tumoren	Malignes fibröses Histiozytom Hämangioperizytom Leiomyosarkom etc.
Endokrine Tumoren	Insulinom Gastrinom VIPom etc.
Mischzellige Tumoren	Pankreatoblastom Malignes Lymphom
Metastasen	Mammakarzinom Bronchialkarzinom Melanom

◘ **Tab. 7.21.** Stadieneinteilung der Pankreaskarzinome (UICC 2010)*

Stadium 0	Tis	N0	M0
Stadium IA	T1	N0	M0
Stadium IB	T2	N0	M0
Stadium IIA	T3	N0	M0
Stadium IIB	T1, T2, T3	N1	M0
Stadium III	T4	jedes N	M0
Stadium IV	jedes T	jedes N	M1

T1 Tumor <2 cm auf das Pankreas begrenzt, *T2* Tumor >2 cm auf das Pankreas begrenzt, *T3* Infiltration jenseits des Pankreas, *T4* Infiltration von großen Gefäßen (Truncus coeliacus, A. mesenterica superior)
N0 keine Lymphknotenmetastasen, *N1* regionale LK-Metastasen (N1a = 1 LK, N1b = >1 LK befallen)
M0 keine Fernmetastasen, *M1* Fernmetastasen (z.B. Leberfiliae, Peritonealkarzinose, Befall tumorferner LK)

H09

7

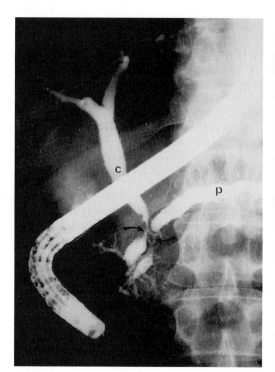

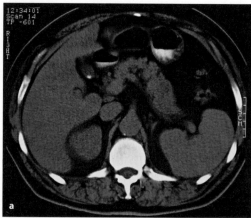

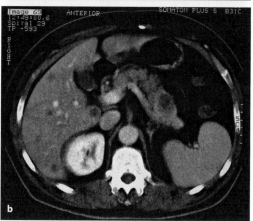

◘ **Abb. 7.73.** ERCP: »Double-duct-sign« beim Pankreaskarzinom

denalwand, können im Rahmen der ERCP direkt Biopsien entnommen werden. Bei Pankreaskopfkarzinomen zeigt sich in der ERCP oft als indirektes Tumorzeichen ein sog. »double-duct-sign« (◘ Abb. 7.73) durch gleichzeitige Kompression des Gallen- und Pankreasganges im Pankreaskopfbereich.

Computertomographie: Lokalisation der tumorösen Raumforderung mit Beziehung zu den umgebenden Strukturen (Organüberschreitung, Lymphknotenvergrößerungen, Gefäßinfiltration; ◘ Abb. 7.74) sowie von Lebermetastasen. Ausschluss von Gefäßinfiltrationen (Truncus coeliacus, A. hepatica, A. lienalis, A. mesenterica superior, V. portae, V. lienalis, V. mesenterica superior)

Endosonographie (EUS = endoskopischer Ultraschall): Bestimmung der Infiltrationstiefe des Karzinoms, des Lymphknotenbefalls sowie die Adhärenz/Infiltration der großen Gefäße

Magnetresonanztomographie: Darstellung des Weichteilbefundes (Tumorlokalisation und -größe) und Metastasierungsverhaltens (Leber, Lymphknoten)

MR-Angiographie: Rekonstruktion der Gefäße

MR-Cholangiographie: Rekonstruktion der Pankreas-Gallengänge

◘ **Abb. 7.74.** Im CT des Abdomens ohne i.v.-Kontrastmittel (**a**) zeigt sich eine plumpe Raumforderung des Pankreasschwanzes mit vermeintlich unauffälliger Leber. Erst nach Anfluten des Kontrastmittels über die Aorta und die V. portae (**b**) demaskieren sich multiple schrotschussähnliche Lebermetastasen und das Pankreasschwanzkarzinom mit Infiltration der V. lienalis

Punktionszytologie: nur verwertbar bei positivem Tumornachweis

Operative Therapie. OP nach Traverso: (pyloruserhaltende partielle Duodenopankreatektomie) En-bloc-Resektion (◘ Abb. 7.75a) von **Pankreaskopf, Duodenum, Gallenblase** mit **distalem Ductus choledochus** sowie der benachbarten Lymphknotenstationen Die Rekonstruktion erfolgt mittels einer Pankreatikojejunostomie, Hepatikojejunostomie und Pylorojejunostomie (◘ Abb. 7.75b).

Whipple-Operation: (partielle Duodenopankreatektomie) Unter zusätzlicher Resektion des **distalen Magens** ist nur noch bei Infiltration im Bereich des Bulbus duodeni indiziert.

H06

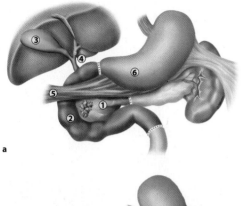

a

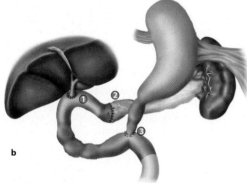

b

□ **Abb. 7.75. a** Resektionsausmaß bei der pyloruserhaltenden partiellen Pankreatikoduodenektomie (PPD): *1* Pankreaskopf, *2* Duodenum, *3* Gallenblase, *4* distaler Gallengang, *5* großes Netz (partiell), *6* Magen. **b** Rekonstruktion nach PPD. *1* Hepatikojejunostomie, *2* Pankreatikojejunostomie, *3* Pylorojejunostomie

> Inoperabilität besteht bei tiefer Infiltration in das Retroperitoneum, breiter Gefäßinfiltration in die A. mesenterica superior oder V. portae, Peritonealkarzinose, Fern- oder Lebermetastasen.

Palliative Maßnahmen. Diese Eingriffe werden durchgeführt bei Pankreaskarzinomen in Kombination mit Lebermetastasen oder Peritonealmetastasen oder Infiltration der A. mesenterica superior und Pfortader, da ein kurativer Behandlungsansatz nicht mehr gegeben ist. Ziel ist der Erhalt einer größtmöglichen Lebensqualität. Der Verschlussikterus wird durch eine endoskopisch transpapillär eingeführte Choledochusdrainage (TPCD) oder eine biliodigestive Anastomose beseitigt. Die Duodenalstenose kann durch eine palliative Gastroenterostomie mit biliodigestiver Anastomose umgangen werden. Besonderes Augenmerk gilt der Schmerztherapie, bewährt hat sich die intraoperative oder CT-gesteuerte Instillation von hochprozentiger Alkohollösung in den Plexus coeliacus (Plexusblockade).

Prognose. Unter den 60 häufigsten Malignomen ist das Adenokarzinom des Pankreas dasjenige mit der niedrigsten 5-Jahres-Überlebensrate (5 % für alle Patienten, 30 % bei R0-Resektion). Ergebnisse von adjuvanten Therapieformen (Chemotherapie, Radiotherapie, kombinierte Radio-Chemo-Therapie) sind enttäuschend. Die kurative Pankreasresektion ist die einzige Chance zum Überleben (Operationsletalität in Zentren < 5 %). Dennoch sterben nach vermeintlicher R0-Resektion Patienten auch nach erreichter 5-Jahres-Überlebensgrenze am Rezidiv oder an Fernmetastasen.

7.15 Endokrine Erkrankungen des Magen-Darm-Traktes und des Pankreas

D. K. Bartsch, M. Rothmund

7.15.1 Grundlagen

Die endokrinen Tumoren im Magen, Darm und Pankreas gehen vom diffusen neuroendokrinen Zellsystem dieser Organe, das Polypeptide und Amine produziert, aus. Sie greifen entscheidend in die Regulation der Verdauung von Nahrungsbestandteilen sowie in den Kohlehydratmetabolismus ein. Diese Zellen, die verstreut in der Schleimhaut von Magen und Darm und zu Inselkomplexen zusammengefasst im Pankreas liegen, werden unter dem Begriff des gastroenteropankreatischen (GEP-)Systems zusammengefasst.

Neuroendokrine Tumoren (NET) des GEP-Systems werden nach ihrem embryologischen Ursprung in »Foregut«-Tumoren (Magen, Duodenum, oberes Jejunum, Pankreas), »Midgut«-Tumoren (unteres Jejunum, Ileum, Appendix, Zökum) und »Hindgut«-Tumoren (Kolon, Rektum) eingeteilt. Weniger als die Hälfte dieser Tumoren wird durch Sekretion von Hormonen klinisch apparent, wobei oftmals mehrere Hormone sezerniert werden können, eines von ihnen bestimmt jedoch die klinische Symptomatik.

7.15.2 Neuroendokrine Tumoren des Gastrointestinaltraktes

Nomenklatur und Klassifikation. Die historische Bezeichnung Karzinoid für niedrigmaligne und hochmaligne Tumoren des neuroendokrinen Zellsystems wurde durch den Begriff des neuroendokrinen Tumors (NET) ersetzt. Die neue WHO-Klassifikation der gastrointestinalen NET unterscheidet benigne, benigne

H06

oder niedrigmaligne sowie niedrigmaligne und hochmaligne NET.

Epidemiologie. In ca. 0,1–0,3 % aller Obduktionsfälle. Männer und Frauen sind etwa gleich häufig betroffen. Ausnahme sind die NET der Appendix, die häufiger bei Frauen vorkommen und schon bereits bei Kindern beobachtet werden können.

Pathophysiologie. Die NET des Gastrointestinaltraktes produzieren, mit Ausnahme der »Hindgut-NET«, unterschiedliche Mengen von 5-Hydroxytryptamin (5-HT, Serotonin), das in 2 Schritten zu 5-Hydroxyindolessigsäure (5-HIES) abgebaut wird und direkt im Urin nachweisbar ist. Neben Serotonin werden im Urin auch zahlreiche Amine beobachtet. Das NET des Magens produziert Histamin.

Lokalisation und Häufigkeit. Appendix zu 30–45 %, Jejunum–Ileum zu 28–38 %, Rektum zu 15–17 %, Duodenum zu 5 %, Magen zu 4 %, Kolon zu 2 % (☐ Tab. 7.39)

Symptomatik. Abhängig von der Tumorlokalisation und von der Hormonausschüttung

Karzinoidsyndrom: bei 40 % der Patienten mit einem NET des Dünndarms oder des Kolons. Hinweis auf eine ausgedehnte Lebermetastasierung, da das vom Tumor sezernierte Serotonin nicht mehr ausreichend abgebaut werden kann. Symptomatik durch anfallsweise auftretenden Flush (durch Vasodilatation bedingte, plötzlich auftretende rotblaue Verfärbung des Gesichts, des Halses und evtl. auch des Oberkörpers und der Extremitäten, verbunden mit Hitzewallung), Übelkeit, Erbrechen, Diarrhöen und krampfartige abdominelle Schmerzen infolge gastrointestinaler Hypermotilität und Bronchokonstruktion mit Asthma charakterisiert.

Im weiteren Verlauf treten bei 50 % der Patienten Teleangiektasien der Haut und eine plaqueartige Endokardfibrose des rechten Herzens mit Pulmonalstenose und Trikuspidalinsuffizienz auf. Bei Patienten ohne Karzinoidsyndrom (ca. 60 %) lokale Symptomatik mit Schmerzen bei Subileus/Ileussituation durch Tumorobstruktion, Abknickung, Stenose und Durchblutungsstörung des Darmes durch Mesenterialfibrose.

> Hormonaktive NET des Magens sezernieren Histamin, das insbesondere nach Genuss von gewürzten Speisen zu Flush-Symptomen führt.

Diagnostik. 5-Hydroxytryptamin (Serotonin) im Blut und 5-Hydroxyindolessigsäure im Urin. Sonographie, Computertomographie des Abdomens (Lokalisationsdiagnostik), Röntgenuntersuchung des Dünndarmes nach Sellink, Somatostatinrezeptorszintingraphie (☐ Abb. 7.76 und 7.77)

Therapie. Resektion des gastrointestinalen Primärtumors, inklusive der Metastasen im Lymphabflussgebiet

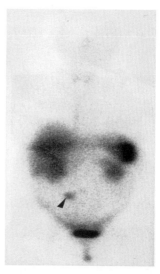

☐ **Abb. 7.76.** Beispiel einer Somastostatinrezeptorszintigraphie. Neben der physiologischen Anreicherung in Leber, Milz, Nieren und Blase erkennt man eine positive Anreicherung des Tracers (*Pfeil*) auch im rechten Unterbauch als Hinweis auf ein Midgut-NET

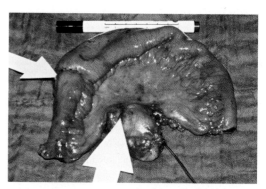

☐ **Abb. 7.77.** Zur SMS-Szintigraphie korrespondierendes Operationspräparat des terminalen Ileums. Im Bereich des Primärtumors (*linker Pfeil*) erkennt man eine deutliche Raffung, die einen Kalibersprung des Darmes und ein Passagehindernis verursacht hat. Zudem zeigt sich eine ausgeprägte Lymphknotenmetastasierung entlang der versorgenden Hauptgefäße (*unterer Pfeil*)

sowie nach Möglichkeit auch von Lebermetastasen, ist die wirksamste Behandlung. Auch eine Tumorreduktion (sog. Debulking), insbesondere von Lebermetastasen, sowie wiederholte palliative Eingriffe sind wegen des langsamen Wachstums dieser Tumoren indiziert. Bei NET der Appendix ≤ 1 cm ist eine Appendektomie ausreichend, bei basisnahen NET oder bei Tumoren ≥ 2 cm sollten eine Ileozökalresektion mit Lymphknotendissektion erfolgen. Die perioperative Applikation von Somatostatin i.v. unterbindet die Freisetzung vasoaktiver Substanzen während der Operation.

Bei nicht resektablen, diffus metastasierten NET des Gastrointestinaltraktes besteht die Möglichkeit der Hemmung der Serotoninsynthese durch die dauerhafte Gabe von Somatostatinanaloga, durch eine Immuntherapie mit α-Interferon oder eine Chemotherapie.

Prognose. Hängt entscheidend von der Lokalisation des Primärtumors sowie vom Tumorstadium zum Zeitpunkt der Diagnosestellung ab (◘ Tab. 7.22)

7.15.3 Endokrine Pankreastumoren

Mehr als 20 % der Tumoren des GEP-Systems sind im Pankreas lokalisiert. Hier können sie entweder **entop** (aus primär im Pankreas vorhandenen Zelltypen) oder **ektop** (aus im gesunden Pankreas nicht vorhandenen Zelltypen) entstehen (◘ Tab. 7.23).

◘ Tab. 7.22. Häufigkeit und Prognose der NET des Gastrointestinaltraktes

Lokalisation	Prozentualer Anteil	Häufigkeit von Metastasen	Gesamt-5-Jahres-Überlebensrate aller Stadien
Ösophagus	< 1	80	30
Magen	4	25	50
Dünndarm	37	65	60
Meckel-Divertikel	1	50	70
Appendix	40	5	99
Kolon	2	60	65
Rektum	15	20	80

Insulinom (syn.: organischer Hyperinsulinismus)

Definition. Insulinome sind insulinproduzierende Tumoren, die von den β-Zellen der Langerhans-Inseln im Pankreas ausgehen und einen organischen Hyperinsulinismus verursachen.

Epidemiologie. Insulinome sind die häufigsten NET des Pankreas. Über 90 % treten solitär auf. Bei multiplen Insulinomen liegt immer eine multiple endokrine Neoplasie Typ I vor. Etwa 5 % der Insulinome sind maligne, sie metastasieren vorwiegend in die Lymphknoten und in die Leber.

Symptomatik. Charakterisiert durch die Folgen der Hypoglykämie (Unruhe, Zittern, Herzrasen, Schweißausbrüche, Kopfschmerzen, Kollapsneigung, Heißhunger). Erhebliche Kohlenhydratzufuhr führt zur Adipositas. Charakteristisch ist die **Whipple-Trias** [H07] aus **Hypoglykämiesymptomatik** (Verwirrtheit, Bewusstseinsstörung, Schock), **Blutzuckerwerten < 45 mg/dl** und **Besserung der Symptomatik durch Glukosegabe**.

Differenzialdiagnosen. Epilepsie, andere Hypoglykämieformen (z.B. selbstinduzierte Hypoglykämie durch orale Antidiabetika)

Diagnostik.
- Körperliche Untersuchung: Whipple-Trias (Hypoglykämie, Unterzuckerzeichen, schlagartige Besserung nach Glucosezufuhr)
- Labor: Blutzuckerwerte (BZ) < 45 mg/dl, erhöhte Insulinsekretion, erhöhtes C-Peptid im Serum, Bestimmung von Sulfonylharnstoff (Ausschluss selbstzugefügtem Diabetes)
- Hungerversuch: Abfall des Blutzuckerspiegels mit Hypoglykämiesymptomatik ohne adäquatem Abfall von Insulin und C-Peptid. Ein insulinogener Index (BZ/Insulin > 0,5) gilt als beweisend für ein Insulinom.

◘ Tab. 7.23. Übersicht der endokrinen Pankreastumoren

Tumor	Häufigkeit (%)	Hormon	Klinik
Insulinom	40	Insulin	Hyperinsulinismus
Gastrinom	25	Gastrin	Zollinger-Ellison-Syndrom
VIPom	2	VIP	Verner-Morrison-Syndrom
Glukagonom	1	Glukagon	Diabetes, nekrolytisches Exanthem
Somatostatinom	1	Somatostatin	Steatorrhö, Cholelithiasis, Diabetes
Nichtfunktionelle Tumoren	30	Kein Hormon oder PP	Abdominelle Schmerzen, Ikterus
Andere	1	ACTH, Kortikotropin Parathormon	Cushing-Syndrom, ektopes Hyperkalzämiesyndrom

PP Pankreatisches Polypeptid, *VIP* vasoaktives intestinales Polypeptid, *ACTH* adrenokortikotropes Hormon

7

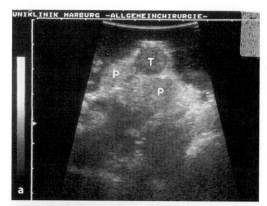

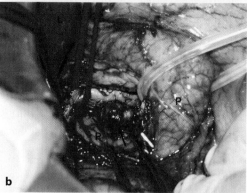

◘ Abb. 7.78. Insulinom. **a** Intraoperativer Ultraschall eines gut bekapselten, ca. 8 mm großen Insulinoms im Pankreaskopf. *T* Tumor, *P* Pankreas. **b** Intraoperativer Situs, wobei das Insulinom direkt neben der Pfortader als kugeliger, kleiner Tumor im Processus uncinatus zu erkennen ist. *Pfeil* Insulinom, *P* Pankreas, *L* Leber, *roter Zügel* um V. portae

- Lokalisationsdiagnostik: Schwierig, da die meisten Insulinome < 2 cm groß sind. Sonographie, Spiral-CT, Endosonographie

Therapie. Therapie der Wahl ist die operative Entfernung des Insulinoms. Durch Palpation des Pankreas und intraoperative Sonographie können 95 % der Insulinome identifiziert werden.
Benigne Tumoren: Entfernung durch Enukleation oder Pankreaslinksresektion
Maligne, meist metastasierte Tumoren: Tumorentfernung (Debulking) so weit möglich. Auch multiviszerale Resektionen sind indiziert, wenn hierdurch mehr als 90 % der Tumormasse entfernt werden können, da maligne Insulinome meist eine langsame Progression haben.
Prognose. Nach erfolgreicher Entfernung eines Insulinoms kommt es häufig postoperativ für einige Stunden

zu einer reaktiven Hyperglykämie. Danach sind die Patienten bei vollständiger Tumorentfernung geheilt.

Gastrinom
(syn.: Zollinger-Ellison-Syndrom, ZES)

Definition. Gastrinome sind seltene, gastrinproduzierende Tumoren und Ursache des Zollinger-Ellison-Syndroms.
Epidemiologie. Gastrinome kommen sporadisch und in etwa 30 % der Fälle im Rahmen der multiplen endokrinen Neoplasie Typ I vor.
Pathologie. Sporadische Gastrinome sind in Pankreas und Duodenum gleich häufig, während die überwiegende Mehrzahl der Gastrinome im Rahmen des MEN-I-Syndroms im Duodenum lokalisiert ist. Gastrinome treten in mehr als 50 % der Fälle multipel auf, mehr als 60 % sind maligne. Die Metastasierung erfolgt frühzeitig in die regionären Lymphknoten, daneben v.a. in die Leber, jedoch auch in Milz, Knochen, Mediastinum und Peritoneum. Viele Gastrinome zeigen ein langsames, progressiv infiltrierendes Wachstum, sodass selbst bei ausgedehnter Metastasierung lange Überlebenszeiten beobachtet werden.
Symptomatik. Trias aus exzessiver Magensäuresekretion, rezidivierenden Magenulzera (in 90 %), Duodenum und proximalem Jejunum, nicht insulinproduzierendem Pankreastumor. 30 % der Patienten mit ZES weisen zusätzlich schwere sekretorische Diarrhöen oder eine Refluxerkrankung auf.
Diagnostik.

- Labor: Nachweis erhöhter Serumgastrinwerte bei gleichzeitigem Vorliegen eines sauren Magenmilieus (pH < 4). Diagnosesicherung durch Sekretintest (Verdoppelung des Serumgastrins)
- Somatostatin-Rezeptorszintigraphie: empfindlichster Lokalisationsnachweis von Primärtumor und Metastasen
- Endoskopischer Ultraschall
- CT/MRT: Nachweis von Lebermetastasen
- Intraoperative Palpation: der Duodenalwand nach Duodenotomie

Therapie. Obwohl bei > 50 % der Patienten mit ZES zum Zeitpunkt der Diagnosestellung bereits Lymphknotenmetastasen und bei etwa 10 % Lebermetastasen vorliegen, ist die operative Behandlung die einzige Option mit kurativem Ansatz.

Operationsziel ist die Resektion des Primärtumors (im Pankeas oder Duodenum) mit den regionären Lymphknoten- und ggf. Lebermetastasen. Bei sporadischen Gastrinomen ist fast immer mit einem solitären Primärtumor, beim MEN-I-Syndrom aber mit multiplen Duodenalwandgastrinomen zu rechnen.

Prognose. Die biochemische Heilungsrate nach operativer Therapie eines sporadischen Gastrinoms liegt bei etwa 50 %, eines MEN-I-assoziierten Gastrinoms bei 0–30 %; 10-Jahres-Überlebensraten für sporadische Gastrinome bei 90 % und für MEN-I-assoziierte Gastrinome bei 95 %.

Vipom

Definition. Endokriner Pankreastumor, der durch die Produktion eines vasoaktiven intestinalen Polypeptids (VIP) profuse wässrige Diarrhöen, Hypokaliämie, Hypo- und Achlorhydrie des Magens verursacht.

Synonym. Pankreatogene Cholera, WDAH-Syndrom (»watery-diarrhea-achlorhydria-hypocalemia syndrome«), Verner-Morrison-Syndrom

Pathologie. Etwa 70 % der Vipome sind maligne und zum Zeitpunkt der Diagnosestellung bereits metastasiert. Vipome sind fast immer im Pankreas lokalisiert.

Symptomatik. Profuse, choleraähnliche Durchfälle, die häufig in Episoden auftreten. Sie sind bedingt durch die Stimulation der intestinalen Flüssigkeitssekretion durch VIP. Der große Flüssigkeitsverlust führt zu Hypovolämie, Exsikkose, Hypokaliämie sowie Hypo- und Achlorhydrie mit Veränderungen im EKG, Adynamie, Muskelschwäche und evtl. Nierenschädigung. Bei etwa der Hälfte der Patienten entsteht eine diabetische Stoffwechsellage.

Diagnostik. Klinische Symptomatik, Nachweis hoher VIP-Spiegel im Serum, Abdomensonographie und CT/MRT zur Lokalisationsdiagnostik

Therapie. Die Therapie des Vipoms besteht in der chirurgischen Exstirpation oder Pankreasresektion. Bei Lebermetastasen Metastasenresektion, Radiofrequenzablation oder medikamentöse Therapie mit Somatostatinanaloga oder Chemotherapeutika, wie Streptozotozin

Glukagonom

Definition. Glukagon-produzierende endokrine Pankreastumoren, die zu einem Glukagonomsyndrom führen

Epidemiologie. Sehr selten. Inzidenz von 1:20 Mio.

Symptomatik. Migratorisch nekrolytisches Exanthem, begleitet von Schleimhaut- (Glossitis, Vulvitis, Stomatitis) und Nagelveränderungen. Bevorzugte Lokalisation sind das Genitale, das Perineum, die Leisten- und Brustregion. Leichte diabetische Stoffwechsellage, katabole Stoffwechsellage (Kachexie, Anämie, niedriges Albumin und Cholesterin). Neigung zu Thromboembolien

Diagnostik. Typisches klinisches Bild. Deutlich erhöhter Glukagonspiegel im Serum. CT/MRT und Sonographie zur Lokalisationsdiagnostik

Therapie. Tumorexstirpation. Bei Nichtresektabilität Gabe von Somatostatinanaloga oder Chemotherapeutika

Hormoninaktive neuroendokrine Pankreastumoren und PPome

(PPome = pankreatische Polypeptid-produzierende Tumoren)

Pathologie. Etwa 30 % der endokrinen Pankreastumoren produzieren kein Hormon, bis zu 90 % sind maligne.

Symptomatik. Nur unspezifische Symptome, wie Gewichtsverlust, abdominelle Beschwerden, Ikterus. Eine palpable Tumormasse im Abdomen ist typisch (mehr als 70 % mit einem Durchmesser von > 5 cm).

Diagnostik. Sonographie des Abdomens und Computertomographie (nicht funktionelle NET stellen sich hyperdens dar, Adenokarzinomen sind hypodens)

Differenzialdiagnose. Adenokarzinom des Pankreas

Therapie. Chirurgische Resektion. Bei Lebermetastasierung sollte mit der Pankreasresektion auch eine Leberteilresektion erfolgen, bei diffuser Metastasierung eine medikamentöse Therapie mit Somatostatinanaloga oder Chemotherapie.

Prognose. 5-Jahres-Überlebensrate trotz hoher Malignitätsrate > 50 %

7.15.4 Multiple endokrine Neoplasien (MEN-Syndrome)

Bei allen Formen des MEN ist das klinische Erscheinungsbild in Abhängigkeit von der überwiegenden Hormonproduktion des erkrankten endokrinen Organs sehr variabel.

> **MEN-Syndrom:** Vorliegen von zwei endokrinen Tumoren, die mit einer MEN oder einer positiven Familienanamnese (Patienten < 40 Jahre) assoziiert sind.

Diagnosesicherung durch Gentest. Bei Trägern einer RET-Protoonkogenmutation, die zum MEN-II-Syndrom prädestiniert, ist eine prophylaktische Thyreoidektomie bereits im Kindesalter indiziert, um das Auftreten eines medullären Schilddrüsenkarzinoms zu verhindern.

MEN Typ I (Wermer-Syndrom)

Primärer Hyperparathyreoidismus in Verbindung mit endokrinen duodenopankreatischen Tumoren (Gastrinom, Insulinom, PPom, nichtfunktionelle Tumoren etc.) und Hypophysenvorderlappenadenome (nicht funktionell oder Prolaktinome). Autosomal dominante Vererbung, Mutationen im Tumorsuppressorgen Menin auf Chromosom 11q13

MEN Typ IIa (Sipple-Syndrom)

Medulläres Schilddrüsenkarzinom, Phäochromozytom und primärer Hyperparathyreoidismus. Verantwort-

F08

lich sind Mutationen im RET-Protoonkogen auf Chromosom 10q, der Erbgang ist autosomal dominant.

MEN-IIb-Syndrom
Medulläres Schilddrüsenkarzinom und Phäochromozytom durch Mutationen im Exon 16 des RET-Protoonkogens. Häufig sog. Neumutationen. Marfanoiden Habitus, Skelettanomalien und Ganglionneurome der Zunge

7.16   Nebenniere

H.-D. Röher, K.-M. Schulte

7.16.1   Grundlagen

Nebennierentumoren gehören zu den häufigen Geschwulsterkrankungen. Bei etwa 3 % der Bevölkerung findet sich bereits im mittleren Lebensalter ein asymptomatischer, nicht hormonproduzierender Tumor der Nebenniere, ein sog. Inzidentalom. Alle häufigeren funktionellen Tumoren sind in der Differenzialdiagnose der endokrin verursachten arteriellen Hypertonie zu berücksichtigen (aldosteronproduzierendes Adenom mit Morbus Conn, kortisonproduzierendes Adenom bei Morbus Cushing, Phäochromozytom).

Chirurgische Anatomie
Die Nebennieren liegen dem jeweiligen oberen Nierenpol auf. Sie sind in perirenales Fettgewebe eingebettet und werden gemeinsam mit ihren Gefäßen von der Gerota-Faszie umhüllt. Die hoch retroperitoneale erklärt das späte Auftreten lokaler Tumorsymptome. Beide Nebennieren stehen in unmittelbarem Kontakt zur Niere und den Zwerchfellschenkeln, rechts außerdem zur Leber und V. cava, links zum Pankreas, den Milzgefäßen und der Aorta (◘ Abb. 7.79).

Histologische Anatomie
Die Nebenniere besteht aus Nebennierenrinde (NNR) und Nebennierenmark (NNM). Sie gliedert sich in drei Schichten: die Zona glomerulosa mit der Aldosteronproduktion, die Zona fasciculata mit der Kortisolproduktion und die Zona reticularis mit der Sexualhormonproduktion.

Histopathologie
Artdiagnose des Tumors präoperativ fast immer durch Funktionstests und Bildgebung. Die Nebennierenbiopsie hat kaum Bedeutung. Der Histopathologie obliegen Diagnosebestätigung und Dignitätsklärung.

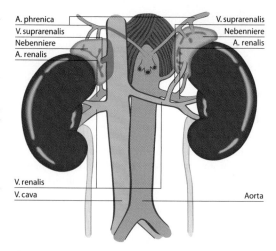

◘ **Abb. 7.79.** Anatomie und Gefäßversorgung der Nebennieren

---

Pathohistologische Veränderungen der Nebennieren

- Nicht neoplastische Veränderungen:
  - Zysten (Pseudozysten, Lymphangiektasien)
  - Hämorrhagie und Nekrose (Trauma, Sepsis, Tuberkulose)
- Hyperplasien:
  - Kongenital (Enzymdefekte, z.B. adrenogenitales Syndrom/AGS)
  - ACTH-abhängig (Morbus Cushing, ektop)
  - Primäre Hyperplasien bei Hyperkortisolismus
  - Bilaterale idiopathische Hyperplasie bei Hyperaldosteronismus
  - Adrenomedulläre Hyperplasien (MEN II, VHL, SDHB, SDHD)
- Neoplasien:
  - Adenome (Conn, Cushing, androgen, hormonell inaktiv)
  - Phäochromozytom, Ganglioneurom
  - (Angio-)Myelolipom (benigner Tumor aus Fettgewebe und Knochenmark)
  - Primäre Nebennierenrindenkarzinome (hormonell aktiv oder inaktiv)
  - Malignes Phäochromozytom, Neuroblastom
  - Metastasen (Bronchial-, Prostata-, Mammakarzinom)

Chirurgische Diagnostik
Für die Indikationsstellung zur Operation ist eine exakte biochemische Diagnostik wesentlich. Bildgebende

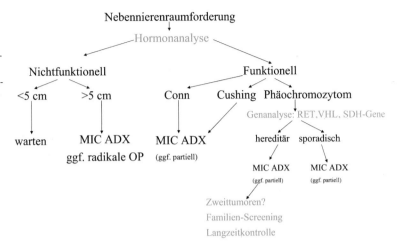

Abb. 7.80. Diagnostischer Algorithmus bei Nebennierenraumforderung. *MIC-ADX* Adrenalektomie durch minimal-invasive Chirurgie. Bei sehr großen Tumoren oder starkem Malignomverdacht ist eine offene Adrenalektomie Therapie der ersten Wahl

Diagnostik für Seitenlokalisation, extraadrenale Lage und Malignität (■ Abb. 7.80):

- Sonographie: orientierende Untersuchung mit einem Auflösungsvermögen bei Tumoren von > 2 cm Durchmesser
- Computertomographie: Verfahren der Wahl zur Darstellung von Nebennierentumoren mit hohem Auflösungsvermögen bis 0,5 cm. Aussage zu Invasion und Beziehung zu Nachbarorganen hinsichtlich der Dignität
- Kernspintomographie: bei Untersuchung in der Schwangerschaft
- Szintigraphie: hohe Spezifität, Bedeutung beim Nachweis von extraadrenalen Tumoren, Metastasen und familiären Erkrankungen. MIBG-Szintigraphie mit hoher Spezifität von 99 % macht sich die strukturelle Ähnlichkeit des Tracers Metaiodbenzylguanidin mit Noradrenalin für den Einbau in chromaffine Speichergranula zunutze
- Selektiver Nebennierenvenenkatheter: seitengetrenntes Sammeln von venösem Blut aus den Nebennieren- bzw. Nierenvenen im Rahmen einer Katheterangiographie
- Punktionszytologie: bei Nebennierentumoren prinzipiell wenig sinnvoll oder sogar risikoreich. Ausnahme ist die Erkennung von Metastasen der Nebenniere

Operationsindikation

- Absolute OP-Indikation: Conn-Adenom, Cushing-Syndrom, androgener Tumor, Phäochromozytom. Kritische Tumorgröße mit V.a. Malignität (Tumoren > 5 cm Durchmesser oder mit nachgewiesener Wachstumstendenz)
- Relative OP-Indikation (bei Versagen der Therapiemaßnahmen): Morbus Cushing (neurochirurgische OP des Hypophysenadenoms), ektoper Cushing (Entfernung des paraneoplastischen Tumors), IHA (medikamentös antihypertensiv), Ultima Ratio beidseitige Adrenalektomie

Chirurgische Verfahren

Regeleingriff in der Chirurgie der Nebennierentumoren ist die endoskopische, minimal-invasive Verfahrensweise (MIC). Minimal-invasive Eingriffe an der Nebenniere verlaufen heute fast ohne Blutverlust (< 50 ml) bei nur sehr kurzem stationärem Aufenthalt.

Nebennierenkarzinome werden stets »offen« onkologisch radikal entfernt unter Einbeziehung der regionären Lymphknotendissektion. Bei ausgedehnten malignen Nebennierentumoren ist eine En-bloc-Resektion des Tumors unter eventueller Mitnahme von Nachbarorganen (Niere, Pankreasschwanz, Milz, Kolon, Leber) anzustreben. Ein solch radikales Vorgehen ist onkologisch sinnvoll im Sinne einer Prävention des Lokalrezidives. Auch als Debulking ist die Maßnahme erfolgversprechend, da mit Mitotane nicht selten eine mittelfristige und bisweilen langfristige systemische Kontrolle des Karzinoms gelingt.

Perioperatives Management

Bei Nachweis einer endokrinen Aktivität ist eine entsprechende präoperative Vorbereitung mit Gabe von Hormonantagonisten wesentlich für den erfolgreichen Ablauf der Operation.

Phäochromozytom. (medullärer meist benigner Tumor mit Produktion von Adrenalin, Noradrenalin oder Dopamin) Gefährdung intraoperativ durch hypertone Krisen und tachykarde Herzrhytmusstörungen. Daher präoperative a-Blockade (Phenoxybenzamin, z.B. Dibenzyran 60–150 mg/d oral verteilt auf 4–5 Dosen) auch bei scheinbarer Normotonie. Zunehmend auch Anästhesieführung mittels Magnesium und Calcium-Kanal-Blockern. (◨ Tab. 7.24)

Conn-Syndrom. (Hyperaldosteronismus plus solitäres adrenocorticales Adenom = Conn-Adenom) Gefährdung durch Hypokaliämie und Hypertonus. Gabe von Kaliumchlorid und Aldosteronantagonisten (Spironolakton, z.B. Aldacton® 100–300 mg/Tag oral) sowie ggf. weiterer Antihypertensiva

> ❯ Prinzipiell sind alle Patienten nach Adrenalektomie durch eine **Addison-Krise** gefährdet (Abgeschlagenheit, Müdigkeit, Übelkeit, Diarrhö und Fieber), besonders bei beidseitiger Operation oder Cushing-Syndrom und entsprechender Suppression der kontralateralen gesunden Nebenniere. Empfohlen wird eine routinemäßige perioperative Substitution mit Hydrokortison 100 mg/Tag (oral oder i.v.) intra- und postoperativ und dann rasch ausschleichend.

Cushing-Syndrom. (Cortison-produzierendes Adenom) Gefährdung durch Addison-Krise, Infekte, Diabetes, Pneumonie, Hypertonie, Hypokaliämie. Sorgfältigste Überwachug und intravenöse Cortison-Therapie.

Operationsrisiko
Das Operationsrisiko einer minimal-invasiven Adrenalektomie ist gering und liegt mit deutlich < 1 % unter der OP-Letalität von anderen Routineoperationen.

Prognose
Benigne Erkrankungen. Hypertonie ist Leitsymptom endokrin aktiver Nebennierentumoren. Anteil am Gesamtkrankengut der Hypertoniker ist mit etwa 2–3 % beachtlich (Conn 1–2 %; Cushing 0,5 %; Phäochromozytom 1 %). Mehr als 50 % der Patienten mit endokrin aktiven Nebennierentumoren sind von akuten oder chronischen kardiovaskulären und zerebrovaskulären Komplikationen bedroht. Frühzeitige Diagnose und Operation sind Voraussetzung für die Normalisierung des Blutdrucks.

◨ **Tab. 7.24.** Charakteristika der Nebennierentumoren mit endokriner Hypertonie

	Aldosteronom (Conn-Adenom)	Cushing-Adenom	Phäochromozytom
Ausgangsort	Rinde – Zona glomerulosa	Rinde – Zona fasciculata	Mark
Größe	1–2 cm, selten >2 cm	3–4 cm, >5 cm oft maligne	>1 cm
Hauptprodukte	Aldosteron	Cortisol	Noradrenalin, Adrenalin, Dopamin
Symptomenkomplex	Arterielle Hypertonie Muskelschwäche, Hypokaliämie Müdigkeit und Kopfschmerz	Stammfettsucht, Mondgesicht, Büffelnacken, arterielle Hypertonie, Hirsutismus, Diabetes II, Osteoporose, Katarakt, Striae, Depression, Psychosen	Arterielle Hypertonie, permanent oder paroxysmal, hypertensive Krisen, Tachyarrhythmien, Palpitationen, Kopfschmerz, Schweißausbrüche, Hyperglykämien
Labortest I. Stufe	Serumkalium, Kalium im 24-h-Sammelurin	Serumcortisol, Cortisol im 24-h-Sammelurin	Metanephrine in Plasma und 24-h-Sammelurin
Labortest II. Stufe	Renin-Aldosteron-Quotient	ACTH, Dexamethasonhemmtest	Katecholamine in Plasma und 24-h-Sammelurin
Bildgebung I. Stufe	Dünnschicht-CT	Dünnschicht-CT	CT oder MRT
Funktionstopographie	Norcholesterol-Szintigraphie selektiver Nebennierenvenenkatheter	Keine selektiver Nebennierenvenenkatheter	MIBG-Szintigraphie 18-Fluoro-DOPA-PET selektiver Nebennierenvenenkatheter
Funktionstests	Lasix-Test, Orthostase-Test	Differenzierte Testbatterie	Obsolet!
Malignomrisiko	Keines	Bei Tumoren >5 cm bis 50%	<5%
Bilateralität	Nur bei makronodulärer Hyperplasie (sehr selten)	Bei sekundären Formen Bei Stoffwechseldefekten	Bei speziellen Keimbahnmutationen
Genetik	Nicht bekannt	Sekundär bei MEN I-Syndrom	MEN II, VHL, NF1, SHDH
Serum-Marker	–	–	Chromogranin A

Maligne Erkrankungen. Die Prognose von Nebenierenkarzinomen wird durch das T- und N-Stadium bestimmt. Maligne Phäochromozytome mit eher langsamer Tumorprogredienz weisen eine günstigere Prognose auf als Nebennierenrindenkarzinome. T1 und T2 N0 haben eine mittlere Überlebenszeit von 7–8 Jahren.

7.16.2 Spezifische Erkrankungen

Inzidentalom

Definition. Zufällig entdeckter, asymptomatischer Tumor der Nebennierenrinde, bei dem eine Hormonproduktion ausgeschlossen wird
Epidemiologie. Bei ca. 3 % der Bevölkerung im mittleren Lebensalter, bei zunehmendem Alter bis ca. 10 %
Diagnostik. Abgrenzung gegenüber hormonell aktiven Tumoren und Ausschluss von Malignität
Labor: Hormontests. Cortisolspiegelbestimmung im 24-h-Urin (Cushing-Syndrom), Renin-Aldosteron-Quotienten (Hyperaldosteronismus), Testosteronspiegel, Katecholamin und Metanephrinspiegel in 24-h-Urin und Plasma (Phäochromozytom)
CT der Nebenniere: Im Rahmen der Primärdiagnostik oder zur Verlaufskontrolle
Therapie. Jeder endokrin aktive Tumor sollte operiert werden. Bei endokrin nicht aktiven Tumoren besteht nur bei Verdacht auf Malignität Handlungsbedarf. Malignitätsverdacht korreliert mit der Größe des Nebennierentumors. Tumoren mit einem Durchmesser < 4 cm sind fast nie maligne. Ab 6 cm ist der Malignomverdacht so dringend, dass praktisch immer operiert werden sollte. Tumoren von 4–6 cm Größe können beobachtet (CT) oder reseziert werden.

Endokrin aktiver Nebennierentumor als Ursache der arteriellen Hypertonie

Conn-Adenom (Aldosteron), Cushing-Adenom (Kortisol) und Phäochromozytom (Noradrenalin, Adrenalin, Dopamin) können als benigne Nebennierentumoren zur arteriellen Hypertonie führen (◘ Tab. 7.24). Besonders beim jungen Patienten geht ein Bluthochdruck bei bis zu 10 % der Patienten auf endokrine Ursachen zurück.

- **Cushing-Syndrom:** autonome Kortisolproduktion bei NNR-Adenom oder primäre Hyperplasie der NNR (sehr selten). ACTH ist supprimiert.
- **Morbus Cushing:** autonome ACTH-Produktion bei Hypophysenadenom oder ektoper ACTH-Bildung (z.B. paraneoplastisch bei Bronchialkarzinoid). ACTH ist erhöht.

Diagnostik. Bei allen Formen erhöhte Serum- und/oder Urinkortisolspiegel mit aufgehobener Tagesrhythmik. Beim Cushing-Syndrom ist die Nebenniere Ursprungsort der Erkrankung, beim M. Cushing Zielorgan.
Differenzialdiagnose. Dexamethason-Suppressionstest. Beim Cushing-Syndrom nicht supprimierbare Kortisolwerte, beim Morbus Cushing gewisse Modulation des Regelkreises und verminderte Suppression
Therapie. Beim Cushing-Adenom Indikation zur Adrenalektomie. Beim Morbus Cushing transsphenoidale Entfernung des Hypophysenadenoms oder Exstirpation des paraneoplastisch aktiven Tumors. Beim Versagen dieser Therapie kann die beidseitige Adrenalektomie durchgeführt werden.

Phäochromozytom

Definition. Adenom oder Karzinom, dessen chromaffine Zellen Adrenalin und Noradrenalin bilden
Ätiologie. Genetisch induzierter Tumor

- MEN IIa (Sipple-Syndrom): medulläres C-Zell-Karzinom, Hyperparathyreoidismus und Phäochromozytom
- MEN IIb (Gorlin-Syndrom): medulläres C-Zell-Karzinom, Phäochromozytom
- von-Hippel-Lindau-Erkrankung (VHL): Phäochromozytom, Tumoren von Niere, ZNS, Pankreas und Retina
- Mutationen der Succinatdehydrogenase-Gene

Symptomatik. Beruht auf der erhöhten Konzentration der freigesetzten Katecholamine (Hypertonie, Herzrhythmusstörungen, Unruhe, Hyperglykämie, Leukozytose, Übelkeit, Schwitzen, Kopfschmerzen, Gewichtsverlust).

Die Bedeutung einer Kenntnis dieser differenzierten Tumorgenetik liegt in der Entdeckung von Zweittumoren und der Identifikation potenziell gefährdeter Familienmitglieder.

Androgen-bildende Tumoren

Definition. Androgenüberschuss
Ätiologie. Autonome Produktion in NNR-Adenomen oder Enzymdefekte der Steroidhormonsynthese (z.B. adrenogenitales Syndrom/AGS mit Pubertas praecox)
Symptomatik. Bei der Frau Amenorrhö und Virilisierung, beim Mann Hodenatrophie und Infertilität infolge Suppression der Gonadotropine
Diagnostik. Hormoneller Nachweis über die Bestimmung der Gonadotropine und des Testosterons sowie Dehydroepiandrosteronsulfates (DHEA-S)
Therapie. OP-Indikation sind NNR-Adenome und auch Hyperplasien bei Versagen der medikamentösen Therapie bzw. großen Raumforderungen der Nebenniere

◼ Tab. 7.25. Klassifikation maligner Nebennierentumoren

Klassifikation	Definition
T1	Tumor <5 cm
T2	Tumor >5 cm
T3	Tumor jeder Größe mit lokaler Invasion
T4	Tumor jeder Größe mit Invasion in Nachbarorgane
N0	Keine Lymphknotenmetastasen
N1	Regionäre Lymphknotenmetastasen
M0	Keine Fernmetastasen
M1	Fernmetastasen

Nebennierenkarzinome

Ätiologie. Selten. Jährliche Inzidenz von 1 auf 400.000 Einwohner

Symptomatik. Uncharakteristisch mit Schmerzen, Gewichtsverlust und gelegentlich Fieber

Diagnostik. 50 % der Fälle hormonaktiv. Gemischtes Sekretionsmuster mit Anteilen von Androgenen oder Östrogenen ist malignitätsverdächtig. Tumorgröße bestimmt Malignitätsrisiko, das > 8 cm bei 90 % liegt

Prognose. Beim malignen Phäochromozytom günstig, beim Nebennierenrindenkarzinom eher ungünstig. Fernmetastasierung, typischerweise in Leber, Lunge und Knochen (◼ Tab. 7.25). Die Prognose des Nebennierenkarzinoms hat sich durch Einführung einer Serum-Spiegel-gesteuerten Therapie mit Mitotane erheblich verbessert. Bei langfristigem Einhalten therapeutischer Spiegel gelingt oft eine zumindest mittelfristige Kontrolle selbst bei multiplen kleinen Fernmetastasen.

Nebennierenmetastasen

Nebennierenmetastasen müssen immer vermutet werden, wenn beidseitige Nebennierentumoren bei einem bislang gesunden Patienten auftreten oder eine neue Nebennierenraumforderung bei einem Patienten mit vorbekanntem Malignom diagnostiziert wird. Am häufigsten sind Metastasen von Melanomen, Nierenzellkarzinomen, Magen-, Brust- oder Lungenkarzinomen. Die Operationsindikation ist hier im Rahmen des onkologischen Gesamtkonzeptes im Einzelfall zu erwägen.

7.17 Milz

A. Busemann, C. Busemann, C.-D. Heidecke

7.17.1 Grundlagen

Chirurgische Anatomie

Die normale Milz des Erwachsenen misst etwa 7×4×11 cm und wiegt 120–200 g. Sie liegt intraperitoneal im linken Oberbauch, wo sie durch die 9.–11. Rippe gut geschützt wird. Sie ist durch Peritonealfalten an Magen, Zwerchfell und linker Niere fixiert (Ligg. gastrosplenicum, phrenicosplenicum und splenorenale).

Physiologie und Pathophysiologie

Funktionell wird die Milz in drei Kompartimente unterteilt:

- **Weiße Pulpa:** bildet das lymphatische Milzgewebe
- **Rote Pulpa:** nimmt mit 75 % den größten Volumenanteil der Milz ein
- **Marginale Zone:** liegt zwischen der weißen und der roten Pulpa

Die Milz erfüllt nach heutigem Kenntnisstand drei Aufgaben:

Blutreinigung. Sequestrierung überalterter Erythrozyten und Phagozytose durch Makrophagen

Entfernung von Antigenen. Durch Phagozytose aus dem Blut von Makrophagen und Retikulumzellen sowie Opsonisation von Keimen. Die Phagozytose eingekapselter Bakterien (z.B. Pneumokokken und Meningokokken) erfolgt nur unter Mitwirkung spezifischer Serumfaktoren, die als Opsonine fungieren (Immunglobuline, Komplementfaktoren) und Tuftsin (γ-Globulin). Die Bindung von Opsonin an Bakterien und von Tuftsin an Makrophagen erleichtert die Phagozytose. Die nach Splenektomie verminderte Immunabwehr gegenüber eingekapselten Bakterien ist v.a. auf das Fehlen des in der Milz synthetisierten Tuftsins zurückzuführen.

Interaktionen von T- und B-Lymphozyten. Für die zelluläre und humorale immunologische Abwehr

Diagnostik

Körperliche Untersuchung. Palpation in rechter Seitenlage mit flektierter Hüfte

Sonographie. Hohe Sensitivität
- Freie Flüssigkeit als Hinweis auf eine intraabdominale Blutung neben oder dorsal der Milz
- Frische intralienale Hämatome kommen als echoarme, runde oder ovale Bezirke mit unscharfen Randbegrenzungen zur Darstellung.
- Bei Milzruptur inhomogene Milzstruktur und unregelmäßige Konturen

Computertomographie. Wichtige Untersuchung, z.B. im Rahmen von Polytrauma

Labor. Abklärung hämatologischer Erkrankungen (Differenzialblutbild, Knochenmarkpunktion, Biopsie, Lymphknoten, Milz)

Chirurgie der Milz

Technik
- Mediane Laparotomie, z.B. bei Polytrauma mit Milzruptur, da dieser Zugang eine optimale Revision des gesamten Abdomens erlaubt
- Rippenbogenrandschnitt links bei elektiver, geplanter Splenektomie
- Nebenmilzen sollten bei Milztrauma belassen, bei einer Splenektomie wegen hämatologischer Erkrankung dagegen entfernt werden
- Partieller Milzerhalt nach Läsionen ist durch den Einsatz von Fibrinkleber, Kollagenvliesen, Infrarot-Kontaktkoagulation oder PGS-Netzen möglich.

Komplikationen
- Meistens pulmonale Komplikationen: Atelektasen, Pleuraerguss und Pneumonie
- Chirurgische Komplikationen sind v.a. subphrenische Abszesse und Pankreasfisteln (bei 1–3 % der nicht erkannten Pankreasschwanzläsionen)

7.17.2 Folgen des Milzverlustes

Thromboembolische Komplikationen
Erhöht nach Splenektomie, daher ist eine Thromboseprophylaxe mit niedermolekularem Heparin erforderlich

Thrombozytose, Lymphozytose, Monozytose.
5–14 Tage nach Splenektomie erreicht die Thrombozytose ihr Maximum (> 1 Mio./mm^3). Normalisierung innerhalb von Wochen und Monaten
Howell-Jolly-Körper: Kernkörper in Erythrozyten. Treten obligat bei Milzaplasie oder nach Splenektomie auf, evtl. auch nach überstürzter Erythrozytenregeneration.

Erhöhte Infektanfälligkeit

Gegenüber kapseltragenden Bakterien. Die abgeschwächte Immunabwehr, die v.a. Kinder < 3 Jahren betrifft, hat mehrere Gründe:
- **Reduktion des IgM im Serum**
- Verminderung an retikuloendothelialem Gewebe
- Verzögerung der Antikörperbildung (v.a. IgM)
- In vitro messbare Funktionseinschränkung der CD4- und CD8-T-Zellen

Fulminante Sepsis

OPSI-Syndrom. (**o**verwhelming **p**ost **s**plenectomy **i**nfection) Inzidenz von 0,3–4,2 % (Letalität 20–50 %).
- Geringstes Risiko nach Splenektomie wegen Milzruptur, größtes Risiko nach Splenektomie in der Kindheit
- Die Postsplenektomiesepsis tritt meistens innerhalb der ersten 2 Jahre nach Splenektomie auf
- Häufigste Erreger: **Pneumokokken.** Auch *Haemophilus influenzae* und Meningokokken können schwere Infektionen verursachen. Auch andere Infektionen wie Pyelonephritis, Hepatitis und Malaria treten ebenfalls häufiger auf und zeigen atypische, schwere Verläufe. Splenektomierten ist daher vor einem Aufenthalt in Malariagebieten eine tropenmedizinische Beratung anzuraten.

Immunprophylaxe
- Bei elektiver Splenektomie Dreifachimpfung (Pneumokokken, Haemophilus influenza und Meningokokken). Totimpfstoff, Impfreaktionen sind nur in den ersten 48h zu erwarten.
- Bei notfallmäßiger Splenektomie Dreifachimpfung erst nach 2 Wochen bzw. nach Rekonvaleszenz `F08`
- Langzeitantibiotikaprophylaxe mit Amoxicillin bei Kindern < 6 Jahren und bei immunsupprimierten Patienten (je nach Schwere des Immunmangels mitunter lebenslang)

7.17.3 Hyperspleniesyndrom

Definition. Qualitative und quantitative Zunahme aller oder einzelner Milzfunktionen, ohne dass eine Größenzunahme obligat ist. Grundsätzlich kann ein Hypersplenismus bei jeder Form der Splenomegalie auftreten.
Ätiologie. Portale Hypertension bei Leberzirrhose. Primäre, idiopathische Hyperspleniesyndrome sind selten ◻ Tab. 7.26.
Symptomatik. Das übermäßige Vorhandensein von Milzgewebe führt zur Verminderung einer oder mehrerer Blutzellklassen mit Anämie, Granulozytopenie

◻ Tab. 7.26. Ursachen des Hyperspleniesyndroms

Erkrankungen	Beispiele
Idiopathisch	Primär
Portale Hypertension	Kongestive Splenomegalie
Hämatologische Erkrankungen	
Chronische Infektionen	Malaria, Tbc
Kollagenkrankheiten	Lupus erythematodes
Speicherkrankheiten	Hämochromatose, Morbus Gaucher
Sarkoidose	

oder Thrombopenie bzw. einer Kombination bis hin zur Panzytopenie.
Therapie. Abhängig von der Ursache. Bei hämatologischen und systemischen Erkrankungen meist Splenektomie erforderlich. Bei portaler Hypertension kann die Splenektomie zur Zunahme der Hypertension mit Risiko einer fatalen portalen Venenthrombose führen.

7.17.4   Lokal begrenzte Erkrankungen der Milz

- **Milzzysten** sind am häufigsten Echinokokkuszysten. Therapie durch Splenektomie. Nicht parasitäre Zysten werden nur bei Verdrängungssymptomen operiert, je nach Lokalisation mit einer partiellen Splenektomie.
- **Milzabszesse** entstehen hämatogen im Rahmen einer Sepsis.
- **Milzmetastasen** durch solide Tumore sind selten, am häufigsten beim Ovarial-, Bronchial-, Mamma- und kolorektalem Karzinom bzw. beim malignen Melanom.
- **Milzinfarkte** entstehen meist nach Embolie bei Herzkrankheiten oder als Folge einer Milzvenenthrombose. Die Splenektomie ist bei totalem Infarkt oder bei Superinfekt indiziert.

7.17.5   Hämatologische Erkrankungen

Als größtes sekundäres lymphatisches Organ ist die Milz häufig bei malignen Erkrankungen der Hämatopoese und auch bei lymphoproliferativen Erkrankungen befallen.

Grundsätzlich wird die Indikation zur Splenektomie gestellt, wenn damit die zugrunde liegende Krank-

heit günstig beeinflusst werden kann (z.B. reduzierter Transfusionsbedarf, Absetzen der Steroidtherapie). Die Indikation kann auch bei mechanisch störender großer Milz gestellt werden.

Erkrankungen des erythrozytären Systems

Hereditäre Sphärozytose (Kugelzellanämie)

Definition. Durch einen Membrandefekt entstehen kugelförmig deformierte Erythrozyten, die in der Milz vermehrt phagozytiert werden.
Ätiologie. Hereditäre, autosomal dominante Erkrankung
Symptomatik. Splenomegalie und Hämolyse mit Anämie, Hyperbilirubinämie sowie in 30 % der Fälle Cholezystolithiasis
Therapie. Splenektomie bei ausgeprägter Anämie und schweren hämolytischen Krisen (selten) ab dem 5.–6. Lebensjahr. Simultane Cholezystektomie bei begleitender Cholezystolithiasis

Thalassämie (Mittelmeeranämie)

Definition. Hämolytische Anämie aufgrund einer quantitativen Störung der Hämoglobinsynthese
Einteilung. Nach der betroffenen Globinkettensynthese unterscheidet man α- und β-Thalassämien. Homozygote Form = Thalassämia major. Heterozygote Form = Thalassämia minor
Ätiologie. Hereditäre, autosomal dominante Erkrankung
Symptomatik. Bei der homozygoten Form (Thalassämia major) Hypersplenismus mit massiv vergrößerter Milz. Heterozygote Form (Thalassämia minor) meist asymptomatisch
Therapie. Bei homozygoter Form aufgrund des erhöhten Transfusionsbedarfs (Gefahr der Transfusionshämochromatose) Indikation zur Splenektomie, wobei die Milz als Eisenspeicher vor dieser Hämochromatose schützt. Die Hämochromatose-bedingte Leberzirrhose ist bei splenektomierten Patienten häufiger als bei nicht splenektomierten.

Autoimmunhämolytische Anämie

Definition. Anämie durch anti-erythrozytäre Antikörper
Einteilung.
- **Wärmeautoantikörper** fördern eine Sequestration von Erythrozyten in der Milz
- **Kälteautoantikörper** verursachen eine intravasale Hämolyse

Therapie. Splenektomie bei therapieresistenter chronischer Hämolyse durch Wärmeautoantikörper (Versagen von Kortikosteroiden/Immunsuppressiva) oder als Notfall bei nicht beherrschbarer Autoimmunhämolyse

Erkrankungen des thrombozytären Systems
Idiopathische thrombozytopenische Purpura (ITP, Morbus Werlhof)

Definition. Autoimmunerkrankung mit Bildung von Autoantikörpern, die sich an die Oberfläche der Thrombozyten heften und deren Abbau in der Milz beschleunigen
Epidemiologie. Häufigste erworbene Thrombozytopenie
Einteilung.
- Akute ITP: häufig Kinder, meist 2–3 Wochen nach einem unspezifischen viralen Infekt, gute Prognose
- Chronische ITP: Erkrankungsdauer > 6 Monate, meist Erwachsene

Symptomatik. Bei ausgeprägter Thrombozytopenie Petechien und Hämatombildung. Sehr selten vital bedrohliche Blutungen. Die Milz ist in der Regel nicht vergrößert.
Therapie. Standardbehandlung durch Gabe von Prednison (Remission in 80 %). Alternativ Immunglobuline zur raschen Anhebung der Thrombozytenzahlen (z.B. bei akuten Blutungen oder in Vorbereitung auf eine Operation). Eine Thrombozytensubstitution ist bei unkomplizierter ITP nicht indiziert. Splenektomie ist eine Möglichkeit der Rezidivbehandlung.

Proliferative Erkrankungen
Myelofibrose

Definition. Zunehmende Fibrose des Knochenmarkes und nachfolgend extramedulläre Blutbildung v.a. in Milz und Leber
Symptomatik. Im Verlauf bildet sich eine massive Splenomegalie mit Kompressionsbeschwerden und Hypersplenismus
Therapie. Sehr lange Verläufe durch Tyrosinkinaseinhibitoren (Imatinib). Kuration durch allogene Stammzelltransplantation möglich

Chronische myeloische Leukämie (CML)

Definition. Klonale Stammzellerkrankung
Symptomatik. Phasenhafter Verlauf. In der chronischen Phase Leukozytose mit pathologischer Linksverschiebung. Nach mehreren Monaten mit chronischem Verlauf Übergang in eine akzelerierte Phase, auf die eine rasch tödliche akute Leukämie folgt.
Therapie. Abhängig vom Erkrankungsstadium α-Interferon, Hydroxyharnstoff und neuerdings auch der spezifische Tyrosinkinaseinhibitor Glivec. Heilung nur durch allogene Knochenmarktransplantation möglich. Die Indikation zur Splenektomie ist bei symptomatischer Splenomegalie oder bei Hypersplenismus gegeben.

Chronisch-lymphatische Leukämie (CLL)

Gehört zu den niedrigmalignen NHL und wird mit Chemotherapie behandelt. Splenektomie nur bei Hypersplenismus oder symptomatischer großer Milz.

7.17.6 Milzverletzungen

Traumatische Milzruptur

> Nach stumpfem Bauchtrauma ist die Milzverletzung die häufigste Ursache einer intraabdominellen Blutung.

Ätiologie. Linksseitige Thoraxkontusion (Verkehrsunfälle zu 70 % oder Sturz von Leiter, Baum etc.). Contrecoup-Wirkung durch Krafteinwirkung auf die rechte Körperseite
Einteilung. ☐ Tab. 7.27   `F08`
Symptomatik. Prellmarken am linken Hemithorax oder Frakturen der 9.–11. Rippe links. Hypovolämie, `F07` abdominelle Schmerzen mit Peritonismus, evtl. Schmerzen, die infolge Zwerchfellreizung in die linke `H07` Schulter ausstrahlen
Diagnostik. ▶ Kap. 7.17.1
Therapie. Voraussetzungen für ein konservatives Vorgehen (bei 60 % der Kinder und 15 % der Erwachsenen) sind:
- Milzruptur ohne Verdacht auf andere schwerwiegende intraabdominelle Verletzungen
- Stabile Hämodynamik
- Stabile Symptomatik

☐ **Tab. 7.27.** Einteilung der Milzverletzungen nach der American Association for the Surgery of Trauma (AAST, Moore et al. 1995)

Grad I	Subkapsuläres Hämatom < 10 % der Oberfläche
Grad II	Subkapsuläres Hämatom 10–50 % der Oberfläche Kapselriss < 1 cm Intraparenchymale Läsion < 5 cm Durchmesser
Grad III	Subkapsuläres Hämatom > 50 % der Oberfläche Kapselriss < 1–3 cm Intraparenchymale Läsion > 5 cm Durchmesser
Grad IV	Ruptur mit Hilusbeteiligung
Grad V	Mehrfache Fragmentierung der Milz oder Devaskularisation

7

Überwachung auf einer Intensivstation mit regelmäßigen Sonographiekontrollen, v.a. in den ersten 48 h. Bei deutlicher Zunahme der freien Flüssigkeit oder klinischer Verschlechterung erfolgt notfallmäßig die Laparotomie. Zum rechtzeitigen Erkennen einer zweizeitigen Milzruptur sind die ein- bis zweitägigen sonographischen Kontrollen für mindestens 14 Tage fortzusetzen.

Gegen eine eventuelle zeitaufwändige und hämostatisch nicht absolut zuverlässige Milzerhaltung sprechen u.a. eine Koagulopathie, schwere Begleitverletzungen wie Schädel-Hirn-Trauma, Thorax- oder Beckenverletzungen und hohes Alter.

 F07 ❯ Zweizeitige Milzruptur: Ein zunächst stabil tamponiertes Milzhämatom rupturiert sekundär (nach wenigen Tagen bis 6 Wochen) in die freie Bauchhöhle.

Spontane Milzruptur

Definition. Milzruptur ohne äußeres Trauma
Ätiologie. Infektionskrankheiten wie Malaria, Typhus und infektiöse Mononukleose sowie maligne hämatologische Erkrankungen. Therapie mit hämatopoetischen Wachstumsfaktoren (G-CSF)
Therapie. Splenektomie

Iatrogene Milzverletzung

Definition. Organverletzung im Rahmen eines Abdominaleingriffes (Hemikolektomie links, Eingriffe an Magen, Pankreas und linker Niere)
Therapie. Stets sollte eine Milzerhaltung versucht werden. Durch eine vorsichtige Operationstechnik ohne Zug auf die lienalen Ligamente sollten Komplikationen, meist Kapselrisse, verhindert werden.

7.18   Hernien, Hydrozelen

I. Leister, H. Becker

7.18.1   Grundlagen

Hernien gehören zu den häufigsten Erkrankungen in der Allgemeinchirurgie. Die Inguinalhernie ist mit Abstand die häufigste Hernienform. Seltenere Hernien sind z.B. die Narbenhernie, die Nabelhernie oder die Femoralhernie. Zur Vermeidung von Komplikationen wie der Inkarzeration wird heute im Allgemeinen die Hernienoperation empfohlen. In der modernen Hernienchirurgie hat sich zunehmend die Implantation von Kunststoffnetzen zum spannungsfreien Bruchlückenverschluss durchgesetzt.

Definition. Als Hernie wird die Ausstülpung des parietalen Bauchfells über eine präformierte oder sekundär entstandene Lücke bezeichnet (◗ Abb. 7.81).
- **Bruchpforte:** die Lücke der Hernie
- **Bruchsack:** die ausgestülpte Bauchfelltasche (Peritoneum)
- **Bruchinhalt:** die ausgestülpten Bestandteile des Bauchinnenraums

Pathogenese. Anatomisch präformierte Lücke (Lacuna vasorum, Samenstrang) oder ein Verlust der Gewebefestigkeit (Bindegewebsschwäche, Stoffwechselstörung, Traumen, Voroperationen)
Einteilung. Äußere Hernie: Bruchsack wölbt sich durch die Bauchdecken nach außen vor
Innere Hernie: Bruchsack befindet sich in der Bauchhöhle oder im Thorax
Gleithernie: Hernierung partiell retroperitonealer Organe (z.B. Zökum, Colon ascendens und descendens), d.h. das vorgefallene Organ ist Bestandteil der Bruchsackwand (◗ Abb. 7.82)
Symptomatische Hernie: Hernie als Symptom einer anderen Erkrankung, insbesondere bei Erhöhung des intraabdominellen Drucks, z.B. bei chronischer Obstipation, (Sub-)Ileus, erschwerter Miktion bei Prostatahyperplasie oder Aszitesbildung

7.18.2   Inkarzerierte Hernie

Definition. Einklemmen von Organanteilen oder dem großen Netz im Bruchsack mit der Folge einer Durchblutungsstörung (◗ Abb. 7.83)

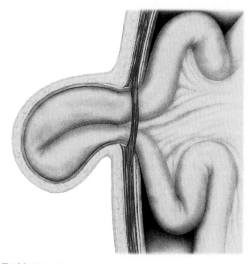

◗ **Abb. 7.81.** Hernie

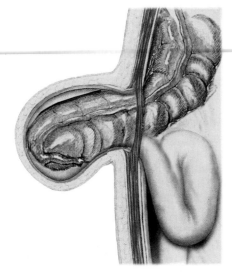

Abb. 7.82. Gleithernie

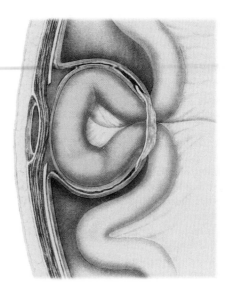

Abb. 7.84. Reposition en bloc

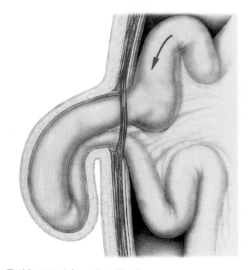

Abb. 7.83. Inkarzerierte Hernie

Symptomatik. Anhaltende Schmerzen im Hernienbereich ggf. in Kombination mit einem Stuhlverhalt weisen auf eine mögliche Inkarzeration hin. Auskultatorisch sind ggf. hochfrequente, spritzende Darmgeräusche auskultierbar. Im weiteren Verlauf kann es zur ischämischen Durchwanderung von Darmanteilen kommen, mit der Folge einer generalisierten Peritonitis.

> ❗ **Cave**
> Die inkarzerierte Hernie ist ein absoluter **Notfall**.

Therapie. Sofern die Reposition des Inkarzerats weder spontan noch nach entsprechender Analgesierung zeitnah, d.h. innerhalb weniger Stunden, möglich ist, besteht die Indikation zur sofortigen chirurgischen Exploration. Reposition en bloc verhindern (Reposition des Bruchinhalts samt Bruchpforte, was zwar zu einem Verschwinden der Vorwölbung führt, jedoch nicht das Inkarzerat beseitigt, ❑ Abb. 7.84).

7.18.3 Leistenhernie

Anatomie

Die Bauchwand der Leistenregion besteht im Wesentlichen aus drei muskuloaponeurotischen Ebenen:

Externusebene. Besteht aus dem M. externus abdominis, der mit seiner breiten Aponeurose medial das vordere Blatt der Rektusscheide bildet und kaudal zum Leistenband wird. Die Externusaponeurose bildet die Vorderwand des Leistenkanals. Sie formt medial eine schlitzförmige Lücke, den äußeren Leistenring.

Internusebene. Besteht aus dem M. internus abdominis, dessen Fasern annähernd horizontal von der Crista iliaca nach medial verlaufen. Seine kaudalen Fasern bilden im Leistenkanal den M. cremaster und seine Aponeurose verschmilzt medial mit dem vorderen Blatt der Rektusscheide.

Transversusebene. Die Transversusmuskulatur verläuft quer bis etwa zur Leistenregion. Dort beginnt die Trans-

7

F08

versusaponeurose, die ebenfalls medial an der Rektusscheide inseriert. Die kaudalen Anteile der Transversusmuskulatur formen den inneren Leistenring.

Epdemiologie. Mit ca. 75 % aller Hernien die häufigste Bruchform in der Allgemeinchirurgie. Zu 90 % bei Männern

Pathologie. Entsteht im Bereich der muskuloaponeurotischen Lücke der Bauchwand, durch die beim Mann die Samenstranggebilde und bei der Frau das Lig. rotundum ziehen.

Einteilung. Mediale Leistenhernie: liegt medial der epigastrischen Gefäße und penetriert auf geradem Weg durch den äußeren Leistenring die Bauchwand (direkte Leistenhernie). Die innere Durchtrittsstelle der medialen Leistenhernie durch die Bauchwand bezeichnet man als Hesselbach-Dreieck.

Laterale Leistenhernie: liegt lateral der epigastrischen Gefäße und penetriert dem Leistenkanal folgend schräg durch die Bauchdecke (indirekte Leistenhernie)

Skrotalhernie: Der am äußeren Leistenring ausgetretene Bruchsack ist samt Bruchinhalt bis in das Skrotalfach gewandert.

Symptomatik. Dezente Symptomatik. Oft unspezifisches Druckgefühl oder Vorwölbung in der Leiste mit gelegentlichen Schmerzen, v.a. bei körperlicher Belastung wie Sport oder beim Husten oder Pressen. Meist verschwinden die Symptome in Ruhe oder im Liegen.

Diagnostik. Klinische Diagnose. Transskrotales Austasten des äußeren Leistenrings beim Pressen oder Husten, um eine Hernierung zu provozieren (im Seitenvergleich). Sonographie in Ausnahmefällen. Die Skrotalhernie ist mittels Diaphanoskopie von der Hydrozele abzugrenzen.

Differenzialdiagnose. Insertionstendopathie, Coxarthrose oder LWS-Syndrom

Therapie

Mit der Diagnose »Leistenhernie« ist die Indikation zur Operation gestellt. Nur in Ausnahmefällen kommt das Tragen eines Bruchbandes zum Einsatz.

Die heutigen Leistenhernienoperationen unterscheiden sich prinzipiell in der Wahl des Zugangs (anterior, posterior) und darin, ob ein Kunststoffnetz (nicht resorbierbares Kunststoffnetz aus Polypropylen) eingebracht wird oder nicht. Die Verwendung der Netze führt zu niedrigeren Rezidivraten, sollten aber bei Frauen im gebärfähigen Alter wegen der fehlenden Dehnbarkeit und bei Patienten < 35 Jahren aufgrund der fehlenden Langzeitergebnisse nicht eingesetzt werden.

Anteriore Operationsverfahren

Die anterioren Verfahren können in Lokalanästhesie durchgeführt werden:

- **Shouldice:** offene Verstärkung der Leistenkanalhinterwand durch Doppelung der Fascia transversalis (◘ Abb. 7.85)
- **Lichtenstein:** spannungsfreier Bruchlückenverschluss durch offene Einnaht eines Kunststoffnetzes zwischen M. obliquus internus abdominis und Leistenband

Posteriore Operationsverfahren

Bei den posterioren Verfahren ist eine Allgemeinnarkose erforderlich:

- **Endoskopische extraperitoneale Hernioplastik (EEHP):** Die Leistenregion wird ohne Eröffnung des Bauchraums extraperitoneal dargestellt und der Bruch mittels Einlage eines Netzes verschlossen.

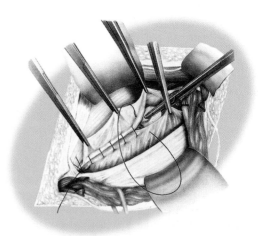

◘ **Abb. 7.85.** Anteriorer Zugang: Shouldice-Technik

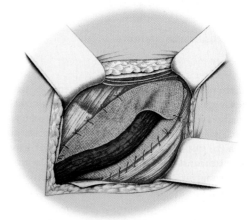

◘ **Abb. 7.86.** Anteriorer Zugang: Lichtenstein-Technik

- **Transabdominelle präperitoneale Hernioplastik (TAPP):** Durch ein laparoskopisches Verfahren wird die Leistenregion nach Eröffnung des Bauchraums transperitoneal dargestellt und der Bruch mittels Einlage eines Netzes verschlossen.

Verfahrenswahl

Die moderne chirurgische Verfahrenswahl in der Therapie des Patienten mit Leistenhernie orientiert sich an der speziellen Hernienform (primär, Rezidiv, einseitig, beidseitig) und den Besonderheiten des einzelnen Patienten.

- **Primäre einseitige Leistenhernie:** Lichtenstein-Technik. Ausnahme junge Patienten (<35 Jahre) und Frauen im gebärfähigen Alter (Shouldice-Technik)
- **Leistenhernienrezidiv:** endoskopische extraperitoneale Hernioplastik (EEHP) oder transabdominelle präperitoneale Hernioplastik (TAPP)
- **Beidseitige Leistenhernie:** s. Leistenhernienrezidiv

! Cave
Patienten mit einer nicht reponiblen inkarzerierten Leistenhernie müssen zur Vermeidung einer ischämischen Durchwanderungsperitonitis umgehend chirurgisch exploriert werden.

7.18.4 Schenkelhernie

Definition. Der Hernienbruchsack tritt durch die Lacuna vasorum medial der Femoralgefäße unterhalb des Leistenbandes aus.
Epidemiologie. Etwa 5 % aller Hernien und wesentlich seltener als die Leistenhernie. Betrifft zu 75 % das weibliche Geschlecht, bevorzugt im fortgeschrittenen Lebensalter
Symptomatik. Uncharakteristische Schmerzen in der Leistenregion mit Ausstrahlung in den Oberschenkel, insbesondere nach körperlicher Belastung. Bei adipösen Patienten lässt sich meist keine Bruchgeschwulst ertasten.
Diagnostik. Die Diagnose Femoralhernie ergibt sich daher meist aus der sonographischen Untersuchung des Patienten.
Therapie. Operation durch einen Zugang unterhalb des Leistenbandes. Es erfolgt die Naht des Leistenbandes auf das Cooper-Ligament. Die Lacuna vasorum darf nicht zu sehr eingeengt werden, um postoperativ keine venöse Abflussbehinderung über die V. femoralis zu induzieren. Bei einer Kombination aus Femoralhernie und Leistenhernie wird die Schenkelbruch-

pforte durch Naht der Fascia transversalis und der Transversusarkade an das Cooper-Ligament verschlossen.

7.18.5 Narbenhernie

Definition. Brüche nach operativem Faszienverschluss der Bauchdecke im Narbenbereich
Epidemiologie. Etwa 10 % aller Hernien in der Allgemeinchirurgie. Können in jeder Lokalisation entstehen. Inzidenz von Narbenhernien 4–20 %
Ätiologie. Entstehen durch vorangegangene chirurgische Eingriffe
Endogene Faktoren: Adipositas (BMI > 25) mit erhöhtem intraabdominellem Druck, konsumierende Grunderkrankungen (Kachexie), Anämie (< 10 g/dl), Nikotinkonsum, Kortikosteroidtherapie, Kollagenstoffwechselerkrankungen und Rezidiveingriffe
Exogene Faktoren: chirurgische Technik, Schnittführung, Nahttechnik, Wundhämatome, postoperativer Wundinfekt
Therapie. Möglichst definitive chirurgische Sanierung der Narbenhernie. Gefahr von Bruchkomplikationen, insbesondere der Inkarzeration von Darmanteilen. Ohne chirurgische Therapie kommt es nach Jahren oft zur Ausbildung von monströsen Narbenhernien.
Verstärkung der Fasziennaht durch Implantation von nichtresorbierbaren Kunststoffnetzen
Sublay-Technik: Das Netz liegt zwischen dem parietalen Peritoneum und dem hinteren Blatt der Rektusfaszie.
Onlay-Technik: Das Netz wird nach Darstellung und Verschluss der Faszienränder auf das vordere Blatt der Rektusfaszie genäht.

7.18.6 Nabelhernie

Definition. Die erworbene Nabelhernie ist eine Vorwölbung von Baucheingeweiden durch eine Lücke in der Bauchwand mit Einbeziehung des Nabelbereichs. Es handelt sich meist um kleine Hernien mit Netzanteilen als Bruchinhalt.
Symptomatik. Kleine Nabelhernien bleiben häufig symptomlos.
Therapie. Bei asymptomatischen Hernien relative Operationsindikation. Bei Zeichen der Inkarzeration Indikation zur sofortigen Operation
Zum Bruchlückenverschluss halbmondförmiger Schnitt unterhalb des Nabels. Nach Darstellen der Faszienränder und Reposition des Bruchinhalts erfolgt ein direkter Nahtverschluss bei einer kleinen Hernie. Bei

größeren Hernien (> 3–5 cm) Implantation eines Kunststoffnetzes über eine mediane Schnittführung

7.18.7 Epigastrische Hernie

Definition. Epigastrische Hernien sind zwischen Nabel und Xiphoid in der Linea alba lokalisiert.
Differenzialdiagnostik. Subkutane Lipome sind sonographisch abzugrenzen.
Therapie. Die chirurgische Versorgung über eine mediane Schnittführung wie bei Nabelhernien (► Kap. 7.18.6)

7.18.8 Spieghel-Hernie

Definition. Seltene Form des vorderen Bauchwandbruchs. Hernierung durch eine präformierte Lücke, die aus dem Teil der Aponeurose des M. transversus abdominis, der sich zwischen Linea arcuata und lateralem Rand der Rektusscheide befindet, gebildet wird.
Symptomatik. Anhaltende Schmerzen lateral der Rektusscheide ca. 3 Querfinger unterhalb des Nabels
Therapie. Operativ wird über einen Pararektalschnitt die Externusaponeurose dargestellt und gespalten. Darunter kann der Bruch isoliert und reponiert werden. Die Bruchlücke wird anschließend durch Naht der Transversusaponeurose verschlossen.

7.18.9 Hydrozele

Definition. Wasserbruch. Zyste durch Stauung von Exsudat in einer serösen Höhle im Skrotum
Pathogenese. Der Processus vaginalis peritonei ist eine Ausstülpung des Peritoneums, die beim Deszen-

sus des Hodens bis auf die Bezirke, die die Tunica vaginalis testis bilden, obliteriert. Bei unvollständiger Obliteration resultieren indirekte angeborene Leistenhernien bzw. die verschiedenen Formen der Hydrozele (◘ Abb. 7.87a–e).
Symptomatik. Leitsymptom ist die schmerzlose Schwellung des Skrotums.
Diagnostik. Diaphanoskopie. Der Inhalt der Hydrozele besteht im Gegensatz zur Leisten- bzw. Skrotalhernie aus klarer Flüssigkeit.
Therapie. Im Säuglingsalter starke spontane Rückbildungstendenz. Persistierende oder an Größe zunehmende Hydrozelen werden analog der chirurgischen Therapie der kindlichen Leistenhernie operiert, wobei die Hydrozele selbst gefenstert oder subtotal reseziert wird.

7.19 Organtransplantation

P. Neuhaus, R. Pfitzmann

7.19.1 Geschichtlicher Abriss der Transplantationschirurgie

Erst die Unterdrückung des Immunsystems (**Immunsuppression**) bei den transplantierten Patienten ermöglichte erste Erfolge der Organübertragung zwischen genetisch unterschiedlichen Individuen. Die initial eingesetzten Methoden waren jedoch wenig selektiv und schlecht steuerbar (Bestrahlung, Zytostatika, hochdosierte Kortikosteroide), sodass das Risiko von Komplikationen, insbesondere von lebensbedrohlichen Infektionen, sehr hoch war. Erst Anfang der 1960er Jahre kam es mit der Entwicklung selektiverer Immunsuppressiva

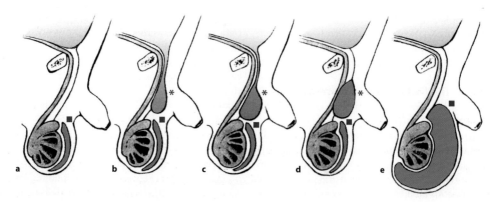

◘ **Abb. 7.87.** Formen der Hydrozele und der angeborenen Leistenhernie. **a** Normalbefund, **b** indirekte Leistenhernie, **c** Hydrocele communicans, **d** Hydrocele funiculi, **e** Hydrocele testis

(Azathioprin und später Antilymphozytenglobuline) zur Zunahme klinischer Organtransplantationen. Den endgültigen Durchbruch brachte dann Anfang der 1980er Jahre die Einführung des Immunsuppressivums Ciclosporin A, wodurch Organtransplantationen mit zunehmend besserem Erfolg und deutlich höheren Überlebensraten durchgeführt werden konnten.

7.19.2 Nomenklatur

Art des Transplantates

- Organtransplantate besitzen eigene Gefäße, die anastomosiert werden müssen; sie sind primär vaskularisiert (z.B. Herz, Leber, Niere etc.)
- Gewebetransplantate werden initial per diffusionem bzw. später über einsprossende Empfängerkapillaren ernährt (Langerhans-Inseln des Pankreas, Kornea und Herzklappen)

Herkunft des Transplantates

- Autologe Transplantation: Dieselbe Person ist Spender und Empfänger
- Isologe Transplantation: Genetisch identische Individuen (Eineiige Zwillinge) sind jeweils Spender und Empfänger
- Allogene Transplantation: Genetisch unterschiedliche Individuen der gleichen Spezies sind jeweils Spender und Empfänger
- Xenogene Transplantation: über Speziesbarrieren hinweg, z.B. Tierorgane auf Mensch

Transplantationsort

- Orthotope Transplantation: Das Transplantat wird nach Entfernung des empfängereigenen erkrankten Organs an derselben Stelle implantiert (Herz, Leber, Lunge)
- Heterotope Transplantation: Die Implantation erfolgt an einer anderen, technisch günstigeren Stelle des Körpers (Niere, Pankreas)

7.19.3 Transplantationsimmunologie

Histokompatibilität

Genetisch unterschiedliche Individuen weichen in mehreren Gewebemerkmalen voneinander ab. Einzige Ausnahme sind genetisch identische eineiige Zwillinge.

Blutgruppenantigene

Da alle Körperzellen diese Blutgruppenantigene exprimieren, muss bei der Organtransplantation auf die Kompatibilität der Blutgruppen zwischen Spender und Empfänger geachtet werden.

HLA-System

Die Antigene des Haupthistokompatibilitätskomplexes (MHC-Antigene) sind die wichtigsten Antigene bei der Transplantation und werden beim Menschen als HLA (»human leucocyte antigens«) bezeichnet. Die Gene des HLA-Systems liegen auf dem kurzen Arm von Chromosom 6 und umfassen die Genorte A, B, und C (HLA-Klasse-I-Antigene) sowie DR, DP und DQ (HLA-Klasse-II-Antigene).

Cross-Match (Kreuzprobe)

Wird zum Ausschluss einer Vorsensibilisierung des Empfängers gegen spezifische Alloantigene des Transplantates vor einer Organtransplantation durchgeführt. Dazu wird das Serum des Patienten mit Lymphozyten des Spenders inkubiert.

Abstoßung

Einteilung der Abstoßungsreaktionen:

- Nach dem zeitlichen Ablauf nach der Transplantation: hyperakute, akute und chronische Abstoßung
- Nach dem histologischen Bild: eine interstitielle und eine vaskuläre Abstoßung
- Nach immunologischem Mechanismus: eine zelluläre und eine humorale Abstoßung

Am häufigsten sind akute und zellvermittelte Abstoßungsreaktionen.

Hyperakute Abstoßung

Tritt wenige Stunden bis Tage nach Transplantation auf und ist überwiegend durch vorbestehende allospezifische Antikörper bei vorsensibilisierten Patienten oder durch blutgruppenspezifische Antikörper bedingt (humoral). Sonderform ist die Xenotransplantatabstoßung, die innerhalb von Minuten auftritt. Aufgrund des Pathomechanismus ist eine kausale Therapie praktisch nicht möglich, im Einzelfall kann eine Plasmapherese versucht werden.

Akute Abstoßung

Beginnt frühestens 5–7 Tage nach der Transplantation, ist aber prinzipiell zu jedem Zeitpunkt nach der Transplantation möglich.

Meist zelluläre (interstitielle) Abstoßung mit Infiltration des Organs v.a. durch T-Lymphozyten. Therapeutisch in der Regel gut durch hoch dosierte Glukokortikoide oder Antilymphozytenantikörper (ATG, ALG, OKT3) zu beeinflussen.

Akute Abstoßungen können neben der zellulären auch eine humorale, antikörpervermittelte Komponente aufweisen. Histologisch zeigt sich dabei eine vaskuläre Beteiligung.

Die gemischt interstitiell-vaskuläre Abstoßung weist eine schlechtere Prognose auf.

Chronische Abstoßung

Langsam schleichende Destruktion des Transplantates über Wochen, Monate oder Jahre. Histologisch meist keine oder nur diskrete Entzündungszeichen im Gewebe, vorwiegend an den Gefäßen. Der Pathomechanismus ist noch nicht geklärt, humorale Mechanismen werden diskutiert. Oft lässt sich der Prozess therapeutisch nicht beeinflussen, sodass es zum progredienten Transplantatversagen kommt und eine Retransplantation erforderlich wird.

Immunsuppression

Immunsuppressive Substanzen

- Unspezifisch proliferationshemmende Substanzen: v.a. Azathioprin, Mycophenolatmofetil, Glukokortikoide
- Aktivierungshemmende Substanzen mit hoher Spezifität für T-Lymphozyten: v.a. Ciclosporin A und Tacrolimus (FK506)
- Poly- und monoklonale Antikörper gegen T-Lymphozyten: ATG, ALG, anti-CD3 (OKT3)
- Poly- und monoklonale Antikörper gegen Aktivierungsmarker: Interleukin-2-Rezeptor-Antikörper

In den letzten Jahren wurden weitere Substanzen und Antikörper mit immunsuppressiver Wirkung entwickelt (z.B. Rapamycin, Basiliximab, Daclizumab etc.), die gute Resultate zeigen.

Vorgehen

Basisimmunsuppression. Erhaltungstherapie mit Ciclosporin A oder Tacrolimus, z.T. in Kombination mit proliferationshemmenden Substanzen, wie Glukokortikoiden und/oder Mycophenolatmofetil

Induktionstherapie. Initial vorübergehend zusätzliche Gabe von antilymphozytären Antikörpern (ATG, ALG, OKT3, Anti-IL-2-Rezeptor)

Abstoßungstherapie. Gabe hoch dosierter Glukokortikoide, z.B. in Form von 500 mg Methylprednisolon i.v. pro Tag über 3 Tage oder im Einzelfall länger

Meistens Rückbildung des Abstoßungsprozesses mit Normalisierung der gestörten Transplantatfunktion. Bei persistierender Abstoßung (**steroidresistente Abstoßung**) ist der Einsatz potenterer Immunsuppressiva, wie einer antilymphozytären Therapie (ATG, ALG, OKT3), erforderlich.

Auch nach mehrjährigem, unkompliziertem Verlauf kann es bei Absetzen der Immunsuppression immer noch zu schweren akuten Abstoßungsreaktionen kommen. Daher ist bei transplantierten Patienten eine lebenslange immunsuppressive Therapie erforderlich.

Infektionsrisiko

Die Hemmung des Immunsystems erhöht das Infektionsrisiko:
- Ciclosporin A und Tacrolimus: durch die T-Zell-spezifischen Hemmeffekte treten vermehrt v.a. virale Infektionen auf (v.a. CMV)
- Azathioprin und Glukokortikoide: durch die Funktionsstörung der Granulozyten und Monozyten/Makrophagen ist das Risiko für bakterielle Infektionen (gramnegative Bakterien, Staphylokokken und Enterokokken sowie *Pneumocystis carinii*) erhöht

Meistens treten Infektionserkrankungen bei transplantierten Patienten durch endogene Infektionen bzw. Reinfektionen und opportunistische Infektionen auf. Häufig finden sich Reaktivierungen von CMV-, EBV- und Herpesvirusinfektionen. Außerdem treten selten Pilzinfektionen auf, vorwiegend mit *Candida albicans*, aber auch Aspergillosen.

Tumorrisiko

Das Risiko, an einem malignen Tumor zu erkranken, ist im Vergleich zur Normalbevölkerung unter Immunsuppression global um den Faktor 10–100 erhöht. Insbesondere Lymphome treten vermehrt auf.

Nicht immunologische Nebenwirkungen

- Ciclosporin A: arterielle Hypertonie, Nierenfunktionsstörungen, Hyperurikämie, neurologische Störungen und Diabetes mellitus, Hypertrichose und Gingivahyperplasie
- Tacrolimus: arterielle Hypertonie, Nierenfunktionsstörungen, Hyperurikämie, neurologische Störungen und Diabetes mellitus
- Steroide: Störung der Wundheilung, Adipositas, Diabetes, aseptische Knochennekrosen, Ulzera, Wachstumsstörung bei Kindern
- Azathioprin: hepatotoxisch, Haarausfall, Knochenmarkstoxizität

7.19.4 Spender

Formen der Organspende

Lebendspende. In Deutschland nur zwischen Verwandten oder sich in »besonderer persönlicher Verbundenheit offenkundig nahe stehenden« Personen zulässig. Jede Lebendspende muss von einer Kommission der jeweiligen Ärztekammer des Bundeslandes genehmigt werden.

Organspende von Verstorbenen. Hirntote Patienten auf Intensivstationen, bei denen die Beatmung und Herz-Kreislauf-Funktion noch aufrecht erhalten werden.

Medizinische Kriterien für Organspender

Bei der Organspende soll ein funktionsfähiges Organ zur Transplantation gewonnen werden, ohne dabei Krankheiten zu übertragen.
- Absolute Kontraindikationen: Aids, Hepatitis B/C und Malignität
- Relative Kontraindikationen: Alter, Infektionen oder i.v.-Drogenabusus

Nahezu jeder hirntote Patient auf einer Intensivstation kommt als Organspender infrage. Auch alte Organe können sehr gut funktionieren und erfolgreich auf zumeist ebenfalls ältere Empfänger transplantiert werden (»old-for-old«) (Nieren und Leber). Für das Herz liegt die obere Grenze i. d. R. bei 65 Jahren.

Die häufigsten Todesursachen sind Hirnblutung, Schädelhirntrauma, Hirninfarkt, Hypoxie (z.B. nach zu später, zunächst erfolgreich scheinender Reanimation, Ersticken, Status asthmaticus). Aufgrund dieses Ursachen- und Altersspektrums kommen auf jeder Intensivstation, besonders auch in den Krankenhäusern der Grund- und Regelversorgung, Organspender vor.

Ablauf der Organentnahme

Potenzielle Organspender werden bei der zuständigen Koordinierungsstelle (DSO = Deutsche Stiftung Organtransplantation) gemeldet (◘ Tab. 7.28).

Hirntod

Definition. Der Hirntod ist der Tod des Menschen. Der Hirntod ist der vollständige und irreversible Funktionsausfall von Groß- und Stammhirn nach primärer oder sekundärer Hirnschädigung.

Symptomatik. Gleichzeitiger Nachweis von
1. **Koma**
2. **Ausfall aller Hirnstammreflexe:**
   - Keine Pupillenreaktion auf Licht
   - Kein Kornealreflex
   - Keine Trigeminusschmerzreaktion
   - Kein Würgereflex
   - Kein okulozephaler Reflex (sog. Puppenkopfphänomen: bei Drehbewegungen des Kopfes bleiben die Augen starr und geradeaus gerichtet)
   - Kein vestibulookulärer Reflex (kalorische Prüfung: bei Eiswasserspülung des äußeren Gehörganges kommt es zu keiner Augenbewegung)
   - Kein Bulbovagalreflex (okulokardialer Reflex) (bei festem Druck auf die Augäpfel kommt es zu keiner Pulsverlangsamung)
3. **Ausfall der Spontanatmung** (spezifische Prüfungsvorschriften)

Diagnostik. An die Diagnose des Hirntodes werden höchste Anforderungen gestellt. Voraussetzungen, Ablauf und zugelassene Testverfahren sind genau vorgeschrieben. Die Diagnostik wird auf einem speziellen Formular dokumentiert.
Ablauf der Hirntoddiagnostik:
1. Ausschluss von Diagnosehindernissen: Relaxation, Schock, Unterkühlung, metabolisches und endo-

◘ Tab. 7.28. Organisatorischer Ablauf der Organspende

1.	Erkennung	Symptome des Hirntodes
2.	Vorklärung	Medizinische Eignung, keine Altersgrenze, keine Ursacheneinschränkung (Kontraindikationen: Sepsis, HIV, Hepatitis B/C, Aids, Malignität)
3.	Hirntod	Diagnostik entsprechend Protokoll BÄK
4.	Einwilligung	Spenderausweis, Gespräch mit den Angehörigen
5.	Staatsanwaltschaft	Bei unnatürlicher Todesursache: Rechtsmedizin
6.	Fortsetzung der intensivmedizinischen Maßnahmen	Kreislauf, Beatmung, Homöostase (Cave: Diabetes insipidus, Hypernatriämie)
7.	Organentnahme	In der Regel im Krankenhaus des Spenders

7

krines Koma, Vergiftung bzw. sedierende Medikamente (toxikologisches Gutachten erforderlich)
2. Klinische Untersuchung durch zwei von der Transplantation unabhängige Ärzte mit mehrjähriger Erfahrung in Hirntoddiagnostik bzw. Intensivmedizin
3. Beobachtungszeit und Wiederholung der klinischen Untersuchung nach wenigstens 12 h, abhängig von Alter und Todesursache
4. Bei Anwendung technischer Verfahren entfällt die Beobachtungszeit: EEG, Hirnszintigraphie, Dopplersonographie, evozierte Potenziale (EVOP), Angiographie

> **Rechtslage**
> 1997 hat der Bundestag das Transplantationsgesetz mit Dreiteilung der Transplantationsmedizin in die folgenden Bereiche verabschiedet:
> ▬ **Spende:** Organisation durch die unabhängige bundesweite Koordinierungsstelle der Deutschen Stiftung für Organtransplantation (DSO)
> ▬ **Vermittlung:** Organvergabe durch die unabhängige Vermittlungsstelle Eurotransplant (ET) anhand festgelegter Kriterien (Blutgruppe, Histokompatibilität, Wartezeit, Dringlichkeit, Körpergröße, Gewicht etc.)
> ▬ **Transplantation:** durch die Transplantationszentren der Kliniken

7.19.5 Nierentransplantation

Indikationen. Prinzipiell bei allen Formen der irreversiblen terminalen, d.h. dialysepflichtigen Niereninsuffizienz **Ursachen des chronischen Nierenversagens.** Glomerulonephritis, Pyelonephritis, diabetische Nephropathie, irreversibles akutes Nierenversagen, Analgetikanephropathie, obstruktive Erkrankungen, hereditäre Erkrankungen (z.B. Zystennieren, Alport-Syndrom), Nierenfunktionsstörungen bzw. -fehlbildungen (z.B. Nierenaplasie, Markschwammniere etc.)
Kontraindikationen der Transplantation.
▬ Akute oder chronische Infektionserkrankungen
▬ Malignes Tumorleiden
▬ Schwerwiegende kardiale, respiratorische oder vaskuläre Begleiterkrankungen
▬ Ausgeprägte arteriosklerotische Veränderungen der Beckengefäße

Organspende. Die Lebendspende von Verwandten hat in Deutschland einen Anteil von ca. 20 %. Die mittlere Wartezeit von Leichenspenden liegt bei 4–6 Jahren.

Technik. Nierentransplantation grundsätzlich heterotop, bevorzugt in die Fossa iliaca. Die Eigennieren werden üblicherweise in situ belassen (Ausnahmen z.B. Pyelonephritis, renale Hypertonie). Über einen extraperitonealen Zugang wird meist die Nierenarterie mit einem Aortenpatch End-zu-Seit mit der **A. iliaca esterna oder communis** anastomosiert, die Vene ohne Patch End-zu-Seit mit der **V. iliaca externa oder communis** anastomosiert. Der Ureter wird mit der Blasenschleimhaut anastomosiert und mit einer Antirefluxplastik durch einen kurzen muskulären Tunnel versehen (◘ Abb. 7.88).
Prognose. Die 1-Jahres-Überlebensrate liegt bei 97 %. Die 1-Jahres-Transplantatüberlebensrate ersttransplantierter Patienten bei 85–90 % (Lebendspende ca. 95 %). Etwa 10–15 % der Organe gehen innerhalb des 1. Jahres, vorwiegend durch akute Abstoßungen, verloren. Nach dem 1. Jahr kommt es bei einigen Transplantaten zu einem langsam progredienten Funktionsverlust (z.B. chronische Abstoßungsprozesse, chronische Medikamententoxizität). Die 5-Jahres-Transplantatüberlebensraten nach Ersttransplantation liegen dadurch bei 70 % (Lebendspende ca. 83 %).

Komplikationen
Operationskomplikationen sind Gefäßstenosen, Ureterstenosen, Ureternekrosen, Lymphozelen.

Akute Abstoßung
Symptomatik. Rückgang der Diurese bzw. Anstieg der harnpflichtigen Substanzen (Kreatinin, Harnstoff). Systemische Krankheitserscheinungen mit Fieber und

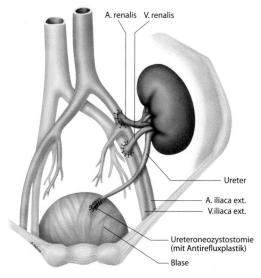

◘ **Abb. 7.88.** Operativer Situs der Nierentransplantation in die Fossa iliaca

Unwohlsein sowie schmerzhafter Schwellung des Transplantates und Hämaturie

Pathogenese. Rückgang der Diurese durch:

- **Parenchymale Probleme:** Abstoßung oder Nephrotoxizität durch Ciclosporin A bzw. Tacrolimus
- **Vaskuläre Probleme:** Arterienstenose oder -thrombose, Venenthrombose
- **Störungen am harnableitenden System:** Anastomosenstenose, Urinleck, komprimierende Lymphozele, Blasentamponade oder Harnverhalt

Diagnostik. Sonographie.bzw. Dopplersonographie, Analyse der Urinelektrolyte, Blutspiegelbestimmung von Ciclosporin A/Tacrolimus, Biopsie der Transplantatniere zur Differenzierung parenchymal bedingter Funktionsstörungen

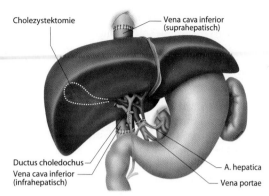

Abb. 7.89. Operativer Situs der orthotopen Lebertransplantation

7.19.6 Lebertransplantation

Indikationen.

- Endgradige Leberzirrhose: Hepatitis B (evtl. +D) oder C, Autoimmunhepatitis, primär biliäre Zirrhose (PBC), primär sklerosierende Cholangitis (PSC), alkoholtoxische Leberzirrhose
- Metabolische Lebererkrankungen: Morbus Wilson, Hämochromatose
- Akutes Leberversagen: Paracetamol-, Knollenblätterpilzvergiftung, Hepatitis
- Angeborene Erkrankungen: Gallenwegsatresie, α_1-Antitrypsin-Mangel, Morbus Wilson, Glykogenosen
- Lebertumoren bei HCC, in Einzelfällen bei Klatskin-Tumoren, cholangiozellulären Carcinomen (CCC)

Organspende. Leichenspende oder Verwandtentransplantation (full-graft und split-graft) mit Lebendspende des rechten Leberlappens oder des links-lateralen Leberlappens für kindliche Empfänger in einigen Zentren. Wartezeit beträgt im Durchschnitt je nach Blutgruppe derzeit 12–18 Monate.

Technik. Routinemäßig orthotope Transplantation mit End-zu-End-Anastomosierung der supra- und infrahepatischen V. cava sowie der Pfortader (**Abb. 7.89**). Bei der Piggy-back-Technik wird ohne venovenösen Bypass die Empfänger-Cava belassen und die Spender-Cava End-zu-Seit auf die Empfänger-Cava anastomosiert. Die arterielle Anastomose erfolgt in der Regel mit der empfängereigenen Leberarterie, der Gallengang wird i.d. R. End-zu-End oder Seit-zu-Seit mit dem Gallengang des Empfängers anastomosiert.

Prognose. Hängt entscheidend von der Grunderkrankung und dem Zustand des Patienten zum Zeitpunkt der Transplantation ab. Bei der PBC, der PSC, dem Budd-Chiari-Syndrom sowie den Autoimmunhepatitiden beträgt das 1-Jahres-Überleben etwa 90 % (> 80 % bzw. 70 % nach 5 bzw. 10 Jahren). Die posthepatitische Zirrhose der Hepatitis B/C ist mit einem hohen Rezidivrisiko im Transplantat verbunden, was zur Zerstörung des Transplantates führen kann. Bei Transplantation aufgrund eines Lebermalignoms besteht abhängig von Tumorgröße und -anzahl ein hohes Rezidivrisiko.

Komplikationen

Operationskomplikationen. Blutungen, Stenosen mit Durchblutungsstörungen, Gallelecks, Gallengangsstenosen, lokale oder systemische Infektionen. Deutlich erhöhtes perioperatives Risiko v.a. bei Patienten mit reduziertem Allgemeinzustand zum Zeitpunkt der Transplantation (Child-Pugh-Stadium C)

Postoperative Komplikationen. Rückgang der Leberfunktion durch eine akute/chronische Abstoßungsreaktion (Transaminasenanstieg, Fieber), Virusinfektionen (CMV oder Hepatitisrezidiv), Durchblutungsstörungen, Medikamententoxizität, Chlolangitis

Verlaufsparameter. Zeichen der Transplantatdysfunktion sind Ikterus und Gerinnungsstörungen.

- Labor: Transaminasen (GOT, GPT), GLDH, Bilirubin, Gerinnungsfaktoren, Faktor V, Cholinesterase (CHE), Ammoniak und Laktat
- Galleproduktion (Menge, Farbe und Viskosität)

> **Cave**
> Die **initiale Nichtfunktion** (INF) des Organs (primäres Graft-Versagen) ist eine der gefährlichsten Komplikationen der Lebertransplantation (2–10 %) und erfordert eine sofortige **Retransplantation.**

Diagnostik. Sonographie (intrahepatische Cholestase und perihepatische Raumforderungen), Dopplersono-

(Bildbeschriftungen zu Abb. 7.89:) Cholezystektomie · Vena cava inferior (suprahepatisch) · Ductus choledochus · Vena cava inferior (infrahepatisch) · A. hepatica · Vena portae

graphie (Durchblutungssituation der Pfortader, der A. hepatica), Leberbiopsie (Abstoßung?)

7.19.7   Herztransplantation

Indikationen. Bei terminaler Herzinsuffizienz mit einer geschätzten Lebenserwartung < 1 Jahr, entsprechend Stadium III oder IV nach der Klassifikation der New York Heart Association (NYHA), bei ausgeschöpfter konservativer und/oder chirurgischer Therapie. In den meisten Fällen liegt eine dilatative (ca. 50 %) oder ischämische (ca. 40 %) Kardiomyopathie vor.

Kontraindikationen. Ausgeprägte Erkrankungen anderer Organsysteme, Infektionen und maligne Erkrankungen, fixierte pulmonale Hypertonie

Wartezeit. Blutgruppenabhängig 6–18 Monate

Technik. Orthotope Transplantation über eine mediane Sternotomie mithilfe des hypothermen kardiopulmonalen Bypasses (Herz-Lungen-Maschine). Nach Präparation des Spenderherzens werden zunächst linker und dann rechter Vorhof und anschließend Pulmonalarterie und Aorta End-zu-End anastomosiert (□ Abb. 7.90).

Prognose. 1-Jahres-Überlebensrate von 70–80 % wegen irreversibler Abstoßungsreaktionen und schwerwiegender infektiöser Komplikationen (5- bzw. 10-Jahres-Transplantatüberlebensrate von ca. 65 % bzw. 40–45 %). Transplantatvaskulopathie, die über eine Arteriosklerose der Koronargefäße zu ischämischen Veränderungen des Myokards führt.

Komplikationen

Verlaufsparameter. Keine biochemischen Marker verfügbar. Eine hämodynamisch fassbare Funktionsstörung tritt erst in einem sehr fortgeschrittenen Stadium der Herzmuskelschädigung auf.

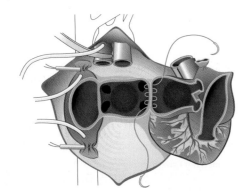

□ **Abb. 7.90.** Orthotope Herztransplantation. Beginn in fortlaufender Nahttechnik mit der linksatrialen Anastomose

Diagnostik. Intramyokardiales EKG (nicht invasiv), Echokardiographie mit Detektion von Wandbewegungsstörungen, transjuguläre Endomyokardbiopsie, Koronarangiographie bei chronischen Abstoßungsprozessen mit Transplantatvaskulopathie (TVP)

7.19.8   Lungen- und Herz-Lungen-Transplantation

Indikation. Endgradige Erkrankungen des Lungengerüstes bzw. der Lungengefäße bei pulmonaler Hypertonie.
- Lungenfibrose und dem Emphysem (COPD) (Einzellungentransplantation ausreichend)
- Primäre pulmonale Hypertonie/Eisenmenger-Syndrom (Doppellungentransplantation)
- Zystische Fibrose (Mukoviszidose) (Doppellungentransplantation)
- Bronchiektasen (Doppellungentransplantation)

Kontraindikationen. Maligne Erkrankungen, Lungenfibrosen im Rahmen von Kollagenosen

Wartezeit. 12–18 Monate

Technik. Einzellungentransplantation: Nach Abklemmen der entsprechenden Lungengefäße und des Hauptbronchus werden die 3 Strukturen (Arterie, Vene, Bronchus) abgesetzt und die Gefäße und der Bronchus des Transplantates End-zu-End anastomosiert.

Doppellungentransplantation: Nach Pneumonektomie und Implantation auf der einen Seite erfolgt das gleiche Vorgehen kontralateral. Dadurch kann z.T. der Einsatz der Herz-Lungen-Maschine vermieden werden, zumal unter der dafür notwendigen Antikoagulation das Blutungsrisiko während der Präparation deutlich erhöht ist.

Herz-Lungen-Transplantation: Unter Verwendung der Herz-Lungen-Maschine wird nach der Entfernung des erkrankten Herzens sowie der Lungen die Trachea knapp oberhalb der Karina anastomosiert, die Anastomosen von rechtem Vorhof und Aorta erfolgen wie bei der Herztransplantation.

Prognose. Die 1-Jahres-Überlebensrate beträgt derzeit etwa 70 %, nach 5 Jahren > 50 %.

Komplikationen

Operationskomplikationen. Insuffizienz/Stenosen der bronchialen Anastomosen (Therapie durch Resektion oder Stentimplantation)

Verlaufsparameter und Diagnostik. Arterielle Blutgasanalyse, Lungenfunktion mit exspiratorischem Einsekundenvolumen (FEV_1) und Vitalkapazität (VC), Bronchoskopie mit bronchoalveolärer Lavage (BAL), offene oder transbronchiale Lungenbiopsien, bakteriologische und virologische Diagnostik, Ventilations-/Perfusionsuntersuchungen

7.19.9 Pankreastransplantation

Indikationen. Instabiler und mit Insulintherapie nur schwer einstellbarer Diabetes, insbesondere wenn die Patienten zu klinisch nicht manifesten Hypoglykämien neigen, die potenziell lebensbedrohlich sein können
Wartezeit. Je nach Blutgruppe 6–18 Monate
Technik. Heterotope Transplantation zumeist in Kombination mit einer Nierentransplantation, entweder simultan oder sukzessiv. Für die Transplantation wird zumeist das komplette Pankreas mit einem Duodenalsegment verwendet. Neben den iliakalen Gefäßanastomosen erfolgt die Drainage des exokrinen Sekretes in die Harnblase oder den Dünndarm (◘ Abb. 7.91 und 7.92).
Ergebnisse. Transplantatfunktionsraten nach 1 und 5 Jahren 75 % bzw. 67 %. Die 1- bzw. 10-Jahres-Überlebensraten liegen bei > 90 % bzw. > 80 %.

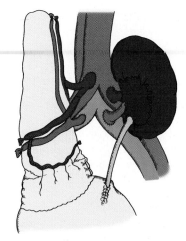

◘ Abb. 7.91. Kombinierte Pankreas-Nieren-Transplantation

Komplikationen

Operationskomplikationen. Transplantatpankreatitis, Venenthrombose
Verlaufsparameter.
- Labor: Serum- und Urinamylase und die C-Peptid-Ausscheidung im Urin, Glukosestoffwechsel
- Sonographie und Dopplersonographie
- Computertomographie: Schwellungen des Organs (Abstoßung oder Pankreatitis), Abszesse und Durchblutungsstörungen können frühzeitig und nicht invasiv diagnostiziert werden
- Biopsie: selten, da hohe Komplikationsrate

7.19.10 Dünndarmtransplantation

Indikation. Kurzdarmsyndrom bei Erwachsenen (Thrombangiitis obliterans, Mesenterialinfarkte, multiple Resektionen bei M. Crohn etc.), Kurzdarmsyndrom bei Kindern (z.B. Gastroschisis, Dünndarmatresie, nekrotisierende Enterokolitis), außerdem bei progredienter Leberschädigung durch eine langfristige parenterale Ernährung (kombinierte Leber- und Dünndarmtransplantation)
Technik. Dünndarm- bzw. kombinierte Dünndarm-Leber-Transplantation erfolgt orthotop. Die A. mesenterica des Spenderorgans wird mit der Aorta oder A. iliaca End-zu-Seit anastomosiert (◘ Abb. 7.93). Der Anschluss der V. mesenterica des Transplantates kann End-zu-Seit mit der V. cava inferior oder – metabolisch wesentlich günstiger – mit der V. mesenterica superior oder der Pfortader erfolgen.
Verlaufsparameter. Engmaschiges bakteriologisches und virologisches Monitoring. Biopsie oder Endoskopie über ein angelegtes Stoma

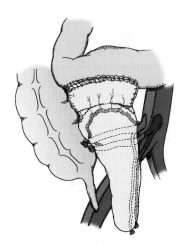

◘ Abb. 7.92. Pankreastransplantation mit enteraler Drainage

Prognose. Weltweit wurden bisher > 1000 Dünndarmtransplantationen durchgeführt. Derzeit 1-Jahres-Überlebensraten von 80–90 %, nach 5 Jahren noch ca. 50 %

7.19.11 Andere Organ- bzw. Gewebetransplantationen

Hornhauttransplantation

Indikation. Keratokonus, Herpeskeratitis, degenerative Hornhauterkrankungen sowie Verletzungen der Hornhaut
Technik. Partielle Keratoplastik, d.h. nur der zentrale Teil der Hornhaut von 6–9 mm Durchmesser wird ersetzt. Postoperativ lokale Therapie mit Steroiden und Antibiotika über einige Monate

7

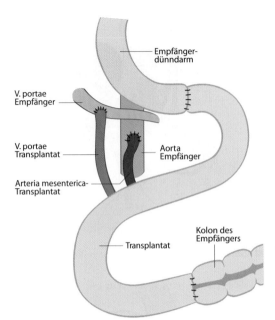

Empfänger-
dünndarm

V. portae
Empfänger

V. portae
Transplantat

Arteria mesenterica-
Transplantat

Aorta
Empfänger

Kolon des
Empfängers

Transplantat

☐ **Abb. 7.93.** Direkte Anastomosierung des Dünndarmtransplantats

Komplikationen. Abstoßungsrisiko bei stärkerer Vaskularisation der Hornhaut deutlich erhöht. Infekte aufgrund der lokalen Steroidbehandlung

Prognose. Abstoßungsfreie 1-Jahres-Transplantatfunktionsraten um 90 % ohne HLA- oder Blutgruppenmatching. Aufgrund avaskulärer Verhältnisse im Bereich der vorderen Augenkammer grundsätzlich immunologisch günstige Situation, da immunkompetente Zellen keinen Kontakt zum Transplantat bekommen.

Transplantation kryopräservierter Gewebe

Indikation. Knochenteile (Spongiosa, Kortikalis), humane Herzklappen

Technik. Es werden lediglich die Gewebe, jedoch keine vitalen Zellen übertragen, sodass keine akuten Abstoßungsreaktionen auftreten.

Prognose. Bei der Knochentransplantation kommt es über einige Monate zur Resorption des Transplantates und zum schrittweisen Ersatz durch eigene Knochen, sodass das Transplantat hier nur eine überbrückende Funktion hat. Bei den Herzklappen finden langsam progrediente Zeichen der Degeneration mit Verkalkungen.

Inselzelltransplantation

Definition. Isolierte Übertragung von Langerhans-Inseln

Technik. Isolierung von Inselzellen aus Pankreasgewebe hirntoter Spender in ausreichender Menge und

Qualität. Die Transplantation selbst erfolgt als Infusion in die Pfortader, sodass sich die Inseln in der Leber ansiedeln.

Prognose. Längerfristige metabolische Stabilität ohne exogene Insulingabe konnte bisher nur in wenigen Fällen erreicht werden.

7.20   Malignes Melanom

J. Göhl, W. Hohenberger

7.20.1   Primärtumor

❯ Das maligne Melanom gehört zu den Malignomen mit der höchsten Zuwachsrate in den letzten Jahrzehnten. Mittlerweile entwickelt etwa jeder 70. Mitteleuropäer im Laufe seines Lebens ein malignes Melanom.

Epidemiologie. Das sog. superfiziell spreitende Melanom bildet mit 60–70 % die größte Gruppe, gefolgt vom nodulären Melanom mit 20 % und dem mit etwa 5–10 % deutlich selteneren akral lokalisierten Melanom und den Lentiga-maligna-Melanomen an chronisch lichtexponierten Hautlokalisationen (v. a. Gesicht).

Klinik. Superfiziell spreitendes Melanom (SSM): häufig langjährige horizontale Wachstumsphase. Unregelmäßigkeit der Gesamtbegrenzung mit zungenförmigen Ausläufern und Variationen in der Farbgebung. Bluten oder Juckreiz sind ausgesprochene Spätkriterien.

Noduläres Melanom (NM): Ulzerationen und Blutungen weisen auf ein aggressives Wachstum hin. Häufige Lokalisation am Rumpf.

Akrolentiginöses Melanom (ALM): vorwiegend an den Akren und Fußsohlen. Vor allem sub- oder paraunguale Tumoren werden oft spät erkannt und bedürfen einer frühzeitigen dringenden Abklärung.

Lentigo-maligna-Melanom (LMM): wächst bevorzugt an chronisch lichtexponierten und nicht von Kleidung bedeckten Arealen. Häufig weist dieser Tumor eine recht lange intraepidermale Wachstumsphase auf, bevor es zu einem vertikalen Wachstum kommt.

Diagnostik. Die ABCD-Regel beschreibt die klinischen Frühwarnzeichen, die auf ein malignes Melanom hinweisen (☐ Tab. 7.29). Exzisionsbiopsie bei suspektem Befund zur Sicherung oder zum Ausschluss der Verdachtsdiagnose eines malignen Melanoms.

Die pathohistologische Stadieneinteilung erfolgt nach der TNM-Klassifikation. Die Kategorie des Primärtumors wird u.a. durch die Bestimmung des größten ver-

Tab. 7.29. ABCD-Regel		
A	Asymmetrie	Richtungsbetontes Wachstum mit dadurch entstehender Asymmetrie
B	Begrenzung	Unregelmäßige äußere Begrenzung, häufig zackig oder zungenförmig
C	Color	Farbunterschiede innerhalb der Läsion
D	Durchmesser	> 5 mm, Größenveränderungen innerhalb kurzer Zeit

Tab. 7.30. pT-Kategorie und Clark-Level (UICC 2010)

pT		Größter vertikaler Tumordurchmesser (Breslow)	Clark level	Ulzeration
pT1		≤1 mm		
	pT1a	≤1 mm	II/III	Nein
	pT1b	≤1 mm	IV/V	Ja
pT2		>1–2,0 mm		
	pT2a	>1–2,0 mm	Jedes	Nein
	pT2b	>1–2,0 mm		Ja
pT3		>2,0–4,0 mm		
	pT3a	>2,0–4,0 mm	Jedes	Nein
	pT3b	>2,0–4,0 mm		Ja
pT4		>4,0 mm		
	pT4a	>4,0 mm	Jedes	Nein
	pT4b	>4,0 mm		Ja
Clark level		Tumorinfiltration		
II		Stratum papillare		
III		bis Stratum reticulare		
IV		Stratum reticulare		
V		Subkutis		

Tab. 7.31. Stadiengruppierung maligner Melanome (UICC 2010)

Stadium 0	pTis	N0	M0
Stadium I	pT1	N0	M0
Stadium IA	pT1a	N0	M0
Stadium IB	pT1b	N0	M0
	pT2a	N0	M0
Stadium IIA	pT2b	N0	M0
	pT3a	N0	M0
Stadium IIB	pT3b	N0	M0
	pT4a	N0	M0
Stadium IIC	pT4b	N0	M0
Stadium III	Jedes pT	N1, N2, N3	M0
Stadium IIIA	pT1a–4a	N1a, 2a	M0
Stadium IIIB	pT1a–4a	N1b, 2b, 2c	M0
	pT1b–4b	N1a, 2a, 2c	M0
Stadium IIIC	pT1b–4b	N1b, 2b	M0
	Jedes pT	N3	M0
Stadium IV	Jedes pT	Jedes N	M1

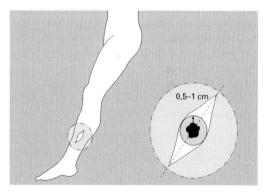

0,5–1 cm

Abb. 7.94. Schema der lokalen Primärtumorexzision

tikalen Tumordurchmessers mithilfe des Okularmikrometers des Mikroskops ermittelt. Der Clark-Level ist abhängig von der Infiltrationstiefe des Tumors (UICC 2002; ▪ Tab. 7.30, Tab. 7.31).

Operative Therapie. Primärtumor: bei Verdacht auf ein malignes Melanom komplette Exzision der Läsion mit einem Sicherheitsabstand im Gesunden von 0,5–1 cm. Bei einer Tumordicke > 2 mm Sicherheitsabstand 2 cm (▪ Abb. 7.94)

Sentinel node biopsie (SNB) und Nachexzision: vorherige Lymphoszintigraphie mit Markierung des Pförtnerlymphknotens (▶ Kap. 7.20.2), um die Durchführung einer Sentinel-node-Biopsie zu ermöglichen. Senkrechte Schnittführung durch alle Hautschichten und das dazugehörige Subkutangewebe bis zur Faszie

Adjuvante Therapie. Medikamentöse Therapie: wird beim fortgeschrittenen malignen Melanom (> pT2, pN+) kontrovers beurteilt. Mit Interferon α (IFN-α) konnte in mehreren multizentrischen Studien ein Effekt auf das rezidivfreie Intervall und das Überleben beobachtet werden.

7

Strahlentherapie: wird nach radikaler Lymphknotendissektion bei weit fortgeschrittenem Metastasenstatus empfohlen

Palliative Therapie. Medikamentöse Therapie: Als Standardtherapeutikum kommt vielfach Dacarbazin (DTIC) zur Anwendung, möglicherweise in Kombination mit anderen Chemo- bzw. Immuntherapeutika. Ansprechrate etwa 20 %

Strahlentherapie: konzentriert sich auf akut drohende oder bereits eingesetzte Komplikationen bei fortgeschrittenem malignen Melanom. Hauptindikation ist die Bestrahlung von Hirn- und Knochenmetastasen mit der Gefahr der spinalen Kompression und drohenden Querschnittsymptomatik

7.20.2   Lymphknotenmetastasen

Häufigkeit. Die Metastasierung beim malignen Melanom erfolgt in über 90 % primär lymphogen. Die Häufigkeit korreliert direkt mit Zunahme des vertikalen Tumordurchmessers.

Diagnostik. Neben der klinischen Palpation ist als zusätzliche, nicht invasive und kostengünstige Untersuchungsmethode die Sonographie Standard. Weiterführende bildgebende diagnostische Verfahren, wie CT oder MRT, sind bei unauffälligem Palpations- bzw. Sonographiebefund nicht notwendig. Pathohistologische Stadieneinteilung ◨ Tab. 7.32

◨ **Tab. 7.32.** Klassifikation regionärer Lymphknotenmetastasen (UICC 2010)

Stadium		Ausdehnung
N0		Keine regionären Lymphknotenmetastasen
N1		Metastase in *1* regionären Lymphknoten
	N1a	Nur mikroskopische Metastase (klinisch okkult)
	N1b	Makroskopische Metastase (klinisch apparent)
N2		Metastasen in 2 oder 3 Lymphknoten oder intralymphatische regionale Metastase
	N2a	Nur mikroskopische Lymphknotenmetastasen
	N2b	Makroskopische Lymphknotenmetastasen
	N2c	Satelliten- oder Intransitmetastasen ohne regionale Lymphknotenmetastasen
N3		Metastasen in 4 oder mehr regionalen Lymphknoten oder konfluierend oder Satelliten- oder Intransitmetastasen mit regionalen Lymphknotenmetastasen

Therapeutische Lymphknotendissektion

Bei klinischem Verdacht auf das Vorliegen von regionären Lymphknotenmetastasen ist die radikale Dissektion das Therapieverfahren der Wahl: Axilladissektion, Leistendissektion, Halsdissektion

Elektive Lymphknotendissektion

Die prophylaktische radikale Ausräumung der regionären Lymphknotenstation ohne klinische Hinweise auf eine metastatische Absiedlung in den Lymphknoten kann nach Etablierung des Verfahrens der Sentinelnode-Biopsie (SNB) nicht mehr empfohlen werden.

Sentinel-node-Biopsie (SNB)

Definition. Selektive Entfernung des sog. Pförtnerlymphknotens der regionären Lymphknotenstation, dem ersten, vom Primärtumor her gesehenen Filterlymphknoten der Lymphknotenstation

Indikation. Erlaubt mit hoher Genauigkeit den Nachweis einer okkulten lymphogenen Metastasierung. Die Indikation zur SNB wird bei allen Tumoren mit einem vertikalen Tumordurchmesser > 1,0 mm empfohlen.

Bei histologisch ausgedehntem Befall des Pförtnerlymphknotens ist die Indikation zur radikalen Lymphknotendissektion gegeben.

Technik. Am Vortag der Operation Lymphoszintigraphie mit Darstellung des Lymphabflusses vom Primärtumor aus mit radioaktiv markierten Technetiumkolloidpartikeln, die intradermal um den Primärtumor injiziert werden. Außerdem intraoperative Markierung des Lymphabflusses mit Farbstofflösung, die bei der Präparation die Lymphgefäße und den Pförtnerlymphknoten gefärbt zur Darstellung bringt. Unter Zuhilfenahme beider Detektionsverfahren (Farbstoffmethode plus radioaktive Markierung) ist es möglich, in über 95 % den Pförtnerlymphknoten in der Axilla und der Leiste zu identifizieren.

Isolierte hypertherme Zytostatikaperfusion der Extremitäten

Definition. Möglichkeit der lokoregionären Tumortherapie

Indikation. Bei multiplen Satelliten- bzw. Intransitmetastasen an den Extremitäten, bei denen kein primär chirurgisches Vorgehen in kurativer Intention möglich ist

Technik. Mithilfe einer Herz-Lungen-Maschine isolierte extrakorporale Zirkulation der Extremität durch Abriegelung vom Körperkreislauf. Unter Vermeidung systemischer Nebenwirkungen ist die Anwendung der zum Einsatz kommenden zytostatischen Medikamente (Melphalan, Actinomycin D) in bis zu 20fach höherer Dosierung als systemisch möglich. Zusätzlich Erwärmung der Gliedmaße auf 40,5 °C Gewebetemperatur

Prognose. Komplette Remissionsraten bis zu 75 %. Die Langzeitüberlebensraten liegen bei etwa 45 %.

7.20.3 Fernmetastasen

Das Risiko der Fernmetastasierung korreliert analog zu den Lymphknotenmetastasen ebenfalls direkt mit dem vertikalen Tumordurchmesser des Primärtumors.

Diagnostik. Klinische Diagnostik bei kutaner oder subkutaner Manifestation, Sonographie des Abdomens, Thoraxröntgenuntersuchungen, CT, Skelettszintigraphie, Positronen-Emissionstomographie (PET, PET-CT).

Therapie. Ein kurativer operativer Ansatz besteht in der Regel nur bei singulärer Absiedlung oder Einorganbefall, der sich chirurgisch durch eine radikale Entfernung des Tumors (R0-Situation) behandeln lässt. Bei Mehrorganbefall sind nur in Ausnahmefällen chirurgische Maßnahmen zu empfehlen.

Prognose. Durch eine kurative R0-Resektion von Fernmetastasen kann eine 5-Jahres-Überlebensrate von etwa 20 % erreicht werden. Ist keine komplette Entfernung der Metastasen möglich, liegt die mediane Lebenserwartung bei ca. 6 Monaten.

8 Unfallchirurgie

M. J. Raschke, N. P. Haas, U. Stöckle

8.1   Polytrauma

Definition. Gleichzeitige Verletzungen mehrerer Körperregionen oder Organsysteme, von denen mindestens eine oder die Kombination aller Verletzungen für den Patienten **lebensbedrohlich** sind.

Pathophysiologie. Auf den akuten Blutverlust reagiert der Körper mit der Ausschüttung von Katecholaminen, was zur Minderperfusion bestimmter Organe (z.B. Niere, Darm) führt.

Blutverlust, Sauerstoffmangel der Gewebe, Wunden und deren Kontamination, Schmerz etc. bedeuten eine große Belastung der physiologischen Abwehrsysteme (sog. »host defense response«). Werden diese überfordert, kann es rasch zur Dekompensation mit autodestruktiven Folgen kommen, wie Versagen der Immunabwehr, Sepsis bzw. SIRS (»systemic inflammatory response syndrome«) und schließlich Multiorganversagen (MOV).

Bei ausgedehnter Verletzung, z.B. bei Beteiligung mehrerer verletzter Organsysteme (Polytrauma) oder schweren Reperfusionsschäden (Gefäßverletzungen, Kompartment- oder Crush-Syndrom der Extremität, Darmwandischämien etc.), kann es zur Eskalation bzw. zum Zusammenbruch der Immunabwehrsysteme mit Überschießen der proinflammatorischen Mediatoren und anhaltender Überstimulation des Monozyten-Makrophagen-Systems kommen.

Präklinische Diagnostik. Bei der präklinischen Versorgung ordnen sich die diagnostischen Maßnahmen der Sicherung der Vitalfunktionen nach der ABC-Regel (Atemwege freimachen, Beatmung, Circulation) und der Schaffung der Transportfähigkeit des Patienten unter:

- Erfassung und Beurteilung des Unfallmechanismus
- Körperliche Untersuchung, achsengerechte Lagerung und Reposition von verletzten Extremitäten, steriles Abdecken von Wunden, Kontrolle der Pulse der Extremitäten
- Anamnese (Eigen- oder Fremdanamnese), Art der eingewirkten Energie (z.B. Sturz aus großer Höhe)
- Überprüfung der Bewusstseinslage: **Glasgow-Coma-Score** (GCS) zur Objektivierung der Komatiefe (minimal 3 Punkte, maximal 15 Punkte; ▶ Kap. 2)
- Kontrolle von Atemfrequenz und Atemgeräuschen
- Kontrolle von Blutdruck, Herzfrequenz und Herzrhythmus

> **Cave**
> Das Polytrauma sollte direkt und frühzeitig in ein Krankenhaus der Maximalversorgung verlegt werden. das über eine geeignete Infrastruktur (24-h-Bereitschaft operativer Spezialdisziplinen, OP- und Intensivkapazität) und die notwendige Erfahrung (100–200 polytraumatisierte Patienten/Jahr) verfügt.

> **Scoring-Systeme zur Beschreibung der Verletzungsschwere**
> - Der **I**njury-**S**everity-**S**core **(ISS)** als summierendes Score-System beim Polytrauma ist am weitesten verbreitet. Für 6 verschiedene Körperregionen (1: Kopf oder Nacken; 2: Gesicht; 3: Thorax; 4: Abdomen ; 5: Extremitäten oder Becken; 6: Haut und Weichteile) werden Ausprägungen der Schwere der Verletzung von 1–6 angegeben. Bei einem ISS-Code von mehr als 15 spricht man von einem Polytrauma
> - Der **P**olytrauma-**S**chlüssel **(PTS)** ist ein anatomisches Score-System und bewertet fünf Regionen (Schädel, Abdomen, Extremitäten, Thorax und Becken) sowie das Alter des Patienten. Es können bis zu 49 Punkte erreicht werden.

8.1.1 Klinische Versorgung

Entscheidend ist das rechtzeitiges Erkennen der Verletzungsfolgen und Verhinderung bzw. Minimierung der Auswirkung der Traumakaskade

Stufenplan beim Polytrauma
- Phase I: Akut- oder Reanimationsphase (1.–3. Stunde)
- Phase II: Stabilisierung (3.–72. Stunde)
- Phase III: Regeneration (3.–10. Tag)
- Phase IV: Rehabilitation (ab dem 10. Tag)

Advanced Trauma Live Support (ATLS)
- **A – Airway:** v.a. Gewährleistung einer suffizienten Oxygenierung; Schaffung eines sog. »patent airway«
- **B – Breathing:** v.a. Diagnose und Behandlung von Problemen des Gasaustausches
- **C – Circulation:** v.a. Erkennen von Schockzuständen, großen Blutungen und deren Primärbehandlung
- **D – Disability:** neurologische Diagnostik und Vermeidung von weiteren neurologischen Schäden
- **E – Environment:** Verhütung von weiteren schädigenden Einflüssen von außen, z.B. des Auskühlens

Prinzipien
- Legen eines großlumigen venösen Zugangs zur Sicherung der Volumentherapie
- Schnelle Durchführung der Erstdiagnostik und Erstmaßnahmen (»time is from matter«)
- Vermeidung von zusätzlicher iatrogener Schädigung (»do no further harm«).
- Beginn der nächsten Stufe erst nach Abschluss der vorhergehenden Stufe

- Reevaluation des Patienten nach erfolgter therapeutischer Maßnahme
- Verlegung in ein geeignetes Zentrum ohne Verzögerung

Vorgehen

- Legen eines großlumigen venösen Zugangs zur Sicherung der Volumentherapie
- Rascher, großzügiger Volumenersatz (z.B. mit Ringer-Laktat)
- Wiederherstellung der Gewebeoxygenierung (Freimachen der Atemwege, Beatmung etc.)
- Effiziente Blutstillung
- Schmerzstillung (z.B. Ketamin)
- Adäquate parenterale Substitution im Rahmen der Intensivpflege
- Wundverbände sollten erst unmittelbar vor der operativen Versorgung von offenen Frakturen im Operationssaal entfernt werden

8.1.2 Operative Therapie

- **1. Operationsphase** (Eingriffe, die eine akute Lebensbedrohung abwenden können):
  - Kontrolle von Massenblutungen (Abdomen – Thorax – Gefäße – Extremitäten)
  - Dekompression eines Spannungs- oder Hämatothorax und Perikardergusses
  - Dekompression perakuter epiduraler Hämatome
- **2. Operationsphase** (verzögerte Primäreingriffe):
  - Verletzungen großer Stammgefäße (z.B. gedeckte Aortenruptur)
  - **Intrakranielle Blutungen**
  - Verletzungen von Hohlorganen
  - Versorgung von Gefäßverletzungen, die zur Ischämie von Extremitäten führen
  - **Versorgung von Frakturen mit schwerem offenen und geschlossenen Weichteilschaden**
  - Instabile Wirbelsäulenverletzungen
  - Stabilisierung von Frakturen langer Röhrenknochen (Femur – Tibia – Humerus)
  - Reposition und Stabilisierung von Luxationen und Gelenkfrakturen
- **3. Operationsphase** (definitive operative Versorgung des Schwerstverletzten)
  - Verfahrenswechsel (z.B. Fixateur externe – Marknagel)
  - Gelenkrekonstruktionen
  - Ergänzende Osteosynthesen (Becken – Wirbelsäule – MKG-Bereich – neurochirurgische Rekonstruktionen)
  - Weichteilrekonstruktion

8.2 Frakturen

8.2.1 Grundlagen

Definition. Kontinuitätsunterbrechung des Knochens, die mit Schmerzen und einem Funktionsverlust einhergeht.

Ätiologie.

- Direkte Fraktur: adäquate Gewalteinwirkung von außen auf den gesunden Knochen
- Pathologische oder Spontanfraktur: Fraktur im krankhaft veränderten Knochen (z.B. Tumormetastasen, Knochenzysten, extreme Osteoporose) bereits bei inadäquater Gewalteinwirkung (☐ Abb. 8.1a, b)
- Ermüdungsfraktur: nach lang dauernder, mechanischer Überbeanspruchung (z.B. **Marschfrakturen**; Marathonlauf, ☐ Abb. 8.2a, b)

Entstehungsmechanismus und Frakturtyp

Biegungsbruch. Entsteht durch einen indirekten Stoß auf den Knochen (☐ Abb. 8.3 und Abb. 8.4). Auf der konkav deformierten Druckseite des Knochens wird ein Biegungskeil ausgesprengt. (z.B. Tibiafraktur durch direkten Stoß).

Dreh- oder Torsionsbruch. Entsteht durch indirekte Gewalt, indem durch den Torsionsmechanismus Zug-

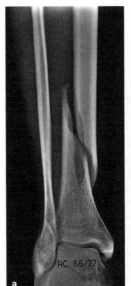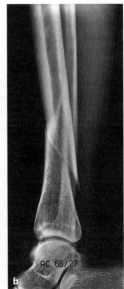

☐ **Abb. 8.1. a, b.** Torsionsfraktur beider Unterschenkelknochen, entstanden durch Drehung des Fußes von innen nach außen. **a** a.-p.-Projektion, **b** seitlichen Aufnahme

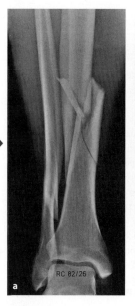
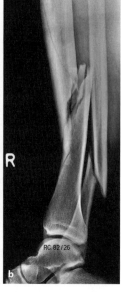

H08

8

■ **Abb. 8.2. a, b.** Fraktur mit ventralem Drehkeil. **a** a.-p. und **b** seitlich

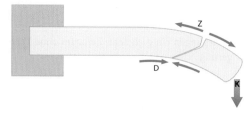

■ **Abb. 8.4.** Entstehung einer Biegungsfraktur am einseitig fixierten Knochen

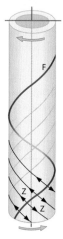

spannungen (■ Abb. 8.5) im Knochen auftreten (z.B. Unterschenkelfraktur im Skischuh bei blockierter Sicherheitsbindung).

Abrissfraktur. Entsteht durch Zugkräfte, die über ein Ligament oder einen Sehnenansatz auf den Knochen einwirken. Hier verläuft die Bruchlinie quer zur Zugrichtung. (z.B. Olekranonfraktur).

Abscherfraktur. Durch zusätzliche Scher- und Schubkräfte bewirkter Abscherbruch mit senkrecht zur Scherkraft laufenden Bruchlinie (z.B. Malleolarfraktur Typ Weber A mit zusätzlicher Abscherfraktur des Innenknöchels, ■ Abb. 8.6)

Kompressions- oder Stauchungsbruch. Einstauchung der lockeren Wabenstruktur der Spongiosa der Epi- bzw. Metaphysen mit irreversiblem Substanzver-

■ **Abb. 8.5.** Schematische Darstellung der Entstehung einer Torsionsfraktur. *Z* Richtung der Zugspannung, *F* Verlauf der Frakturlinie

lust (z.B. Wirbelkörperfraktur, Tibiakopfimpressionsfraktur, ■ Abb. 8.7)

Trümmerbruch. Folge einer heftigen Krafteinwirkung mit Berstung bzw. Aufsplitterung des Knochens und erheblicher Weichteilverletzung (z.B. Schussfraktur, Trümmerfrakturen nach Motorradunfall)

H08

Luxationsfraktur. Gelenknahe oder intraartikuläre Fraktur mit Luxation (■ Abb. 8.6). Hohe Instabilität

■ **Abb. 8.3.** Schematische Darstellung der Entstehung einer Biegungsfraktur. *K* einwirkende Gewalt, *D* Druckspannung, *Z* Zugspannung. Druck- und Zugspannungen entstehen nicht nur in der Längsachse, sondern auch zirkulär

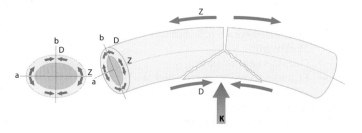

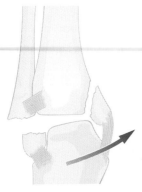

Abb. 8.6. Malleolarfraktur Typ Weber A. Fibula: quere Abrissfraktur auf Höhe des Sprunggelenkes oder distal davon, als Äquivalent Ruptur der fibularen Seitenbänder. Innenknöchel: intakt oder Abscherfraktur, nicht selten mit ganz umschriebenen Impressionen an der Tibiakante. Dorsale Tibiakante: meistens intakt

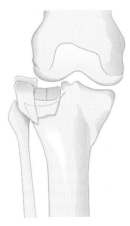

Abb. 8.7. Tibiakopfbruch mit Impression des lateralen Gelenkplateaus und Abscherung der medialen Gelenkfläche

und zusätzliche Verletzung des Kapsel-Band-Apparates (z.B. Sprunggelenk, Tibiakopf, Hüftgelenk)

Inkomplette Fraktur. Fissuren und Knochenanrisse ohne vollständige Kontinuitätsunterbrechung. (z.B. kindliche Grünholzfraktur **Abb. 8.8)

Klassifikation von Fraktur und Weichteilschaden
AO-Klassifikation von Frakturen

Die AO-Klassifikation (AO: Arbeitsgemeinschaft für Osteosynthesefragen) hat das Ziel, eine möglichst exakte Beschreibung von Frakturen zu liefern, aus denen sich Behandlungsstandards ableiten lassen.

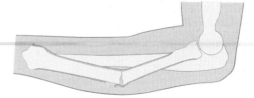

Abb. 8.8. Grünholzfraktur

Am häufigsten findet die AO-Klassifikation an den langen Röhrenknochen Verwendung, aber auch Hand- und Fußverletzungen, Kieferfrakturen, sowie Frakturen des Beckens und der Wirbelsäule können nach ihr klassifiziert werden. Die AO stellt dabei die umfassendste Frakturklassifikation dar, auch wenn sich in bestimmten Regionen andere Klassifikationen durchgesetzt haben.

Der Aufbau der AO-Klassifikation besteht aus einem 5-stelligen, alphanumerischen Code.

Die erste Ziffer bezeichnet den gebrochenen Knochen.
1 = Oberarm
2 = Unterarm (Radius und Ulna)
3 = Oberschenkel
4 = Unterschenkel
5 = Wirbelsäule
6 = Becken
7 = Hand
8 = Fuß
9 = Kiefer

Die zweite Ziffer beschreibt die Region der Fraktur, d.h.
1 = proximaler Abschnitt
2 = diaphysärer Anteil
3 = distaler Abschnitt

Die folgende Buchstaben-/Zifferkombination wird von den ersten 2 Zahlen durch einen Bindestrich getrennt und sagt etwas über die Bruchform aus, dabei muss zwischen Schaftfrakturen und Gelenkfrakturen unterschieden werden (**Abb 8.9).
- **Schaftfrakturen** (Frakturen der Diaphyse, **Abb. 8.10a):
  - A-Frakturen: einfache Frakturen
    - A1 Spiralfraktur
    - A2 Schrägfraktur >30°
    - A3 Querfraktur <30°
  - B-Frakturen: Frakturen mit Biegungskeil
    - B1 Spiralfraktur mit Biegungskeil
    - B2 Schrägfraktur mit Biegungskeil
    - B3 Querfraktur mit fragmentiertem Biegungskeil
  - **C-Frakturen: Trümmerfrakturen,** bei denen der Kontakt der Hauptfragmente fehlt

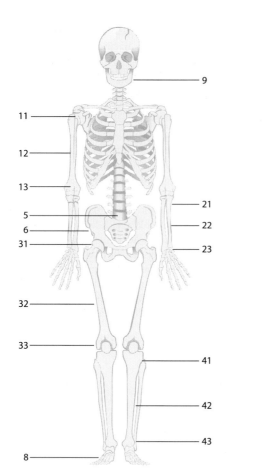

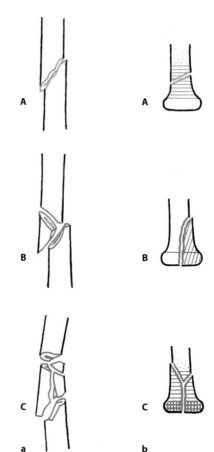

■ **Abb. 8.9.** Die ersten beiden Ziffern der AO-Klassifikationen entsprechend der Region und dem betroffenen Anteil

■ **Abb. 8.10.** Schematische Darstellung der Einteilung der Frakturen der langen Röhrenknochen mit den Typen A, B und C im Schaftbereich (Diaphyse) und im gelenknahen Bereich (Metaphyse). **A** Einfache diaphysäre bzw. metaphysäre Fraktur. **B** Fraktur mit Keilausbruch in der Diaphyse. Nach der Reposition erhaltener Kontakt zwischen den Hauptfragmenten. Im gelenknahen Bereich liegt eine partielle Gelenkfraktur mit teilweise erhaltenem Kontakt zwischen Gelenkfläche und Diaphyse vor. **C** Die Fraktur in der Diaphyse, bei der jeder Kontakt zwischen den Hauptfragmenten fehlt. Beim Gelenkbruch ist jede Verbindung zwischen Gelenkfläche und Schaft gänzlich unterbrochen (aus Müller et al. 1991)

- C1 Trümmerfraktur mit 1–3 Intermediärfragmenten
- C2 Segmentfraktur
- C3 komplexe Trümmerfraktur
■ **Gelenknahe und intraartikuläre Frakturen** (■ Abb. 8.10b):
    - A-Frakturen: extraartikuläre Fraktur
    - B-Frakturen: partielle Gelenkfraktur (teilweise erhaltener Kontakt von Diaphyse zur Gelenkfläche)
    - C-Frakturen: komplette Gelenkfraktur, unterbrochener Kontakt der Diaphyse zum Gelenkfragment

Geschlossene Fraktur

Definition. Die Haut über dem Knochenbruch ist intakt geblieben.
Einteilung. Nach Tscherne und Oestern in

■ **G0:** geringer Weichteilschaden – einfache Bruchform
■ **G1:** oberflächliche Schürfung – einfache bis mittelschwere Bruchform
■ **G2:** tiefe kontaminierte Schürfung, lokalisierte Haut- oder Muskelkontusion – alle Bruchformen
■ **G3:** ausgedehnte Hautkontusion, Hautquetschung oder Zerstörung der Muskulatur, subkutanes Décollement (sog. Deglovement), Kompartmentsyndrom in Kombination mit allen Bruchformen

Offene Frakturen

Definition. Die Haut über der Fraktur ist eröffnet.

Einteilung. Nach Gustilo und Anderson in

Grad I: Hautwunde <1 cm, Durchspießung von innen zum Unfallzeitpunkt, geringe Muskelkontusion, einfache Frakturform

Grad II: Wunde >1 cm; ausgedehnter Weichteilschaden mit Lappenbildung und Décollement, schwere Muskelkontusion

Grad III: ausgedehnter Weichteilschaden mit Zerstörung von Haut, Muskulatur und neurovaskulären Strukturen, schwere Gewebequetschung

- IIIa: ausgedehnte Weichteilwunden mit noch adäquater Bedeckung des Knochens
- IIIb: schwerer Weichteilschaden mit freiliegendem Knochengewebe und Deperiostierung
- IIIc: alle oben genannten Frakturformen mit einer rekonstruktionspflichtigen Gefäß- und Nervenverletzung

❶ **Cave**

Beim Polytraumatisierten muss besonders kritisch nach einem Kompartmentsyndrom »gefahndet« und dieses im Zweifel gespalten werden.

Schweregrad

Für den Schweregrad einer Fraktur sind vier Faktoren entscheidend:

- Verlust der Stabilität
- Vaskularität der Knochenfragmente
- Knorpelschaden
- Verletzungen des Kapsel-Band-Apparates

Diagnostik

- Anamnese: z.B. Unfallhergang
- Inspektion: z.B. Fehlstellung und Schwellung
- Palpation: z.B. Druckschmerz, Muskelspannung, falsche Beweglichkeit, Krepitieren
- Prüfung: Durchblutung (distale Pulse), Motorik (Finger und Zehen aktiv bewegen lassen), Sensibilität (spitz/stumpf)
- Röntgenuntersuchung: in 2 Ebenen, a.-p. und seitlich, ggf. Spezialaufnahmen
- CT: Becken- und Azetabulumfraktur, Wirbelfrakturen

Die offene Verletzung wird steril am Unfallort abgedeckt und erst im Operationssaal wieder unter sterilen Bedingungen entfernt um eine Keimkontamination zu vermeiden.

Anhand von Röntgenbildern kann die Dislokation des distalen Fragmentes beschrieben werden:

- Dislocatio ad latus: Seitverschiebung
- Dislocatio cum contractione: Verkürzung
- Dislocatio cum distractione: Verlängerung
- Dislocatio ad axim: Achsenknickung
- Dislocatio ad peripheriam: Verdrehung

Frakturzeichen

- **Unsichere Frakturzeichen:** Spontan- und Bewegungsschmerz, Funktionsverlust, Schwellung
- **Sichere Frakturzeichen:** Fehlstellung (◘ Abb. 8.11), falsche Beweglichkeit, Krepitieren

---

Frakturheilung

Knochengewebe besitzt die Fähigkeit zur narbenlosen Ausheilung. Ziel der Frakturbehandlung ist die frühzeitige Wiederherstellung eines belastbaren Knochens mit anatomischen Achsenverhältnissen. Voraussetzung für eine rasche und ungestörte Knochenheilung sind Reposition, Ruhigstellung und eine adäquate Blutversorgung.

Im Wachstumsalter verläuft die Frakturheilung schneller und es besteht noch die Fähigkeit, Achsenfehlstellungen und Verkürzungen zu korrigieren. Kindliche Frakturen werden daher häufiger konservativ behandelt.

Indirekte Frakturheilung

Bei der konservativen Knochenbruchbehandlung und bei der Stabilisierung mittels Marknagelosteosynthese und Fixateur externe heilt die Fraktur durch die Ausbildung eines radiologisch sichtbaren Fixationskallus:

Entzündungsphase. (0–4 Wochen). Ausbildung des Frakturhämatoms mit lokaler Infiltration von Granulozyten, Mastzellen und Monozyten

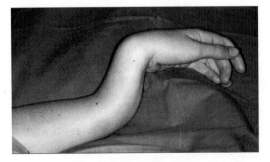

◘ **Abb. 8.11.** Massive Fehlstellung bei kindlicher Unterarmfraktur. Sicheres Frakturzeichen

8

Granulationsphase. (Weicher Kallus, 3–8 Wochen). Aufbau eines Granulationsgewebes. Diese Phase der Kallusbildung verläuft von peripher (Bruchenden) nach zentral. Abbau von nekrotischem Knochengewebe durch Osteoklasten und Knochenneubildung durch Osteoblasten.

Phase der Kallushärtung. (6 Wochen–4 Monate). Zunehmende Mineralisation des Geflechtknochens. Diese Phase dauert 3–4 Monate, der Knochen erreicht hier seine physiologische Steifigkeit.

Remodelingphase. (3–24 Monate). Der Geflechtknochen wird in lamellären Knochen umgewandelt (Havers- und Volkmann-Kanalsystem und Ausbildung eines durchgehenden Markraumes).

Direkte Frakturheilung

Nur bei unter Kompression stehenden Frakturenden nach Platten-Schrauben-Osteosynthesen (Zugschraube) oder Fissuren direkte Frakturheilung ohne Ausbildung von Geflechtknochen. Radiologisch ist die Konsolidierung durch verwaschene Bruchenden ohne Zeichen einer sekundären Kallusbildung zu erkennen.

Kallusdistraktion

Indikation. Sonderform der Knochenbruchbehandlung zur Wiederherstellung langstreckiger Knochendefekte, Korrektur von Achsfehlstellungen und zur Verlängerung von Extremitäten
Therapie. Metaphysäre Durchtrennung des Knochens und Stabilisierung mit externem Fixationssystem. Die »Fraktur« wird unter stabilen mechanischen Bedingungen kontinuierlich mit einer Geschwindigkeit von 0,5–1 mm/Tag distrahiert. Es resultiert eine intramembranöse knorpelfreie Ossifikation der Distraktionszone.

8.2.2 Behandlungsprinzipien bei Frakturen

Ziel der Frakturbehandlung ist die möglichst vollständige Wiederherstellung der Funktion und anatomischen Achsen- und Gelenkverhältnisse. Voraussetzungen sind eine adäquate Reposition, eine adäquate Retention bzw. Fixation sowie die Möglichkeit der frühfunktionellen Nachbehandlung zur Vermeidung sekundärer Komplikationen.

Indikationsstellung

Ob eine konservative oder eine operative Knochenbruchbehandlung indiziert ist, hängt von folgenden Faktoren ab (◘ Tab. 8.1):
- Lokalisation der Fraktur
- Frakturtyp (einfach, Trümmerfraktur)
- Weichteilzustand (offene oder geschlossene Fraktur)
- Risikofaktoren des Patienten (Diabetes, Alkoholanamnese, Alter, Medikation, Tumor)
- Kooperation (Compliance)
- Mono- vs. Polytrauma

◘ **Tab. 8.1.** Vergleich der konservativen Therapie mit der Osteosynthese		
	Vorteile	**Nachteile**
Konservative Therapie	Kein Operations- und Narkoserisiko Geringes Infektionsrisiko, speziell bei geschlossenem Bruch Keine Narbenbildung Keine Implantatentfernung bzw. 2. Operation	Lange Bettlägerigkeit bei Extension (3–4 Wochen bei Unterschenkel, 6–8 Wochen bei Oberschenkelschaftbrüchen) Inaktivitätsschäden am gesamten Bewegungsapparat »Frakturkrankheit« (fleckige Osteoporose, Ödem und Schmerzen, Gelenksteife) Ungenügende Reposition und Retentionsmöglichkeit beim Gelenkbruch Gefahr von Achsenfehler und Verkürzung bei Schaftfrakturen »Dauerrenten« (oft Folge der Frakturkrankheit) Thrombosen, Lungenembolien
Osteosynthese	Rekonstruktion der Knochenachsen und der Anatomie der Gelenke Bewegungsstabile Fixation Sofortige Bewegungstherapie und Muskelstärkung und damit beste Prophylaxe der Frakturkrankheit Kurze Bettlägerigkeit (0–7 Tage) Bessere Pflege beim Mehrfachverletzten	Infektionsgefahr Allgemeines Operations- bzw. Narkoserisiko Narbe Evtl. Metallentfernung

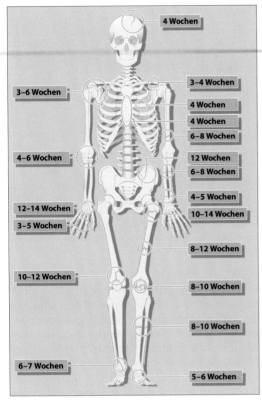

4 Wochen

3–4 Wochen

3–6 Wochen

4 Wochen

4 Wochen

6–8 Wochen

4–6 Wochen

12 Wochen

6–8 Wochen

4–5 Wochen

12–14 Wochen

10–14 Wochen

3–5 Wochen

8–12 Wochen

10–12 Wochen

8–10 Wochen

8–10 Wochen

6–7 Wochen

5–6 Wochen

Abb. 8.12. Mittlere Heilungsdauer in Wochen bei konservativer Behandlung von Frakturen

Abb. 8.13. Extensionsbehandlung. **a** Bei Femurschaftbruch Zug am Femurkondylus oder Tibiakopf, bei Unterschenkelbruch Zug am Kalkaneus; **b** Einbringen eines Steinmann-Nagels mittels Hammer in vorgebohrtes Loch; **c** sofern über ein Gelenk extendiert wird: max. 1/10 kg KG

Konservative Frakturbehandlung

Definition. Die konservative Frakturbehandlung umfasst die Reposition der Fraktur, die Ruhigstellung in Gipsschiene oder Orthese sowie die funktionelle Nachbehandlung. ☐ Abbildung 8.12 zeigt die mittlere Heilungsdauer bei konservativer Frakturbehandlung.

Indikationen. Schaftfrakturen des Armes im Wachstumsalter, Rippenbrüche, stabile Frakturen am Beckenring, stabile Wirbelkörperfrakturen ohne Einengung des Spinalkanals, Frakturen der Klavikula und Skapula ohne Gelenkbeteiligung, wenig dislozierte Frakturen des Humeruskopfes und im Humerusschaftbereich oder distale Radiusfraktur.

Reposition der Fraktur

— Eingestauchte und stabile Brüche: konservative Therapie mit frühfunktioneller Nachbehandlung
— Frakturen mit geringer Dislokation: Reposition unter Analgesie (z.B. Bruchspaltnarkose bei distaler Radiusfraktur) und anschließend Ruhigstellung im Gips

Ruhigstellung in Gipsschiene oder Orthese

Sonderfälle. Bei Verletzungen und Frakturen des Schultergürtels erfolgt die Ruhigstellung im Desault-, Gilchrist- oder Rucksackverband. Die Extensionsbehandlung spielt nur noch eine untergeordnete Rolle und wird lediglich als temporäre Maßnahme zur Ruhigstellung eingesetzt (☐ Abb. 8.13a–c).

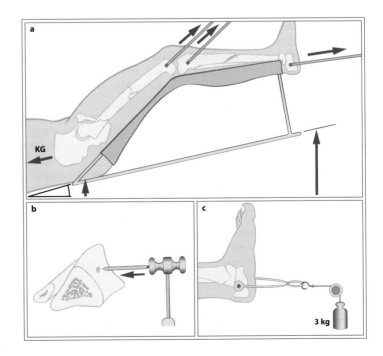

a

KG

b

c

3 kg

Gipsverband. Der Gipsverband umfasst die beiden der Fraktur benachbarten Gelenke und muss gut gepolstert sein, um Drucknekrosen zu vermeiden (z.B. Peroneusschaden bei Unterschenkelgips). Der primär zirkulär angebrachte Gips muss vollständig gespalten werden. Am Folgetag Wiedervorstellung zur Gipskontrolle bei ambulanten Patienten. Außerdem:

- Thromboseprophylaxe bei Ruhigstellung der unteren Extremität (z.B. tägliche Injektion eines niedermolekularen Heparins)
- Hochlagerung, antiphlogistische Maßnahmen (Eisbeutel, Impulskompression)

> ❶ **Cave**
> Eine **Schmerzzunahme nach Ruhigstellung im Gips ist immer ein Alarmzeichen** (Kompartmentsyndrom, Volkmann-Kontraktur). Der Patient im Gips hat immer Recht!

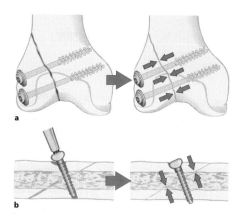

> **F09**

□ **Abb. 8.14.** Zugschraubenprinzip für interfragmentäre Kompression; **a** mit Schaftschraube (Spongiosaschraube) im epiphysären Bereich, **b** mit Kortikalisschraube im diaphysären Bereich: Gleitloch und Gewindeloch

---

> **Fehler bei der Gipsanlage**
> - Zirkulationsstörungen
> - Venöse Stase und Schwellung
> - Sensibilitätsstörungen (z.B. Peroneusparese)
> - Drucknekrosen
> - Sekundäre Dislokationen (z.B. kein Gipswechsel nach Abschwellung)
> - Frakturkrankheit/Algodystrophie/Sudeck-Dystrophie / CRPS (Complex regional pain syndrome)

Operative Frakturbehandlung

Voraussetzungen sind die richtige Indikation, eine gute und weichteilschonende Operationstechnik, eine unmittelbar einsetzende Bewegungstherapie. Auf zusätzliche ruhig stellende Verbände (z.B. Gips) kann meist verzichtet werden, dadurch treten Komplikationen wie Pneumonien und Thrombembolien seltener auf.

> **Implantatwahl der AO (Arbeitsgruppe für Osteosynthese)**
> - Schraubenosteosynthese
> - Drahtspickung, Zerklage, Zuggurtung
> - Plattenosteosynthese
> - Marknagelung (ungebohrt, gebohrt, verriegelt)
> - Fixateur externe (unilateral, ringförmig)
> - Fixateur interne (dorsale Wirbelsäulenimplantate)
> - Dynamische Schraubensysteme in Kombination mit Platte (dynamische Hüftschraube, DHS) oder Nagel (γ-Nagel)
> - Winkelstabile Implantate (LISS-LCP-Systeme)
> - Wirbelkörperersatz (sog. Cage)

Schraubenosteosynthese. Schrauben sollten Fragmente zusammen- bzw. anpressen (□ Abb. 8.14a). Sie werden als Kompressions- oder Zugschrauben bezeichnet. Je nach Gewindegröße und -steigung unterscheidet man zusätzlich zwischen Kortikalis- und Spongiosaschrauben, wobei dem Knochendurchmesser angepasste Schrauben zur Verfügung stehen. Wird eine Kortikalisschraube als Zugschraube eingesetzt, so ist dabei zu berücksichtigen, dass das Schraubengewinde nur in der gegenüber liegenden Kortikalis fassen darf (□ Abb. 8.14b).

Plattenosteosynthese. Es existieren zahlreiche Platten der verschiedensten Größen, Dicken und Formen, die zur operativen Behandlung von Frakturen eingesetzt werden:

- Neutralisationsplatte: erhöht die Stabilität zwischen den beiden Hauptfragmenten
- Kompressionsplatte: interfragmentäre Kompression durch exzentrisches Besetzen der ovalen Schraubenlöcher (LCDCP = low-contact dynamic compression plate)
- Abstützplatte: verhindert bei Gelenkfrakturen ein sekundäres Einsinken der Fraktur (□ Abb. 8.15a,b)
- Überbrückungsplatte: schient größere Trümmerzonen (Stabilisierung proximal und distal der Trümmerzone)
- Winkelstabile Platte: direkte Verankerung der Schraubenköpfe in den Plattensystemen: LCP-Platten (locking compression plate) und LISS (Less Invasive Stabilization System)

Marknagelosteosynthese. Zur Wiederherstellung von Länge, Achse und Rotation der verletzten Extremität,

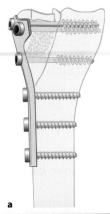

a

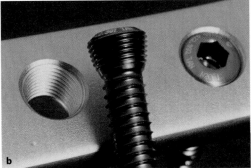

b

Abb. 8.15. Abstützplatte. Beispiel: mediale Tibiakopffraktur mit Impressionen. **a** Vorgehen: Rekonstruktion der tibialen Gelenkfläche durch Unterfütterung mit Spongiosa – durch Anbiegen wird die Platte der Knochenwölbung angepasst – Aufschrauben der Platte, in der Metaphyse mit Spongiosaschrauben, bei gleichzeitiger interfragmentärer Kompression. **b** Winkelstabile Verankerung von Schraubenköpfen im Plattensystem

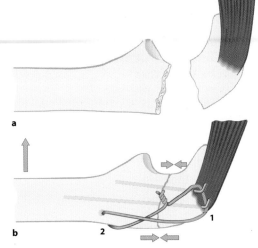

a

b   2

Abb. 8.16. Zuggurtung mit Drahtumschlingung. Beispiel Olekranonfraktur. **a** Vorgehen: Nach exakter Reposition werden zwei Bohrdrähte in ein kleines dorsales Bohrloch durch die Kortikalis eingesetzt *(2)*. Die etwas hervorstehenden Drahtenden *(1)* bilden die Haltepunkte für die unter Spannung eingesetzte Drahtzerklage. **b** Bei Unterarmbeugung Druckeinwirkung auf den gelenknahen Teil der Frakturfläche

ohne exakte anatomische Reposition einzelner Fragmente. Der Nagel wird frakturfern eingebracht und der Bruch über indirekte Repositionsmanöver aufgefädelt. Hierdurch bleibt die eigentliche Fraktur- und Problemzone unangetastet, die periostale Durchblutung wird geschont. Durch die intramedulläre Schienung in der neutralen Achse langer Röhrenknochen übungs- bis belastungsstabile Form der Osteosynthese möglich, die eine frühfunktionelle Nachbehandlung der verletzten Extremität ermöglicht. Die geringe Infektionsrate, auch in der Anwendung bei offenen Frakturen, hat das Indikationsspektrum der Verriegelungsmarknagelung zusätzlich auf höhergradig offene Frakturen erweitert.

Zuggurtung. Verwendung einer Drahtschlinge, die Zugkräfte aufnimmt und in Druckkräfte umwandelt, die speziell bei der Beugung des Gelenkes auf den Knochen einwirken (z.B. Patella- oder Olekranonfraktur; Abb. 8.16a,b).

Fixateur externe. Frakturferne Verankerung von Schanz-Schrauben und gespannten Drähten, indirekte Reposition über die Weichteile (sog. Ligamentotaxis) durch Zug am Gelenk mit den ansetzenden Bändern. Hiermit lässt sich häufig eine deutliche Verbesserung der Stellung und Entspannung der Weichteile erzielen. Es werden unilaterale, ringförmige und Kombinationen dieser beiden Fixationssysteme (sog. Hybridfixateure) angewendet. Indikation ist vor allem die stabile Überbrückung von gelenknahen und instabilen Frakturen, bis die Weichteile abgeschwollen sind.

Dynamische Schraubensysteme – dynamische Hüftschraube (DHS), proximaler Femurnagel (PFN). Diese Implantate werden bei pertrochanteren Frakturen eingesetzt (Abb. 8.17). Zentrale, in den Femurkopf eingebrachte Schrauben können bei Belastung in der Schraubenhülse (DHS) oder im Nagel (PFN) gleiten. Die bei Belastung auftretenden Scherkräfte werden in Kompressionskräfte umgewandelt.

Verbundosteosynthese. Zur besseren Verankerung von Schrauben bei pathologischen Frakturen mit auf-

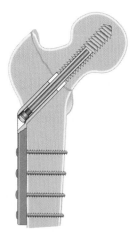

◻ Abb. 8.17. Dynamische Hüftschraube (DHS) bei pertrochantärer Femurfraktur

8

Indikation zur Osteosynthese

- Absolute Operationsindikation
  - Frakturen beim Polytrauma
  - Offene Fraktur
  - Geschlossene Fraktur mit schwerem Weichteilschaden (drohendes Kompartmentsyndrom)
  - Verschobene Gelenkfraktur
  - Wirbelsäulenfraktur mit spinaler Einengung
- Dringliche Operationsindikation
  - Luxationsfraktur (Sprunggelenk, Talus, Chopard-Gelenk, Humeruskopf, Ellenbogen)
  - Fraktur langer Röhrenknochen (Femur, Tibia, Unterarm)
  - Proximale Femurfraktur (Schenkelhals, pertrochantere Fraktur)
  - Beckenfraktur mit Dislokation
  - Instabile Wirbelkörperfraktur
- Relative Operationsindikation
  - Kindliche Fraktur
  - Tibiaschaft (stabil)
  - Gering verschobene Gelenkfraktur
  - Knöcherne Bandausrisse

---

gelockerter Knochensubstanz (z.B. bei osteolytischer Tumormetastase) kann zusätzlich Knochenzement verwendet werden.

◻ Tab. 8.2. Blutverlust bei Frakturen	
Lokalisation	Blutmenge
Humerus	200–1000 ml
Unterarm	bis 400 ml
Becken	500–5000 ml
Femur	1000–3000 ml
Unterschenkel	500–800 ml

8.2.3 Komplikationen bei Frakturen

Bandverletzungen

Bei Luxationsfrakturen ist immer nach begleitenden Bandverletzungen zu fahnden. Bleiben diese unerkannt und somit inadäquat behandelt, sind dauerhafte Folgeschäden trotz guter knöcherner Rekonstruktion möglich.

Blutverlust (◻ Tab. 8.2)

Bei jedem Knochenbruch kommt es zu Begleitverletzungen der umgebenden Weichteile. Infolge der Zerreißung von Blutgefäßen im Knochen, im Periost und in der umgebenden Muskulatur kommt es regelmäßig zu einem Bluterguss (Frakturhämatom). Die Folgen sind Schwellungen, Schmerzen und bei größeren Blutverlusten Hypovolämie und ein hypovolämischer Schock.

Haut- und Weichteilschaden

Bei Frakturen mit Weichteilschaden bestimmt das initiale Management die Prognose, da die Bruchheilung bei einem infektfreien und gut durchbluteten Weichteilmantel in der Regel unproblematisch verläuft. Ziel ist es, die Gefahr einer irreversiblen Schädigung der Hautdurchblutung mit nachfolgender Nekrose zu erkennen und sofort zu behandeln.

Die sofortige Reposition einer Luxationsfraktur (z.B. Sprunggelenkfraktur – bereits am Unfallort) ist eine dringliche Maßnahme zur Entlastung und zur Reposition der gequetschten Weichteile. Als klinisches Zeichen des korrekten Operationszeitpunktes dient der Nachweis einer Hautfältelung in der traumatisierten Region (»Wrinkle-Test«).

Kompartmentsyndrom (Logensyndrom)

Am häufigsten sind die vier Muskellogen des Unterschenkels betroffen (◻ Abb. 8.18), insbesondere die **Tibialis-anterior-Loge.**
Ätiologie. Direktes Trauma mit Muskelkontusion, Frakturen mit einer ausgedehnten Trümmerzone, akute Ischämie, komprimierende Verbände und Gipse, Reperfusionsschaden

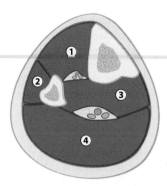

◘ Abb. 8.18. Die vier Muskellogen (Kompartimente) am Unterschenkel. *1* Tibialis-anterior-Loge, *2* Peroneusloge, *3* tiefe Tibialis-posterior-Loge, *4* Gastroknemius-/Soleusloge

Frakturen mit häufig begleitenden Nervenläsionen
- Humerusschaft, proximale Unterarmfraktur – N. radialis
- Fibulaköpfchen- und Tibiakopffraktur – N. peroneus
- Azetabulumfraktur und Hüftgelenkluxation – N. ischiadicus

Frakturen mit häufig begleitenden Gefäßläsionen
Tibiakopfluxationsfraktur mit Thrombose der A. und V. poplitea

Pathogenese. Durch Schwellung und Hämatombildung erhöhter Druck in der kaum dehnbaren Muskelloge und unbehandelt invalidisierende Muskelnekrosen und Kontrakturen (z.B. Volkmann-Kontraktur am Unterarm)
Symptomatik. Heftige und bohrende und häufig therapieresistente Schmerzen, passiver Dehnungsschmerz der betroffenen Muskulatur. Pralle Schwellung der gesamten Muskulatur und Spannungsblasen
Diagnostik. Körperliche Untersuchung mit Palpation des Geweberturgors. Die peripheren Pulse können erhalten sein. Direkte Druckmessung der einzelnen Kompartmentlogen.
   Sensibilitätsstörungen in der 1. Interdigitalfalte des Fußes weisen auf ein Tibialis-anterior-Syndrom hin (N. peroneus profundus).
Therapie. Schon bei Verdacht auf ein Kompartmentsyndrom unverzügliche Spaltung aller 4 Muskellogen (Dermatofasziotomie)

Gefäße und Nerven

Insbesondere bei Frakturen mit höhergradigen Weichteilschäden können begleitende Gefäß- und Nervenverletzungen die verletzte Extremität akut gefährden. Daher neben der Inspektion des Weichteilschadens auch Erhebung und Dokumentation des neurovaskulären Status. Lassen sich keine peripheren Pulse beim polytraumatisierten Patienten erheben, muss die Erfassung der Durchblutung zunächst mit der Dopplersonographie und dem Pulsoxymeter oder eines Gefäßabrisses mit einer notfallmäßigen Angiographie erfolgen.

8.2.4 Störungen und Komplikationen der Knochenheilung

Sowohl nach konservativer als auch nach operativer Frakturbehandlung möglich.
- Nach konservativer Frakturbehandlung: überwiegend verzögerte Heilung, Pseudarthrosen und Fehlstellungen
- Nach operativer Frakturbehandlung: am gefürchtesten ist der Infekt, aus dem sich eine chronische Osteitis entwickeln kann.

Verzögerte Frakturheilung

Definition. Ausbleibende Kallusbildung nach 4 Monaten
Therapie. Verbesserung der mechanischen Rahmenbedingungen (z.B. Marknageldynamisierung) oder biologischer Stimulus, wie die Anlagerung autologer Spongiosa

Pseudarthrose (Falschgelenk)

Definition. Nach 6 Monaten weder klinisch noch radiologisch verheilte Fraktur und keine spontane Knochenheilung möglich
Ätiologie. Ungenügende Blutversorgung der Fragmente, mangelnder Kontakt der Fragmente (z.B. Osteosynthese auf Diastase), schweres initiales Weichteiltrauma, mechanische Unruhe in der Frakturregion, Infekt, systemische Faktoren (Diabetes, AVK, Steroide, Zytostatika, Bestrahlung)
Einteilung (◘ Abb. 8.19a,b). Hypertrophe vitale aktive Pseudarthrose: gute Vaskularisierung mit vermehrter Bildung von Faserknorpel ohne spontane Verknöcherung aufgrund hoher mechanischer Unruhe

H06

Atrophe avitale Pseudarthrose: verminderte Durchblutung aufgrund unterbrochener Zirkulation bei mechanischer Unruhe

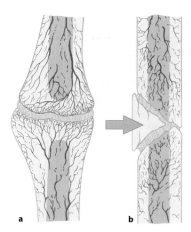

◘ Abb. 8.19. Pseudarthrose; **a** vital, **b** avital (aus Weber et al. 1978)

8

Symptomatik. Belastungsschmerz, Instabilität, zunehmende Deformität sowie Schonhaltung und Kraftlosigkeit

Diagnostik. Durchleuchtung, CT, konventionelle Tomographie, Szintigraphie, MRT

Therapie. Schwierig. Suffiziente Stabilisierung (Platte, Nagel, Fixateur), Entfernung von avitalen Knochen, Wiederaufbau mit Spongiosa-Knochen-Transplantation

Frakturkrankheit

Definition. Sammelbegriff für Folgeerkrankungen nach lang dauernder Immobilisation und Entlastung der verletzten Extremität

Einteilung.
- Dys- und Atrophie der Weichteile (Haut und Muskulatur)
- Funktionseinschränkungen der Gelenke (Verklebungen, Kapselschrumpfungen)
- Algodystrophie oder Sudeck-Reflexdystrophie (Morbus Sudeck/CRPS)

Ätiologie. Persönliche Disposition, mehrfache schmerzhafte Repositionsmanöver, Schmerzen im Gipsverband, längere Ruhigstellung

Symptomatische Einteilung der Algodystrophie (Morbus Sudeck). Akutphase (Stadium I) (0–3 Monate): **H07** diffuser Belastungs- und Ruheschmerz, Schwellung, Ödem, überwärmte Haut, Hyper- und Hypohidrosis, diffuse Entkalkungen

Intermediärphase (Stadium II) (3–12 Monate): anhaltender Schmerz, Glanzhaut, trockene Haut, blasse Zyanose, Muskelatrophie, eingeschränkte Beweglichkeit, Hyperhidrosis, zunehmende Entkalkungen

Endstadium (Stadium III) (>1 Jahr): Atrophie, Schmerzrückgang, Kontrakturen, Kraftlosigkeit

Therapie. Symptomatisch mit den Zielen Durchblutungsverbesserung, Schmerzlinderung und Funktionserhalt (Antiphlogistika, Sympathikusblockade, Psychopharmaka und Physiotherapie), Ergotherapie, ggf. Anbindung an spezielle Ambulanzen bzw. Schmerzzentrum, PNF (propriozeptive neuromuskuläre Fazilitation)

Osteitis

Definition. Posttraumatisch und postoperativ entstandene Entzündung des Knochens. (Mit der oft synonym verwandten Osteomyelitis ist die meist bei Kindern vorkommende hämatogene Knochenmarkinfektion gemeint.)

Epidemiologie. Infektrate 1%, bei offenen Brüchen 10%

Ätiologie. Offene Frakturen

Pathogenese. Devitalisiertes Knochengewebe und Knochensplitter sowie Osteosynthesematerial sind Fremdkörper und beeinträchtigen an sich schon die Infektabwehr. Hämatome und schlecht durchblutetes, zerquetschtes Muskelgewebe sind ein für Bakterien idealer Nährboden.

Symptomatik. Akute posttraumatische Osteitis oder chronische Osteitis

Therapie. Erkennung von Frühsymptomen und konsequente chirurgische Sanierung, um den fließenden Übergang zur chronischen Osteitis zu verhindern.

Offene Frakturen: Kontamination mit Bakterien bereits am Unfallort. Radikales Débridement (Entfernung sämtlicher avitaler Weichteil- und Knochengewebe) mit einer ausgiebigen pulsierenden Wundspülung (Jet-Lavage). Wegen der geringen Kompromittierung der Frakturregion werden bevorzugt externe Fixationsverfahren oder die ungebohrte Verriegelungsmarknagelung (bei Schaftfrakturen) eingesetzt. **F07**

Postoperativer Infekt: Bei geringstem Verdacht auf eine postoperative Infektion (CRP-Anstieg, Leukozytose, Fieber, lokale Überwärmung und Rötung, Wundsekretion) ist die sofortige operative Wundrevision mit radikalem Débridement, Spülung sowie Ausräumung von Nekrosen und avitalen Fragmenten durchzuführen. Lokale Antibiose durch Einbringen von antibiotikagetränkten Kollagenschwämmen oder Kugeln, die in die Infektregion eingelegt werden; zusätzlich erfolgt eine systemische Antibiose nach Antibiogramm. Wundabstriche, Revisionen alle 24–48h. **H08**

Chronische Osteitis: Ausbildung eines Sequesters (Totenlade) und einer chronischen Fistelung aus dem Wundgebiet. Sehr aufwändige Therapie mit ausgedehntem Débridement und Entstehen von großen Knochen- und Weichteildefekten. Defektdeckung durch gestielte Lappenplastik und Knochentransfer (Transplantation, Kallusdistraktion)

8.3 Gelenkverletzungen und Luxationen

8.3.1 Grundlagen

Anatomie

Gelenke sind die bewegliche Verbindung von Knochen. Neben den von hyalinem Knorpel überzogenen Knochenenden gehören zu jedem Gelenk eine zweischichtige Gelenkkapsel (Stratum synoviale und Stratum fibrosum), ein mehr oder weniger differenziert aufgebauter Band- und Stützapparat sowie evtl. Menisken oder Disken.

Ätiologie

Gelenkverletzungen können mit einem erheblichen Funktionsverlust, der zu einer dauerhaften Funktionseinschränkung, einer Gelenkinstabilität und einer Fehlstellung mit Ausbildung einer posttraumatisch bedingten Arthrose führen kann, ausheilen.

Allgemeine Diagnostik

- Exakte Erhebung des Unfallmechanismus
- Körperliche Untersuchung: stets Untersuchung der gesunden Seite im Seitenvergleich, ggf. wiederholte Untersuchungen in Intervallen. Geprüft werden aktive und passive Beweglichkeit, Aufklappbarkeit des Gelenkes (Bandverletzungen), Ergussbildung und Schmerzlokalisation
- Röntgenaufnahmen in 2 Ebenen sowie Ziel- und gehaltene Röntgenaufnahmen
- Ergänzende Untersuchungen: Sonographie, Arthroskopie, CT, MRT
- Untersuchung in Anästhesie: Lokalanästhesie kann eine scheinbar blockierte Beweglichkeit wieder befreien. In seltenen Fällen ist sogar die Prüfung in allgemeiner Anästhesie erforderlich.

Behandlung

Die Therapie richtet sich nach dem Ausmaß der Verletzung. Liegt eine Distorsion oder eine isolierte Bandruptur vor, werden diese meist konservativ behandelt. Nach einem Intervall der Ruhigstellung erfolgt die frühfunktionelle Nachbehandlung mit einer Bewegungsorthese (Brace) oder die Schienung mit Stützschuhen oder Tape-Verbänden.

8.3.2 Gelenkerguss

 Bei jeder Gelenkverletzung kommt es in unterschiedlichem Ausmaß zum Gelenkerguss.

Pathologie. Ein Erguss kann durch einen erhöhten Binnendruck die Ernährungslage (Diffusion, Kapillarzirkulation) des Gelenkes beeinträchtigen (◘ Tab. 8.3).
Symptomatik. Schmerzen, eingeschränkte Beweglichkeit, eingeschränkte Belastbarkeit
Diagnostik. Verstrichene Kontur der Gelenkform. Radiologisch Verbreiterung des Gelenkspaltes (abgehobene Patella) und vermehrter Weichteilschatten. In der Sonographie Nachweis und Verlaufskontrolle des Gelenkergusses.

Bei unklarer Genese (arthrotischer, infektiöser, traumatischer, rheumatischer Erguss) unter streng aseptischen Bedingungen Gelenkpunktion mit anschließender Nativuntersuchung des Punktates (Bakteriologie, Histologie, Rheumafaktoren). Ein blutiger Gelenkerguss ist Ausdruck einer intraartikulären Verletzung (Fraktur, osteochondrales Flake, Bandruptur, Kapselläsion) oder (selten) einer vermehrten Blutungsneigung (Marcumar- bzw. Hämophiliepatient).

◘ **Tab. 8.3.** Pathologische Unterteilung der Gelenkergüsse

Erguss	Ergussflüssigkeit	Ätiologie
Seröser Erguss	Bierfarben-klar, wenig eiweißreich, wenig zelluläre Elemente (v.a. Leukozyten)	Knorpelschäden, chronische Meniskuspathologie, Instabilität
Blutig seröser Erguss	Durchsichtig mit geringer Blutbeimengung	Frische Meniskusablösung, leichte Gelenkkontusion, geringgradige Bandverletzung, frische Patellaluxation
Hämarthros	Reines Blut. Erguss ist undurchsichtig rot. Fetttropfen (sog. Fettaugen) als Hinweise auf eine intraartikuläre Fraktur	Frische Kapselrisse, evtl. mit Meniskusabriss, isolierte Kreuzbandruptur, spontane Blutung (Arthrose, Hämophilie, Antikoagulanzien)
Trüber seröser Erguss	Viel Eiweiß und zelluläre Elemente	Schwerer Knorpelschaden, Arthrose, rheumatisches Geschehen
Eitriger Erguss	Trüb, oft grau, erhöhte Viskosität, sehr zellreich. Bakterien zerstören den Knorpel	Infekt

Ergusspunktion

Ziel. Die Punktion eines Gelenkergusses ist nicht nur eine diagnostische, sondern auch eine therapeutische Maßnahme (z.B. Schmerzlinderung).

Indikation. Unklare Gelenkergüsse (z.B. alte Läsion, fraglicher Infekt, Reizerguss). Bei frischen knöchernen Verletzungen sollte nur punktiert werden, wenn keine Operation geplant ist.

Vorgehen. Punktion des Gelenkes unter strengen aseptischen Bedingungen!

8.3.3 Verletzungen des Bandapparates

Je nach Lokalisation und Verletzungsmechanismus werden Bandzerrungen und -rupturen, reine Luxationen (z.B. Schulter, Patella) sowie Gelenkfrakturen in Kombination mit Kapsel-Band-Läsionen (Luxationsfrakturen) unterschieden (□ Tab. 8.4).

Distorsion. Im engeren Sinne keine Diagnose, sondern bezeichnet eine Verletzungsart, also einen Unfallmechanismus

Gelenkluxation. Nach stattgehabter Luxation kommt es normalerweise zu einer spontanen Reposition. Dauerhafte Luxationen sind Zeichen einer schwersten Kapsel-Band-Zerreißung, die sofort reponiert werden muss. Dadurch nicht nur deutliche Schmerzlinderung, sondern auch Reperfusion zuvor abgeknickter Gefäße und somit Vermeidung von Hautnekrosen.

> ⬛ Nehmen die Schmerzen bei Längszug an der betroffenen Extremität im Rahmen des Repositionsmanövers zu und bleibt die Fehlstellung federnd fixiert, ist von weiteren Repositionsmanövern abzusehen, da als Repositionshindernis interponierte Fragmente vorliegen können.

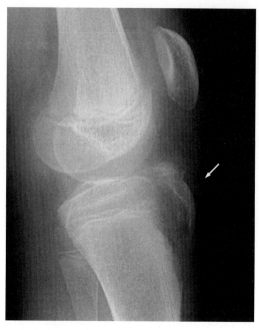

□ **Abb. 8.20.** Apophysenausriss der Tuberositas tibiae bei einem 13-jährigen Jungen

Avulsionsfraktur

Definition. Knöcherner Bandausriss

Pathogenese. Bei überhöhter Zugbeanspruchung der Bandstrukturen (z.B. Ausriss des distalen Patellapols der Patellarsehne)

Therapie. Abhängig von der Lokalisation operative Refixation oder die Ruhigstellung in Funktionsstellung

8.3.4 Verletzungen der Knorpel- und Knochenareale

Knorpelverletzungen

Einteilung. Mikroskopische Läsion der Chondrozyten und Extrazellulärmatrix ohne makroskopisch erkenn-

□ **Tab. 8.4.** Bandverletzungen

Grad	Unfallhergang	Pathologisches Korrelat	Therapie
I	Dehnung	Mikroskopische Läsion mit Verlängerung des Bandes	Tape-Bandage mit gezielt angelegten elastischen Pflastertouren
II	Zerrung	Makroskopisch sichtbare Teilrupturen, die Bandkontinuität ist insgesamt noch erhalten	Fixation mit Ruhigstellung in einer Schiene oder einem Gipsverband für 3–4 Wochen mit anschließender Tape-Bandage
III	Ruptur	Eindeutige Kontinuitätsdurchtrennung	Operative Versorgung bei einigen Gelenken mit anschließendem Schutz durch eine Schiene für 3–6 Wochen

bare Knorpelschädigung. Kernspintomographisch lässt sich in 80 % ein sog. »bone bruise« (Knochenödem im subchondralen Knochen) nachweisen.

Chondrale Abscherverletzung: wegen der fehlenden Blutversorgung in der Therapie problematisch. Kleinere Läsionen (< 1 cm) können ohne weiteren Schaden für des betroffene Gelenk ausheilen.

Osteochondrale Läsion: Auffüllung des Knorpeldefektes mit minderwertigem Faserknorpel (Typ-I-Kollagen)
Therapie. Wiederherstellung der Gelenkfläche durch eine exakte anatomische Reposition zur Vermeidung einer posttraumatischen Arthrose:

- Pridie-Bohrung oder »Mikrofracture-Technik«: Eröffnung des subchondralen Raums und Ersatz der Defekte durch Faserknorpel
- Refixation frischer Knorpelabscherungen mit resorbierbaren Stiften
- Ersatz von Knorpeldefekten durch **o**steochondrale **A**utograft-**T**ransplantation (OATS) aus den weniger belasteten lateralen Femurkondylen
- Autologe Chondrozytentransplantation: Entnahme körpereigener Chondrozyten aus einer nicht belasteten Gelenkregion im Rahmen einer Arthroskopie. Anzüchten der Chondrozyten im Labor und Transplantation in den Defektbereich in einer Zweit-OP

Offene Gelenkfrakturen

Therapieziele
- Exakte Rekonstruktion von Gelenkflächen und Kongruenz
- Wiederherstellung der anatomischen Achsen- und Längenverhältnisse

- Stabile Fixation von Gelenkfragmenten
- Frühfunktionelle Nachbehandlung

 Cave
Absolute OP-Indikation wie bei allen offenen Frakturen.

Therapie. Traumatisch eröffnete Kapselanteile werden débridiert und die Fraktur temporär mittels Fixateur externe überbrückt. Durch den Zug an den Weichteilen mit den anliegenden Kapsel- und Bandstrukturen (Ligamentotaxis) kommt es nach Transfixation mit Fixateur externe zu einer deutlichen Entspannung der Weichteile sowie zu einer Aufrichtung der Fraktur. Die definitive operative Stabilisierung mit Rekonstruktion der Gelenkfläche erfolgt nach Konsolidierung der Weichteilverhältnisse und weitergehender Diagnostik. Auch bei schwersten Trümmerfrakturen wird die Rekonstruktion des Gelenkes versucht.

8.4   Frakturen im Wachstumsalter

Kindliche Frakturen werden in der Regel konservativ behandelt. Auf die Ausnahmen und speziellen Indikationen für eine operative Therapie wird in den entsprechenden Kapiteln hingewiesen.

8.4.1   Anatomie

Im epimetaphysären Abschnitt des wachsenden Knochens liegt die besonders verletzliche Wachstumsfuge, die im Wesentlichen aus vier Zonen besteht (◻ Abb. 8.21):

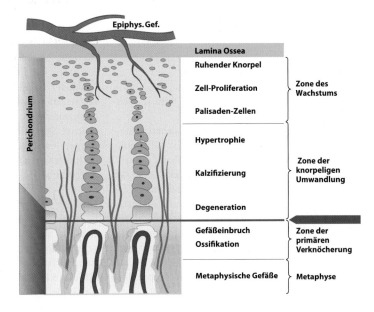

◻ **Abb. 8.21.** Epiphyse, Epiphysenfuge und Lyse. Gezeigt wird die normale Anatomie der Epiphyse und Epiphysenfuge. Die Lyse erfolgt im Bereich der primären echondralen Ossifikation und der degenerierten Knorpelzellen. Dabei ist lediglich die Arteriole aus dem Perichondrium unterbrochen; die metaphyseale Arterie und die epiphyseale Arterie bleiben intakt. Die Fraktur (*Pfeil*) findet zwischen der Zone der primären Verknöcherung und der Zone der Degeneration der Knorpelsäulen statt. Keine Schädigung der Wachstumszone, das Stratum germinativum bleibt intakt

der Wachstumszone, der knorpeligen Umwandlungszone, der Verknöcherungszone und der Metaphyse.

Der kindliche Knochen ist durch den dicken Periostschlauch geschient. Dieser kann trotz der Fraktur einseitig einreißen oder bleibt intakt und kann gleichzeitig ein Repositionshindernis darstellen.

8.4.2 Korrekturmechanismen des wachsenden Skeletts

Durch Remodellieren im Rahmen der Frakturheilung sowie durch ungleichmäßiges Längenwachstum im Bereich der Epiphysenfugen besitzt das kindliche Skelett die Fähigkeit, Fehlstellungen im Verlauf des weiteren Wachstums spontan auszugleichen und eine korrekte Belastungsebene wiederherzustellen. In der Regel sind Spontankorrekturen bis zum 10. Lebensjahr abgeschlossen (Abb. 8.22):

— Korrektur von Seit-zu-Seit-Verschiebungen: rein periostale Korrektur durch An- und Abbau
— Korrektur von Achsabweichungen in der Frontal- und Sagittalebene: periostaler An- und Abbau als auch durch die Epiphyse, die sich während des Wachstums senkrecht zur Belastungsebene einstellt
— Korrektur von Verkürzungsfehlstellungen: rein epiphysärer Korrekturmechanismus durch Ausgleich von Verkürzungen durch vermehrtes Längenwachstum
— Korrektur von Rotationsfehlern: nur im Rahmen von physiologischen Distorsionsvorgängen (Femur, Humerus) möglich. Rotationsfehler werden bei kindlichen Frakturen am wenigsten spontan ausgeglichen.

8.4.3 Frakturformen

Beim Kind treten alle Bruchformen wie beim Erwachsenen auf:

Stabile Frakturen. Die Fragmentenden stehen aufeinander, es kann ein Achsenfehler, jedoch keine Verkürzung vorliegen (z.B. Torsionsbruch der Tibia).

Instabile Schaftfrakturen. Komplette Dislokation der Fragmentenden sowie eine Verkürzungstendenz

Diaphysäre Biegungsbrüche. (Grünholzfrakturen, Abb. 8.8). Hier ist die eine Kortikalis vollständig, die Gegenkortikalis jedoch unvollständig gebrochen. Dieses ist durch den dicken kindlichen Periostschlauch bedingt, der trotz Fraktur einseitig erhalten bleiben kann. Eingeschlagenes Periost kann ein Repositionshindernis darstellen.

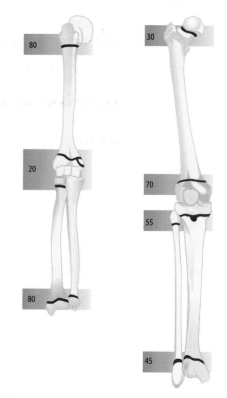

 Abb. 8.22. Wachstumsanteil der einzelnen Epiphysenfugen am Längenwachstum der zugehörigen Knochen in Prozenten. Der Wachstumsanteil der einzelnen Epiphysenfugen ist an den oberen Extremitäten exzentrischer verteilt als an den unteren Extremitäten

Frakturen der Metaphysen

Metaphysäre Wulstbrüche kommen im spongiösen Bereich der Metaphyse an der hier dünner werdenden Kortikalis vor. Diese Frakturen weisen eine Einstauchung der Spongiosa mit Wulstbildung auf. Auch hier können metaphysäre Biegungsbrüche (Grünholzfrakturen) entstehen. Bei der Frakturheilung kommt es zur gleichzeitigen Stimulation der Wachstumsfuge, was ein vermehrtes Längenwachstum der verletzten Extremität nach sich ziehen kann (Beispiel suprakondyläre Humerusfraktur).

Gelenknahe und Gelenkfrakturen

Bei Frakturen im Kindesalter ist die Beziehung der Fraktur zur Wachstumsfuge entscheidend. Die gebräuchlichsten Einteilungen von Epiphysenfrakturen erfolgen nach Aitken in die Grade I-III (Abb. 8.23, Tab. 8.5) und nach Salter Harris in die Grade I-V.

☐ Tab. 8.5. Gelenknahe Frakturen: Einteilung nach Salter (S) und Aitken (A)

S	A	Pathologisches Korrelat
I.		Epiphysenlösung
II.	I.	metaphysärer Keil mit Epiphysenlösung
III.	II.	Epiphysenkeil
IV.	III.	Epi-Metaphysärer Keil

Therapie: Nicht dislozierte Epiphysenfrakturen werden konservativ behandelt. Dislozierte Epiphysen-frakturen werden nach exakter Reposition durch K-Drahtosteosynthese, Plattenosteosynthese oder Schraubenosteosynthese fixiert.

Das verletzte Stratum germinativum hat die Tendenz, vorzeitig zu verknöchern bzw. eine umschriebene Kallusbrücke zwischen Epi- und Metaphyse zu bilden (☐ Abb. 8.24a–c). Da dabei der nicht verletzte Fugenanteil meist weiter wächst, kommt es zu allmählichem Schiefwachstum und schließlich Fehlstellung im Gelenk.

Übergangsfrakturen

Definition. Frakturen der Epiphysenregion im Adoleszentenalter, bei partiell verknöcherter Fuge
Pathogenese. Scherverletzungen, die bei erhaltenen Epiphysenfugen zur Epiphysiolyse führen würden, führen zur Ablösung der Epiphyse am mechanisch schwächsten Teil. Der noch nicht verknöcherte Anteil der Fuge wird gelöst (»Two-plane-Fraktur«). Bei zusätzlichen Biegemomenten kann auch ein metaphysärer Keil ausbrechen (»Tri-plane-Fraktur«).
Diagnostik. Zielaufnahmen oder CT
Therapie. Operative Behandlung zur Vermeidung einer späteren Arthrose und Fehlstellungen

8.4.4 Management kindlicher Frakturen

— Die Reposition kindlicher Frakturen muss immer in Allgemeinnarkose erfolgen. Das Repositionsergebnis muss intraoperativ überprüft (Bildwandler) und ggf. auf eine perkutane oder offene Reposition umgestiegen werden (OP-Bereitschaft). Dadurch Vermeidung mehrmaliger Repositionsmanöver in Narkose.

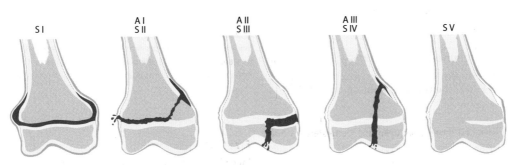

☐ Abb. 8.23. Klassifikation der Epiphysenverletzungen nach Salter und Aitken (aus Pfeil et al. 1995)

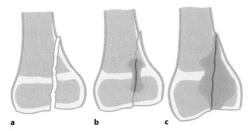

☐ Abb. 8.24. Frakturheilung nach epiphysärer Fugenfraktur. **a** Dislokation im Bereich des Stratum germinativum; **b** Kallus-brücke zwischen Metaphyse und Epiphyse. Zerstörung des Stratum germinativum in diesem Bereich; **c** partielle Epiphyseodese. Vorerst normales Wachstum des nicht verletzten Fugenanteils, allmähliches Schiefwachstum mit Verkürzung

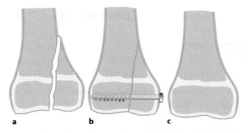

☐ Abb. 8.25. Behandlungsprinzip der Frakturen Typus Aitken II und III. **a** Frakursitus; **b** Zugschraubenosteosynthese, womit der Frakturspalt nur noch virtuell vorhanden ist. Kein Platz für Brückenkallus, »wasserdichte« Reposition; **c** nach Frakturhei-lung normales Wachstum, da keine lokale Epiphyseodese auftreten kann

- Osteosynthesematerial wird im Allgemeinen in Form von Kirschner-Drähten oder kleinen Zugschrauben eingebracht.
- Die Epiphysenfugen werden nur in Ausnahmefällen durchkreuzt, um Wachstumsstörungen zu vermeiden.
- Implantate werden nach Konsolidierung der Fraktur (4–6 Wochen) wieder in Narkose entfernt.

8.5 Verletzungen des Schultergürtels

8.5.1 Grundlagen

Anatomie

Das Schultergelenk ist das beweglichste Gelenk des menschlichen Körpers. Die gute Beweglichkeit wird durch eine komplexe Anatomie gewährleistet, die auch die hohe Verletzungsanfälligkeit dieses Gelenkes erklärt. So ist die Gelenkfläche des Humeruskopfes dreimal größer als die der Pfanne, was die Luxationsanfälligkeit erhöht. Die Schulter ist im Gegensatz zu anderen Gelenken wesentlich durch Muskeln, Sehnen und Bänder geführt.

Die Schulter ist eine komplexe, funktionelle Einheit, die aus Schultergürtel, Schultergelenk und proximalem Armbereich besteht.

Untersuchung der Schulter

Inspektion am stehenden und am sitzenden Patienten, von vorn, von der Seite, von hinten und bei Bewegung der Schulter.

Prüfung der Beweglichkeit

Sie erfolgt nach der Neutral-Null-Methode (◘ Abb. 8.26a–d). Die Beweglichkeit, einschließlich der Bewegung im Schultergürtel, beträgt:
- Für Ab-/Adduktion 180–0–40°
- Für Ante-/Retroversion 170–0–40°
- Für die Innen-/Außenrotation 95–0–60°

Wichtig ist bei der Erfassung der Beweglichkeit der Schulter die Untersuchung der kontralateralen Seite sowie die Untersuchung in Innen- und Außenrotation, bei der individuelle Unterschiede besonders deutlich werden.

Wichtige Funktionsbegriffe
- **Nackengriff:** Die Hand wird auf den Nacken gelegt, der Daumen weist nach kaudal (Flexion/Abduktion/Außenrotation).
- **Schürzengriff:** Die Hand wird auf die LWS gelegt, der Daumen weist nach kranial (Schürze binden).

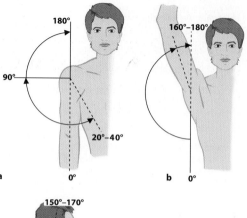

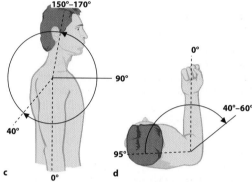

◘ **Abb. 8.26.** Schultergelenkbeweglichkeit. **a** Abduktion/Adduktion, **b** Hochhalten des Armes, **c** Flexion (Vorheben), Extension (Rückheben), **d** Rotationsbewegung bei hängendem Arm und flektiertem Ellenbogengelenk

Diese Bewegung umfasst Extension/Abduktion/Innenrotation.

Bei diesen Bewegungen muss das Mitgehen des Schulterblatts genau beobachtet werden; ein vorzeitiges Mitgehen ist ein Hinweis auf die eingeschränkte Beweglichkeit im eigentlichen Skapulohumeralgelenk.

Die Bewegungen im Schultergelenk erfolgen in drei Gleitschichten:
- **»Inneres Gelenk«:** Der Humeruskopf dreht gegen die Schultergelenkpfanne und die umfassende Gelenkkapsel.
- **»Äußeres Gelenk«:** Die Kapsel mit der integrierten Rotatorensehnenmanschette dreht gegen das Akromion und das Lig. coracoacromiale. Dabei wird die Bursa subacromialis als 2. Verschiebeschicht benutzt (»äußerer Gelenkspalt«).
- **»Skapulothorakale Verschiebeschicht** (die Rotation der Skapula ist für Überkopfbewegungen erforderlich)

Apparative Diagnostik

- Röntgenuntersuchung: Standard ist die Untersuchung in 3 Ebenen: a.-p., axial und die tangentiale Aufnahme (y-view). Bei speziellen Fragestellungen (z.B. Tendinitis calcarea) erfolgen a.p. Aufnahmen in Innenrotation und Außenrotation zur Lokalisation des Kalkdepots
- Sonographie: dynamische Untersuchung der Rotatorenmanschette und die Erfassung von Rupturen in dieser Region
- MRI: bei V.a. Labrumläsionen, Verletzungen der Rotatorenmanschette

H09 8.5.2 Klavikulafraktur

Ätiologie. Frakturen der Klavikula entstehen durch Sturz auf den ausgestreckten Arm oder auf die Schulter.
Klassifikation. Frakturen des **medialen** (selten), **mittleren** (70 %) und **lateralen** Drittels (spezielle Klassifikation)

> **Klassifikation von lateralen Klavikulafrakturen nach Jäger und Breitner (◻ Abb. 8.27a–d):**
> - **Typ-I-Fraktur** (Fraktur lateral der korakoklavikulären Bänder): Bänder sind erhalten, relativ stabile Situation ohne Luxationstendenz
> - **Typ-II-Fraktur:** mediales Fragment ohne intakte Bandverbindung
> - **Typ-III-Fraktur:** ähnlich wie Frakturen des mittleren Drittels
> - **Typ-IV-Fraktur:** Verletzung im Kindes- und Jugendalter. Meist Epiphysenlösung mit Dislokation des medialen Fragmentes nach unten oder oben mit Luxation aus dem Periostschlauch heraus.

Therapie. Klavikulaschaftfraktur (mittleres Drittel): In der Regel konservativ mit Rucksackverband (4 Wochen) und begleitender aktiver Schultermobilisation nach Abklingen der Schmerzen. Ausnahmen sind drohende Hautperforation durch Fragmente, offene Fraktur, neurologische Ausfälle oder Pseudarthrose, operativ durch Plattenosteosynthese oder Titanelasticnail (TEN).
Fraktur im medialen Drittel und Luxationsverletzung im Sternoklavikulargelenk: Indikation zur Operation (nur bei verhakter Luxation).
Laterale Klavikulafraktur: Behandlung entsprechend der Einteilung von Breitner. Typ I, III–IV konservativ mit Gilchrist- oder Rucksackverband. Typ II operativ

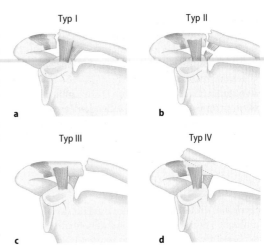

◻ Abb. 8.27. Klassifikation der lateralen Klavikulafrakturen nach Jäger und Breitner. **a** Fraktur lateral der korakoklavikulären Bänder (stabile Fraktur); **b** partielle Ruptur der korakoklavikulären Bänder (Dislokation des medialen Fragments); **c** Fraktur medial der korakoklavikulären Bänder (entspricht Klavikulafraktur im mittleren Drittel); **d** Ausschälung des lateralen Klavikulaendes aus Periostschlauch (Verletzung von Kindern und Jugendlichen)

durch Zuggurtungsosteosynthese oder Kleinfragmentplattenosteosynthese

8.5.3 Verletzungen der Skapula

Skapulafraktur

Ätiologie. Immer Folge einer starken Gewalteinwirkung
Symptomatik. Zusatzverletzungen (A. und N. axillaris, N. suprascapularis in der Incisura scapulae, Plexus brachialis)
Klassifikation. Skapulakörperfraktur, Skapulafortsatzfraktur, Skapulahalsfraktur, Glenoidfraktur, Skapulafraktur in Kombination mit Humeruskopffraktur
Diagnostik. Körperliche Untersuchung (Kontusionsmarken), Rö-Thorax, Rö- Schulter a.-p.- (Beurteilung des Glenoids) und Y-Aufnahme nach Neer (Beurteilung von Korpus und Akromion)
Therapie.
- Skapulakörperfraktur: konservative Behandlung
- Glenoidfraktur mit Dislokation (> 2 mm): operative Behandlung mit Schraubenosteosynthese
- Skapulahalsfraktur: bei starker Dislokation und begleitender Klavikulafraktur operative Behandlung mit Plattenosteosynthese (floating shoulder)

Skapulaluxation

Definition. Schwere Verletzung, bei der das Schulterblatt aus dem bedeckenden Muskelmantel ausgehülst wird.
Klassifikation. Intrathorakale Dislokation: Die Skapula luxiert zwischen 2 Rippen.
Skapulothorakale Dissoziation: Dissoziation der Skapula vom Rumpfskelett ist von klaffenden Zerreißungen des Akromioklavikulargelenkes oder dehiszenten Klavikulafrakturen begleitet.
Therapie. Stabilisierung der Klavikula oder des Akromions

Scapula alata

Definition. Abstehender Angulus caudalis der Skapula
Ätiologie. Thorakale Skoliose, muskelschlaffe Haltung, Lähmung des M. serratus anterior, durch Schädigung des N. thoracicus longus, Sprengel-Deformität (angeborener Schulterhochstand, bei dem die proximale omovertebrale Muskulatur durch eine Fehlanlage der Schulter zu weit kranial an die Wirbelsäule fixiert ist)

8.5.4 Sternoklavikulargelenkluxation

Epidemiologie. Die mediale Gelenkverbindung des Schlüsselbeins wird viel seltener verletzt als die laterale. Von den medialen Verletzungen ist am häufigsten die sternoklavikulare Luxation.
Ätiologie. Oft durch direkte Gewalteinwirkung
Symptomatik.
- Vordere Luxation: direkte Palpation des Klavikulaendes über dem Sternum
- Hintere Luxation: Delle über dem Sternum

Diagnostik. Palpation, Röntgen-Zielaufnahme (Überschneidung zwischen Manubrium sterni und Klavikulaende)
Therapie. Reposition und Fixierung in der anatomisch richtigen Position durch eine Drahtschlinge. Spätfolgen wegen chronischer Subluxierbarkeit und entsprechender Kraftverminderung im Arm sind möglich.

8.5.5 Akromioklavikulargelenkluxation (Schultereckgelenk, AC-Gelenk)

Ätiologie. Typische Sportverletzungen (Kontaktsportarten)
Pathogenese. Entstehen durch Sturz auf die Schulter mit direkter Krafteinwirkung auf das Akromion. Es wird nach vorne und unten verschoben, wobei die mediale Klavikula nach kranial luxiert.

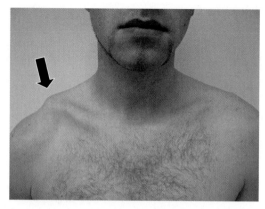

☐ **Abb. 8.28.** Klinisches Bild einer AC-Gelenkssprengung (Rockwood V) mit Klaviertastenphänomen

Diagnostik. Anamnese, Inspektion, Palpation (Klaviertastenphänomen, Reposition der lateralen Klavikula durch leichten Tastendruck ☐ Abb. 8.28). Schulterpanoramaaufnahmen mit konstantem Zug (10 kg) mit Gewichten an beiden Armen. Das Ausmaß der Bandläsion wird anhand der Abstandsdifferenz zwischen dem Oberrand des Korakoids und dem Oberrand der Klavikula im Seitenvergleich bestimmt. Bei einer Seitendifferenz von mehr als 10% Rockwood V. oder Tossy III. besteht meist OP-Indikation.
Klassifikation. Einteilung nach **Tossy** (Typ I–III) bzw. nach **Rockwood** (Typ I–VI) (☐ Abb. 8.29).
- Tossy Typ-I-Verletzung: Zerrung mit Läsion im Lig. acromioclaviculare und der Gelenkkapsel ohne Höhertreten der peripheren Klavikula
- Tossy Typ-II-Verletzung: Ruptur des Lig. acromioclaviculare und der Gelenkkapsel, Teilruptur des Lig. coracoclaviculare; Höhertreten der lateralen Klavikula bis zur halben Schaftbreite
- Tossy Typ-III-Verletzung: Alle Bandverbindungen zwischen lateraler Klavikula und Skapula sind zerrissen; Höhertreten der lateralen Klavikula über halbe Schaftbreite

Therapie. Typ I bis Typ II nach Tossy werden konservativ mit Gilchrist-Verband für 3–4 Wochen behandelt. Für Tossy (Rockwood V.) Typ III stehen ca. 30 verschiedene Operationsverfahren zur Verfügung (z.B. transossäre Naht mit PDS-Kordel zwischen Proc. coracoideus und lateraler Klavikula und neuere Techniken, bei denen beispielsweise Fadenanker im Coracoid platziert werden). Für Typ IV. und VI. nach Rockwood besteht eine OP-Indikation
Komplikationen. Arthrose, posttraumatische Ossifikationen im Bereich der korakoklavikularen Verbindung

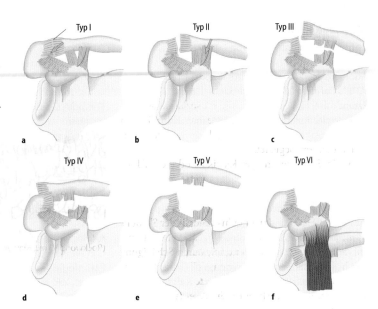

◧ Abb. 8.29. Akromioklavikuläre Luxation, Einteilung nach **Rock-wood**. **a–c** Entspricht den Verletzungstypen **Tossy I–III**. **d** Alle Bandverbindungen zwischen Klavikula und Skapula sind zerrissen. Zusätzliche Verrenkung des lateralen Klavikulaendes nach dorsal oder Verhakung im M. trapezius. **e** Durch besondere Gewalteinwirkung kommt es neben der Zerreißung aller Bandverbindungen zwischen Klavikula und Skapula auch zur Zerreißung von Muskelansätzen (M. deltoideus, M. trapezius) mit massivem Klavikulahochstand. **f** Zerreißung aller Bandverbindungen zwischen Klavikula und Skapula mit Verrenkung des lateralen Klavikulaendes unter den Processus coracoideus

8.5.6 Skapulohumeralgelenk (Schultergelenk)

Schulterluxation

Ätiologische Einteilung. Vordere Luxation (> 90 %): Abduktions-Außenrotations-Mechanismus der Schulter, wie Hängenbleiben mit dem Skistock beim Skilaufen und dadurch bewirkter Abduktions-Außenrotations-Bewegung

Hintere Luxation (5 %): wird häufig übersehen. Entsteht durch körpereigene Muskelkräfte, wie bei einem spontanen Ruck bzw. Zug des ganzen Armes nach hinten oder bei Krampfanfall oder elektrischen Unfällen mit plötzlichem maximalem Muskelzug auf der dorsalen Körperseite

Begleitverletzungen (◧ Abb. 8.30a,b):

F10
- **Bankart-Läsion:** Defekt am vorderen Pfannenrand
- **Hill-Sachs-Läsion:** Impressionsfraktur des Humeruskopfes
- **Reversed-Hill-Sachs-Läsion:** Impressionsfraktur des Humeruskopfes bei der hinteren Luxation

Symptomatik. Der Arm bleibt in der Luxationsstellung fixiert. Die Muskulatur ist verspannt, Bewegungen sind sehr schmerzhaft. Tastbare Delle unter dem Akromion. Als Begleitverletzung Läsion der langen Bizepssehne oder des **N. axillaris** (Handtellergroße Sensibilitätstörung an der proximalen Oberarmaußenseite und Parese der Armabdution).

H08

F10 **Diagnostik.** Röntgenuntersuchungen in 2–3 Ebenen **Differenzialdiagnose.** Subkapitale oder Luxationsfraktur, ggf. mit falscher Beweglichkeit

Therapie. Reposition
Nach Hippokrates: mit der Ferse des Arztes in der Axilla als Hypomochlion durch steigerndem Zug mit Ab-/Adduktions- und vorsichtigen Rotationsbewegungen des Armes
Nach Kocher: mit dem Oberarm und rechtwinklig flektierten Unterarm unter Zug durch den Arzt mit langsam zunehmender Außenrotation

Nach der Reposition Kontrolle von Durchblutung, Sensibilität (Cave: N. axillaris) und Motorik. Nach Reposition kurzfristige Ruhigstellung der Schulter

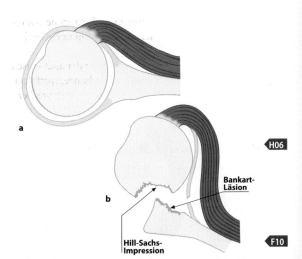

H06

Bankart-Läsion

Hill-Sachs-Impression

F10

◧ Abb. 8.30. Schulterluxation links

Habituelle Schulterluxation

Definition. Erneute Luxation ohne adäquates Trauma

Ätiologie. Einriss des Labrum-Kapsel-Komplexes (in 90 %), Bankart-Läsion, Hill-Sachs-Läsion bei Erstluxation

Pathologie. Luxationsrichtungen und Häufigkeiten sind

- vordere Luxation nach vorne unten in 90 %
- hintere Luxation nach hinten unten in 5 %
- untere Luxation in die Axillarregion in 5 %

Symptomatik. Schmerzhafte, federnde Fixation des Armes in Außenrotation, Humeruskopf meist unter dem Akromion tastbar, Pfanne leer

Therapie. Reposition mit anschließender Operation durch arthroskopischer Refixation des abgerissenen Labrum-Kapsel-Komplexes, offene Refixation des Bankart-Fragmentes oder Vergrößerung der Gelenkpfanne durch Knochenspaninterposition bei Pfannenranddefekt. Vergrößerung der Gelenkpfanne durch Coracoidtransfer an den vorderen unteren Pfannenrand

Rotatorenmanschettenruptur

Anatomie. Die Rotatorenmanschette besteht aus den konvergierenden Sehnenanteilen des M. subscapularis, der Mm. supra- und infraspinatus und des M. teres minor.

Symptomatik. Schmerzhafter Bogen (»painful arch«) und Abduktionshemmung durch einen Engpass im subakromialen Raum und Einklemmung (Impingement-Syndrom) der rupturierten Supraspinatussehne (□ Abb. 8.31) sowie Schmerzauslösung bei Abduktion gegen Widerstand

Diagnostik. Körperliche Untersuchung mit Abduktionsschwäche und »painful arch«, sonographischer

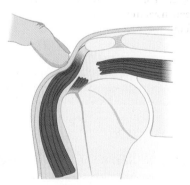

□ **Abb. 8.31.** Ruptur der Sehne des M. supraspinatus: Stelle stärkster Druckschmerzhaftigkeit

und kernspintomographischer Nachweis der Ruptur, Arthrographie (heute selten indiziert) mit Kontrastmittelaustritt in Bursa subacromialis, radiologischer Nachweis des engen subakromialen Raumes (Akromion-outlet-Aufnahme)

Therapie. Operativ durch Naht der Rotatorenmanschettenruptur und gleichzeitige Erweiterung des subakromialen Raumes sowie Spaltung des Lig. coracoacromiale (OP nach Neer). Anschließend Abduktionsstellung des Armes (4–6 Wochen) zur Entlastung der Naht.

Schultersteife (»frozen shoulder«)

Definition. Schmerzhafte Versteifung des Schultergelenks

Ätiologie. Entzündungen, lang dauernde Immobilisation (länger als 2–3 Wochen)

Pathologie. Kapselretraktion, intraartikuläre Adhärenzen, z.B. nach Synovitis bei chronischer Polyarthritis

Therapie. Konservativ: Krankengymnastik, physikalische Therapie, Antiphlogistika, Analgetika

Operativ: arthroskopische Lösung von intraartikulären Verklebungen (als Therapieoption bei frozen shoulder)

8.6   Verletzungen des Humerus

8.6.1   Humeruskopffrakturen

Definition. Frakturen am proximalen Oberarm

Epidemiologie. 4–5 % aller Frakturen. Häufig bei fortgeschrittenem Alter

Klassifikation. Einteilung nach Neer in die vier Hauptfragmente Kalottenkopffragment, Tuberkulum majus, Tuberkulum minus und Humerusschaft. Die Dislokation der Fragmente erfolgt nach dem Muskelzug der an den Tuberkula ansetzenden Rotatorenmanschette (□ Abb. 8.32)

Begleitverletzungen. Mit zunehmender Verletzungsschwere steigt das Risiko der Humeruskopfnekrose (90 % bei Luxationsfrakturen). Verletzung von A. und N. axillaris

Diagnostik. Anamnese, klinischer Befund. Röntgenbilder im a.-p.-, axialen und tangenzialen transskapulären Strahlengang, CT-bei Mehrfragmentfrakturen

Therapie.

- Eingestauchte Frakturen mit geringer Dislokation (auch nicht dislozierte Frakturen der Tuberkula): kurzfristige Ruhigstellung (Gilchrist-, Desault-Verband) für 8–10 Tage, danach Abnahme des Desault-Verbandes und Krankengymnastik (z.B. Pendel-übungen)

F07

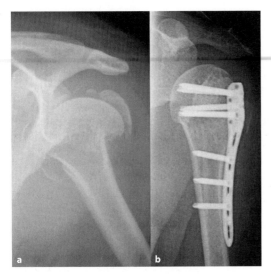

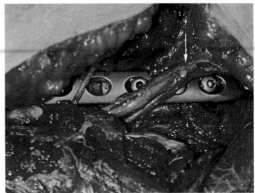

Abb. 8.33. Intraoperativer Situs bei offener Humerusschaftfraktur, die Platte wird unter den N. radialis (*Pfeil*) hindurchgeschoben

Abb. 8.32. a Humeruskopf-4-Part-Fraktur (nach Neer), **b** posteroperative Kontrolle nach Versorgung mit einem winkelstabilen Plattensystem für den proximalen Humerus

- Abrissfrakturen des Tuberculum majus mit Dislokation: operative Refixation des dislozierten Tuberculum majus
- Instabile Frakturen mit starker Dislokation sowie Luxationsfrakturen: operativ durch indirekte Repositions- und Fixationstechniken (Kirschner-Draht-Fixation, retrograde Markraumdrahtschienung) oder offene Operationsverfahren (Platten-, Schrauben-, Marknagelosteosynthese, Zuggurtungsosteosynthese). Bei instabilen 4-Teile-Frakturen ggf. Implantation einer Humeruskopfprothese

> ❗ **Cave**
> Eine länger dauernde Ruhigstellung des Schultergelenkes muss wegen der Gefahr der sog. »frozen shoulder« unbedingt vermieden werden.

8.6.2 Humerusschaftfrakturen

Ätiologie. Indirekte Gewalteinwirkung führt zu Torsionsfrakturen. Direkte Krafteinwirkung bedingt je nach Rasanz Quer-, Biegungs- und Stückfrakturen. Häufig pathologische Frakturen (juvenile Knochenzysten, Metastasen)
Klassifikation. AO-Einteilung (□ Abb. 8.10), stabile Frakturen (Torsionsbrüche) und instabile Frakturen (Querfrakturen, Brüche mit Biegungskeil und Trümmerfrakturen)
Begleitverletzungen. N. radialis (Fallhand in 10–15 %), Gefäßverletzungen. Bei postoperativer Radialisparese

oder Fraktur in Höhe des mittleren Schaftdrittels und Gefahr der Nerveninterposition operative Freilegung des Nervs (□ Abb. 8.33)
Therapie. Konservative Therapie: Standardtherapie bei Schräg-, Spiral-, Mehrfragmentfrakturen, keine wesentliche Achsfehlstellung. Nach primärer Reposition (Bildwandler) Ruhigstellung im gipsverstärkten Gilchrist-Verband. Nach 2–3 Wochen Kunststoffmanschette (nach Sarmiento)
Operative Therapie: Bei Quer- und kurzen Schrägfrakturen und Achsfehlstellungen durch Plattenosteosynthese, intramedulläre Schienung mit Verriegelungsmarknagel, Behandlung im Fixateur externe
Prognose. Gute Prognose auch bei mäßiger Fehlstellung und Rotationsfehler

8.6.3 Bizepssehnenruptur

Ätiologie. Akut traumatisch oder im Rahmen des Bizepssehnensyndroms (Reizzustände des Peritendineums führen zur schleichenden Auffaserung)
Einteilung. Proximale und distale Bizepssehnenruptur (eher selten)
Symptomatik. Proximale Ruptur (lange Bizepssehne): gering bei schleichender Ruptur, größerer Funktionsausfall bei akuter Ruptur. Schmerz an der Vorderseite des Oberarmes. Muskelwulst proximal des Ellenbogengelenkes tastbar. Sulcus intertubercularis ist druckschmerzhaft.

Distale Ruptur (kurze Bizepssehne): Schwellung und Blaufärbung an der Beugeseite des Unterarmes oder distaler Oberarm. Keine Supination im Ellenbogengelenk oder Beugung gegen Widerstand möglich

Diagnostik. Beim Versuch, den Muskel anzuspannen, ist der Bauch des retrahierten Bizepsmuskels als dicker Wulst tastbar.

Therapie. Meist konservativ. Indikationen für operatives Vorgehen sind jüngere Patienten und der frische distale Abriss der Bizepssehne.

8.7   Verletzungen von Ellenbogen und Unterarm

8.7.1   Grundlagen

Anatomie

- **Humeroulnargelenk:** Scharniergelenk, in dem die Flexions-/Extensionsbewegung des Ellenbogens erfolgt
- **Proximales Radioulnargelenk:** Zapfen- oder Radgelenk, das die Drehbewegungen des Unterarmes vermittelt
- **Humeroradialgelenk:** Kugelgelenk, in dem Radiusköpfchen und Capitulum humeri artikulieren

Verletzungen

- Frakturen des distalen Humerus
- Frakturen von Olekranon und Radiusköpfchen
- Bandläsionen und knöcherne Bandausrisse
- Luxationen
- Luxationsfrakturen
- Verletzungen des N. medianus und der A. brachialis, N. ulnaris, N. radialis
- Gefahr eines Kompartmentsyndroms

Diagnostik

- Inspektion und Palpation mit Erfassung des neurovaskulären Status. Bewegungsausmaß (◘ Abb. 8.34a,b). Flexion/Extension: 150–0–10°, Pronation/Supination: 80–0–80°
- Röntgenbild: Streckung a.-p. und bei 90-Grad-Flexion seitlich, beides bei mittlerer Rotation des Unterarms
- CT, konventionelle Tomographie, MRT, dynamische Untersuchung unter Durchleuchtung

8.7.2   Kindliche Verletzungen der Ellenbogenregion

Suprakondyläre Humerusfrakturen

Ätiologie. Hyperextensionstrauma mit Sturz auf die ausgestreckte Hand bei leicht gebeugtem oder gestrecktem Ellenbogen

Epidemiologie. Häufigste kindliche Frakturen (ca. 10 % aller kindlichen Frakturen)

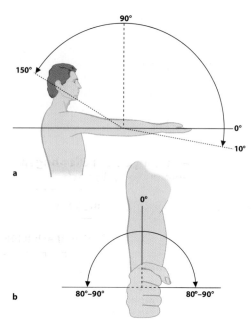

◘ **Abb. 8.34.** Ellenbogengelenkbeweglichkeit. **a** Flexion/Extension, **b** Pronation/Supination des Unterarms

Diagnostik. Durchleuchtung oder konventionelles Röntgen in zwei Ebenen

Therapie. Reposition unter Durchleuchtung in Narkose und Operationsbereitschaft. Großzügige Indikation zur offenen Reposition und Retention mit Kirschner-Drähten, da Rotationsfehler kaum korrigiert werden. Anschließende Ruhigstellung in der Blount-Schlinge (»cuff and collar«) oder nach operativem Vorgehen in einem Oberarmspaltgips für 3–4 Wochen

Frakturen des Condylus radialis humeri

Ätiologie. Sturz auf die gestreckte Hand bei supiniertem Unterarm

Therapie. Operative Reposition und Fixierung

Kindliche Radiushalsfraktur

Ätiologie. Stauchungen und Luxationen im Ellenbogengelenk

Therapie. Reposition in Narkose ggf. mit intramedulärer Schienung durch Kirschner-Drähte

Radiusköpfchensubluxation (»pronation douloureuse Chassaignac« oder »nurse elbow«)   `F10`

Epidemiologie. Im Kleinkindalter sehr häufig

Pathogenese. Ruckartiger Zug am Arm des Kindes bei fehlender muskulärer Stabilisierung. Hierbei kommt es zu einer Subluxation des Radiusköpfchens unter das Lig. Anulare.

Symptomatik. Blockierte Pronation des Unterarmes, der schmerzbedingt hängen gelassen wird

Therapie. Sofortige Reposition bereits bei der körperlichen Untersuchung durch Druck auf das Radiusköpfchen und Extension des gebeugten Ellenbogens in Supinationsstellung

8.7.3 Verletzungen des Ellenbogengelenkes beim Erwachsenen

8.7.3.1 Distale Humerusfraktur

Einteilung. Nach der AO-Klassifikation (◻ Abb. 8.10):
- Extraartikuläre Typ-A-Frakturen mit metaphysärem einfachem (A1 und A2) und mehrfragmentärem Frakturmuster (A3)
- Partielle Gelenkfrakturen: Typ-B-Frakturen (treten vermehrt im Wachstumsalter auf)
- Vollständige Gelenkfrakturen: Typ-C-Frakturen

Symptomatik. Fehlstellung und Schwellung mit Hämatom am distalen Humerus

Diagnostik. Röntgenaufnahmen in 2 Ebenen, CT für Stellung der Gelenkfragmente und bei V.a. knöcherne Bandausrisse

Begleitverletzungen: Verletzung der A. cubitalis oder/und Nn. medianus, ulnaris

Therapie. Operation
- Extraartikuläre (Typ-A-)Frakturen: Plattenosteosynthese
- Intraartikuläre (Typ-B- oder Typ-C-)Frakturen: häufig primär gelenküberbrückende Transfixation mit Fixateur externe, definitive Versorgung erst sekundär
- Intraartikuläre Typ-C-Trümmerfrakturen: häufig zusätzlich Osteotomie des Olekranons erforderlich, um eine gute Übersicht über das Gelenk zu erhalten (◻ Abb. 8.35a,b)

8.7.3.2 Olekranonfraktur

Epidemiologie. Häufige Fraktur

Ätiologie. Sturz auf den gebeugten Ellenbogen oder durch direkten Schlag

Pathologie. Immer instabil und disloziert durch die Zugwirkung des M. triceps

Einteilung. Meist Querfrakturen oder Mehrfragmentfrakturen

Symptomatik. Schwellung und Palpation des Frakturspaltes und Schmerzen beim Strecken des Armes

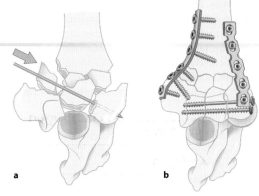

a   b

◻ Abb. 8.35. Intraartikuläre distale Humerusbrüche sind immer eine Indikation zur Osteosynthese mittels Schrauben und Platten. **a** Zur besseren Übersicht wird das Olekranon osteotomiert und die Rekonstruktion mit provisorischen Drähten bewerkstelligt; **b** fertige Montage

Diagnostik. Konventionelles Röntgen des Ellenbogengelenkes in zwei Ebenen

Begleitverletzungen. N. ulnaris, seltener N. medianus, Ellenbogengefäße bei Luxation

Therapie. Einfache Frakturen mit Zuggurtungsosteosynthese, Mehrfragment- oder Trümmerfrakturen mit Plattenosteosynthese

8.7.3.3 Radiusköpfchenfrakturen

Ätiologie. Sturz auf die ausgestreckte Hand, seltener durch direkten Schlag

Symptomatik. Schmerzhafte Unterarmdrehbewegung; Druckschmerz auf Radiusköpfchen

Einteilung. Meißelfraktur, Impressionsfraktur, Halsfraktur (nach Mason)

Diagnostik. Gezielte Röntgenaufnahmen in verschiedenen Ebenen

Therapie. Konservativ: bei nicht dislozierten Meißelfrakturen mit frühfunktioneller Behandlung

Operativ: bei irreponiblen kindlichen Frakturen, Osteosynthese bei Erwachsenen durch Mini-Schrauben. Frühe funktionelle Nachbehandlung. Bei Trümmerbrüchen ggf. Resektion des Radiusköpfchens oder Radiusköpfchenprothese.

8.7.3.4 Luxationen des Ellenbogens

Epidemiologie. Zweithäufigste Verrenkung nach der Schulterluxation

Diagnostik. Röntgendiagnostik (in 2 Ebenen) zur Feststellung der Luxationsrichtung (dorsal/seitlich/divergierend) und der knöchernen Abscherung (Processus coronoideus ulnae). Körperliche Untersuchung auf begleitende Gefäß-/Nervenläsionen

Therapie. Reposition in Narkose unter Bildwandlerverstärker. Je leichter die Reposition, desto höher die Reluxationsneigung

Komplikationen. Volkmann-Kontraktur (Kompartmentsyndrom des Unterarmes). Heterotope Ossifikationen (»wolkenartige« Kallusbildung im Gelenkbereich) nach 2–4 Wochen aufgrund von Einblutungen in den Weichteilmantel (Prophylaxe durch die Gabe von Antiphlogistika)

8.7.3.5 Luxationsfrakturen des Unterarms

Einteilung.

- **Monteggia-Luxationsfraktur:** proximale Ulnafraktur mit ventraler Luxation des Radiusköpfchens
- **Galeazzi-Luxationsfraktur:** Kombination der distalen Radiusschaftfraktur mit einer Luxation der Ulna im distalen Radioulnargelenk

Ätiologie. Folge einer direkten Gewalteinwirkung (Parierverletzung der Ulna)

Diagnostik. Röntgen des Unterarmes mit vollständiger Abbildung des proximalen und distalen Radioulnargelenkes in zwei Ebenen

Therapie. Kind: Reposition in Narkose mit anschließender Ruhigstellung in gespaltener Oberarmgipsschale (unter Einschluss des Hand- und Ellenbogengelenkes) in Funktionsstellung (Supination). Alternativ erfolgt eine intramedulläre Schienung des Markraumes mit flexiblen Drähten.

Erwachsener: offene anatomische Reposition der Fraktur und Stabilisierung mit Plattenosteosynthese. Anschließend frühfunktionelle Bewegungstherapie mit Pro- und Supinationsübungen.

Bei Kindern und Erwachsenen Osteosynthese des gebrochenen Einzelknochens. Die Luxation reponiert sich nach anatomischer Reposition der Fraktur in der Regel spontan.

Komplikationen: Pseudarthrose, Ischämie, Gelenksteife wegen Immobilisierung, Einschränkung Pro-/Supination durch Vernarbung der Membrana interossea und Achsenfehlstellung des Radius

8.7.4 Distale Radiusfrakturen

Epidemiologie. Häufigste Fraktur im Erwachsenenalter, bis zu 25 % aller Frakturen

Ätiologie. Sturz auf die abfangende Hand. Je nach Stellung der Hand beim Unfallereignis werden Biegemomente, axiale Stauchung oder exzentrische Abscherfrakturen gesehen

Einteilung (◻ Tab. 8.6).

- Hyperextensionsfrakturen (**Typ Colles,** ◻ Abb. 8.36a)
- Flexionsfrakturen (**Typ Smith**)
- Kantenabbrüche (partielle Gelenkfrakturen) werden in dorsale Abbruchfrakturen (**Barton**) und volare Abbrüche (»**reversed Barton**«) eingeteilt.

Symptomatik. Bei Colles-Fraktur »Fourchette«-Stellung (Dorsalneigung der Gelenkfläche) und »Bajonett-Fehlstellung« des Handgelenkes (Ulnavorschub und Radialabweichung)

Diagnostik. Standrad ist die Bildgebung in 2 Ebenen (a.p. und seitlich 30° angehoben ermöglich eine Einsicht in den Gelenkspalt). Die Radiusgelenkfläche ist dabei sowohl in der a.p.-Aufnahme (25–30°) als auch in der seitlichen Aufnahmen (10–15 Grad) geneigt. Diese anatomischen Gegebenheiten werden auch als »Böhler-Winkel« bezeichnet und dienen in der konservativen Therapie zur Verlaufskontrolle, um ein Abkippen der Fraktur rechtzeitig zu erkennen (◻ Abb. 8.37a,b).

Therapie. Extraartikuläre Frakturen: Reposition mit Zug und Gegenzug in Bruchspalt- oder Leitungsanäs-

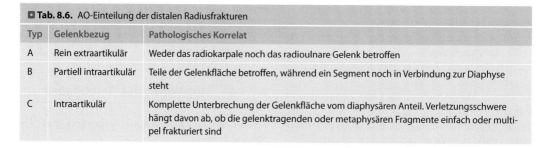

◻ **Tab. 8.6.** AO-Einteilung der distalen Radiusfrakturen

Typ	Gelenkbezug	Pathologisches Korrelat
A	Rein extraartikulär	Weder das radiokarpale noch das radioulnare Gelenk betroffen
B	Partiell intraartikulär	Teile der Gelenkfläche betroffen, während ein Segment noch in Verbindung zur Diaphyse steht
C	Intraartikulär	Komplette Unterbrechung der Gelenkfläche vom diaphysären Anteil. Verletzungsschwere hängt davon ab, ob die gelenktragenden oder metaphysären Fragmente einfach oder multipel frakturiert sind

◘ Abb. 8.36. a Hyperextensions-
fraktur (Typ Colles) mit dorsaler
Trümmerzone (AO-Klassifikation der
Fraktur: AO 23-C2.3; **b** geschlossene
Reposition durch Zug und Gegen-
zug sowie perkutane Kirschner-
Draht-Osteosynthese, zusätzliche
Transfixation mit Fixateur externe
(Radiusschaft auf Os metacarpale II)

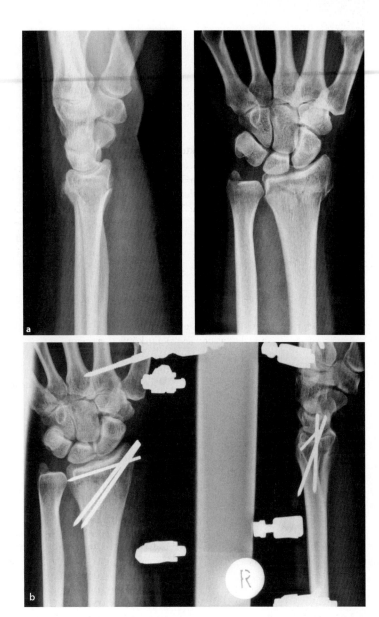

thesie. Anschließend Retention der Fraktur in dorsovo-
larer Gipsschiene oder mit K-Drähten. Ruhigstellung
für 4 Wochen. Bei kritischen Weichteilen oder Gefahr
der Dislokation Anlage eines Fixateur externe möglich.
Anschließend intensive Physiotherapie.

Intraartikuläre Frakturen: In einigen Fällen stufen-
weises Vorgehen mit primärer Reposition und Retention im Gips oder Fixateur externe (Ligamentotaxis,
◘ Abb. 8.36b) und Umsteigen auf ein anderes Verfahren (zusätzliche offene Kirschner-Draht-Spickung;
volare Plattenosteosynthese)

Nachbehandlung: Abschwellende Maßnahmen
(Hochlagerung, Kryotherapie). Später aktive Bewegungsübungen der Nachbargelenke (Finger/
Ellenbogen/Arm) Übungsstabiliät ohne Belastung. Beste Prophylaxe vor der Sudeck-Reflexdystrophie

Komplikationen.
- Traumatisches Kompressionssyndrom des N. me-
dianus
- Sekundäre Repositionsverluste in bis zu 50% im
Gips

8

◘ Abb. 8.37. a Hyperextensions-
fraktur (Typ Colles) AO 23-C2.1 mit
dorsaler Trümmerzone und Abkip-
pung des distalen Fragmentes nach
dorsal; **b** Nach Reposition Osteosynthese mit volarer APTUS-Platte (Titan)

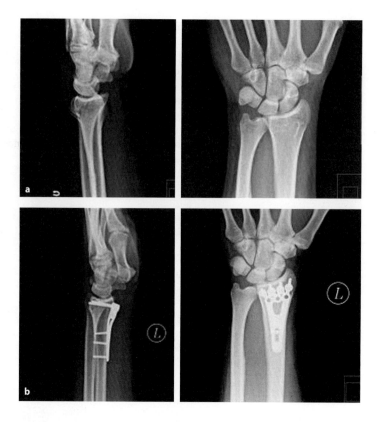

- Sudeck-Reflexdystrophie: durch wiederholte und
schmerzhafte Repositionsmanöver, Schmerzen im
Gips
- Verletzung des Ramus superficialis N. radialis bei K-
Drahtspickung. Drahtwanderung bei Osteoporose

8.8 Verletzungen der Hand

Sudeck-Dystrophie ▶ Kap. 8.2

8.8.1 Grundlagen

Diagnostik

- Inspektion: im Seitenvergleich mit der Gegenhand
- Palpation: Turgor, Temperatur, Schmerzempfin-
dung, Sensibilität (spitz/stumpf), Durchblutungs-
verhältnisse
- Bestimmung der Funktionsausmaße nach der
Neutral-Null- Methode (◘ Abb. 8.38)

Operation: Besonderheiten

- Operation in Blutsperre: Unterbrechung der Blut-
zufuhr durch eine pneumatische Manschette

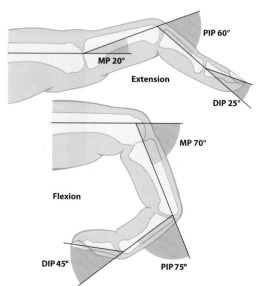

◘ Abb. 8.38. Prüfung der Beweglichkeit der Fingergelenke.
Extension (*oben*): 20° Hyperextension im MP-Gelenk, 60°
Streckausfall im PIP-Gelenk, 25° Hyperextension im DIP-Gelenk. Flexion (*unten*): MP-Gelenk 20–0–70°, PIP-Gelenk 0–60–
75°, DIP-Gelenk 25–0–45°

- Operation in Blutleere: Die Extremität wird vor Anlegen der Manschette zusätzlich mit einer Esmarch-Gummibinde ausgewickelt. Druck der Manschette ca. 70-100 mmHg über dem systolischen Blutdruck für ca. 1 Stunde
- Lupenbrille oder Operationsmikroskop
- Wegen der Gefahr der Narbenkontrakturen nach Hautschnitt werden keine senkrechten Schnitte im Gelenkbereich durchgeführt. Hautschnitte durch zick-zack-förmige sowie mediolaterale Längsschnitte an den Fingern.

Anästhesie

Bei handchirurgischen Operationen können in erster Linie Verfahren der Regionalanästhesie angewendet werden.
- Fingerleitungsanästhesie nach Oberst: Applikation von dorsal im Bereich der Zwischenfingerfalte
- Mittelhandblockade: Applikation im Metakarpalbereich
- Handblock: im Bereich des Handgelenkes
- Plexusanästhesie: sog. axilläre oder supraklavikuläre Plexusanästhesie

❶ **Cave**
Kontraindikation für jegliche Form der Regionalanästhesie bei Infektionen der Hand aufgrund der Keimverschleppung.

Postoperative Maßnahmen

Verbandstechniken
- Sterile Abdeckung des Wundbereiches
- Leichte Kompression, nichtklebend, saugfähig
- Entfernung von Blutungsdrainagen in der Regel nach 24–48 h

Ruhigstellung und Frühmobilisation
- Nicht betroffene Finger sollten nach Möglichkeit weder in den Verband noch in eine Ruhigstellung eingeschlossen werden
- Postoperative Ruhigstellungen durch eine Metallschiene mit guter Polsterung, Gips- oder Kunststoffverbände
- Kontrolle der Durchblutung nach Anlage eines Verbandes
- Primär keine zirkulären Verbände
- Ruhigstellung nach Möglichkeit in der Intrinsic-plus-Stellung (keine Immobilisation in Streckstellung)

Defektwunden der Hand

Freie Hauttransplantate. Einfachste Möglichkeit zur Deckung von Hautdefekten im Handbereich. Verwendung von ausgedünnten Vollhaut- oder Spalthauttransplantaten. Voraussetzung ist ein gut durchbluteter Untergrund. Freie Hauttransplantate können nicht auf frei liegendem Knochen oder bei Sehnen mit zerstörtem Gleitlager verwendet werden.

Schwenk- und Verschiebelappen
- Cross-finger-flap (◘ Abb. 8.40a–c). Nach 3 Wochen kann der bestehende Stiel durchtrennt und die beiden Lappenenden können eingenäht werden.

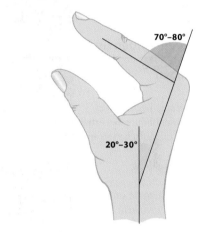

◘ **Abb. 8.39.** Intrinsic-plus-Stellung der Finger

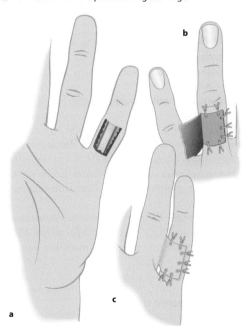

◘ **Abb. 8.40.** Cross-Finger-Flap. **a** Defekt an der Beugeseite des Kleinfingergrundgliedes; **b** dorsal am benachbarten Ringfinger gehobener Lappen. In den Hebedefekt ist ein Vollhauttransplantat eingenäht. **c** In den Kleinfingerdefekt eingenähtes Crossläppchen

- Neurovaskulär gestielte Lappen können vom Nachbarfinger entnommen werden oder auch von demselben Finger als VY-Plastik.
- Fernlappen. Leistenlappen, gestielt an der A. iliaca circumflexa superficialis zur Deckung von großen Defekten
- Freie Hautlappen. Durch mikrochirurgische Techniken können freie Hautlappen durch Anastomosierung der Gefäße übertragen werden (z.B. Latissimus-dorsi-Lappen).

8.8.2 Verbrennungen und Erfrierungen

Verbrennungen

Einteilung.
- Grad I: Rötung, Begleitödem
- Grad II: Blasenbildung bei **erhaltener Sensibilität**
- Grad III: Vollhautschaden **mit Sensibilitätsverlust**
- Grad IV: Verkohlung

Therapie. Erstmaßnahme am Unfallort ist die sofortige Kühlung (30 min) in kaltem Wasser.
Komplikationen. Ödemkomplikation mit zusätzlicher Beeinträchtigung der Blutzirkulation, Einsteifung von Gelenken, Ausbildung narbiger Kontrakturen

Erfrierungen

Einteilung.
- Blässe mit Sensibilitätsstörung
- Blasenbildung
- Totalnekrose mit Demarkierung

Therapie. Bei akralen Erfrierungen wird versucht, eine Ausdehnung der Gewebsschädigung durch einmalige Erwärmung in warmem Wasser (30 °C) zu begrenzen. Nach Demarkation und Mumifikation der irreversibel geschädigten peripheren Teile Grenzzonenamputation
Komplikationen. Periphere Ödeme mit Störung der Kapillarpermeabilität und nachfolgendem Kompartmentsyndrom. Drohende Einsteifung der Gelenke

8.8.3 Frakturen der Hand

Einteilung der Phalanx-Frakturen

Fingerendgliedfrakturen. Werden meist konservativ mit der sog. Stack-Schiene versorgt. Begleitende subunguale Hämatome werden drainiert.

Schaftfrakturen. Bedürfen häufig einer osteosynthetischen Versorgung, da Torsion und Verkürzung drohen

Querfrakturen. Neigen durch den Muskelzug zu nach palmar oder dorsal offenen Winkeln und lassen sich in der Regel gut im Standardgips reklinieren

Frakturen der Ossa metacarpalia

Definition. Frakturen im Schaftbereich der Metakarpalknochen
Ätiologie. **Direkte Gewalteinwirkung:** Quetschung, Hammerschlag, Faustschlag
Indirekte Gewalteinwirkung: Hyperextension oder axiale Stauchung führen häufig zu gelenknahen, metaphysären Brüchen mit oder ohne Gelenkbeteiligung.
Epidemiologie. Die häufigste Lokalisation ist der Kopf des Metakarpale V.
Diagnostik. Röntgenaufnahme in zwei Ebenen
Therapie. Bei Metacarpale-V-Fraktur Reposition im Böhler-Gips oder Osteosynthese durch Kirschner-Draht. Andere Schaftfrakturen im Mittelhandbereich können konservativ behandelt werden.

Basisfrakturen des 1. Mittelhandknochens

Bennett-Luxationsfraktur. Intraartikuläre Luxationsfraktur des Daumensattelgelenkes. Das große Schaftfragment disloziert (Zug des M. abductor pollicis longus), während das kleinere ulnare Fragment in situ verbleibt (▪ Abb. 8.41a–c). Operative Therapie

Rolando-Fraktur. T- oder Y-förmige Fraktur der proximalen Gelenkfläche des 1. Mittelhandknochens. Operative Therapie

Pseudo-Bennett-Fraktur. Basisnahe Quer- oder Schrägfraktur. Operative Therapie

Frakturen des Karpus

Ätiologie. Handwurzelbrüche entstehen bei Sturz auf die hyperflektierte ausgestreckte Hand.
Epidemiologie. Am häufigsten ist die Skaphoidfraktur.
Symptomatik. Schwellung und Druckschmerz in der Tabatière, schmerzhafte Beweglichkeit des Handgelenks
Diagnostik. Skaphoidserie, ggf. CT oder MRT
Therapie. Konservativ durch Ruhigstellung für 6–8 Wochen im Navikularegips. Operative Versorgung mit Doppelgewindeschrauben erlaubt eine frühfunktionelle Behandlung. Bei Pseudarthrosen des Os naviculare zusätzliches Interponieren eines kortikospongiösen Spans (Operation nach Matti-Russe)

◻ Abb. 8.41. Luxationsfraktur des 1. Karpometakarpalgelenkes (Bennett-Fraktur). **a** Dislokation durch Zug des M. abductor pollicis longus nach proximal (↓) und des M. abductor pollicis gemeinsam mit weiteren Daumenballenmuskeln in Richtung Hohlhand (←); **b** Reposition durch axialen Zug am Daumen und durch Druck auf die Basis des 1. Mittelhandknochens; **c** mögliche Art der Stabilisierung mit perkutanen Kirschner-Drähten

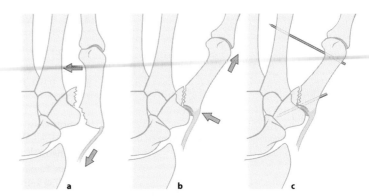

a   b   c

8.8.4 Luxationen und Bandverletzungen

Langfinger-Subluxation

Pathogenese. Kräftige, direkt einwirkende Gewalt mit Überdehnung und Ruptur der Seitenbänder und der palmaren Platte, die mit zusätzlichen knöchernen Absprengungen einhergehen können.
Therapie. Reposition der Luxation mit anschließender Immobilisation in Streckstellung der Mittel- und Endgelenke. Fixierung nach einer Woche durch einen Twin-tape-Verband.

Daumen-Subluxation (Skidaumen)

Epidemiologie. Häufigste Luxation
Pathologie. Ruptur des schräg verlaufenden ulnaren Kollateralbandes des Daumengrundgelenks
Therapie. Operation bei Aufklappbarkeit > 20°und/oder knöchernem Ausriss des ulnaren Kollateralbands

Handwurzelluxation

Ätiologie. Sturz auf die ausgestreckte und maximal dorsal extendierte oder palmar flektierte Hand
Pathologie. Meist in der proximalen Handwurzelreihe und Gruppierung um das zentral gelegene Mondbein
Symptomatik. Angedeutete Bajonettstellung mit Parästhesien im Medianusgebiet, z.B. bei perilunärer Luxationsfraktur

`H06`

Sonderformen.
- Perilunäre Luxation: Luxation aller Handwurzelknochen, außer dem Os lunatum
- De-Quervain-Luxationsfraktur: Perilunäre Luxation mit Fraktur des Os scaphoidum (transskaphoidale perilunäre Luxationsfraktur)

`F10`

Therapie. Sofortige Reposition, Naht des zerrissenen Kapsel-Band-Apparates mit temporärer Ruhigstellung durch transfixierende Kirschner-Drähte, eventuell zusätzliche Anlage eines Fixateur externe.

8.8.5 Sehnenverletzungen

Strecksehnenverletzungen

Definition. Der Strecksehnenapparat besteht aus 2 Hauptanteilen: dem extrinsischen System (lange Strecksehnen vom Unterarm) und dem intrinsischen System (Handbinnenmuskulatur).

> Alle offenen Sehnendurchtrennungen werden operativ und nach Möglichkeit primär versorgt.

Knopflochdeformität

Ätiologie. Durchtrennung des Tractus intermedius im Bereich des Mittelgelenkes führt zum Abrutschen der seitlichen Zügel und zur Beugung des Mittelgelenkes mit Überstreckung im Endgelenk
Therapie. Naht des Strecksehnenzügels und temporäre Arthrodese

Drop-Finger

Definition. Subkutane Ruptur der Strecksehne über dem Endgelenk des betroffenen Fingers `H06`
Symptomatik. Verdickung des distalen Interphalangealgelenkes. Kraftvolle Beugung des Endgelenkes, unvollständige Streckung (Defizit ca. 20°)
Epidemiologie. Häufigste Strecksehnenverletzung `H06`
Therapie. Stack-Mallet-Fingerschiene für 6 Wochen
Sonderform. Buschfraktur ist ein köcherner Ausriss der langen Fingerstrecksehne unter Mitnahme von mehr als 50 % der Gelenkfläche

Beugesehnenverletzungen

Diagnostik. Bei Durchtrennung beider Beugesehnen kann der betroffene Finger weder im Mittel- noch im Endgelenk aktiv gebeugt werden. Ist nur die tiefe Beugesehne durchtrennt, fällt die aktive Beugung im Endgelenk aus. Ist nur die oberflächliche Beugesehne durchtrennt, fällt die aktive Beugung des betroffenen Fingers bei Streckung der übrigen Langfinger aus

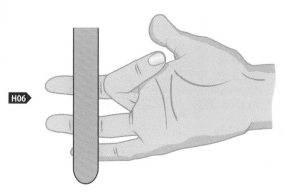

H06

◘ Abb. 8.42. Prüfung der Funktion der Flexor-superficialis-Sehne

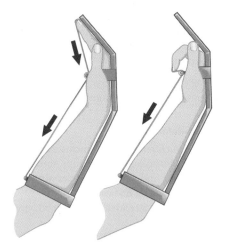

◘ Abb. 8.43. Dorsale Schiene mit Gummizug zur Nachbehandlung von Beugesehnennähten nach Kleinert

Sind die oberflächliche und die tiefe Beugesehne-durchtrennt, kann weder im Mittelgelenk noch im Endgelenk eine aktive Beugung durchgeführt werden (◘ Abb. 8.42).
Therapie. Primäre Versorgung. Erhalt der Ringbänder, um ein »Bogensehnenphänomen« zu vermeiden. Naht der Sehne durch sog. Kirchmayr-Naht, modifiziert nach Zechner. Dynamische Nachbehandlung mit Kleinertschiene (◘ Abb. 8.43). Ziel ist die Verhinderung eines Verklebens der Sehnen mit der Umgebung. Bei Verwachsungen frühestens nach vier Monaten Tendolyse

8.8.6 Nervenverletzungen

Neurapraxie. Unterbrechung der Leitfähigkeit ohne Veränderung der Nervenstruktur. Die Ausfälle gehen nach einigen Tagen bis wenigen Wochen zurück.

Axonotmesis. Läsion der Axone bei erhaltener peri- bzw. epineuraler Bindegewebshülle mit komplettem Nervenausfall. Da das Hüllgewebe noch vorhanden ist, kann es zu einer Regeneration durch Wachstum von 1 mm/Tag kommen.

Neurotmesis. Komplette Durchtrennung aller Nerven-strukturen. Dies ist nur durch eine korrekte Nerven-naht zu korrigieren.

Therapie. Bei Neurapraxie oder Axonotmesis ist eine spontane Regeneration abzuwarten. Bei vollständiger Durchtrennung ist eine primäre Nervennaht anzustreben.

> Eine Hand ohne Sensibilität ist wertlos.

8.8.7 Replantation vs. Amputation

Replantation
Mithilfe der mikrochirurgischen Techniken ist es möglich, abgetrennte Glieder und Gliederteile im Sinne einer Replantation wieder an die arterielle und venöse Zirkulation anzuschließen. Die Erfolgsrate liegt bei 60–80 %. Allerdings sind häufig Korrektureingriffe, insbesondere Tendolysen, notwendig. Eine 100%ige Wiederherstellung kann nicht erreicht werden.

Absolute Indikationen
- Amputation mehrerer Langfinger
- Amputation bei gleichzeitiger Verletzung mehrerer Langfinger
- Amputation des Daumens
- Amputation der Mittelhand
- Amputation der Hand
- Amputationsverletzungen bei Kindern

Relative Indikationen
- Isolierte Langfinger bei intakten Nachbarfingern
- Einzelne Endglieder
- Einzelne Langfinger mit zerstörten Grund- oder Mittelgelenken

— Der Amputationsstumpf sollte mit einem Druckverband versorgt werden.
- Ein Amputatbeutel besteht aus zwei Schichten. Die äußere Schicht enthält schmelzendes Eis in Eiswasser und die innere, wasserdicht abgeschlossene Schicht enthält das Amputat.

Amputation

Sollte eine Replantation nicht möglich sein, muss eine Nachamputation durchgeführt werden:
- Formung eines stoßfesten, schmerzfreien, gut gepolsterten Stumpfes
- Resektion von Nervenstümpfen, um Neurome zu vermeiden
- Strahlresektion

8.8.8 Infektionen der Hand

Anamnese. Infektionen in der Vorgeschichte, Vorerkrankungen wie Diabetes mellitus, Gicht, Blutgerinnungsstörungen, Alkohol- oder Drogenabusus und Allergien
Untersuchung. Lokalbefund und die gesamte Extremität
Diagnostik. Röntgenbild zum Ausschluss einer knöchernen Infektion
Therapie. Eröffnung und Drainage sowie häufig Débridement. Antibiotika sind nur flankierend indiziert.

Panaritium parunguale und Paronychie

Definition. Infektion des periungualen Gewebes mit Ausdehnung bis in die gesamte Fingerkuppe
Epidemiologie. Häufig
Therapie. Im Frühstadium Behandlung durch Antibiotika und Bäder. Bei Abszessbildung Inzision

Panaritium subcutaneum

Definition. Tiefer Infekt der Fingerbeere
Symptomatik. Intensiver, pulsierender Schmerz in der Fingerkuppe
Therapie. Einseitige, längliche Inzision und Einlage einer Drainage

Beugesehnenscheideninfektion

Epidemiologie. Relativ häufig
Diagnostik. Kanavel-Zeichen aus vier pathognomonischen Symptomen:
- Schwellung entlang der Beugesehnenscheide
- Druckschmerzhaftigkeit und Rötung entlang des Beugesehnenscheidenverlaufs
- Leicht gebeugte Stellung des betroffenen Fingers
- Außerordentliche Schmerzhaftigkeit bei passiver Streckung des DIP-Gelenkes

Sonderform. V-Phlegmone mit Verbindung zwischen den Beugesehnenscheiden des Daumens und des Kleinfingers im Handgelenk (◘ Abb. 8.44)
Therapie. Frühzeitiges Erkennen des Infektes und sofortige chirurgische Intervention mit Drainage der Sehnenscheide vom proximalen als auch vom distalen Ende. Frühzeitige Physiotherapie

Tiefe Infekte

Ätiologie. Folge perforierender Verletzungen in der Hohlhand sowie auch nach verschleppten Bagatellverletzungen der Finger (◘ Abb. 8.44)
Pathologie. Diese Infektionen können anfangs verschleiert sein, da die dicke Palmarfaszie eine Schwellung der Hohlhand verhindert.
Symptomatik. Massive, klopfende Schmerzen in der Hohlhand oder dem Thenarbereich. Rötung, begleitende Schwellung des Handrückens. Begleitende Lymphangitis und Lymphadenitis (Axilla). Labor mit Leukozytose und ein CRP-Anstieg
Therapie.
- Hoch dosierte systemische antibiotische Abdeckung
- Engmaschige Kontrolle des Patienten,

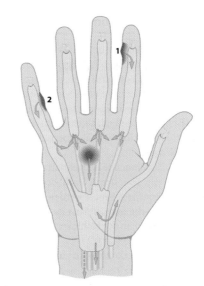

◘ **Abb. 8.44.** Ausbreitungswege (*1*) von Infektionen der Langfinger über die Sehnenscheiden in die tiefe Hohlhand, von wo die Entzündung über den Karpaltunnel den Sehnenscheidensack erreichen und auf den Unterarm (Parona-Raum) übergreifen kann. *2* Entstehung der sog. V-Phlegmone bei Infektionen am Kleinfinger oder Daumen über die durchgehenden Sehnenscheiden ihrer Beugesehnen und den Sehnenscheidensack im Handgelenkbereich, aus dem ebenfalls ein Durchbruch zum Unterarm möglich ist

- Ruhigstellung in »Intrinsic-plus-Stellung«
- Sofortige operative Entlastung bei manifester Hohl-handphlegmone

Nekrotisierende Fasziitis

Definition. Gefürchtete, fulminant verlaufende und lebensbedrohliche Infektion der Hand

Ätiologie. Infekt mit β-hämolysierenden Streptokokken der Gruppe A vor allem bei Patienten mit chronischen Erkrankungen (z.B. Diabetes) oder unter Immunsuppression auch nach Bagatellverletzungen

Symptomatik. Diffuse Weichteilschwellung mit Blasen- und Nekrosenbildung bis hin zur kutanen Gangrän, begleitet von einer sich dramatisch entwickelnden, septischen Kreislaufsituation

Diagnostik. Frühzeitige Diagnosestellung von entscheidender Bedeutung

Therapie. Aggressives chirurgisches Vorgehen mit Débridement und radikaler Faszienspaltung mit Entnahme von Abstrichen zur Erreger- und Resistenzbestimmung. Engmaschige Revisionseingriffe. Bei Befundverschlechterung ist die Amputation oder Exartikulation des Armes die einzig lebensrettende Maßnahme.

Prognose. Letalität bis zu 70 %

8.8.9   Dupuytren-Kontraktur (Palmarfibromatose)

Definition. Anfangs knotige und flächenhafte Veränderungen im hohlhandseitigen Bindegewebe, die in späteren Stadien derbe Kontrakturstränge bis in die Finger hinein ausbilden. Bevorzugte Lokalisation ist der 4. und 5. Finger, aber auch die übrigen können betroffen sein.

Ätiologie. Familiäre Häufung, alkoholtoxische Lebererkrankungen, Nikotinabusus, v.a. genetische Faktoren, Morbus Ledderhose

Symptomatik. Zunehmende Beugekontraktur der Finger der Hand von 5. über den 4. Strahl beginnend. Finger können nicht mehr gestreckt werden.

Einteilung. Nach Iselin und Tubiana in:

- Stadium I: Knoten in der Hohlhand ohne Streckbehinderung (Streckdefizit 0°)
- Stadium II: Beugekontraktur im Grundgelenk (Streckdefizit bis 45°)
- Stadium III: Beugekontraktur im Grund- und Mittelgelenk (Streckdefizit bis 90°)
- Stadium IV: Beugekontraktur im Grund- und Mittelgelenk, Überstreckhaltung im Endgelenk (Streckdefizit über 90°)

Therapie. Konservative Therapieformen haben keinen Erfolg gezeigt. Operativ Strangexzision oder partielle bzw. totale Fasziektomie. Mögliche Komplikationen

sind Wundrandnekrosen, Hämatome, sympathische Reflexdystrophien, Verletzungen von Nerven und Gefäßen bis zum Fingerverlust

Prognose. Rezidive bzw. Progressionen sind nicht zu vermeiden, deswegen sollte nicht zu früh operiert werden. Innerhalb von 5 Jahren ist bei jüngeren Patienten mit einem erneuten Auftreten von Kontrakturen in bis zu 40 % der Fälle zu rechnen. Eine Prophylaxe ist nicht möglich.

8.8.10   Nervenkompressionssyndrome

N.-medianus-Kompressionssyndrom
Karpaltunnelsyndrom (KTS)

Definition. Einengung des N. medianus in seinem Verlauf durch den Karpaltunnel (□ Abb. 8.45).

Epidemiologie. Häufigstes Nervenkompressionssyndrom

Ätiologie. Häufung während der Schwangerschaft, bei Diabetes, Schilddrüsenerkrankungen, verstärkter Arbeitsbelastung

Pathogenese. Druckerhöhung durch Volumenzunahmen des Tunnelinhaltes oder durch Einengung des Tunnels

Symptomatik. Die Patienten klagen darüber, dass die Hand einschläft, sie nachts häufig mit Taubheitsgefühl, Schmerzen und Kribbeln im gesamten oder teilweisen Versorgungsgebiet des N. medianus (Daumen, Zeige-

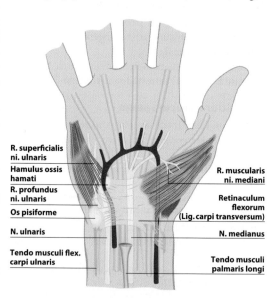

□ **Abb. 8.45.** Nervenverläufe am Handgelenk. Der N. medianus durchläuft den Karpaltunnel unter dem Retinaculum flexorum. Der N. ulnaris tritt gemeinsam mit der A. ulnaris in die Guyon-Loge ein

und Mittelfinger sowie Radialseite des Ringfingers) aufwachen (Brachialgia paraesthetica nocturna).

Diagnostik.

- Elektrophysiologische Messungen (Bestimmung der Nervenleitgeschwindigkeit des N. medianus)
- **Phalen-Test:** Verstärkung der Parästhesien innerhalb einer Minute bei einer maximalen Handgelenkbeugung
- **Hoffmann-Tinel-Klopfzeichen:** Beklopfen des N. medianus am distalen Unterarm löst elektrisierende Parästhesien aus

Therapie.

- Konservativ: Ruhigstellung des Handgelenkes in Neutral- oder leichter Extensionsstellung
- Operativ: offene oder endoskopische Spaltung des Retinaculum flexorum

N.-pronator-teres- und N.-interosseus-anterior-Syndrom

Definition. Kompression des N. medianus beim Durchtritt durch den M. pronator teres am proximalen Unterarm
Ätiologie. Muskelhypertrophie oder Anomalien
Symptomatik. Ähnlich dem Karpaltunnelsyndrom zusätzlich mit Schwäche der Beugemuskulatur am Unterarm
Therapie. Operative Dekompression

N.-ulnaris-Kompressionssyndrom

Sulcus-ulnaris-Syndrom (»Musikantenknochen«)

Definition. Kompression des N. ulnaris im Ellenbogen
Ätiologie. Direkter Schlag oder chronischer Druck auf den Ellenbogen
Symptomatik. Taubheitsgefühl an der ulnaren Hälfte des Ringfingers und im Bereich des gesamten Kleinfingers
Therapie. Operative Lösung und ggf. Verlagerung des Nervs

Ulnaris-Kompression in der Loge de Guyon

Definition. Kompression des N. ulnaris auf Höhe des Handgelenkes in der sog. Loge de Guyon
Ätiologie. Thrombose oder Aneurysma der A. ulnaris, Dislokation des Ulnakopfes, Ganglion
Therapie. Operation

8.8.11 Erkrankungen der Sehnen und Sehnenscheiden

Digitus saltans

Definition. Schnellender Finger. Kann überall dort auftreten, wo ein Band des Führungssystems existiert

Pathogenese. Findet sich eine Auflagerung auf der Sehne oder ein zu enges Führungsband, kann das Sehnengleiten behindert sein.
Symptomatik. Bewegungsunfähigkeit, Schnappen, Blockieren oder Springen des betroffenen Fingers bzw. Daumens
Therapie.

- Konservativ: Steroidinjektion kombiniert mit einem Lokalanästhetikum
- Operation: Durchtrennung des Ringbandes

Tendovaginitis stenosans de Quervain

Definition. Einengung im ersten Strecksehnenfach (M. abductor pollicis longus und M. extensor pollicis brevis), das aufgrund der Synovialitis der Strecksehnen funktionell zu eng ist
Symptomatik. Lokale Verdickung und Druckschmerzhaftigkeit
Diagnostik. **Finkelstein-Test:** Der Patient beugt den Daumen, umfasst ihn mit den anderen Fingern derselben Hand und beugt die Hand gleichzeitig im Handgelenk nach ulnar. Dabei treten Schmerzen über dem Processus styloideus radii auf.
Therapie.

- Konservativ: Ruhigstellung in einem Gips, ggf lokale Steroidapplikation
- Operation: operative Spaltung oder die z-förmige Erweiterung des 1. Strecksehnenfachs

Spezifische und unspezifische Tendosynovialitis

Definition. Entzündungs- und Reizzustände des Sehnengleitgewebes im Bereich der Strecksehnenscheiden über dem Handgelenk, weniger im Bereich der Beugesehnen
Therapie. Ruhigstellung und antiphlogistische Maßnahmen. Bei Polyarthritis oft operative Tendosynovialektomie

8.8.12 Erkrankungen der Knochen und Gelenke

Rhizarthrose

Definition. Degenerative Veränderung des Daumensattelgelenkes
Epidemiologie. V.a. bei Frauen im Alter zwischen 50 und 70 Jahren
Symptomatik. Druckschmerzhafter 1. Metakarpalknochen. Fehlstellung des Daumens in Adduktion
Therapie.

- Konservativ: im Frühstadium Gabe von Antiphlogistika

8

— Operativ: im Spätstadium sog. Resektions-, Auf-
hänge- und Interpositionsarthroplastik (Operation
nach Epping)

Handgelenkarthrose

Ätiologie. Häufig Folge vorausgegangener Handge-
lenkverletzungen, wie distaler Radiusfrakturen, Skap-
hoidpseudarthrosen, Mondbeinnekrosen (Morbus
Kienböck)

Therapie. Individuell nach Alter, Lokalbefund des
Handgelenkes, Beruf und persönlichen Ansprüchen
des Patienten

— Denervierung des Handgelenkes: Schmerzfreiheit
für einige Jahre

— Teilarthrodese des Handgelenkes (4-corner-fusion)
oder komplette Handgelenkarthrodese

— Proximal row carpectomy: Entfernung der proximalen Reihe der Handwurzelknochen

— Handgelenkprothese

8.9 Verletzungen des Beckengürtels

Ätiologie. Instabile Beckenfrakturen entstehen meist
durch Hochrasanztraumen. In > 60 % sind die Patienten polytraumatisiert mit Zusatzverletzungen:

— Frakturen langer Röhrenknochen 69 %
— Schädel-Hirn-Trauma 40 %
— Thoraxverletzungen 36 %
— Intraabdominelle Verletzungen (Milz-, Leberrup-
tur) 25 %
— Wirbelsäulenverletzungen 15 %
— Urogenitalverletzungen 8 %

Klassifikation. Sie erfolgt nach Grad der Instabilität des
Beckenringes (◘ Abb. 8.46). Entscheidend für die Beurteilung ist die Beteiligung des hinteren Beckenringes.

— **Typ-A-Verletzungen (stabil):** Beckenringverlet-
zungen ohne Stabilitätsverlust
   — A1: Frakturen des Beckenrandes
   — A2: Frakturen des vorderen Beckenringes
   — Querfrakturen des Os sacrum und des Os coc-
cygeum

— **Typ-B-Verletzungen (rotatorisch instabil – verti-
kal stabil):** Beckenverletzungen mit Beteiligung des
vorderen und hinteren Beckenringes mit rotatori-
scher Instabilität bei erhaltener vertikaler Stabilität
   — B1: Symphysensprengung (»Open-book-
Verletzung«)
   — B2: laterale Kompressionsverletzung
   — B3: beidseitige B-Verletzung

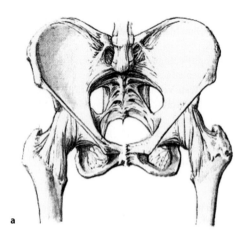

a

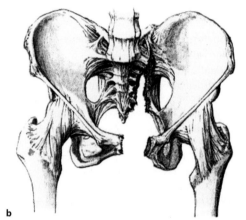

b

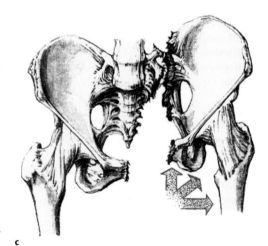

c

◘ **Abb. 8.46.** Verletzungen des Beckens. **a** Typ-A-Verletzungen mit erhaltener Stabilität des Beckenringes; **b** Typ-B-
Verletzungen mit rotatorischer Instabilität bei erhaltener vertikaler Stabilität; **c** Typ-C-Verletzungen mit rotatorischer und
vertikaler Instabilität (aus Tscherne u. Pohlemann 1998)

◻ Abb. 8.47. Inlet-Projektion

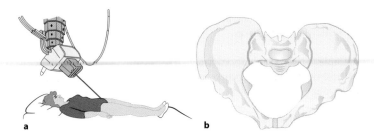

◻ Abb. 8.48. Outlet-Projektion

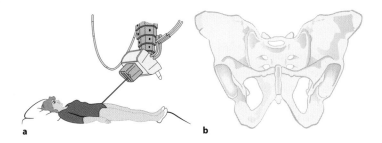

F09

— **Typ-C-Verletzungen (rotatorisch instabil – vertikal instabil):** rotatorische als auch vertikale Instabilität der betroffenen Beckenhälfte. Komplette Zerreißung des hinteren Beckenrings infolge vertikaler Scherkräfte
  — C1: Pathologie im Sakrum, Ilium oder Iliosakralgelenk; zusätzlich Symphysenruptur und/oder vordere Beckenringfraktur
  — C2: eine Seite C-, andere Seite B-Verletzung
  — C3: beidseitige C-Verletzung

Sakrumfrakturen. Treten häufig kombiniert mit Beckenverletzungen auf. Nach Denis werden Sakrumlängsfrakturen in Frakturen lateral der Foramina – transforaminale – und medial der Foramina gelegen unterteilt.

Diagnostik.
— Anamnese: Erhebung des Unfallmechanismus
— Inspektion: Kontusionsmarken, rektale Untersuchung (Dammzerreißung)
— Palpation: Stabilitätsprüfung durch dosierten Druck auf die Beckenschaufel nach innen bzw. außen (Krepitation, abnorme Beweglichkeit), Druck auf die Symphyse (Symphysensprengung)
— Neurologische Untersuchung zur Erfassung von Plexusschäden beim wachen Patienten

Röntgendiagnostik

Beckenübersichtsaufnahme. Obligatorische, primäre Unterscheidung von stabilen und instabilen Beckenverletzungen

»Inlet«-Schrägaufnahme. Strahlengang 45° zur Beckeneingangsebene gekippt. Genaue Beurteilung der Beckeneingangsebene (◻ Abb. 8.47a,b)

»Outlet«-Schrägaufnahme. Strahlengang ist im Winkel von 45° zur Röntgenplatte auf die Symphyse gerichtet. Das Sakrum ist senkrecht zu seiner Ventralfläche getroffen. Vertikalverschiebungen des Beckenringes lassen sich so gut beurteilen (◻ Abb. 8.48).

Computertomographie. Exakte Evaluation des dorsalen Beckenringes sowie genaue Diagnostik von Sakrumfrakturen einschließlich der Begleitverletzung (z.B. retroperitoneales Hämatom) (◻ Abb 8.49a).

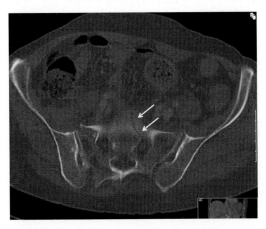

◻ Abb. 8.49. CT-Becken mit lateraler nach transforaminal ausstrahlender Sakrumtrümmerfraktur rechts (Pfeile)

Angiographie. Darstellung arterieller Blutungen mit ggf. selektiver Embolisation

Therapie. Unterscheidung zwischen lebensbedrohlichem Notfall und der knöchernen bzw. ligamentären Verletzung

Konservative Therapie

Stabile Beckenverletzungen mit intaktem Beckenring (A-Verletzungen) werden durch Ruhigstellung für wenige Tage mit anschließender schmerzadaptierter Mobilisierung behandelt.

Operative Therapie

 Notfall. Bei hämodynamischer Instabilität Volumentherapie (Schocktherapie) und Stabilisierung der Massenblutung aus den Frakturflächen durch Anlage eines ventralen Fixateur externe (supraazetabulär) oder einer Beckenzwinge zur Stabilisierung des dorsalen Beckenrings. Notfallmäßige Laparotomie bei zusätzlichen intraabdominellen Verletzungen (Milz-, Leberruptur)

Definitive Versorgung. Ziel ist die anatomische Rekonstruktion als Voraussetzung für gute funktionelle Ergebnisse. Nach Stabilisierung der Gesamtsituation (5–10 Tage) und weitergehender Diagnostik (CT) werden unterschiedliche Techniken zur operativen Stabilisierung (perkutane Verschraubungen des hinteren Beckenringes oder offene Verplattungen) durchgeführt. Insbesondere instabile Beckenringverletzungen vom Typ C werden operativ stabilisiert.

Komplikationen.

- Massive retroperitoneale Blutung durch Gefäßzerreißungen (in 80 % venöse Blutungen des Plexus sacralis)
- Verletzungen von Blase und Harnröhre (häufig), Vagina, Rektum
- Nervenschädigungen, z.B. des N. obturatorius (selten)
- Symphysensprengungen können zur Impotenz führen

❗ **Cave**

Beim Beckentrauma ist immer auch an eine begleitende Zwerchfellruptur zu denken, zudem besteht eine erhebliche Thromboemboliegefahr (Prophylaxe!).

8.9.1 Acetabulumfraktur

Ätiologie. Direktes Anpralltrauma (laterale Kompression auf den Trochanter major) oder die indirekte, durch den Femurkopf weitergeleitete Gewalteinwirkung (»Dashboard-Trauma«)

Diagnostik. Körperliche Untersuchung: schmerzhafte Bewegungseinschränkung des Hüftgelenkes, federnde Fixation des Beines (Luxationsfraktur), Verkürzung oder Rotationsfehlstellung. Verletzung des N. ischiadicus bei Verletzungen des hinteren Pfeilers

Röntgen: Beckenübersichtsaufnahme sowie Schrägaufnahmen (Ala- Obturator-Projektion), CT

Therapie. Ziel ist die kongruente Wiederherstellung des Gelenkes, wobei sich Zeitpunkt und Art der operativen Versorgung nach dem Gesamtzustand des Patienten und der Frakturlokalisation richten. In der Regel werden Azetabulumfrakturen 3–8 Tage nach dem Trauma stabilisiert. Da es sich um technisch anspruchsvolle Operationen handelt, sollten sie in speziellen Zentren erfolgen.

Luxationsfrakturen werden notfallmäßig in Narkose reponiert. Bei instabilen Frakturen kann eine suprakondyläre Femurextension notwendig sein, um die Reposition zu halten.

Nachbehandlung. Beginn der Mobilisierung mit 15 kg Teilbelastung ab dem 3. postoperativen Tag; nach entsprechenden Röntgenkontrollen Vollbelastung nach 12 Wochen.

Komplikationen.

- Nerven- und Gefäßläsionen: traumatisch und/oder postoperativ
- Venöse Thrombosen in 10–20 %
- Posttraumatische Arthrose: abhängig von der unfallbedingten Knorpelläsion, der Gelenkzerstörung und der Rekonstruktion der Gelenkfläche
- Heterotope Ossifikation: Prophylaxe durch Bestrahlung des OP-Gebietes mit 7 Gy und Gabe von nicht steroidalen Antiphlogistika
- Femurkopfnekrose: abhängig von der Intensität des Traumas, der Restdurchblutung und der Dauer der Luxation des Femurkopfes (>6 h bis zu 50 %)

8.9.2 Verletzungen des Hüftgelenkes

Hüftgelenkluxation

Definition. Traumatisch bedingte Hüftgelenksluxation ohne begleitende Fraktur

Epidemiologie. Extrem selten

Pathologie. Einreißen des Limbus und der Gelenkkapsel

8

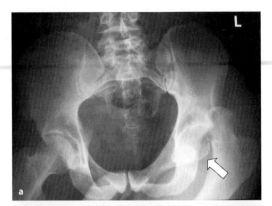

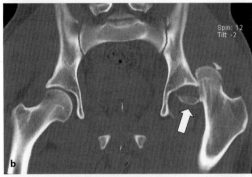

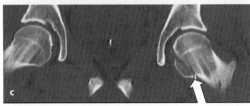

◘ Abb. 8.50. Pipkin-1-Luxationsfraktur. **a** In der Beckenübersichtsaufnahme liegt das abgesprengte Femurkopffragment noch in der Hüftpfanne (*Pfeil*). **b** Ausschnitt aus dem CT zur Differenzierung einer Femurkopffraktur mit oder ohne Azetabulumbeteiligung, der *Pfeil* markiert das abgesprengte Femurkopffragment. **c** CT-Ausschnitt nach geschlossener Reposition, das Frakturfragment hat sich annähernd anatomisch wieder eingestellt (*Pfeil*)

Einteilung.

- Hintere Luxation (Luxatio iliaca, Luxatio ischiadica) mit Adduktion, Innenrotation und Flexion des Hüftgelenkes
- Vordere Luxation (Luxatio pubica, Luxatio obturatoria) mit Abduktion, Außenrotation und Flexion
- **Sonderform:** Hüftkopffrakturen (sog. Pipkin-Frakturen ◘ Abb. 8.50) durch »Dashboard-Trauma« mit großer Krafteinwirkung über das Femur auf das gebeugte Hüftgelenk

Hüftkopffrakturen (sog. Pipkin-Frakturen)

Definition. Kombination einer (meist hinteren) Hüftluxation mit einer Femurkopffraktur

Einteilung	
Pipkin I:	Fraktur des Femurkopfes unterhalb des Lig. capitis femoris
Pipkin II:	Frakturausdehnung oberhalb der Lig. capites femoris
Pipkin III:	Kombination Hüftkopffraktur mit Schenkelhalsfraktur
Pipkin IV:	Kombination Hüftkopffraktur mit Acetabulumfraktur

Ätiologie. »Dashboard-Trauma« mit großer Krafteinwirkung über das Femur auf das gebeugte Hüftgelenk

Therapie. Sofortige notfallmäßige geschlossene Reposition. Radiologische Überprüfung der korrekten Stellung des Hüftkopfes in der Pfanne und Reposition/ Entfernung interponierter Fragmente. Osteosynthese großer Fragmente durch Schraubenosteosynthese. Entlastung des Hüftgelenkes für 3 Monate. Vitalitätskontrolle des Femurkopfes durch MRT.

Prognose. Die Gefahr der Hüftkopfnekrose hängt von der Länge des therapiefreien Intervalls ab (vom Zeitpunkt der Luxation bis zur Reposition).

8.10 Femurverletzungen

8.10.1 Proximale Femurfrakturen

Epidemiologie. Typische Frakturen bei alten Menschen. 70 % aller Femurfrakturen

Ätiologie. Unfallmechanismus ist der meist häusliche Sturz auf die Hüfte bei osteoporotischem Knochen

Klinik. Verkürzung, Außenrotation des betroffenen Beines, Stauchungsschmerz, Schmerzen in der Leiste. Die typischen klinischen Symptome können bei eingestauchten Abduktionsfrakturen fehlen.   **F08**

Schenkelhalsfrakturen

Einteilung. Unterscheidung zwischen stabilen Abduktions- und den häufigeren, instabilen Adduktionsfrakturen   **H09**

Klassifikationen. Nach Pauwels entsprechend dem Neigungswinkel der Frakturebene zur Horizontalebene in Typ I—III. Mit zunehmender Steilheit der Fraktur   **F08**

◘ Abb. 8.51. Klassifikation nach Pauwels. Pauwels I: Die Frakturlinie verläuft <30 ° zur Horizontalen und endet weit distal von der Gefäßeintrittsstelle. Pauwels II: Der Winkel zwischen Frakturlinie und Horizontalen beträgt 30–70 °. Die Fraktur endet kranial nahe der Gefäßeintrittsstelle. Pauwels III: Winkel >70 °. Die Fraktur endet kranial proximal der Gefäßeintrittsstelle

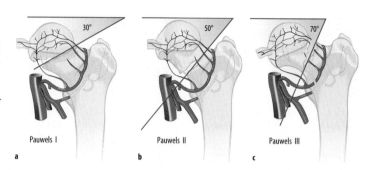

8

F08

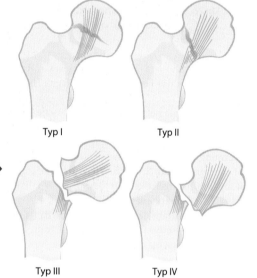

◘ Abb. 8.52. Klassifikation nach Garden. Typ I: Abduktionsfraktur; Typ II: nicht dislozierte Fraktur; Typ III: inkomplett dislozierte Adduktionsfraktur; Typ IV: vollständig dislozierte Fraktur

nehmen die Scherkräfte bei axialer Belastung und damit die Gefahr der weiteren Dislokation zu. Je steiler der Frakturverlauf, umso höher ist die Gefahr der Hüftkopfnekrose und von Pseudarthrosen (◘ Abb. 8.51):

- Typ I: Frakturwinkel <30°; Valgus-/Abduktionsbruch, günstige Prognose
- Typ II: Frakturwinkel 30–70°; Adduktionsbruch
- Typ III: Frakturwinkel >70°; Adduktionsbruch, große Hüftkopfnekrose- und Pseudarthroserate

Nach Garden erlaubt die Dislokation der radiologisch **F08** ermittelten Trabekelstruktur eine Prognose über den späteren Verlauf (◘ Abb. 8.52).

- Garden I: eingestauchte stabile Abduktionsfraktur (geringe Nekroserate)

- Garden II: nicht dislozierte Fraktur (geringe Nekroserate)
- Garden III: Adduktionsfraktur mit inkompletter Dislokation (hohe Nekroserate)
- Garden IV: Adduktionsfraktur mit kompletter Dislokation (hohe Nekroserate)

Diagnostik. Röntgen der Hüfte in zwei Ebenen, ggf. CT bei klinischer Symptomatik ohne Frakturnachweis

Therapie. Ziel der Behandlung von Schenkelhalsfrakturen ist die rasche Wiederherstellung der Gehfähigkeit unter Vollbelastung

Konservativ: nur bei eingestauchten Abduktionsfrakturen mit geringer Schmerzsymptomatik und hoher Patientencompliance. Alternativ prophylaktische Verschraubung des Femurkopfes (◘ Abb. 8.53a,b)

Kopferhaltenden Osteosynthese: Verschraubung des **F08** Femurkopfes mit durchbohrten (kanülierten) Schrauben oder der dynamischen Hüftschraube (DHS ◘ Abb. 8.54b). Frühzeitige Operation (Notfall) (bis 8 h post Trauma) zur Verminderung der Rate der Femurkopfnekrosen

Endoprothese: Ersatz des Femurkopfes (Kopfprothese (Duokopf) oder Hemiarthoplastik, ◘ Abb. 8.54a,b) oder Totalendoprothese (Ersatz von Femurkopf und Hüftpfanne). Totalendoprothesen werden bei präexistenter Coxarthrose implantiert.

Risiken: Lockerungen der Totalendoprothesen im weiteren Verlauf können durch konventionelle Röntgenaufnahmen und vor allem durch die Skelettszintigraphie ausgeschlossen werden. Die Endoprothese ermöglicht im Vergleich zur Schraubenosteosynthese eine frühere Belastung des betroffenen Beines.

Komplikation der Implantation von Totalendoprothesen stellt bei der Implantation des Schaftes der Prothese die Lungenembolie (Fettembolie) durch den Überdruck dar. Im weiteren Verlauf kann eine Prothesenlockerung auftreten. Diagnostik mit konventionellem Rö-Bild und Skelettszintigraphie. Zur Vermeidung von Protheseninfekten sollten die Patienten be-

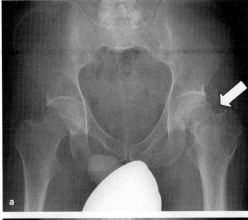

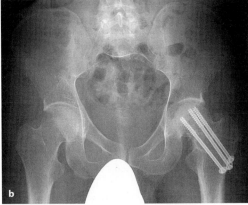

Abb. 8.53. Mediale Schenkelhalsfraktur, **a** vor und **b** nach Versorgung mit einer 3fachen Verschraubung. Um ein »Nachsintern« der Fraktur zu erlauben, müssen die Gewindegänge der Schrauben proximal der Fraktur liegen

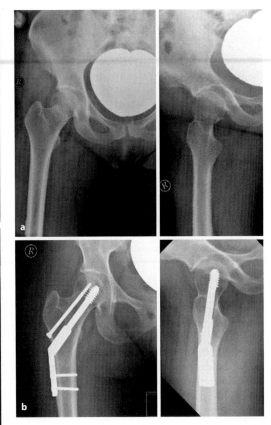

Abb. 8.54. Patient weibl., 34 Jahre, beim Aussteigen aus dem PKW gestolpert und auf die rechte Hüfte gestürzt. Mediale Schenkelhalsfraktur rechts Typ Garden I **a** vor und **b** nach Versorgung mit einer dynamischen Hüftschraube (DHS) und Antirotationsschraube

reits bei V.a. eine Bakteriämie antibiotisch abgedeckt werden.

Komplikation. Aufgrund der Gefäßversorgung des Femurkopfes, dessen Gefäße von dorsal und kaudal in die Kapsel einstrahlen (**Abb. 8.51**), besteht bei Frakturen innerhalb der Gelenkkapsel (Schenkelhalsfrakturen) die Gefahr einer aseptischen Femurkopfnekrose bei abgerissenen Kapselgefäßen. (Gefäßversorgung des Femurkopfes durch A. circumflexa femoris medialis und lateralis, A. ligamenti capitis femoris, Äste der A. profunda femoris) Daneben besteht bei konservativer Therapie die Gefahr einer sekundären Dislokation des Kopffragmentes. Auch die Bildung einer Pseudarthrose ist möglich. Eine seltene Komplikation bei der Implantation einer Totaloder Endoprothese stellt die Fettembolie dar, die aufgrund des erhöhten Druckes im Femurschaft auftreten kann.

Schenkelhalsfraktur beim jugendlichen Patienten

Ätiologie. Folge von Hochrasanztraumen

Epidemiologie. Häufig kombiniert mit anderen Verletzungen (Femurschaftfraktur, Azetabulumfraktur)

Therapie. Unfallchirurgischer Notfall. Sofortige Repositon und Stabilisierung (DHS/kanülierte Verschraubung).

Komplikation. Rate der posttraumatischen Femurkopfnekrose bis zu 50 %, insbesondere bei medialen Schenkelhalsfrakturen mit Dislokation

Frakturen des Trochanterbereiches

Epidemiologie. Pertrochantere Frakturen des proximalen Femurs besitzen die gleiche Häufigkeit von Schenkelhalsfrakturen und machen 40–45 % der proximalen Femurfrakturen aus.

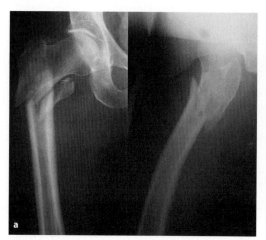
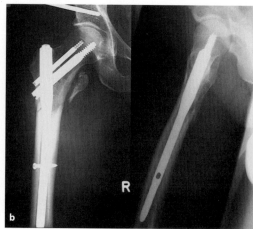

⬛ Abb. 8.55. a Pertrochantere Femurfraktur mit Abriss des Trochanter minor; **b** belastungsstabile operative Stabilisierung mit proximalem Femurnagel (PFN)

8

Ätiologie. Zunehmende Osteoporose der Trabekelstruktur im Alter. Unfallmechanismus und Klinik entsprechen den Schenkelhalsfrakturen

Einteilung. Nach AO-Klassifikation (⬛ Abb. 8.10) in einfache, mehrfragmentierte und inter- bis subtrochantere Frakturen

Therapie. Operative Stabilisierung. In der Regel ist postoperativ eine volle Belastungsfähigkeit möglich (⬛ Abb. 8.55).

— Extramedulläre Stabilisierung, z.B. DHS (Dynamische Hüftschraube): Verankerung einer DHS im Femurkopf. Dadurch wird bei Belastung die Fraktur komprimiert.

— Intramedulläre Stabilisierung, z.B. PFN (Proximaler Femurnagel): Der Nagel wird winkelstabil verankert und über einen Gleitmechanismus wird bei Belastung Kompression auf die Fraktur ausgeübt.

8.10.2   Femurschaftfrakturen

Pathologische Einteilung. Proximale Frakturen: Das proximale Fragment wird durch den Muskelzug des Iliopsoas flektiert und durch die Glutealmuskulatur außenrotiert. Zusätzlich zieht die Adduktorenmuskulatur das distale Fragment nach medial.

Distale Frakturen: Das proximale Fragment wird durch die Adduktoren nach medial gezogen, das distale Fragment durch den Zug der Gastroknemiusmuskulatur nach dorsal verschoben (⬛ Abb. 8.56a–c).

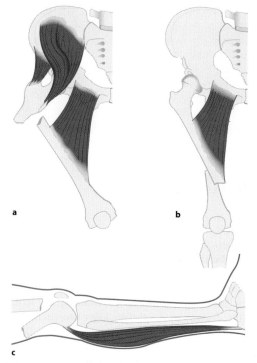

⬛ Abb. 8.56. Typische Fragmentdislokationen abhängig von der Frakturlokalisation. **a** Die Glutealmuskulatur rotiert das proximale Fragment nach außen, die Adduktoren ziehen das distale Fragment nach medial. **b** Die Adduktoren ziehen das proximale Fragment bei weiter distaler Frakturlinie nach medial. **c** Das distale Fragment wird bei distaler Frakturlinie durch die Gastroknemiusmuskulatur nach dorsal gezogen

Ätiologie.

- Direkte Gewalteinwirkung führt zu einfachen Frakturformen mit großer Dislokation. Bei breitflächiger Krafteinwirkung Etagen- oder Trümmerfrakturen
- Indirekte Gewalteinwirkung führt zu Dreh- und Drehkeilfrakturen
- Schussfrakturen bilden große Knochendefekte und erhebliches Weichteiltrauma

Epidemiologie. 20 % der Femurfrakturen treten bei polytraumatisierten Patienten auf.

Einteilung. Nach der AO-Klassifikation (◘ Abb. 8.10)

Symptomatik. Schmerzen, Verkürzung und Fehlstellung, Instabilität. Unfähigkeit, das Knie zu beugen und den Unterschenkel anzuheben.

Diagnostik. Überprüfung des neurovaskulären Status und des Weichteilschadens. Röntgen des Oberschenkels (mit angrenzenden Gelenken) in zwei Ebenen. Dopplersonographie/Angiographie bei V.a. eine begleitende Gefäßverletzung

Therapie. Primäre Schienung unter vorsichtigem Längszug (bereits am Unfallort). Ziel der Behandlung von Schaftfrakturen des Femurs ist die Wiederherstellung der anatomischen Verhältnisse (Länge, Achse und Rotation) ohne Funktionsverlust.

Operation: Geschlossene Verriegelungsmarknagelung in unaufgebohrter Technik. Der Marknagel kann von anterograd über die Fossa piriformis oder bei distalen Frakturen und gleichseitigen Unterschenkelfrakturen von retrograd (Zugang über das Kniegelenk) eingebracht werden. Intraoperative Überprüfung der Stabilität des Kniegelenkes (Lachman-Test). Bei Frakturen mit schwerstem Weichteilschaden und begleitendem Thoraxtrauma muss gelegentlich zur Vermeidung von Fettembolien z.B. ein Fixateur externe angelegt werden und später die definitive Versorgung erfolgen. Postoperativ frühfunktionelle Nachbehandlung mit Teilbelastung des Beins.

Komplikationen. Blutung, Weichteilschaden, Gefahr der Fettembolie, Frakturheilungsstörungen, Infektionen, Gelenkkontrakturen und posttraumatische Fehlstellungen. Blutverlust von 1–2 Liter, Rotationsfehler

Prognose. Sehr gut bei Femurschaftfrakturen (90 % heilen innerhalb von 3–4 Monaten). Bei verzögerter Frakturheilung kann bei Marknagelosteosynthesen die sekundäre Dynamisierung mit Entfernung eines Verriegelungsbolzens sowie die Anlagerung von autologer Spongiosa als Reiz zur Knochenheilung erfolgen.

8.10.3 Distale Femurfrakturen

Ätiologie. Folge von Rasanztraumen (Trümmerzone und Gelenkbeteiligung) oder beim geriatrischen Patientengut mit Osteoporose (einfache Frakturformen)

Pathologie. Durch die Zugwirkung des M. gastrocnemius ergibt sich die typische Dorsalflexion des distalen Fragmentes

Einteilung. Nach der AO-Klassifikation (◘ Abb. 8.10)

Diagnostik. Röntgen in 2 Ebenen, ggf. CT, MRT vor definitiver Stabilisierung

Therapie. Anatomische Reposition der Gelenkfläche und Wiederherstellung der Achsenverhältnisse Voraussetzung für ein gutes funktionelles Ergebnis. Zur Verfügung stehen:

- Konventionelle Stabilisierungsverfahren mit Winkelplatten und der dynamischen Kondylenschraube
- Retrograde Marknagelosteosynthese
- »Eingeschobene« Plattensysteme mit winkelstabiler Verankerung der Schrauben in der Platte (Less Invasive Stabilization System – LISS)
- Fixateur externe beim polytraumatisierten Patienten

Nachbehandlung. Nach der Frakturversorgung muss die definitive Osteosynthese übungsstabil (aktive und passive Bewegungen des betroffenen Gelenkes ohne zusätzliche Belastung) sein. Erst nach dieser Zeit kann eine schrittweise Belastung stattfinden (15–20 kg).

Komplikationen. Pseudarthose, Weichteilinfektion (bei offenen Frakturen), Myositis ossificans, posttraumatische Gonarthrose (bei Gelenkbeteiligung)

8.11 Patellaverletzungen

8.11.1 Patellafrakturen **F07**

Ätiologie. Folge eines direkten Traumas (Anprallverletzung)

Epidemiologie. In 6–10 % offene Frakturen

Diagnostik. Klinik: Hämarthros oft mit tastbarer Delle. Röntgen in seitlicher und a.-p.-Projektion, bei Längsfrakturen zusätzliche axiale Aufnahme

Differenzialdiagnose. Patella bipartita (abgerundete Ränder)

Therapie. Konservativ: bei nicht dislozierten Frakturen mit intaktem Streckapparat Brace zur Beugungseinschränkung (0–3. Woche 30°; 3.–6. Woche 60° mit Teilbelastung)

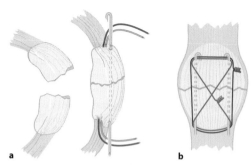

Abb. 8.57. a Patellaquerfraktur; bzw. die Augmentation des zerissenen medialen, patellofemoralen Ligaments (MPFL) mittels autologer Gracilissehne sowie ggf. eine Korrektur knöcherner Fehlstellungen (Beinachsenkorrekturen, sowie Trochleaplastik bei Trochleadysplasie); **b** typische Zuggurtungsosteosynthese mit Kirschner-Draht und doppelter Drahtschlinge

Operativ: bei dislozierten Frakturen (Frakturspalt > 2 mm) Zuggurtungsosteosynthese (Zugkräfte werden bei Beugung in Druckkräfte umgewandelt) oder Schraubenosteosynthesen (**■** Abb. 8.57a,b)

8.11.2   Patellaluxationen

Ätiologie. Folge eines inadäquaten Traumas bei prädisponierenden Faktoren wie Patelladysplasien, ligamentäre Laxizität, Genu valgum und Genu recurvatum

Pathologie. Folge der Luxation können chondrale oder osteochondrale Läsionen am lateralen Femurkondylus und der Patellarückfläche sein. Zusätzlich reißt das mediale Retinakulum ein.

Symptomatik. Fast ausschließlich Luxation der Patella nach lateral

Einteilung.
- Akute Patellaluxation: plötzliche »Verrenkung« des Kniegelenkes mit Herausspringen der Kniescheibe
- Rezidivierende Patellaluxation: in 20–40 % der Fälle nach erstmaliger Luxation

Therapie. Konservativ: Reposition unter Streckung des Kniegelenkes mit lateralem Druck auf die Patella (**■** Abb. 8.58a,b) und anschließender 3- bis 6-wöchiger Ruhigstellung

Operation: Bei Rezidiven erfolgen eine mediale Raffung des Kapsel-Band-Apparates und ein laterales Release (arthroskopisch oder offen) sowie ggf. eine Korrektur knöcherner Fehlstellungen.

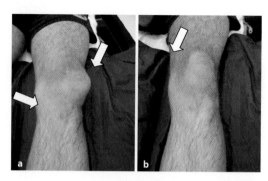

Abb. 8.58. Patellaluxation linkes Knie vor (**a**) und nach Reposition (**b**)

8.12   Verletzungen des Kniegelenkes

8.12.1   Grundlagen

Kreuzbänder

Die wichtigste stabilisierende Aufgabe im Kniegelenk erfüllen die Kreuzbänder (**■** Abb. 8.59a–c).

Vorderes Kreuzband. Es ist etwas schwächer und kürzer als das hintere. Es verhindert die Schienbeinkopfsubluxation nach vorne, hemmt die Überstreckung und sichert das Gelenk gegen Innen- und Außenrotation bei Flexion.

Hinteres Kreuzband. Verhindert analog die Schienbeinkopfsubluxation nach hinten und blockiert das Nachvorngleiten des Oberschenkels an der fixierten Tibia beim Stehen, Laufen und Gehen.

Klassifikation der Kniegelenkverletzungen
- Verletzung der Muskeln und Sehnen (v.a. Streckapparat)
- Verletzungen des Kapsel-Band-Apparates
- Meniskusverletzungen
- Knorpelverletzungen
- Frakturen

Diagnostik
Unfallhergang mit Art, Stärke und Richtung des Traumas

Körperliche Untersuchung
Die unverletzte Seite soll immer zuerst untersucht werden.
- Inspektion (Schwellung)
- Palpation: Bei Vorliegen eines Ergusses zeigt sich die sog. »tanzende Patella« (**■** Abb. 8.60)

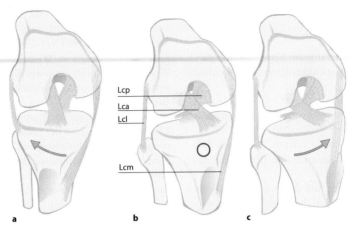

Lcp
Lca
Lcl

Lcm

a
b
c

◘ Abb. 8.59. Die Kreuzbänder und die Seitenbänder haben neben synergistischen Funktionen eine antagonistische Grundfunktion bei den Rotationen. **a** In AR sind es die Seitenbänder, die sich wegen ihrer zueinander gekreuzten Lage anspannen und ein Ausdrehen verhindern. Das Lig. collaterale mediale läuft von dorsal proximal am Femur nach ventral distal an der Tibia und das Lig. collaterale laterale in kreuzender Richtung von ventral proximal am Femur nach dorsal distal zum Fibulaköpfchen. **b** In NR wird keine der 4 Ligamentstrukturen besonders gefordert. **c** In IR sind die Seitenbänder mehr längs als diagonal orientiert und verlaufen mehr parallel zueinander. Sie werden dadurch entspannt, während die Kreuzbänder quirlartig gewunden und stark gespannt werden. *Lcm* Lig. collaterale mediale, *Lcl* Lig. collaterale laterale, *Lca* Lig. cruciatum anterior, *Lcp* Lig. cruciatum posterior

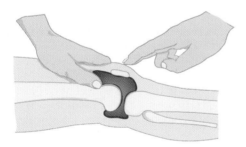

◘ Abb. 8.60. Nachweis eines intraartikulären Ergusses im Kniegelenk: »tanzende Patella«

◘ Tab. 8.7. Abschätzen des Ausmaßes einer Instabilität

Grad	Kürzel	Ausmaß	Verschiebung der Rotation
I	+	Leicht	<5 mm oder <5 Grad
II	++	Mittel	6–10 mm oder 6–10 Grad
III	+++	Schwer	>10 mm oder >10 Grad

- Kontrolle von Durchblutung, Motorik und Sensibilität sowie Funktions- und Stabilitätstests (◘ Tab. 8.7)
- Messung der Beweglichkeit nach der Neutral-Null-Methode, normal: 0–0–135°
- Häufig Andruck- und Verschiebeschmerz der Patella bei Quadrizepskontraktion (positives Zohlen-Zeichen)
- Prüfung der Bandstrukturen im Seitenvergleich bei gestrecktem und leicht gebeugtem Knie (◘ Abb. 8.61)

Apparative Diagnostik

- Konventionelle Röntgenaufnahmen: a.-p., seitlich und ggf. Patella axial

Bein gestreckt

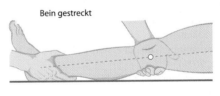

Bein gewinkelt (20–30°)

20–30°

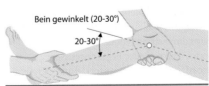

◘ Abb. 8.61. Prüfung der Seitenstabilität bei gestrecktem und 20° sowie 30° flektiertem Knie

- CT: bei angeborenen Veränderungen der Patella oder der Femurkondylen, bei Defekten und Frakturen
- MRT: gute Darstellung des Knochens, der Bandstrukturen, des Gelenkknorpels und der Menisken
- Sonographie: Nachweis von Gefäßveränderungen (Aneurysma, Venenthrombosen), Darstellung einer Poplitealzyste (Baker-Zyste)
- Kniegelenkpunktion: von lateral im oberen äußeren Quadranten nur unter Einhaltung strengster Asepsis
- Arthroskopie: aufgrund der hohen Aussagekraft des MRT fast nur noch therapeutischer Einsatz

8.12.2 Vordere Kreuzbandruptur

Anatomie. Das vordere Kreuzband durchzieht die Fossa intercondylaris von femoral dorsal lateral nach tibial ventral medial (wie die Hand in der Hosentasche). Es besteht aus zwei Bündeln, dem anteromedialen und dem posterolateralem.

Biomechanik. Das vordere Kreuzband verhindert das übermäßige Ventralgleiten des Tibiakopfes gegenüber dem Femur. Es ist zweisträngig. Der stärkere Anteil, das anteromediale Bündel (Leitbündel), stabilisiert das Knie in Streckung und Beugung, wogegen das posterolaterale Bündel fast ausschließlich in Streckung stabilisiert.

Ätiologie. Innenrotationstrauma der Tibia gegenüber dem Femur (in ca. 80 %) beim Springen oder Laufen oder kombiniertem Valgus-/Außenrotationstrauma beim Skifahren

Epidemiologie. Sportverletzungen in 80 %

Symptomatik. Hörbares Knallen, unspezifisches reißend/krachendes Gefühl. Gelenkschwellung (Hämarthros) innerhalb der ersten 2 h nach dem Trauma (in ca. 70 %)

Begleitverletzungen. Mediales Kollateralband und Menisken (bis zu 50 %), unhappy triad (vorderes Kreuzband, mediales Kollateralband und medialer Meniskus) beim Valgus-/Außenrotationstrauma, subchondrale Spongiosaimpression (»bone bruise«), Impressionsfrakturen an Tibiakopf oder Femurkondylen

Diagnostik. Abpunktion ausgedehnter Ergüsse unter sterilen Bedingungen. Erneute Untersuchung nach Abschwellung. Untersuchung im Seitenvergleich:

Lachman-Test (aussagefähigste Untersuchung): Im Schubladentest bei 20- bis 25-Grad-Flexion wird der sog. vordere »Anschlag« des vorderen Kreuzbandes geprüft. In dieser Position ist es entspannt und die vordere Schublade nicht durch den Türstoppereffekt des In-

nenmeniskushinterhorns und den Tonus der ischiokruralen Muskulatur gemindert.

Schubladentest: In 90-Grad-Flexion wird die totale a.-p.-Translation bestimmt (◘ Abb. 8.62a–c).

Pivot-shift-Test: Das gestreckte Knie wird unter leichtem Valgusstress und Innenrotation gebeugt. Dieser Test bewirkt in 20- bis 8-Grad-Beugung eine schnappende Reposition des nach anterolateral subluxierten Tibiakopfes. Der Grad der Subluxationstendenz, also von gleitend bis grob schnappend, korreliert am besten mit der Instabilitätssymptomatik des Patienten.

Konservative Therapie. Ausgleich der VKB-Insuffizienz durch Muskelaufbautraining (Quadrizeps und ischiokrurale Muskulatur), Koordinationstraining und »Anpassungsstrategien« (Feedback), Schienen- oder

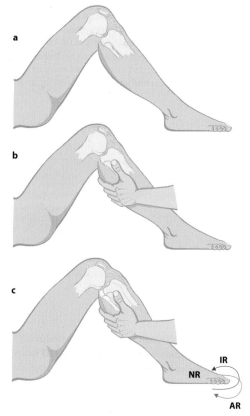

◘ **Abb. 8.62.** Untersuchungspositionen zur Prüfung der vorderen Instabilität. **a** In der Ausgangslage wird das Tibiaplateau durch das intakte hintere Kreuzband in seiner regulären Position gehalten. **b,c** Die Hand des Untersuchers zieht die Tibia gegen die Schwerkraft und den Tonus der Flexoren bei einem insuffizienten Kreuzband nach vorn. Diese Prüfung des sog. Schubladenphänomens hat zuerst in NR (Nullrotation), dann in IR (Innenrotation) und schließlich in AR (Außenrotation) zu erfolgen

Bandagenstabilisierung während sportlicher Aktivitäten

Operative Therapie. Versorgung erst frühestens 2 Wochen nach dem Trauma, VKB-Ersatz durch autologe Transplantate (mittleres Patellarsehnendrittel mit anhängenden Knochenblöcken, Semitendinosus-/Grazilissehnentransplantate oder der mittlere Anteil der Quadrizepssehne) in arthroskopischer Technik (weniger invasiv, beschleunigte Rehabilitation)

Die **postoperative Rehabilitation** hat die Gradwanderung zwischen Überbelastung und Überprotektion des Transplantates zu bewältigen, da beide Situationen zu einer Schwächung des Bandersatzes führen können. Zusätzlich darf die Transplantatverankerung als limitierender Faktor der ersten postoperativen Wochen bis zur Einheilung (Patellarsehne ca. 4–6 Wochen, Semitendinosus-/Grazilissehnen 8–12 Wochen) nicht überlastet werden. Andererseits besteht das große Risiko der postoperativen Bewegungseinschränkung (Arthrofibrose) bei einer zu zaghaften Rehabilitation.

Prognose. Die Prognose des konservativ behandelten VKB-insuffizienten Kniegelenkes hängt vom Grad der Instabilität und der Belastung ab. Nach VKB-Ersatz geben 80 % der Patienten eine Verbesserung der präoperativen Situation an (80–90 % gute oder sehr gute Resultate nach Kreuzbandersatz). Die Entwicklung einer Gonarthrose (lateral) ist nach Kreuzbandersatz zwar deutlich reduziert (ca. 35 %, 20-Jahres-Untersuchung), verglichen mit konservativ behandelten Patienten (ca. 65 %), die Progression lässt sich jedoch nicht ausschalten.

Indikation zur operativen Rekonstruktion des vorderen Kreuzbandes (VKB)

- Athletischer, aktiver Patient mit dem Wunsch, die vor dem Unfall bestehende sportliche Aktivität (z.B. Leistungssport) beizubehalten
- Aktiver Patient mit rupturiertem VKB und reparierbarem Meniskusriss
- Aktiver Patient mit rupturiertem VKB und Ruptur einer weiteren größeren ligamentären Struktur (HKB, mediales oder laterales Kollateralband)
- Patienten, deren tägliche Aktivität durch Instabilität eingeschränkt ist

Ziel der operativen VKB-Rekonstruktion

- Schutz des Kniegelenkes vor sich wiederholenden Verletzungen bei verbleibender Instabilität

▼

- Stabilisierung des Kniegelenks beim Leistungssportler, sodass das sportliche Aktivitätsniveau erhalten werden kann
- Vorbeugung der posttraumatischen Arthrose, bedingt durch sich wiederholende Meniskus- und Knorpelverletzungen

8.12.3 Hinteres Kreuzband

Anatomie. Das hintere Kreuzband (HKB; 2-strängig aufgebaut) durchzieht die Fossa intercondylaris, ansetzend an ihrem Dach, von femoral ventral lateral nach tibial dorsal medial.

Biomechanik. Das hintere Kreuzband verhindert das übermäßige Dorsalgleiten des Tibiakopfes gegenüber dem Femur (bei Beugung > 30°).

Ätiologie. Sportverletzungen (30 %), Verkehrsunfälle (häufig). Dorsale tibiale Translation in Beugung, z.B. beim vorderen Knieanpralltrauma (»dashboard injury«) oder Sturz auf das gebeugte Knie

 Cave

Jedes vordere Knieanpralltrauma ist bis zum Beweis des Gegenteils hochgradig verdächtig auf eine Läsion des hinteren Kreuzbandes.

Begleitverletzungen. Isolierte Rupturen des hinteren Kreuzbandes sind mit 3–5 % selten. In ca. 45 % der Fälle liegt eine Kombinationsverletzung von hinterem und vorderem Kreuzband vor, in ca. 40 % von hinterem Kreuzband und posterolateralem Komplex (PLK) (bestehend aus der lateralen Kapsel, der Sehne des M. popliteus, dem Lig. popliteofibulare und dem Lig. popliteum arcuatum).

Diagnostik. Anamnese wie bei VKB-Läsion. Körperliche Untersuchung auf Kontusionsmarken an der ventralen proximalen Tibia (»dashboard injury«) und auf Einblutungen in der Kniekehle. Der Schubladentest in 80- bis 90-Grad-Beugung ergibt eine vermehrte dorsale Translation der Tibia.

Dorsales Durchhangszeichen: Beide Knie werden parallel in 90-Grad-Beugung gehalten. Bei seitlicher Inspektion zeigt sich im Seitenvergleich, der Schwerkraft entsprechend, ein nach dorsal durchhängender Tibiakopf (◘ Abb. 8.63).

Quadrizepskontraktionstest: Bei 90-Grad-gebeugtem Knie wird der dorsal subluxierte Tibiakopf durch Quadrizepskontraktion zunächst in Ruheposition gebracht (Ausgleich des posterior sag). Erst dann erfolgt das Abheben des Fußes von der Unterlage.

»Reverse pivot shift«: Der Untersucher beugt das Knie unter gleichzeitiger Außenrotation des Fußes bis 90°

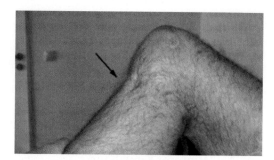

◻ Abb. 8.63. Dorsales Durchhangszeichen bei Ruptur des hinteren Kreuzbandes

und streckt es dann schnell unter gleichzeitigem Valgusstress. Bei vorhandener posterolateraler Instabilität reponiert sich der nach dorsal subluxierte Tibiakopf bei 20–30° in die Neutralstellung.

Röntgen: Kniegelenk in zwei Ebenen zur Beurteilung der degenerativen Veränderungen (mediales Kompartiment und patellofemoral) und Ausschluss knöcherner Begleitverletzungen, speziell dem tibialen knöchernen Ausriss des HKB, ggf. gehaltene Aufnahmen

MRT: Abklärung bei Unklarheiten entsprechend dem VKB für chronische Verletzungen

Konservative Therapie: Ruhigstellung in Extension mit Bewegungsübungen. Der asymptomatische Patient sollte Muskelaufbautraining durchführen und engmaschig kontrolliert werden (okkulte Begleitverletzungen, zunehmende Instabilität).

Operative Therapie: Arthroskopischer Ersatz des HKB. Bevorzugt verwendete Transplantate sind die Quadrizepssehne, die Patellarsehne, die viersträngige Semitendinosus-/Grazilissehne oder die Achillessehne (Allograft). Die Verankerung erfolgt in entsprechend anatomisch platzierten Bohrkanälen mit Interferenzschrauben und/oder zusätzlicher Fadenfixierung. Beim tibialen knöchernen Ausriss erfolgt eine Osteosynthese.

Nachbehandlung: Initial Immobilisierung des operierten Beins in Streckstellung. Die Schiene wird mehrmals täglich für Bewegungsübungen (0–90°) und Quadrizepsanspannungsübungen abgenommen. Eine Orthese wird nach ca. 1–2 Wochen angelegt (0–90°). Auch bei gutem Funktionszustand sollte die Rückkehr zum Sport erst nach 9–12 Monaten erfolgen.

Behandlungsindikation bei Verletzungen des hinteren Kreuzbandes (HKB)
- Konservative Therapie akuter HKB-Verletzungen:
  - Isolierte Verletzung (**Cave:** okkulte Begleitverletzungen, wie PLK, Knorpel, Menisken)
  - < 10 mm hintere Schublade
- Operative Therapie akuter HKB-Verletzungen:
  - Knöcherner Ausriss (**Cave:** okkulte intraligamentäre Schädigung. Plastische Deformierung mit resultierender Laxität)
  - > 10 mm hintere Schublade
  - Begleitverletzungen (VKB, laterale Instabilität: PLK, Meniskus)
- Konservative Therapie chronischer HKB-Verletzungen: Patient asymptomatisch
- Operative Therapie chronischer HKB-Verletzungen: Patient wird bei einer isolierten HKB-Insuffizienz symptomatisch

8.12.4   Mediales Seitenband

Anatomie. Das mediale Seitenband besteht aus langen Faserzügen, die von der medialen Oberschenkelrolle bis an die Medialseite des Schienbeinschaftes unter den Pes anserinus ziehen. Darunter liegen die kurzen Faserzüge des Lig. meniscofemorale und meniscotibiale (Kapselbänder), die jedoch von den langen Fasern durch eine Gleitschicht getrennt sind.

Biomechanik. Besonders belastet werden diese Bandstrukturen beim Valgus- und/oder Rotationsstress.

Ätiologie. Valgusstress des Kniegelenks

Epidemiologie. Die mediale Seitenband-/Kapselbandruptur gehört zu den häufigsten Sportunfällen. Vor allem Fußballer und Skifahrer sind stark betroffen.

Klassifikation.
- Bandverletzung Grad 1 (+): lokalisierter Gelenkschmerz, Druckdolenz, keine Aufklappbarkeit
- Bandverletzung Grad 2 (++): nachweisbare Aufklappbarkeit, Druckdolenz, lokalisierter Schmerz
- Bandverletzung Grad 3 (+++): totale Bandzerreißung, hochgradige Gelenkinstabilität

Symptomatik. Schmerzen im Bereich des medialen Kniegelenkes und ggf. ein Instabilitätsgefühl. Schwellung, Hämatom und ein Druckschmerz mit genauer Lokalisation

Diagnostik. Bei Grad-2- oder -3-Läsionen zeigt sich eine Aufklappbarkeit des Gelenkes. Der erforderliche Valgusstress muss immer in Streckstellung und 30-

8

Grad-Kniebeugung durchgeführt werden, da in Streckstellung das hintere Kreuzband anspannt und eine Seitenbandruptur maskiert. Zusätzliche Kreuzbandrisse und Meniskusverletzungen müssen ausgeschlossen werden.

Röntgen des Kniegelenks in 2 Ebenen zur Erkennung von Frakturen oder knöchernen Ausrissen. MRT bei V.a. zusätzliche Kreuzbandruptur oder Meniskusriss.

Konservative Therapie: Isolierte Seitenbandverletzungen Grad 1 und 2, ggf. Grad 3, sollten konservativ behandelt werden. Frühfunktionelle Therapie mit Orthese für 6 Wochen, davon 3 Wochen 0–30° und 3 Wochen 0–60°. Zusätzlich Antiphlogistika, Kryotherapie, isometrische Spannungsübungen, aktive und passive Bewegungsübungen, Muskelaufbau und Elektrotherapie

Operative Therapie: Naht des medialen Bandkomplexes bei knöchernen Ausrissen mit Fragmentdiastase > 3 mm

Prognose. Sehr gute Prognose, da fast immer Ausheilung

8.12.5 Laterales Seitenband

Anatomie. Runde Bandstruktur, die von der lateralen Oberschenkelrolle zum Wadenbeinköpfchen zieht. Das laterale Seitenband schützt das Kniegelenk bei Varustraumen. Der etwas weiter ventral liegende Tractus iliotibialis ist ein weiterer Stabilisator.

Epidemiologie. Isolierte Verletzungen des lateralen Seitenbandes sind selten.

Begleitverletzungen. Verletzung des lateralen Kapsel-Band-Apparates und der Kreuzbänder. Betroffen sind typischerweise das laterale Seitenband, der Tractus iliotibialis, die Popliteussehne und das hintere Kreuzband.

Symptomatik. Ausgeprägtes Instabilitätsgefühl bei Kombinationsverletzungen

Klassifikation und Diagnostik. ► Kap. 8.11.4. Außerdem exakte Funktionsuntersuchung des N. peroneus

Konservative Therapie: nur bei der sehr seltenen isolierten Seitenbandruptur mit frühfunktioneller Nachbehandlung

Operatives Vorgehen: bei Kombinationsverletzungen durch Versorgung der Begleitverletzungen (Kreuzbänder, dorsale Kapsel, Meniskusverletzungen)

8.12.6 Knieluxation

Ätiologie. Entsteht im Rahmen von Gewalt- bzw. Rasanztraumen, vorzugsweise bei Verkehrsunfällen durch Anprall des Kniegelenkes an das Armaturenbrett oder beim Sport

Epidemiologie. In 20–30 % der traumatischen Knielenkluxationen Verletzungen des N. peroneus und in ca. 25 % der Fälle Schädigungen der A. poplitea

Begleitverletzungen.
- Ausgedehnter Weichteilschaden im Bereich des Kniegelenks
- Ruptur des vorderen und hinteren Kreuzbands
- Riss des Tractus iliotibialis und der Popliteussehne
- Innen- und/oder Außenmeniskusverletzung
- Ruptur des meniskofemoralen/-tibialen Kapselbands
- Ruptur des medialen Seitenbands sowie des lateralen Seitenbands am Wadenbeinköpfchen (häufig knöchern ausgerissen)
- Ruptur der Bizepssehne und des Läsion des N. peroneus (Traktionsschaden)
- Gefäßverletzungen (A./V. poplitea), v.a. bei der ventralen Luxation

Klassifikation. Nach der Stellung der Tibia gegenüber dem Femur:
- Vordere Luxation: die Tibia steht vor dem Femur
- Hintere Luxation: die Tibia steht hinter dem Femur
- Mediale Luxation: die Tibia steht medial dem Femur
- Laterale Luxation: die Tibia steht lateral dem Femur
- Kombinationsluxation: anteromedial, posterolateral

Symptomatik. Diffuse Schwellung der Knieweichteile und eine teils heftige Schmerzsymptomatik. Bei spontaner Reposition kann die Schwere der Verletzung übersehen werden (Polytrauma!).

Diagnostik.
- Klinische Untersuchung: hochgradig instabiles Gelenk mit Luxationsneigung. Kontrolle DMS. Ausgeprägte Überstreckbarkeit und Varus-/Valgusinstabilität
- Röntgenaufnahmen in 2 Ebenen zum Ausschluss einer Fraktur oder knöcherner Begleitverletzungen
- Farbdopplersonographie: im Vergleich mit der Gegenseite. Bei Gefäßverschluss oder Intimaläsion notfallmäßige Gefäßrevision

- Angiographie: bei geringstem Verdacht auf eine Gefäßverletzung, um auch Intimaläsionen zu erfassen (prä-, intra- und postoperativ)

> **❶ Cave**
>
> Tastbare Fußpulse schließen eine Intimaläsion nicht aus!

Therapie. Notfall: Erheben des neurovaskulären Status und notfallmäßige Reposition. Nach Reposition wird der Gefäßstatus nochmals überprüft. Gleichzeitig Kontrolle der exakten Gelenkstellung mittels Bildwandler sowie Stabilitätsprüfung.

Operation: Anlage eines gelenküberbrückenden Fixateur externe zur sicheren Ruhigstellung von Gelenk und Weichteilen. Gefäßverletzungen müssen sofort rekonstruiert (Veneninterponat) werden, ggf. Kompartmentspaltung des Unterschenkels.

Konservative Versorgung: Eine Behandlung im Brace hinterlässt meist eine bleibende Instabilität.

Definitive Versorgung: Eine offene Luxation muss sofort versorgt werden. Bei geschlossenen Luxationen empfiehlt es sich, bis zur Abschwellung der Weichteile zu warten.

Nachbehandlung. Abhängig von der Ausdehnung der Verletzung. Sperrorthese mit eingeschränktem Bewegungsumfang

Prognose. Primär abhängig von einer etwaigen Gefäßverletzung und deren Versorgung. Sekundäre Komplikationen sind ein frühzeitig einsetzende Arthrose und Instabilität.

8.12.7   Meniskusläsionen

Definition. Aus Faserknorpel bestehende Gelenkscheiben, die am Knie zum Kongruenzausgleich zwischen dem abgeflachten Tibiaplateau und den abgerundeten Femurkondylen dienen und gleichzeitig als Gelenkflächen und Stoßdämpfer wirken. Zudem tragen sie zur Stabilisierung und zur Gleitfähigkeit des Kniegelenkes bei.

Anatomie. Der Innenmeniskus ist halbmondförmig und mit der Kapsel bzw. dem Lig. meniscofemorale und Lig. meniscotibiale fest verwachsen. Der Außenmeniskus ist fast ringförmig und nicht mit der Kapsel verwachsen.

Einteilung. Meniskusläsionen werden nach Form (Längs-, Korbhenkel-, Horizontal-, Radiärruptur) und Lokalisation (Vorderhorn, Pars intermedia, Hinterhorn) und dem Entstehungsmechanismus (traumatisch, degenerativ) unterteilt.

Ätiologie. Folge von Rotationstrauma des Kniegelenkes oder degenerativen Veränderungen. Häufig in Kombination mit Kapsel-Band-Verletzungen des Kniegelenkes

Symptomatik. Druckschmerz über dem Gelenkspalt, Bewegungsblockaden bei Meniskuseinklemmung (alleine nicht beweisend für eine Meniskusläsion), Schmerzen bei Bewegung und Belastung

Diagnostik.

- Körperliche Untersuchung:
  - **Test nach McMurray:** Innen- und Außenrotation des Unterschenkels bei im Hüft- und Kniegelenk 90-Grad-gebeugtem Bein. Bei Druck auf den Meniskus werden Schmerzen angegeben.
  - **Test nach Apley-Grinding:** Der Test wird in Bauchlage durchgeführt. Beugung von 90° im Kniegelenk. Rotation des Unterschenkels und Druck auf den Meniskus über eine axiale Stauchung führen zur Schmerzangabe.
  - **Test nach Steinmann I:** Schmerzen bei Rotation des Unterschenkels
  - **Test nach Steinmann II:** Mit zunehmender Beugung im Kniegelenk wandert der Druckschmerz am Gelenkspalt von ventral nach dorsal.
- Röntgen in 2 Ebenen (a.-p und seitlich), keine weiteren Spezialaufnahmen
- MRT: bei Meniskusverletzungen Treffsicherheit > 90 %
- Arthroskopie: wenig invasiv zur gleichzeitigen Therapie bei klinisch eindeutigem Meniskusriss. Histologische Differenzierung zwischen einer frischen traumatischen Läsion und einem degenerativen Schaden

Therapie. Liegt eine frische Meniskusläsion vor, sollte nach Möglichkeit die erhaltende Therapie mit Refixation erfolgen. Degenerativ veränderte Meniskusanteile werden partiell entfernt.

Konservativ: Kleine Rissbildungen und Risse in der vaskularisierten Zone. Kühlende Maßnahmen, kurzfristige Gabe von Antiphlogistika, intensive Krankengymnastik und vorübergehendes Sportverbot.

Operativ: Domäne der Arthroskopie, da alle Anteile der Menisken gut eingesehen und mit Instrumenten erreicht werden können (❒ Abb. 8.64). Meniskusnaht oder sparsame Teilresektion. Eine offene Meniskusresektion oder Meniskusnaht sollte nur noch im Rahmen von größeren Eingriffen am Kniegelenk vorgenommen werden.

Nachbehandlung: Postoperative Mobilisierung unter schmerzadaptierter Vollbelastung.

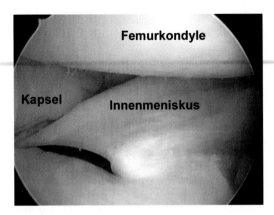

Femurkondyle

Kapsel **Innenmeniskus**

☐ **Abb. 8.64.** Intraoperativer Situs einer Innenmeniskusrevision

8.12.8 Knorpelverletzungen

Biomechanik. Der Knorpelbelag unterliegt einer erheblichen Beanspruchung und altersbedingten Veränderungen. Die Schutzfunktion der Menisken wird durch deren Verschleiß und/oder deren Entfernung gemindert. Mit dem Alter verschlechtert sich die Regenerationsfähigkeit des Knorpels nimmer weiter.

Unfallmechanismus. Schädigung durch Trauma, Ernährungsstörungen, Überbelastung und biomechanische Fehlstellungen

Klassifikation.
- Knorpelverletzung bei Gelenkfrakturen
- Osteochondrale Frakturen
- Osteochondrosis dissecans (OD)
- Chondromalazia patellae

Einteilung. Die Einteilung von Knorpelschäden erfolgt entsprechend der Klassifikation nach Outerbridge.

Symptomatik. Akuter Schmerz nach einem Trauma, der sich langsam bessert, um sich später bei Auftreten einer Synovialitis mit Reizerguss wieder zu verstärken.

Diagnostik.
- Röntgen: KG in 2 Ebenen. (Frakturen, osteochondrale Läsionen, die Osteochondrosis dissecans, eine Verschmälerung des Gelenkspaltes, Osteophyten sowie eine subchondrale Sklerosierung)
- CT: bei unklaren Frakturverläufen
- MRT: Methode der Wahl bei Knorpelläsionen und subchondralen Veränderungen
- Arthroskopie: Standardverfahren (Entfernung von freien Gelenkkörpern, Knorpelglättung, Mikrofrakturierung, Anbohren des Knochens). Einteilung des Knorpelschadens in Schweregrade:

Klassifikation von Knorpelschäden (nach Outerbridge)
- Grad 0: Normalbefund
- Grad I: Knorpelerweichung
- Grad II: Oberfläche aufgefasert mit Einrissen und deutlicher Fibrillation
- Grad III: Tiefe Fissuren und Krater, nicht an den subchondralen Knochen reichend
- Grad IV: Freiliegender subchondraler Knochen (Knochenglatze)

Oberflächliche Knorpeldefekte

Prognose. Keine Spontanheilung

Epidemiologie. Oberflächliche Knorpelschäden kommen häufig an der Patella vor (Chondromalazia patellae).

Therapie. Mechanisch störende Anteile werden arthroskopisch mit kleinen Fräsen oder thermisch (Radiofrequenzgeräte) abgetragen (oberflächliche Knorpelglättung). Bei traumatischer Genese empfiehlt sich ein Vorgehen entsprechend der Ursache (z.B. Behandlung der rezidivierenden Patellaluxation).

Osteochondrale Defekte

Ätiologie. Entstehen durch Frakturen (z.B. bei Patellaluxation) oder durch Erkrankungen des subchondralen Knochens (z.B. Osteochondrosis dissecans)

Therapie. Die frische Verletzung sollte schnellstmöglich operativ (Fibrinkleber, resorbierbare Stifte oder Schrauben) versorgt werden, um die Chance der Refixation größerer Knorpelfragmente nicht zu versäumen.

Prognose. Gute Prognose bei jungen Leuten (Heilungsrate von ca. 60 %). Bei Erwachsenen verschlechtert sich die Langzeitprognose mit zunehmendem Alter (sekundäre Arthrosen von ca. 80 %).

Osteochondrosis dissecans (OD)

Definition. Lokalisierte aseptische Knochennekrose mit der Gefahr der Abstoßung als freier Gelenkkörper (Gelenkmaus)

Epidemiologie. Vor allem an medialer Femurrolle und Patellarückfläche

Symptomatik. Gegen Ende der Wachstumsphase belastungsabhängige Knieschmerzen bei plötzlichen rezidivierenden Einklemmungen

Klassifikation.
- Stadium I: Schlummerstadium (im MRT zu erkennen)
- Stadium II: Deutliche Aufhellung
- Stadium III: Demarkierung durch Sklerosewall
- Stadium IV: Abstoßung (freier Gelenkkörper)

Operative Therapie. Stadien I und II: Krankengymnastik und 8- bis 10-wöchige Entlastung. MRT-Kontrolle nach 3–6 Monaten

Operative Therapie. Stadium II: Pridie-Bohrungen (Anbohren des Knochens). Stadium III: Refixation des Dissekats mit resorbierbaren Stiften oder Fibrinkleber. Stadium IV: Replantation, Defektfüllung mit Spongiosa bzw. OATS (osteochondrale Autograft Transplantation).

> Zwingend notwendig ist in jedem Fall die Entlastung der betroffenen Extremität für 6–12 Wochen (15 kg Teilbelastung). Verlaufskontrolle durch MRT.

8.13 Verletzungen des Unterschenkels

8.13.1 Tibiakopffraktur

Epidemiologie. Laterale Tibiakopffrakturen sind wegen der physiologischen Valgusstellung der Beinachse und der dünneren lateralen Trabekelstruktur am Tibiakopf häufiger als mediale.

Unfallmechanismus. Folge axialer Krafteinwirkungen in Kombination mit horizontalen Biegekräften (◘ Abb. 8.65a,b)

Klassifikation. Plateaufrakturen (Frakturen ohne Bandläsion) und Luxationsfrakturen (Frakturen mit ligamentären Verletzungen). Monokondyläre und bikondyläre Tibiakopffrakturen.

Symptomatik. Gelenkerguss und schmerzhafte Bewegungseinschränkung

Diagnostik. Überprüfung des neurovaskulären Status (Cave: N. peroneus). Bei ausgedehntem Weichteilschaden Gefahr eines Kompartmentsyndroms. Röntgen des

Kniegelenks in zwei Ebenen, ggf. 45-Grad-Schrägaufnahmen CT/MRT geben Aufschluss über die Frakturmorphologie und Bandläsionen

Therapie. Initiale Lagerung auf einer Schiene, bei ausgedehntem Weichteilschaden Anlage eines Fixateur externe zur Abschwellung. Nur wenige Frakturen lassen sich konservativ mit Orthesen und Teilbelastung für 6–12 Wochen behandeln (z.B. unverschobene Frakturen mit einem Frakturspalt < 1 mm). Dislozierte und instabile Frakturen werden zur Vermeidung der posttraumatischen Arthrose operativ behandelt. Die Stabilisierung erfolgt mit speziellen, an die Form des Tibiaplateaus angepassten Plattensystemen. Knochendefekte werden durch Spongiosatransplantate oder Knochenersatzmaterialien aufgefüllt. Frühfunktionelle Nachbehandlung mit Teilbelastung des Beines, Bewegungsschiene (CPM-Schiene) und aktivem Muskelaufbautraining.

Komplikationen. Pseudarthrosen, posttraumatische Gonarthrose, Myositis ossificans. Bei offenen Frakturen auch Weichteilinfektionen und Osteitis.

8.13.2 Unterschenkelschaftfrakturen

Definition. Bleibt die Fibula intakt, liegt eine isolierte Tibiafraktur vor. Ist zusätzlich die Fibula frakturiert, liegt eine komplette Unterschenkelfraktur vor.

Pathologie. Gehören zu den schwerwiegenden Frakturen, bedingt durch die asymmetrische Anordnung der Weichteile und die exponierte Position der Tibia

Unfallmechanismus. Niedrige kinetische Kräfte (Torsionsfrakturen mit geringem Weichteiltrauma), hohe Energieeinwirkung (komplexe Frakturmuster)

Einteilung. Frakturen nach AO (◘ Abb. 8.10), Weichteilschäden nach Gustilo und Anderson bzw. Tscherne und Oestern (◘ Kap. 8.2)

Therapie. Wiederherstellung der anatomischen Verhältnisse (Länge, Achse und Rotation) ohne Funktionsverlust

Komplikation. Cave: Unterschenkelkompartmentsyndrom ist eine typische Komplikation

Konservative Therapie: bei kindlichen Frakturen und Frakturen mit geringer Dislokation. Temporäre Ruhigstellung (3 Wochen) im Oberschenkelliegegips mit anschließender Brace-Behandlung (Sarmiento-Brace). Voraussetzung sind engmaschige Kontrollen und ein kooperativer Patient (Druckulzera, Thrombosen, Embolien).

Operation: bei instabilen Frakturen sowie Brüchen mit schwerem Weichteilschaden. Gelenknahe, metaphysäre Frakturen werden bevorzugt mit der Plattenosteosynthese (eingeschobene Platten oder winkelstabile Implantate, z.B. LISS), Schaftfrakturen mit Verriegelungsmarknagelung stabilisiert.

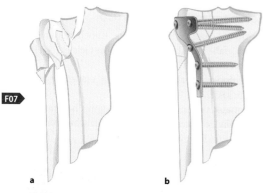

◘ Abb. 8.65. Laterale Tibiakopfimpressionsfraktur; **a** vor und **b** nach Aufrichtung der Gelenkfläche, Spongiosaunterfütterung und Stabilisierung mit Abstützplatte

a   **b**

F07

F07

F07

F07

8

Nachbehandlung: Teilbelastung (15 kg). Die weitere Belastungssteigerung ist abhängig von der Stabilität der Osteosynthese und der radiologisch erkennbaren Kallusformation. Bei Marknagelosteosynthesen kann nach 4–6 Wochen die sekundäre Dynamisierung (Entfernung von Verriegelungsbolzen) erforderlich sein, um weitere Kompression auf die Frakturenden bei Belastung zu erzielen.

8.13.3 Distale Unterschenkelfrakturen

Einteilung. Man unterscheidet extraartikuläre Frakturen in der Metaphysenregion (◘ Abb. 8.66) von distalen intraartikulären Frakturen (**Pilon-tibiale-Frakturen,** Pilon = Stößel, ◘ Abb. 8.67a-c).

Unfallmechanismus. Hochenergetisches axiales Stauchungstrauma

Therapie. Anatomische Rekonstruktion der Achsenverhältnisse (Varus-/Valgusfehlstellung) und der Gelenkfläche zur Vermeidung einer posttraumatischen Arthrose. Herstellung der ursprünglichen Länge durch Osteosynthese der ebenfalls betroffenen Fibula. Rekonstruktion der Gelenkfläche meist mit Schraubenosteosynthese und Abstützplatte (◘ Abb. 8.67a–c). Bei kritischen Weichteilen Stabilisierung mittels externer Fixation.

Nachbehandlung. Frühfunktionelle Nachbehandlung und schrittweise Belastungssteigerung je nach Weichteilschaden und Kallusformation. Bei Pilon-tibiale-Frakturen wird die Belastungssteigerung langsamer erfolgen, als bei metaphysären Frakturen.

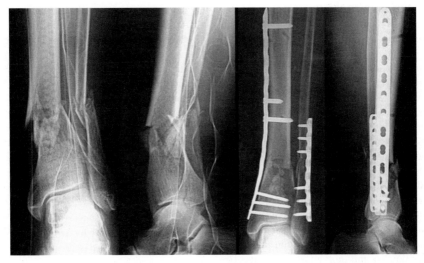

◘ **Abb. 8.66.** Distale Unterschenkelfraktur. Vor und nach Versorgung mit einer doppelten winkelstabilen Plattenosteosynthese (Klassifikation nach AO= 43-A3.3)

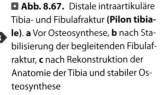

◘ **Abb. 8.67.** Distale intraartikuläre Tibia- und Fibulafraktur (**Pilon tibiale**). **a** Vor Osteosynthese, **b** nach Stabilisierung der begleitenden Fibulafraktur, **c** nach Rekonstruktion der Anatomie der Tibia und stabiler Osteosynthese

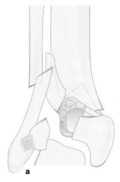
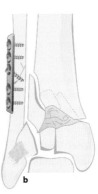
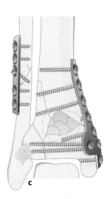

a   b   c

8.14 Verletzungen im Sprunggelenksbereich

H09 8.14.1 Malleolarfrakturen

Anatomie. Die Sprunggelenkgabel wird von der distalen Fibula (lateral) und der Tibia (medial) gebildet, die den Talus als Gelenkpartner einschließen.

Biomechanik. Die exakte Führung übernehmen ossäre und ligamentäre Strukturen:

- Außenknöchel mit lateralem Bandkomplex (Lig. fibulotalare anterius, Lig. fibulotalare posterius, Lig. fibulocalcaneare)
- Innenknöchel mit Lig. deltoideum
- Vordere und hintere Syndesmose
- Membrana interossea (zwischen Fibula und Tibia)

Unfallmechanismus. Häufig. Pronations- und Supinationstraumen (Sportunfälle)

Klassifikation. Außenknöchelfraktur in Bezug zur Höhe der Syndesmose nach Weber:

- Weber-A- Fraktur: unterhalb der Syndesmose (auf Höhe oder distal des Gelenkpaltes)
- Weber-B-Fraktur: in Höhe der Syndesmose mit fakultativer Verletzung der Syndesmose (zusätzlich Verletzung des Innenknöchels und des hinteren Kantenfragmentes möglich)
- Weber-C-Fraktur: oberhalb der Syndesmose mit Verletzung der Syndesmose
- Sonderformen:
  - **Tubercule de Chaput:** knöcherner Syndesmosenausriss
  - **Volkmann-Dreieck:** Ausriss des hinteren Kantenfragments der Tibia
  - **Maisonneuve-Fraktur:** Sonderform der Typ-C-Frakturen mit hoher Fibulafraktur. Die Membrana interossea ist auf ganzer Länge eingerissen

Diagnostik. Anamnese (Unfallmechanismus), körperliche Untersuchung und Beurteilung des Weichteilschadens. Röntgen des Sprunggelenks in a.-p. (15-Grad-Innenrotation) und seitlichem Strahlengang. CT bei Vorliegen einer Gelenktrümmerzone

> ❗ **Cave**
> Röntgenbilder vom Luxationszustand sind ein dokumentierter Behandlungsfehler.

Therapie. Initial notfallmäßige geschlossene Reposition und Retention (Schiene) bereits am Unfallort
Konservativ: bei stabilen, unverschobenen Frakturen (Typ-A und einfacher Typ-B) Ruhigstellung bis zur Abschwellung im gespaltenen Unterschenkelliegegips.

Anschließend zirkulärer Gips oder Spezialorthese (z.B. Vacoped) für 6 Wochen mit 15 kg Teilbelastung und Thromboseprophylaxe.

Operation: Günstigster Zeitpunkt ist innerhalb der 6- bis 8-h-Grenze, wenn sich noch keine maximale Schwellung ausgebildet hat. Da bereits kleinste Inkongruenzen im oberen Sprunggelenk zur posttraumatischen Arthrose führen, exakte (operative) anatomische Reposition. Operative Stabilisierung der Fibula durch interfragmentäre Zugschraube. Sicherung der erzielten Reposition durch zusätzliche Neutralisationsplatte. Direkte Verschraubung frakturierter Innenknöchel oder bei kleineren Fragmenten Stabilisierung durch Zuggurtung. Frakturen des Volkmann-Dreiecks werden indirekt von vorne verschraubt (◘ Abb. 8.68). Bei Polytrauma kann auch ein Fixateur externe bis zur Abschwellung zur Anwendung kommen. Maisonneuve-Frakturen werden bei hochgradiger Instabilität durch eine Stellschraube für 6 Wochen fixiert (◘ Abb. 8.69).

Nachbehandlung: Je nach Stabilität der Osteosynthese und begleitender Bandverletzung kann eine gipsfreie funktionelle Nachbehandlung, ein abnehmbarer Spezialschuh (Vacoped) oder ein zirkulärer Gips für 4–6 Wochen verwendet werden. Teilbelastung (15–20 kg) für 4–6 Wochen

Prognose. Korrelation zur Frakturschwere von der A-Fraktur mit 95 % bis zur C-Fraktur mit etwa 75 % guten und sehr guten Ergebnissen. Eine Früharthrose ist meist auf eine unvollständige Reposition des Volk-

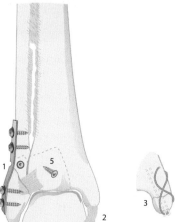

◘ **Abb. 8.68.** Verschiedene Osteosynthesearten bei Knöchelbrüchen. *1* Verplattung der Fibula mit Zugschraube, *2* Naht des Lig. deltoideum, *3* Zuggurtung, *4* Verschraubung einer Abrissfraktur des Innenknöchels, *5* Verschraubung des Volkmann-Dreiecks

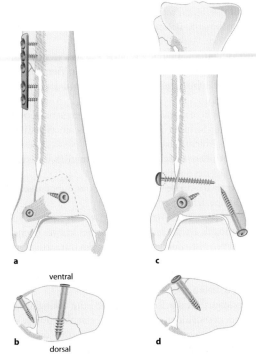

a

ventral

b

dorsal

c

d

☐ **Abb. 8.69.** Typ-C-Maisonneuve-Fraktur. **a** Verplattung des Wadenbeins und Verschraubung der ausgerissenen vorderen Syndesmose bzw. des Volkmann-Dreiecks; **b** im Querschnitt. **c** Verschraubung des Tubercule de Chaput an der Tibia und temporäre Ruhigstellung der Fibula der Stellschraube; **d** im Querschnitt

mann-Fragmentes, fehlende anatomische Einstellung der Fibula in der Inzisur oder auf den traumatischen Knorpelschaden zurückzuführen.

8.14.2 Achillessehnenruptur

Einteilung.
- Traumatisch: direkt durch Schlag, Tritt, Schnitt
- Spontanruptur: Degenerationsvorgänge bei rezidivierenden Mikrotraumen (Sportler), Immunsuppression (Kortisontherapie) und Infektionen (z.B. Lues, Gonorrhö)

Symptomatik. Unter Belastung plötzlich auftretendes »knallendes Geräusch« (Peitschenschlag), tastbare Delle proximal des Fersenbeins im Verlauf der Achillessehne Zehenstand ist unmöglich
Diagnostik. Durch Zusammendrücken der Wadenmuskulatur des auf dem Bauch liegenden Patienten kann keine Plantarflexion des Fußes mehr ausgelöst werden (**Thompson-Test positiv**). Sonographie zur genauen Darstellung der Rupturstelle

Therapie. Operativ durch Sehnennaht, Immobilisierung in Spitzfußstellung (bis 30°) oder konservativ durch Immobilisierung in Spitzfußstellung. Differenzierung durch dynamische Sonographie. Bei guter Adaption erfolgt die konservative Therapie, bei Dehiszenz der Sehnenenden operative Therapie.
Nachbehandlung. Spitzfußstellung in abnehmbarer Unterschenkelorthese (z.B. Vacoped) mit 30-Grad- und anschließend 15-Grad-Fersenerhöhung für insgesamt 6 Wochen. Orthese für weitere 3 Wochen ohne Fersenerhöhung (Sportverbot >3 Monate)

8.14.3 Bandverletzungen des Sprunggelenkes

Ätiologie. Supinationsverletzung
Epidemiologie. Häufige Sportverletzungen mit Bandverletzung in über 50 % (Lig. fibulotalare anterius)
Symptomatik. Schwellung, Schmerz und Hämatombildung im Bereich des Sprunggelenks
Diagnostik. Erfragung von Unfallhergang und Vorschäden. Talusvorschub und laterale Aufklappbarkeit. Röntgen des Sprunggelenks in zwei Ebenen. Gehaltene Aufnahmen sind in der Akutsituation absolet und finden nur noch in der Diagnostik und Beurteilung chronischer Instabilitäten Verwendung. Bei einer Taluskippung von mehr als 10° im Seitenvergleich liegt eine Bandruptur vor. MRT bei V.a. Knorpelläsion oder ausgedehnten Bandverletzungen
Therapie. Konservativ bei Ein- und Zweibandverletzungen, bei Dreibandverletzungen besteht eine OP-Indikation, sofern sich klinisch eine deutliche laterale Aufklappbarkeit und ein vermehrter Talusvorschub zeigen. Ggf. Wiederherstellung eines stabilen Kapselbandapparates durch Periostlappenplastik oder Peroneus-brevis-Sehnenplastik. Postoperative Immobilisierung im Kunststoffcast, Vacoped-Schuh oder einer anderen Orthese für 6 Wochen
Prognose. Konservativ behandelte höhergradige Rupturen zeigen in 25–50 % schlechte oder nur befriedigende Resultate. Bei 5–10 % verbleiben Instabilitäten. Nach operativer Stabilisierung weisen 90 % der Patienten gute bis sehr gute Ergebnisse auf.

8.15 Fußverletzungen

8.15.1 Talusfrakturen

Anatomie. Die Talusoberfläche ist zu 3/5 mit Gelenkknorpel überzogen. Die Gelenkflächen artikulieren einerseits mit der Tibia und der Fibula, andererseits mit dem Kalkaneus und dem Kahnbein.

H06

H07

H06

F08

H06

Epidemiologie. Seltene Verletzungen (ca. 0,5 % aller Frakturen)

Ätiologie. Axiale Stauchung, Scher- und Biegekräfte

Sonderformen. Flake-Frakturen= osteochondrale Läsionen, die bei Sprunggelenkluxationen und -frakturen auftreten können.

Diagnostik. Seitliche, dorsoplantare und a.-p.-Röntgenaufnahme des oberen Sprunggelenks. CT für 2- und 3-dimensionale Rekonstruktionen

Klassifikation. Zentrale Frakturen (Taluskopf, -hals oder –körper) Luxationsfrakturen und periphere Frakturen

Therapie. Bei unverschobenen oder gering dislozierten Frakturen Unterschenkelspaltgips mit Teilbelastung von 15–20 kg für 6–8 Wochen. Alle verschobenen Talusfrakturen müssen dringend operiert werden (kritische Perfusion des Talus). Postoperativ schließt sich eine Teilbelastung von 15 kg für 3 Monate an.

Komplikationen. Avaskuläre Talusnekrose, posttraumatische Arthrose und Infekt

Prognose. Je schwerwiegender die Frakturform, desto höher die Gefahr der posttraumatischen Talusnekrose

8.15.2   Kalkaneusfrakturen

Anatomie. Größter Fußknochen mit 4 Gelenkflächen zu Talus bzw. Cuboid

Epidemiologie. 2 % aller Frakturen

Ätiologie. Stürze aus großer Höhe und Verkehrsunfälle

Symptomatik. Belastungsunfähigkeit, Schwellung mit Hämatom, Fehlstellung des Rückfußes

Klassifikation. Einteilung nach Sanders je nach Anzahl der beteiligten Gelenke bzw. dem Zerstörungsgrad des Subtalargelenkes oder aufgrund der Frakturlokalisation:

- Periphere extraartikuläre Frakturen, je nach beteiligter Struktur (Korpus/Processus anterius/Tuber, z.B. Entenschnabelfrakturen)
- Periphere intraartikuläre Frakturen (z.B. Beteiligung des Sustentaculum tali)
- Intraartikuläre Frakturen, die das Subtalargelenk einbeziehen

Diagnostik. Röntgen des Fersenbeines in zwei Ebenen, von Vor-/Mittelfuß und von OSG. Bei intraartikulären Frakturen CT

Komplikationen. Fußkompartmentsyndrom bei 2–5 % der Patienten

Therapie. Ziel der Behandlung ist eine übungsstabile Wiederherstellung der äußeren Fersenbeinform, die Rekonstruktion aller Gelenkflächen und die frühfunktionelle Nachbehandlung. Daher besteht bei dislozierten Gelenkfrakturen und bei deutlicher Höhenminderung, Verkürzung bzw. Verbreiterung des Rückfußes sowie bei Achsfehlstellungen OP-Indikation. Der Weichteilschaden bestimmt das Timing (K-Drähte, winkelstabile Platten, Schrauben, ◘ Abb. 8.70). Geschlossene und unverschobene Brüche werden nach

◘ **Abb. 8.70. a** Kalkaneusfraktur mit Einstauchung der dorsalen Gelenkfacette (»joint-depression type«). **b** Osteosynthese der Kalkaneusfraktur von lateral mit Zugschrauben und Platten. **c** Frakturen des Fersenbeines werden in der Regel über einen lateralen Zugang, der einen guten Einblick in das Subtalargelenk ermöglicht, versorgt. Nach Reposition der Fraktur kann sie mit speziell vorgeformten Platten stabilisiert werden

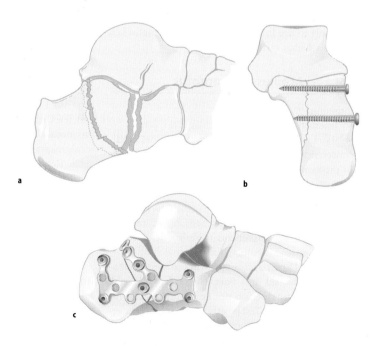

a

b

c

dem Abschwellen frühfunktionell durch Teilbelastung mit 15 kg für 6–8 Wochen behandelt.

Prognose. Die unfallbedingte subtalare Arthrose ist die häufigste Folge von Kalkaneusfrakturen,

8.15.3 Osteoligamentäre Mittel- und Rückfußverletzungen

Definition. Luxationsfrakturen der Chopart-Reihe (zwischen proximalen Fußwurzelknochen und Os calcaneus bzw. Taluskopf) und der Lisfranc-Reihe (zwischen Fußwurzelknochen und Ossa metatarsalia)
Ätiologie. Stürze aus großer Höhe sowie Verkehrsunfälle (Fußpedale); direkte Überrolltraumen führen neben den knöchernen Verletzungen meist zu drittgradig geschlossenen/offenen Weichteilschäden
Epidemiologie. ca. 1 % aller Frakturen
Symptomatik. Initiale Fehlstellung, massive Schwellung
Einteilung.
- Isolierte Dislokation eines/zweier Metatarsalia
- Komplette homolaterale bzw. divergierende (alle Metatarsalia luxieren in eine bzw. in divergierende Richtungen) Dislokation: (◘ Abb. 8.71a–c)
- Abrissfrakturen (z.B. Metatarsale-V-Basisfraktur)

Diagnostik. Röntgen in 3 Ebenen (Fuß streng seitlich, dorsoplantar mit kraniokaudal um 20–30° gekippter Röhre und dorsoplantar-schräg mit ca. 45-Grad-Fußaußenrandanhebung), CT zur OP-Planung. MRT, Szintigraphie, Angiographie bei V.a. pathologische Frakturen oder diabetisch-neuropathische Osteoarthropathie
Therapie. Behandlungsziel ist die Wiederherstellung eines schmerzfrei vollbelastbaren plantigraden Fußes. Je nach Fragmentgröße Miniplatten-, Schrauben- oder Kirschner-Draht-Osteosynthese. Offene Frakturen, Kompartmentsyndrome und geschlossen nicht reponierbare bzw. nicht retinierbare Luxationen müssen notfallmäßig mit Kirschner-Draht-Osteosynthese, ggf. Verschraubung und/oder Fixateur externe stabilisiert werden.

Nachbehandlung: Immobilisierung über 6–8 Wochen im US-Spaltgips (USG-Chopart) oder im Lopresti-Gipsschuh (Lisfranc) mit einer 6- bis 12-wöchigen Teilbelastung
Prognose. Spätere Arthrose ist bei Knorpelverletzungen oft nicht zu verhindern. Verbleibende Instabilitäten und Fehlstellungen sind oft Folge einer primär insuffizienten Diagnostik (»übersehene Frakturen«), einer schlechten Reposition (geschlossene Einrichtung bei Weichteilinterponat) oder instabiler Osteosynthesen (reine Spickdrahtosteosynthesen).

8.15.4 Vorfußverletzungen

Epidemiologie. Häufig verbliebene Schäden bei Polytrauma
Symptomatik. Schmerzen, sichtbare Fehlstellung
Diagnostik. Im Zweifelsfall bei Verdacht auf Frakturen im Fußbereich CT
Therapie. Nicht oder gering verschobene Brüche werden im Gipsschuh (Mittelfuß- und Grundglied-I-Frakturen) bzw. im Tape funktionell behandelt. Stärker disloziert Frakturen oder Luxationen werden meist geschlossen reponiert und mit ante-/retrograder Kirschner-Draht-Osteosynthese versorgt. Mini-Fixateur externe bei Trümmerfrakturen. Nach ca. 4 Wochen sind diese Verletzungen meist konsolidiert.

8.16 Verletzungen der Wirbelsäule

8.16.1 Grundlagen

❗ **Cave**
Wirbelsäulenverletzungen werden häufig nicht oder zu spät erkannt.

Verbesserung der Diagnosesicherung
- Realisierung des Verletzungsmechanismus: Sturz aus großer Höhe, Verkehrsunfälle, Polytrauma,

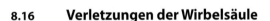

◘ **Abb. 8.71.** Klassifikation der Lisfranc-Luxationsfrakturen (nach Quenu und Küss): **a** homolateral, **b** isoliert, **c** divergierend

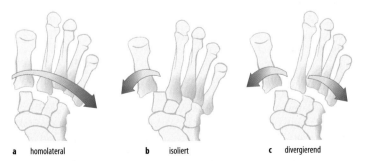

a   homolateral   b   isoliert   c   divergierend

Schleudertrauma, Auffälligkeiten beim neurologischen Status
- Gezielte Untersuchung der anatomischen Strukturen
- Konsequente Röntgenuntersuchung: Darstellung des Dens in 2 Ebenen, seitliche Abbildung des zervikothorakalen Überganges, gute Beurteilbarkeit der Aufnahmen im a.-p.-Strahlengang, Zentrierung der Röntgenaufnahme
- Kompromisslose Abklärung der schlecht einsehbaren Areale (untere HWS) mittels CT

Klassische Ausgangssituationen einer Traumatisierung der Wirbelsäule

- Beckengurtverletzungen (»seat belt injuries«) führen oft zur Kombination intraabdomineller Läsionen mit Wirbelfrakturen
- Kombination einer Kalkaneusfraktur mit einem Kompressionstrauma der Brust- (BWS) und Lendenwirbelsäule (LWS) beim Sturz aus hoher Höhe
- Diskoligamentäre Läsionen der Halswirbelsäule (HWS) bei schweren Dezelerationstraumen
- Sturz auf die degenerativ vorgeschädigte Wirbelsäule mit reduzierten Kompensationsmechanismen (Osteophyten, Morbus Bechterew)
- Densfraktur des alten Menschen bei Sturz auf das Gesicht

> **❶ Cave**
>
> Da etwa 10 % aller Wirbelsäulenverletzungen mit neurologischen Schäden einhergehen, kommt der frühen Diagnosestellung insbesondere hinsichtlich dieser Unfallfolgen eine große Bedeutung zu.

Verletzungen der BWS und LWS

Definition. Eine Instabilität besteht, wenn der verletzte Wirbelsäulenabschnitt durch Kräfte, die von unterschiedlichen Richtungen einwirken, deformiert werden kann.
Biomechanik. Einwirkung von axialen Kräften, Flexionskräften, Rotationskräften und Kräften in Hyperextension
Unfallhergang. Meistens indirekte Krafteinwirkung auf die Wirbelsäule. Direkte Verletzungen sind ebenso selten wie offene Frakturen (z.B. Schussverletzungen).
Einteilung. Stabile Fraktur: Eine axiale Kompressionsfraktur ist stabil. Der Wirbelkörper ist durch die Einstauchung der Spongiosa gegenüber axialen Kräften stabil, ebenso ist er stabil gegen Kräfte in Flexionsrichtung.
Instabile Fraktur: Bei einer Zerreißung der Bänder und des Diskus (z.B. an der HWS oder LWS) besteht Instabilität gegenüber allen einwirkenden Kräften, sodass es sich um eine instabile Verletzung handelt.
Klassifikation. Nach AO:
- Typ A: Kompressionsverletzungen (meist ventrale Pathologie)

- Typ B: Distraktionsverletzungen (zusätzliche dorsale Pathologie)
- Typ C: Rotationsverletzungen

Diagnostik. Verletzungsmechanismus (klassische Ausgangssituationen), Röntgen, kompromisslose Abklärung der schlecht einsehbaren Areale (untere HWS) mittels CT, evtl. Myelographie, MRT

Allgemeine Therapie bei Wirbelsäulenverletzungen
Konservative Therapie

Indikation. Nur bei stabilen Frakturen ohne neurologisches Defizit
Funktionelle Behandlung ohne Reposition oder nach einer geschlossenen Reposition der HWS durch einen weichen Kragen (Schanz-Krawatte), einen harten Kragen (Philadelphia-Kragen), einen Minerva-Gips oder einen Halo-Fixateur. Die BWS und LWS kann durch das Drei-Punkte-Korsett oder das Gips-(Kunststoff-)Korsett behandelt werden.

Operative Therapie

Indikation. Bei instabilen Frakturen mit oder ohne neurologisches Defizit. Bei einem neurologischen Defizit wird zusätzlich noch eine Laminektomie durchgeführt.
- **Osteosynthesebehandlung**
  - Schraubenosteosynthese einer Densfraktur
  - Schraubenosteosynthese der beidseitigen Bogenfraktur C2 (Isthmusfrakturen)
  - Segmentüberbrückende Osteosynthese von dorsal bei Frakturen der BWS und LWS (Fixateur interne)
- **Spondylodesebehandlung** (Versteifung eines Gelenkes mit Knochenspan oder Platte)
  - Diskoligamentäre und osteodiskoligamentäre Verletzungen der HWS mit ventraler oder dorsaler Plattenosteosynthese mit Spanplastik (◘ Abb. 8.74c)
  - Kompressionsverletzungen der BWS und LWS mit Gibbus über 20° und ausgeprägten Bandscheibenzerstörungen mit dorsoventralen, möglichst unisegmentalen Fusionsoperationen
  - Distraktions- und Torsionsverletzungen der BWS und LWS mit dorsoventralen Fusionsoperationen

8.16.2   Verletzungen der Halswirbelsäule

Verletzungen des Atlas

Definition. Frakturen des vorderen und hinteren Atlasbogens oder des Processus transversus atlantis
Sonderform. Jefferson-Fraktur: kombinierte Fraktur des vorderen und hinteren Atlasbogens (vorderer und

hinterer Bogen einfach oder doppelt frakturiert; ☐ Abb. 8.72)

Epidemiologie. Selten

Therapie. Atlasringfrakturen werden fast immer konservativ mit Ruhigstellung im Halo-Fixateur nach Reposition behandelt. Stabile Frakturen des Atlasringes können mit einer harten Zervikalstütze für 4–6 Wochen behandelt werden. Nach nicht erfolgreicher Reposition erfolgt die atlantoaxiale Spondylodese (Versteifungsoperation von C1 mit C2).

Verletzungen des Axis

H08 Isthmusfrakturen

Einteilung.

- »**hanged man's fracture**« durch Hyperextensions-Distraktions-Trauma mit konsekutiver Zerreißung der Medulla oblongata
- **Traumatische Spondylolisthese C2** ist Folge eines Hyperextensions-(seltener Hyperflexions-)Kompressions-Traumas (Schleudertraumen und im Rahmen von Verkehrsunfällen)

Therapie. Einfache, nicht oder wenig dislozierte Isthmusfrakturen werden im Halo-Fixateur oder im Philadelphia-Kragen behandelt. Stark dislozierte Frak-

turen oder Luxationsfrakturen können durch eine ventrale Spondylodese zwischen C2 und C3 unter Verwendung eines Knochenspans mit ventraler Platte und/oder durch Bogenverschraubung von dorsal behandelt werden.

Densfrakturen

Einteilung. Nach Anderson und Alonso in drei Typen (☐ Abb. 8.72). Typ I ist extrem selten.

Therapie. Die Behandlung erfolgt abhängig vom Anderson-Typ der Fraktur (☐ Tab. 8.9).

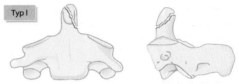

Fraktur (meist Schrägfraktur) des oberen Densanteils – stabil

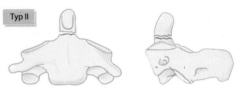

Querfraktur durch die Densbasis – instabil

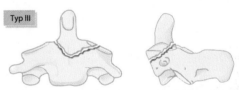

Fraktur durch die Densbasis mit Ausdehnung in den Axiskörper – stabil

☐ **Abb. 8.73.** Typ I: Fraktur (meist Schrägfraktur) des oberen Densanteils – stabil. Typ II: Querfraktur durch die Densbasis – instabil. Typ III: Fraktur durch die Densbasis mit Ausdehnung in den Axiskörper – stabil

H08

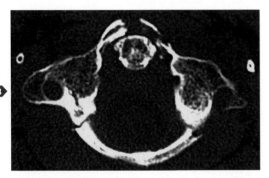

☐ **Abb. 8.72.** CT-Darstellung einer Fraktur des vorderen und hinteren Atlasbogens (Jefferson-Fraktur)

☐ **Tab. 8.8.** Einteilung der Densfrakturen nach Anderson und Therapie

Anderson-Typ	Pathologisches Korrelat	Therapie
I	Knöcherne Ausrissfraktur der Ligg. alaria der Densspitze	Ruhigstellung mit Philadelphia-Kragen
II	Fraktur im Bereich der Densbasis	Hochgradig instabile Verletzung. Aufgrund der hohen Pseudarthrosenrate in den meisten Fällen Schraubenosteosynthese und anschließende Ruhigstellung im Philadelphia-Kragen für 6–8 Wochen.
III	Fraktur im Axiskörper (Korpusfraktur)	Überwiegend konservativ im Halo-Fixateur. Die knöcherne Heilung benötigt 3–4 Monate.

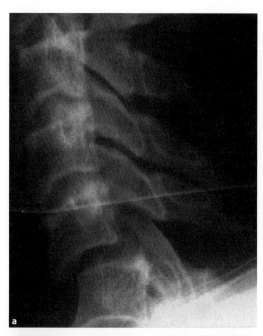

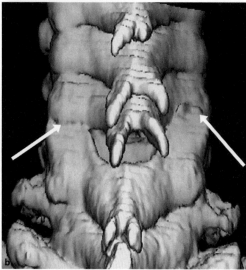

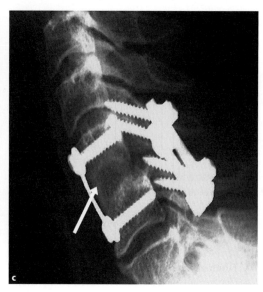

◘ Abb. 8.74. Einseitig verhakte HWK-6/7-Luxationsfraktur.
a Konventionelle seitliche Röntgenaufnahme mit Luxationsstellung der oberen HWS nach ventral, **b** CT – dreidimensionale Rekonstruktion – Ansicht von dorsal mit luxierter Gelenkfacette *(Pfeil)*, **c** postoperatives Röntgenbild nach dorsoventraler Fusion mit autologem Beckenkammspan *(Pfeil)*

Verletzung der unteren Halswirbelsäule

Einteilung. Rein knöcherne Verletzungen, diskoligamentäre Verletzungen und Kombinationsformen aus knöchernen und diskoligamentären Verletzungen

Unfallmechanismus. Hyperflexions-, Hyperextensions-, Kompressions-, Distraktions- und Rotationstraumen möglich. Bei allen Verletzungstypen können Gelenkluxationen auftreten. Diese können einseitige oder beidseitige, unvollständige oder vollständige Gelenkluxationen sein (◘ Abb. 8.74a–c).

> **❶ Cave**
> Besonders gefährlich hinsichtlich neurologischer Komplikationen (Querschnittslähmung) sind Luxationen ohne Bogenfraktur (fehlender »rettender Bogenbruch« nach Böhler). **H06**

Therapie. Diskoligamentäre Verletzungen werden aufgrund der Gefahr einer bleibenden Instabilität meist operativ versorgt (ventrale Spondylodese mit Knochenspan und Platte), ossäre Verletzungen können operativ oder konservativ behandelt werden.

Distorsion der Halswirbelsäule (»Schleudertrauma«)

Epidemiologie. Häufig
Unfallmechanismus. Verkehrsunfälle, insbesondere Auffahrunfälle
Diagnostik. Funktionsaufnahmen der Halswirbelsäule zum Ausschluss von diskoligamentären Verletzungen. MRT bei Beschwerden > 5 Tage. Durchleuchtung bei V.a. weitergehende Verletzungen
Therapie. Kurzfristige Ruhigstellung der Halswirbelsäule, Analgetika und Muskelrelaxanzien. Krankengymnastische Übungsbehandlung
Prognose. Häufig langwierige, schmerzhafte Zustände, für die nur in den seltensten Fällen morpholo-

gisch fassbare Veränderungen (Diskusverletzung, Dehnung der Bänder oder Gelenkkapseln) nachzuweisen sind.

> Gute Dokumentation, da häufig versicherungsrechtliche Rückfragen

8.16.3 Verletzungen von Brust- und Lendenwirbelsäule

Drei-Säulen-Modell nach Denis
Voraussetzung für das Verständnis der Klassifikation der Wirbelsäulenfrakturen ist die Kenntnis des Drei-Säulen-Modells nach Denis:
- **Vordere Säule:** vordere zwei Drittel des Wirbelkörpers und der Bandscheibe und vorderes Längsband
- **Mittlere Säule:** hinteres Drittel des Wirbelkörpers und die Bandscheibe sowie das hintere Längsband
- **Hintere Säule:** Bogenwurzeln, Gelenkfortsätze, Gelenkkapseln, Dornfortsätze, Lig. flavum, Ligg. intraspinalia und Ligg. supraspinalia (◘ Abb. 8.75)

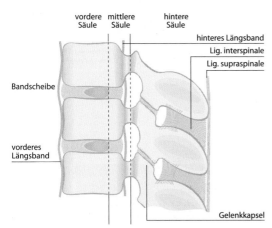

vordere mittlere   hintere
Säule   Säule   Säule

hinteres Längsband
Lig. interspinale
Lig. supraspinale

Bandscheibe

vorderes Längsband

Gelenkkapsel

◘ **Abb. 8.75.** Drei-Säulen-Modell nach Denis

Einteilung der Verletzungsformen (nach Magerl)
- **Typ A:** Kompressionsverletzungen
- **Typ B:** Distraktionsverletzungen
- **Typ C:** Rotationsverletzungen

Typ A: Kompressionsverletzungen
Definition. Kompressionsverletzung der vorderen, der vorderen und mittleren oder aller drei Säulen
Unfallmechanismus. Axiale Krafteinwirkung oder in Kombination mit Flexion
Biomechanik. Das Verletzungsmuster im Wirbelkörper kann in einer Impaktion des Knochens, in einer Berstung oder in einer Spaltung des Wirbels bestehen
Komplikationen. Neurologische Schäden durch in den Spinalkanal dislozierte Knochenfragmente der Wirbelkörperhinterwand (◘ Abb. 8.76a)
Therapie. Operativ oder konservativ

Typ B: Distraktionsverletzungen
Definition. Verletzungen immer aller drei Säulen, meistens hochgradig instabil
Unfallmechanismus. Distraktionsverletzung kombiniert mit Flexion, Hyperextension oder Translation
Komplikationen. Hohes Risiko für neurologische Schäden durch eine translatorische Verschiebung oder durch nach dorsal in den Spinalkanal dislozierte Hinterkantenfragmente (◘ Abb. 8.76b)
Therapie. Operativ

Distraktion kombiniert mit Flexion
Dieser Mechanismus führt immer zu einer Distraktion in der hinteren Säule mit Zerreißung des dorsalen Ligamentkomplexes (2-Säulenverletzung). Die Bandscheiben- oder ossäre Läsion der vorderen und mittleren Säule kann in drei Varianten vorliegen: als reine Ruptur, als Ruptur mit Kompression oder als reine Kompression.

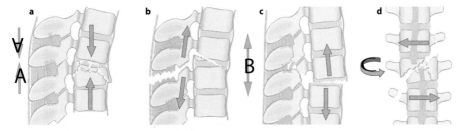

a b c d

A A

B

◘ **Abb. 8.76.** Charakteristische Merkmale der 3 Frakturtypen. **a** Typ A: Kompressionsverletzung der vorderen und mittleren Säule, die hintere Säule ist intakt; **b,c** Typ B: 3-Säulen-Verletzung mit querer Zerreißung; **d** Typ C: 3-Säulen-Verletzung mit Rotation (Translation)

Klinische Zeichen für eine dorsale Bandruptur
- Unfallmechanismus (z.B. Beckengurtverletzung – »seat belt injury«)
- Schmerzen im Dornfortsatzbereich
- Dorsales Hämatom
- Tastbare Delle zwischen den Dornfortsätzen

Radiologische Zeichen einer dorsalen Bandruptur
- Vergrößerung der Dornfortsatzdistanz im a.-p.-, evtl. auch im seitlichen Röntgenbild
- Fehlende Erniedrigung oder sogar Höhenzunahme der Wirbelkörperhinterwand bei gleichzeitiger Keilwirbelbildung im seitlichen Röntgenbild
- Abrissfrakturen der Dornfortsatzspitzen
- Sonographisch nachweisbare Einblutungen im Bereich der interspinalen Bandstrukturen

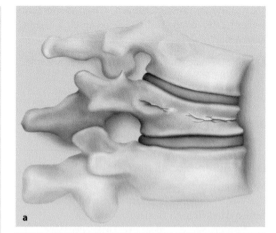

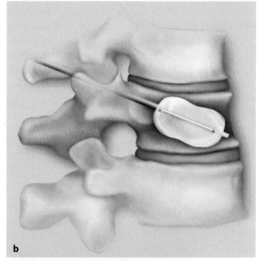

Distraktion kombiniert mit Hyperextension
Diese Verletzung tritt im lumbalen Bereich selten auf. In diesem Fall wirkt die distrahierende Kraft ventral, wodurch eine Ruptur durch die Bandscheibe eintritt, Abrissfrakturen des Wirbelkörpers sind dabei möglich. Die Distraktion in Kombination mit Extension bewirkt dorsal eine Kompression. Bei diesen Verletzungen sind immer alle drei Säulen betroffen, sodass es sich immer um instabile Verletzungen handelt.

Typ C: Rotationsverletzungen

Unfallmechanismus. Torsion tritt in Kombination mit allen vorher beschriebenen Mechanismen auf

Biomechanik. Torsionsverletzungen sind instabil, die Mehrzahl der Verletzungen sogar hochgradig instabil mit Verletzungen aller drei Säulen. Der kräftige dorsale Ligamentkomplex ist ebenso gerissen wie das hintere Längsband.

Komplikationen. Häufig neurologische Schäden durch Translation oder nach dorsal in den Spinalkanal dislozierte Knochenfragmente (◘ Abb. 8.77c)

Therapie. Operativ in Kombination mit einer Laminektomie

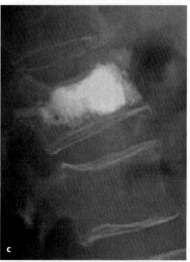

◘ **Abb. 8.77.** Aufrichtung der Kyphose (Ballon) und Verstärkung des osteoporotischen Wirbelkörpers durch Einspritzen von Knochenzement (Kyphoplastie) ▶

> **Hinweise für das Vorliegen einer Torsionsverletzung**
> - Klinische Zeichen einer exzentrischen Krafteinwirkung in Form von lateralen Kontusionsmarken oder Abschürfungen
> - Jedes Ausmaß einer lateralen Translation oder einer Wirbeldrehung, wie sie sich im a.-p.-Röntgenbild darstellt
> - Einseitig oder beidseitig, aber auf verschiedenem Niveau aufgetretene Querfortsatzfrakturen und/oder Rippenfrakturen/-luxationen
> - Einseitige Subluxationen oder Luxationen von Wirbelgelenken
> - Einseitige Gelenkfortsatzfrakturen

Pathologische Wirbelfrakturen

Ätiologie. Osteoporose, primäre Tumoren (selten), Metastasen (nach Häufigkeit: Mammakarzinom, Prostatakarzinom, Schilddrüsenkarzinom, Nierenkarzinom, Bronchialkarzinom und gastrointestinale Tumoren), Plasmozytom, entzündliche Veränderungen (Spondylitis)

Therapie. Werden meistens konservativ therapiert. Neurologische Ausfälle sind selten. Operative Therapie abhängig vom Grund der Fraktur:

- Zusammengesinterte Wirbelkörper (Osteoporose) können mittels Vertebroplastie oder Kyphoplastie (minimal invasiv von dorsal) aufgerichtet und mit Knochenzement aufgefüllt werden. Dieses Vorgehen führt zu einer raschen Schmerzreduktion und Patientenmobilisierung (☐ Abb. 8.77a–c).
- Bei primären Knochentumoren radikale Tumorresektion mit Stabilisierung. Die bekannten multimodalen Behandlungsstrategien gelten wie bei den Tumoren der Extremitäten
- Bei Wirbelmetastasen abhängig vom Primärtumor. Operation muss in das onkologische Gesamtkonzept passen. Bei therapieresistenten Schmerzen und neurologischen Ausfällen (radikuläre Syndrome, Querschnittssyndrom) wird die Indikation zur OP gestellt (interkorporelle Fusion zur Defektüberbrückung mit Stabilisierung von ventral und/oder dorsal)
- Bei Spondylitis operative Ausräumung des infizierten Knochen- und Bandscheibengewebes mit interkorporeller Spondylodese. Zusätzlich sind lokale und systemische antibiotische Behandlungen notwendig.

9 Plastische Chirurgie

E. Biemer, C. Höhnke

9.1 Gebiete der plastischen Chirurgie

> Die plastische Chirurgie befasst sich mit der Herstellung von Form und Funktion am ganzen menschlichen Körper. Sie ist somit weder regional noch organbezogen begrenzt. Die rekonstruktiv ausgerichtete plastische Chirurgie gewinnt immer mehr an Bedeutung.

Angeborene Fehlbildungen

- Kraniofaziale Dysostosen
- Lippen-Kiefer-Gaumen-Spalten
- Ohr-, Unterkiefer- und Halsmissbildungen
- Rumpf: angeborene Veränderungen im Thoraxgebiet, Muskelaplasien, Mammamissbildungen, Asymmetrie, Aplasie (Poland-Syndrom)
- Urogenitalsystem: Hypo- und Epispadien, Transsexualismus
- Extremitäten: angeborene Missbildungen von Hand und Fingern
- Gefäß- und Lymphsystem: Hämangiome, Lymphangiome, primäres Lymphödem

Erworbene Veränderungen bzw. Fehlbildungen durch Trauma, Tumor oder operative Eingriffe

- Verbrennungen und ihre Spätfolgen
- Haut-Weichteil-Defekte und ihre Spätfolgen
- Verletzungen der Extremitäten, v.a. der Hand und der Finger
- Zustand nach ablativer Tumorchirurgie: z.B. Mammaresektion nach Weichteilsarkom, Folgen von Strahlenbehandlung
- Verletzung des peripheren Nervensystems, Plexuschirurgie

Ästhetisch-plastische Eingriffe

Formverändernde Eingriffe bei angeborenen oder meist durch Alter erworbenen Veränderungen an:

- Augenlidern, abstehenden Ohren
- Nasendeformitäten, Faltenbildung im Gesichtsbereich (Face-lift-Operation)
- Mammae bei Hyper- und Hypoplasien oder Ptosis bzw. Asymmetrien, überschüssigem Fettgewebe (Fettschürze, Hängebauch oder überschüssiges Fettgewebe an den Extremitäten)

Prinzipien der plastischen Chirurgie
- Atraumatische Behandlung des Gewebes
- Anatomisch gerechte Rekonstruktion
- Mikronerven- und Mikrogefäßchirurgie
- Verwendung eines Operationsmikroskops

9.2 Techniken zur Defektdeckung

- **Transplantation:** freie Verpflanzung, ohne jegliche Stielbildung eines Gewebes
- **Lappenplastik:** Gefäßversorgung durch eine Stielbildung
- **Freie Lappenplastik:** Durch mikrogefäßchirurgische Technik wird eine Gefäßverbindung, also eine »Stielbildung«, künstlich hergestellt.

9.2.1 Transplantation

Definition. Freie Verlagerung von Gewebe ohne gefäßführende Stielbildung (z.B. Vollhaut oder Spalthaut)

Gefäßversorgung. Die Ernährung erfolgt während der ersten Stunden bzw. Tage durch Diffusion. Ein rascher spontaner Gefäßanschluss ist zur Einheilung notwendig. Voraussetzung ist deshalb ein granulationsbildender Untergrund.

☐ **Abb. 9.1.** Typen freier Hauttransplantate

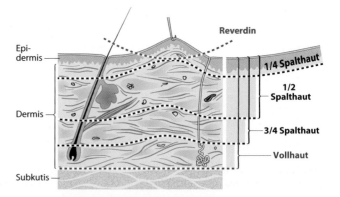

Vollhaut. Bei der Vollhauttransplantation wird die gesamte Haut, also Epidermis und Dermis, gehoben. Ihre Anheilung gelingt nur auf einer völlig infektfreien, guten Granulationsfläche. Ästhetisch günstigste und relativ stabile Resultate, aber Sekundärdefekte bei der Hebung (■ Abb. 9.1).

Spalthaut. Dünne Transplantate, bei denen die Epidermis und, je nach unterschiedlicher Dicke, die Dermis mit eingeschlossen wird. Die Entnahme erfolgt mit entsprechend einzustellenden Dermatomen; die Spalthaut kann ggf. maschinell z.B. im Verhältnis 1:3 in ein Maschentransplantat (meshgraft) umgewandelt werden. Durch das Zurücklassen der Dermis und sog. Hautanhangsgebilde, wie Haarbälge und Talgdrüsen, entstehen durch die Entnahme keine Sekundärdefekte, die einer erneuten Bedeckung bedürfen. Daher kann der gesamte Körper als Spenderregion herangezogen werden (z.B. bei ausgedehnten Verbrennungen).

»Composite graft«. Vollhautanteile mit darunter befindlichen Strukturen (z.B. Knorpelanteile aus der Ohrmuschel) werden zur kleinen mehrgewebigen Defektdeckung, z.B. an der Nase, verwendet.

9.2.2 Lappenplastik

Definition. Gewebeblock aus der gesamten Haut und dem darunter liegenden subkutanen Fettgewebe, evtl. auch mit weiterem Gewebe, wie etwa Knochen oder Muskeln einschließlich dem versorgenden Gefäßsystem **Gefäßversorgung.** Durchblutet wird der Lappen über einen Stiel.
- Random pattern flap: undefinierte kapilläre Ausbreitung (■ Abb. 9.2)
- Axial pattern flap: genau definierter arterieller und venöser Gefäßbaum (■ Abb. 9.3a,b)

Technik. Die Lappen werden als Schwenk-, Rotations-, Verschiebe- oder Transpositionslappen bezeichnet

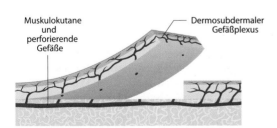

■ **Abb. 9.2.** Subkutan randomisiert durchbluteter Lappen (»random pattern flap«)

(■ Abb. 9.4a,b). Der entstandene Sekundärdefekt wird meist durch Ausnutzen eines vorhandenen Gewebeüberschusses durch direkte Naht erreicht. Wird zusätzlich noch Nachbargewebe verschoben, so spricht man von einem Verschiebeschwenklappen.

Z-Plastik

Definition. Austausch (Transposition) von Dreiecklappen zur Unterbrechung von Narbensträngen

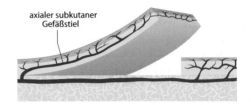

a

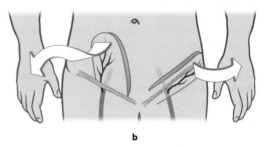

b

■ **Abb. 9.3.** **a** Axial durchbluteter Lappen (»axial pattern flap«), **b** inguinaler (A. circumflexa ilium superficialis) und hypogastrischer (A. epigastrica) Hautlappen

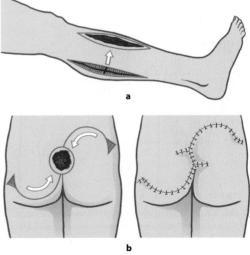

a

b

■ **Abb. 9.4.** **a** Verschiebeplastik am Unterschenkel (Transpositionslappen), **b** Dekubitusplastik (Rotationslappen)

◘ Abb. 9.5. Z-Plastik

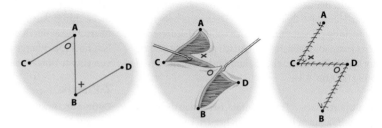

Muskellappen

Oberflächliche Muskeln benutzen einen meist genau definierten Gefäßstiel, an dem ganze Muskeln geschwenkt und zur Defektdeckung herangezogen werden können, z.B. M.-latissimus-dorsi-Lappen, gestielt an A. und V. thoracodorsalis zur Versorgung des vorderen Thoraxbereiches (**◘ Abb. 9.6a,b**).

Epidemiologie. Am häufigsten verwendete Form eines lokalen Transpositionslappens

Indikation. Narbenkorrektur über Gelenken (Axilla, Ellbogen, Hand und Finger, Gesicht)

Technik. Durch eine Z-Plastik kommt es zu einer Verlängerung in der Längsachse und zu einer Verkürzung in der Breite.

Fernlappen

Definition. Weitab vom Defekt wird ein an einem Stiel gehobener Lappen durch direkte Annäherung an den Defekt gebracht.

Einteilung. Fernlappen als »cross-leg flap« (gekreuzter Beinlappen) und Wanderlappen.

Technik. Der Stiel der Fernlappen kann immer erst durchtrennt werden, wenn es über spontane Gefäßeinsprossungen an den drei eingenähten Rändern des Lappens zu ausreichender Ernährung gekommen ist, was meist nach 3 Wochen der Fall ist. Diese mehrzeitigen Verfahren sind zugunsten von freien Gewebetransplantationen mit mikrochirurgischer Anastomose verlassen worden.

Myokutane Lappen. Das bei den Muskellappen ernährende Gefäß versorgt über perforierende Äste auch die darüber liegende Subkutis und Kutis, sodass auf dem Muskel verschieden gelagerte Hautinseln mit gehoben werden können (**◘ Abb. 9.7a–c**). Bei den sog. Perforatorlappen werden die Hauptversorgungsgefäße (Arterie und Vene) mikrochirurgisch isoliert und damit insbesondere dermuskuläre Hebedefekt minimiert.

Osteokutane Lappen. Knochen ist zusätzlich zum Muskel, Subkutis und Kutis in dem Lappen mit eingeschlossen.

Insellappen. Axiale Lappen, bei denen der ernährende Gefäßstiel über eine große Strecke herauspräpariert wird, sodass der eigentliche Lappen nur noch als kleine Insel verlagert wird.

Hautdehnung durch Expander. Gewinnung eines Nahlappens durch künstliche Erzeugung eines Hautüberschusses in der Nachbarschaft durch einen subkutanen »Expander«, der über einen ebenfalls implantierten Port kontinuierlich aufgefüllt wird. Überdehnung der Haut durch die Vergrößerung des »Silikonballons« (ohne echte Zellvermehrung). Dieser »Überschuss« kann in einer 2. Sitzung nach Explantation des Expanders als Nahlappen (Verschiebe-, Transpositions- oder Rotationslappen) in den Defekt eingeschlagen werden (z.B. in der Mammarekonstruktion, instabile Narbenplatten und Tätowierungen).

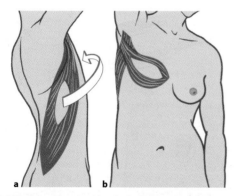

◘ Abb. 9.6. a Umschneiden des Latissimus dorsi, der vom thorakodorsalen Gefäß- und Nervenstiel versorgt wird. Die isoliert erhaltene Hautinsel wird von muskulokutanen Gefäßen ernährt. **b** Verlagerung des muskulokutanen Latissimuslappens v.a. in die vordere Thoraxgegend zum Wiederaufbau der weiblichen Brust nach Amputation wegen Krebsbefalls

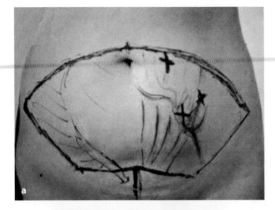

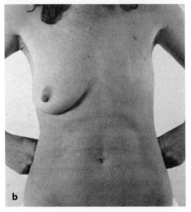

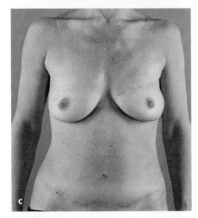

◻ **Abb. 9.7.** Brustrekonstruktion mit Eigengewebe. Als Transplantat dient ein myokutaner Rektus-abdominis- Lappen (TRAM) **a** Markierung des Transplantates. *Kreuzmarkierung:* Durchtritt der Perforansgefäße für die Hautversorgung; **b** präoperativer Zustand; **c** Zustand 14 Monate postoperativ. Erkennbar die Unterbauchnarbe nach Verschluss des Hebedefektes durch eine Bauchdeckenspannung

9.3 Chirurgie der peripheren Nerven

Durch Einführung des Operationsmikroskops wurde es möglich, die peripheren Nervenstämme in einzelne Hüllen und Faszikelbündel bzw. Faszikel aufzulösen. Dadurch wurde die bis dahin gebräuchliche reine Epineuralnaht abgelöst.

Bei Durchtrennung eines polyfaszikulären peripheren Nervs, z.B. des N. medianus, erfolgt daher heute die Darstellung seiner Faszikelbündel und ihre spannungslose Adaptation mit 10-0-Nylonfäden und ggf. abschließend die Naht des Epineuriums. Grundsätzlich sollte bei einer Verletzung eines peripheren Nervs die Primärversorgung durch einen Mikrochirurgen angestrebt werden. Sollte eine fachgerechte Primärversorgung nicht möglich sein, ist innerhalb von 24 h eine Sekundärversorgung nach Wundverschluss durch einen Spezialisten anzustreben.

❶ Cave
Bei Nervenverletzungen ist eine kurzfristig verzögerte mikrochirurgische Versorgung prognostisch besser als eine insuffiziente Primärversorgung.

9.4 Mikrogefäßchirurgie

Definition. Sammelbegriff für Verfahren, die nur noch mit Hilfe einer Lupe oder des Operationsmikroskops durchgeführt werden können.
Indikationen. Chirurgie peripherer Nerven, Replantationschirurgie, freie Gewebetransplantation, Chirurgie der Lymphgefäße

9.4.1 Replantationschirurgie

— **Großreplantation:** Abtrennung proximal des Hand- bzw. Sprunggelenkes
— **Kleinreplantation:** distal des Hand- oder des Sprunggelenkes einschließlich peripherer Teile wie Nasen, Ohrmuscheln, Skalpierung, Penis, Gesichtsteile usw.

Sachgemäße Konservierung. Vermeidung weiterer Gefäßschäden durch Desinfektionslösungen, Verminderung des Stoffwechselumsatzes durch Kühlung auf ca. 4 °C. Einpacken des Amputats in einen Plastikbeutel, der wiederum in einen 2. Plastikbeutel, der mit einem Gemisch aus Wasser und Eiswürfeln gefüllt ist, gesteckt wird (sog. trockene Kühlung).

9

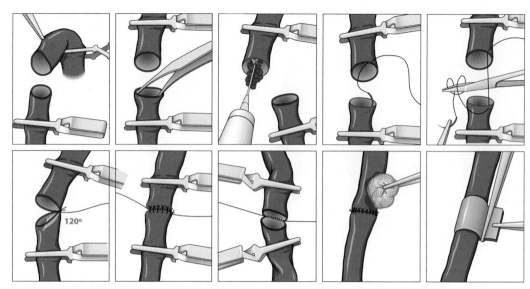

◘ Abb. 9.8. Mikrochirurgische Gefäßnaht: End-zu-End

Verkürzung der Anoxiezeit. Trotz Kühlung senkt eine Anoxiezeit von > 12 h die Einheilungsrate von durchschnittlich 80 % auf fast 50 %. Großreplantationen müssen aufgrund der Muskelmasse innerhalb von 6 h wieder ans Gefäßsystem angeschlossen werden.

9.4.2 Freie Gewebetransplantation

Freie Lappen

> ❯ Voraussetzung ist immer eine zentrale Arterie und Vene, die den gesamten Gewebeverbund ernährt.

Vorteil freier Lappentransplantate mit mikrovaskulärem Anschluss (◘ Abb. 9.8):

— Unabhängigkeit bei der Lokalisationswahl, wenn ein geeignetes Anschlussgefäß vorhanden ist
— Einzeitiges Vorgehen ohne zusätzliche Gelenk- oder Extremitätenfixierung
— Verbesserung der regionären Durchblutung durch einen eigenen Gefäßbaum

Bei entsprechender Auswahl der Hautareale und damit Einschluss eines sensiblen Nervs kann neben der reinen Defektdeckung auch Resensibilität erzielt werden. Dies ist z.B. bei Fingerkuppenrekonstruktion oder Wiederherstellung der Fußsohle bedeutend, aber auch verschiedene andere Einzelgewebe oder Organteile können so transplantiert werden (◘ Abb. 9.9a,b).

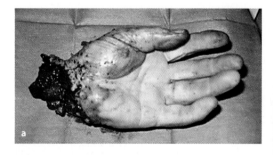

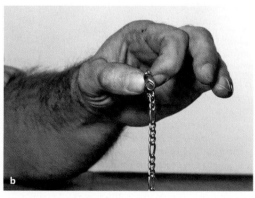

◘ Abb. 9.9. a Handamputation durch eine Hackverletzung.
b Funktionelles Resultat 26 Monate nach Replantation

Beispiele für freie Gewebetransplantationen
- Zehentransplantation zum Daumenersatz
- Freie Muskeltransplantationen und Dünn-
  darmtransplantationen zum Ersatz des oberen
  Ösophagus oder des Pharynx
- Freie Fibulatransplantation zum Ersatz langer
  Röhrenknochen
- Gestielt entwickelte Muskellappen (Extremitä-
  tenrekonstruktion)
- Allogene Gewebetransplantation (z.B. Hand-,
  Arm- oder Gesichtstransplantation)

9.4.3 Mikrolymphatische Chirurgie

Definition. Mikrochirurgische Anastomosen von fei-
nen Lymphkollektoren mit kleinen Venen als sog. lym-
phovenöse Anastomosen
Pathologie. Abbau erhöhten lymphatischen Druckes
durch zusätzliche lymphovenöse Verbindungen
Indikation. Sekundäres Lymphödem nach Radiatio der
Axilla wegen Mammakarzinom
Technik. Etagenanatomosen, d.h. dass zunächst in
Handgelenkshöhe, Unterarmmitte, Ellenbeuge und
Oberarm jeweils 3–5 lymphovenöse Anastomosen ge-
schaffen werden.
Prognose. Die Ergebnisse lymphovenöser Anastomosen sind teilweise überzeugend. Selbst wenn
keine messbare Umfangsverminderung nachzuweisen ist, wird doch in 80 % der Fälle über eine
subjektive Besserung des Spannungsgefühls berichtet.

9.5 Ästhetisch-plastische Chirurgie

Gebiete der plastisch-ästhetischen Chirurgie
- Kopf (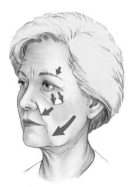 Abb. 9.10)
  - Augenlidplastiken
  - Anlegen abstehender Ohren
  - Korrektur von Nasendeformitäten
  - Face-neck-Lifting / Hals-Gesichts-Straffung
- Rumpf
  - Mammakorrekturen
    (Augmentation (Vergrößerung), Reduktion
    (Verkleinerung), Straffung)
  - Bauchdeckenplastik
    (z.B. nach diätetischer Gewichtsreduktion)
  - Fettabsaugung
- Extremitäten
  - Fettabsaugung
    (z.B. Gewebestraffung)

9.5.1 Fettabsaugung (Liposuktion)

Technik. Mittels Spezialkanülen, die an eine Hochvaku-
umpumpe angeschlossen sind, werden lokalisierte Fett-
depots entfernt. Die Fettabsaugung erfolgt meist in der
sog. Tumeszenztechnik (Einspritzen von Flüssigkeiten
zur Lösung der Zellverbände und gleichzeitigen Lokalanästhesie). Pertrochantär, abdominell, in der Hüftre-
gion, Knieinnenseite, submental usw. können Absau-
gungen bis zu 800–1000 ccm ambulant durchgeführt
werden, darüber hinaus empfiehlt sich eine stationäre
Kontrolle.

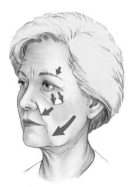
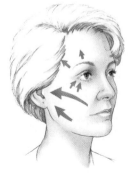
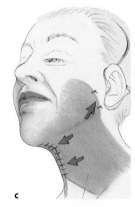

a   b   c

◘ Abb. 9.10. Face-lifting. **a** Altersgemäße Kaudalverlage-
rung des Gewebes im Gesichtsbereich. **b** Die beabsichtigte
Rückverlagerung des nach kaudal verlagerten Gewebes durch
Gesichtsspannung. **c** Beseitigung der Platysmabänder durch
Ausspannung nach dorsal und kranial

9.5.2 Mammaplastik

Die zu stark ausgebildete oder ptotische weibliche Brust ist eine der häufigsten Indikationen der ästhetisch-plastischen Chirurgie.

Brustverkleinerung/Bruststraffung

Bei einer Brustverkleinerung wird in der Regel der nach kaudal abgesunkene Nippel-Areola-Komplex kutan umschnitten und nach kranial versetzt. Die Reduktion des Fett-/Drüsen-Körpers wird über eine senkrechte Inzision in vertikaler und horizontaler Ausdehnung durchgeführt. In Abhängigkeit von der Hautqualität muss zur Hautstraffung ggf. ein zusätzlicher Schnitt im Verlauf der Submammarfalte erfolgen. Ist keine Volumenreduktion erforderlich, kann die Hautstraffung isoliert mit vertikaler oder inversförmiger Narbe, ggf. auch in Kombination mit einer Mammaaugmentation vorgenommen werden.

Brustvergrößerung (Augmentation)

Eine Brustvergrößerung erfolgt durch Einsetzen eines sog. Brustimplantates (◻ Abb. 9.11).
Lokalisation.
— Epipectoral: zwischen Brustdrüse und M. pectoralis major
— Subpectoral: unter dem M. pectoralis major

Implantationsmaterialien. Silikonhüllen, die entweder mit Silikongel oder Kochsalz gefüllt sind (◻ Abb. 9.11a,b)
Komplikation. »Kapselfibrose«, die sich graduell in Verfestigung, Verformung und Schmerzen der Brust äußern kann. Sie beruht auf einer Schrumpfung der Kapselstruktur (in ca. 5–15 %).

> ❯ In der ästhetischen Chirurgie (auch als »Schönheitschirurgie« bezeichnet) ist eine umfassende Aufklärung unter Einbeziehung aller Komplikationsmöglichkeiten besonders wichtig.

9.6 Vakuumverbände in der plastischen Chirurgie

Definition. Vacuum Assisted Closure (V.A.C.) ist ein nicht invasives, aktives Wundverschlusssystem, das örtlich begrenzten Unterdruck benutzt, um den Heilungsprozess bei akuten und chronischen Wunden zu beschleunigen.
Indikationen. Behandlung kritischer und großer Wunden, chronische Haut-Weichteil-Defekte (z.B. Dekubitus und Ulcus cruris), wundkonditionierende Maßnahmen. Spezielle Indikationen sind:
— Infizierte, unregelmäßige Wunden, insbesondere mit Taschenbildung
— Dekubitalgeschwüre
— Wundvorbereitung zur Lappenplastik oder Hauttransplantat
— Nekrotisierende Fasziitis

Technik. Einlage eines speziellen Schaumverbandes in die Wundhöhle, in dem sich Drainagen befinden. Luftdichter Verschluss mit einer Folie. Die Drainagen werden mit einer Vakuumpumpe (variabler Unterdruck z.B. 125 mmHg) verbunden, die einen Sekretauffangbehälter enthält.

Kombination des VAC-Systems mit chirurgischen Débridement und Defektdeckung (Lappenplastik, Hauttransplantation)

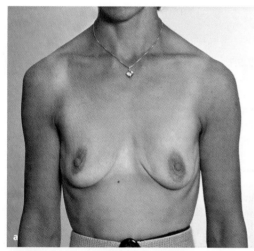
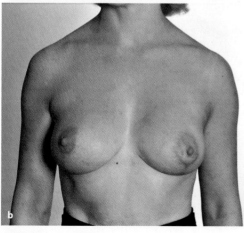

◻ **Abb. 9.11.** Brustptosis. Zustand nach Brustaugmentation mit Silicon-Gel-Implantaten

Vorteile.

- Ideale Wundheilungsbedingungen (feuchte Wundheilung ohne Sekretstau)
- Abtransport von überschüssigem Wundsekret mit Reduktion des Wundödems
- Mechanische Reinigung der Wunde
- Verbesserung der Durchblutung
- Beschleunigte Bildung von Granulationsgewebe
- Besonders bei Patienten in schlechtem Allgemeinzustand oder Multimorbidität ist die VAC-Behandlung äußerst schonend und wenig belastend
- Wesentliche Erleichterung für das Pflegepersonal bei der Pflege der Defekte

10 Verbrennungen, Kälteschäden und chemische Verletzungen

D. Scheidegger

10.1   Verbrennungen

10.1.1   Reaktionsphasen nach schwerer Verbrennung

> **Reaktionsphasen nach schwerer Verbrennung**
> - **Schockphase:** bis Ablauf der 48. Stunde
> - **Verbrennungskrankheit:** Übergang der Schockphase in die Verbrennungskrankheit, die 2–4 Wochen anhält
> - **Reparationsphase:** beginnt mit dem Abklingen der Verbrennungskrankheit

Schockphase

Intensive Exsudationsvorgänge, die ihr Maximum in den ersten 8 h erreichen, danach abklingen und nach etwa 48 h aufhören. Die Ausprägung der Exsudationsvorgänge hängt entscheidend von der Expositionsdauer ab. Exsudationsvorgänge führen zu hohem Verlust von Salz und Wasser in das verbrannte Gebiet, wobei mehr Natrium als Wasser verloren geht. Das aus dem Verbrennungsgebiet zurückfließende Blut ist daher leicht hypoton, was an verschiedenen Organen (insbesondere Gehirn!) zur Ödembildung führt. Die Menge der Exsudation kann das Blutvolumen eines Patienten weit übertreffen, d.h. 10 % und mehr des Körpergewichts betragen. Die gesteigerte Permeabilität der Kapillarmembranen führt zur Ödembildung.

Verbrennungskrankheit

Beginnt während der zweiten 24 h und erreicht meist während der 1. Woche ein Maximum. Sie ist gekennzeichnet durch allgemeine Erschöpfung, Appetitlosigkeit, erhöhte Temperatur, Leukozytose und stark negative Stickstoffbilanz mit Stickstoffausscheidung bis zu 40 g/Tag.

> **Pathogenese des Verbrennungsschocks**
> - Blutvolumenverlust ins verbrannte Gebiet mit allgemeiner Hypovolämie
> - Entstehung von Verbrennungstoxinen
> - Schwere Allgemeininfektionen als Aufpropfphänomen
> - Verbrennungsbedingte Abwehrschwäche

Reparationsphase

Die zuvor überwiegend katabole Stoffwechsellage wird anabol (positive N-Bilanz), das Körpergewicht steigt, die gut granulierten Wunden werden – Ende der 2. Woche beginnend – evtl. schon in den ersten Tagen sukzessive mit »mesh-grafts« gedeckt. Die psychische Führung in den langen Wochen der Rehabilitation ist wichtig.

10.1.2   Erste Hilfe

Sofortmaßnahmen

- Beendigung der Hitzeeinwirkung durch Abschrecken mit Wasser.
- Entfernung von leicht entfernbaren verbrannten Kleidungsstücken, Abtransport erfolgt in metallbeschichteten sterilen Tüchern.
- Legen von großlumigen intravenösen Zugängen
- Bereits auf dem Transportweg soll mit der Schmerzbekämpfung, der Sauerstoffzufuhr und der Flüssigkeitsersatztherapie begonnen werden.

Therapie

- Ringerlaktat für die intravenöse Schockprophylaxe
- Bei Klinikaufnahme erfolgen lokale Wundreinigung und Débridement
- Intubation bei großflächigen Verbrennungen ab 30–40% verbrannter Körperoberfläche (VKOF) und schweren Begleitverletzungen
- Schmerzbekämpfung durch i.v. Opiate (10–15 mg Morphin, evtl. mehrmals verabreicht)
- Kühlung mit Leitungswasser zur Analgesie nur bei bei kleinflächigen umschriebenen Verbrennungen

10.1.3   Prognostische Beurteilung

Ausdehnung der Verbrennung

Diese wird errechnet nach der Neunerregel nach Wallace (◻ Abb. 10.1). Dabei gelten für die einzelnen Körperteile das Vielfache von 9. Faustregel: Ein Arm = 9 %, ein Bein = 18 %, Rumpfvorderfläche 2×9 = 18 %, Rückfläche bis Gesäßfalten ebenfalls 2×9 = 18 %, Kopf = 9 %. Beim Kleinkind sind die Größenverhältnisse anders.

> Schätzung kleiner Verbrennungsflächen: Die Handfläche des Verbrannten beträgt ca. 1% der Körperoberfläche.

Verbrennungsgrade

- 1. Grad: Rötung und leichte Schwellung der Haut, Schmerzen, nur Epidermis betroffen, voll reversibel
- 2. Grad: Teilzerstörung der Haut mit Blasenbildung, starke Schmerzen, Epidermis und Dermis betroffen
  2a = vollständige Heilung
  2b = Heilung mit Narbenbildung

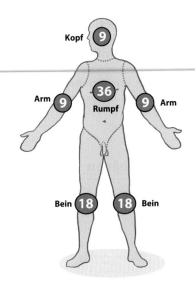

Kopf **9**

Arm **9**

36
Rumpf

9 Arm

Bein **18**

18 Bein

Abb. 10.1. Neunerregel für die Abschätzung der Ausdehnung einer Verbrennung

— 3. Grad: Zerstörung der gesamten Haut einschließlich der Hautanhangsgebilde, schwarz-weiß-Nekrosen, keine Schmerzen, da Nervenendigungen zerstört, Dermis und Subkutis betroffen, irreversibel (Verlust der Oberflächensensibilität)

— 4. Grad: Verkohlung, keine Schmerzen, alle Hautschichten und darunter liegende Knochen/Faszien betroffen, irreversibel, schwarz-weiß-Nekrosen, keine Schmerzen aber Verlust der Oberflächensensibilitä, da Nervenendigungen betroffen sind. Dermis und Subkutis betroffen, irreversibel

Prognose

Unterscheidung der oberflächlichen Verbrennung (Rötung und Blasenbildung) von der tiefen Verbrennung. Oberflächliche Verbrennungen entsprechen prognostisch einer tiefen Verbrennung von halb so großer Ausdehnung. Die Prognose einer Verbrennung lässt sich allgemein in Prozent »tiefe Verbrennung« der gesamten Körperoberfläche angeben (z.B. 40 % oberflächlich + 20 % tief = 40 % tiefe Verbrennung).

Erwachsene Patienten mit tiefen Verbrennungen > 30 % Körperoberfläche haben auch heute noch eine ernste Prognose. Patienten mit Verbrennungen von > 60 % Körperoberfläche überleben nur in Ausnahmefällen.

10.1.4 Organbeteiligung bei Verbrennung

Nierenleistung. Belastung durch Hypovolämie aufgrund von Plasmaverlust in der Exsudationsphase. Bei

sofortigem korrekten Volumenersatz lässt sich das Nierenversagen vermeiden. Eine stündliche Urinmenge von 1 ml/kgKG ist als Richtlinie der Therapie anzustreben. Entscheidend ist das Zeitintervall zwischen Unfall und Therapiebeginn. Deshalb darf ein über Stunden dauernder Transport nie ohne entsprechende Ersatztherapie während des Transports ins Auge gefasst werden.

Blutveränderungen. Anstieg des Hämatokritwertes bis 70 % (Volumendefizit von mehr als 2/3 des Extrazellulärraums). Zunahme der Viskosität mit Reduzierung der Mikrozirkulation. Der Hämatokrit ist ein gutes Maß für die Beurteilung der Verbrennungsschwere sowie des therapeutischen Erfolges. Er sollte nach einigen Stunden Therapie < 50 mg/dl liegen. Dosierung der Infusionstherapie, sodass die stündliche Urinmenge etwa 1 ml/kgKG beträgt. Kurz nach der Schockphase kommt es zu einer Anämie aufgrund der Beseitigung der thermisch geschädigten Erythrozyten und der Blutverluste durch Operationen.

Individuelle Handicaps. Die Prognose hängt ferner sehr stark von individuellen Handicaps (Vorerkrankungen von Herz/Niere/Leber) ab.

10.1.5 Therapie in der Klinik

Oberflächliche Verbrennungen (Grad 2a) mit ca. 1% der Körperoberfläche können ambulant behandelt werden nach primärer Versorgung mit sterilem Verband und Schmerzmitteln.

Asepsis. Der Patient soll möglichst wenig mit Klinikkeimen, die Ärzte und Pflegepersonal mit sich bringen, in Berührung kommen. Daher werden gleich zu Beginn Operationsmützen, Mundschutz, sterile Handschuhe und sterile Schürzen getragen.

Schmerzbekämpfung. Je tiefer die Verbrennung, umso geringer die Schmerzen. Bei oberflächlichen Verbrennungen sind die Nervenendigungen erhalten und können außerordentlich intensive Schmerzen auslösen. Opiate (z.B. bis 15 mg Morphin). Die Dosis richtet sich nach der Reaktion des Patienten. Größere Schmerzmittelmengen sind nur mit Überwachung mit einem Pulsoxymeter erlaubt. Alternativ Gabe von Ketalar mit einem Benzodiazepin in einer Tropfinfusion. Bei kleinflächigen und oberflächlichen Verbrennungen kann zur Schmerzlinderung und zur Verhinderung des »Nachbrennens« mit Leitungswasser gekühlt werden.

F08

F10

F10

F08

❶ **Cave**

Beurteilung der Schockgefahr. Schockgefahr ist gegeben, wenn beim Kind < 10 Jahren eine tiefe Verbrennung > 5 % der Körperoberfläche, beim Erwachsenen > 10 % der Körperoberfläche besteht.

Schocktherapie. Bei Schockgefahr muss in den ersten 8 h genügend Volumenersatz (vor allem kristalloide Lösungen) gegeben werden. Daher werden 4 ml Ringerlaktat/kgKG und pro % verbrannte Körperoberfläche in den ersten 24 h nach dem Trauma als Gesamtmenge berechnet (Parkland-Formel nach Baxter). Die Hälfte davon wird in den ersten 8 h infundiert, der Rest in den folgenden 16 h. Urinstundenportionen, Herzfrequenz, arterieller Blutdruck, ZVD und Hämatokritverlauf steuern die Flüssigkeitstherapie.

Einlegen eines Dauerkatheters. Zur stündlichen Beobachtung der Nierenleistung (Richtzahl 1 ml/kg/h beim Erwachsenen) wird beim schockgefährdeten Patienten ein Dauerkatheter eingelegt.

Kontrolle des Körpergewichts. Eine Gewichtszunahme Schwerverbrannter um 10–15 % des Körpergewichts in den ersten 24 h ist keine Seltenheit. Überladen des Patienten mit Flüssigkeit nach Ablauf der Exsudationsphase ist gefährlich.

Tetanusprophylaxe. »Injection de rappel« = Auffrischimpfung für die bereits Geimpften, Einleitung der aktiven Schutzimpfung für Nichtgeimpfte.

Lokale Sofortbehandlung. Die initiale Wundreinigung und ein erstes Débridement (Entfernung von Verbrennungsblasen und Hautfetzen) erfolgt am besten in einem lauwarmen Bad in leichter Anästhesie (z.B. mit Ketalardauertropf). Nach dem Débridement werden die verbrannten Partien mit Flamacinesalbe abgedeckt bzw. der Patient bei verbranntem Rücken auf ein steriles Tuch, das mit Flamacinesalbe bedeckt ist, gelagert (Flamacine enthält die beiden bakteriostatisch wirksamen Elemente von Silber und Sulfonamiden in Form von Sulfadiacinum argenticum = Silbersulfodiazin).

Chirurgischer Notfalleingriff. In der Frühbehandlung von Verbrennungen wird die »Escarotomie« durchgeführt. d.h. die Entlastungsinzision konstringierender zirkulärer Verbrennungen der Extremitäten und des Thorax. Dabei müssen die Entlastungsinzisionen bis auf durchblutete Integumente durchgeführt werden.

Epifasziales Débridement. Erforderlich bei sehr tiefer Zerstörung von Haut und ihrer subkutanen Strukturen.

Dabei wird das verbrannte Gewebe einschließlich des subkutanen Fetts unabhängig von der Tiefe der Verbrennung bis auf die Muskelfaszie exzidiert.

Antibiotika. Werden beim Verbrannten primär nicht angewendet. Sie dienen im späteren Verlauf lediglich der Bekämpfung manifester Infektionen gemäß der jeweiligen Resistenzprüfung.

10.2 Kälteschäden

10.2.1 Allgemeine Unterkühlung

Ätiologie.
- Allgemeine Erschöpfung und Hunger bei Temperaturen um den Gefrierpunkt
- Windeinfluss vermehrt den Effekt der Kälte, indem er den Wärmeverlust beschleunigt
- Drogen, insbesondere Alkohol

Diagnostik. Messen der Kerntemperatur (rektale Messung). Todesdiagnose nur, wenn keine Lebenszeichen bei normaler Körpertemperatur nachweisbar sind (Ausschluss eines Scheintodes).
Einteilung. Unterscheidung von vier Hypothermiestadien (◻ Tab. 10.1)
Therapie. Warme Decken, warmes Bad, Peritoneallavage, Herz-Lungen-Maschine (Transport aller Hypothermiefälle mit Kerntemperaturen < 32 °C zur Klinik)

◻ **Tab. 10.1.** Hypothermiestadieneinteilung

Stadium	Kerntemperatur	Klinik
I	35–32 °C	Bewusstsein klar, erregt Muskelzittern Schnelle Atmung, schneller Puls
II	32–28 °C	Bewusstsein getrübt, schläfrig, verwirrt, teilnahmslos Muskelstarre, Rigidität Atmung unregelmäßig Puls langsam, unregelmäßig
III	28–26 °C	Bewusstlosigkeit Muskelstarre Atmung unregelmäßig, Atempausen Puls kaum tastbar, unregelmäßig Pupillen weit, mit Lichtreaktion
IV	26–22 °C	Atemstillstand Herzstillstand Pupillen lichtstarr

10.2.2 Lokale Erfrierungsschäden

Pathologie. Zellschäden, insbesondere Endothelschäden
Praedilektionstellen. Körperperipherie (Hände, Füße, Ohren, Nase). Nässe und Wind erhöhen die wirkliche Erfrierungsgefahr
Symptomatik. Symptome des lokalen Kälteschadens sind vorerst starke Schmerzen, dann Gefühllosigkeit und Weißverfärbung der Haut. Die zur Einteilung herangezogenen Symptome sind erst nach Auftauen feststellbar:

- Erfrierungen 1. Grades: keine anatomischen Veränderungen nach dem Auftauen
- Oberflächliche Erfrierung 2. Grades: Bildung großer, heller Blasen nach dem Auftauen. Kurzfristiger Sensibilitätsverlust und evtl. kurzfristiger Verlust der Motorik. Erholung, spontan, innerhalb 14–20 Tagen
- Tiefe Erfrierung 2. Grades: verzögerte Blasenbildung, blutiger, dunkler Blaseninhalt. Schwere Sensibilitätsstörungen und Motilitätsstörungen. Heilung innerhalb mehrerer Wochen
- Erfrierungen 3. Grades: Blasenbildung, evtl. Blasen mit dunklem Inhalt. Permanente Sensibilitäts- und Motilitätsstörungen

Therapie. Allgemeiner Schutz vor Kälte, Wind und Nässe, rasches Aufwärmen im warmem Wasser von 38–42 °C, Analgesie, Hochlagerung der Extremität, Gabe rheologisch aktiver Infusionslösungen, Tetanusprophylaxe

Fasziotomien bei Ausbildung eines Kompartmentsyndroms. Bei Erfrierungen 3. Grades oft chirurgisches Débridement der nekrotischen Gewebepartien erforderlich, jedoch erst nach Demarkation (Cave: Infektionsgefahr). Amputationen erst nach Demarkation. Physiotherapie

10.3 Chemische Schädigungen durch starke Säuren und Basen

Definition. Verbrennungen durch starke Säuren oder Basen
Notfallmaßnahme. Verdünnung des Agens durch reichliches Auswaschen mit Wasser – am ehesten unter einer Dusche. Anschließend Einlieferung ins Krankenhaus

> Durch rigorose Sicherheitsvorschriften sind solche Schäden sehr selten geworden.

10.3.1 Schädigung durch Einwirkung von Säuren

Definition. Hydrofluorsäure-Verätzungen gehören zu den gefährlichsten Säureverätzungen. Bereits Verätzungen von 3–5 % der Körperoberfläche können letale Folgen haben.
Ätiologie. Säureverätzungen fällen das Kalzium rasch aus. Hypokalzämiezustände verursachen gefährliche Arrythmien. Die konzentrierte Säure entwickelt auch rasch aggressive Dämpfe, die zu schweren Lungenschäden führen. Die befallenen Gewebepartien können über längere Zeit zunehmende Schäden bis zu ausgedehnten Nekrosen von Haut, Muskel und sogar Knochen aufweisen.
Therapie. Nach notfallmäßigem, reichlichem Auswaschen ist die sofortige Hospitalisation notwendig. Lokal werden die Nekrosen mit Kalziumglykonat unterspritzt. Kontrolle der Kalziumgaben. Frühexzision der Nekrosen ist notwendig.

10.3.2 Alkaliverätzung

Ätiologie. Typische Alkaliverätzung durch Zementverbrennung. Lokale Hitzeeinwirkung und lokale Einwirkung durch die Alkalität des Zements kombinieren sich häufig mit Inhalationsschäden.
Therapie. Unmittelbare Notfallbehandlung durch ausgiebiges Auswaschen der verletzten Körperpartien und nachheriger, sofortiger Hospitalisierung. Frühexzision von Hautnekrosen
Prognose. Letalität von etwa 25 %

11 Kinderchirurgie

P. Schweizer

11.1 Merkmale der Kinderchirurgie

Definition. Kinderchirurgie befasst sich mit den chirurgisch relevanten Krankheiten in den verschiedenen Phasen des Wachstums.

Anatomie. Körperproportionen des wachsenden Menschen, Wachstumsfugen am Knochen, Größe, Lage, Struktur und Funktionsreife der inneren Organe müssen bei Operationen berücksichtigt werden.

Nachteile des Kindes

- Mangelhafte Infektabwehr im 1. Trimenon
- Großer Energieverbrauch
- Empfindlichkeit des ZNS auf Sauerstoffmangel
- Große Empfindlichkeit gegenüber Blutverlust
- Empfindlichkeit auf Flüssigkeitsverluste: Flüssigkeitsumsatz beim Kind 1/5 des Wasserbestandes gegenüber 1/17 beim Erwachsenen. Urinmenge beim Säugling 2–18 ml/h im Vergleich zu 40–50 ml/h beim Erwachsenen. Gefahr der raschen Exsikkose bei Flüssigkeitsverlusten. Entstehung eines Hirn- und Lungenödems bei schon geringer Überinfusion

Vorteile des Kindes

- Bessere und schnellere Wundheilung
- Geringere Wundinfektionsgefahr
- Vermindertes Thromboembolierisiko
- Vermindertes Dekubitusrisiko

Psychologische Merkmale. Kinder akzeptieren Krankheiten und Krankheitsfolgen erstaunlich leichter und schneller als Erwachsene. Schmerzfreiheit in jeder Phase der Behandlung ist jedoch Pflicht.

Operative Technik

Keine 1:1 Kopie standardisierter Techniken der Erwachsenenchirurgie möglich. Resezierende Verfahren müssen zugunsten der Organerhaltung im Hinblick auf den noch wachsenden Organismus oft zurückgestellt werden.

11.2 »Klassische« (viszerale) Neugeborenenchirurgie

F08 ### 11.2.1 Ösophagusatresie

Definition. Angeborener Verschluss des Lumens der Speiseröhre

Epidemiologie. Inzidenz 1:2000–3000

Ätiologie. Hemmungsfehlbildung aufgrund einer fehlerhaften Unterteilung des Vorderdarmes in Trachea

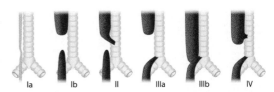

Abb. 11.1. Formen der Ösophagusatresie. Am häufigsten kommen die Typen IIIa und IIIb vor. Der seltenste Typ ist Ia. Typ Ib ist meistens mit einer großen Distanz der Ösophagusstümpfe verbunden. Beim Typ II und IV besteht das Risiko, dass die obere ösophagotracheale Fistel übersehen wird

und Ösophagus in der 4.–5. Embryonalwoche. Die Folge ist eine unvollständige Lumenbildung der Speiseröhre und eine Fistelbildung zwischen Trachea und Ösophagus.

> **Pathophysiologie.** Das Kind schluckt in die Lunge, atmet in den Magen und regurgitiert Magensaft in die Bronchien.

Klassifikation. Unterscheidung von kurz- und langstreckigen Atresien, jeweils mit und ohne Fistel zwischen Trachea und Ösophagus (Abb. 11.1). Am häufigsten (90 %) werden die Formen IIIa und IIIb beobachtet.

Symptomatik. Hydramnion in der Schwangerschaft, schaumiger Speichel vor Mund und Nase des Neugeborenen, Hustenanfälle, Zyanoseattacken und zunehmende Dyspnoe bis zur Asphyxie.

Diagnostik. Wenn nach der Geburt eine Sonde in den Ösophagus eingeführt wird, stößt sie nach 8–10 cm auf einen Widerstand und lässt sich nicht in den Magen vorführen. Ein konventionelles Röntgenbild zeigt, dass sich eine röntgendichte Sonde im oberen Ösophagusblindsack aufrollt. Luft im Magen/Darm zeigt eine ösophagotracheale Fistel an, das luftleere Abdomen ist umgekehrt ein deutlicher Hinweis auf das Fehlen einer Fistel. Eine Kontrastmitteldarstellung verbietet sich aufgrund der Aspirationsgefahr.

Präoperative Komplikationen. Das Überlaufen von Speichel und Schleim oder sogar Nahrung in die Trachea kann zur gefürchteten Aspirationspneumonie führen. Durch Überfließen von Magensaft über die Fistel in die Trachea kommt es zur chemischen Pneumonie, dem sog. Mendelsohn-Syndrom.

Therapie. Vor der Operation muss ständig Speichel abgesaugt werden. Rechtsseitige, (streng) extrapleurale Thorakotomie. Präparation und Verschluss einer ösophagotrachealen Fistel. End-zu-End-Anas-

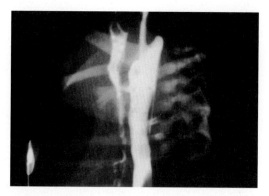

■ **Abb. 11.2.** Röntgenologische Darstellung der ösophagotrachealen H-Fistel

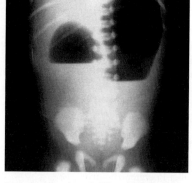

■ **Abb. 11.3.** Duodenalatresie. Röntgendbild bei Duodenalatresie mit dem typischen Double-bubble-Zeichen

tomose der Ösophagusstümpfe (bis 4 cm Länge
möglich). Alternativ Magenhochzug oder Darm-
interponat. Schienung der Anastomose mit einer
dünnen und weichen, transnasal bis in den Magen
vorgeführten Sonde.

Postoperative Komplikationen. Anastomoseninsuffizienz (1 %), Rezidivfisteln (1–4 %), Pneumothorax
(10 %), Anastomosenstenose (10–15 %).

Prognose. Entscheidend ist die rasche Erkennung nach
der Geburt. Mortalität nach einer Operation nur noch
1 %, abhängig von Begleitfehlbildungen. Bougierung
zur Beseitigung einer postoperativen Anastomosenstenose (in 10–15 %) notwendig. Schluckstörungen bei
ca. 3 %

11.2.2 Ösophagotracheale H-Fistel

Definition. Fistelverbindung zwischen Trachea und
Ösophagus ohne Atresie

Ätiologie. Folge einer gestörten Entwicklung des den
Vorderdarm in vertikaler Richtung trennenden Septum
oesophagotracheale

Symptomatik. Hustenanfälle und Zyanoseattacken
während des Trinkens. Meteorismus (Luft gelangt über
die H-Fistel in den Magen). Das häufige Verschlucken
führt oft zu Bronchopneumonien oder/und asth-
maähnlichen Anfällen.

Diagnostik. Klinisches Bild. Schwierige endoskopische
oder radiologische Darstellung (■ Abb. 11.2).

Therapie. Unterbindung der Fistel. Bei kollaren Fisteln
(Halshöhe) erfolgt ein rechtsseitiger, knapp oberhalb der
Klavikula geführter schräger Hautschnitt, bei thorakalen
Fisteln eine rechtsseitige laterale Thorakotomie.

Komplikationen. Gefährdet ist der N. recurrens. Eine
Rezidivfistel tritt in 1–2 % auf.

11.2.3 Duodenalatresie F09

Definition. Angeborener intraluminärer Verschluss des
Duodenums

Ätiologie. Hemmungsmissbildung aufgrund der
ausbleibenden, normalerweise in der 6.–7. Embryonalwoche stattfindenden Rekanalisation des Duodenallumens nach einer Phase der Epithelproliferation. Tritt gehäuft beim Down-Syndrom auf. F09

Klassifikation. Membranöse Duodenalatresien und
Duodenalatresien mit kurz- oder langstreckiger Kontinuitätsunterbrechung

Symptomatik. Leitsymptome der Duodenalatresie sind
grünes, galliges Erbrechen 12–18 h nach der Entbindung und eine Blähung des epigastrischen Bauches bei
kleinem Unterbauch

Diagnostik. Rö-Abdomen: Double-bubble-Phänomen
(■ Abb. 11.3). Luftspiegel im Magenfundus und im
hochstehenden oberen Duodenalknie

Therapie. Membranöse Duodenalatresien werden
durch Exzision der Membran behandelt, wobei die Papilla Vateri geschont wird. Duodenalatresien mit dicker Membran oder Kontinuitätsunterbrechung müssen durch eine Duodenoduodenostomie Seit-zu-Seit
behoben werden.

Komplikationen. Selten: Nahtinsuffizienz mit Galle-
leck, gallige Peritonitis, Stenose oder Verletzung der
Papilla Vateri

Prognose. Gut, Mortalität < 1 %

11.2.4 Pancreas anulare

Definition. Schnürender Ring der beiden Pankreasanlagen um das Duodenum

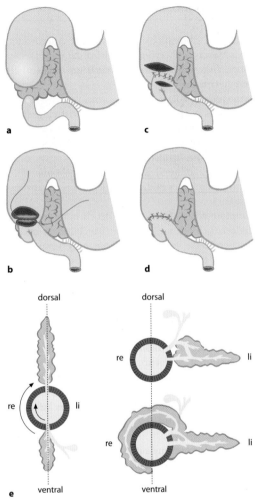

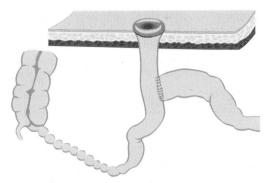

■ Abb. 11.5. Prinzip der Koop-Fistel/Anastomose. Die Fistel dient als Ventil. Wenn der Darminhalt nicht durch das Endileum transportiert werden kann, fließt er durch die Darmfistel ab. Die Fistel kann auch zur Spülung mit detergenzienhaltiger Flüssigkeit genutzt werden

■ Abb. 11.4. Pancreas anulare. **a** Schematische Darstellung des Pankreasringes. **b** Inzisionen am prä- und postpankreatischen Duodenum; **c** Fertigung der Seit-zu-Seit-Anastomose; **d** fertige Duodenoduodenostomie; **e** Entstehung des Pankreasringes bei der physiologischen Darmdrehung

Ätiologie. Unvollständige Drehung der beiden Pankreasanlagen führen nach der Drehung des Duodenums zu einem einschnürenden Ring (■ Abb. 11.4a,e).
Symptomatik und Diagnostik. Identisch zur Duodenalatresie.
Therapie. Duodenoduodenostomie Seit-zu-Seit vor dem Pankreasring (■ Abb 11.4 a-d)
Komplikationen und Prognose. Identisch zur Duodenalatresie.

11.2.5   Dünndarmatresie

Definition. Isolierte oder multiple Kontinuitätsunterbrechungen des Dünndarmes.
Ätiologie. Angenommen wird eine ischämische Ursache und Genese.
Klassifikation. Langstreckige/kurzstreckige, membranöse, strangartig noch verbundene Atresien. Formen mit totaler Kontinuitätsunterbrechung und einem v-förmigen Defekt des zugehörigen Mesenteriums.
Pathologie. Das Lumen des prästenotischen Darmes ist dilatiert und mekoniumgefüllt, das Lumen des poststenotischen Darmes dagegen eng und leer. Die Wand des prästenotischen Darmes ist verdickt.
Symptomatik. Pränataler sonographischer Nachweis von dilatierten, flüssigkeitsgefüllten Darmschlingen, geblähter Bauch nach der Entbindung. Entleerung von nur wenigem, hell gefärbtem Mekonium. 6–24 h nach der Entbindung: »grün-braunes = gallig-kotiges« Erbrechen
Diagnostik. In der Sonographie Darstellung von dilatierten, flüssigkeitsgefüllten Darmschlingen. Röntgenologische Darstellung von mehreren Spiegeln in einem sonst luftfreien Unterbauch
Therapie. End-zu-End-Anastomose bei nicht zu großem Unterschied im Lumen und in der Wanddicke. Ausgedehnte Resektionen müssen vermieden werden. Bei großem Kaliberunterschied und erheblicher fibröser Wandhyperplasie kann befundabhängig entweder eine Bishop-Koop-Anastomose (■ Abb. 11.5) oder ein doppelläufiger Kunstafter angelegt werden.
Komplikationen. Gelegentlich Malabsorption und Gedeihstörungen treten auf. Problematisch ist nur ein Kurzdarmsyndrom.

Prognose. Gut, falls kein Kurzdarmsyndrom vorliegt. Ein postoperativer Adhäsionsileus kommt in 2–4 % vor. Cave: Erbrechen und Aspiration bei zu lange aufgeschobener Operation

F09 ▶ 11.2.6   Anal- und Rektumatresie

Definition. Angeborenes Fehlen der Afteröffnung bzw. blind endendes Mastdarmende.
Pathogenese. Folge einer fehlerhaften Aufteilung der inneren Kloake in einen ventralen Sinus urogenitalis und einen dorsalen Enddarm aufgrund einer gestörten fronto-vertikalen Septierung. Als Residuen bestehen Fisteln zwischen dem Enddarm, der Blase, Urethra und Vagina und eine Hypoplasie der Kontinenzmuskulatur.
Klassifikation.
— Hohe (supralevatorische) Atresien: häufig kombiniert mit Anomalien der Beckenboden- und Sphinktermuskulatur
— Intermediäre Atresien: Rektumblindsack reicht bis in die Ebene der Puborektalisschlinge
— Tiefe (infralevatorische) Atresien: Rektumblindsack reicht bis knapp vor die Haut des Analgrübchens
— Kloakenfehlbildung: schlimmste Fehlbildung mit einer einzigen Kloakenöffnung nach außen, Fisteln von Urethra, Vagina und Rektum.

Symptomatik. Wenn eine Fistel ins Vestibulum vaginae, zum Damm oder Skrotum besteht, kann sie in der Regel auch gesehen und sondiert werden. Bei einer Fistel in die Urethra wird oft die Entleerung von Mekonium mit dem Urin beobachtet.
Diagnostik. Sichtdiagnose, d.h. die fehlende Analöffnung kann gesehen werden. Sonographische Darstellung des Rektumblindsacks, Röntgenkontrastmitteldarstellung über eine sichtbare Fistel.
 MCU (Miktionszystourographie) zur Darstellung nicht sichtbarer Fisteln.
Therapie. Einzeitige Korrektur in mikroskopischer Operationstechnik. **Tiefe Atresie:** Öffnung der Analhaut des Analgrübchens unter Schonung der unmittelbar darunter liegenden Schließmuskelfasern. **Intermediäre Atresie:** perinealer Rektumdurchzug mit schichtweiser Korrektur der Beckenboden- und Sphinkteretage unter Schonung von Nervenfasern
Hohe Atresie: laparoskopische Darmmobilisation und anschließender transsphinktärer Darmdurchzug. Manchmal kann der Stuhl mühelos aus einer anorektalen Fistel entleert werden, sodass kein akuter Handlungsbedarf besteht.

11.2.7   Mekoniumileus   F07

Definition. Obturationsileus, der durch eingedicktes, zähes Mekonium hervorgerufen wird, das wegen seiner hohen Viskosität nur bis ins untere Ileum transportiert werden konnte.
Pathogenese. Folge einer autosomal rezessiv vererbbaren Mukoviszidose. Das Mekonium ist eingedickt, kaugummiartig zäh, haftet fest an der Darmschleimhaut und bleibt vor der Bauhin-Klappe stecken.
Epidemiologie. Inzidenz 1:2500
Formen. Mekoniumileus und Pseudomekoniumileus (gleiches klinisches Bild, aber es liegt keine Mukoviszidose vor).
Symptomatik. Aufgetriebener Bauch mit verdickten, teigigen, geröteten, glänzenden Bauchdecken und in gleicher Weise veränderte Labien oder verändertes Skrotum. Typisches Bild eines Dünndarmileus beim Frischgeborenen mit Meteorismus, Erbrechen, möglicherweise tastbaren Resistenzen im Bauch.
Diagnostik.
— Gezielte Familienanamnese
— Rö-Abdomen: milchglasartig eingedickte Mekoniummassen im Dünndarm ohne Spiegel (fehlende Flüssigkeit im Darm). Verkalkungen sind ein Hinweis auf eine Perforation mit Mekoniummassen in der freien Bauchhöhle.
— Kontrastmitteleinlauf: Darstellung eines Mikrokolon (Hungerdarm)
— Schweißtest
— Stuhluntersuchung auf Pankreasenzyme
— PCR zur molekularbiologischen Sicherung der Diagnose

Therapie. Auflösen und Ausspülen des zähen Mekoniums durch einen hyperosmolaren Gastrografineinlauf mit Azetylzystein. Meistens ist jedoch eine Laparotomie mit Anlage einer Bishop-Koop-Anastomose erforderlich (❏ Abb. 11.5). Eine Darmresektion ist nur bei einer Darmperforation erforderlich.   F07
Prognose. Die Prognose beim Pseudomekoniumileus ist sehr gut. Beim Mekoniumileus ist die initiale Prognose auch gut, aber durch Komplikationen der Mukoviszidose geprägt.

11.2.8   Angeborene Zwerchfelldefekte

Definition. Angeborener, unvollständiger muskulärer Verschluss der Zwerchfellplatte, die Brust- und Bauchraum voneinander trennen soll.   F07

Anatomische Strukturen   **Angeborene Bruchpforten**

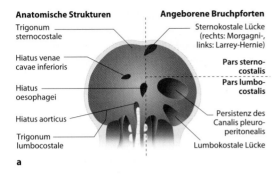

a

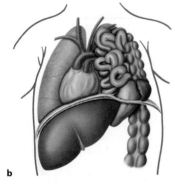

b

☐ Abb. 11.6. Zwerchfellanatomie. **a** Darstellung der Bruchpforten. **b** Zwerchfelldefekt. Darmschlingen und Milz sind in
den Brustraum verlagert. Das Mediastinum wird nach rechts
verdrängt. Die Lunge ist hypoplastisch

Einteilung.

- Zwerchfelldefekt: Lücke im Zwerchfell ohne Bruchsack
- Zwerchfellhernie: Lücke im Zwerchfell mit Bruchsack aus Pleuroperitoneum

Pathogenese. Hemmungsfehlbildung im 2. Embryo-
nalmonat. Die mangelhafte Mesenchymausstattung der
Membrana pleuroperitonealis kann zu verschiedenen
muskulären Defekten des Zwerchfells führen.
Epidemiologie. Inzidenz 1:2500
Klassifikation. Nach der Lokalisation (☐ Abb. 11.6a)

- Sternokostale Lücke/Hernie
  - Rechtsseitig: Morgagni-Lücke/Hernie
  - Linksseitig: Larrey-Lücke/Hernie/Spalte
- Pleuroperitoneale Lücke/Hernie: Bochdalek-
Hernie
- Posterolaterale, pleuroperitoneale Lücke/Hernie

11.2.9   Pleuroperitoneale Lücken/Hernien

Definition. Bochdalek-Hernie= Persistenz des Canalis
pleuroperitonealis mit pleuroperitonealer Zwerchfellhernie
Epidemiologie. Häufigste angeborene Zwerchfellhernie (ca. 95%)
Pathologie. Verschieden große Lücke im anatomischen
Trigonum lumbocostalis mit und ohne pleuroperitone-
alem Überzug. Aplasie des gesamten Zwerchfells ist
selten. In 90 % links, in 10 % rechts oder beidseits. Oft
liegt der gesamte Dünn- und Dickdarm, die Milz, der
linke Leberlappen und sogar die linke Niere im Brustraum (☐ Abb. 11.6b).

Pleuroperitoneale Zwerchfellhernien sind mit einer
Entwicklungsstörung der Lunge verbunden. Die nicht
oder unterentwickelte Lunge weist neben einer Grö-
ßen- und Gewichtsreduktion eine verminderte Zahl
von Bronchien und Acini mit ungenügend entwickelten
Knorpelspangen auf. Folge ist eine nur schwache Lungendurchblutung und ein Rechts-links-Shunt. Die konsekutive Myokardinsuffizienz und die azidosebedingte
Minderdurchblutung der Nieren bestimmen den
(fatalen)Verlauf und die Prognose.
Symptomatik. Kleiner Bauch, Atemnotsyndrom bis hin
zur Asphyxie von Geburt an. Perkutorische Dämpfung
über einer Brustkorbseite, asymmetrische Thorax-
exkursion, CO_2-Anstieg, respiratorische und metabolische Azidose, persistierender fetaler Kreislauf, Myokardinsuffizienz, Oligurie und Hyperkaliämie.
Diagnostik. Nachweis der in den Brustraum verlagerten Organe durch Perkussion und Auskultation (Darmgeräusche im Brustraum). Sonographie. Rö-Thorax zur
Bestätigung der Diagnose:

- Verdrängung des Mediastinums zur Gegenseite (in
der Regel nach rechts)
- Enterothorax (in den Brustraum verlagerte Darm-
schlingen, ☐ Abb. 11.6b)
- Verdichtungen, die auf verlagerte parenchymatöse
Organe hinweisen

Therapie. Initiale Stabilisierung durch Intubation und
Beatmung, Magensonde, Ausgleich der Elektrolyte,
besonders der Hyperkaliämie und Ausgleich der
Azidose. Operation nach anhaltender Stabilisierung
über mindestens 3 Stunden. Operativer Zugang
über eine transperitoneale, linksseitige quere Laparotomie. Nach Reposition der prolabierten Organe
erfolgt in der Regel ein direkter muskulärer Zwerch-
fellverschluss.
Prognose. Wird bestimmt durch die Lungenhypoplasie
und das Ausmaß des Rechts-links-Shunts. 40 % der

Kinder können (selbst mit ECMO-Therapie) nicht in einen operationsfähigen Zustand gebracht werden.

11.2.10 Omphalozele

Definition. Nabelschnurbruch (ex omphalos), der Abdominalorgane enthält und dessen Wand aus Peritoneum und Amnionhüllen besteht

Pathogenese. Die 4 mesodermalen seitlichen Bauchwandfalten entwickeln sich nur unvollständig und fusionieren nicht, so dass sich der Nabelring nicht schließen kann. Der physiologische Nabelschnurbruch persistiert und wird zur Omphalozele.

Pathologie. Die Nabelgefäße laufen immer vom Ansatz der Nabelschnur am Omphalozelensack radiär zur Bauchwand. Obligat besteht eine Darmlageanomalie, eine Nonrotation, eine Malrotation oder ein Mesenterium commune. Häufig kombiniert mit anderen Fehlbildungen (Herzfehler, Zwerchfelldefekte etc.).

Klassifikation. Unterscheidung in kleine und große sowie geschlossene und rupturierte Omphalozelen.

Diagnostik. Bereits sonographisch pränatal diagnostizierbar. Postnatal handelt es sich um eine unverwechselbare Sichtdiagnose. Präoperativer Ausschluss assoziierter Begleitfehlbildungen.

Therapie. Offene (rupturierte) Omphalozelen müssen zur Vermeidung von Austrocknung und Infektion bald nach Geburt operativ verschlossen werden. Große **geschlossene Omphalozelen** bedürfen immer eines operativen Bauchwandverschlusses, kleine können sich durch Schrumpfung des Omphalozelensackes spontan verschließen. Präoperativ muss jedoch der Flüssigkeits-, Elektrolyt- und Säure-Basen-Haushalt »ausgeglichen« worden sein. Der Magen muss über eine Magensonde entlastet, Mekonium mit körperwarmer Kochsalzlösung zur Verringerung des intestinalen Volumens aus dem Dickdarm ausgespült werden.

Prognose. Mortalität und Morbidität werden bei Kindern mit Omphalozelen (nur noch) von den Begleitfehlbildungen, besonders Herzfehlern, bestimmt.

11.2.11 Laparochisis (Syn.: Gastroschisis)

Definition. Bauchwanddefekt rechts des »normal« lokalisierten Nabels mit ungeschützter Eventeration von Eingeweiden, die daher verschwollen, durchblutungsgestört, mit Membranen belegt und untereinander verklebt sind.

Ätiologie. Ungeklärt

Symptomatik. Die **Darmschlingen schwimmen ungeschützt im Fruchtwasser,** sind aufgequollen, von Membranen aus Lanugohaaren und Käseschmiere überzogen und untereinander verklebt, verknotet und oft abgeknickt. Verklebungen, Verknotungen und Abknickungen können zusammen mit Lageanomalien zu Durchblutungsstörungen führen, sodass die Darmschlingen düsterrot bis schwarz aussehen.

Diagnostik. Unverwechselbare Sichtdiagnose. Begleitfehlbildungen, besonders Lageanomalien, müssen intraoperativ ausgeschlossen werden. Selten Herz- und Nierenfehlbildungen.

Therapie. Gleiche Vorgehensweise wie bei der Omphalozele (▶ Kap. 11.2.10).

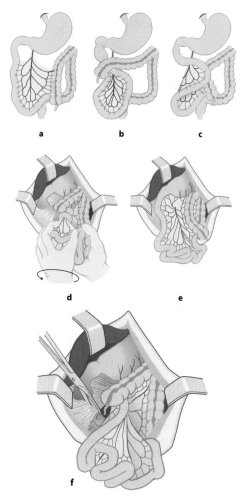

◻ Abb. 11.7. Lageanomalien des Darmes. **a–c** Malrotationsformen: Nonrotation, Malformation I, Malformation II. **d,e** Lösen eines Volvulus durch Drehung des Darmes im Gegenuhrzeigersinn bis zur Entstehung einer Nonrotation. **f** Durchtrennung der Ladd-Bänder

Prognose. Gut, wenn keine Passagestörungen durch Darmatonie oder Adhäsionen auftreten. Die postoperative Letalität liegt < 1 %.

11.2.12 Lageanomalien des Darmes

Ätiologie. Lageanomalien des Darmes entstehen durch drei Störungen: eine Störung der fetalen Darmdrehung, eine Störung des Wachstums einzelner Darmabschnitte und eine Störung der retroperitonealen Fixierung des Mesenteriums einzelner Darmabschnitte ans dorsale parietale Peritoneum.

Klassifikation. Nonrotation, Malrotation I, Malrotation II (◘ Abb. 11.7a–e), inverse Darmdrehung, mesokolische Hernien.

Symptomatik. Meistens symptomlos, können aber jederzeit zum Volvulus und zu mesokolischen inneren Hernien führen. Je nach Höhe des Volvulus oder der Lumeneinengung bei inneren Hernien Passagestörungen mit Erbrechen. In diesem Fall ist das Leitsymptom die Ileussymptomatik. Sofern keine totale Passagebehinderung auftritt, wie beim Volvulus, können rezidivierende Darmkoliken, Völlegefühl, gelegentliches Erbrechen und Brechreiz den Verdacht auf eine Lageanomalie des Darmes aufkommen lassen.

Diagnostik. Rö-Abdomen (»im Hängen«): große Magenblase oder ein Double-bubble-Zeichen bei sonst weitgehend luftleerem Abdomen bei hohem Ileus (häufigste Form des Volvulus bei Malrotation)

Rö-Kolonkontrastdarstellung: Verziehung des Colon ascendens und des Zökums nach rechts oben oder nach links.

Therapie. Der akute Volvulus muss chirurgisch gelöst werden. Nach Eröffnung des Bauches Feststellung des Malrotationstyps, Durchtrennung aller embryonalen Bänder und Drehung des Darms im Gegenuhrzeigersinn. Nach Detorquierung muss der Darm in Nonrotationsposition liegen.

Prognose. Abhängig vom Ausmaß der nicht mehr reversiblen Durchblutungsstörung des Darmes. War keine Darmresektion notwendig, ist die Prognose gut, in der Regel entsteht keine postoperative Morbidität. Wenn wegen nicht reversibler Ischämie primär oder sekundär (im »second look«) eine Darmresektion erforderlich war, entsteht meistens ein mehr oder weniger ausgeprägtes Kurzdarmsyndrom, das dann prognosebestimmend ist.

11.3 Typische (viszeral-) chirurgische Erkrankungen im Säuglingsalter

11.3.1 Hypertrophe Pylorusstenose

Definition. Einengung des Pyloruskanals durch eine Hypertrophie des Pylorusmuskels mit der Folge einer Magenentleerungsstörung.

Ätiologie. Nicht bekannt.

Epidemiologie. Knaben sind vier- bis fünfmal häufiger betroffen als Mädchen. Inzidenz 1:3000.

Symptomatik. Schwallartiges Erbrechen (nicht gallig) in der 2.–4. Lebenswoche kurz nach den Mahlzeiten. Erkennbare Oberbauchperistaltik, tastbarer verdickter Pylorusmuskel im rechten Oberbauch. Bei wiederholtem Erbrechen kann eine Dehydratation, hyperchlorämische Alkalose und oberflächliche Atmung hinzukommen. `F07`

Diagnostik. Sonographische Darstellung des verdickten Pylorusmuskels und des wandverdickten Magenantrums.

Therapie. Korrektur der hyperchlorämischen Alkalose, Elektrolytbilanzierung und Rehydratation. Operativ wird eine Pyloromyotomie nach Weber-Ramstedt durchgeführt. Bereits nach 6 h kann mit dem Nahrungsaufbau begonnen werden.

Komplikationen. Peritonitis als Folge einer übersehenen Schleimhautverletzung. Restenosen in 0,5–1 % (Reoperation).

Prognose. Gut, Letalität von 0,5 %.

11.3.2 Hiatushernie und Refluxkrankheit

Definition. Hiatushernie: axiale oder paräösophageale Verlagerung von Kardia und weiteren Magenanteilen durch den Hiatus ösophagei ins Mediastinum. Folge ist die **Refluxkrankheit**.

Refluxkrankheit: klinische Symptomatik und säurebedingte Schleimhautveränderungen im Ösophagus.

Klassifikation. Axiale Hiatushernie (nicht fixierte oder fixierte): Kardia und weitere Magenanteile schlüpfen axial durch den Hiatus oesophagei ins Mediastinum. Bei der nicht fixierten axialen Hiatushernie liegt die Kardia in der Inspiration im Mediastinum, also epiphrenisch, in der Exspiration unterhalb des Zwerchfells (= axiale Hiatusgleithernie). Bei der fixierten Hiatushernie (im Kindesalter die häufigste Form) kann keine atemabhängige Verlagerung (mehr) festgestellt werden.

Paräösophageale Hiatushernie: Die Kardia ist im Hiatus ösophagei fixiert, daneben befindet sich aber noch oberhalb des Zwerchfells eine »Magentasche« (im Kindesalter selten).

Upside-down-stomach: Der gesamte Magen liegt im Mediastinum, die große Kurvatur zeigt nach kranial.

Pathogenese. Im Zusammenhang mit der Entstehung eines (zu) weiten Hiatus ösophagei entsteht auch eine Verkürzung des intraabdominalen Ösophagusanteils. Es kommt zur Mediastinalverlagerung der Kardia und weiterer Magenabschnitte. Dadurch streckt sich der His-Winkel, sodass die Kardia schlussunfähig ist. Beim angeborenen Brachyösophagus liegt die Kardia angeboren im Mediastinum.

Symptomatik. Schluckstörungen und Hämatinerbrechen (besonders beim zerebral geschädigten Kind). Folgen sind Dystrophie, Blutungs- und hypochrome Eisenmangelanämie, Aspiration und häufige asthmatoide Bronchitiden. Bei älteren Kindern steht das retrosternale epigastrische Sodbrennen im Vordergrund.

Diagnostik. Es muss zwischen der Erkennung der Hiatushernie (morphologisch) und der Erkennung der Refluxkrankheit (funktionell) unterschieden werden. Zum Herniennachweis Röntgenaufnahmen in Inspiration und Exspiration, in »Kopftieflage« und mit intraabdominaler Druckerhöhung durch Druck auf das Epigastrium. Ösophagoskopisch können die Zeichen der hämorrhagischen, der erosiven und der ulzerienden Ösophagitis erkannt werden.

Therapie. Konservativ: Therapieversuch mindestens über 3 Monate mit Hochlagern des Oberkörpers im Liegen. Bei der Nahrungsaufnahme häufige, kleine Mahlzeiten, Andickung der Nahrung und Säurepufferung mit Antazida.

Operativ: Bei Versagen der konservativen Therapie (anhaltende Nahrungsverweigerung, fortschreitende Dystrophie, zunehmende Häufigkeit der Aspirationspneumonien und progrediente endoskopische, morphologische Veränderungen) kann minimal invasiv oder konventionell eine offene Korrektur des Hiatus oesophagei durch Mobilisation des im Mediastinum fixierten Magenanteils und anschließender Hiatoplastik und Fundopexie erfolgen.

11.3.3   Invagination

Definition. Isoperistaltische Einstülpung eines Darmsegmentes in das Lumen des aboral liegenden Darmes. (ein proximales Darmsegment stülpt sich in ein distales Darmsegment)

Epidemiologie. Inzidenz 1,5–4:1000. Die ileozökale oder ileokolische Invagination ist am häufigsten. Die **Invagination ist die häufigste Ileusform** überhaupt.

Ätiologie. Präformierte Leitgebilde (Meckel-Divertikel, eine ileale Darm Duplikatur oder ein ileales Rhabdomyosarkom, Polypen, Tumore), Virusinfektion mit Verdickung der ileozökal liegenden Lymphknoten.

Symptomatik. Heftige Bauchkolik aus völligem Wohlbefinden mit anschließendem schmerzfreien Intervall, manchmal Bild eines Ileus. Häufig ist ein Tumor (Resitenz) im rechten Mittel- bis Oberbauch tastbar. Himbeergeleeartiger Schleim am Stuhl oder **Blut am rektal tastenden Finger des Untersuchers ist kein Früh-, sondern ein Spätzeichen** (Zeichen der venösen Stauung der Gefäße des Invaginats und der beginnenden Darmschädigung).

Diagnostik. Sonographisch **typische Kokarde** sichtbar (quer getroffene Invaginatwand und ebenfalls quer getroffene Wand des das Invaginat umgebenden Darmes). Röntgenaufnahme zur Lokalisationsdiagnostik des Invaginats oder im Rahmen eines konservativen Lösungsversuchs.

Konservative Therapie. Wenn noch keine blutigen Stühle entleert wurden und am rektal tastenden Finger kein Blut erkennbar ist (Invaginationsereignis < 12 h), erfolgt ein konservativer Desinvaginationsversuch (retrograde hydrostatische Desinvagination) mit einem rektalen Einlauf unter sonographischer Kontrolle mit körperwarmer Ringer-Lsg. (Erfolgsrate ca. 50 %). Invaginierende Leitgebilde können übersehen werden.

Operatives Vorgehen. Das Invaginat wird von kaudal nach kranial aus dem Kolon »ausgestrichen«. Nach Desinvagination muss ein Leitgebilde ausgeschlossen und, wenn vorhanden, entfernt werden.

Prognose. Gut. Letalität vor Eintritt einer Darmgangrän unter 1 %. Reinvagination nach konservativer Therapie ca. 5 %

11.3.4   Megacolon congenitum (Morbus Hirschsprung, Aganglionose)

Definition. Kongenitale Dilatation des Kolons vor einem immer am Anorektum beginnenden, aganglionären und deshalb engen Darmabschnitt.

Pathogenese. Beim typischen Morbus Hirschsprung wurde (nur) der **rektosigmoidale Darm nicht mit Ganglienzellen versorgt**, in der 6.–9. Embryonalwoche Einwanderungshemmung der Ganglienzellen in den Plexus myentericus und den Plexus submucosus.

> Die Aganglionose (Fehlen von Ganglienzellen) ist mit einer Hyperplasie der präganglionären parasympathischen Nervenfasern in der Muscularis mucosae, die vermehrt Acetylcholinesterase produzieren, verbunden.

Epidemiologie. Inzidenz 1:3000–5000. Knaben viermal häufiger betroffen als Mädchen.

Klassifikation. Abhängig von der Länge des aganglionären Segmentes ab Linea anorectalis:
- Anale Form: Megakolon bei »ultrakurzem«, aganglionärem Segment von 2–4 cm Länge
- Rektosigmoidale Form: klassischer Morbus Hirschsprung. Megakolon bei Aganglionose des Anorektums und des Colon sigmoideum
- Langstreckige Form: Megakolon bei Aganglionose bis zur linken Kolonflexur
- Subtotale kolische Form: Megakolon bei Aganglionose, mit kranialer Überschreitung der linken Kolonflexur
- Totale kolische Form: kein Megakolon, da die Aganglionose das gesamte Kolon betrifft (Morbus Zuelser-Wilson)

Symptomatik. Leitsymptom ist die hartnäckige Stuhlentleerungsstörung mit Obstipation bei balloniertem Bauch. Abhängig vom Alter des Kindes und der Länge des aganglionären Darmabschnittes sind folgende Symptome möglich:
- Beim Neugeborenen kann das erste Zeichen ein Mekoniumpfropfsyndrom sein.
- Blutig-schleimige Darmentleerungen als Ausdruck einer beginnenden Enterokolitis bei meteoristischem Bauch
- Ab der 3. Woche Dyskinese des Rektums mit Stuhlentleerungsstörungen und Obstipation, ggf. mit Subileussymptomen

Differenzialdiagnosen. Nekrotisierende Enterokolitis (NEC), Dünndarmatresie, Mekoniumileus, Mukoviszidose bei verzögertem Mekoniumabgang, Malrotation.

Diagnostik. Rektale Untersuchung: Tasten des leeren Rektums. »Handschuhfingerlinggefühl« als Ausdruck des engen, kontrahierten, aganglionären Rektums

Röngenkontrasteinlauf: zeigt das enge, kontrahierte, aganglionäre Segment, die trichterförmige Übergangszone, das gas- sowie stuhlgefüllte, dilatierte Kolon und möglicherweise auch die Wandhypertrophie des Megakolons

Rektumschleimhautbiopsie: Nachweis des erhöhten Gehalts an Azetylcholinesterase. Der direkte histologische Nachweis von Ganglienzellen oder einer Aganglionose könnte nur durchgeführt werden, wenn eine Biopsie auch den Plexus myentericus enthalten würde (hohes Risiko!)

Rektummanometrie: Messung des erhöhten Ruhedrucks im engen aganglionären Segment

Therapie. Fulminanter Verlauf (toxisches, enterokolitisches Megakolon): Notfallmäßige Anlage eines entlastenden Stomas. Nach Erholung definitiver Kolondurchzug nach Duhamel möglich

Chronischer Verlauf (hartnäckige Obstipation): Kolondurchzug nach Duhamel: Minimal-invasive Mobilisation des Darmes mit retrorektalem, transanalem Durchzug und transanaler Anastomose. Bei ultrakurzem, engem Segment genügt oft die partielle Spaltung des M. sphincter ani internus.

Prognose. Gute sensorische und motorische Kontinenz, wenn das Übergangssegment entfernt wurde.

11.4 Akutes (nichttraumatisches) Abdomen im Kindesalter

Definition. Von einem akuten Abdomen wird in der Chirurgie gesprochen, wenn Bauchschmerzen (unterschiedlicher Qualität) akut auftreten und (lebens-)bedrohlich erscheinen.

Epidemiologie. Häufigste Erkrankungen, die zu einem »akuten Abdomen« führen, sind die Appendizitis, das Meckel-Divertikel und der Volvulus bei persistierendem Ductus omphaloentericus.

11.4.1 Appendizitis im Kindesalter

Ätiologie. Ungeklärt. Vermehrtes Auftreten nach Gastroenteritis oder bei chronischer Obstipation.

Epidemiologie. Häufigkeitsgipfel liegt zwischen dem 6. und 12. Lebensjahr. Je jünger ein Kind, desto rascher kommt es zur Perforation (beim 6-jährigen Kind schon nach 12 h).

Klassifikation.
- Histologisch: katarrhalische, hämorrhagische, fibrinös-eitrige, phlegmonöse und gangränöse Appendizitis. (Beachte: Carzinoid)
- Klinisch: nicht perforierte/perforierte Appendizitis, regionale/generalisierte Peritonitis; perityphlitischer Abszess (Abszesskonglomerat aus Darmschlingen, großem Netz und perforierter Appendix)

Symptomatik. Phasenhafte Progedienz innerhalb von 18-24 h
1. Phase: »unbestimmtes« Unwohlsein, Übelkeit, Brechreiz und »initiales«, meistens nur einmaliges Erbrechen, »dumpfer« Schmerz
2. Phase: Nach 6 h steht der »wandernde« Schmerz im Vordergrund (Schmerzen werden zeitverschoben in den verschiedenen Regionen des Bauches angegeben). Zunahme der Schmerzintensität

3. Phase: Nach weiteren 6 h Lokalisation der Schmerzen im rechten Unterbauch (der Schmerz ist jetzt nicht mehr »wandernd«, sondern »lokalisierbar«). Temperaturanstieg bis 38 °C
4. Phase: Abwehrspannung im rechten Unterbauch, Loslassschmerz und Psoasschmerz als Ausdruck der bereits eingetretenen regionalen Peritonitis (das parietale Peritoneum ist »gereizt« und »tut weh«). Schonhaltung des Patienten, um Bewegungen und Erschütterungen zu vermeiden. Weiterer Temperaturanstieg auf ca. 38,5 °C
5. Phase: Anstieg der Temperatur auf 39 °C und Zunahme der Schmerzen, selten auch vorübergehende »Erleichterung« der Schmerzen. Progredienter Meteorismus und erneutes Erbrechen als Zeichen der Perforation der Appendix.
Diagnostik.

- Klinisch: typische phasenorientierte Symptomatik mit Abwehrspannung und Schonhaltung (rektale Untersuchung und Temperaturdifferenz bei Kindern unbrauchbar)
- Labor: Verlauf der Leukozytose, Linksverschiebung im Blutbild als Abgrenzung zu Virusinfektionen
- Sonographie: verdickte Appendix und perizökales Ödem

Differenzialdiagnosen. Gastroenteritis (initial hohes Fieber, vermehrte, »spritzende« Darmtätigkeit sowie »Quatschen« bei Palpation des Bauches, Symptompersistenz oder -abnahme). Otitis media, basale Pleuritis, Erkrankungen der inneren Genitalorgane und des Harntrakts sowie Leukämie
Therapie. Appendektomie
Prognose. Gut, fast keine Mortalität. Postoperative Morbidität bedingt durch die Möglichkeit des Entstehens eines Adhäsionsileus bei Briden (1:200)

11.4.2 Persistierender Ductus omphaloentericus und Meckel-Divertikel

Definition. Embryologisch definiert handelt es sich um Überreste des Dottersackes, morphologisch definiert um ein zystisches, gangartiges oder strangförmiges Relikt des Dottersackes, das den Darm und den Nabel verbindet oder sich am Darm als Divertikel ausstülpt.
Pathogenese. Wenn der Ductus omphaloentericus, der den Dottersack mit dem Ileum verbindet, in der 7. Embryonalwoche nicht obliteriert, kann er partiell oder in ganzer Ausdehnung persistieren.
Einteilung. Abhängig vom embryonalen Relikt

- **Meckel-Divertikel:** Nur das darmnahe Ende des Ductus omphaloentericus persistiert.
- **Nabelfistel (nässender Nabel):** Das nabelseitige Ende des Ductus omphaloentericus bleibt offen.
- **Dottersackzyste:** Ductus omphaloentericus verschließt sich nur darmwärts und nabelwärts.
- **Persistierender Ductus omphaloentericus:** keine Obliteration des gesamten Ductus.

Epidemiologie. Häufigkeit 0,5–3%.

Persistierender Ductus omphaloentericus

Definition. Obliterationsstrang zwischen Darm und Nabel oder ein zum Nabel und Darm hin offener Gang.
Symptomatik. Entleerung von Stuhl und Darmschleim im Nabel weist auf einen persistierenden (offenen) Ductus omphaloentericus hin. Manchmal asymptomatischer Zufallsbefund (◻ Abb. 11.8a–e)
Diagnostik. Sonographische (oder radiologische) Darstellung der Fistel mit wasserlöslichem Kontrastmittel
Therapie. Operative Resektion durch einen halbzirkulären, infraumbilikalen Zugang (dieser Schnitt »verschwindet« postoperativ im Hautnabel)

Meckel-Divertikel

Symptomatik. Meistens Zufallsbefund. Symptomatik bei Entzündung wie bei akuter Appendizitis. Ulkusbil-

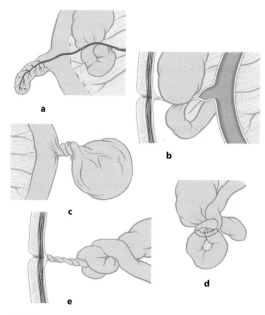

◻ **Abb. 11.8.** Entstehung eines Ileus beim »Meckel-Divertikel« oder persistierenden Ductus omphaloentericus (die Formen **a–e** wurden in 30-jähriger kinderchirurgischer Tätigkeit dokumentiert)

dung im Meckel-Divertikel infolge dystoper Magenschleimhaut kann zu Blutungen oder aufgrund von Verwachsungen mit dem Nabel zu einem Strangulationsileus oder einer ileokolischen Invagination führen.

Diagnostik. Ergibt sich aus den Komplikationen – der Invagination, des Strangulationsileus und der Blutung

Therapie. Auch das nicht entzündete, als Zufallsbefund entdeckte Meckel-Divertikel muss wegen möglicher Komplikationen entfernt werden. Divertikelresektion mit ovaler Umschneidung an seiner Basis und querem Verschluss des Darmes

Prognose. Gut, postoperative Bridenbildung möglich

11.5 Erkrankungen der Gallenwege

11.5.1 Extrahepatische Gallengangsatresie (EHGA)

Definition. Angeborener Verschluss der extrahepatischen Gallenwege

Epidemiologie. Inzidenz 1:10.000–15.000.

Klassifikation. Bei 65 % der Patienten ist isoliert der Ductus hepaticus mit den leberpfortennahen Gallengängchen obliteriert, bei 32 % der gesamte extrahepatische Gallengang und in 3 % isoliert der Ductus choledochus (◘ Abb. 11.9a-c).

Pathogenese. Embryonale Hemmungsfehlbildung aufgrund fünf möglicher Theorien: virale Genese, prä- oder perinatale Ischämie, immunologische Defizite oder genetischer Defekt

Symptomatik. Leitsymptom ist der progrediente Ikterus, der nach einem ikterusfreien Intervall (nach Abklingen des »Neugeborenenikterus«) infolge der Cholestase erneut auftritt.

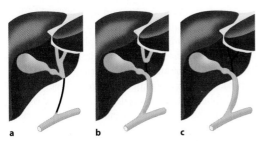

◘ Abb. 11.9. Extrahepatische Gallengangsatresie. Schematische Darstellung der Formen. **a** Atresie des Ductus choledochus, **b** Atresie des Ductus hepaticus communis, **c** Atresie des Ductus hepaticus communis, Ductus hepaticus dexter et sinister

Diagnostik. Abschluss der Diagnostik bis zum Beginn der 6. Lebenswoche, da sonst irreversible strukturelle fibrotische Veränderungen der Leber eintreten.

Zunächst Ausschluss von Stoffwechselerkrankungen (v.a. Galaktosämie), endokrinen Erkrankungen (v.a. Hypothyreose und Hypopituitarismus) und infektiösen Erkrankungen (v.a. der TORCH-Gruppe). Kann keine dieser Erkrankungen als Ursache der Cholestase gesichert werden, weitere Untersuchungen:

- Hepatobida-Szintigramm: Prüfung der Galleausscheidung in den Darm
- Leberbiopsie: in der 4. Lebenswoche zum histologischen Nachweis der typischen intrahepatischen Merkmale einer EHGA
- Laparotomie: bei Verdacht auf EHGA zur Diagnosesicherung und Korrektur der Abflussstörung
- Falls die 1. Biopsie nicht eindeutig war und die Cholestase persistiert, erfolgt eine 2. Leberbiopsie. Erbringt auch diese Biopsie keinen Beweis, muss zur Vermeidung eines irreversiblen Leberstrukturumbaus trotzdem eine Laparotomie erfolgen.

Therapie. Ein nur segmentaler Verschluss des Ductus hepaticus communis oder Choledochus wird mit einer Hepatikojejunostomie korrigiert. Nicht korrigierbare Formen, wie die gesamte Atresie der Gallenwege, werden durch eine **Hepatoportojejunostomie** therapiert. Alternativ Lebertransplantation.

Prognose. Unter günstigen Bedingungen (nur mäßige Leberfibrose, Gallengangsrudimente mit ausreichendem Lumen) kann mit diesem Operationsverfahren (noch) ein Gallefluss erreicht und die weitere Progredienz des fibrotischen Leberstrukturumbaus vermieden werden. Ca. 45 % der Patienten profitieren von der Operation und erreichen auch das Erwachsenenalter.

11.5.2 Gallengangszysten, speziell Choledochuszysten

Definition. Gallengangszysten sind angeborene Erweiterungen der intra- und extrahepatischen Gallengänge. Sonderform Choledochozele (zystische Erweiterung des Gallengangs ins Duodenallumen)

Symptomatik. Cholestase im Neugeborenenalter (Differenzialdiagnose zur EHGA), rezidivierende Oberbauchschmerzen, Hepatomegalie. Pankreatitis in 30 %

Diagnostik. Sonographie, in Einzelfällen CT.

Therapie. Zystenresektion und Wiederherstellung des Galleabflusses durch eine Anastomose zwischen dem Stumpf des Ductus hepaticus oder beider Ductus he-

◻ Abb. 11.10. Veränderungen der Leber beim Caroli-Syndrom (CT). Multiple, perlschnurartig angeordnete Erweiterungen der Gallengänge

patici und einer nach Roux ausgeschalteten Jejunumschlinge (= Hepatikojejunostomie)
Prognose. Postoperative Cholangitisrate von 2–3 %

11.5.3 Caroli-Syndrom

Definition. Multiple, segmentale, perlschnurartig angeordnete Erweiterungen der intrahepatischen Gallengangsabschnitte
Ätiologie. Angenommen wird ein autosomal rezessiver Erbgang. 75 % der Patienten sind männlich.
Symptomatik. Hepatomegalie, Oberbauchschmerzen und rezidivierendes, hohes, manchmal sogar septisches, intermittierendes Fieber. Cholestase selten
Diagnostik. Sonographie, CT (◻ Abb. 11.10)
Therapie. Antibiotische Behandlung der Cholangitisschübe. Resektionsverfahren bei Erweiterungen, die auf ein Segment oder einen Leberlappen begrenzt sind. Abszesse, die unter antibiotischer Therapie nicht ausheilen, müssen inzidiert und drainiert werden.
Prognose. Biliäre, cholangitische Leberzirrhose oder cholangiozelluläres Karzinom (CCC)

11.6 Kinderchirurgische Operationen am Hals

11.6.1 Mediane Halszysten

Definition. Zysten und speichelsezernierende Fisteln, die aus Rudimenten des Ductus thyreoglossus entstehen und vom Foramen coecum linguae bis zum Jugulum in der Medianlinie des Halses liegen können.
Pathogenese. Beim Herabwandern der Schilddrüsenanlage entsteht der Ductus thyreoglossus. Bei Persistenz entwickelt sich eine schleimhautausgekleidete Zyste oder ein Fistelgang nach außen.
Symptomatik. Streng in der Medianlinie des Halses lokalisierter prall-elastischer Tumor oder Fistelöffnung

Diagnostik. Sonographie, MRT, Szintigramm
Differenzialdiagnosen. Ektope Schilddrüse (Zungen- oder Kugelstruma), Dermoidzyste
Therapie. Exstirpation der Zyste oder des Fistelganges unter Mitnahme des Zungenbeinkörpers. Eine ektope Schilddrüse muss vorher sicher ausgeschlossen werden.
Prognose. Gut bei Entfernung des Zungenbeinkörpers.

11.6.2 Laterale Halszysten und -fisteln

Definition. Laterale Halszysten und -fisteln sind Zysten und speichelsezernierende Fisteln am Vorderrand des M. sternocleidomastoideus.
Pathogenese. Rudimente unvollständig sich zurückbildender Kiemenbögen oder Schlundtaschen
Symptomatik. Prall-elastische Geschwülste im vorderen Halsdreieck. Aus der Fistelöffnung kann sich auf Druck Speichel oder bei bakterieller Superinfektion Eiter entleeren.
Diagnostik. Sichtdiagnose, Sonographie
Differenzialdiagnosen. Zystische Lymphangiome, Lymphome, andere Zysten
Therapie. Exstirpation der gesamten Zyste oder des gesamten Fistelganges (Cave Karotisgabel, N. hypoglossus)
Prognose. Gut. Rezidiv bei Zurücklassen von Zysten- und Gangresten

11.6.3 Lymphangioma oder Hygroma colli

Definition. Multizystischer Tumor unterschiedlicher Größe im seitlichen Halsdreieck zwischen M. sternocleidomastoideus und V. jugularis
Pathogenese. Entsteht aus embryonal abgeschnürten Zellverbänden der Lymphgefäßanlagen am Hals
Symptomatik. Weiche bis prall-elastische Konsistenz. Bei einer Ausdehnung ins Mediastinum oder bei Kompression der kollaren Trachea und Halsgefäße Gesichtszyanose und Dyspnoe möglich
Diagnostik. Sichtdiagnose. Sonographie
Differenzialdiagnose. Subkutanes Hämangiom
Therapie. Konservativer Verkleinerungsversuch (Decortin), ggf. operative Entfernung. Vor einer Operation sonographische Darstellung der Beziehungen des Lymphangioms zu den Nachbarorganen und –strukturen.
Prognose. Wegen der lebens- und funktionswichtigen Strukturen des Halses, Gesichtes und Mediastinums kann der Tumor primär oft nicht radikal entfernt werden, sodass Rezidive auftreten und Folgeoperationen notwendig werden.

11.7 Kinderchirurgische Operationen an der Brustwand

11.7.1 Trichterbrust

Definition. Trichterförmige Einziehung des unteren Teils des Brustbeins zusammen mit den angrenzenden knorpeligen Rippenanteilen in der Frontal- und Sagittalebene
Ätiologie. Angeborene Wandschwäche der sternokostalen Rippenabschnitte als Folge einer Störung im Mukopolysaccharidstoffwechsel
Symptomatik. Sichtbare, kosmetisch störende Trichterbildung. Keine Beeinträchtigungen der Lungen- und Herzfunktion (Ausnahme inkompletter Rechtsschenkelblock im EKG). Verkleinerung des Abstandes zwischen vorderer Wirbelkörperkante und der Rückfläche des Brustbeins
Diagnostik. Sichtdiagnose
Therapie. Operationsindikation meistens aus psychischen Gründen oder bei Entwicklung einer Kyphose oder Kyphoskoliose. Operative Anhebung erfolgt durch Stabilisierung des Brustbeins sowie der sternokostalen Rippenabschnitte mit einem retrosternal eingeführten Metallbügel (Operation nach Nuss).
Prognose. Kosmetisches Ergebnis oft nicht befriedigend, Rezidive möglich.

11.7.2 Hühnerbrust (Kielbrust oder Pectus carinatum)

Definition. Das Brustbein springt asymmetrisch kielförmig vor, sodass der Sagittaldurchmesser des Brustkorbs vergrößert ist.
Ätiologie. Unbekannt, ggf. Rachitis
Therapie. Operationsindikation nur bei psychischer Beeinträchtigung (Resektion eines Brustbeinanteils).

11.7.3 Pubertätsgynäkomastie

Definition. Vorübergehende, in der Regel zunächst einseitig auftretende Brustdrüsenvergrößerung bei Jungen im Pubertätsalter
Symptomatik. Sichtbare Vergrößerung der Brust. Arztbesuch aus Angst vor einer malignen Erkrankung oder bei psychischer Belastung
Diagnostik. Sichtdiagnose
Differenzialdiagnose. Klinefelter-Syndrom (Chromosomen XXY)
Therapie. Meistens spontane Rückbildung am Ende der Pubertät. Resektion des Brustdrüsenkörpers nur bei Persistenz oder aus psychischen Gründen

11.8 Lungenchirurgie im Kindesalter

11.8.1 Kongenitales lobäres Emphysem

Definition. Angeborene oder postnatal auftretende Überblähung eines Lungenlappens mit typischen röntgenologischen und histologischen Veränderungen
Pathogenese. Überblähung durch Bronchusverengung mit Behinderung der Exspiration. Ursache der Bronchusverengung können sein: Schleimhautfalten, Bronchialklappen, Gefäß- oder bronchiale Anomalien.
Symptomatik. Dyspnoe, Zyanose, Tachypnoe, Tachykardie, inspiratorische Einziehungen von Sternum, Jugulum und Epigastrium, Nasenflügeln und keuchende Atemgeräusche innerhalb der ersten 6 Monate
Diagnostik. Sonorer Klopfschall und Verdrängung des Herzens auf die Gegenseite. Im Rö-Thorax/CT Überblähung des betroffenen Lungenlappens, Verdrängung von Herz und Mediastinum sowie der kontralateralen Lunge zur Gegenseite
Differenzialdiagnosen. Pneumothorax, kongenitale Zyste, Zwerchfellhernien, Fremdkörperaspirationen mit der Folge einer Lungenüberblähung
Therapie. Lappenresektion bei häufigen pulmonalen Infekten
Prognose. Gut, sofern das Emphysem auf einen Lungenlappen beschränkt ist.

11.8.2 Kongenitale, bronchogene Zysten und Lungenparenchymzysten

Definition. Kongenitale Lungenzysten sind zystische Erweiterungen bronchogenen Ursprungs oder zystisch-adenomatöse Veränderungen des Lungenparenchyms
Pathogenese. Entstehung durch Abspaltung bronchogenen und/oder endothelialen/mesothelialen Materials in der Embryonalzeit
Klassifikation der kongenitalen Lungenzysten.
- Bronchioläre Zysten mit der Variante »Wabenlunge«
- Solitäre alveoläre Zysten endothelialen und mesothelialen Ursprungs
- Zystisch-adenomatöse Lungenmalformation
- Bullöses Emphysem bei Spannungszysten

Symptomatik. Spannungssymptomatik bei »Spannungszysten«, die dem klinischen Bild des kongenitalen lobären Emphysems entspricht, Pneumoniesymptomatik bei Infektion einer Zyste, Pneumothoraxsymptomatik bei Ruptur einer Zyste.

Diagnostik. Röntgenbild/CT zeigen lufthaltige, meistens kugelige, solitär-zystische Strukturen (lufthaltige Rundherde) mediastinal, paratracheal, paraösophageal, hilär und intrapulmonal.

Differenzialdiagnosen. Lobäres Emphysem, pleuroperitoneale Zwerchfellhernie, »sackförmige« Bronchiektasen, Spannungspneumothorax.

Therapie. Operationsindikation bei Größenzunahme, Infektion, Verdrängung, Atelektasen. Bronchogene Zysten können enukleiert werden. Bei zystisch-adenomatöser Malformation Segmentresektion oder Lobektomie.

Prognose. Gut

11.8.3   Pneumatozele

Definition. Erworbene (abgeschlossene) Pseudozyste, die nach einer Staphylokokkenpneumonie, meist nach einem grippalen Infekt oder nach Chemotherapie entstehen kann.

Pathogenese. Entzündungsbedingter Untergang von Alveolarsepten, sodass Alveolen »fusionieren« und eine mehr oder weniger große Zyste entsteht. Die Luft kann aus der Pseudozyste nicht mehr entweichen. Entzündungsflüssigkeit und Luft bilden in der Zyste einen Spiegel.

Symptomatik. Persistenz von Fieber und Husten nach einer Grippe oder Chemotherapie

Diagnostik. Rö-Thorax: Im Lungenparenchym zeigt sich eine kleine oder große Luftblase, oft mit einem Spiegel (◘ Abb. 11.11).

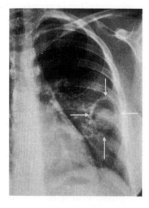

◘ **Abb. 11.11.** Pneumatozele. Beachte die »Luftblase mit sequestriertem Detritus«. Eine typische Spiegelbildung kam wegen des Detritus nicht zustande

Differenzialdiagnosen. Kongenitale Lungenzysten und Zwerchfellhernien.

Therapie. Langzeitantibiose bei kleinen Pneumatozelen. Resektion in Form einer Lobektomie zur differenzialdiagnostischen Unterscheidung des Rundherdes oder wenn eine Pneumatozele trotz antibiotischer Langzeitbehandlung nicht ausheilt oder Spiegelbildung (Eiter) auftritt.

Prognose. Gut, Bronchusfisteln können zur Reoperation zwingen.

11.8.4   Lungensequester

Definition. Akzessorischer dysgenetischer Lungenlappen oder Lungensegment mit eigener Gefäßversorgung (◘ Abb. 11.12)

Ätiologie. Nicht geklärt. Assoziation mit Ösophagus-, Trachea-, Herz- und Zwerchfellfehlbildungen

Klassifikation.

— Intralobuläre Sequester: in ein Lungensegment integrierter dysgenetischer Lungenanteil

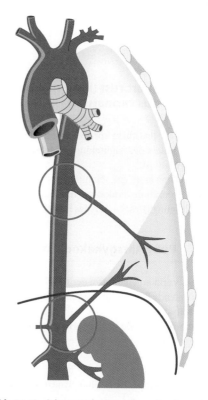

◘ **Abb. 11.12.** Schematische Darstellung eines Lungensequesters. Dargestellt ist ein extralobärer Sequester mit arterieller Versorgung aus der Aorta thoracica und der Aorta abdominalis

— Extralobäre Sequester: mit eigener Pleura überzogener dysgenetischer Lungenlappen

Symptomatik. Bei Infekt rezidivierende Bronchopneumonien, Pleuraergüsse und Hämoptoe.

Diagnostik. Rö-Thorax/CT zeigen Verdichtung, meist retro- oder parakardial in Projektion auf den rechten Unterlappen. Angiographie zur Darstellung der atypischen arteriellen Gefäßversorgung (nicht obligat).

Therapie. Operationsindikation, da Lungensequester häufig infizieren und abszedieren und atypische Gefäßversorgungen mit arteriovenösen Kurzschlüssen zur Herzinsuffizienz führen können. Extralobäre Sequester: Exstirpation; intralobäre Sequester: Lobektomie.

Prognose. Gut. Das Operationsrisiko besteht in der Darstellung, Unterbindung und Durchtrennung der kurzen, atypisch aus der Aorta kommenden Arterie (Cave: postoperative lebensbedrohliche Blutung aus der Aorta).

11.8.5 Lungenaplasie

Definition. Nichtanlage eines ganzen Lungenlappens oder eines ganzen Lungenflügels. In der Regel endet der zum Lungenlappen oder zum Lungenflügel gehörende Bronchus in einer mehr oder weniger großen soliden oder zystischen Knospe.

Ätiologie. Unbekant

Symptomatik. Vom Ausmaß der Aplasie abhängige Dyspnoe, Zyanose und geringe Belastbarkeit, evtl. entzündliche (abszedierende) Symptome, Pleuraerguss.

Therapie. Palliative Therapie zur Vermeidung von Bronchopneumonien und Überlastung.

Prognose. Abhängig von der Ausdehnung der Aplasie.

11.8.6 Lungenhypoplasie

Definition. Ein mehr oder weniger großes Konglomerat (dysgenetischer) Lungenbläschen ist noch vorhanden

Ätiologie. Unbekannt

Symptomatik. Dyspnoe, geringe Belastbarkeit, Bronchopneumonien

Diagnostik. Röntgenaufnahme der Lunge in 2 Ebenen (Mediastinalverschiebung) und Bronchoskopie

Therapie. Bei häufigen Bronchopneumonien Resektion erforderlich

Prognose. Gut, sofern nicht zu viel Lungengewebe reseziert werden musste

11.9 Onkologische Chirurgie im Kindesalter

11.9.1 Tumoren des Mediastinums

Definition. Mediastinaltumoren können Dermoidzysten, Teratome, bronchogene und enterogene Zysten, neurogene Tumoren und Thymustumoren sein.

Ätiologie. Ein Teil der Tumoren entsteht als Fehlbildung, ein anderer Teil als (echte) Neoplasie.

Symptomatik. Leitsymptome sind Schluckstörungen, inspiratorischer und exspiratorischer Stridor und ggf. Heiserkeit.

Diagnostik. Ultraschall, Rö- Thorax in 2 Ebenen, MRT. Bei Verdacht auf einen neurogenen Tumor führt die Bestimmung der Katecholamine und der neuronspezifischen Enolase (NSE) sowie ein MIBG-Szintigramm zur Diagnose.

Therapie. Bei Symptomen Indikation zur Exstirpation über eine mediane Sternotomie.

Prognose. Abhängig vom histologischen Befund und bei malignen Tumoren auch von der Tumorbiologie sowie vom Radikalitätsgrad der Exstirpation.

11.9.2 Neuroblastoma sympathicum

Definition. Maligner, embryonaler Tumor der Neuralleiste oder der Nebenniere

Pathogenese. Die maligne Proliferation geht von den Vorläuferzellen der späteren Ganglienzellen und des N. sympathicus aus. Neuroblastome können zu »benigneren« Typen bis hin zum (benignen) Ganglineurom »ausreifen«.

Lokalisation. 60 % liegen retroperitoneal, 20 % mediastinal.

Pathophysiologie. Neuroblastome metastasieren früh auf dem Blut- und Lymphweg, besonders in Leber und Skelett, spät auch in die Lunge. Neuroblastome können Katecholamine, Vanillinmandelsäure und Homovanillinmandelsäure produzieren.

Symptomatik.
— Tastbarer Tumor bei entsprechender Größe
— Neurologische Symptome, wenn der Tumor die Intervertebrallöcher erreicht und es zur Kompression und Irritation von Spinalnerven kommt
— Allgemeinsymptome: Bauchschmerzen, Appetitlosigkeit. Übelkeit, Erbrechen, Fieber, Müdigkeit, Anämie und auffallend häufig Durchfall
— Hypertonie: Zeichen der übermäßigen Katecholaminproduktion

Stadium	Definition (gekürzt)
I	Lokalisierter Tumor mit makroskopisch kompletter Entfernung, repräsentative Lymphknoten sind tumorfrei
II	Unilateraler Tumor mit makroskopisch inkompletter Entfernung, regionale ipsilaterale Lymphknoten positiv, weitere Lymphknotengruppen tumorfrei
III	Bilateraler, nichtresektabler Tumor mit oder ohne Lymphknotenbefall oder unilateraler Tumor mit kontralateralem Lymphknotenbefall
IV	Disseminierung des Tumors im Knochenmark, in Knochen, in entfernten Lymphknoten, Leber, Haut und/oder anderen Organen
IV S	Wie Stadium I und II, jedoch Disseminierung in Leber, Haut und/oder Knochenmark. Nur Säuglinge haben dieses Tumorstadium. Trotz Befall mehrerer Organe ist die Prognose im Vergleich zum Stadium IV günstiger

◻ Tab. 11.1. Stadieneinteilung der Neuroblastome (Internationales Neuroblastomstadien-System INSS)

Diagnostik.
- Abdomensonographie und CT: Zur Bestimmung der Lokalisation und Ausdehnung des Tumors sowie seiner Beziehungen zu Nachbarorganen
- 24-h-Sammelurin: Bestimmung der Katecholaminmetaboliten Vanillinmandelsäure und Homovanillinmandelsäure
- Serum: Bestimmung der neuronspezifischen Enolase (NSE)
- Metastasenausschluss: Rö-Thorax, Knochenmarkspunktion, MIBG-Szintigramm, PET
- Bestimmung des Nmyc-Antigens im Tumorgewebe

Therapie. Abhängig vom Patientenalter, Tumorstadium, Status der biologischen Marker, v.a. der Nmyc-Amplifikation, chirurgischer Beurteilung der Resektabilität und Ausmaß der möglichen Tumorresektion. Die Therapiestratifizierung sieht eine merkmalabhängige Kombination von primärer, sekundärer und tertiärer Operation, Chemotherapie, Radiotherapie, Stammzelltransplantation und Immuntherapie mit monoklonalen Antikörpern vor.

Prognose. Abhängig vom Alter des Patienten, Tumorstadium, Ausmaß der Tumorentfernung und Rate der Nmyc-Amplifikation. Kinder < 1 Jahr mit mediastinalen Neuroblastomen und geringer Nmyc-Amplifikation haben eine gute Prognose (Überlebensrate von 85 %). Günstig ist die Prognose auch, wenn der Tumor primär oder sekundär unter adjuvanter Chemotherapie total entfernt werden konnte (R0-Resektion) Überlebensraten ca. 70 %).

H07 **11.9.3   Nephroblastom**

H09 **Definition.** Wilms-Tumoren sind blastomatöse Nierentumoren (triphasisches Nephroblastom) des Kindesalters.

Pathologie. Wilms-Tumoren entstehen aus nicht oder fehlerhaft differenziertem, persistierendem, metanephrogenem Blastem. Deshalb besteht eine assoziierte Bereitschaft zur Entwicklung von Mehrfachtumoren und urogenitalen Fehlbildungen.
- Epitheliale Komponente: glomerulumähnlich angeordnete Zellelemente
- Blastemische Komponente: primitive, zytoplasmaarme mesenchymale Formationen
- Stromakomponente: fibrös-myxoides Matrixgewebe

Pathophysiologie. Wilms-Tumoren wachsen expansiv. Die Nierenkapsel wird früh durchbrochen, der Tumor wächst breit in die Nachbarschaft, z.B. in die Lendenmuskulatur und den Nierenhilus sowie in die Wand der V. cava inferior, ein.

Metastasierung. Lymphogen: in die regionalen Lymphknoten des Nierenhilus und die paraaortalen Lymphknoten (zum Zeitpunkt der Operation sind sie schon zu 30 % befallen)

Hämatogen: In 80 % in die Lungen; zum Zeitpunkt der Diagnosestellung bestehen schon bei 20 % der Patienten pulmonale Metastasen.

In 3 % kann ein Tumorthrombus in der V. cava inferior, in 30 % in der V. renalis nachgewiesen werden. Sekundärmetastasen entstehen in der Leber (19 %) und im Knochen (13 %), selten in anderen Organen.

Symptomatik. Allgemeinsymptome (Fieber, Bauchschmerzen, Übelkeit etc.), Anämie, Bauchumfangsvermehrung, tastbarer Tumor. Mikrohämaturie, Varikozele, Hypertonie.

Diagnostik. Definition des Tumorstadiums (◻ Tab. 11.2).
- Sonographie und CT: Lokalisation, Ausdehnung, die Tumorbeziehung zu Nachbarorganen und hilären sowie paraaortalen Lymphknoten
- MRT, Dopplersonographie: Tumorthrombus in der V. cava inferior
- Rö-Thorax

⧉ Tab. 11.2. Stadieneinteilung des Wilms-Tumors (Stadieneinteilung nach der National-Wilms-Tumor-Study, NWTS)

Stadium	Definition
I	Tumor ist auf eine Niere beschränkt, die Nierenkapsel ist tumorfrei und komplett reseziert
II	Tumor überschreitet die Nierengrenze, ist aber vollständig resezierbar
III	Tumor überschreitet die Nierenkapsel oder das Nierenparenchym, Tumor rupturiert bei der Resektion, peritoneale Absiedlungen oder paraaortale Lymphknotenmetastasen, der Tumor kann nicht vollständig entfernt werden, weil er in lebenswichtige Strukturen infiltriert ist, die nicht reseziert werden können
IV	Hämatogene Metastasen in der Lunge, der Leber, im Knochen, Hirn und/oder anderen Organen
V	Bilaterale Wilms-Tumoren

❗ Cave

Bei grober abdominaler Untersuchung kann ein Wilms-Tumor rupturieren (Cave: keine Tumorbiopsie).

Therapie. Operation mit neoadjuvanter und adjuvanter Chemotherapie, Vermeidung einer intraoperativen Tumorruptur

Prognose. Abhängig vom Tumorstadium und vom histologischen Befund (>80%). Auch im Stadium IV kann eine Heilung erreicht werden.

11.9.4   Hepatoblastom (Lebertumoren)

Definition. Blastomatöser (vgl. Blastem) embryonaler Lebertumor.
Ätiologie. Angenommen wird ein genetischer Defekt.
Einteilung. Hepatoblastom (am häufigsten), hepatozelluläres Karzinom, fibrolamelläres Leberkarzinom, maligne Mesenchymome, maligne Hamartome, biliäre Rhabdomyosarkome und angiosarkomatöse Lebertumoren.
Pathologie. Unterscheidung der epithelialen Form (fetale und embryonale Leberzellen) von der gemischten Form (epitheliale und mesenchymale Elemente bis zu differenzierten Knorpel- und Knochenstrukturen).
Symptomatik. Bauchumfangsvermehrung, Vorwölbung des rechten Oberbauches, Appetitlosigkeit und Gewichtsverlust, Thrombozytose. Ektope Hormonproduktion mit endokrinologischen Zeichen (Pubertas praecox, Hyperparathyreoidismus, Cushing- und Hypoglykämiesymptome).
Diagnostik.
- Labor: Leberwerte, Hepatitisserologie (Hepatitis A, B und C), Tumormarker AFP (α_1-Fetoprotein), HCG, Ferritin, LDH, CEA (karzinoembryonales Antigen), und NSE (neuronspezifische Enolase)
- Sonographie: Organzugehörigkeit, Tumorausdehnung und Beziehungen zu Nachbarorganen
- MRT oder CT: Metastasensuche

Therapie. Befundabhängig (Tumorstadium, Resektabilität, histologischer Subtyp). Primäre Resektion, wenn R0-Resektion möglich. Sonst Entnahme einer Probebiopsie und Versuch der chemotherapeutischen Tumorverkleinerung (»down staging«). Nach Tumorverkleinerung »verzögerte« 2. Operation. Metastasen werden entfernt, sofern der Primärtumor im Gesunden entfernt werden konnte.
Prognose. Der rein fetale Tumor hat die beste und der undifferenzierte, kleinzellige Subtyp die schlechteste Prognose.

11.10   Kinderurologie

❯ Leitsymptome sind Appetitlosigkeit, rezidivierende Bauchschmerzen, Fieber, klopfschmerzhafte Nierenlager.

Wichtige Regeln in der Kinderurologie
- 1. Regel: Bei jedem unklaren Fieber besteht der Verdacht auf einen Harnwegsinfekt, deshalb muss der Urin untersucht werden.
- 2. Regel: Bei jedem gesicherten symptomatischen und asymptomatischen Harnwegsinfekt muss eine sonographische Untersuchung der Harnwege durchgeführt werden.
- 3. Regel: Sofern die Ursache des Harnwegsinfektes nicht geklärt werden kann, muss eine erweiterte Harnwegsdiagnostik durchgeführt werden.

11.10.1   Ureterabgangsstenose

Definition. Segmentale Enge am Übergang des Nierenbeckens zum Harnleiter, die zur Urinabflussstörung führt.

Pathogenese. Das Lumen des Harnleiters verschließt sich zwischen dem 37. und 41. Embryonaltag und wird danach wieder rekanalisiert. Erfolgt diese Rekanalisation am pelvoureteralen Übergangssegment des Harnleiters nicht komplett, resultiert eine segmentale Enge.

Symptomatik. Rezidivierende Bauchschmerzen und fieberhafte Harnwegsinfekte

Diagnostik. Sonographie zum Nachweis der Pyelonerweiterung, seitengetrennte Sequenzszintigraphie zum Nachweis der Nierenleistung (Clearance)

Therapie. Pyeloplastik nach Anderson-Hynes mit Resektion des stenotischen Segmentes und Reanastomosierung des Harnleiters mit dem verkleinerten Nierenbecken. Eine perkutane Nephrostomie sollte die Ausnahme bei schwer kranken Säuglingen und/oder Pyonephrose sein.

Prognose. Abhängig vom Grad der präoperativen Nierenschädigung/Nierenfunktion. Restenosen in 2–3%.

11.10.2   Uretermündungs- oder Ostiumstenose

Definition. Enge am Eintritt des Harnleiters in die Blasenwand oder/und Enge des intramuralen Uretersegments.

Pathologie. Es fehlt die ausreichende Rekanalisation des intramuralen Uretersegments.

Symptomatik. Rezidivierende Bauchschmerzen und fieberhafte Harnwegsinfekte (nicht selten als Urosepsis)

Diagnostik. Sonographie und Szintigraphie sichern die Diagnose.

Therapie. Resektion des stenotischen Abschnittes und antirefluxive Neueinpflanzung des Harnleiters in die Blasenwand.

Prognose. Abhängig vom Grad der präoperativen Nierenschädigung. Restenosen in 3 % und Reflux in 5 %.

11.10.3   Primärer und sekundärer Megaureter

Definition. Unmittelbar vor der Blase beginnende und den Harnleiter in ganzer Länge betreffende starke Erweiterung, Elongation und Schlängelung

Klassifikation.
- Primärer (oder auch atoner) Megaureter: Megaureter mit einem aperistaltischen (atonen) prävesikalen Ureterabschnitt
- Sekundärer Megaureter: Ursache liegt entweder in einer infravesikalen Stenose oder in einer neurogenen Blasenentleerungsstörung

Symptomatik. Rezidivierende Bauchschmerzen und fieberhafte Harnwegsinfekte.

Diagnostik. Sonographie zur Darstellung der Morphologie. Seitengetrennte Sequenzszintigraphie zur Feststellung der Nierenfunktion (Clearance).

Therapie. Der primäre Megaureter ist keine Operationsindikation. Bei sekundärem Megaureter Beseitigung der obstruierenden Ursache (Beseitigung eines vesikoureteralen Refluxes und Behandlung therapiefraktärer Harnwegsinfekte), Behandlung neurogener Störungen.

11.10.4   Vesikoureteraler Reflux (VUR)

Definition. Reflux (Zurückfließen) des Urins in den Harnleiter und das Nierenbeckenkelchsystem infolge einer Insuffizienz des ureterovesikalen Verschlussmechanismus

Einteilung.
- Primärer Reflux: das Ostium klafft (angeboren)
- Sekundärer Reflux: Folge eines zu hohen infravesikalen Druckes bei der Miktion (z.B. bei Harnröhrenklappen und neurogener Blasenentleerungsstörung) oder Folge der Zerstörung des antirefluxiven Mechanismus durch häufige Harnwegsinfekte

Klassifikation. In therapeutischer und prognostischer Hinsicht wird der Reflux in fünf Grade eingeteilt (◘ Abb. 11.13, Abb. 11.14 und ◘ Tab. 11.3).

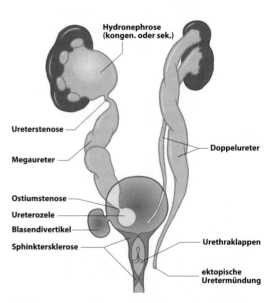

◘ **Abb. 11.13.** Angeborene Fehlbildungen der ableitenden Harnwege

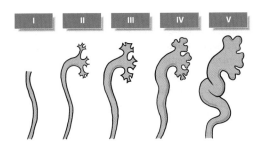

Abb. 11.14. Internationale Gradeinteilung des vesikoureteralen Refluxes (VUR)

Tab. 11.3. Internationale Gradeinteilung des vesikoureteralen Refluxes (VUR; Abb. 11.14)

Grad	Definition
I	Kontrastmittelfüllung des Ureters
II	Kontrastmittelfüllung des Ureters, des Pyelons und der Kelche ohne Dilatation
III	Wie Grad II, aber mit geringgradiger Dilatation des Ureters und des Pyelons
IV	Wie Grad III, aber mit stärkerer Dilatation bis in die Papillen, die jedoch noch konvex sind
V	Massive Dilatation und Schlängelung des Ureters, Papillen konkav

Symptomatik. Rezidivierende Harnwegsinfekte mit/ohne Bauch- und Flankenschmerzen sowie mit/ohne Fieber. Flankenschmerzen sprechen für einen renalen Reflux mit Parenchymbeteiligung. Refluxnephropathie als Folge des vesikoureteralen Refluxes mit Narbenbildung in der Niere, renal-arterieller Hypertonie und Funktionsverlust.

Diagnostik. MCU (Miktionszystourographie) zur Diagnosesicherung, Zystoskopie zur Beurteilung der Ostiumlage und -form, Sequenzszintigraphie zur Bestimmung der Clearance

Therapie. Konservativ: VUR Grad I und II (Spontanheilungen in 90 %); Grad III (Spontanheilungen nur in 20 %). Klinische Beobachtung und Langzeittherapie mit Antibiotika

Operativ: Bei therapierefraktären Harnwegsinfekten, VUR Grad IV und V besteht die Indikation zur operativen Korrektur durch die Herstellung eines »normalen«, antirefluxiven Mechanismus. Der Harnleiter wird schräg durch die Blasenwand eingeführt, durch einen langen submukösen Tunnel zum Trigonum geleitet und dort in der trigonalen Muskulatur verankert.

Prognose. Hängt vom präoperativ eingetretenen Funktionsverlust ab. Infektfreiheit kann durch die Operation

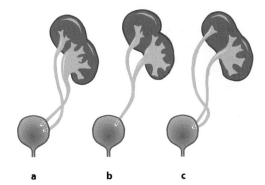

a b c

Abb. 11.15. Doppelnierensysteme. **a** Kreuzung der Ureteren mit separater Mündung; **b** Ureter fissus; **c** intramurale Vereinigung der Ureteren mit einer gemeinsamen Mündung

in 95 % erreicht werden, Uretermündungsstenosen und Rezidivreflux treten jeweils in 3 % auf.

11.10.5 Doppelureter

Definition. Doppelureteren sind durch komplett voneinander getrennte Nierenbecken mit jeweils einem zugehörigen Ureter gekennzeichnet.

Pathogenese. Der Doppelureter entsteht embryonal durch 2 getrennte Ureterknospen aus dem Wolff-Gang. Doppelureteren sind oft mit mehr oder weniger gravierenden Nierendysplasien verbunden, die bei der Festlegung der operativen Therapie beachtet werden müssen.

Klassifikation.
- Ureter fissus (Abb. 11.15b)
- Ureter duplex mit gekreuzten Harnleitern und getrennter Mündung der beiden Ureteren in die Blase (Abb. 11.15a)
- Ureter duplex mit gekreuzten Ureteren und gemeinsamer Mündung der beiden Ureteren in die Harnblase (Abb. 11.15c)
- Ureter duplex mit gekreuzten Ureteren und ektoper Mündung eines Harnleiters

Symptomatik. Häufig asymptomatisch. Gelegentlich rezidivierende Harnwegsinfekte. Bei ektoper Mündung tritt als Leitsymptom Harnträufeln auf.

Diagnostik. Sonographie, Zystoskopie und MCU sichern die Diagnose und erlauben eine Aussage zu den Mündungsverhältnissen sowie zum vesikoureteralen Reflux (VUR).

Therapie. Bei symptomlosem Zufallsbefund ist nach Ausschluss eines VUR durch das MCU keine Therapie notwendig. Bei deutlichem Reflux chirurgischer Ein-

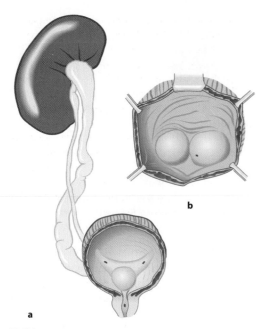

b

a

◘ **Abb. 11.16.** Ureterozele (Operationsskizzen). **a** Mündung der Harnleiter in die Blase mit Darstellung der Ureterozele; **b** doppelseitige Ureterozelen, Blick in die Blase

griff notwendig, ggf. Heminephrektomie, Ureterekto-mie, En-bloc-Ureteroneostomie.
Prognose. In 4–5 % Refluxrezidiv, in 2–3 % Mündungs-stenose

11.10.6   Ureterozele

Definition. Zystische Vorwölbung des intravesikalen Ureteranteils mit einem punktförmigen, engen Ureter-ostium (◘ Abb. 11.16a,b).
Pathogenese. Ungenügend zurückgebildete Chavall-Membrane des Ureterostiums.
Einteilung.
- Embryonale Ureterozele: Fehlbildung mit Doppel-ureter und dysplastischem Nierenanteil
- Adulte Ureterozele: erworbene Veränderung ohne Doppelureter

Symptomatik. Fieberhafte Harnwegsinfekte infolge der Urinabflussstörung aus einem oder beiden Harnleitern. Gelegentlich Harnverhalt oder Miktionsstörungen auf-grund der Verlegung des Blasenausgangs durch die Ureterozele.
Diagnostik. Sonographie und MCU zeigen die typische (»Kobrakopf«-) Aussparungsfigur im unteren Blasen-

bereich. In der Zystoskopie zystische Vorwölbung er-kennbar.
Therapie. Interventionell lasertechnische Öffnung der Ureterozele, später Resektion der Zele und antirefluxive En-bloc-Ureteroneostomie, evtl. Hemiureteronephrek-tomie. Nach Resektion der Ureterozele Antirefluxpla-stik erforderlich.
Prognose. Nach Beseitigung der Ureterozele, Hemi-nephrektomie und ARP in 96 % Infektfreiheit er-reichbar.

11.10.7   Angeborene Harnröhrenklappen

Definition. Angeborene, segelförmige Schleimhautfal-ten in der hinteren Harnröhre, die zur obstruktiven Harnabflussstörung mit Sekundärfolgen am oberen Harntrakt führen.
Ätiologie. Angeboren
Pathologie. Druckerhöhung, besonders während der Miktion und Erweiterung der hinteren Harnröhre. Hy-pertrophie der Blasenwand mit Entwicklung einer Bal-kenblase, Ummauerung sowie Einengung des intramu-ralen Uretersegments. Extravesikalisation des intramu-ralen Uretersegments und des Ostiums mit Entstehung eines VUR, eines Megaureters und einer Erweiterung sowie Hypertrophie der Wand des Nierenbeckenkelch-systems. Bereits embryonal entstehende Nierendyspla-sie unterschiedlichen Ausmaßes.
Symptomatik. Miktionsstörungen bis hin zum Harn-verhalt, Harnträufeln, Enuresis diurna et nocturna, ge-häufte Harnwegsinfekte.
Diagnostik. Sonographisch bereits intrauterin diagnos-tizierbar. Ergänzt durch MCU und Urethrozysto-skopie.
Therapie. Transurethrale, endoskopische Abtragung der Klappen mit dem Elektroresektoskop oder laser-technische Evaporisation. Erst nach Rückbildung der Blasenwandhypertrophie Durchführung einer Antire-fluxplastik möglich.
Prognose. Bei hochgradiger Nierenschädigung und Balkenblase schlechte Prognose.

11.10.8   Urolithiasis im Kindesalter

Definition. Steinbildung im Harntrakt aus unterschied-licher Ursache mit Sekundärfolgen
Ätiologie. Chronische Harnwegsinfektionen bei kon-genitalen Fehlbildungen und Urinabflussstörungen, Stoffwechselkrankheiten (Oxalose, Zystinurie, Diabe-tes mellitus), prolongierte Exsikkose (z.B. bei nekroti-

sierender Enterokolitis oder Kurzdarmsyndrom im Neugeborenen- und Säuglingsalter), falsche Ernährung.

Symptomatik. Hämaturie, Harnwegsinfekte, Koliken, Bauchschmerzen, Brechdurchfall und Meteorismus.

Diagnostik. Sonographie und Abdomenübersichtsaufnahme, IVP (i.v.-Pyelographie) und MCU, Stoffwechseluntersuchungen.

Therapie. Absolute Indikation zur Steinentfernung nur bei einer Steinsymptomatik (Stoßwellenlithotrypsie, Pyelotomie, Behandlung der Stoffwechselerkrankung). Nach entzündlich verursachten Steinen Langzeitbehandlung mit Antibiotika. Beseitigung angeborener Fehlbildungen, die zur Urinabflussstörung, Infektion und damit Steinbildung führen.

Prognose. Rezidive 5 %

11.10.9 Blasenexstrophie

Definition. Angeborene Spaltbildung der Harnblase, der Harnröhre, der unteren vorderen Bauchwand und des Beckenrings (◘ Abb. 11.17a,b)

Epidemiologie. Inzidenz 1:30.000–50.000. Bei Knaben viermal häufiger als bei Mädchen.

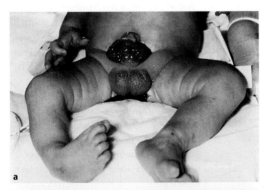

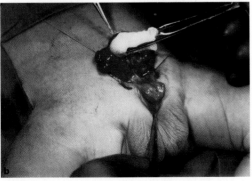

◘ **Abb. 11.17a,b.** Blasenexstrophie (Operationsfotos)

Pathogenese. Fehlendes Einwachsen von Mesoderm zwischen dem Ektoderm der vorderen unteren Bauchwand und der Allantois. Der untere Bauchwanddefekt wird von der Blasenhinterwand ausgefüllt. Die Mm. recti, die Symphyse und die Penisanlage verschließen sich nicht. Deshalb ist die Blasenexstrophie immer mit einer dorsalen Penisspalte (gespaltenen Klitoris) verbunden.

Diagnostik. Sichtdiagnose (◘ Abb. 11.17a). Sonographie zum Ausschluss von Nierenfehlbildungen.

Therapie. Rekonstruktion der Blase und der epispadischen Harnröhre sowie Verschluss des Symphysenrings.

Prognose. In 30 % befriedigende, in 10 % normale Kontinenz. 60 % bleiben inkontinent.

11.10.10 Vesikointestinale Fissur

Definition. Komplexe Fehlbildung mit Blasenexstrophie und Spaltung des Blasenfeldes in 2 Hälften, Epispadie oder Separation des Penis in 2 Hälften, Spaltung des Symphysenrings, Omphalozele (nicht obligat), Spaltung des Perineums mit Exstrophie der Kloakenorgane, Unterentwicklung des Kolons, Atresie des Anus, hochgradige Hypo- oder sogar Aplasie des Beckenbodens und Fehlen der Kontinenzetage.

Ätiologie. Embryonale Entwicklungsstörung.

Diagnostik. Sichtdiagnose.

Therapie. Verschluss der Spalten und Rekonstruktion der Blase, der Harnröhre und des Penis, Ausleitung des Kolons, besser: primäre, suprapubisch ableitende Pouch-Bildung.

Prognose. Neugeborenenmortalität ca. 30 %. Das kosmetische Resultat ist unbefriedigend. Die Stuhl- und Urininkontinenz kann nicht beseitigt werden.

11.11 Traumatologie im Kindesalter

11.11.1 Grundlagen

Pathophysiologische Unterschiede zum Erwachsenen

- Frakturen betreffen den noch wachsenden Knochen mit offenen Epiphysen- und Apophysenfugen.
- Das Endost und Periost des noch wachsenden Knochens ist »reparationsfähiger« als das Endost und Periost des ausgewachsenen Knochens.
- Offene Wachstumsfugen und reparationsfähiges Periost/Endost können belassene Fehlstellungen bis zu einem definierbaren Grade spontan korrigieren.

- Eine Fraktur kann Anlass zu einem verstärkten, überschüssigen Längenwachstum geben.
- Die Entstehung einer Pseudarthrose ist im Kindesalter selten.
- Die Gefäßversorgung des Schenkelhalses ist bis zum 7./9. Lebensjahr im Vergleich zum Erwachsenen und älteren Kind vermindert.
- Temporär durch Ruhigstellung bewirkte Schrumpfungen von Gelenkkapseln, Bändern und Sehnen können durch Bewegung rasch wieder beseitigt werden.
- Die Sudeck-Dystrophie durch lange Ruhigstellung ist selten.
- Gelenkkapseln sind im Kindesalter reißfest. Dies gilt besonders für die Gelenkkapsel des Hüftgelenks. Ein intraartikulär entstandenes Hämatom kann sich daher nicht entleeren und führt zur Kompression periostal verlaufender arterieller Gefäße mit der Gefahr der Knochenischämie.

Grundregeln der Kindertraumatologie

- Epiphysenfugenfrakturen können zu einem Wachstumsschaden führen und müssen daher möglichst »wasserdicht« reponiert und fixiert werden.
- Frakturen des medialen und lateralen Schenkelhalses können zu Hüftkopfnekrosen führen, wenn keine frühzeitige Entleerung des die Gefäße des Schenkelhalses komprimierenden Hämarthros und keine frühzeitige Reposition erfolgt.

Spontankorrekturmechanismen

Nach einer Reposition verbliebene Fehlstellungen können von den Epiphysenfugen und vom Periost bis zu einem bestimmten Grade spontan korrigiert werden. Das Ausmaß hängt vom Alter, vom Ort der Fraktur und vom Frakturtyp ab. Die Epiphyse stellt sich grundsätzlich senkrecht zur Belastungsrichtung ein. Die periostale Korrektur beruht auf dem Prinzip, dass Knochen auf der Seite der größeren Druckbeanspruchung angebaut, auf der Seite der geringeren Druckbeanspruchung abgebaut wird.

- Seitverschiebungen können bis zur Schaftbreite (fast immer) vollständig korrigiert werden.
- Achsenknicke können in der Sagittalebene, aber nur schlecht in der Frontalebene korrigiert werden.
- Rotationsfehler von 10 Grad können noch ausgeglichen werden, besonders am Oberarm und am Oberschenkel.
- Verkürzungen werden ebenfalls ausgebessert, oft sogar überkorrigiert.
- Verlängerungen können spontan nicht mehr verändert werden.

Posttraumatische Wachstumsstörungen

Verschluss der Epiphysenfuge. Ein vorzeitiger Verschluss kann nach einer axialen Kompression der gesamten Wachstumsfuge auftreten. Folge ist die Verkürzung der betroffenen Extremität. Bei teilweiser Schädigung entsteht in der geschädigten Wachstumsfuge eine Verknöcherungsbrücke, die im weiteren Wachstum zum Fehlwachstum führt (Varus- oder Valgusfehlstellung).

Stimulation der Epiphysenfuge. Vermehrte Durchblutung in der Heilungsphase kann zum verlängerten Wachstum führen (insbesondere bei Femurfrakturen).

> Häufige Frakturen im Kindesalter: Frakturen des distalen Radius, suprakondyläre Humerusfrakturen, Femurschaftfrakturen, proximale Oberarm- und Oberarmkopffrakturen, Unterarmfrakturen, Speichenköpfchenfrakturen, Unterarmschaftfrakturen.

Allgemeine Diagnostik

Prüfung von Puls, Motorik und Sensibilität. Röntgenaufnahme in 2 Ebenen, stets mit angrenzenden Gelenken. Im Zweifel muss zusätzlich eine seitenvergleichende Aufnahme oder ein CT durchgeführt werden.

Operative Therapie

Fixation der Fragmente nach Reposition mit Kirschner-Drähten, intramedullären elastischen Marknägeln (z.B. Nancy-Nägeln), selten mit adäquaten Schrauben, Plattenosteosynthesen, Fixateur externe (Trümmerfrakturen).

Indikationen für die operative Behandlung
- **Dislozierte Epiphysenfugenfrakturen**: Ziel der operativen Reposition und Osteosynthese ist der anatomische Verschluss der Epiphysenfuge zur Vermeidung einer knöchernen Brücke im lädierten Bereich und zur Beseitigung einer Gelenkstufe (Kirschner-Drähte).
- **Dislozierte Epiphysenfrakturen**: Ziel ist die Beseitigung einer Gelenkstufe. Diese Distraktionsbrüche werden durch Kirschner-Drähte und (dünne) Zugschrauben refixiert.
- **Übergangsfrakturen der distalen Tibia**: Ziel ist die Beseitigung einer Gelenkstufe.
- **Dislozierte Distraktionsbrüche am Olekranon und an der Patella**: Ziel ist die »anhaltende« Fixation.
- **Dislozierte Apophysenabrisse (Epicondylus ulnaris humeri)** bleiben nur bei operativer Fi-

▼

xation in ihrer anatomischen Position (Kirschner-Drähte, selten Zugschrauben).

- **Dislozierte Fraktur des Condylus radialis humeri:** Ziel ist die Vermeidung einer Wachstumsstörung bei nicht exakt und »wasserdicht« fixiertem distalen Fragment.
- **Schaftfrakturen im metaphysären und diaphysären Bereich**, die sich konservativ nicht reponieren lassen
- **Multiple Frakturen eines Knochenschaftes** (Mehrfragmentbrüche), die sich konservativ nie achsengerecht fixieren lassen
- **Schaftfrakturen bei Kindern über 10 Jahren**, weil die Spontankorrekturmechanismen eine nicht reponible Fehlstellung nicht mehr spontan korrigieren können
- **Frakturen mit Gefäß- und Nervenverletzungen,** weil diese Strukturen nur bei »stabiler Fraktur« heilen können
- **Frakturen mit ausgedehnten Weichteilverletzungen**, weil sie nur bei stabilisierten Fragmenten heilen und ausreichend behandelt werden können
- Aus **pflegerischen Gründen**, wenn z.B. ein polytraumatisierter Patient nur bei »stabiler Fraktur« ausreichend versorgt werden kann
- Bei **zerebral geschädigten Patienten mit Krampfanfällen**, weil eine nicht »stabile Fraktur« bei jedem Krampfanfall aufs Neue dislozieren würde

Konservative Therapie

Technik. Postrepositionelle Fixation der Fragmente mit Gips- oder Kunststoffverbänden
Indikationen.
- Alle nichtdislozierten Frakturen
- Alle dislozierten Schaftfrakturen mit achsengerechter Reposition
- Repositionsergebnisse müssen stabil mit Gips- oder Kunststoffverbänden fixierbar sein

Kontrollen.
- Nach jeder Fixation einer Fraktur im Gips- oder Kunststoffverband müssen Durchblutung, Motorik und Sensibilität überprüft werden.
- Kontrolle auf Druckstellen
- Schmerzen müssen durch Gipsfensterung bzw. Gipsspaltung beseitigt werden
- Die Dauer der Ruhigstellung, die Bewegungs- und Belastungsstabilität müssen mit Hilfe von Röntgenbildern beurteilt werden.

11.11.2 Frakturformen im Kindesalter

Grünholzfraktur. Biegungsbruch bei erhaltenem Periost mit durchgebrochener Kortikalis auf der einen und angebrochener Kortikalis auf der anderen Seite (◻ Abb. 8.7)

Stauchungsfrakturen oder Wulstbrüche. Die weiche Kortikalis der Metaphyse wird eingestaucht, die Stauchung führt zu einem Wulst des Knochens und des Periosts (◻ Abb. 8.6).

Apophysen- und knöcherner Bandausriss. Apophysen sind formbildende Knochenbereiche an den Metaphy-

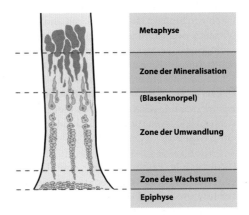

Metaphyse

Zone der Mineralisation

(Blasenknorpel)

Zone der Umwandlung

Zone des Wachstums

Epiphyse

a

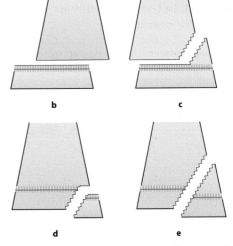

b c

d e

◻ **Abb. 11.18.** Epiphysenlösungen und Epiphysenfugenfrakturen. **a** Morphologischer Aufbau; **b** Epiphysenlösung ohne metaphysäres Ausbruchfragment (Salter I); **c** mit metaphysärem Ausbruchfragment (Salter II); **d** Epiphysenfugenfrakturen ohne metaphysäres Ausbruchfragment (Salter III); **e** mit metaphysärem Ausbruchfragment (Salter IV) (Epiphysenfrakturen s. auch Kap. 8.4.3)

F09

sen, die sich aber nicht am Längenwachstum beteiligen. An ihnen setzen Sehnen und Bänder an, die bei einem entsprechenden Trauma zu Apophysenabrissen oder Bandausrissen führen können (◘ Abb. 8.18).

Epiphysenlösung. Die Epiphysenlösung (◘ Abb. 11.18b) kommt mit und ohne Ausbruch eines metaphysären keilförmigen Fragments vor. Unfallmechanismen sind horizontal wirkende Scherkräfte. Die Epiphysenlösung entsteht in der metaphysärwärts gelegenen Schicht der Epiphysenfuge, der Schicht des Blasenknorpels (◘ Abb. 11.18a).

Epiphysen- und Epiphysenfugenfrakturen. (◘ Abb. 11.18c–e) Grundsätzlich Gelenkfrakturen. Wie die Epiphysenlösungen entstehen sie mit und ohne metaphysärem Ausbruchfragment. Epiphysen- und Epiphysenfugenfrakturen entstehen durch Scher- und/oder Stauchungsmechanismen. Grundsätzlich liegt eine Schädigung des Stratum germinativum vor, sodass die Gefahr einer Wachstumsstörung besteht. Außerdem handelt es sich um Gelenkfrakturen, die bei Dislokation zu Stufenbildungen zur Gelenkfläche hin führen. Operative Fixierung.

Flake fracture. Epiphysenfraktur ohne Fugenbeteiligung (◘ Abb. 11.19) und somit ohne Gefahr einer Wachstumsstörung. Flake fractures kommen als Begleitverletzung bei Luxationen oder Seitenbandläsionen vor. Da in der Regel eine Dislokation und eine Seitenbandläsion besteht, muss die Stufe zum Gelenk operativ beseitigt werden.

Übergangsfrakturen. Diese Frakturart tritt auf, wenn der Knochen aus der Wachstumsphase in die adulte

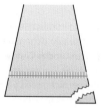

◘ **Abb. 11.19.** Flake Fracture (Epiphysenfraktur ohne Fugenbeteiligung)

Phase »übergeht«, also am Ende der Wachstumsphase. Wachstumsstörungen müssen nicht mehr befürchtet werden, weil die Epiphysenfugen weitgehend geschlossen sind. Übergangsfrakturen befinden sich meist im dorsalen Bereich der gelenknahen distalen Tibia. Diagnostisch sind sie oft erst in einer CT zu erkennen. Wenn Dislokationen, besonders Gelenkstufen bestehen, ist eine operative Reposition und Fixation notwendig.

Schenkelhalsfrakturen

Besonderheiten der Schenkelhalsfraktur im Kindesalter
- Schenkelhals und Hüftkopf werden beim Kind nur von zwei Arterien ohne Anastomosen versorgt, daher besteht eine hohe Nekrosegefahr des Schenkelhalses (◘ Abb. 11.20a–d).
- Die Gelenkkapsel ist zerreißfest, sodass ein Hämarthros nicht abfließen kann, nicht zerrissene Arterien werden komprimiert und die Ischämie wird verstärkt.

▼

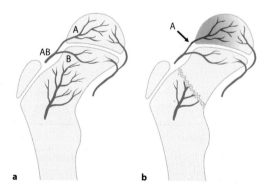

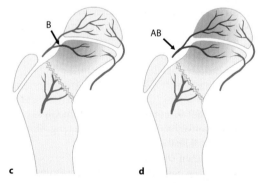

◘ **Abb. 11.20.** Schenkelhalsfraktur. Arterielle Versorgung des Schenkelhalses und Hüftkopfes beim Kind. **a** Normale Gefäßversorgung: Der hintere kraniale und hintere kaudale Ast aus der A. circumflexa femoris medialis sowie interossär verlaufende Gefäße aus dem Femurschaft versorgen Schenkelhals und Hüftkopf (hinteres kraniales Gefäß: *A* Ast für die Versorgung des Epiphysenzentrums, *B* Ast für die Versorgung des Schenkelhalses). **b–d** Entstehung der 3 Nekroseformen (s. Text)

- Die Knochenhaut ist fest mit dem Knochen verwachsen und zerreißt zusammen mit dem Knochen und dem im Periost verlaufenden arteriellen Gefäßen.
- Die Wachstumsfuge des Schenkelhalses ist noch offen.

Symptomatik. Schmerzen im Hüftgelenk nach Trauma mit Abduktionsstellung des betroffenen Beines

Diagnostik. Sonographie und Röntgenaufnahme der betroffenen Hüfte in 2 Ebenen

Therapie. Notfallindikation zur Entlastung des Hämarthros. Fensterung der Gelenkkapsel, schonende Reposition der Fragmente unter Bildwandlerkontrolle und Fixation mit 1 Zugschraube und 2 Kirschner-Drähten, alternativ ohne Zugschraube, aber mit 3 Kirschner-Drähten. Entlastung für mindestens 6 Monate. Die ischämischen Bezirke dürfen keinem Druck und keinen Scherkräften ausgesetzt werden, damit sie sich erholen und wieder aufbauen können. Sonst droht die Hüftkopfnekrose.

Prognose. Hüftkopfnekrosen treten nur in 7 % auf, wenn binnen 2 h nach dem Unfall operiert wurde.

Pathologische Frakturen

Definition. Knochenbrüche mit/ohne Trauma bei vorbestehenden Knochenerkrankungen

Ätiologie. Osteogenesis imperfecta, Knochenzysten und benigne sowie maligne Knochentumoren und die chronische Osteomyelitis

Therapie. Juvenile Knochenzysten: konservativ. Nach Heilung der Fraktur muss die Zyste ausgeräumt und am besten mit autologer Spongiosa plombiert werden. **Osteogenesis imperfecta:** konservativ angesichts der Knochenbeschaffenheit

Chronische Osteomyelitis: Der osteomyelitische »Herd« wird ausgeräumt, die Überbrückung des Defektes erfolgt mit autologem Knochenersatzmaterial.

11.11.3 Luxationen im Kindesalter

Subluxation des Radiusköpfchens
F10 **(Chassaignac-Syndrom, Pronation doloureux)**

Definition. Subluxation des (kleinen) Radiusköpfchens aus dem Lig. anulare radii. Das subluxierte Radiusköpfchen klemmt sich in Pronationsstellung im Lig. anulare radii ein.

Ätiologie. Entsteht beim abrupten Hochziehen des Kleinkindes am Arm.

Symptomatik. Der betroffene Arm wird nicht mehr bewegt, er hängt in Pronationsstellung schlaff am Körper »herunter«.

Therapie. Geschlossene Reposition mit Flexion unter leichtem Zug und gleichzeitiger Supination des Unterarmes führt zu einem hörbaren (typischen) Knacken als Zeichen, dass die Reposition gelungen ist. Die meisten Kinder können unmittelbar danach den Arm frei bewegen. Eine Ruhigstellung ist nicht erforderlich. **F07**

Ellbogenluxation

Ätiologie. Bei einem Unfallmechanismus, der zum Abriss des Epicondylus ulnaris humeri führt, kann es auch zur Luxation des Unterarms im Ellbogengelenk kommen.

Therapie. Die Reposition erfolgt bei der operativen Versorgung der Epikondylusfraktur.

Luxation des Speichenköpfchens

Ätiologie. Meist in Kombination mit Monteggia-Fraktur

Diagnostik. Bei allen Ulnafrakturen muss das zugehörige Ellbogengelenk mitgeröntgt werden (evtl. seitenvergleichend).

Therapie. Operative Reposition und Fixation der Ulnafragmente

Schulterluxation

Epidemiologie. Bei kleinen Kindern selten, bei älteren häufiger

Diagnostik. Röntgenologisch, ergänzt durch CT, muss nach einem Abriss des Pfannenlimbus gesucht werden.

Therapie. Ein dislozierter Pfannenabriss muss operativ reponiert, mit Kirschner-Drähten fixiert und anschließend für 3 Wochen im Desault-Verband ruhiggestellt werden.

11.12 Traumatologie innerer Organe

Definition. Unterschieden wird zwischen einer geschlossenen Verletzung innerer Organe (keine gewebsdurchtrennende Verletzung der Bauchwand) und einer offenen (mit perforierender Verletzung der Bauchwand). Die geschlossene Form wird als »stumpfes Bauchtrauma« bezeichnet.

Unfallmechanismen. Sturz auf den Treppen (besonders nach üppiger Mahlzeit), Sturz auf den Fahrradlenker, Sturz an Turngeräten, heftige Schläge in den Bauch können zu Organrupturen und -zerreißungen führen (◘ Tab. 11.4).

■ **Tab. 11.4.** Relative Häufigkeit abdominaler Organverletzungen im Kindesalter, abgeleitet aus einer fortlaufenden Reihe, die Organverletzungen bei 500 Kindern mit einem »stumpfen Bauchtrauma« registrierte (die %-Zahlen wurden auf- bzw. abgerundet)

Organ	Häufigkeit	
	n	(%)
Milz	232	47
Leber	101	20
Niere	94	18
Pankreas	20	4
Harnblase	15	3
Harnleiter	13	3
Zwölffingerdarm	10	2
Abdominale Gefäße (v.a. retrohepatische Gefäße)	10	2
Dickdarm	3	<1
Dünndarm	1	<1
Magen	1	<1

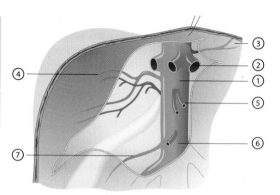

■ **Abb. 11.21.** Retrohepatisches Venensystem, das bei Leberrupturen beachtet werden muss. *1* V. cava inferior, *2* V. hepatica sinistra, V. hepatica media, V. hepatica dextra, *3* V. phrenica inferior sinistra, *4* Vv. phrenicae inferiores dextrae, *5* Vv. lobi caudati, *6* Vv. hepatici dorsales, *7* Anastomosen zur V. suprarenalis dextra

Milzruptur

Ätiologie. Folge eines stumpfen Bauchtraumas, sehr selten einer penetrierenden Verletzung. Milzrupturen treten besonders häufig bei einem Sturz nach einer üppigen Mahlzeit auf, weil die Milz wegen des prall gefüllten Magens dem Stoß nicht ausweichen kann oder auf den prall gefüllten Magen gedrückt wird.
Symptomatik. Schmerzen im linken Oberbauch und im linken Rücken, Schluckauf, Kontusionsmarken an Bauch- und Thoraxwand, Schocksymptomatik
Diagnostik. Sonographie und CT
Therapie. Anhaltende Schocksymptome ergeben die Indikation zur Laparotomie. Ziel ist es, einen Teil der Milz zu erhalten. 70 % der Milzrupturen können beim Kind konservativ beherrscht werden.
Prognose. Gut, sowohl nach indizierter konservativer als auch operativer Therapie

Leberruptur

Ätiologie. Folge eines stumpfen Bauchtraumas (Polytrauma), nur selten einer penetrierenden Bauchverletzung (z.B. Stichverletzung). Im Kindesalter sind Leberrupturen sehr häufig mit Ab- und Einrissen der retrohepatischen Venen, auch der retrohepatischen V. cava inferior verbunden (■ Abb. 11.21).
Symptomatik. Kontusionsmarken am Oberbauch und der unteren Thoraxwand, Schmerzen im rechten Oberbauch und Rücken, Schluckauf, beeinträchtigte Atemexkursion und Schocksymptome
Diagnostik. Sonographie und CT sichern die Diagnose
Therapie. Wenn Schocksymptome fehlen, kann beobachtend abgewartet werden. 50 % der Leberrupturen können im Kindesalter konservativ wirksam behandelt werden. Schocksymptome zwingen zur raschen Schockbehandlung und Laparotomie. Nach Eröffnung der Bauchhöhle fehlt die tamponierende Wirkung des intraabdominalen Blutvolumens (schlagartig) und bisher tamponierte, verletzte Gefäße beginnen erneut (oft lebensbedrohlich) zu bluten. Mit der Operation darf erst begonnen werden, wenn genügend Blutkonserven, Gerinnungspräparate und ein Autotransfusor bereit stehen, da sich bei Eröffnung der Bauchhöhle Blutmassen in Fontänen entleeren.
Prognose. Die intraoperative und postoperative Mortalität beträgt bei isolierter Leberruptur 2 %.

Nierenruptur

Definition. Stumpfes Trauma führt zu Nierenkontusion, Parenchymeinrissen, Kapselzerreißungen bis hin zur Dekapsulierung, Ruptur des Pyelons, zu Kelch- und Ureterabrissen, Abrissen der Nierenhilusgefäße.
Ätiologie. Nieren können beim Kind leichter und daher auch häufiger verletzt werden als beim Erwachsenen, weil sie wegen einer geringeren Fettkapsel und weicherer 11. und 12. Rippe weniger geschützt sind.
Symptomatik. Kontusionsmarken an der Bauchwand, in den Flanken, am Rücken, an der unteren Thoraxwand, Druck- und Klopfschmerzhaftigkeit des Nierenlagers der betroffenen Seite, evtl. tastbarer Flankentumor, Makro- oder Mikrohämaturie

Diagnostik. Sonographie und CT mit Kontrastmittel zeigen Deformierungen der Niere, Paravasate, sichtbare Rupturspalten an der Niere, Deformierungen des Kelchsystems. Intravenöse Pyelographie bei Verdacht auf einen Ureterabriss, Dopplersonographie bei V.a. Gefäßabriss

Therapie. Konservativ: 85 % der Nierenverletzungen im Kindesalter können konservativ behandelt werden, sofern kein Urinparavasat besteht.

Operativ: Beim Nachweis eines Urinparavasates und/oder eines massiven pararenalen Hämatoms sowie bei unstillbaren Blutungen mit Schocksymptomatik. Bei tiefreichenden Nierenparenchymwunden mit Zerreißung eines Nierenkelches muss der Kelch vernäht und das Parenchym adaptiert werden. Beim Gefäßabriss ist eine Gefäßrekonstruktion oder eine Nephrektomie, selten eine Autotransplantation der Niere erforderlich.

Prognose. Kelchhalsstenosen. Bei rekonstruierten Gefäßen können noch spät Thrombosierungen, Stenosen und eine renal-arterielle Hypertonie auftreten.

11.12.1 Verbrühungen und Verbrennungen

Bei Säuglingen und Kleinkindern ist der Flüssigkeitsverlust bezogen auf das Körpergewicht wegen der größeren Körperoberfläche größer:

- Bei inadäquater Flüssigkeitszufuhr entwickelt sich häufiger ein Nierenversagen als beim Erwachsenen.
- Wegen der höheren Permeabilität der Blut-Hirn-Schranke beim Säugling und Kleinkind besteht in der Behandlungsphase, in der große Flüssigkeitsvolumina infundiert werden, erhöhte Bereitschaft zum Hirnödem und zum Lungenödem.

Zweitgradige Verbrühungen reichen beim Säugling tiefer als beim Erwachsenen, sodass ein größerer Flüssigkeitsverlust entsteht. Keloidbildungen und die Entwicklung von Kontrakturen sind beim Kind häufiger als beim Erwachsenen.

Therapie

- Infusionsvolumen in den ersten 24 h: Flüssigkeitsersatz (2/3 Glukoselösung und 1/3 physiologische Kochsalzlösung) mit 2–3 ml/kgKG je Prozent verbrannter Körperoberfläche unter laufender Kontrolle der Urinausscheidung, des Hämatokrits und der Elektrolyte im Serum
- Lokalbehandlung: Wie bei Erwachsenen
- Antibiotische Abdeckung bei zweit- und drittgradigen Verbrühungen und Verbrennungen (v.a. Gesicht und Hände) zur Vermeidung von Infektionen und Keloidbildung

11.13 Hämatogene Osteomyelitis und septische Arthritis

Definition. Typisch für das Kindesalter ist die akute, hämatogene Osteomyelitis, v.a. bei Säuglingen und Kleinkindern. Sie manifestiert sich in diesem (typischen) Alter meistens als septische Arthritis, weil sie oft im metaphysären und epiphysären Bereich entsteht.

Ätiologie. Hämatogene Streuung von pyogenen Infektionen der Haut und der Weichteile, der Tonsillen, der Zähne oder auch der Atemwege ins Knochenmark der markreichen Metaphysen und Epiphysen mit Übertritt in die benachbarten Gelenke. Infektion mit *Haemophilus influenzae* unterhalb des 3. Lebensjahres, später *Staphylococcus aureus/epidermis*.

Pathologie. Am häufigsten sind die Metaphysen und Epiphysen der Röhrenknochen wegen der starken Blutversorgung betroffen. Beim älteren Kind stellt die gefäßlose Epiphyse eine Barriere zum Gelenkraum dar, es entwickeln sich keine Arthritiden, sondern die typischen periostalen Abszesse oder paraossären Weichteilabszesse bis hin zur Knochennekrose.

Symptomatik. Schweres Krankheitsbild mit Fieber bis hin zu septischen Temperaturen, lokale Schmerzen, lokale Hautüberwärmung, Schwellung und Rötung sowie nachweisbarer Gelenkerguss. »rubor, tumor, calor, dolor und functio laesa« **F09**

Diagnostik.

- Punktat: Gelenkerguss, positives Punktat und positive Blutkultur sind beweisend
- Labor: erhöhte Blutsenkung und erhöhtes CRP sowie Leukozytose und Linksverschiebung
- Röntgenbild: periostaler Abszess, osteolytischer Herd
- Dreiphasen-Szintigramm: Bestätigung der Diagnose

Differenzialdiagnosen. Coxitis fugax, rheumatisches Fieber, lokales Trauma mit unsichtbarer Frakturlinie, primär chronische Polyarthritis, Weichteil- und Knochentumoren, v.a. Ewing-Sarkom, tuberkulöse Osteomyelitis

Therapie. Konservativ: antibiotische Behandlung innerhalb der ersten 24 h nach Auftreten. Jenseits des 3. Lebensjahres muss ein staphylokokkenwirksames, unterhalb des 3. Lebensjahres ein hämophiluswirksames Antibiotikum angewandt werden.

Operativ: Beim Nachweis eines Gelenkergusses mit positivem Punktat (Eiter) muss zusätzlich zur parenteralen Antibiotikatherapie das betroffene Gelenk eröffnet, »gefenstert« und ausgespült werden. Abszessspaltung bei periostalem Abszess und Trepanation der Metaphyse

> Trotz Beschwerdefreiheit muss die antibiotische Therapie bis zum dreimaligen Nachweis normaler Entzündungsparameter in zweiwöchigen Abständen weitergeführt werden, sonst droht ein Rezidiv.

11.14 Minimal-invasive Chirurgie in der Kinderchirurgie

Die minimal-invasive Chirurgie (MIC) ist im Vergleich zur sog. »konventionellen oder offenen Chirurgie« ein anderes Verfahren sowohl im Hinblick auf den Zugang als auch die Präparation. Das wesentliche Ziel ist die Traumareduktion. Die Ergebnisse dieses neuen Verfahrens müssen zumindest die Ergebnisse erreichen, die mit den konventionellen Operationsverfahren erreicht werden. Sie sind der Goldstandard, an dem gemessen wird.

Besonderheiten bei Kindern

- Beengte Räume des Körpers, in denen operiert werden muss
- Geringere Toleranz des intraabdominalen Insufflationsdruckes
- Vorwiegend Zwerchfellatmung. Beatmungsprobleme und Herz-Kreislauf-Probleme bei Überdruckbeatmung

11.14.1 Indikationen der MIC (und stichwortartige Bewertung)

Diagnostische Laparoskopie und Thorakoskopie. Laparoskopie ergänzt das diagnostische Spektrum. Die diagnostische Thorakoskopie vermeidet die Thorakotomie, insbesondere zur Gewebsentnahme.

Appendektomie. Laparoskopische Appendektomie bietet bezüglich der Traumatisierung und Länge des stationären Aufenthaltes keine Vorteile gegenüber der offenen Appendektomie, ist aber deutlich teurer.

Hiatoplastik und Fundoplicatio bei Hiatushernie. Durch minimal-invasive Präparation bessere Übersicht im Operationsgebiet als beim konventionellen Verfahren. Der postoperative Schmerzmittelbedarf ist deutlich geringer und das kosmetische Ergebnis zufrieden stellender als beim konventionellen Verfahren.

Cholezystektomie. Vorzüge der MIC sind die frühere Wiedererlangung der Motilität und das bessere kosmetische Ergebnis. Keine Unterschiede bestehen bezüglich des Schmerzmittelbedarfs, der operativen Sicherheit und der Dauer des stationären Aufenthaltes. Die Kosten des minimal-invasiven Verfahrens sind aber erheblich höher.

Operationen am Darm.
- Gefahr der Verletzung von Darmschlingen bei laparoskopischer Beseitigung von Adhäsionen
- Die Entfernung eines Meckel-Divertikels mittels Laparoskopie erfordert viel Erfahrung.
- Bewährt hat sich die minimal-invasive, laparoskopische, intraabdominale Mobilisierung des Colon sigmoideum bei Morbus Hirschsprung
- Wenige Erfahrungen bei laparoskopischen Kolonresektion und Rektumatresien

Varikozele. Das laparoskopische Verfahren hat zahlreiche Vorteile, allerdings sind die Kosten höher als beim konventionellen Verfahren.

Retroperitoneal liegender Hoden. Die Laparoskopie ist sowohl im Hinblick auf die »Hodensuche« als auch die operative Mobilisation des Hodens von Vorteil. Nach ca. 1 Monat kann der vorher laparoskopisch mobilisierte und in die Leiste gelagerte Hoden konventionell ins Skrotum verlagert werden. Dieses Verfahren ist derzeit auch (schon) Goldstandard.

Inneres Genitale. Die Laparoskopie hat sich auch bei Operationen am inneren Genitale des Mädchens bewährt. Bei der laparoskopischen Diagnostik des intersexuellen Genitale können Biopsien entnommen und Streakgonaden sowie Gonadenanlagen exstirpiert werden.

Thorakoskopie. Thorakoskopisch können schonend Biopsien entnommen und Resektionen an der Lunge durchgeführt werden. Die operative Übersichtlichkeit ist gut.

UICC-Klassifikation (Update 2010)

Ösophagus/Ösophago-Gastraler Übergang

T1a	Lamina propria/Muskularis mucosae
T1b	Submukosa
T2	Muskularis propria
T3	Adventitia
T4a	Pleura/Perikard/Zwerchfell
T4b	Alle anderen benachbarten Strukturen
N1	1–2 Lymphknoten
N2	3–6 Lymphknoten
N3	≥7 Lymphknoten
M1	Fernmetastasen

Stadium	T	N	M
IA	T1	N0	M0
IB	T2	N0	M0
IIA	T3	N0	M0
IIB	T1–2	N1	M0
IIIA	T4a	N0	M0
	T3	N1	M0
	T1–2	N2	M0
IIIB	T3	N2	M0
IIIC	T4a	N1–2	M0
	T4b	jedes N	M0
	jedes T	N3	M0
IV	jedes T	jedes N	M1

Magen

T1a	Lamina propria/Muskularis mucosae
T1b	Submukosa
T2	Muskularis propria
T3	Subserosa
T4a	Serosa perforierend
T4b	Benachbarte Organe
N1	1–2 Lymphknoten
N2	3–6 Lymphknoten
N3a	7–15 Lymphknoten
N3b	≥16 Lymphknoten
M1	Fernmetastasen

Stadium	T	N	M
IA	T1	N0	M0
IB	T2	N0	M0
	T1	N1	M0
IIA	T3	N0	M0
	T2	N1	M0
	T1	N2	M0
IIB	T4a	N0	M0
	T3	N1	M0
	T2	N2	M0
	T1	N3	M0
IIIA	T4a	N1	M0
	T3	N2	M0
	T2	N3	M0
IIIB	T4b	N0–1	M0
	T4a	N2	M0
	T3	N3	M0
IIIC	T4a	N3	M0
	T4b	N2–3	M0
IV	jedes T	jedes N	M1

Pankreas

T1	Pankreas, ≤2 cm
T2	Pankreas, >2 cm
T3	Überschreitet Pankreas
T4	T. coeliacus oder A. mesent. sup.
N1	Regionale Lymphknoten
M1	Fernmetastasen

Stadium	T	N	M
IA	T1	N0	M0
IB	T2	N0	M0
IIA	T3	N0	M0
IIB	T1–3	N1	M0
III	T4	jedes N	M0
IV	jedes T	jedes N	M1

Leber

T1	Einzelner Tumor ohne Gefäßeinbruch
T2	Einzelner Tumor mit Gefäßeinbruch/mehrere Herde je ≤5 cm
T3a	Mehrere Herde, mind. einer >5 cm
T3b	Gefäßeinbruch in Hauptast von Pfortader oder Lebervene
T4	Benachbarte Organe (außer Gallenblase) oder viszerales Peritoneum
N1	Regionale Lymphknoten
M1	Fernmetastasen

Stadium	T	N	M
I	T1	N0	M0
II	T2	N0	M0
IIIA	T3a	N0	M0
IIIB	T3b	N0	M0
IIIC	T4	N0	M0
IVA	jedes T	N1	M0
IVB	jedes T	jedes N	M1

Kolon/Rektum

T1	Submukosa
T2	Muskularis propria
T3	Subserosa, perikol./periekt. Gewebe
T4a	Viszerales Peritoneum
T4b	Benachbarte Organe
N1a	1 Lymphknoten
N1b	2–3 Lymphknoten
N1c	Satellitenläsionen ohne regionalen Lymphknotenbefall
N2a	4–6 Lymphknoten
N2b	≥7 Lymphknoten
M1a	1 Organ
M1b	≥2 Organe oder Peritoneum

Stadium	T	N	M
I	T1–2	N0	M0
IIA	T3	N0	M0
IIB	T4a	N0	M0
IIC	T4b	N0	M0
IIIA	T1–2	N1	M0
	T1	N2a	M0
IIIB	T3–4a	N1	M0
	T2–3	N2a	M0
	T1–2	N2b	M0
IIIC	T4a	N2a	M0
	T3–4a	N2b	M0
	T4b	N1–2	M0
IVA	jedes T	jedes N	M1a
IVB	jedes T	jedes N	M1b

Sachverzeichnis

Q

R

U